公共精神卫生

Public Mental Health

主编　WILLIAM W. EATON
　　　M. DANIELE FALLIN

主译　李 洁 梁 笛

译者（按翻译章节排序）

李　洁（广州医科大学附属脑科医院）

梁　笛（复旦大学公共卫生学院）

李　娟（清华大学临床医学院）

马骁骁（广东药科大学学生工作部）

孙　燕（北京回龙观医院心理危机研究与干预中心）

刘冬梅（美国卡里克生命科学公司）

李木子（广州医科大学附属脑科医院）

俞晓慧（美国艾昆纬公司）

袁　漪（独立执业心理咨询机构）

徐凌子（北京大学精神卫生研究所）

吕子韵（美国哥伦比亚大学教育学院）

张月寒（独立执业心理咨询机构）

张　睿（独立执业心理咨询机构）

黄洁莹（深圳市维德志愿法律服务中心）

吕菁喆（独立执业心理咨询机构）

谈晓轶（无锡市无锡凯宜医院）

邓　斐（上海交通大学医学院附属精神卫生中心）

陈　希（广州市疾病预防和控制中心）

人民卫生出版社
·北京·

图书在版编目（CIP）数据

公共精神卫生 /（美）威廉·W. 伊顿
（William W. Eaton）主编；李洁，梁笛主译 . —北京：
人民卫生出版社，2021.4
ISBN 978-7-117-31433-6

Ⅰ. ①公… Ⅱ. ①威… ②李… ③梁… Ⅲ. ①精神卫
生－卫生工作 Ⅳ. ①R749

中国版本图书馆 CIP 数据核字（2021）第 057767 号

人卫智网	www.ipmph.com	医学教育、学术、考试、健康， 购书智慧智能综合服务平台
人卫官网	www.pmph.com	人卫官方资讯发布平台

图字：01-2019-7744 号

公共精神卫生
Gonggong Jingshen Weisheng

主　　译：李　洁　梁　笛
出版发行：人民卫生出版社（中继线 010-59780011）
地　　址：北京市朝阳区潘家园南里 19 号
邮　　编：100021
E - mail：pmph @ pmph.com
购书热线：010-59787592　010-59787584　010-65264830
印　　刷：北京顶佳世纪印刷有限公司
经　　销：新华书店
开　　本：787×1092　1/16　印张：39
字　　数：764 千字
版　　次：2021 年 4 月第 1 版
印　　次：2021 年 6 月第 1 次印刷
标准书号：ISBN 978-7-117-31433-6
定　　价：280.00 元
打击盗版举报电话：010-59787491　E-mail：WQ @ pmph.com
质量问题联系电话：010-59787234　E-mail：zhiliang @ pmph.com

本译著谨献给关爱、支持与从事公共卫生事业的人们，以及精神卫生服务使用者及其照料者。

2021 年初春

序　言

在 20 世纪的头几年，克利福德·威廷汉姆·比尔斯（Clifford Whittingham Beers，之后不久便成了美国精神卫生运动的创始人），拿着自己的手稿《一颗找回自我的心》（A Mind That Found Itself），向约翰·霍普金斯大学医院精神科主任阿道夫·麦尔（Adolph Meyer）医生讨教。麦尔看完后，给予点评，并把比尔斯推荐给约翰·霍普金斯大学卫生（hygiene）与公共卫生学院新院长威廉·亨利·韦尔奇（William Henry Welch）。随后与比尔斯建立的友谊与合作，让韦尔奇担任美国精神卫生委员会的主席长达十余年，这个组织后来变成了大名鼎鼎的美国精神卫生协会，并最终更名为美国精神卫生，现在是美国国内领衔的精神卫生倡导组织。与比尔斯的关系也让韦尔奇将精神卫生纳入了约翰·霍普金斯大学卫生与公共卫生学院的理念基础。

麦尔是一位奥地利的神经病学专家，曾研究过糙皮病患者的大脑。根据美国约瑟夫·古德伯格（Joseph Goldberger）医生主导的流行病学调查发现，糙皮病是一种营养缺乏所致的精神病。当麦尔移居美国后，他拓宽了神经病学的研究方法，包含生命历程和心理生物框架。保罗·V. 莱姆考（Paul V. Lemkau）是麦尔传授的最后一位精神科住院医师，1936 年，他把这个框架引入了卫生与公共卫生学院。当莱姆考完成精神疾病流行病学的经典研究之后，1956 年，他出版了一本教科书：《精神卫生与公共卫生》。该书扩展了公共卫生预防服务的范围，以涵盖儿童精神卫生门诊和基于学校的预防服务。此书作为这类主题的唯一图书，被翻译成 14 种语言广为流传，成为世界各地公共卫生部门开展服务时的行动指南。

1961 年，莱姆考成为精神卫生（mental hygiene）系的首任系主任。2003 年，这个部门更名为精神卫生（mental health）系，其使命是：

增进对精神与行为障碍的理解；发展、实施和评估预防与控制这类疾病的各种方法；促进人群的心理健康。

1961 年以来，公共卫生领域有关精神与行为障碍的知识激增。1978 年，美国总统心理健康委员会鼓励更好地了解流行病学，而 1980 年美国精神医学学会（APA）发布的《美国精神障碍诊断与统计手册》（the American Psychiatric Association's Diagnostic and Statistical Manual, DSM）修订版使得相关流行病学研究成为可能。这个新的、更为可靠的疾病分类被纳入 1981 年的诊断访谈清单（DIS）中。该清单用于美国精神卫生研究院（NIMH）流行病学责任区项目的现场研究，被认为是精神疾病流行病学领域的代际更替。它基于人群的方法学至今仍在全球范围内广泛应用。近些年，人们对应激和社会生活作为精神障碍的病因日益关注，同时对精神障碍遗传学基础也更加信服。

稍后几十年,对精神与行为障碍的生物学和社会风险因素的研究过剩,其中包括母孕期生活、负性儿童经历、炎症和免疫系统,甚至近来的微生物组。此外,现有一系列可复制的研究显示,精神与行为障碍可以预防,并且,一旦疾病出现,其产生的负担将远远大于疾病发生前的预防成本。

20 世纪 90 年代中期,全球疾病负担(GBD)成为人群研究精神障碍中的一个重要里程碑。该研究揭示了非致命性,但又具残疾性的障碍,比如在精神医学和心理学领域常见的疾患。该研究亦清晰地表明,疾病转型对全球中低收入国家的影响:随着婴幼儿传染性和营养性疾病的控制,精神障碍的重要性比以前受到了更为广泛的重视。

虽然取得了一系列的进步,但在治疗和预防精神与行为障碍中尚无长足进步。造成这种窘境的部分原因在于,理解和减轻精神障碍人群负担需要多学科合作和有效方法。有别于许多医学疾病,精神与行为障碍具有更为广泛且交互的病因学路径,见于更为漫长的生命历程中,且会在更多类型的机构中得到医治。与 1956 年莱姆考的教科书一样,本书(现为第 2 版)细致地对最新文献进行了综述,把这些疾病公共卫生方面的知识整合到一卷书当中,来解决这一难题。

精神卫生系是公共卫生学院中唯一致力于针对精神与行为结局开展研究和实践的系一级单位。现在,一如成立当初,基于人群的、具有生命历程视角的心理生物框架依然是这个系的中心工作。自创立这个系和出版《精神卫生与公共卫生》一书的半个多世纪以及开创卫生与公共卫生学院一个世纪以来,本书继续秉承其独特的历史传统前行。

威廉·W. 伊顿博士
主任,2004—2012
M. 丹尼尔·法林博士
主任,2012—
(李洁译,梁笛审校)

注释

(1)克利福德·威廷汉姆·比尔斯(Clifford Whittingham Beers,1876—1943),美国现代精神卫生运动的发起人之一,曾患有"躁狂抑郁性精神病"(现称"双相障碍")。他著有《一颗找回自我的心》一书,此书对改进当时精神病院的恶劣条件和改善精神病患者的人道待遇起到了积极的推动作用。

(2)阿道夫·麦尔(Adolph Meyer,1866—1950),美国著名的精神医学家。著有《阿道夫·麦尔文集》。其弟子雷门于 20 世纪 30 年代来中国上海和北京两地传授精神医学,培养中国精神医学先驱数人,功不可没。

(3)威廉·亨利·韦尔奇(William Henry Welch,1850—1934),美国著名的病理学家和细菌学家,曾任约翰·霍普金斯大学卫生与公共卫生学院院长。他与"现代临床医学之父"内科学教授威廉·奥斯勒(William Osler)、妇科学教授霍华德·阿特伍德·凯莉(Howard Atwood Kelly)和外科学教授威廉·斯图尔特·霍尔斯特德(William Stewart Halsted)成为当时约翰·霍普金斯医学院的"四大名医",有力地推动了美国医学事业的向前发展。

(4)责任区(catchment area),是指某特殊医疗卫生机构的服务对象的来源地区。

作 者 名 单

Deborah Agus, JD
Adjunct Associate Professor
Department of Mental Health
Johns Hopkins Bloomberg School
 of Public Health
Executive Director
Behavioral Health Leadership Institute

Ryan M. Andrews, PhD
Doctoral Student
Department of Mental Health
Johns Hopkins Bloomberg School
 of Public Health

James C. Anthony, PhD
(*Adjunct Professor*)
Professor
Michigan State University

Colleen Barry, PhD
Professor (Joint Appointment)
Department of Mental Health
Professor and Chair
Department of Health Policy and Management
Johns Hopkins Bloomberg School of
 Public Health

Judith K. Bass, PhD, MPH
Associate Professor
Department of Mental Health
Johns Hopkins Bloomberg School
 of Public Health

O. Joseph Bienvenu, MD, PhD
Associate Professor (Joint Appointment)
Department of Mental Health
Johns Hopkins Bloomberg School
 of Public Health
Associate Professor
Department of Psychiatry and Behavioral
 Sciences
School of Medicine, Johns Hopkins
 University

Tanner Bommersbach, MD
MPH Graduate
Resident
Department of Psychiatry
Yale University

Catherine P. Bradshaw, PhD
Adjunct Professor
Department of Mental Health
Johns Hopkins Bloomberg School
 of Public Health
Professor and *Associate Dean* for Research and
 Faculty Development
Curry School of Education
University of Virginia

Michelle C. Carlson, PhD
Professor
Department of Mental Health
Johns Hopkins Bloomberg School
 of Public Health

Diana Clarke, PhD, MPH
 Adjunct Assistant Professor
Department of Mental Health
Johns Hopkins Bloomberg School
 of Public Health
Deputy Director of Research
American Psychiatric Association

William W. Eaton, PhD
Professor
Department of Mental Health
Johns Hopkins Bloomberg School
 of Public Health

Anita Everett, MD
Adjunct Assistant Professor
Department of Mental Health
Johns Hopkins Bloomberg School
 of Public Health
Chief Medical Officer
Substance Abuse and Mental Health Services
 Administration

M. Daniele Fallin, PhD
Professor and Chair
Department of Mental Health
Johns Hopkins Bloomberg School
of Public Health

Victoria R. Green
Masters Student
Department of Mental Health
Johns Hopkins Bloomberg School
of Public Health

Alden Gross, PhD
Assistant Professor (Joint Appointment)
Department of Epidemiology
Johns Hopkins Bloomberg School of
Public Health

Adrienne Grzenda, MD, PhD
American Psychiatric Association

Emily E. Haroz, PhD
Assistant Scientist
Department of Mental Health
Johns Hopkins Bloomberg School
of Public Health

Calliope Holingue, MPH
Doctoral Student
Department of Mental Health
Johns Hopkins Bloomberg School
of Public Health

Renee M. Johnson, PhD
Associate Professor
Department of Mental Health
Johns Hopkins Bloomberg School
of Public Health

Jeremy Kane, PhD
Assistant Scientist
Department of Mental Health
Johns Hopkins Bloomberg School
of Public Health

Sheppard G. Kellam, MD
Professor Emeritus
Department of Mental Health
Johns Hopkins Bloomberg School
of Public Health

Ronald C. Kessler, PhD
Senior Associate
Department of Mental Health
Johns Hopkins Bloomberg School
of Public Health
Professor
Department of Health Care Policy
Harvard Medical School

Noa Krawczyk, BA
Doctoral Student
Department of Mental Health
Johns Hopkins Bloomberg School of
Public Health

Daniel Lakin, MA
Doctoral Student
Department of Mental Health
Johns Hopkins Bloomberg School of
Public Health

Philip J. Leaf, PhD
Professor
Department of Mental Health
Johns Hopkins Bloomberg School
of Public Health

Angela E. Lee-Winn, PhD
Doctoral Student
Department of Mental Health
Johns Hopkins Bloomberg School of
Public Health

Julie A. Leis, PhD
Doctoral Graduate
Department of Mental Health
Johns Hopkins Bloomberg School of
Public Health
Senior Research Associate
James Bell Associates

Jeannie-Marie Sheppard Leoutsakos, PhD
Assistant Professor (Joint Appointment)
Department of Mental Health
Johns Hopkins Bloomberg School of
Public Health
Assistant Professor
Department of Psychiatry and Behavioral
Sciences
School of Medicine
Johns Hopkins University

Elizabeth J. Letourneau, PhD
Professor
Department of Mental Health
Johns Hopkins Bloomberg School of
Public Health

Yian Lin, BS
Doctoral Student
Department of Mental Health
Johns Hopkins Bloomberg School of
Public Health

Sabriya Linton, PhD
Assistant Professor
Department of Mental Health
Johns Hopkins Bloomberg School of
　Public Health

Brion Maher, PhD
Professor
Department of Mental Health
Johns Hopkins Bloomberg School of
　Public Health

Wallace Mandell, PhD, MPH
Professor Emeritus
Department of Mental Health
Johns Hopkins Bloomberg School of
　Public Health

Ronald W. Manderscheid, PhD
Adjunct Professor
Department of Mental Health
Johns Hopkins Bloomberg School of
　Public Health
Executive Director
National Association of County Behavioral
　Health and Developmental Disability
　Directors

Silvia Martins, MD, PhD
Adjunct Professor
Department of Mental Health
Johns Hopkins Bloomberg School of
　Public Health
Associate Professor
Columbia University

Paul R. McHugh, MD
Professor (Joint Appointment)
Department of Mental Health
Johns Hopkins Bloomberg School of
　Public Health
Department of Psychiatry and Behavioral
　Sciences
School of Medicine
Johns Hopkins University

Tamar Mendelson, PhD
Associate Professor
Department of Mental Health
Johns Hopkins Bloomberg School of
　Public Health

Ramin Mojtabai, MD, PhD, MPH
Professor
Department of Mental Health
Johns Hopkins Bloomberg School
　of Public Health

Kyle Moored, BS
Doctoral Student
Department of Mental Health
Johns Hopkins Bloomberg School
　of Public Health

Preben Bo Mortensen, MD, Dr Med Sci
Adjunct Professor
Department of Mental Health
Johns Hopkins Bloomberg School
　of Public Health
Director
National Center for Register Based Research

Sarah Murray, PhD
Assistant Professor
Department of Mental Health
Johns Hopkins Bloomberg School
　of Public Health

Rashelle Musci, PhD
Assistant Professor
Department of Mental Health
Johns Hopkins Bloomberg School
　of Public Health

Jaana Myllyluoma, PhD
Lecturer (Joint Appointment)
Department of Mental Health
Johns Hopkins Bloomberg School
　of Public Health
Johns Hopkins Carey
　Business School

Gerald Nestadt, MD, MPH
Professor (Joint Appointment)
Department of Mental Health
Johns Hopkins Bloomberg School of
　Public Health
Professor
Department of Psychiatry and Behavioral
　Sciences
School of Medicine
Johns Hopkins University

Paul S. Nestadt, MD
Assistant Professor (Joint Appointment)
Department of Mental Health
Johns Hopkins Bloomberg School
    of Public Health
Assistant Professor
Department of Psychiatry and Behavioral
    Sciences
School of Medicine
Johns Hopkins University

Laysha Ostrow, PhD
Doctoral Graduate
Department of Mental Health
Johns Hopkins Bloomberg School
    of Public Health
CEO and Founder
Live and Learn

Elise T. Pas, PhD
Assistant Scientist
Department of Mental Health
Johns Hopkins Bloomberg School
    of Public Health

James B. Potash, MD
Professor (Joint Appointment)
Department of Mental Health
Johns Hopkins Bloomberg School of
    Public Health
Professor and Chair
Department of Psychiatry and Behavioral
    Sciences
School of Medicine
Johns Hopkins University

George W. Rebok, PhD
Professor
Department of Mental Health
Johns Hopkins Bloomberg School
    of Public Health

Sari L. Reisner, ScD
Assistant Professor
Harvard University

Kimberly Roth, PhD
Doctoral Student
Department of Mental Health
Johns Hopkins Bloomberg School
    of Public Health

Norman Sartorius, MD, PhD, MA
Senior Associate
Department of Mental Health
Johns Hopkins Bloomberg School of Public Health
President
Association for the Improvement of Health
    Programmes

Shekhar Saxena, MD
Adjunct Professor
Department of Mental Health
Johns Hopkins Bloomberg School of Public Health
Director
Department of Mental Health and
    Substance Abuse
World Health Organization

Kristin E. Schneider, BA
Doctoral Student
Department of Mental Health
Johns Hopkins Bloomberg School of
    Public Health

Karen E. Seymour, PhD
Assistant Professor (Joint Appointment)
Department of Mental Health
Johns Hopkins Bloomberg School
    of Public Health
Department of Psychiatry and Behavioral
    Sciences
School of Medicine
Johns Hopkins University

David L. Shern, PhD
Senior Associate
Department of Mental Health
Johns Hopkins Bloomberg School of Public Health
Past President and CEO
Mental Health America

Stephanie G. Smith, PhD
American Psychiatric Association

Carla L. Storr, ScD
Adjunct Professor
Department of Mental Health
Johns Hopkins Bloomberg School
    of Public Health
Professor
Department of Family and Community Health
University of Maryland School of Nursing

Elizabeth A. Stuart, PhD
Professor
Department of Mental Health
Johns Hopkins Bloomberg School
of Public Health

Johannes Thrul, PhD
Assistant Professor
Department of Mental Health
Johns Hopkins Bloomberg School
of Public Health

Wietse A. Tol, PhD
Associate Professor
Department of Mental Health
Johns Hopkins Bloomberg School
of Public Health

Heather E. Volk, PhD
Associate Professor
Department of Mental Health
Johns Hopkins Bloomberg School
of Public Health

Holly C. Wilcox, PhD
Associate Professor
Department of Mental Health
Johns Hopkins Bloomberg School
of Public Health

Su Yeon Lee-Tauler, PhD
Associate
Department of Mental Health
Research Scientist
Uniformed Services University of the Health
Sciences

Peter P. Zandi, PhD, MPH, MHS
Professor
Department of Mental Health
Johns Hopkins Bloomberg School
of Public Health

缩 写 词

WHO 世界卫生组织（World Health Organization）

WMH 世界精神卫生（World Mental Health）

WPA 世界精神医学协会（World Psychiatric Association）

NIH 美国国家卫生研究院（National Institutes of Health）

NIMH 美国国家精神卫生研究院（National Institute of Mental Health）

SAMHSA 美国物质滥用与精神卫生服务管理局（Substance Abuse and Mental Health Services Administration）

APA 美国精神医学学会（American Psychiatric Association）

ICD 国际疾病分类（International Classification of Diseases）

DSM 美国精神障碍诊断与统计手册（Diagnostic and Statistical Manual of Mental Disorders）

DIS 诊断交谈清单（Diagnostic Interview Schedule）

CIDI 复合性国际诊断交谈检查表（Composite International Diagnostic Interview）

SCID DSM 临床定式检查（Structured Clinical Interview for DSM）

DALY 伤残调整寿命年（Disability Adjusted Life Year）

GBD 全球疾病负担（Global Burden of Disease）

SCAN 神经精神医学临床评定量表（Schedules for Clinical Assessment in Neuropsychiatry）

目 录

第六部分　预防与未来

导言

用公共卫生方法对待精神与行为障碍

WILLIAM W. EATON

M. DANIELE FALLIN

公共健康是指人群中疾病、残疾和死亡率极低或者没有的程度,以及人人感觉良好,且最大限度地发挥出他们独特抱负和能力的程度。世界卫生组织(WHO)在早期有关公共卫生作出的努力中,明确认识到,精神卫生是公共卫生的固有部分。这从健康的定义便可得知:"不仅没有疾病或羸弱,而是躯体上、心理上和社会适应良好的完满状态。"(WHO,1948)。促进人群健康的努力十分复杂,因为它涉及如此广泛的学科与组织。图Ⅰ-1展现了公共精神卫生的概括性模型,在圆环上显示出公共卫生框架方法的范围(公共卫生方法、生物心理社会框架

和生命历程视角),以及在圆环四个象限内公共卫生运作的目标。采用公共卫生方法对待精神卫生问题,需要研究和监测人群中存在哪些疾病和障碍,又容易在哪些群体中出现;以及从地缘上来讲,疾病、残疾和康宁又是如何分布的(图Ⅰ-1左上象限);我们的方法也致力于寻求理解疾病、残疾和康宁产生的原因(右上象限);以上知识提供了预防、治疗和政策干预(右下象限);以及努力促进人群康宁和维护康复(左下象限)。公共精神卫生所有领域必须执行严格的方法学,需要考虑医学、心理学和社会科学的整个范围——"生物心理社会方法"(Engel,

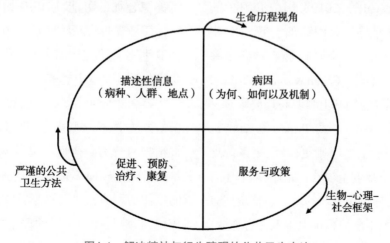

图Ⅰ-1 解决精神与行为障碍的公共卫生方法

1977）。此外，生命历程视角亦是至关重要，因为它能够被用以预测精神与行为障碍的发作时机及其后果，有时候这些障碍的发生简单而快速，有时候在风险因素或病因之后数年或者数十年，才完全发病（Kuh & Ben Shlomo, 1997）。有关病因和发作时机的知识能够带来有效的预防和成功的治疗，进而促进人群健康。要组织公共卫生努力需要实施一系列的相关政策，来组织与管理以促进人群健康为目标的服务项目。

一直以来，公共卫生领域都很重视精神与行为障碍，这种关注在近些年与日俱增，进而引发了人们对《公共精神卫生》这本书的兴趣。此书问世的部分原因是因为全球疾病负担（GBD）的出版（Murray & Lopez, 1996），GBD 包含一个代数，把致死性疾病丧失的寿命和与非致死性疾病所致残疾共存的年数结合在一起，即为：伤残调整寿命年（DALY）。其结果证明了精神与行为障碍的重要性：许多精神障碍产生了大量的 DALY（参见第 1 章）。近年来出版了许多精神疾病流行病学教科书式的读物（Susser 等，2006；Tsuang 等，2011），精神卫生服务研究汇编（Levin 等，2010），用公共卫生的方法对待精神与行为障碍的会议论文集（Cottler, 2011），一本有关人群心理健康并聚焦于政策的著作（Cohen & Galea, 2011），以及在《柳叶刀》期刊上强调心理健康对健康重要性的一系列文章（Prince 等，2007）。与这些文本相比，本书则更广泛、更系统地展现了公共精神卫生领域。此外，本书还有一个亮点是，参编作者与约翰·霍普金斯布隆博格公共卫生学院精神卫生系皆有缘分。作为本系教师、博士后研究员和学生，他们展现了这个系不同寻常的导向与课程，在概念性框架和写作风格上有一定程度的一致性，这是其他文本难以见到的。

本书分为 6 个部分共有 19 章。第 1 部分：第 1~3 章，关注精神与行为障碍相关指标的属性。第 1 章给读者引入精神与行为障碍的患病率以及与之有关的疾病负担。本章关注 17 种尤为重要的障碍，所选取的障碍代表了数百种在《美国精神障碍诊断与统计手册》第 5 版（DSM-5, APA, 2013）和关注精神障碍的《国际疾病分类》（ICD）第 5 章（WHO, 2018）中有详细描述的障碍。本章选取的指标反映了这些障碍的重要性，也反映出精神与行为障碍总体上的重要性质。本章包含 17 种精神障碍中 9 种障碍的临床特征的简要描述。第 2 章比较了用于精神病与神经现象分类的三种不同的概念性框架，分别为 DSM-5、精神医学视角（perspective of psychiatry, PoP）（McHugh & Slavney, 1998）和研究域标准（Cuthbert & Insel, 2013），为应对 DSM 在理论上的不可知论提供了对策。第 3 章探讨文化与精神病理学之间的关系，研究见于不同文化中独特精神综合征的可能性，以及如果假设 DSM 综合征是普遍、详尽的，那么，在世界各地公共卫生则会研究固有的问题，这是对 DSM 肤浅分类的又一个对策。

第 2 部分由两章组成，聚焦于收集数据的方法学，这些数据是用公共卫生方法理解精神与行为障碍所必需的资料。第 4 章是关于精神病理学的测量，它强调基于人群的生命历程方法。与医学许多领域的测量相比，精神与行为障碍的评估更为困难，这是因为现有的精神与行为障碍缺乏简明、有效的生物标记。从实际情况看,测量一定要涉及与个体的谈话或者观察他们的行为,而采取这种观察时,能够向别人描述的科学方式,如有必要,且可复制。第5章呈现不同的定量方法,它们可见于精神医学和公共卫生领域或者是由公共精神卫生领域的研究者和实践者使用。

第3部分由3章组成,涉及精神与行为障碍的描述性流行病学。第6章估计特定障碍的发病率并根据生命历程的流行病学方法,为不同性别的人绘制图表,这在精神疾病流行病学中颇为有用。因为各种疾病发病的时间差异很大,而且,病因学上有关的时期也是相当长(Rothman,1981)。同时,本章还考虑精神与行为障碍的自然史,包括它们在生命历程中,表现出相当程度的共病及其对死亡率的影响。第7章探讨精神与行为障碍患病率与易感性三个特定来源之间的关系,其来源涉及个体可测量的人口统计学描述包括社会经济地位、种族/民族和性少数状况。第8章呈现有关自杀流行病学的综述。

本书第4部分从第9至第12章探讨风险机制。其中两章关注所谓的生物风险,另两章关注社会-心理风险。第9章回顾精神与行为障碍的遗传学。第10章呈现精神障碍与脑功能的关系。第11章回顾一般人群在整个生命历程中应激与精神障碍发作风险的关系。第12章探讨创伤性应激的特殊情况及其对精神障碍风险的影响,包括一节与创伤有关暴力的国际情况。

本书第5部分共由5章组成,探讨行为医疗服务体系。第13章讨论在法律体系背景下的精神与行为障碍。第14章回顾美国

精神卫生服务体系,包括平价医疗法案对于为个人提供服务的效果描述。第15章讨论美国社区行为服务中现有的服务体系。第16章回顾通往服务体系的路径以及病耻感对寻求和利用精神卫生服务的影响。第17章广泛概括全球范围内精神卫生服务的能力和可获得性。

总结部分始于第18章,有关精神与行为障碍的预防。回顾对精神与行为障碍成功预防策略的历史以及一系列有效,但尚未充分传播的技术。第19章概述在未来可以做些什么以期降低精神与行为障碍的人群负担。

《公共精神卫生》旨在对精神与行为障碍引入基于人群的研究,并对全球公共卫生部门提供指引与参考。与其他著作一样,本书强调应在公共卫生框架内强化精神与行为障碍的重要性。

（李洁译,梁笛审校）

注释

[1]"public health"可译为公共健康或者公共卫生。显然,在本书导言伊始,"public health"是指人的某种状态,译为公共健康。而公共卫生是指:通过社会的有组织努力来预防疾病,延长寿命和促进健康的科学与艺术(Acheson D,1988;WHO)。同样,"mental health"通常译为心理健康或者精神健康。不过,有时"mental health"又译为精神卫生,这也要视具体情况而定。

[2]"well-being"不仅包括健康之意,还有幸福感、安乐等含义,故在此译为康宁。国内哲学界,有学者将"well-being"一词译为心灵健康,倒也贴切。

参 考 文 献

American Psychiatric Association. (2013). *Diagnostic and Statistical Manual of Mental Disorders*. Arlington, VA, Author.

Cohen, N. and S. Galea (2011). *Population Mental Health: Evidence, Policy and Public Health Practice*. New York, Routledge.

Cottler, L. (2011). *Mental Health in Public Health*. New York, Oxford University Press.

Cuthbert, B. N. and T. R. Insel (2013). Toward the future of psychiatric diagnosis: the seven pillars of RDoC. *BMC Medicine* 11: 126.

Engel, G. L. 1977. The need for a new medical model: a challenge for biomedicine. *Science* 196(4286): 129–136.

Kuh, D., and Y. Ben-Shlomo. (1997). *A Life Course Approach to Chronic Disease Epidemiology*. Oxford: Oxford University Press.

Levin, B. L., K. D. Hennessy and J. Petrila (2010). *Mental Health Services: A Public Health Perspective*. New York, Oxford University Press.

McHugh, P. R. and P. R. Slavney (1998). *The Perspectives of Psychiatry*. Baltimore, Johns Hopkins University Press.

Murray, C. J. L. and A. D. Lopez (1996). *The Global Burden of Disease*. Boston, Harvard University Press.

Prince, M., V. Patel, S. Saxena, M. Maj, J. Maselko, M. R. Phillips and A. Rahman (2007). No health without mental health. *Lancet* 370(9590): 859–877.

Rothman, K. J. (1981). Induction and latent periods. *American Journal of Epidemiology* 114: 253–259.

Susser, E., S. Schwartz, A. Morabia and E. J. Bromet (2006). *Psychiatric Epidemiology*. New York, Oxford University Press.

Tsuang, M., M. Tohen and P. Jones (2011). *Textbook in Psychiatric Epidemiology*. New York, John Wiley & Sons.

World Health Organization. Constitution of the World Health Organization as adopted by the International Health Conference, New York, 19–22 June 1946; signed on 22 July 1946 by the representatives of 61 States (*Official Records of the World Health Organization*, no. 2, p. 100) and entered into force on 7 April 1948.

World Health Organization (2018). *International Classification of Diseases, ICD-11*. Geneva, World Health Organization.

第一部分

精神与行为障碍的属性

第1章

精神障碍的疾病负担

WILLIAM W. EATON

O. JOSEPH BIENVENU

GERALD NESTADT

HEATHER E. VOLK

JAMES C. ANTHONY

本章要点

● 这是一篇汇总了 17 种精神障碍患病率的系统综述

● 六种精神障碍（注意缺陷多动障碍、单纯恐惧症、重性抑郁症、酒精滥用或者依赖、人格障碍和痴呆）的患病率在一般人群中超过了 4%

● 对 17 种精神障碍严重性和功能损害的估计，显示不同障碍会有不同程度的疾病负担

● 六种精神障碍（孤独症、重性抑郁症、人格障碍、精神分裂症、双相障碍和痴呆）的残疾权重高于 0.35

● 对人群疾病负担进行估计的新方法揭示了精神障碍的重要性

● 精神与物质使用障碍，与故意自伤合并后，所产生的疾病负担在各类疾病中位居前列

● 伴随着世界各国的流行病学转型，精神与物质使用障碍的重要性在逐渐增加

引　言

流行病学是研究人群的疾病和健康状况的学科，它构成了公共卫生的科学基础（Gordis, 2004）。在构建一个障碍、疾病或者健康状况的流行病学知识时，最初的挑战之一，就是要确认其对于生活、健康和残疾的影响，包括即时、短期和长期的影响，这种影响的概念也就是所谓的健康相关负担。由于缺乏对于特定精神障碍[1]诊断标准的共识，以及缺乏可信的评估工具（Helzer 等，1977；Helzer 等，1977）和测量患病率和发病率的指标（President Commission on Mental

Health，1978），精神障碍的流行病学直到20世纪80年代仍远远落后于其他健康服务领域（Morris，1975）。随后，在1980年，DSM-Ⅲ（APA，1980）明确了诊断标准，这激发了学术界对于测量人群中特定精神疾病的兴趣。1980年美国国家精神卫生研究院（NIMH）的流行病学责任区项目开启了（Eaton等，1981；Regier等，1984；Robins & Regier，1991）被称为"第三代"精神疾病流行病学的时代（Dohrenwend & Dohrenwend，1982），由于它强调人群研究，因而不同于针对临床患者的第一代研究（Kramer，1969），第三代研究还以精神疾病诊断为结局，因而有别于使用一般量表来测量痛苦的第二代研究（Leighton等，1963；Srole等，1962）。1980年之前，也就是在DSM-Ⅲ出版之前，只有一本精神疾病流行病学的教科书（Cooper & Morgan，1973）。而在随后的几十年中，这个领域又出版了四本教科书（Cooper，1987；Prince等，2003；Susser等，2006；Tsuang等，2011）。

慢性疾病或其他非致命性疾病比如精神疾患在人群中的趋势，在方法上比急性疾病更难描述，因而相比于躯体疾病，行为健康的流行病学知识的进展要缓慢许多。GBD研究明显改变了这个领域缓慢发展的图景（Murray & Lopez，1996）。之前的研究往往采用传统的死亡率指标来描述疾病负担，而GBD研究利用DALY将疾病相关残疾也纳入疾病负担的总体测量之中，DALY在后文中会有更详细的介绍。这个指标可以合并致命性疾病和能导致残疾的非致命性疾病的疾病负担指标，这种能力揭示了精神障碍对GBD的重大影响。GBD研究发

现，精神障碍这一大类疾病在1990年造成了全球21%的疾病负担；只有感染性和寄生虫疾病（41%）与心血管疾病（26%）造成了更大的危害。在2008年更新的GBD研究中（WHO，2008），感染性和寄生虫疾病导致了全球19.8%的DALY，神经精神疾病紧随其后导致了13.1%的DALY。图1-1显示了在2015年更新的估计（GBD 2015 DALY & HALE Collaborators，2016）。在全球近25亿DALY中，心血管疾病与其中14%有关，精神与物质使用障碍导致了其中的7%，即超过1.6亿DALY。有批评认为，2015年的DALY研究低估了精神与物质使用障碍的疾病负担，由于疾病大类的调整，虽然目前的疾病大类中精神障碍占主导，尤其是单相抑郁障碍、酒精使用障碍、精神分裂症、双相障碍、阿尔茨海默病、药物使用障碍、惊恐障碍、强迫症和创伤后应激障碍（post-traumatic stress disorder，PTSD），但神经疾病比如癫痫、多发性硬化和帕金森病不再被包含在内。同时，自伤和精神与物质使用障碍也分开了，慢性疼痛综合征被纳入肌肉骨骼系统疾病之中，且精神障碍还能显著影响躯体疾病所造成的死亡，这种影响可能部分来自精神障碍，但也不被纳入精神与物质使用障碍的DALY计算中（Atun等，2016；Vigo等，2016）。如果考虑到这些调整，那么归结于精神障碍的DALY应占到GBD的13%~15%，也就是说，与最为重要的心血管疾病类似。

图1-2显示了各种精神障碍的相对重要性。精神与物质使用障碍所造成的1 620万DALY中，抑郁障碍导致了大约1/3，约为排在第2位的焦虑障碍的两倍。物质使用障碍和精神分裂症分别占到10%。

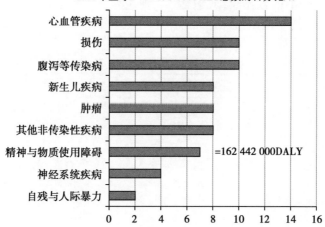

2015年疾病类别和DALY

2015年全球2 464 895 000DALY总数的百分比/%

图 1-1　2015 年全球按特定原因划分的 DALY

（摘自 GBD 2015 DALYs and HALE Collaborators，Lancet 2016 388：1603– 1658. Table 1）

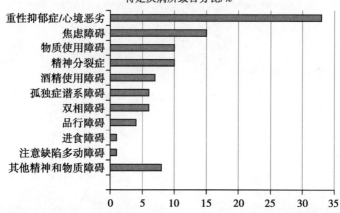

2015年全球因精神与物质使用障碍DALY总数为162 442 000

特定疾病所致百分比/%

图 1-2　2015 年全球按特定原因划分的 DALY：精神与物质使用障碍所致的百分比

（摘自 GBD 2015 DALYs and HALE Collaborators，Lancet 2016 388：1603– 1658. Table 1）

这一章简要地描述了 17 种主要精神障碍的特征，并总结了每一种精神障碍相关疾病负担的现有数据。5 种精神障碍基于 DSM-5（APA，2013）的关键诊断特征也在本章（框 1-1、框 1-2），第 2 章（框 2-1）和第 4 章（框 4-1、框 4-3）分别以文本框的形式得以呈现。对于其他精神障碍的诊断细节，读者可以参考 DSM-5。

这一篇综述扩展了 GBD 研究所包含的精神障碍的范畴，参考了更新的文献，以及提供了疾病负担信息来源的广度和深度。因为现有关于疾病负担的文献不足以支撑一个正式的荟萃分析（Fryers 等，2004），这一章呈现出各种精神障碍的概括性指标，包括对于患病率（表 1-1）和残疾（表 1-2）的估计。本章尽可能地参考现有的关于单一精神障碍的综述。在描述每一种精神障碍的患病率时,展示出必要的数据总结,包括所纳入研究的数量,患病率的中位数和四分位距。死亡率、服务利用和费用相关的数据则在本书的其他章节进行描述。

表 1-1　每 100 人在调查前 12 个月中的精神障碍患病率

	年患病率中位数	四分位距	纳入的研究数量
见于儿童的精神障碍			
孤独障碍 [a]	0.5	0.2~0.9	19
注意缺陷多动障碍 [a]	5.2	2.0~7.8	34
品行障碍 [a]	2.3	1.9~3.3	22
进食障碍 [a]			
神经性厌食	0.3	0.2~0.3	6
神经性贪食	0.4	0.2~0.9	6
见于成年人的精神障碍			
惊恐障碍	0.9	0.6~1.9	33
单纯恐惧症	4.8	3.5~7.3	40
社交恐惧症	2.8	1.1~5.8	48
强迫症	1.0	0.6~2.0	22
创伤后应激障碍	2.2	1.2~5.0	4
重性抑郁症	5.3	3.6~6.7	42
药物使用障碍	1.8	1.4~2.7	15
酒精使用障碍	5.9	5.2~8.1	20
人格障碍	9.1	9.0~14.4	6
精神分裂症	0.4	0.3~0.5	37
双相障碍	0.6	0.3~1.1	17
见于老年人的精神障碍			
痴呆	5.4	3.2~7.1	23

[a] 这几种精神障碍不受 12 个月患病率的限制,详情在文中有描述。

数据摘自:

　　Autistic Disorder: Arvidson, 1997; Baron-Cohen, 2009; Boilson, 2016; Chakrabarti,2001; Chakrabarti, 2005; Christensen, 2016; Ellefsen, 2007; Hewitt, 2016; Honda, 1996; Idring, 2015; Kadesjo, 1999; Kielinen, 2000; Magnusson, 2008; Ouellette-Kuntz (3 studies)2014; Parner, 2008; Randall, 2016; Sponheim, 1998.

　　Attention Deficit Hyperactivity Disorder: Akinbami, 2011; Alavi, 2010; Angold, 2002; Ashenafi, 2001; Canino, 1987; Catala-Lopez, 2012; Costello, 1996; Eapen, 1998; Ercan, 2015; Fleitlich-Bilyk, 2004;, Ford, 2004; Froehlich, 2007; Gau, 2005; Kim, 2017; Malhotra, 2002; McArdle, 2004; Mullick, 2005; Park et al., 2015; Pham, 2015; Roberts, 1999; Rohde, 1999; Romano, 2001; Rowland, (2015; Sanchez, 2011; Sawyer, 2001; Schlander, 2007; Siegel, 2016; Srinath, 2015; Steinhausen, 1998; Verhulst, 1997; Wacharasindu, 2002; Wang, 2017; Zwirs, 2007.

　　Conduct Disorder: Alavi,2010; Angold, 2011; Bird, 2001; Canino, 1987; Costello, 1996; Eapen, 1998; Ercan, 2015; Erksine, 2010; Fleitlich-Bilyk, 2004; Ford, 2003; Gau, 2005; Malhotra, 2002; McArdle, 2004; Mullick, 2005; Roberts, 1999; Sawyer, 2001; Srinath, 2005; Verhulst, 1997; Wacharasindu, 2002; Zwirs, 2007.

Anorexia: Micali, 2017; Morande, 1999; Pelaez-Fernadez, 2007; Rojo, 2003; Roberts, 1999; Verhulst, 1997.

Bulimia: Micali, 2017; Morande, 1999; Pelaez-Fernadez, 2007; Rojo, 2003; Roberts, 1999; Verhulst, 1997.

Panic Disorder: Alonso et al., 2004; Bijl, Ravelli, & van Zessen, 1998; Bland, Newman, & Orn, 1988; Bromet et al., 2008; Cho et al., 2007; Eaton, Dryman, & Weissman, 1991; Faravelli et al., 1997; Girolamo, Morosini, Gigantesco, & Kessler, 2008; Grant et al. 2006; Gureje et al., 2008; Haro et al., 2008; Huang et al., 2008; Hwu, Yeh, & Chang, 1989; Jacobi et al., 2004; Kessler et al., 1994, 2005; Kringlen, Torgersen, & Cramer, 2001, 2006; Levinson, Lerner, Zilber, Levav, & Polakiewicz, 2008; McConnell, Bebbington, McClelland, Gillespie, & Houghton, 2002; Medina-Mora et al., 2005; Oakley-Brown, Joyce, Wells, Bushnell, & Hornblow, 1989; Oakley-Brown, Wells, & Scott, 2008; Offord et al., 1996; Pirkola et al., 2005; Posada-Villa et al., 2008; Sanderson & Andrews, 2002; Shen et al., 2006; Vicente et al., 2006; Wells et al., 2006; D. R. Williams et al., 2008; Alhasnawi et al., 2009.

Social Phobia: Alonso et al., 2004; Bijl et al., 1998; Bromet et al., 2008; Cho et al., 2007; Girolamo et al., 2008; Grant et al., 2005; Gureje et al., 2008; Haro et al., 2008; Huang et al., 2008; Jette, Patten, Williams, Becker, & Wiebe, 2008; Kawakami et al., 2005; Kessler et al., 1994, 2005; Kringlen et al., 2001, 2006; Lepine & Lellouch, 1995; Medina-Mora et al., 2005; Oakley-Browne et al., 1989, 2008; Offord et al., 1996; Pakriev et al., 1998; Pirkola et al., 2005; Posada-Villa et al., 2008; Rocha, Vorcaro, Uchoa, & Lima-Costa, 2005; Sanderson & Andrews, 2002; Shen et al., 2006; Stein, Walker, & Torgrud, 2000; Vicente et al., 2006; Wells et al., 2006; D. R. Williams et al., 2008; Stein, 2017.

Simple Phobia: Alonso et al., 2004; Bijl et al., 1998; Cho et al., 2007; Faravelli et al., 1997; Kawakami et al., 2005; Kessler et al., 1994, 2005; Kringlen et al., 2001, 2006; McConnell et al., 2002; Medina-Mora et al., 2005; Oakley-Browne et al., 1989; Offord et al. 1996; Pakriev et al., 1998; Shen et al., 2006; Stinson et al., 2007; Vicente et al., 2006; Wells et al., 2006; Wardenaar et al., 2017.

Major Depressive Disorder: Ahola et al., 2005; Amoran, Lawoyin, & Lasebikan, 2007; Andrews, Henderson, & Hall, 2001; Beals et al., 2005; Bijl et al., 1998; Bland, Newman, & Orn, 1988; Bourdon, Rae, Locke, Narrow, & Regier, 1992; Bromet et al., 2008; Bromet et al., 2011; Compton, Conway, Stinson, & Grant, 2006; Faravelli, Guerrini, Aiazzi, Incerpi, & Pallanti, 1990; Girolamo et al., 2008; Gureje et al., 2008; Haro et al., 2008; Hasin, Goodwin, Stinson, & Grant, 2005; Huang et al., 2008; Hwang & Myers, 2007; Hwu et al., 1989; Karam et al., 2008; Kessler et al., 1994, 2003; S. Lee et al., 2007; Levinson et al., 2008; McConnell et al., 2002; Medina-Mora et al., 2005; Oakley-Browne et al., 1989, 2008; Offord et al., 1996; Ohayon & Hong, 2006; Posada-Villa et al., 2008; Shen et al., 2006; Slone et al., 2006; Szadoczky, Papp, Vitrai, Rihmer, & Furedi, 1998; Vicente et al., 2006; Vorcaro, Lima-Costa, Barreto, & Uchoa, 2001; Wang, 2004; D. R. Williams et al., 2007, 2008; Alhasnawi et al., 2009; Bromet et al., 2011.

Obsessive–Compulsive Disorder: Weissman, Myers, & Harding, 1978; Canino et al., 1987; Bland, Newman, & Orn, 1988; Hwu et al., 1989; C. K. Lee et al., 1990; Stefansson, Lindal, Bjornsson, & Guomundsdottir, 1991; Chen et al., 1993; Degonda, Wyss, & Angst, 1993; Faravelli et al., 1997; Jenkins et al., 1997; Bijl et al., 1998; Grabe et al., 2000; Andrews et al., 2001; Andrade, Walters, Gentil, & Laurenti, 2002; Cillicilli et al., 2004; Mohammadi et al., 2004; Kessler et al., 2005; Ford et al., 2007; Alhasnawi et al., 2009; Fineberg et al., 2013;Subramaniam et al., 2015; Adam et al., 2012.

Drug Abuse/Dependence: Andrews et al., 2001; Bijl et al., 1998; Bourdon et al., 1992; Grant, 1996; Grant, Stinson, et al., 2004; Jacobi et al., 2004; Kessler et al., 1994, 2005; Kringlen et al., 2001; Medina-Mora et al., 2006; Substance Abuse and Mental Health Services Administration, 2007; Alhasnawi et al., 2009; Slade et al., 2016; Degenhardt et al., 2017; Chandra, Alcove, & Anthony, 2018.

Alcohol Abuse/Dependence: Andrews et al., 2001; Bijl et al., 1998; Bourdon et al., 1992; Bromet et al., 2005; Grant, 1996; Grant, Dawson, et al., 2004; Harford, Grant, Yi, & Chen, 2005; Jacobi et al., 2004; Kessler et al., 1994, 2005; Kringlen et al., 2001; Neumark, Lopez-Quintero, Grinshpoon, & Levinson, 2007; Ogborne & DeWit, 2001; Substance Abuse and Mental Health Services Administration, 2007; Alhasnawi et al., 2009; Wittchen et al., 2011; Silviera et al., 2014; Grant et al., 2015; Slade et al., 2016; Cheng, Kaakarli, & Anthony, 2018.

Personality Disorders: Coid, Yang, Tyrer, Roberts, & Ullrich, 2006; Grant, Hasin, et al., 2004; Lenzenweger, Lane, Loranger, & Kessler, 2007; Samuels et al., 2002; Torgersen, Kringlen, & Cramer, 2001; Gawda & Czubak, 2017.

Schizophrenia: Moreno-Kuestner, Martin, & Pastor, 2018.

Bipolar Disorder: Bland, Newman, & Orn, 1988; Bourdon et al., 1992; Faravelli et al., 1990; Hwu et al., 1989; Kessler et al., 1994; Levinson et al., 2008; McConnell et al., 2002; Merikangas et al., 2007; Oakley-Browne et al., 1989, 2008; Offord et al., 1996; Pakriev et al., 1998; Bijl, Ravelli, & van Zessen, 1998; Szadoczky et al., 1998.

Dementia: Bachman et al., 1992; Ben-Arie, Swartz, Teggin, & Elk, 1983; Breitner et al., 1999; Chandra et al., 1998; deSilva, Gunatilake, & Smith, 2003; Ebly, Parhad, Hogan, & Fung, 1994; Farrag, Farwiz, Khedr, Mahfouz, & Omran, 1998; Fillenbaum et al., 1998; Graves et al., 1996; Hendrie et al., 1995; Herrera, Caramelli, Silveira, & Nitrini, 2002; Kim, Jeong, Chun, & Lee, 2003; Kiyohara et al., 1994; Kua, 1991; D. Y. Lee et al., 2002; Lobo et al., 2000; Ogura et al., 1995; Phanthumchindra, Jitapunkul, Sitthi-Amorn, Bunnag, & Ebrahim, 1991; Rajkumar, Kumar, & Thara, 1997; Senanarong et al., 2001; Shaji, Promodu, Abraham, Roy, & Verghese, 1996; Suh, Kim, & Cho, 2003; Vas et al., 2001; Woo et al., 1998.

表 I-2　精神障碍所致残疾

	GBD1996 残疾权重基于医学专家的评分 [a]	GBD2010 残疾权重基于一般人群的评分 [k]	CPES 中 SDS 评分达到严重残疾的百分比 [b]
见于儿童的精神障碍			
孤独症	0.55[c]	0.26	NA
注意缺陷多动障碍	0.15[d]	0.05	NA
品行障碍	NA	0.24	NA
进食障碍	0.28[c]	0.22	NA

续表 1-2

	GBD1996 残疾权重基于医学专家的评分[a]	GBD2010 残疾权重基于一般人群的评分[k]	CPES 中 SDS 评分达到严重残疾的百分比[b]
见于成年人的精神障碍			
惊恐障碍	0.17	NA	47
社交恐惧症	NA	NA	36
单纯恐惧症	NA	NA	19
强迫症	0.13	NA	47
创伤后应激障碍	0.11	NA	NA
重性抑郁症，中度	0.35[e]	0.41	58
药物使用障碍	0.25	0.42[h]	39[f]
酒精使用障碍，中度	0.16[e]	0.39	14[f]
人格障碍	0.54[g]	NA	NA
精神分裂症	0.53[e]	0.58[i]	NA
双相障碍	0.40[e]	0.48[j]	83
见于老年人的精神障碍			
痴呆，中度	0.70[e]	0.35	NA

[a] 不受 12 个月患病率的限制，这在文中有详细描述。

GBD，全球疾病负担；CPES，精神疾病流行病学联合调查；NA，不详。

[a] 除非被另行指出，残疾权重出自 Murray 和 Lopez，1996 年，附表 3，未治疗的情况，15~44 年龄段。

[b] CPES 中所使用的席汉残疾量表（Sheehan Disability Scale，SDS）有明显至极端残疾评分的比例。对于双相障碍的 SDS 估计是基于对于抑郁和躁狂最严重的 SDS 评分。双相障碍和它的 SDS 评分来自美国共病调查 - 复查和美国人生活全美调查中的 CPES 部分。强迫症和单纯恐惧症的 SDS 评分只来自美国共病调查 - 复查的 CPES 部分。

[c] 荷兰的权重来自 Vos 和 Mathers，2000 年，表 3。

[d] 荷兰权重值域中的最高值来自 Vos 和 Mathers，2000 年，对于轻中度的功能损害。

[e] 残疾权重来自 Mathers，Lopez 和 Murray，2006；抑郁为中等程度。

[f] 仅包括依赖。

[g] 边缘型人格障碍的权重来自地方性的研究，Vos 和 Mathers，2000 年。

[h] 大麻、安非他命、可卡因和海洛因依赖的平均值。

[i] 剩余状态

[j] 剩余状态的值为 0.04。

[k] Salomon 等，2015 年。

方　　法

在本章纳入的 17 种精神障碍的相关研究中，年患病率是最常被报告的患病率指标（表 1-1）。年患病率记录了评估前 12 个月内某种精神障碍的发生史（Eaton 等，1985），它是终生患病率和时点患病率的混合。不同于终生患病率，年患病率只关注 1 年的时期。不同于期间患病率，年患病率分子的计算会排除研究人群中在评估前死去的研究对象。由于绝大多数精神障碍往往会持续 1 年或者以上，年患病率和时点患病率不会有太大差异。虽然这篇综述聚焦在年患病率可以减少报告时间段的差异，但也排除了许多只报告终生或者时点患病率的研究。我们之后会用终生和时点患病率来描述某些儿童期的精神障碍，因为这些障碍没有或者只有较少的年患病率数据（表 1-1）。本篇患病率综述的研究人群限定在一般人群，而非治疗场所的人群，因为在有精神障碍的人当中，有很大比例从未接受过治疗（精神分裂症和孤独症患者除外，因为这些障碍在调查访谈的场景中很难评估，且患者最终往往会结束治疗）。为了提高统计结果的稳定性，只纳入样本量大于 500 的研究。为了减少应答偏倚，不纳入应答率低于 60% 的研究。此外，不纳入只关注特定人群（如通过狭窄的年龄范围、性别、移民身份或者社会经济地位来定义人群）和有特定疾病的人群（如只纳入有精神分裂症史的或者有卒中史的个人）研究。相比之下，须纳入关于某一个民族或者国家的人群研究，只要这些研究的对象符合一般人群的定义。如果有研究报告了来自超过一个民族的数据，且将所有民族的数据合并报道，本综述尽可能报道或者计算合并后的患病率，否则特定族裔的患病率将被分别报道，就如同在不同研究中一样。如果不同性别的患病率被分别报道且附有单独的样本量，患病率将被合并报道。

本综述仅关注符合特定诊断标准的精神障碍，其诊断须通过当面或者电话中的结构化或者半结构化的诊断访谈来评估。第 4 章描述了这些方法的测量特征。纳入的研究必须使用本综述中的措辞来描述相应的障碍。因此，比如对于重性抑郁症，报道"抑郁障碍或者心境障碍"的研究将被排除。如果研究有两个阶段，且第二个阶段报道了特定障碍的患病率，则可以被纳入。如果研究同时报道了基于 DSM-Ⅲ、DSM-Ⅲ-R、DSM-Ⅳ、DSM-5（APA，1980，1987，1994，2013）和根据 ICD 第 8、9、10 版的诊断（WHO，1967，1977，1993），则会纳入基于 DSM 诊断的患病率。以上的这些限定排除了相当数量的研究。

对于残疾的测量则是基于 GBD 研究的估计（Murray & Lopez，1996），以及精神疾病流行病学联合调查（Collaborative Psychiatric Epidemiology Surveys，CPES，见下文）（Alegria 等，2008）和加拿大社区健康调查（Statistics Canada，2008）。"残疾"是一个描述功能下降的一般性词汇，不同于"残损"和"残障"（WHO，1980，2001）。残损是由于疾病导致的结构或者功能的异常，相对于躯体疾病，精神障碍所导致的功能损害更难定义。例如，糖尿病患者的胰岛素产生受损，在中毒状态下个体的认知功能受损，但是在焦虑障碍比如惊恐发作中，结构和功能受到的具体损害则较难定义。在糖尿病中，功能损害可以产生酮症酸中毒，从而导致功能的减退——也就是残疾——如萎靡、言语不清、嗜睡，甚至昏迷。这种功能的下降很像酒精中毒。糖尿病患者使用胰岛素可能产生低血糖，这与惊恐发作没有太大区别，都有激动、易怒、心悸、出汗和震颤。虽然惊恐发作和低血糖一样痛苦，但功能的下降可能不太明显，且个体代偿因素的差异会导致同样的功能障碍在一个人比在另一个人更易导致残疾。当社会对残疾的人区别对待并给予他们不利的待遇时，如假设糖尿病患者和嗜酒者都无权驾车，残疾就会导致残障。接下来关注的重点是精神障碍所导致的残疾。

原先GBD研究中残疾的权重是在专家对症状和行为的案例评分并达成共识的过程中产生的。评分者被要求对以下两种可以延长寿命的预防性项目进行比较，一项针对健康人群（如能将健康人的寿命延长1年的项目），一项针对某种可能导致失能的疾病的患者（如能将患有某种疾病的人群的生命延长两年的项目）。评分介于0.0（在某一年中没有残疾）和1.0之间（死亡）。更高的中间分数意味着更多的失能，也意味着更低的生命质量。0.5的分数意味着一个人活2年的生命质量与完全健康的人（分数为0.0）活1年的生命质量一样。这些分值使得人群中致命性疾病和非致命性疾病的负担可以相互比较。举例来说，四肢瘫痪的分值是0.90，失明的分值是0.62，多发性硬化的分值是0.41，耳聋的分值是0.33，类风湿关节炎的分值是0.21，而水样腹泻的分值是0.07（Murray & Lopez，1996）。表1-2中成年人精神障碍的分值来源于GBD研究或其后的复查研究（Lopez等，2006）。对于儿童精神障碍，表1-2中的分值来自一个荷兰研究，其使用了类似的方法学（Vos & Mathers，2000）。在2010年修正的GBD研究中（Salomon等，2015），权重的估算方法类似，但不同的是，分数依据一般人群而作出的评定（表1-2中间一列）。对表格中两列数字的比较可以发现，这两种不同的方法得出的估计虽然并非完全一致，但也大致类似。

CPES（Alegria等，2008）数据合并了三个调查，每个调查都进行了美国成年人人口的代表性抽样：①美国共病调查-复查，

覆盖了整个成年人人口（Kessler等，2005）；②美国人生活全国调查，聚焦于美国非裔人群（Jackson等，2004）；③全美拉丁裔和亚裔美国人调查，主要聚焦在拉丁裔和亚裔人群（Alegria等，2004）。

合并三个调查后，CPES的样本量达到了20 130，其中每一个单独的全美调查都符合本综述的纳入标准。对于许多本综述所描述的障碍，CPES调查使用了席汉残疾量表（Sheehan Disability Scale，SDS）（Sheehan等，1996）来描述这些障碍所导致的残疾（表1-2）。SDS是一个简明的功能损害自评量表，该量表使用离散类比评分（0=无残疾；1~3=轻度残疾；4~6=中度残疾；7~9=重度残疾；10=极重度残疾）。这个量表为临床试验所设计，该量表业已应用于数以百计的研究之中，并翻译成48种语言（Sheehan，2008）。

CPES的障碍相关部分使用了SDS量表，针对工作、家庭、人际关系和社会角色四个方面的功能，分别询问某种障碍在前1年中情况最差的1个月里，对这四个方面功能的影响程度（Kessler等，2003）。在当前的分析中，代表从明显至极端残疾的评分（即7分及以上的SDS评分）将被视为残疾，且会报告达到某种障碍诊断标准的人群在一个或者多个SDS角色上从明显至极端残疾评分的比例。这种报告方法将达到这种残疾程度的人的比例与患病率中位数相乘，从而获得具有最严重残疾程度的人群比例。这样报告的重要优势在于考虑到，各种障碍在人群中都会产生从不同程度的功能损害和残疾。

CPES没有包括酒精或者药物障碍相

关的 SDS 数据,加拿大社区健康调查测量了这些障碍相关的残疾数据。1.2 版的加拿大社区健康调查通过概率抽样,抽取了36 984 名在社区居住的受访者,这些样本可以代表加拿大 15 岁以上的人群,该次调查重点关注人群的心理健康和康宁(Statistics Canada,2008)。该调查中物质相关的诊断则局限在酒精或者药物依赖,这包括了有躯体依赖,且被证实有耐受和戒断反应的病例(APA,1994)。

　　表 1-1 和表 1-2 尽可能依据由 PubMed 文献检索系统所发现的系统综述来编制。为了尽可能囊括更多的文献,每种障碍的搜索关键词都设置的不尽相同,但是关键词都会囊括人群、患病率和特定障碍。例如,基于前面提到的搜索关键词,对于抑郁障碍的综述首先以 Waraich、Goldner、Somers 和 Hsu(2004)的文章为基础,这篇文章纳入了1980—2000 年间发表的人群研究,这些研究报告利用以诊断为导向的标准评估工具,来确定抑郁障碍的诊断,并报告抑郁障碍的年患病率。对于三种障碍(社交恐惧症、特定恐惧症和重性抑郁症),综述纳入了世界精神卫生(WMH)调查的综述(Kessler & Ustun,2008;Stein 等,2017;Wardenaar 等,2017)。分别纳入这些研究的优势在于所有的 WMH 研究,都使用了同样的方法(CIDI,参见第 4 章)。因此,结果的范围受评估方法的选择影响较小。对于儿童较为重要的障碍包括孤独症、注意缺陷多动障碍(attention deficit hyperactivity disorder,ADHD)、品行障碍和进食障碍。收集这些障碍的患病率比较困难,因为报道这些障碍患病率的研究年龄跨度较大。同样,患病率

所包括的时间段在不同研究中也有差异,从终生患病率到期间患病率,再到时点患病率的各种混合。虽然年龄差距(儿童和青少年)比整个成年期小,但这种差别对患病率影响的方式难以解释。在本综述之前,还没有很强的综述回顾这些障碍的情况。

疾病负担评估

孤独症

　　孤独症的特点包括在发展早期出现的社交障碍、语言异常、刻板与重复行为(APA,2013;框 1-1)。在 Fombonne(2003)综述的基础上,我们这篇关于孤独症的综述新纳入了 11 项研究(Baron-Cohen,2009;Boilson,2016;Chakrabarti & Fombonne,2001;Christensen,2016;Ellefsen 等,2007;Hewitt,2016;Hewitt 等,2001;Idring,2015;Ouellette-Kuntz,2014;Parner 等,2008;Randall,2016),而 Fombonne 综述中纳入的 32 篇研究中有 8 篇符合我们的纳入标准。目前的综述也依赖于 Williams、Higgins 和 Brayne(2006)的综述,这篇综述在 MEDLINE 搜索了 1966—2001 年关于孤独症的流行病学文献后,纳入了 37 项研究。包括 Williams 等所做综述的来源和当前的综述,我们总共纳入了来自两个大陆的 19 项研究,这些研究报告的患病率估计,最低为挪威 1998 年报告的 4.5/ 万,最高为英国 2009 年报告的 157/ 万,中位数为 47.7/ 万,四分位距为 18.95/ 万 ~94.44/ 万。在表 1-1 中,这些数据被转换为每 100 人口中的病例数来呈现。

框 1-1　孤独症谱系障碍（autism spectrum disorder，ASD）

诊断标准

299.00（F84.0）

A. 在多种场所下，社交交流和社交互动方面存在持续性的缺陷，表现为目前或历史上的下列情况（以下为示范性举例，而非全部情况）：

  1. 社交情感互动中的缺陷，例如，从异常的社交接触和不能正常地来回对话到分享兴趣、情绪或情感的减少，到不能启动或对社交互动作出回应。

  2. 在社交互动中使用非语言交流行为的缺陷，例如，从语言和非语言交流的整合困难到异常的眼神接触和身体语言，或在理解和使用手势方面存在缺陷到面部表情和非语言交流的完全缺乏。

  3. 发展、维持和理解人际关系的缺陷，例如，从难以调整自己的行为以适应各种社交情境的困难到难以分享想象的游戏或交友困难，到对同伴缺乏兴趣。

注明当前的严重程度：

● 严重程度是基于社交交流的损害和受限，重复的行为模式。

B. 受限的、重复的行为模式、兴趣或活动，表现为目前的或历史上的下列情况（以下为示范性举例，而非全部情况）：

  1. 刻板或重复的躯体运动，使用物体或言语（如简单的躯体刻板运动、摆放玩具或翻转物体、模仿言语、特殊短语）。

  2. 坚持相同性，缺乏弹性地坚持常规或仪式化的语言或非语言的行为模式（如对微小的改变极端痛苦，难以转变、僵化的思维模式，仪式化的问候，需要走相同的路线或每天吃同样的食物）。

  3. 高度受限的、固定的兴趣，其强度和专注度方面是异常的（如对不寻常物体有强烈依恋或先占观念、过度的局限或持续的兴趣）。

  4. 对感觉输入的过度反应或反应不足，或在对环境的感受方面不同寻常的兴趣（如对疼痛/温度的感觉麻木，对特定的声音或质地的有不良反应，对物体过度地嗅或触摸，对光线或物体的凝视）。

注明当前的严重程度：

● 严重程度是基于社交交流的损害和受限的重复的行为模式。

C. 症状必须存在于发育早期（但是，直到社交需求超过有限的能力时，缺陷可能才会完全表现出来，或可能被后天学会的策略所掩盖）。

D. 这些症状导致社交、职业或目前其他重要功能方面的有临床意义的损害。

E. 这些症状不能用智力障得（智力发育障碍）或全面发育迟缓来更好地解释。智力障碍和 ASD 经常共同出现，作出 ASD 和智力障碍的合并诊断时，其社交交流应低于预期的总体发育水平。

摘自 APA（2013），张道龙等，译 . DSM-5. 北京：北京大学医学出版社，第 46-47 页。

　　孤独症是一种严重的障碍，严重到不可能通过 SDS 让患者对残疾程度进行自评，即使是患有孤独症的成年人也是如此。用来决定是否患有孤独症的临床量表一般是从父母处收集其生活史，而患病率一般以终生患病率来报告。孤独症的 GBD 残疾权重为 0.55，与精神分裂症相当，且与失明和多发性硬化症类似。这种程度的残疾显示出，孤独症对于个体功能的显著影响以及对其父母和其他照护者的高水平的照管需要。

ADHD

　　ADHD 是以 12 岁以下的儿童，持续发生无法集中注意力和/或多动的现象为特点。要符合诊断条件，需要在两种或者多种场景中有显著的功能损害（APA，2013）。对于 ADHD 的综述以 Polanczyk 和 Jensen（2008）的工作为基础,他们报告了 1997—2007 年间的 71 项 ADHD 相关的患病率研究,其中 17 项研究被纳入本综述中。在那之后,另外的 17 篇研究也被纳入这篇综述当中（Akinbami 等,2011；Alavi 等,2010；Catala-Lopez 等,2012；Costello 等,1996；Ercan 等,2015；Erskine 等,2013；Pham 等,2015；Roberts 等,1999；Rowland 等,2015；Sanchez 等,2011；Schlander 等,2007；Siegel 等,2016；Srinath 等,2005；Wang 等,2017；Zwirs 等,2007）。汇总之后,这篇综述包含了有人类居住的六大洲上的研究。由于筛查的问题要求家长评估儿童的发展轨迹,本综述报告了 3 个月、6 个月、1 年和终生患病率。在本综述纳入的 34 个研究中,患病率最低为阿联酋 1998 年的 0.46%,最高为美国 2015 年的 15.5%,中位数为 6.55%,四分位距为 2.03%~7.85%。在 GBD 体系下,残疾的水平有巨大的差异,对于中度的 ADHD,评分为 0.15（表 1-2）。

品行障碍

品行障碍的特点为重复的、持续违背社会规范的行为模式,且表现出对他人基本权利的漠视。品行障碍可能在儿童期或者青少年期发生。典型的行为包括有攻击性的行为、欺骗、盗窃和严重违背准则。在此之前尚无合适的综述。但是有 22 个研究符合这篇综述的纳入标准,其中两个研究（Barnes 等,2011；Bird 等,2001）没有被之前 ADHD 的综述所纳入。与 ADHD 一样,本综述呈现出 3 个月、6 个月、1 年和终生患病率的数据。患病率最低为印度 2005 年的

0.2%,最高为美国和波多黎各的 5.8%~7%,中位数为 2.3%,四分位距为 1.5%~3.3%。虽然这种障碍很重要也不少见,但 GBD 和 CPES 尚未测量这种障碍相关的残疾情况。

进食障碍

神经性厌食和神经性贪食是两种主要的进食障碍。这两种障碍的患者对于保持体型和体重有过多的关注。典型的症状包括对于体重增加的恐惧,对于个人身体的错误认识,以及不愿意尝试保持健康的体重。神经性贪食的特点是暴饮暴食,且通过代偿性的手段来在事后预防增加体重（如使用泻药）。只有六个流行病学研究符合本综述对于方法学的纳入标准（Micali 等,2017；Morande 等,1999；Pelaez Fernandez 等,2007；Rojo 等,2003；其中两个研究已经被纳入了 ADHD 综述的参考文献）,因此,这篇综述包括了所有时期的患病率。如果研究没有区分神经性厌食与神经性贪食的则被剔除。厌食症患病率的中位数为 0.27%,而神经性贪食则为 0.36%。进食障碍可导致中等程度的残疾,GBD 权重为 0.28（表 1-2）。

焦虑障碍

焦虑障碍的特点是一系列恐惧的想法,生理上的反应和行为上的回避。诊断分类的依据是在所谓的三方模型上添加上时间的维度。我们将这些障碍与残疾的关系呈现出来,并就每一种主要的焦虑障碍和他们的症状,以及其患病率展开讨论。

惊恐障碍

在惊恐障碍中,虽然恐惧、生理上的反

应及其时间维度是主要的特点,惊恐发作的核心症状包括:持续数分钟的伴随着生理反应的一阵恐惧(参见第 4 章,框 4-2)。惊恐发作必须伴随着包括心跳加速、胸痛和窒息感等 13 条可能症状的任意 4 条。只有自发发生(完全不能预料且与特定的刺激和情景无关)一次或者多次惊恐发作才能被诊断为惊恐障碍。诊断还需要惊恐发作或者对再次发作的严重担忧持续至少 1 个月。这篇关于惊恐发作的综述是基于 Somers、Goldner、Waraich 和 Hsu(2006)的综述,他们的综述纳入了从 1980—2004 年间的 15 个研究。本综述还纳入了另外 18 个不重复且符合纳入标准的研究。本篇关于惊恐障碍、社交和单纯恐惧症的综述,以超过 200 000 被评估过的人群样本为基础。惊恐障碍年患病率的估计最低为中国台湾农村的 0.1%,最高为意大利佛罗伦萨的 3.2%,中位数为 0.9%,四分位距为 0.6%~1.9%。在东亚开展的 6 项研究所估计的患病率全部处于下四分位数以内。在这三种焦虑障碍中,只有惊恐发作被纳入 GBD 研究中,其残疾权重也相对较低(表 1-2 中的 0.17)。

单纯恐惧症

恐惧症主要涉及恐惧的认知(想法)和行为上的回避,伴有或者不伴有生理症状。单纯恐惧症是对于某种特定物体或者场所的不现实的恐惧,且这种恐惧十分强烈,以至于个体只能在极度不安的状态下忍受它或者彻底地回避它,且这种回避影响了正常的功能。常见的单纯恐惧症包括害怕高处、水、血、蛇、虫和密闭的空间。可能导致恐惧的物品和场所范围十分广泛,以至于单纯

恐惧症被视为"精神科的普通感冒"。本综述汇总的单纯恐惧症的年患病率最低为北爱尔兰德里的 0.2%,最高位挪威奥斯陆的 11.1%。年患病率的中位数为 4.7%,四分位距为 3.5%~7.3%。WMH 调查所显示的中位数和四分位距和本综述的结果十分类似。

社交恐惧症

社交恐惧症和单纯恐惧症类似,但是被恐惧的场所却很特定:社交活动。本综述发现社交恐惧症的年患病率估计最低为韩国的 0.2%,最高为俄罗斯乌德穆尔特的 44.2%,中位数为 2.8%,四分位距为 1.1%~5.8%。东亚的三个研究所得的社交恐惧症患病率全部处于下四分位数以内。单纯与社交恐惧症患病率的巨大差异表明,这两种障碍可能具有较强的文化上的可塑性。WMH 调查中所报告的较低的中位数和四分位距可能与 CIDI 的特性有关。

强迫症

强迫症的特点是持续性的想法和重复的行为,且导致不安或者损害功能。本综述纳入了 22 个研究强迫症患病率的研究。既往一篇相对全面的综述,虽然不是系统综述,但也有助于本次综述的搜索工作(Fontenelle 等,2006)。在所有研究中,年患病率的中位数为 1.0%,四分位距为 0.6%~2.0%。

创伤后应激障碍

创伤后应激障碍(posttraumatic stress disorder, PTSD)将焦虑的认知、生理和行为表现与特定的创伤事件联系了起来。表现为有意识地回避想起或者被提醒想起

创伤性事件,想起创伤可能诱发焦虑症的生理症状。本综述发现了 4 篇符合纳入标准并报告了年患病率的研究,但没有纳入报告终生患病率的研究。年患病率的中位数是 2.2%。本综述报告的患病率是从一般人群中获得,而非从经历了新近的集体创伤,比如天气相关的灾害、战争和强迫移民的人群中获得。在后一个人群中,患病率根据集体创伤的性质和程度会有巨大的差异,使得数据对于一般人群缺乏代表性。第 12 章对于这个障碍会讲述更多的细节。

所有这些焦虑障碍的症状在一般人群中都十分常见,且并不总会造成很大的痛苦和功能损害。常常发生的是,这些症状从未达到可以诊断的阈值,但即便没有达到可以诊断的阈值,他们仍然可以造成残疾。根据 SDS 的方法,惊恐障碍和强迫症可以造成较高程度的残疾,但是根据 GBD 的方法,它们造成的残疾水平又比较低。SDS 的测量结果与 GBD 的残疾权重之所以不同,主要因为前者是由被这些障碍所困扰的人进行评分,而后者是由客观的评价者进行评分。例如,惊恐障碍和强迫症对于个人来说很痛苦,47% 的受访者在 SDS 中对这两种障碍的评价都是明显至极端残疾,但是 GBD 对于惊恐障碍的评分为 0.17,对于强迫症则为 0.13,这两个评分都低于 GBD 对于类风湿关节炎的评分 0.21。经历过惊恐发作的人经常怀疑他们得了心脏病,甚至会常常去急诊科。然而,一旦惊恐发作停息,其余的功能损害就会消失。强迫症也有相对较低的 GBD 评分,但有较高的 SDS 比例,主要因为它对于个人来说很痛苦,但对社会环境中的其他人来说,并没有什么损害或者破坏性。我们可以猜测 SDS 和 GBD 的评分差异对于社交恐惧症来说依然存在,目前社交恐惧症尚无 GBD 评分,但 36% 的受访者在 SDS 量表上报告了严重的损害。

情感性精神障碍[2]

重性抑郁症

重性抑郁症是一个综合征,其核心症状为悲伤或者丧失愉快和兴趣,伴随着一系列躯体症状,包括体重、疲倦、睡眠和注意力不调等问题(参见第 4 章,框 4-1)。这种综合征要持续至少几个星期。本综述中所展示的流行病学发现主要以 Waraich 等(2004)的综述为基础,他们查阅了 1980—2000 年间的研究并发现了 13 篇符合纳入标准的研究。对于本综述,我们使用 PubMed 来进行检索,使用关键词组合"人群患病率"和"重性抑郁症"发现了 3 935 篇文献的题目,其中 2 477 篇是 2000 年之后发表的。虽然有 59 篇文章看起来相关,但只有 29 篇不重复的研究符合本综述的纳入标准,这些文章与 Waraich 的综述中涉及的研究被一起纳入本综述。最终本综述纳入的 42 项研究代表了 290 471 人。年患病率最低为中国台湾台北的 0.64%,最高为俄罗斯乌德穆尔特的 15.4%,中位数为 5.3%,四分位距为 3.6%~6.5%。处于下四分位数以内的 9 篇研究中有 6 篇在东亚地区;除此之外,研究的地点、方法和时期对研究结论没有明显影响。WMH 调查(Bromet 等,2011)中 18 个研究结果的中位数和范围值也被纳入了(剔除重复的研究),其结果与独立的综述所得到的结果类似。

一些满足重性抑郁症诊断标准的人可能有严重的功能损害甚至导致自杀，还有人则几乎处于木僵状态或者难以胜任最简单的任务。但仍有一些达到重性抑郁症诊断标准的人除了这种综合征带来的痛苦之外，功能受损的影响很小（Kessler 等，2003）。并不惊奇的是，根据 GBD（中度的重性抑郁症评分为 0.35）和 SDS 的测量（58% 报告了严重残疾），重性抑郁症是最致残的障碍之一。因此，在 GBD 的算法中，中度的重性抑郁症大致相当于多发性硬化症（0.41）和失聪（0.33）。然而，对于重度的重性抑郁症，GBD 评分为 0.62，相当于失明导致的残疾。

双相障碍

双相障碍一般包括一个或者多个躁狂发作，而这些躁狂发作的前后一般有一个重性抑郁发作。躁狂是指极端的情绪高涨和行为夸张，且持续至少 1 周（APA，2013）。因为躁狂发作的行为与正常行为相比，差别甚大，躁狂发作会立刻给患者本人或者他们所处的社会环境造成问题。

这一篇关于双相障碍的综述是在 Waraich 等（2004）对于 1980—2000 年间研究的综述的基础上扩展开来的，他们在总共发现了 12 篇符合他们纳入标准的研究。本综述又纳入了 2000 年之后发表的 5 篇研究。没有专门报告双相 I 型障碍的研究（如只关注双相 II 型障碍的研究）被剔除在本综述之外。与精神分裂症一样，双相障碍一般难以被没有接受过医学训练的临床医生所诊断。因此，因为几乎没有基于登记系统的研究报告，这篇综述纳入使用标准结构式访谈的人群调查。中位数年患病率为

0.6%，四分位距较小，为 0.3%~1.1%。GBD 的残疾权重为 0.4，比重性抑郁症略高，几乎与精神分裂症一样高，且在席汉残疾量表中回答严重残疾的比例（83%）比任何其他有 SDS 评分的障碍都要高。

认知障碍：精神分裂症和痴呆

因为精神分裂症和痴呆都有认知功能的损害，我们将这两种障碍放在一起介绍。

精神分裂症

精神分裂症（Kraepelin 在 1919 年最初的命名为"早发性痴呆"），涉及的症状有幻觉（如看到不存在的东西，在没人说话的时候听到声音）或者妄想（对于不真实或者明显荒谬的事情坚信不疑）。这种障碍也可能造成混乱的言语或者行为（参见第 2 章，框 2-1）。精神分裂症经常引起最奇怪的行为，能引起其他人最深刻和鲜明的反应，且被认为是最严重的精神障碍。上文讨论的双相障碍以前的名称为躁狂抑郁性精神病，这两种障碍被认为是主要的重性精神病——也就是缺乏理解或者难以接触现实的精神障碍。

本篇对于精神分裂症的综述是基于近年 Moreno-Kuestner 等（2018）的综述，该综述更新了 Simeone（2015）和 McGrath 等（2008）早年的综述。在本章所描述的所有障碍中，精神分裂症的年患病率是最不可能被低估的，因为它的诊断往往依赖于临床记录，但同时，如果访谈者没有医学训练的话，对于它的诊断也是最可疑的（Eaton & Chen，2006）。本综述纳入了 37 篇相关研究，年患病率中位数为 0.4%。精神分裂症年患病率的四分位距也是表 1-1 中最小的，

即 0.3%~0.5%。Simeone 在 2015 年的综述中，年患病率估计的中位数为 0.3%，略低于更早的 McGrath 等在 2008 年的估计，这可能主要因为 Simeone 只纳入了基于一般人群的研究，排除了来自诊所、医院和监狱的数据。但是 Moreno Kucstncr 纳入了 19 项从一般人群中抽样的研究，其年患病率的中位数为 0.44（没有在图表中显示），且 18 项使用了治疗记录系统数据的研究的年患病率中位数为 0.37（没有在图表中显示）——这两个数字相似得令人惊讶，这印证了精神分裂症患者大多最终会进入治疗场所这一早先的估计。根据 GBD 研究的方法，精神分裂症的残疾评分在所有成年人的精神障碍中最高（0.53）。难以设想 SDS 方法被应用到符合精神分裂症诊断标准的患者身上，因为患者经常对其状况缺乏自知力。

痴呆

痴呆通常发生在 65 岁之后，这种疾病能够导致渐进而全面的认知功能衰退。本篇关于痴呆患病率的综述以 Ferri 等（2005）的工作为基础，并且纳入了更新的网上数据（http://www.alz.co.uk/research/consensus.html）。本综述纳入的研究基于国际公认的、以文本为主的操作性体系（如 DSM 或者 ICD）进行诊断。本综述纳入的对于痴呆的研究需要聚焦于老年人，即 60 岁及以上的人群，且报道的患病率需要包括两个性别和所有的年龄段。有 6 项研究聚焦于 60 岁及以上的人群，其余则聚焦于 65 岁及以上的人群。这些研究有不同的评估模式（评估可分为一到三个阶段不等），有的研究只包括一个在初始阶段对于认知功

能损害的快速筛查，有的研究则在第三个评估阶段纳入了专家对于痴呆基于共识的诊断。对于这个障碍，一般人群的定义有所扩大，以包括在机构中生活的人群，因为在日本、欧洲和美国，许多老年人居住在机构化的退休社区当中。Ferri 等的综述包括了另外了两篇系统综述，这两篇系统综述分别回顾了欧洲的 12 项（Hoffman 等，1991）和 11 项研究（Lobo 等，2000）。但是我们未能逐篇检验这两个系统综述纳入的研究，因此，表 1-1 中呈现的结果有可能低估了欧洲的研究结果，且低估了全体研究之间的差异。本综述发现痴呆在 60 岁及以上的人群中的中位患病率为 5.4%，四分位距为 3.2%~7.1%。

物质使用障碍

使用酒精、非法药物和处方药物等物质可能会对一个人的思维、感觉和行为造成负面影响。一个人是否达到物质使用障碍的精神疾病诊断取决于具体的物质、情境、相关的残疾和使用的模式（APA，2013）。

物质滥用意味着使用物质的模式能导致残疾（酒精使用障碍，框 1-2）。由于使用非法物质可能导致刑事拘留，其使用本身就足以满足物质滥用的诊断。而合法的物质如处方药物和酒精，考虑到使用造成的法律、社会或者心理后果，也可能造成功能损害。相比之下，物质依赖包含了生理上的渴求，这种渴求导致个人需要不断加大使用的频率或者剂量，或者致使该物质的使用模式决定了个人的生活。这篇综述将分别回顾非法药物相关的使用障碍与酒精使用障碍。

框 1-2 酒精使用障碍

诊断标准
305（F10）
A. 一种有问题的酒精使用模式导致显著的具有临床意义的损害或痛苦，在 12 个月内表现为下列至少 2 项：
1. 酒精的摄入常常比意图的量更大或时间更长。
2. 有持久的欲望或失败的努力试图减少或控制酒精的使用。
3. 大量的时间花在那些获得酒精、使用酒精或从其效果中恢复的必要活动上。
4. 对使用酒精有渴求或强烈的欲望或迫切的要求。
5. 反复的酒精使用导致不能履行在工作、学校或家庭中的主要角色的义务。
6. 尽管酒精使用引起或加重持久的或反复的社会和人际交往问题，但仍然继续使用酒精。
7. 由于饮酒使用而放弃或减少重要的社交、职业或娱乐活动。
8. 在对躯体有害的情况下，反复使用酒精。
9. 尽管认识到使用酒精可能会引起或加重持久的或反复的生理或心理问题，但仍然继续使用酒精。
10. 耐受，通过下列 2 项之一来定义：
    a. 需要显著增加酒精的量以达到过瘾或预期的效果。
    b. 继续使用同量的酒精会显著降低效果。
11. 戒断，表现为下列 2 项之一：
    a. 特征性酒精戒断综合征
    b. 酒精（或密切相关的物质，如苯二氮䓬类）用于缓解或避免戒断症状。
标注如果是：
● 早期缓解：先前符合酒精使用障碍的诊断标准，但不符合酒精使用障碍的任何一条诊断标准至少 3 个月，不超过 12 个月（但标准 A4 "对使用酒精有渴求或强烈的欲望或迫切的要求"，可能符合）。
● 持续缓解：先前符合酒精使用障碍的诊断标准，在 12 个月或更长时间的任何时候不符合酒精使用障碍的任何一条诊断标准（但标准 A4 "对使用酒精有渴求或强烈的欲望或迫切的要求"，可能符合）。
标注如果是：
● 在受控制的环境下：此额外的标注适用于个体处在获得酒精受限的环境中。
标注目前的严重程度：
● 305.00（F10.10）轻度：存在 2~3 项症状。
● 303.90（F10.20）中度：存在 4~5 项症状。
● 303.90（F10.20）重度：存在 6 项及以上症状。

摘自 APA（2013），张道龙等，译. DSM-5. 北京：北京大学医学出版社，第 482-483 页。

本综述搜索药物使用障碍的研究时发现了 1 417 个题目。在详细检查 467 项研究后，发现只有 15 项研究符合纳入标准。年患病率最低为墨西哥的 0.4%，最高为美国的 3.6%，年患病率的中位数为 1.8%。大约半数的研究都是在美国开展的。所有处于下四分位数以内的年患病率报道都在美国之外（具体来说，是墨西哥、德国和挪威）。而唯一在澳大利亚的研究结果却处于上四分位数以外。患病率报道之间的巨大差异与恐惧症类似，这意味着这些障碍的患病率背后可能有强烈的文化基础支撑。

本综述纳入了 20 篇酒精使用障碍相关的研究。酒精使用障碍的年患病率最低为德国的 4.1%，最高为挪威的 10.6%。年患病率的中位数为 5.9%，四分位距为 5.2%~8.1%。年患病率和研究的地点、方法和日历时间的关联都不明显。

药物滥用与依赖可能造成显著的功能损害和残疾，其 GBD 残疾权重为 0.25。39% 的 CPES 受访者在 SDS 量表中报告了严重的残疾（表 1-2）。对于酒精使用障碍相关的残疾来说，SDS 估计程序只包括了酒精滥用与依赖中更严重的依赖诊断。即便如此，酒精使用障碍相关的残疾仍比非法药物的滥用与依赖要低，14% 的受访者在 SDS 上报告了因为酒精依赖所导致的严重损害。酒精滥用与依赖相对较低的 GBD 残疾权重（0.16）与 SDS 的比例一致（表 1-2），有人认为 SDS 的自评量表反映了患者对自身功能损害的否定，但 GBD 相对较低的评分并不支持这一观点。

人格障碍

人格障碍是不同寻常，且适应不良的行为模式，这种行为模式长期持续出现在各种场合之中。对于这些行为模式应该被认为是人格障碍还是对主流行为的叛逆仍存在争议（参见第 2 章）。这可能也导致了目前几乎没有聚焦于人格障碍的流行病学研究。本综述发现了 629 个关于人格障碍的研究，并对其中 168 项进行了详细检查。排除只关注单一人格障碍的研究后，有超过 20 个研究报告了所有人格障碍的总患病率，但是许多研究只纳入了临床样本，或者限制了年龄段，或者使用的评估工具不符合本综述的纳入标准。最终只有六项研究符合纳入标准，这是本综述中所有诊断种类里最少的。然而，适当放开纳入标准也不能显著改变患病率。因此，本研究只包括了这六个研究（表 1-1）。患病率中位数为 9.1%，四分位距为 9.0%~14.4%。目前尚无研究对人格障碍所致功能损害的程度进行评估。不过荷兰的研究（Vos & Mathers，2000）对于一种人格障碍的亚型，即边缘性人格障碍，报告了严重的残疾（0.54）。

讨　论

与其他许多疾病相比，本综述表明精神障碍在一般人群中具有较高的患病率。即使是本综述中各精神障碍里患病率最低（即 1% 以内）的精神分裂症和双相障碍，也比许多传染病和慢性病更为常见。这两种障碍可能导致较高程度的功能损害，被认为是相对少见，但更为严重的精神障碍。另外三种精神障碍——惊恐障碍、强迫症和物质使用障碍——可能也相对少见，其患病率中位数在 2% 以内。而重性抑郁症，恐惧症和酒精使用障碍却是常见的精神障碍，其患病率中位数为 5% 以上。

与心脏病等许多在发达国家造成残疾的主要疾病不同，大部分精神障碍都发生在儿童和成年早期（参见第 6 章）。相对较早的发病使精神障碍在 DALY 的算法中显得尤为重要。精神障碍的慢性病性质（参见第 6 章）也让它在 GBD 估计中尤为引人注目。重性抑郁症在精神障碍中尤为突出，因为它所造成的功能损害无论用 GBD 权重还是用 SDS 量表中报告极端残疾的比例来衡量，都非常高。这解释了在 GBD 研究中，它为什么能成为占有最大比例 DALY 的精神障碍。在以上研究结果的比较中，有一个令人吃惊的结果是，人格障碍的患病率中位数竟然高达 9%，甚至更高。

本综述中所纳入的，也就是表 1-1 和表 1-2 归纳的所有研究，都是所谓的第三代精神疾病流行病学研究，这一代研究始于 NIMH 流行病学责任区项目（Eaton 等，1981；Regier 等，1984），还包括世界范围内一系列有类似方法学的研究（Bland 等，1988），国家共病调查（Kessler 等，1994）系列调查，以及表 1-1 里 WMH 2000 研究中许多新近的国家层面的调查（Kessler 等，2006）。本综述的这一特点，是由纳入标准中要求使用结构化的诊断访谈所决定的，这些访谈包括 DIS（Robins 等，1981）及其衍生量表,如 CIDI(Robins 等,1988)。这些和其他类似的量表信度较好,但只与精神科访谈有中等程度的相关性(Eaton 等,2007;Wittchen,1994),在第 4 章中对此会有更多讨论。而这些量表是基于人群开展精神疾病流行病学研究的唯一选择,因为大量患者并没有寻求或者获得治疗服务。

1996 年,Murray 和 Lopez 针对 GBD 研究报告道:"对于许多疾病,如果不是大部分的话,我们对其描述性流行病学的了解尚不充分。"基于本综述所呈现的结果,至少对于精神障碍来说,这种情况是否有所改善呢? 考虑到全球有关精神障碍患病率的研究日益增长,我们可以下结论说第三代研究已经完成了吗? 即使在最好的情况下,对这两个问题的答案是模棱两可。总体来说,精神障碍的患病率已经得到了比较完善的研究,但是对于某些障碍,即使是患病率也只有少数研究有报道。此外,虽然临床人群精神障碍相关的残疾负担已经有较为完善的描述,但一般人群的数据还很稀少,而这些障碍的大多数患者并没有被发现或者治疗。

在过去的一个世纪中,人群的疾病谱发生了改变。有人在 19 世纪就意识到了精神障碍的负担,并开始对人群的心理健康产生兴趣[如 Jarvis 1855 年在麻省的研究(Lunacy,1855)],而面向人群的精神卫生运动是从 20 世纪初开始的(Beers,1914,1929;Meyer,1918)。美国精神卫生委员成立于 1909 年,后来先后演变为美国精神卫生协会和美国精神卫生两个组织。威廉·亨利·韦尔奇,当时约翰·霍普金斯大学医学院的院长,参加了美国精神卫生委员会的第一次会议,并先后担任了秘书和主席。1915 年,他把精神卫生写进了关于建立公共卫生学院的计划书之中,这是他呈递给洛克菲勒基金会的一份报告。在美国和欧洲的流行病学转型中,婴儿死亡率和传染病相关死亡的降低使年轻人口得以上升,考虑到年轻人群发生精神障碍的较高风险,以及精神障碍的慢性属性,精神障碍的患病率也有所增加(参见第 6 章)。

在 20 世纪的后半程,对于公共精神卫生的兴趣不断增长,部分是因为认识到了流行病学转型的后果,也部分因为 GBD 研究的发表(Murray & Lopez 1996)。随着全球更多的地区完成流行病学转型,GBD 研究在不断更新中积累更多的证据(GBD 2015 DALY & HALE Collaborators,2016),精神障碍疾病负担的重要性也会与日俱增。

（梁笛译,李洁审校）

注释

[1] 精神疾病(mental disease)、精神障碍(mental disorder)与精神疾患(mental illness)三者的区别。从理论上讲,精神疾病应当与心脏疾病(heart disease)一样,具有明显的病理生理等变化,应当具备诊断上的金标准。但是,目前大多数精神疾病仍然是病因不清、机制未明,并且,罹患这些疾病的患者多有社会功能上的损害,因此,目前在精神医学界常用精神障碍一词来描述这些疾病;而精神疾患一词类似于精神障碍,因此,在本书翻译中有时混用。至于疾病(disease)、障碍(disorder)与疾患(illness)三者的区别就不在此赘述。

[2] 情感性精神障碍(affective disorder),又称心境障碍(mood disorder),主要包括重性抑郁症、双相障碍以及心境恶劣障碍等障碍。

参 考 文 献

Adam, Y., Meinlschmidt, G., Gloster, A. T., & Lieb, R. (2012). Obsessive-compulsive disorder in the community: 12-month prevalence, comorbidity and impairment. *Social Psychiatry and Psychiatric Epidemiology*, 47(3), 339–349.

Ahola, K., Honkonen, T., Isometsa, E., Kalimo, R., Nykyri, E., Aromaa, A., & Lönneqvist, J. (2005). The relationship between job-related burnout and depressive disorders: Results from the Finnish Health 2000 Study. *Journal of Affective Disorders*, 88(1), 55–62.

Akinbami, L. J., Liu, X., Pastor, P. N., & Reuben, C. A. (2011). Attention deficit hyperactivity disorder among children aged 5–17 years in the United States, 1998–2009. *NCHS Data Brief* (70),1–8.

Alavi, A., Mohammadi, M. R., Joshaghani, N., & Mahmoudi-Gharaei, J. (2010). Frequency of psychological disorders amongst children in urban areas of Tehran. *Iranian Journal of Psychiatry*, 5(2), 55–59.

Alegria, M., Jackson, J. S., Kessler, R. C., & Takeuchi, D. (2008). *Collaborative Psychiatric Epidemiologic Surveys (CPES), 2001–2003 (United States)*. Ann Arbor, MI: Inter-University Consortium for Political and Social Research.

Alegria, M., Takeuchi, D., Canino, G., Duan, N., Shrout, P., Meng, X. L., . . . Gong, F. (2004). Considering context, place and culture: The National Latino and Asian American Study. *International Journal of Methods in Psychiatric Research*, 13(4), 208–220.

Alhasnawi, S., Sadik, S., Rasheed, M., Baban, A., Al-Alak, M. M., Othman, A. Y., . . . Aljadiry, M. (2009). The prevalence and correlates of DSM-IV disorders in the Iraq Mental Health Survey (IMHS). *World Psychiatry*, 8(2), 97.

Alonso, J., Angermeyer, M. C., Bernert, S., Bruffaerts, R., Brugha, T. S., Bryson, H., . . . Vollebergh, W. A. M. (2004). Prevalence of mental disorders in Europe: Results from the European Study of the Epidemiology of Mental Disorders (ESEMeD) project. *Acta Psychiatrica Scandinavica*, 420(Suppl.), 21–27.

American Psychiatric Association (APA). (1980). *Diagnostic and statistical manual of mental disorders* (3rd ed.). Washington, DC: Author.

American Psychiatric Association (APA). (1987). *Diagnostic and statistical manual of mental disorders* (3rd ed., rev.). Washington, DC: Author.

American Psychiatric Association (APA). (1994). *Diagnostic and statistical manual of mental disorders* (4th ed.). Washington, DC: Author.

American Psychiatric Association (APA). (2013). *Diagnostic and statistical manual of mental disorders* [DSM-5] (5th ed.). Washington, DC: Author.

Amoran, O., Lawoyin, T., & Lasebikan, V. (2007). Prevalence of depression among adults in Oyo State, Nigeria: A comparative study of rural and urban communities 3. *Australian Journal of Rural Health*, 15(3), 211–215.

Andrade, L., Walters, E. E., Gentil, V., & Laurenti, R. (2002). Prevalence of ICD-10 mental disorders in a catchment area in the city of Sao Paulo, Brazil. *Social Psychiatry and Psychiatric Epidemiology*, 37(7), 316–325.

Andrews, G., Henderson, S., & Hall, W. (2001). Prevalence, comorbidity, disability and service utilization: Overview of the Australian National Mental Health Survey. *British Journal of Psychiatry*, 178, 145–153.

Angold, A., Erkanli, A., Farmer, E. M., Fairbank, J. A., Burns, B. J., Keeler, G., & Costello, E. J. (2002). Psychiatric disorder, impairment, and service use in rural African American and white youth. *Archives of General Psychiatry*, 59(10), 893–901.

Arvidson, T., Danielsson, B., Forsberg, P., Gillberg, C., Johansson M., & Kjellgren G. (1997). Autism in 3-6-year-old children. *Autism*, (1)2: 163–173.

Ashenafi, Y., Kebede, D., Desta, M., & Alem, A. (2001). Prevalence of mental and behavioural disorders in Ethiopian children. *East Africa Medical Journal*, 78(6), 308–311.

Atun, R., Vigo, D., & Thornicroft, G. (2016). Challenges to estimating the true global burden of mental disorders—Authors' reply. *Lancet Psychiatry*, 3(5), 403–404.

Bachman, D. L., Wolf, P. A., Linn, R., Knoefel, J. E., Cobb, J., Belanger, A., . . . White, L. R. (1992). Prevalence of dementia and probable senile dementia of the Alzheimer type in the Framingham study. *Neurology*, 42(1), 115–119.

Barnes, G. M., Welte, J. W., Hoffman, J. H., & Tidwell, M. C. (2011). The co-occurrence of gambling with substance use and conduct disorder among youth in the United States. *American Journal of Addiction*, 20(2), 166–173.

Baron-Cohen, S., Scott, F. J., Allison, C., Williams, J., Bolton, P., Matthews, F. E., & Brayne, C. (2009). Prevalence of autism-spectrum conditions: UK school-based population study. *British Journal of Psychiatry*, 194(6), 500–509.

Beals, J., Manson, S. M., Whitesell, N. R., Mitchell, C. M., Novins, D. K., Simpson, S., . . . Manson, S. M. (2005). Prevalence of major depressive episode in two American Indian reservation populations: Unexpected findings with a structured interview. *American Journal of Psychiatry, 162*(9), 1713–1722.

Beers, C. W. (1914). *A mind that found itself: An autobiography*. New York, NY: Longmans, Green, and Co.

Beers, C. W. (1929). The origin and growth of the mental hygiene movement. *Bulletin of the New York Academy of Medicine, 5*(12), 1031–1035.

Ben-Arie, O., Swartz, L., Teggin, A. F., & Elk, R. (1983). The coloured elderly in Cape Town: A psychosocial, psychiatric and medical community survey: Part II. Prevalence of psychiatric disorders. *South African Medical Journal, 64*(27), 1056–1061.

Bijl, R. V., Ravelli, A., & van Zessen, G. (1998). Prevalence of psychiatric disorder in the general population: Results of the Netherlands Mental Health Survey and Incidence Study (NEMESIS). *Social Psychiatry and Psychiatric Epidemiology, 33*(12), 587–595.

Bird, H. R., Canino, G. J., Davies, M., Zhang, H., Ramirez, R., & Lahey, B. B. (2001). Prevalence and correlates of antisocial behaviors among three ethnic groups. *Journal of Abnormal Child Psychology, 29*(6), 465–478.

Bland, R. C., Newman, S. C., & Orn, H. (1988). Period prevalence of psychiatric disorders in Edmonton. *Acta Psychiatrica Scandinavica, 338*(Suppl.), 33–42.

Bland, R. C., Orn, H., & Newman, S. C. (1988). Lifetime prevalence of psychiatric disorders in Edmonton. *Acta Psychiatrica Scandinavica, 338*(Suppl.), 24–32.

Boilson A. M., Staines, A., Ramirez, A., Posada, M., & Sweeney, M. R. (2016). Operationalisation of the European Protocol for Autism Prevalence (EPAP) for autism spectrum disorder prevalence measurement in Ireland. *Journal of Autism and Developomental Disorders, 46*(9), 3054–3067.

Bourdon, K. H., Rae, D. S., Locke, B. Z., Narrow, W. E., & Regier, D. A. (1992). Estimating the prevalence of mental disorders in U.S. adults from the Epidemiologic Catchment Area survey. *Public Health Reports, 107*(6), 663–668.

Breitner, J. C., Wyse, B. W., Anthony, J. C., Welsh-Bohmer, K. A., Steffens, D. C., Norton, M. C., . . . Khachaturian, A. (1999). APOE-epsilon4 count predicts age when prevalence of AD increases, then declines: The Cache County study. *Neurology, 53*(2), 321–331.

Bromet, E. J., Gluzman, S. F., Paniotto, V. I., Webb, C. P., Tintle, N. L., Zakhozha, V., . . . Schwartz, J. E. (2005). Epidemiology of psychiatric and alcohol disorders in Ukraine: Findings from the Ukraine

world mental health survey. *Social Psychiatry and Psychiatric Epidemiology, 40*(9), 681–690.

Bromet, E. J., Gluzman, S. F., Tintle, N. L., Paniotto, V. I., Webb, C. P. M., Zakhozha, V., . . . Schwartz, J. E. (2008). The state of mental health and alcoholism in Ukraine. In R. C. Kessler & T. B. Ustun (Eds.), *The WHO world mental health surveys: Global perspectives on the epidemiology of mental disorders* (pp. 431–445). New York, NY: Cambridge University Press.

Bromet, E., Andrade, L. H., Hwang, I., Sampson, N. A., Alonso, J., de Girolamo, G., . . . Kessler, R. C. (2011). Cross-national epidemiology of DSM-IV major depressive episode. *BMC Medicine, 9*, 90.

Canino, G. J., Bird, H. R., Shrout, P. E., Rubio-Stipec, M., Bravo, M., Martinez, R., . . . Guevarra, L. M. (1987). The prevalence of specific psychiatric disorders in Puerto Rico. *Archives of General Psychiatry, 44*(8), 727–735.

Catala-Lopez, F., Peiro, S., Ridao, M., Sanfelix-Gimeno, G., Genova-Maleras, R., & Catala, M. A. (2012). Prevalence of attention deficit hyperactivity disorder among children and adolescents in Spain: A systematic review and meta-analysis of epidemiological studies. *BMC Psychiatry, 12*, 168.

Chakrabarti, S., & Fombonne, E. (2001). Pervasive developmental disorders in preschool children. *Journal of the American Medical Association, 285*(24), 3093–3099.

Chakrabarti, S., & Fombonne, E. (2005). Pervasive developmental disorders in preschool children: confirmation of high prevalence. *American Journal of Psychiatry, 162*(6), 1133–1141.

Chandra, V., Ganguli, M., Pandav, R., Johnston, J., Belle, S., & DeKosky, S. T. (1998). Prevalence of Alzheimer's disease and other dementias in rural India: The Indo-US study. *Neurology, 51*(4), 1000–1008.

Chandra, M., Alcover, K. C., & Anthony, J. C. (2018). Trends in the prevalence of internationally regulated drugs and drug use disorder in the United States: Meta-analytic summary estimates from the National Surveys on Drug Use and Health (2002–2016). Manuscript under review.

Chen, C. N., Wong, J., Lee, N., Chan-Ho, M. W., Lau, J. T., & Fung, M. (1993). The Shatin community mental health survey in Hong Kong: II. Major findings. *Archives of General Psychiatry, 50*(2), 125–133.

Cheng, H. G., Kaarkarli, H., Breslau, J., Anthony, J. C. (2018). Assessing changes in alcohol use and alcohol use disorder prevalence in the United States. Evidence from national surveys from 2002 through 2014. *JAMA Psychiatry, 75*(2), 211–213.

Cho, M. J., Kim, J. K., Jeon, H. J., Suh, T., Chung, I. W., Hong, J. P., . . . Hahm, B. J. (2007). Lifetime and 12-month prevalence of DSM-IV psychiatric disorders among Korean adults. *Journal of Nervous and Mental Disease, 195*(3), 203–210.

Christensen, D. L., Baio, J., Van Naarden Braun, K., Bilder, D., Charles, J., Constantino, J. N., . . . Yeargin-Allsopp, M. (2016). Prevalence and characteristics of autism spectrum disorder among children aged 8 years: Autism and Developmental Disabilities Monitoring Network, 11 sites, United States, 2012. *MMWR Surveillance Summary, 65*(3), 1–23.

Cillicilli, A. S., Telcioglu, M., Askin, R., Kaya, N., Bodur, S., & Kucur, R. (2004). Twelve-month prevalence of obsessive–compulsive disorder in Konya, Turkey. *Comprehensive Psychiatry, 45*(5), 367–374.

Coid, J., Yang, M., Tyrer, P., Roberts, A., & Ullrich, S. (2006). Prevalence and correlates of personality disorder in Great Britain. *British Journal of Psychiatry, 188*, 423–431.

Compton, W. M., Conway, K. P., Stinson, F. S., & Grant, B. F. (2006). Changes in the prevalence of major depression and comorbid substance use disorders in the United States between 1991–1992 and 2001–2002. *American Journal of Psychiatry, 163*(12), 2141–2147.

Cooper, B. (1987). *The epidemiology of psychiatric disorders*. Baltimore, MD: Johns Hopkins University Press.

Cooper, B., & Morgan, H.G. (1973). *Epidemiological psychiatry*. Springfield, IL: Charles C. Thomas.

Costello, E. J., Angold, A., Burns, B. B., Stangl, D. K., Tweed, D. L., Erkanli, A., & Worthman, C. M. (1996). The Great Smoky Mountains Study of Youth: Goals, design and prevalence of DSM-III-R disorders. *Archives of General Psychiatry, 53*(12), 1129–1131.

Degenhardt, L., Glantz, M., Evans-Lacko, S., Sadikova, E., Sampson, N., Thornicroft, G., . . . Bruffaerts, R. (2017). Estimating treatment coverage for people with substance use disorders: An analysis of data from the World Mental Health Surveys. *World Psychiatry, 16*(3), 299–307.

Degonda, M., Wyss, M., & Angst, J. (1993). The Zurich Study: XVIII. Obsessive–compulsive disorders and syndromes in the general population. *European Archives of Psychiatry and Clinical Neuroscience, 243*(1), 16–22.

deSilva, H. A., Gunatilake, S. B., & Smith, A. D. (2003). Prevalence of dementia in a semi-urban population in Sri Lanka: Report from a regional survey. *International Journal of Geriatric Psychiatry, 18*(8), 711–715.

Dohrenwend, B. P., & Dohrenwend, B. S. (1982). Perspectives on the past and future of psychiatric epidemiology: The 1981 Rema Lapouse Lecture. *American Journal of Public Health, 72*(11), 1271–1279.

Eapen, V., al-Gazali, L., Bin-Othman, S., & Abou-Saleh, M. (1998). Mental health problems among schoolchildren in United Arab Emirates: prevalence and risk factors. *Journal of the American Academy of Child and Adolescent Psychiatry 37*(8):880–886.

Eaton, W. W., & Chen, C.-Y. (2006). Epidemiology. In J. A. Lieberman, T. S. Stroup, & D. O. Perkins (Eds.), *The American psychiatric publishing textbook of schizophrenia* (pp. 17–38). Washington, DC: American Psychiatric Press.

Eaton, W. W., Dryman, A., & Weissman, M. M. (1991). Panic and phobia. In L. N. Robins & D. A. Regier (Eds.), *Psychiatric disorders in America: The Epidemiologic Catchment Area study* (pp. 155–179). New York, NY: Free Press.

Eaton, W. W., Hall, A. L., Macdonald, R., & McKibben, J. (2007). Case identification in psychiatric epidemiology: A review. *International Review of Psychiatry, 19*(5), 497–507.

Eaton, W. W., Regier, D. A., Locke, B. Z., & Taube, C. A. (1981). The Epidemiologic Catchment Area program of the National Institute of Mental Health. *Public Health Reports, 96*(4), 319–325.

Eaton, W. W., Weissman, M. M., Anthony, J. C., Robins, L. N., Blazer, D. G., & Karno, M. (1985). Problems in the definition and measurement of prevalence and incidence of psychiatric disorders. In W. W. Eaton & L. G. Kessler (Eds.), *Epidemiologic field methods in psychiatry: The NIMH Epidemiologic Catchment Area program* (pp. 311–326). Orlando, FL: Academic Press.

Ebly, E. M., Parhad, I. M., Hogan, D. B., & Fung, T. S. (1994). Prevalence and types of dementia in the very old: Results from the Canadian Study of Health and Aging. *Neurology, 44*(9), 1593–1600.

Ellefsen, A., Kampmann, H., Billstedt, E., Gillberg, I. C., & Gillberg, C. (2007). Autism in the Faroe Islands: An epidemiological study. *Journal of Autism and Developmental Disorders, 37*(3), 437–444.

Ercan, E. S., Bilac, O., Uysal Ozaslan, T., & Rohde, L. A. (2015). Is the prevalence of ADHD in Turkish elementary school children really high? *Social Psychiatry and Psychiatric Epidemiology, 50*(7), 1145–1152.

Erskine, H. E., Ferrari, A. J., Nelson, P., Polanczyk, G. V., Flaxman, A. D., Vos, T., Whiteford, H. A., & Scott, J. G. (2013). Epidemiological modelling of attention-deficit/hyperactivity disorder and conduct disorder for the Global Burden of Disease Study 2010. *J Child Psychol Psychiatry*, 54(12), 1263–1274.

Faravelli, C., Guerrini, D. B., Aiazzi, L., Incerpi, G., & Pallanti, S. (1990). Epidemiology of mood disorders: A community survey in Florence. *Journal of Affective Disorders*, 20(2), 135–141.

Faravelli, C., Salvatori, S., Galassi, F., Aiazzi, L., Drei, C., & Cabras, P. (1997). Epidemiology of somatoform disorders: A community survey in Florence. *Social Psychiatry and Psychiatric Epidemiology*, 32(1), 24–29.

Farrag, A., Farwiz, H. M., Khedr, E. H., Mahfouz, R. M., & Omran, S. M. (1998). Prevalence of Alzheimer's disease and other dementing disorders: Assiut-Upper Egypt study. *Dementia and Geriatric Cognitive Disorders*, 9(6), 323–328.

Ferri, C. P., Prince, M., Brayne, C., Brodaty, H., Fratiglioni, L., Ganguli, M., . . . Sczufca, M. (2005). Global prevalence of dementia: A Delphi consensus study. *Lancet*, 366(9503), 2112–2117.

Fillenbaum, G. G., Heyman, A., Huber, M. S., Woodbury, M. A., Leiss, J., Schmader, K. E., . . . Trapp-Moen, B. (1998). The prevalence and 3-year incidence of dementia in older Black and White community residents. *Journal of Clinical Epidemiology*, 51(7), 587–595.

Fineberg, N. A., Hengartner, M. P., Bergbaum, C. E., Gale, T. M., Gamma, A., Ajdacic-Gross, V., . . . Angst, J. (2013). A prospective population-based cohort study of the prevalence, incidence and impact of obsessive-compulsive symptomatology. *International Journal of Psychiatry and Clinical Practice*, 17(3), 170–178.

Fleitlich-Bilyk, B., & Goodman, R. (2004). Prevalence of child and adolescent psychiatric disorders in southeast Brazil. *Journal of the American Academy of Child and Adolescent Psychiatry*, 43(6), 727–734.

Fombonne, E. (2003). The prevalence of autism. *Journal of the American Medical Association*, 289(1), 87–89.

Fontenelle, L. F., Mendlowicz, M. V., & Versiani, M. (2006). The descriptive epidemiology of obsessive–compulsive disorder. *Progress in Neuropsychopharmacology and Biological Psychiatry*, 30(3), 327–337.

Ford, B. C., Bullard, K. M., Taylor, R. J., Toler, A. K., Neighbors, H. W., & Jackson, J. S. (2007). Lifetime and 12-month prevalence of *Diagnostic and Statistical Manual of Mental Disorders*, fourth edition disorders among older African Americans: Findings from the National Survey of American Life. *American Journal of Geriatric Psychiatry*, 15(8), 652–659.

Ford, T., Goodman, R., & Meltzer, H. (2003). The British Child and Adolescent Mental Health Survey 1999: the prevalence of DSM-IV disorders. *Journal of the American Academy of Child and Adolescent Psychiatry*, 42(10), 1203–1211.

Froehlich, T. E., Lanphear, B. P., Epstein, J. N., Barbaresi, W. J., Katusic, S. K., & Kahn, R. S. (2007). Prevalence, recognition, and treatment of attention-deficit/hyperactivity disorder in a national sample of US children. *Archives of Pediatric and Adolescent Medicine*, 161(9), 857–864.

Fryers, T., Brugha, T., Morgan, Z., Smith, J., Hill, T., Carta, M., . . . Lehtinen, V. (2004). Prevalence of psychiatric disorder in Europe: The potential and reality of meta-analysis. *Social Psychiatry and Psychiatric Epidemiology*, 39(11), 899–905.

Gau, S. S., Chong, M. Y., Chen, T. H., & Cheng, A. T. (2005). A 3-year panel study of mental disorders among adolescents in Taiwan. *American Journal of Psychiatry*, 162(7), 1344–1350.

Gawda, B., & Czubak, K. (2017). Prevalence of personality disorders in a general population among men and women. *Psychological Reports*, 120(3), 503–519.

GBD 2015 DALYs and HALE Collaborators. (2016). Global, regional, and national disability-adjusted life-years (DALYs) for 315 diseases and injuries and healthy life expectancy (HALE), 1990–2015: A systematic analysis for the Global Burden of Disease Study 2015. *Lancet*, 388(10053), 1603–1658.

Girolamo, G. D., Morosini, P., Gigantesco, S. D., & Kessler, R. C. (2008). The prevalence of mental disorders and service use in Italy: Results from the National Health Survey 2001–2003. In R. C. Kessler & T. B. Ustun (Eds.), *The WHO world mental health surveys: Global perspectives on the epidemiology of mental disorders* (pp. 364–387). New York, NY: Cambridge University Press.

Gordis, L. (2004). *Epidemiology*. Philadelphia: Elsevier.

Grabe, H. J., Meyer, C., Hapke, U., Rumpf, H. J., Freyberger, H. J., Dilling, H., & John, U. (2000). Prevalence, quality of life and psychosocial function in obsessive–compulsive disorder and subclinical obsessive–compulsive disorder in northern Germany. *European Archives of Psychiatry and Clinical Neuroscience*, 250(5), 262–268.

Grant, B. F. (1996). DSM-IV, DSM-III-R, and ICD-10 alcohol and drug abuse/harmful use and dependence, United States, 1992: A nosological comparison. *Alcoholism: Clinical and Experimental Research*, 20(8), 1481–1488.

Grant, B. F., Dawson, D. A., Stinson, F. S., Chou, S. P., Dufour, M. C., & Pickering, R. P. (2004). The

12-month prevalence and trends in DSM-IV alcohol abuse and dependence: United States, 1991–1992 and 2001–2002. *Drug and Alcohol Dependence*, 74(3), 223–234.

Grant, B. F., Hasin, D. S., Blanco, C., Stinson, F. S., Chou, S. P., Goldstein, R. B., . . . Huang, B. (2005). The epidemiology of social anxiety disorder in the United States: Results from the National Epidemiologic Survey on Alcohol and Related Conditions. *Journal of Clinical Psychiatry*, 66(11), 1351–1361.

Grant, B. F., Hasin, D. S., Stinson, F. S., Dawson, D. A., Chou, S. P., Ruan, W. J., & Pickering, R. P. (2004). Prevalence, correlates, and disability of personality disorders in the United States: Results from the National Epidemiologic Survey on Alcohol and Related Conditions. *Journal of Clinical Psychiatry*, 65(7), 948–958.

Grant, B. F., Hasin, D. S., Stinson, F. S., Dawson, D. A., Goldstein, R. B., Smith, S., . . . Saha, T. D. (2006). The epidemiology of DSM-IV panic disorder and agoraphobia in the United States: Results from the National Epidemiologic Survey on Alcohol and Related Conditions. *Journal of Clinical Psychiatry*, 67(3), 363–374.

Grant, B. F., Stinson, F. S., Dawson, D. A., Chou, S. P., Dufour, M. C., Compton, W., . . . Kaplan, K. (2004). Prevalence and co-occurrence of substance use disorders and independent mood and anxiety disorders: Results from the National Epidemiologic Survey on Alcohol and Related Conditions. *Archives of General Psychiatry*, 61(8), 807–816.

Grant, B. F., Goldstein, R. B., Saha, T. D., Chou, S. P., Jung, J., Zhang, H., . . . Hasin, D. S. (2015). Epidemiology of DSM-5 alcohol use disorder: Results from the National Epidemiologic Survey on Alcohol and Related Conditions III. *JAMA Psychiatry*, 72(8), 757–766

Graves, A. B., Larson, E. B., Edland, S. D., Bowen, J. D., McCormick, W. C., McCurry, S. M., . . . Uomoto, J. M. (1996). Prevalence of dementia and its subtypes in the Japanese American population of King County, Washington State: The Kame project. *American Journal of Epidemiology*, 144(8), 760–771.

Gureje, O., Adeyemi, O., Enyidah, N., Ekpo, M., Udofia, O., Uwakwe, R., & Wakil, A. (2008). Mental disorders among adult Nigerians: Risks, prevalence, and treatment. In R. C. Kessler & T. B. Ustun (Eds.), *The WHO world mental health surveys: Global perspectives on the epidemiology of mental disorders* (pp. 211–237). New York, NY: Cambridge University Press.

Harford, T. C., Grant, B. F., Yi, H. Y., & Chen, C. M. (2005). Patterns of DSM-IV alcohol abuse and dependence criteria among adolescents and adults: Results from the 2001 National Household Survey on Drug Abuse. *Alcoholism: Clinical and Experimental Research*, 29(5), 810–828.

Haro, J. M., Alonso, J., Pinto-Meza, A., Vilagut, G., Fernandez, A., Codony, M., . . . Autonell, J. (2008). The epidemiology of mental disorders in the general population of Spain. In R. C. Kessler & T. B. Ustun (Eds.), *The WHO world mental health surveys: Global perspectives on the epidemiology of mental disorders* (pp. 406–430). New York, NY: Cambridge University Press.

Hasin, D. S., Goodwin, R. D., Stinson, F. S., & Grant, B. F. (2005). Epidemiology of major depressive disorder: Results from the National Epidemiologic Survey on Alcoholism and Related Conditions. *Archives of General Psychiatry*, 62(10), 1097–1106.

Helzer, J., Clayton, P., Pambakian, L., Reich, T., Woodruff, R., & Reveley, M. (1977). Reliability of psychiatric diagnosis: II. The test/retest reliability of diagnostic classification. *Archives of General Psychiatry*, 34(2), 136–141.

Helzer, J., Robins, L., Taibleson, M., Woodruff, R., Reich, T., & Wise, E. (1977). Reliability of psychiatric diagnosis: A methodological review. *Archives of General Psychiatry*, 34(2), 129–133.

Hendrie, H. C., Osuntokun, B. O., Hall, K. S., Ogunniyi, A. O., Hui, S. L., Unverzagt, F. W., . . . Musick, B. S. (1995). Prevalence of Alzheimer's disease and dementia in two communities: Nigerian Africans and African Americans. *American Journal of Psychiatry*, 152(10), 1485–1492.

Herrera, E., Jr., Caramelli, P., Silveira, A. S., & Nitrini, R. (2002). Epidemiologic survey of dementia in a community-dwelling Brazilian population. *Alzheimer Disease and Associated Disorders*, 16(2), 103–108.

Hewitt, A., Hall-Lande, J., Hamre, K., Esler, A. N., Punyko, J., Reichle, J., & Gulaid, A. A. (2016). Autism spectrum disorder (ASD) prevalence in Somali and non-Somali children. *Journal of Autism and Developmental Disorders*, 46(8), 2599–2608.

Hoffman, A., Rocca, W. A., Brayne, C., Breteler, M. M., Clarke, M., Cooper, B, . . . Amaducci, L. (1991). The prevalence of dementia in Europe: A collaborative study of 1980–1990 findings. Eurodem Prevalence Research Group. *International Journal of Epidemiology*, 20(3), 736–748.

Honda, H., Shimizu, Y., Misumi, K., Niimi, M., & Ohashi, Y. (1996). Cumulative incidence and prevalence of childhood autism in children in Japan. *British Journal of Psychiatry*, 169(2):228–235.

Huang, Y., Liu, Z., Zhang, M., Shen, Y., Tsang, A., He, Y., & Lee, S. (2008). Mental disorders and service use in China. In R. C. Kessler & T. B. Ustun (Eds.), *The WHO world mental health surveys: Global perspectives on the epidemiology of mental disorders* (pp. 447–473). New York, NY: Cambridge University Press.

Hwang, W. C., & Myers, H. F. (2007). Major depression in Chinese Americans: The roles of stress, vulnerability, and acculturation. *Social Psychiatry and Psychiatric Epidemiology, 42*(3), 189–197.

Hwu, H. G., Yeh, E. K., & Chang, L. Y. (1989). Prevalence of psychiatric disorders in Taiwan defined by the Chinese Diagnostic Interview Schedule. *Acta Psychiatrica Scandinavica, 79*(2), 136–147.

Idring, S., Lundberg, M., Sturm, H., Dalman, C., Gumpert, C., Rai, D., Lee, B. K., & Magnusson, C. (2015). Changes in prevalence of autism spectrum disorders in 2001–2011: findings from the Stockholm youth cohort. *Journal of Autism and Developomental Disorders, 45*(6), 1766–1773.

Jackson, J. S., Torres, M., Caldwell, C. H., Neighbors, H. W., Nesse, R. M., Taylor, R. J., . . . Williams, D. R. (2004). The National Survey of American Life: A study of racial, ethnic and cultural influences on mental disorders and mental health. *International Journal of Methods in Psychiatric Research, 13*(4), 196–207.

Jacobi, F., Wittchen, H. U., Holting, C., Hofler, M., Pfister, H., Muller, N., & Lieb, R. (2004). Prevalence, co-morbidity and correlates of mental disorders in the general population: Results from the German Health Interview and Examination Survey (GHS). *Psychological Medicine, 34*(4), 597–611.

Jenkins, R., Lewis, G., Bebbington, P., Brugha, T., Farrell, M., Gill, B., & Melzer, H. (1997). The National Psychiatric Morbidity surveys of Great Britain: Initial findings from the household survey. *Psychological Medicine, 27*(4), 775–789.

Jette, N., Patten, S., Williams, J., Becker, W., & Wiebe, S. (2008). Comorbidity of migraine and psychiatric disorders: A national population-based study. *Headache, 48*(4), 501–516.

Kadesjo, B., Gillberg, C., & Hagberg, B. (1999). Brief report: autism and Asperger syndrome in seven-year-old children: a total population study. *Journal of Autism and Developmental Disorders, 29*(4), 327–331.

Karam, E. G., Mneimneh, Z. N., Karam, A. N., Fayyad, J. A., Nasser, S. C., Dimassi, H., & Salamoun, M. M. (2008). Mental disorders and war in Lebanon. In R. C. Kessler & T. B. Ustun (Eds.), *The WHO world mental health surveys: Global perspectives on the epidemiology of mental disorders* (pp. 265–278). New York, NY: Cambridge University Press.

Kawakami, N., Takeshima, T., Ono, Y., Uda, H., Hata, Y., Nakane, Y., . . . Kikkawa, T. (2005). Twelve-month prevalence, severity, and treatment of common mental disorders in communities in Japan: Preliminary findings from the World Mental Health Japan Survey 2002–2003. *Psychiatry and Clinical Neuroscience, 59*(4), 441–452.

Kessler, R. C., Berglund, P., Demler, O., Jin, R., Koretz, D., Merikangas, K. R., . . . Wang, P. S. (2003). The epidemiology of major depressive disorder: Results from the National Comorbidity Survey Replication (NCS-R). *Journal of the American Medical Association, 289*(23), 3095–3105.

Kessler, R. C., Chiu, W. T., Demler, O., Merikangas, K. R., & Walters, E. E. (2005). Prevalence, severity, and comorbidity of 12-month DSM-IV disorders in the National Comorbidity Survey Replication. *Archives of General Psychiatry, 62*(6), 617–627.

Kessler, R. C., Haro, J. M., Heeringa, S. G., Pennell, B. E., & Ustun, T. B. (2006). The World Health Organization world mental health survey initiative. *Social Psychiatry and Psychiatric Epidemiology, 15*(3), 161–166.

Kessler, R. C., McGonagle, K. A., Zhao, S., Nelson, C. B., Hughes, M., Eshleman, S., . . . Kendler, K. S. (1994). Lifetime and 12-month prevalence of DSM-III-R psychiatric disorders in the United States: Results from the National Comorbidity Survey. *Archives of General Psychiatry, 51*(1), 8–19.

Kessler, R. C., & Ustun, T. B. (Eds). (2008). *The WHO world mental health surveys: Global perspectives on the epidemiology of mental disorders.* New York, NY: Cambridge University Press.

Kielinen, M., Linna, S. L., & Moilanen, I. (2000). Autism in Northern Finland. *European Journal of Child and Adolescent Psychiatry, 9*(3), 162–167.

Kim, J., Jeong, I., Chun, J. H., & Lee, S. (2003). The prevalence of dementia in a metropolitan city of South Korea. *International Journal of Geriatric Psychiatry, 18*(7), 617–622.

Kim, M. J., Park, I., Lim, M. H., Paik, K. C., Cho, S., Kwon, H. J., Lee, S. G., Yoo, S. J., & Ha, M. (2017). Prevalence of attention-deficit/hyperactivity disorder and its comorbidity among Korean children in a community population. *Journal of Korean Medical Science, 32*(3),401–406.

Kiyohara, Y., Yoshitake, T., Kato, I., Ohmura, T., Kawano, H., Ueda, K., & Fujishima, M. (1994). Changing patterns in the prevalence of dementia in a Japanese community: The Hisayama study. *Gerontology, 40*(Suppl. 2), 29–35.

Kraepelin, E. (1919). *Dementia praecox and paraphrenia*. Edinburgh, UK: Livingstone.

Kramer, M. (1969). *Applications of Mental Health Statistics: Uses in mental health programmes of statistics derived from psychiatric services and selected vital and morbidity records*. Geneva: World Health Organization.

Kringlen, E., Torgersen, S., & Cramer, V. (2001). A Norwegian psychiatric epidemiological study. *American Journal of Psychiatry, 158*(7), 1091–1098.

Kringlen, E., Torgersen, S., & Cramer, V. (2006). Mental illness in a rural area: A Norwegian psychiatric epidemiological study. *Social Psychiatry and Psychiatric Epidemiology, 41*(9), 713–719.

Kua, E. H. (1991). The prevalence of dementia in elderly Chinese. *Acta Psychiatrica Scandinavica, 83*(5), 350–352.

Lee, C. K., Kwak, Y. S., Yamamoto, J., Rhee, H., Kim, Y. S., Han, J. H., . . . Lee, Y. H. (1990). Psychiatric epidemiology in Korea: Part II. Urban and rural differences. *Journal of Nervous and Mental Disease, 178*(4), 247–252.

Lee, D. Y., Lee, J. H., Ju, Y. S., Lee, K. U., Kim, K. W., Jhoo, J. H., . . . Woo, J. I. (2002). The prevalence of dementia in older people in an urban population of Korea: The Seoul study. *Journal of the American Geriatric Society, 50*(7), 1233–1239.

Lee, S., Tsang, A., Zhang, M. Y., Huang, Y. Q., He, Y. L., Liu, Z. R., . . . Kessler, R. C. (2007). Lifetime prevalence and inter-cohort variation in DSM-IV disorders in metropolitan China. *Psychological Medicine, 37*(1), 61–71.

Leighton, D. C., Harding, J. S., Macklin, D. B., Macmillan, A. M., & Leighton, A. H. (1963). *The Character of Danger: Psychiatric symptoms in selected communities*. New York: Basic Books.

Lenzenweger, M. F., Lane, M. C., Loranger, A. W., & Kessler, R. C. (2007). DSM-IV personality disorders in the National Comorbidity Survey Replication. *Biological Psychiatry, 62*(6), 553–564.

Lepine, J. P., & Lellouch, J. (1995). Classification and epidemiology of social phobia. *European Archives of Psychiatry and Clinical Neuroscience, 244*(6), 290–296.

Levinson, D., Lerner, Y., Zilber, N., Levav, I., & Polakiewicz, J. (2008). The prevalence of mental disorders and service use in Israel: Results from the National Health Survey, 2003–2004. In R. C. Kessler & T. B. Ustun (Eds.), *The WHO world mental health surveys: Global perspectives on the epidemiology of mental disorders* (pp. 346–363). New York, NY: Cambridge University Press.

Link, B. G., & Dohrenwend, B. P. 1980. Formulation of hypotheses about the ratio of untreated to treated cases in the true prevalence studies of functional psychiatric disorders in adults in the United States. In B. P. Dohrenwend, M. S. Gould, R. A. Wunsch-Hitzig, B. Link, & R. Neugebauer (Eds.), *Mental illness in the United States: Epidemiologic estimates*. New York, NY: Praeger.

Lobo, A., Launer, L. J., Fratiglioni, L., Andersen, K., Di, C. A., Breteler, M. M., . . . Hofman, A. (2000). Prevalence of dementia and major subtypes in Europe: A collaborative study of population-based cohorts. *Neurology, 54*(11, Suppl. 5), s4–s9.

Lopez, A., Mathers, C. D., Ezzati, M., Jamison, D. T., & Murray, C. J. L. (Eds.). (2006). *Global burden of disease and risk factors*. New York, NY: Oxford University Press.

Lunacy, Commission on. (1855). *Report on insanity and idiocy in Massachusetts*. Boston, MA: Harvard University Press.

Magnusson, P., & Saemundsen, E. (2001). Prevalence of autism in Iceland. *Journal of Autism and Developmental Disorders, 31*(2), 153–163.

Malhotra, S., Kohli, A., & Arun, P. (2002). Prevalence of psychiatric disorders in school children in Chandigarh, India. *Indian Journal of Medical Research, 116*, 21–28.

Mathers, C., Lopez, A. D., & Murray, C. (2006). The burden of disease and mortality by condition: Data, methods, and results for 2001. In A. D. Lopez, C. D. Mathers, M. Ezzati, D. T. Jamison, & C. J. L. Murray (Eds.), *Global burden of disease and risk factors* (pp. 45–240). New York, NY: Oxford University Press.

McArdle, P., Prosser, J., & Kolvin, I. (2004). Prevalence of psychiatric disorder: with and without psychosocial impairment. *European Journal of Child and Adolescent Psychiatry, 13*(6), 347–353.

McConnell, P., Bebbington, P., McClelland, R., Gillespie, K., & Houghton, S. (2002). Prevalence of psychiatric disorder and the need for psychiatric care in Northern Ireland: Population study in the district of Derry. *British Journal of Psychiatry, 181*, 214–219.

McGrath, J., Saha, S., Chant, D., & Welham, J. (2008). The epidemiology of schizophrenia: A concise overview of incidence, prevalence and mortality. *Epidemiologic Reviews, 30*, 67–76.

Medina-Mora, M. E., Borges, G., Fleiz, C., Benjet, C., Rojas, E., Zambrano, J., . . . Aguillar-Gaxiola, S. (2006). Prevalence and correlates of drug use disorders in Mexico. *Revista Panamericana de Salud Pública, 19*(4), 265–276.

Medina-Mora, M. E., Borges, G., Lara, C., Benjet, C., Blanco, J., Fleiz, C., . . . Zambrano, J. (2005).

Prevalence, service use, and demographic correlates of 12-month DSM-IV psychiatric disorders in Mexico: Results from the Mexican National Comorbidity Survey. *Psychological Medicine, 35*(12), 1773–1783.

Merikangas, K. R., Akiskal, H. S., Angst, J., Greenberg, P. E., Hirschfeld, R. M., Petukhova, M., & Kessler, R. C. (2007). Lifetime and 12-month prevalence of bipolar spectrum disorder in the National Comorbidity Survey Replication, 11. *Archives of General Psychiatry, 64*(5), 543–552.

Meyer, A. 1918. The mental hygiene movement. *Canadian Medical Association Journal, 8*(7), 632–634.

Micali, N., Martini, M. G., Thomas, J. J., Eddy, K. T., Kothari, R., Russell, E., Bulik, C. M., & Treasure, J. (2017). Lifetime and 12-month prevalence of eating disorders amongst women in mid-life: A population-based study of diagnoses and risk factors. *BMC Medicine, 15*(1), 12.

Mohammadi, M. R., Ghanizadeh, A., Rahgozar, M., Noorbala, A. A., Davidian, H., Afzali, H. M., . . . Teranidoost, M. (2004). Prevalence of obsessive–compulsive disorder in Iran. *BMC Psychiatry, 4*, 2.

Morande, G., Celada, J., & Casas, J. J. (1999). Prevalence of eating disorders in a Spanish school-age population. *Journal of Adolescent Health, 24*(3), 212–219.

Moreno-Kustner, B., Martin, C., & Pastor, L. (2018). Prevalence of psychotic disorders and its association with methodological issues. A systematic review and meta-analyses. *PLoS One, 13*(4).

Morris, J. N. (1975). *Uses of epidemiology* (3rd ed.). Edinburgh, UK: Churchill Livingstone.

Mullick, M. S., & Goodman, R. (2005). The prevalence of psychiatric disorders among 5-10 year olds in rural, urban and slum areas in Bangladesh: an exploratory study. *Social Psychiatry and Psychiatric Epidemiology, 40*(8), 663–671.

Murray, C. J., Barber, R. M., Foreman, K. J., Abbasoglu Ozgoren, A., Abd-Allah, F., Abera, S. F., . . . Vos, T. (2015). Global, regional, and national disability-adjusted life years (DALYs) for 306 diseases and injuries and healthy life expectancy (HALE) for 188 countries, 1990–2013: Quantifying the epidemiological transition. *Lancet, 386*(10009), 2145–2191.

Murray, C. J. L., & Lopez, A. D. (1996). *The global burden of disease*. Boston, MA: Harvard University Press.

Neumark, Y. D., Lopez-Quintero, C., Grinshpoon, A., & Levinson, D. (2007). Alcohol drinking patterns and prevalence of alcohol-abuse and dependence in the Israel National Health Survey. *Israel Journal of Psychiatry and Related Science, 44*(2), 126–135.

Oakley-Browne, M. A., Joyce, P. R., Wells, J. E., Bushnell, J. A., & Hornblow, A. R. (1989). Christchurch Psychiatric Epidemiology Study: Part II. Six month and other period prevalences of specific psychiatric disorders 2. *Australian and New Zealand Journal of Psychiatry, 23*(3), 327–340.

Oakley-Browne, M. A., Wells, J. E., & Scott, K. M. (2008). Te Rau Hinengaro: The New Zealand Mental Health Survey. In R. C. Kessler & T. B. Ustun (Eds.), *The WHO world mental health surveys: Global perspectives on the epidemiology of mental disorders* (pp. 486–508). New York, NY: Cambridge University Press.

Offord, D. R., Boyle, M. H., Campbell, D., Goering, P., Lin, E., Wong, M., & Racine, Y. A. (1996). One-year prevalence of psychiatric disorder in Ontarians 15 to 64 years of age. *Canadian Journal of Psychiatry, 41*(9), 559–563.

Ogborne, A. C., & DeWit, D. (2001). Alcohol use, alcohol disorders, and the use of health services: Results from a population survey. *American Journal of Drug and Alcohol Abuse, 27*(4), 759–774.

Ogura, C., Nakamoto, H., Uema, T., Yamamoto, K., Yonemori, T., & Yoshimura, T. (1995). Prevalence of senile dementia in Okinawa, Japan. *International Journal of Epidemiology, 24*(2), 373–380.

Ohayon, M. M., & Hong, S. C. (2006). Prevalence of major depressive disorder in the general population of South Korea. *Journal of Psychiatric Research, 40*(1), 30–36.

Ouellette-Kuntz, H., Coo, H., Lam, M., Breitenbach, M. M., Hennessey, P. E., Jackman, P. D., . . . Chung, A. M. 2014. The changing prevalence of autism in three regions of Canada. *Journal of Autism and Developmental Disorders, 44*(1), 120–136

Pakriev, S., Vasar, V., Aluoja, A., Saarma, M., & Shlik, J. (1998). Prevalence of mood disorders in the rural population of Udmurtia. *Acta Psychiatrica Scandinavica, 97*(3), 169–174.

Pelaez Fernandez, M. A., Labrador, F. J., & Raich, R. M. 2007. Prevalence of eating disorders among adolescent and young adult scholastic population in the region of Madrid (Spain). *Journal of Psychosomatic Research, 62*(6), 681–690.

Park, S., Kim, B. N., Cho, S. C., Kim, J. W., Shin, M. S., & Yoo, H. J. (2015). Prevalence, correlates, and comorbidities of DSM-IV psychiatric disorders in children in Seoul, Korea. *Asia Pac J Public Health, 27*(2), NP1942–NP1951.

Parner, E. T., Schendel, D. E., & Thorsen, P. (2008). Autism prevalence trends over time in

Denmark: Changes in prevalence and age at diagnosis. *Archives of Pediatrics and Adolescent Medicine, 162*(12), 1150–1156.

Pelaez Fernandez, M. A., Labrador, F. J., & Raich, R. M. (2007). Prevalence of eating disorders among adolescent and young adult scholastic population in the region of Madrid (Spain). *Journal of Psychosomatic Research, 62*(6), 681–690.

Pham, H. D., Nguyen, H. B., & Tran, D. T. (2015). Prevalence of ADHD in primary school children in Vinh Long, Vietnam. *Pediatrics International, 57*(5), 856–859.

Phanthumchindra, K., Jitapunkul, S., Sitthi-Amorn, C., Bunnag, S. C., & Ebrahim, S. (1991). Prevalence of dementia in an urban slum population in Thailand: Validity of screening methods. *International Journal of Geriatric Psychiatry, 6,* 639–646.

Pirkola, S. P., Isometsä, E., Suvisaari, J., Aro, H. J. M., Poikolainen, K., Koskinen, S., . . . Lönnqvist, J. K. (2005). DSM-IV mood-, anxiety- and alcohol use disorders and their comorbidity in the Finnish general population: Results from the Health 2000 Study. *Social Psychiatry and Psychiatric Epidemiology, 40*(1), 1–10.

Polanczyk, G., & Jensen, P. (2008). Epidemiologic considerations in attention deficit hyperactivity disorder: A review and update. *Child and Adolescent Psychiatric Clinics of North America, 17*(2), 245–260, vii.

Posada-Villa, J., Rodriguez, M., Duque, P., Garzon, A., Aguilar-Gaxiola, S., & Breslau, J. (2008). Mental disorders in Colombia: Results from the World Mental Health Survey. In R.C. Kessler & T. B. Ustun (Eds.), *The WHO world mental health surveys: Global perspectives on the epidemiology of mental disorders* (pp. 131–143). New York, NY: Cambridge University Press.

President's Commission on Mental Health. (1978). *Report to the President from the President's commission on mental health* (Vol. 1). Washington, DC: US Government Printing Office.

Prince, M., Stewart, R., Ford, T., & Hotopf, M. 2003. *Practical psychiatric epidemiology.* New York, NY: Oxford University Press.

Rajkumar, S., Kumar, S., & Thara, R. (1997). Prevalence of dementia in a rural setting: A report from India 1. *International Journal of Geriatric Psychiatry, 12*(7), 702–707.

Randall, M., Sciberras, E., Brignell, A., Ihsen, E., Efron, D., Dissanayake, C., & Williams, K. (2016). Autism spectrum disorder: Presentation and prevalence in a nationally representative Australian sample. *Australia and New Zealand Journal of Psychiatry, 50*(3), 243–253.

Regier, D. A., Myers, J. K., Kramer, M., Robins, L. N., Blazer, D. G., Hough, R. L., . . . Locke, B. Z. (1984). The NIMH Epidemiologic Catchment Area (ECA) program: Historical context, major objectives, and study population characteristics. *Archives of General Psychiatry, 41*(10), 934–941.

Roberts, R. E., Roberts, C. R., & Xing, Y. (1999). Rates of DSM-IV psychiatric disorders among adolescents in a large metropolitan area. *Journal of Psychiatric Research, 41*(11), 959–967.

Robins, L. N., Helzer, J. E., Croughan, J., & Ratcliff, K. S. (1981). National Institute of Mental Health Diagnostic Interview Schedule: Its history, characteristics, and validity. *Archives of General Psychiatry, 38*(4), 381–389.

Robins, L. N., & Regier, D. A. (1991). *Psychiatric disorders in America: The Epidemiologic Catchment Area study.* New York, NY: Free Press.

Robins, L., Wing, J. K., Wittchen, H. U., Helzer, J. E., Babor, T. F., Burke, J., . . . Towle, J. H. (1988). The Composite International Diagnostic Interview: An epidemiologic instrument suitable for use in conjunction with different diagnostic systems and in different cultures. *Archives of General Psychiatry, 45*(12), 1069–1077.

Rocha, F. L., Vorcaro, C. M., Uchoa, E., & Lima-Costa, M. F. (2005). Comparing the prevalence rates of social phobia in a community according to ICD-10 and DSM-III-R. *Revista Brasiliera Psiquiatria, 27*(3), 222–224.

Rohde, L. A., Biederman, J., Busnello, E. A., Zimmermann, H., Schmitz, M., Martins, S., & Tramontina, S. (1999). ADHD in a school sample of Brazilian adolescents: a study of prevalence, comorbid conditions, and impairments. *Journal of American Academy of Child and Adolescent Psychiatry, 38*(6), 716–722.

Rojo, L., Livianos, L., Conesa, L., Garcia, A., Dominguez, A., Rodrigo, G., . . . Vila, M. (2003). Epidemiology and risk factors of eating disorders: A two-stage epidemiologic study in a Spanish population aged 12–18 years. *International Journal of Eating Disorders, 34*(3), 281–291.

Romano, E., Tremblay, R. E., Vitaro, F., Zoccolillo, M., & Pagani, L. (2001). Prevalence of psychiatric diagnoses and the role of perceived impairment: findings from an adolescent community sample. *Journal of Child Psychology and Psychiatry, 42*(4), 451–461.

Rowland, A. S., Skipper, B. J., Umbach, D. M., Rabiner, D. L., Campbell, R. A., Naftel, A. J., & Sandler, D. P. (2015). The prevalence of ADHD in a population-based sample. *Journal of Attention Disorders, 19*(9), 741–754.

Salomon, J. A., Haagsma, J. A., Davis, A., de Noordhout, C. M., Polinder, S., Havelaar, A. H., . . . Vos, T. (2015). Disability weights for the Global Burden of Disease 2013 study. *Lancet Global Health, 3*(11), e712–e723.

Samuels, J., Eaton, W. W., Bienvenu, O. J., III, Brown, C. H., Costa, P. T., Jr., & Nestadt, G. (2002). Prevalence and correlates of personality disorders in a community sample. *British Journal of Psychiatry, 180,* 536–542.

Sanchez, E. Y., Velarde, S., & Britton, G. B. (2011). Estimated prevalence of attention-deficit/hyperactivity disorder in a sample of Panamanian school-aged children. *Child Psychiatry and Human Development, 42*(2), 243–255.

Sanderson, K., & Andrews, G. (2002). Prevalence and severity of mental health–related disability and relationship to diagnosis. *Psychiatric Services, 53*(1), 80–86.

Sawyer, M. G., Arney, F. M., Baghurst, P. A., Clark, J. J., Graetz, B. W., Kosky, R. J., . . . Zubrick, S. R. (2001). The mental health of young people in Australia: key findings from the child and adolescent component of the national survey of mental health and well-being. *Australian and New Zealand Journal of Psychiatry, 35*(6), 806–814.

Schlander, M., Schwarz, O., Trott, G. E., Viapiano, M., & Bonauer, N. (2007). Who cares for patients with attention-deficit/hyperactivity disorder (ADHD)? Insights from Nordbaden (Germany) on administrative prevalence and physician involvement in health care provision. *European Journal of Child and Adolescent Psychiatry, 16*(7), 430–438.

Senanarong, V., Poungvarin, N., Sukhatunga, K., Prayoonwiwat, N., Chaisewikul, R., Petchurai, R., . . . Viriyavejakul, A. (2001). Cognitive status in the community dwelling Thai elderly. *Journal of the Medical Association of Thailand, 84*(3), 408–416.

Shaji, S., Promodu, K., Abraham, T., Roy, K. J., & Verghese, A. (1996). An epidemiological study of dementia in a rural community in Kerala, India. *British Journal of Psychiatry, 168,* 745–749.

Sheehan, D. V. (2008). Sheehan Disability Scale. In A. J. Rush, M. B. First, & D. Blacker (Eds.), *Handbook of psychiatric measures* (2nd ed., pp. 100–102). Washington, DC: American Psychiatric Press.

Sheehan, D. V., Harnett-Sheehan, K., & Raj, B. A. (1996). The measurement of disability. *International Clinical Psychopharmacology, 11*(Suppl. 3), 89–95.

Shen, Y. C., Zhang, M. Y., Huang, Y. Q., He, Y. L., Liu, Z. R., Cheng, H., . . . Kessler, R. C. (2006). Twelve-month prevalence, severity, and unmet need for treatment of mental disorders in metropolitan China. *Psychological Medicine, 36*(2), 257–267.

Siegel, C. E., Laska, E. M., Wanderling, J. A., Hernandez, J. C., & Levenson, R. B. (2016). Prevalence and diagnosis rates of childhood ADHD among racial-ethnic groups in a public mental health system. *Psychiatric Services, 67*(2), 199–205.

Silveira, C. M., Siu, E. R., Anthony, J. C., Saito, L. P., De Andrade, A. G., Kutschenko, A., . . . Andrade, L. H. (2014). Drinking patterns and alcohol use disorders in São Paulo, Brazil: The role of neighborhood social deprivation and socioeconomic status. *PLoS One, 9*(10).

Simeone, J. C., Ward, A. J., Rotella, P., Collins, J., & Windisch, R. (2015). An evaluation of variation in published estimates of schizophrenia prevalence from 1990–2013: A systematic literature review. *BMC Psychiatry, 15,* 193.

Slade, T., Chiu, W. T., Glantz, M., Kessler, R. C., Lago, L., Sampson, N., . . . Navarro-Mateu, F. (2016). A cross-national examination of differences in classification of lifetime alcohol use disorder between DSM-IV and DSM-5: Findings from the World Mental Health Survey. *Alcoholism: Clinical and Experimental Research, 40*(8), 1728–1736.

Slone, L. B., Norris, F. H., Murphy, A. D., Baker, C. K., Perilla, J. L., Diaz, D., . . . Gutiérrez Rodriguez, J. (2006). Epidemiology of major depression in four cities in Mexico. *Depression and Anxiety, 23*(3), 158–167.

Somers, J. M., Goldner, E. M., Waraich, P., & Hsu, L. (2006). Prevalence and incidence studies of anxiety disorders: A systematic review of the literature. *Canadian Journal of Psychiatry, 51*(2), 100–113.

Sponheim, E., & Skjeldal, O. (1998). Autism and related disorders: epidemiological findings in a Norwegian study using ICD-10 diagnostic criteria. *Journal of Autism and Developmental Disorders, 28*(3), 217–227.

Srinath, S., Girimaji, S. C., Gururaj, G., Seshadri, S., Subbakrishna, D. K., Bhola, P., & Kumar, N. (2005). Epidemiological study of child and adolescent psychiatric disorders in urban and rural areas of Bangalore, India. *Indian Journal of Medical Research, 122*(1), 67–79.

Srole, L., Langner, T. S., Michael, S. T., Kirkpatrick, P., & Rennie, T. A. C. (1962). *Mental health in the Metropolis: The Midtown Manhattan Study.* New York: McGraw Hill.

Statistics Canada. (2008). *Canadian Community Health Survey (CCHS): Mental Health and Well-being—Cycle 1.2.* Retrieved October 20, 2017, from http://www5.statcan.gc.ca/olc-cel/olc.action?lang=en&ObjId=82C0026&ObjType=22

Stefansson, J. G., Lindal, E., Bjornsson, J. K., & Guomundsdottir, A. (1991). Lifetime prevalence of specific mental disorders among people born in Iceland in 1931. *Acta Psychiatrica Scandinavica*, *84*(2), 142–149.

Stein, M. B., Walker, J. R., & Torgrud, L. J. (2000). Social phobia symptoms, subtypes, and severity: Findings from a community survey. *Archives of General Psychiatry*, *57*(11), 1046–1052.

Stein, D. J., et al. (2017). The cross-national epidemiology of social anxiety disorder: Data from the World Mental Health Survey Initiative. *BMC Medicine, 15*(1), 143.

Steinhausen, H. C., Metzke, C. W., Meier, M., & Kannenberg, R. (1998). Prevalence of child and adolescent psychiatric disorders: the Zurich Epidemiological Study. *Acta Psychiatrica Scandinavica*, *98*(4), 262–271.

Stinson, F. S., Dawson, D. A., Patricia Chou, S., Smith, S., Goldstein, R. B., June Ruan, W., & Grant, B. E. (2007). The epidemiology of DSM-IV specific phobia in the USA: Results from the National Epidemiologic Survey on Alcohol and Related Conditions. *Psychological Medicine, 37*(7), 1047–1059.

Substance Abuse and Mental Health Services Administration. (2007). *Results from the 2006 National Survey on Drug Use and Health: National findings*. Rockville, MD: Substance Abuse and Mental Health Services Administration, US Department of Health and Human Services.

Suh, G. H., Kim, J. K., & Cho, M. J. (2003). Community study of dementia in the older Korean rural population. *Australian and New Zealand Journal of Psychiatry, 37*(5), 606–612.

Susser, E., Schwartz, S., Morabia, A., & Bromet, E. J. 2006. *Psychiatric epidemiology*. New York, NY: Oxford University Press.

Szadoczky, E., Papp, Z., Vitrai, J., Rihmer, Z., & Furedi, J. (1998). The prevalence of major depressive and bipolar disorders in Hungary: Results from a national epidemiologic survey. *Journal of Affective Disorders, 50*(2–3), 153–162.

Torgersen, S., Kringlen, E., & Cramer, V. (2001). The prevalence of personality disorders in a community sample. *Archives of General Psychiatry, 58*(6), 590–596.

Tsuang, M., Tohen, M., & Jones, P. (2011). *Textbook in psychiatric epidemiology*. New York, NY: John Wiley & Sons.

Vas, C. J., Pinto, C., Panikker, D., Noronha, S., Deshpande, N., Kulkarni, L., & Sachdeva, S. (2001). Prevalence of dementia in an urban Indian population. *International Psychogeriatrics, 13*(4), 439–450.

Verhulst, F. C., van der Ende, J., Ferdinand, R. F., & Kasius, M. C. (1997). The prevalence of DSM-III-R diagnoses in a national sample of Dutch adolescents. *Archives of General Psychiatry, 54*(4), 329–336.

Vicente, B., Kohn, R., Rioseco, P., Saldivia, S., Levav, I., & Torres, S. (2006). Lifetime and 12-month prevalence of DSM-III-R disorders in the Chile psychiatric prevalence study. *American Journal of Psychiatry, 163*(8), 1362–1370.

Vigo, D., Thornicroft, G., & Atun, R. (2016). Estimating the true global burden of mental illness. *Lancet Psychiatry, 3*(2), 171–178.

Vorcaro, C. M., Lima-Costa, M. F., Barreto, S. M., & Uchoa, E. (2001). Unexpected high prevalence of 1-month depression in a small Brazilian community: The Bambui study. *Acta Psychiatrica Scandinavica, 104*(4), 257–263.

Vos, T., & Mathers, C. D. (2000). The burden of mental disorders: A comparison of methods between the Australian burden of disease studies and the Global Burden of Disease study, *Bulletin of the World Health Organization, 78*(4), 427–438.

Wacharasindhu, A., & Panyyayong, B. (2002). Psychiatric disorders in Thai school-aged children: I Prevalence. *Journal of the Medical Association of Thailand, 85 Suppl 1*, S125–136.

Wang, J. L. (2004). Rural–urban differences in the prevalence of major depression and associated impairment. *Social Psychiatry and Psychiatric Epidemiology, 39*(1), 19–25.

Wang, T., Liu, K., Li, Z., Xu, Y., Liu, Y., Shi, W., & Chen, L. (2017). Prevalence of attention deficit/hyperactivity disorder among children and adolescents in China: A systematic review and meta-analysis. *BMC Psychiatry, 17*(1), 32.

Waraich, P., Goldner, E. M., Somers, J. M., & Hsu, L. (2004). Prevalence and incidence studies of mood disorders: A systematic review of the literature. *Canadian Journal of Psychiatry, 49*(2), 124–138.

Wardenaar, K. J., et al. (2017). The cross-national epidemiology of specific phobia in the World Mental Health Surveys. *Psychological Medicine*, 1–17.

Weissman, M. M., Myers, J. K., & Harding, P. S. (1978). Psychiatric disorders in a U.S. urban community: 1975–1976. *American Journal of Psychiatry, 135*(4), 459–462.

Wells, J. E., Browne, M. A., Scott, K. M., McGee, M. A., Baxter, J., & Kokaua, J. (2006). Prevalence, interference with life and severity of 12 month DSM-IV disorders in Te Rau Hinengaro: The New Zealand Mental Health Survey. *Australian and New Zealand Journal of Psychiatry, 40*(10), 845–854.

Whiteford, H. A., Degenhardt, L., Rehm, J., Baxter, A. J., Ferrari, A. J., Erskine, H. E., . . . Vos, T. (2013). Global burden of disease attributable to mental and substance use disorders: Findings from the Global Burden of Disease Study 2010. *Lancet, 382*(9904), 1575–1586.

Williams, D. R., Gonzalez, H. M., Neighbors, H., Nesse, R., Abelson, J. M., Sweetman, J., & Jackson, J. S. (2007). Prevalence and distribution of major depressive disorder in African Americans, Caribbean Blacks, and non-Hispanic Whites: Results from the National Survey of American Life. *Archives of General Psychiatry, 64*(3), 305–315.

Williams, D. R., Herman, A., Stein, D. J., Heeringa, S. G., Jackson, P. B., Moomal, H., & Kessler, R. C. (2008). Twelve-month mental disorders in South Africa: Prevalence, service use and demographic correlates in the population-based South African Stress and Health Study. *Psychological Medicine, 38*(2), 211–220.

Williams, J. G., Higgins, J. P., & Brayne, C. E. (2006). Systematic review of prevalence studies of autism spectrum disorders. *Archives of Disease in Childhood, 91*(1), 8–15.

Wittchen, H. U. (1994). Reliability and validity studies of the WHO—Composite International Diagnostic Interview (CIDI): A critical review. *Journal of Psychiatric Research, 28*(1), 57–84.

Wittchen, H. U., Jacobi, F., Rehm, J., Gustavsson, A., Svensson, M., Jönsson, B., & Fratiglioni, L. (2011). The size and burden of mental disorders and other disorders of the brain in Europe 2010. *European Neuropsychopharmacology, 21*(9), 655–679.

Woo, J. I., Lee, J. H., Yoo, K. Y., Kim, C. Y., Kim, Y. I., & Shin, Y.S. (1998). Prevalence estimation of dementia in a rural area of Korea. *Journal of the American Geriatric Society, 46*(8), 983–987.

World Health Organization (WHO). (1967). *Manual of the international statistical classification of diseases, injuries, and causes of death (ICD-8).* Geneva, Switzerland: Author.

World Health Organization (WHO). (1977). *International classification of diseases, 9th revision (ICD-9).* Geneva, Switzerland: Author.

World Health Organization (WHO). (1980). *International classification of impairments, disabilities, and handicaps (ICIDH).* Geneva, Switzerland: Author.

World Health Organization (WHO). (1993). *ICD-10 classification of mental and behavioral disorders: Diagnostic criteria for research.* Geneva, Switzerland: Author.

World Health Organization (WHO). (2001). *International classification of functioning, disability, and health.* Geneva, Switzerland: Author.

World Health Organization (WHO). (2008). *The global burden of disease: 2004 update.* Geneva, Switzerland: Author.

Zwirs, B. W. C., Burger, H., Schulpen, T. W. J., Wiznitzer, M., Fedder, H., & Buitelaar, J. K. (2007). Prevalence of psychiatric disorders among children of different ethnic origin. *Journal of Abnormal Child Psychology, 35*, 556–566.

第 2 章

精神医学的疾病分类学：精神障碍的特征描述方法

PAUL S. NESTADT

KAREN E. SEYMOUR

JAMES B. POTASH

PAUL R. MCHUGH

本章要点

● 精神疾患没有完美的诊断系统，但是本章我们将会探讨三种重要且有用的现代疾病分类框架

● DSM 作为现场指导手册，认为精神疾患的诊断应依据临床表现，而不是这些障碍病因属性的某一方面，这虽为疾患的识别和评估提供了一致性，却较少洞察其效度

● 精神医学视角（perspective of psychiatry, PoP）可以提供更丰富的临床信息，它根据精神障碍产生的四个视角（疾病、维度、行为和生活故事）将其重新排序，形成了一种全面照料与服务患者的方法，从整体上来解释个体，而非把他／她视为一份可观察到的症状清单

● 研究域标准（research domain criteria, RDoC）是一个以研究为导向的框架，为了更精确地构建和研究精神医学现象的生物机制，它避开了分类诊断，而倾向于根据神经心理学多维建构（如注意能力或者社会沟通）对精神病理学进行分类

引 言

在前一章，我们强调了可靠的患病率资料对描述精神障碍负担的重要性。大规模的流行病学调查采用不同的方法研究不同障碍的患病率，且在研究对象中病例的定义上也有很大差异。自建立之初，精神医学就一直面临着有关定义和分类问题的挑战。然而，20 世纪下半叶，DSM-Ⅲ 及以后的版本通过优先考虑描述性特征而不是理论病因，搁置了精神医学中的因果争议，极大地提高了定义的信度。

本章我们探讨历史上信度与效度偏好之间的冲突，以及这些准则对公共卫生的意义。为了更好地展现这些内容，我们将描

述精神疾患的三种分类方法以及它们的历史背景：DSM、PoP 和研究域标准（research domain criteria，RDoC）。每种方法都有其优势与弱势，因而适用于不同的研究目的。众所周知，对于精神障碍客观可见的方面，DSM 是一个很好的流行病学工具或者指南。相反，对于临床医生而言，他们必须根据患者的全部背景资料对其进行个体化评估，然后根据病因提供个性化治疗，PoP 则提供了一套更有用的观点。研究者在研究精神疾患的生物学机制，致力于阐明如何将实验室发现进行临床转化的路径时，RDoC 是一个可以运用的强有力的框架。

当我们描述这些理论体系的时候，了解知识的不全面是很有益的。我们不了解的地方还有很多，所以我们需要这些理论体系作类比为接下来的工作指明方向。使用不全面的模型是久经检验的取得科学进步的方法。J. J Thomson 关于原子的"梅子布丁模型"（plum pudding model）虽然很不严谨，但是他的学生 Ernest Rutherford 在此基础上提出了原子核的概念，此后，Rutherford 的学生 Niels Bohr 又继续提出原子轨道模型，非常接近我们现在对原子的理解。同样，我们期待未来可以阐明精神疾患的细胞和分子学机制，并且了解细胞和分子是如何受经验影响的。总有一天，我们可以直接治疗脑，预防某些致病因素，在那之前，临床医生有义务和机会去治疗人（person）与心灵（mind），也就是那 1.36kg（3 磅）重的神经元和神经胶质产生的衍生特性。

发现通天塔[1]

在 20 世纪 60 年代，Morton Kramer 等发现了英国与美国精神病患者类型差异巨大（Kramer，1961）。例如，美国精神分裂症的报告率远高于英国，但是英国躁狂抑郁性精神病的报告率却比美国高 10 倍。如果这些数据是准确的，这种差异可能会为我们了解这些神秘障碍的病因提供非常有用的信息。为什么美国的精神分裂症患者数量如此之多，而英国又有这么多的心境障碍患者？为了调查这种差异，一支由精神科医生组成的国际团队评估了这两国的患者。

这支国际团队对大西洋两岸的住院患者进行了全面的联合评估。研究发现，诊断的差异主要取决于访谈者接受的是美国还是英国的培训（Kramer，1969）。至此我们知道，诊断的差异主要是因为医生的习惯与理念（Cooper 等，1969）。美国十分推崇精神分析理论，精神分裂症的定义采用的是瑞士精神医学家 Eugen Bleuler 的广义标准，对一个分析师而言，如果不能与患者建立联系，那他们就认为患者可能是精神分裂症。相反，英国人使用的是德国精神医学家 Emil Kraepelin 的定义，更侧重于患者的症状，纵向理解疾病，精神分裂症定义相对狭窄，给躁狂抑郁性精神病的诊断留有更多空间。后来该团队采用一致的诊断标准和方法进行诊断，这种差异基本消失了。

显然，精神医学需要一套公认的诊断定义。最实用的医学分类是根据障碍共同的发生过程或者部位进行分类。这些共同特征被用来推断共同病因以及特定障碍之间的关系。但是，1970 年，精神医学因为相互冲突的病因学理论而四分五裂。崛起于 1940 年左右的精神分析思潮，在当时仍是该领域的主要框架，尤其在那些德高望重的学院派精神医学家中。但是，随着锂盐、氯丙嗪和丙米嗪等药物被证实可以通过改变脑的化学递质来治疗精神疾患，生物精神医学的地位也逐渐上升。生物治疗的成功挑战了精神分析学派的论断，即精神痛苦的根源基本上在于童年时期的内部冲突。精神分析学派和生物学派对精神疾患的理解简直是大相径庭。

可靠的 DSM

DSM 是美国对精神疾患的分类标准。1952 年，美国精神医学学会（APA）改编了军事发展手册《医学 203》，DSM 诞生了。DSM-Ⅰ 受约翰·霍普金斯大学的精神医学家阿道夫·麦尔的影响，采用精神动力学框架。阿道夫·麦尔认为，障碍是因为应激源作用于个体的生物组织，而个体不能适应这些压力所产生的。因此，大多数障碍被视为"反应"。1968 年，DSM-Ⅱ 发行，并没有显著改变。DSM 不过是 130 页左右的小册子，每本 3.5 美元（APA，1968）。他们并不能解决英美研究中强调的信度问题。当时的评分者信度研究表明，不同障碍间的 kappa 均值为 0.66（Helzer, Clayton 等，1977a; Helzer, Robins 等，1977b）。在 30 年间 DSM 都没有太大变化，但是 DSM-Ⅲ 为了解决精神医学信度的不一致问题，进行了较大的改版。

DSM-Ⅲ 的出现主要是为了回避病因学的争论（APA，1980）。相反，它使用的诊断标准源于 John Feighner、Eli Robins、Samuel Guze 和 Geore Winokur（Feighner 等，1972）。此外，还有 Robert Spitzer（Spitzer 等，1978）的"研究用诊断标准"。DSM-Ⅲ 自上而下对患者进行分类，主要关注最终的行为表现和症状，而不关注它们产生的原因或是过程（即病因学）。DSM-Ⅲ 无论是对生物精神医学家还是对精神分析学家都不完全认同。诊断标准则至关重要，评分者信度是重要的评判标准（Spitzer 等，1979）。由于非理论性框架结构，我们得以根据障碍共同的表现和症状进行分类，而不用试图去解释或者理解它们。

为了实现这一目标，DSM 即便到了第 5 版（APA，2013），仍规定识别任何现患精神障碍必须要符合描述性标准。故而特意采用基于表面特征的分类，一方面临床检查中可以快速识别障碍。此外，经过适当的培训，多个评分者之间容易达到一致性。因此，DSM 就像博物学家的鸟类野外观察指南，列出可见的野外标记和栖息地，而不是共同的祖先或者起源。DSM 不关注预后，治疗或者对障碍的理解，就像鸟类指南也不会关注主体的生命周期或者捕食模式。障碍的分类依靠共有的综合征组成而不是所推测的病因。然而，这并不能帮助我们理解或者治疗精神病性障碍，如同鸟类野外指南不能指导我们如何照料金丝雀，但是 DSM 确实擅长协助诊断它自己重言式定义的障碍。每一个障碍都有清晰的纳入与排除标准，还有个案严重性或者亚型的说明。与此同时，DSM 为精神卫生服务提供者提供明确的术语来进行访谈。DSM 也帮助简化研究，比如采用一致的指南对患者进行分组，采用统一的标准比较患者组与非患者组（Wang 等，2005）。采用同一种语言，通过使用清晰的标准评估精神疾患，也提升了公众对精神卫生的认识（Kessler 等，2005）。

例如，框 2-1 是精神分裂症的诊断标准。标准 A-C 是纳入标准，D-F 是排除标准。为了满足标准 A，患者需至少满足以下两条：妄想、幻听、思维散漫 / 行为怪异或者阴性症状如情感平淡或者意志减退。对于大多数 DSM 里的障碍，症状必须影响功能或者对患者带来明显的痛苦或者损害。标准 C 描述症状至少持续 6 个月。最后，标准 D-F 规定必须排除心境障碍、药物使用、躯体疾病和孤独症引起的原发症状。

框 2-1　精神分裂症

诊断标准

295.90（F20.9）

A. 2 项（或更多）下列症状，每一项症状均在 1 个月中有相当显著的一段时间里存在（如经成功治疗，则时间可以更短），至少其中 1 项必须是 1、2 或 3：
1. 妄想。
2. 幻觉。
3. 言语紊乱（如频繁地思维脱轨或联想松弛）。
4. 明显紊乱的或紧张症的行为。
5. 阴性症状（即情绪表达减少或意志减退）。

B. 自障碍发生以来的明显时间段内，1 个或更多的重要方面的功能水平，如工作、人际关系或自我照顾，明显低于障碍发生前具有的水平（或当障碍发生于儿童或青少年时，则人际关系、学业或职业功能未能达到预期的发展水平）。

C. 这种障碍的体征至少持续 6 个月。此 6 个月应包括至少 1 个月（如经成功治疗，则时间可以更短）符合诊断标准 A 的症状（即活动期症状），可包括前驱或残留期症状。在前驱期或残留期中，该障碍的体征可以表现为仅有阴性症状或有轻微的诊断标准 A 所列的 2 项或更多的症状（如奇特的信念、不寻常的知觉体验）。

D. 分裂情感性障碍和抑郁或双相障碍伴精神病性特征已经被排除，因为：①没有与活动期症状同时出现的重性抑郁或躁狂发作；或②如果心境发作出现在症状活动期，则它们只是存在此疾病的活动期和残留期整个病程的小部分时间内。

E. 这种障碍不能归因于某种物质（如滥用的毒品、药物）的生理效应或其他躯体疾病。

F. 如果有 ASD 或儿童期发生的交流障碍的病史，除了精神分裂症的其他症状外，还需有显著的妄想或幻觉，且存在至少 1 个月（如经成功治疗，则时间可以更短），才能作出精神分裂症的额外诊断。

标注如果是：

以下病程标注仅用于此障碍 1 年病程之后，如果它们不与诊断病程的标准相矛盾的话。
- 初次发作，目前在急性发作期
- 初次发作，目前为部分缓解
- 初次发作，目前为完全缓解
- 多次发作，目前在急性发作期
- 多次发作，目前为部分缓解
- 多次发作，目前为完全缓解
- 持续型

● 未特定型

标注如果是: 伴紧张症

● 编码备注: 使用额外的编码 F06.1, 与精神分裂症有关的紧张症, 表明存在合并紧张症。

标注目前的严重程度:

严重程度是用被量化的精神病主要症状来评估, 包括妄想、幻觉、言语紊乱、异常的精神运动行为, 及阴性症状。每一种症状都可以用 5 分制测量来评估它目前的严重程度(过去 7 天里最严重的程度), 从 0(不存在)到 4(存在且严重)。注意: 精神分裂症的诊断可以不使用严重程度的标注。

摘自 APA(2013), 张道龙等, 译 . DSM-5. 北京: 北京大学医学出版社, 第 94-96 页。

基于评估标准的相对清晰性可能会让非临床医生误以为, 一个拥有简单清单的监测者就能决定障碍的存在与否, 这就像认为一个业余的观鸟员不需要学习金莺和知更鸟在生态系统中的区别或者联系, 就可以区分它们一样。对于 DSM 定义的障碍, 总患病率确实是由检查表这种简单的方法来确定(参见第 4 章), 这些数据的收集也有重要的公共卫生价值(参见第 1 章)。但是这种方法可能会忽略一些细小差别, 尤其是考虑 DSM 分类间较高的共病率和重叠率时。有人尝试过用跨诊断和维度因素解决这些问题, 但未能将这些因素完全整合到 DSM 的分类中(Krueger, 2011, 2015)。更广泛地说, DSM 已经十分成功, 但是随着时间推移它的重要性开始被高估, 它的使用范围也超出了最初的目的。

术 语 不 符

如前文所提, DSM 的分类方法并未考虑精神或者行为障碍背后的属性、原因或者机制。其价值在于, 它可以定义可观察的或者零散的症状, 可以因地制宜的制定治疗方案。尽管该方法为公共卫生工作中对精神障碍的命名和量化带来了一致性(DSM 自身的合理部分), 但是, 它对我们进一步理解精神障碍几乎没有帮助, 因为不了解障碍的病因或者机制, 也就不能制定预防或者治疗策略。

当慢性或者反复发作性障碍的病因不明确时, 在人群中预防或者治疗是很困难的。这就是 DSM-5 所谓的非理论(实际也是一种非概念化的)本质(APA, 2013), 它之前的版本已经使公共卫生服务的开展陷入僵局。变革的时机已经成熟。

临床精神医学已经拥有开启这场变革必需的工具。通过从基础、临床、流行病学和服务角度对精神病性障碍进行研究所打下的科学基础, 为我们理解精神障碍的病因和属性提供了一个非常易于理解和全面的图景。结合有效的障碍识别与基于研究对精神障碍属性的理解, 公共卫生精神医学可以推出合理的公共精神卫生政策。同样, 这些政策会如同推进全科医学服务发展那样, 推进临床精神医学的发展(Morris, 1975)。

尽管所有的临床医生都接受过相同的基础教育, 但是精神科医生与非精神科医生在临床诊断与治疗决策的制定上有着本质的区别。内科医生和神经科医生依靠他们对身体各部位生理功能的了解做出诊断并治疗。他们解决和回答的问题类似于"患者可能哪个部位出问题了？"和"为什么会出现这种问题？"相比之下，如果精神科医生，或者其他同样关注精神活动和可观察的行为的精神卫生提供者，仅仅依靠 DSM 通过症状学标准去识别障碍，那么他们每次在诊断前可能都会质疑"我确定是用一个可靠的方法对患者进行诊断了吗？"因此，为了推进精神医学的科学性，现在较少使用以 DSM 为基础的分类方法，相反，开始使用比如 RDoC（见下文）之类的框架体系。

方法学上的根本不同解释了为什么内科学和心理医学会有分歧。前者，回答"哪里？"和"什么？"的问题，比如障碍的部位（心脏、肺脏和肾脏等），似乎比后者更符合自然科学。最终，内科学与科学的这种结盟，可以使它回答更根本的问题，比如障碍"如何"进展"为什么"只影响特定人群而不是其他的人。回答这些问题的过程，可以使诊断更容易，便于开展合理的、个体化治疗，以及协调公共卫生举措。

临床描述和诊断指南——ICD-10（WHO，1992）就是该方法很好的践行者。它采用系统的、启发式方法，以器官结构和受病因病理学影响的功能机制为基础，对障碍进行分类。在 ICD-10 中，某一疾病过程中的大多数体征和症状（"什么？"）可以通过对器官或者器官部分（"哪里？"）的病理定位予以解释。

Ernst Mayr（1997）发现，"任何分类系统，如果将原因考虑进去，那就很容易受限，而不能成为一个纯粹的人工分类法"。事实上，推动分类的因果假设常常能促进挑战和完善那些假设的研究。例如，在 ICD 早期版本中，消化性溃疡是由于应激介导的炎症过程影响了胃黏膜和十二指肠导致发病，对

这一论断的质疑证明，事实上，潜在的真凶是肠内的幽门螺旋杆菌感染，抗生素治疗对此十分有效（Forbes 等，1994；Marshall 等，1988；Marshall & Warren，1984）。

遗憾的是，在精神医学主导的以综合征为核心的 DSM，任何假设 - 挑战与能够带来进步的启发式方法都不可能出现。根本就不存在可以挑战的病因学概念。产生这一种结果的原因是，自 1980 年以来一直由大量经验和数据驱动的方法，以及在缺乏明确证据的情况下，对疾病的最终性质得出结论保持谨慎的态度。因此，如果要评估哪个诊断在定义病因和机制上有重要依据，选择范围十分有限。

解决办法之策

进化理论学家 Stephen Jay Gould（1989）发现，"分类（应该是）关于自然秩序之基础的理论，而不是为了避免混乱进行死板的分类汇编"。我们认为，分类应该是关于自然秩序之基础的可验证的理论。现在的 DSM 是在之前版本的基础上进行改良，之前的版本则建立在不可验证的精神动力学理论之上。取代它们情有可原，但并不是因为我们不需要在自身领域思考自然秩序的基础。要将这个概念应用到精神医学实践中，一般来说，或是从公共卫生的角度来说，都需要尝试定义自己的自然秩序。

精神科医生是医生，他们识别、研究和治疗人类有意识的精神生活和行为方面的障碍。考虑到意识代表的精神和主观生活领域，该定义聚焦于根据部位和过程（"哪

里？"和"什么？"）建立起系统分类的问题。意识作为一个生物学领域,具有如下特点:内部的、主观的,常以第一人称进行表达（"我"认为、感觉、知道、需要等）,能为选择或者相应的行为提供内在力量。以上没有任何特点是有形的,而科学和医学通常研究物质的特点,很自然地就产生了诸如部位和过程的概念。

我们可以通过阐明有形的脑与无形的心灵之间的关系来解决这一窘境。与胆汁是肝脏的产物、尿液是肾脏的产物不同,有意识的心灵并不是类似形式的大脑的产物。更准确地说,心灵具有涌现性,其产生依赖于我们尚不清楚的脑内神经

系统的组织和运作方式。正因为其涌现性,研究心灵的特征时不能只关注它们的内容,把它视为比如尿液、胆汁一样的产物。相反,研究心灵的特征要考虑它们是如何影响以及如何被主体的生活所影响的。关于这个观点,归根结底,这就是心理学的用武之地。

虽然人类的意识是主观的,但是它并非没有形式。相反,有意识的心灵具有围绕多种功能、交互和操作模式或者方式的复合性特质。这些被心理学家视为外部的 / 经验性模式,目标导向的动机,天生的"自我维度",固有的大脑功能（Marini & Singer, 1988）（图 2-1）。

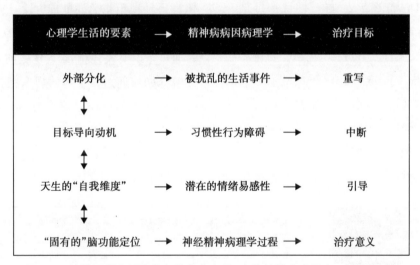

图 2-1 精神医学中近因等级的综合表现：生物精神疾病要素,过程和治疗

首先,心灵中最明显和最基本的属性是那些构成内在模式,并包含意识的觉醒和比如记忆、知觉、语言和情感等脑功能的特征。构成自我区分模式的心灵属性包含几个心理上的特征,这些特征在其个体化的变化中,体现了每个人的特点,包括智力、情感气质和成熟度。构成目的论模式的心灵属

性包含波动的食欲或者驱动力,比如饥饿和口渴,当个体寻求满足时,这些食欲或者驱动力就会引起倾向性和行为选择。构成外部的 / 经验性的模式的心灵属性包含对生活事件的情感和认知反应（包含短期与长期效应）,通过这种反应,家庭、社会网络、教育、职业,以及文化影响了心理社会发展、个

性化和性格形成。

通常,健康的精神或者情绪生活源自心灵这四种模式两两之间的,以及同个体发展和应对的环境之间的动态交互作用。这些模式也是心理上的位点,在这里,可以定位产生精神沮丧或者障碍的病因病理过程,并理解产生症状学效应的过程。

精神医学视角

为了理解精神障碍,PoP 方法利用了有意识的心灵的复合特性,及其不同模式(McHugh & Slavney, 1998)。视角法,用于临床目的时,假设不同的精神障碍有不同的病因,通过隐喻的方法,每一种视角都是一种看待精神或者行为紊乱的方法,以辨别可能解释不安之性质和原因的模式、轨迹和病因病理过程。正如"视角"一词的隐喻用法所暗示的那样,对于任何有精神病性障碍的患者,每一种视角都阐明了问题因果本质的某些方面,但是,必须与其他视角结合起来进一步阐明特定案例。因此,PoP 是临床医

生更好地理解患者的一种框架。

在考虑精神与行为障碍的潜在产生机制时,视角法借鉴了阿道夫·麦尔、Emil Kraepelin、Karl Jaspers 和 Aubrey Lewis 的工作。这些思想家明白,生物对精神疾患的贡献还有很多地方需要了解。但是,即便全面理解了脑,我们也不能全面了解心灵(Peters 等,2012)。

与有意识的心灵模式一样,精神医学的不同视角系统地相互联系并相互补充。因为每种视角都具有自己独特的方法学特点,并且和其他视角保持一定理论张力。然而,在实践中,它们在一起协同解释每种诊断。为了阐明这些特点,需要遵循:①描述与每种视角相关的推理方法;②显示视角如何通过识别紊乱、不安的病因病理过程或者通过意识模式,使临床表现更加通俗易懂;③解释如何通过以上方式思考精神障碍,阐明公共卫生精神医学在治疗和预防这些障碍中的作用。图 2-2 列出了四种视角——疾病、维度、行为和生活故事(由他们的驱力三角定义)。

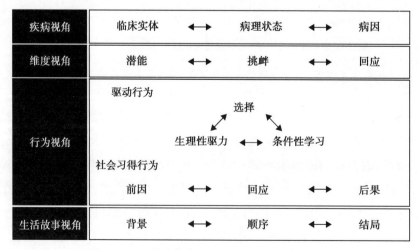

图 2-2　PoP(改编自 McHugh &Slavney, 1998)

疾病视角和意识的固有模式

所有的精神障碍最终都会涉及脑，就像所有的管道问题都会在一定程度上涉及水分子一样。管道工基本上不会花时间去思考氧的共价键。同样，临床医生在解释精神生活的许多紊乱时，并不总是需要强调患者的脑细胞。但是，有些精神障碍是疾病过程在意识上的直接表达，它会破坏或者扰乱脑神经元的整体性，因此可以通过疾病视角来识别。作为躯体器官，脑也受影响其他器官病理过程（血管、感染和肿瘤等）的支配。脑也受其特有病理过程（刺激性的、退行性的和神经毒性的等）的影响。任何神经病理状况都能够破坏维持心灵固有模式的机制，会导致出现明显的体征或症状，体现出该种破坏的存在。

于是，疾病视角包含的精神障碍代表了觉醒（谵妄）、认知（痴呆）、情感（双相障碍）等内在特征的破坏。该观点范围内的障碍最终可以归因于脑的一个特定的"破裂"部分，即一个通过破坏神经回路自然整合机制，产生心理征兆和症状的病理实体。脑内的这一"破裂部分"可以产生于异常基因、毒素、感染或者其他的病因病理形式。当我们有可能识别脑部病理学的潜在病因时，就可以完全理解脑疾病引发的精神障碍——也就是说，了解"破裂部分"的病理学机制——然后将障碍的临床表现与破坏部分相结合——即辨别诊断综合征的病理生理学。基于这种方式，支持疾病视角的精神科医生会将一些基本的脑功能（如记忆或者意识）破坏视为明显的神经病理改变。因而，他们寻求能改变病理生理机制从而减轻症状的方案，或者能治愈不断加重或者持续的疾病发展从而阻止病理进程的方案。

在公共卫生精神医学史上，疾病视角的最好范例就是治疗糙皮病痴呆（Goldberger 等，1920）中因烟酸缺乏所致的脑损害和预防梅毒感染个体罹患精神病的风险（Dattner 等，1947；Martin，1972）。我们期待有朝一日，可以用疾病视角来充分解释双相障碍和精神分裂症。

维度视角和意识的自我区分模式

许多精神病性问题并不产生于脑部疾病，而源于自我区分模式（智力、气质和成熟的个体特征）的各个方面，使得个体在特定的刺激或者富有挑战的环境下容易出现情绪困扰。这些潜在的、本质的特征构成了人类心理的等级（"维度"）特点。某些处于特征连续谱极端的个体，比如智力低下、外向性高、"神经质"高的个体（早期的精神医学用这一术语提示天生的情绪不稳定），即使在其他人可以应对自如的一些情况下，也容易受到情绪困扰和过度情绪反应的影响。就像自我区分模式影响个人发展和教育成就的轨迹一样，它们也会塑造和影响情绪调整、社交成熟度和人际关系。我们知道在这些模式中，也存在可以对抗精神障碍的保护因素，代表特征是复原力和力量（Rutter，2000）。

维度视角所确定的一类障碍，被认为是个体的情感或者认知潜能的产物，包括他们的个性，以及与刺激性生活环境的对抗，这种环境可以引发过度的、破坏性的情绪或者行为反应。不尽如人意的认知能力（如智力低下）和高神经质、低责任感或者不成熟的情感特征，代表了典型的问题倾向性的潜质。

维度视角抓住了 DSM-Ⅳ（APA，1994）中轴Ⅱ所列出的障碍。然而，视角方法通过强调人类心理学特征的等级，有助于识别问题倾向性的后果，这种倾向性往往不会满足轴Ⅱ分类需要的所有标准。这种视角也能帮助理解 DSM-Ⅳ 中轴Ⅰ列出的几种抑郁和焦虑障碍。DMS-5 已经不再使用轴的框架，但是其原则仍然保留。

从公共卫生的视角来看，在这些个体生活环境中寻找"拟合优度"（goodness of fit）可以预防人类精神生活的悲痛和混乱（Chess & Thomas，1996）。尤其是在年轻人中，这意味着要做出如下努力：对认知能力有限的人，要通过补课和采取恰当的节奏对其教育需要做出回应，而对过于害羞或者好斗的孩子，要使学校环境在情绪上不具有挑战性或者威胁性。公共卫生精神医学家认识到，有必要鼓励家庭和学校寻找方法来更好地支持、加强和引导这些处于危险早期的儿童，这对于他们往后的生活成功和情感满足非常有价值。

行为视角和意识的目的论模式

饥饿、口渴、睡眠和性欲以及它们的满足感可以使注意力和认知发生规律的、准节律的改变，这是意识目的论模式的主要内容。西格蒙德·弗洛伊德（Sigmund Freud）是第一个注意这些精神状态，以及它们如何影响有意识的精神生活的人。他指出这些欲望的增减方式，影响了个体对他/她所处环境的"态度"，并推动了复杂的、目标导向

的运动感觉活动，诸如进食、睡眠和性活动。这些行为和他们刺激性的、情感性的态度都是由他们的心理社会结果所决定，并通过长期的条件性习得来维持。

对于精神科医生来说，行为视角可以识别出在神经性厌食、神经性贪食、性偏好障碍、药物滥用和依赖等情况下，显现出对选择和自我控制的破坏。暴露于具有较高滥用潜力的药物（如酒精、可卡因和海洛因）可改变大脑递质系统，产生和维持对药物的渴求、寻找药物和使用药物。毫无疑问，与所有障碍一样，行为障碍也可能涉及具有易感性的遗传、环境和社会倾向特征。然而，在治疗这些障碍时，我们把重点放在个人为了延续行为必须做出的选择上，因为我们只能对这些选择产生影响。

公共卫生精神医学探索供应与需求在这些与药物有关的行为中的作用，并努力了解变成物质依赖者的社会背景和个性特征。目的是确定和改善社会环境，使个体可以在其中克服他们具有破坏性的习惯。对物质滥用者而言，应对那些行为的可能性有三个典型的方式来成功戒断药物，即降低欲望的美沙酮项目，提供直接奖惩的代金券和监管项目，以及类似于匿名戒酒者协会的项目，通过同伴小组的参与来支持和维持禁欲（Higgins 等，2008）。

这一观点对公共卫生精神医学的启示是，成瘾者——无论成瘾的对象是什么——都没有患上"疾病"，也没有强迫症。毫无疑问，行为也存在生物性倾向特征。然而，从选择使用所滥用的药物开始，这些人饱受自己行为的折磨，因为与摄入药物有关的奖

励特征——换句话说，依赖，他们需要持续不断地使用药物。这种选择既取决于患者的内在特征，也取决于行为的前因后果。重塑环境和偶发事件的治疗和援助形式，会促进积极的行为选择，最终可以帮助患者停止依赖（Heyman，2009）。

生活故事视角和意识的外部／经验模式

生活故事视角——依赖于外部／经验模式意识层面的表达——帮助精神科医生理解精神生活的某些干扰，即将其识别为对特定刺激性个人生活遭遇或者社会环境的应答。在处理生活故事时，精神科医生想要完成三件事：①编造对于背景和后续事件的叙事，使沮丧的结果变得有意义且与其背景相适应；②从个人事件、生活环境和社会要求中识别在结果中发挥中介作用的贡献因素的网络；③找出案例说明更好地理解情境和应答会缓解或者预防心灵的紊乱状态。

用最简单的术语来说，精神科医生采用生活故事的角度来解释丧失带来的悲伤、羞辱带来的羞愧、难以涵化带来的乡愁、重要的人际关系被威胁所带来的嫉妒，以及事关躯体或者社会完整性的恐惧带来的焦虑。此外，生活故事视角也能解释个体的世界观、思维习惯、猜想，以及通过经验和反思而形成的期望。从这种个体的框架中浮现出很多问题，诸如异常的病态行为，错误的记忆综合征，宗教顾虑者或者社会政治狂热者的紊乱的表达方式。通过对生活故事的推理，精神科医生能够识别出，需要帮助来重建思维和计划的患者——这是心理治疗中非常核心的部分。

也许当下，在公共卫生精神医学领域运用故事视角推理最常见的例子应该是PTSD。PTSD 是由多种创伤性事件和战争或者军事活动中特有的担忧引起。近一个世纪以来，在参战士兵和其他受创伤的个体中认识到这种心灵状态，并能通过多种方式理解、治疗和预防这种状况，是公共卫生精神医学中的一个突出贡献（McHugh & Treisman，2007；McNally，2003；Rosen & Lilienfeld，2008；Shephard，2000）。

特定服务的多视角联合

人们可以根据以上四种视角，熟练地对已知障碍进行分类，如表 2-1 中所列出的。然而，这四种视角下所列举的例子，只是部分地展示了它们的价值，如作为区分不同类别的精神障碍的方法以及为疾病治疗和预防提供参考。人类精神生活的障碍，远比那些相互关联的视角下所列举的例子要复杂得多。大多数患者在经受精神障碍折磨的过程中表现出了多种视角的相互作用。例如，疾病视角适用于精神分裂症，但是，具有复杂挑战性的社会任务或者人生的重大事件可能会加剧精神分裂症的病程甚至是风险，这一点可以用生活故事视角进行解释（Eaton & Harrison，2001）。与维度视角密切相关的障碍十分容易受到外部刺激的影响，它的预后取决于个体选择用于解释这一刺激的日常叙事。尽管社会环境与行为视角所理解的障碍紧密相关，但不同的群体和阶层，滥用药物或者生活选择的限制不同，神经元效应和遗传因素也会影响药物和酒精的使用，提示疾病视角和维度视角可以补充解释这些问题。

表 2-1　基于因果关系"视角"，DSM 诊断集合下的例子

疾病	维度	行为	生活故事
谵妄	认知损害	神经性厌食	适应障碍
精神分裂症	反社会性人格	性偏好障碍	亲人丧失
双相障碍	强迫性人格	酒精依赖	创伤后应激障碍

因此，临床医生在为患者进行全面治疗，寻找对诊断或者治疗计划有效的病因或者发病机制线索时，会同时应用到以上四种视角。此外，这些观点还可以帮助公共卫生研究者和实践者，首先是作为流行病学研究寻找病因线索的路标（Morris，1975），然后还可以提示基于人群的干预措施。

视角的局限性

尽管视角框架意味着有更广泛的理解途径，但是，它最终还是被很好地应用在特定患者的临床表述之中。临床表述与诊断并不等同。临床表述是个体化的，并结合了个体的经历、行为、生物和气质背景，因此没有两种临床表述是一致的，就像没有两位患者是相同的一样。虽然这对临床服务没有任何影响，但我们因而不可能对患者进行完全直接的比较，而且也不能进行分组测量。为患者制定视角表述，比对其进行 DSM 诊断，需要更多的时间和资源。详细的背景资料是必需的。此外，还需要其他可以提供信息的人。除非数据收集者是经验丰富的临床医生，否则不可能培训数据收集者大规模收集患者的表述。

当我们未经深思熟虑就使用视角法时，我们也必需承认它在临床服务中的局限性。疾病视角的治疗目标可以总结为试图对抗生物学功能的紊乱。正如所有的治疗方法都有副作用一样，风险总是存在的。为了帮助患者应对基于维度的问题，临床医生需要指导患者预见和应对应激源的策略。临床医生应避免让指南变成家长式的陷阱。我们通过阻止行为来终止有问题的选择，进而治疗行为。然而，最重要的是，在行为被污名化的时候，我们要避免个体被污名化。最后，我们通过与患者一起重新找到一条更有希望的前进之路，来解决生活事件问题。在这个过程中，一位缜密的医生必须牢记，对于有精神病性防御的患者来讲，所有的解释都有被视为敌对的潜在可能。服务时必须要牢记"不伤害"。

研究域标准：引言

本章前部分重点从临床视角对精神疾患进行分类和理解，研究域标准项目（research domain of criteria project，即 RDoC），是一个仅用作研究目的的框架。RDoC 是 NIMH 前主席 Tom Insel 医学博士和 NIMH 的 Bruce Cuthber 哲学博士的"脑力产物"。RDoC 致力于"为了研究目的，基于行为维度和神经生物测量，为精神障碍的分类发展新的方法"（NIMH Strategic Plan，2008）。因此，RDoC 建议，精神病理学应该根据神经生物学的多维建构的基础，而不是根据独立且异质性的诊断分类（如 DSM 所采用的）来归类。这类多维建构的例子包括注意能力、奖励性习得、主动威胁或者"恐

惧"反应。通过对这类建构采用全维度方法，RDoC 可以让研究者"从基本元素中确定从正常到异常的所有变异，以加深对典型与病理表现的理解"（Cuthbert, 2014; NIMH Strategic Plan, 2008）。因此，RDoC 背离了先前对精神疾患的科学研究，因为它没有任何先前的规范来定义障碍（即它并没有涉及给予个体的诊断标准）。相反，RDoC 允许研究者识别和研究多维建构，比如异常的犒赏过程，它可能跨越多种诊断（如抑郁症、物质使用障碍、双相障碍等）。正如 Insel 所提到的，"RDoC 的终极目标是精神医学中的精准医学，即为医学中致残性最高的一组障碍提供诊断系统，该系统将基于对该组疾病生物学和心理社会学深入的理解"（Insel, 2014）。RDoC 致力于提供一个框架来整合现代神经科学研究与技术以及精神病理学研究。

RDoC 的需要：当前诊断系统的局限性

RDoC 的出现源于我们当下对精神病性障碍在科学认识上的局限性（Insel & Cuthbert, 2009; Sanislow 等, 2010）。首先，精神疾患的分类方法，如 DSM 或者 ICD 标准，与临床神经科学和遗传学的研究结果并不完全一致。例如，遗传学对精神障碍病因的研究表明，重性精神病在易感性上有很大程度的重叠，比如精神分裂症与双相障碍。此外，与正常发育的个体相比，特定患者群体（如重性抑郁症或者精神分裂症患者）的脑影像学结果常常大相径庭，且可复制性差。神经生物学的发现并不能与 DSM 或者 ICD 所创建的临床分类完全匹配，表明这些分类方法与障碍本身是有出入的。RDoC 中

维度方法的应用则避免了产生离散类别的需要。

DSM 分类诊断的另一个局限性是并不能预测治疗应答。例如，只有不到 40% 的重性抑郁症患者在首次治疗后能痊愈（Gaynes 等, 2009; Holtzheimer & Mayberg, 2011）。总的来说，精神科药物的未应答比率还是很高的，平均而言，只对半数左右的使用者有效（Wong 等, 2010）。远低于我们的预期应答率，这可能是因为不同组别患者千差万别的临床表现背后，存在着隐匿的不同神经生物学机制。例如，有的抑郁症患者表现为抑郁情绪、自杀想法、无价值感和注意力不集中，但是有些患者却表现为易激惹、睡眠紊乱、食欲紊乱和精神运动性激越。不同的症状表现可能有不同的神经生物机制，但是患者都被诊断为抑郁症（参见第 4 章，框 4-1，重性抑郁症的诊断标准）。

最后，我们当前的诊断分类并不能刻画某个特定障碍的诊断背后紊乱的、心理过程。例如，认知灵活性的改变，或者说根据不同的环境（如奖励或者惩罚）调整自己思维和行为的能力（Cools 等, 2002）被认为是双相障碍的可能机制（Dickstein 等, 2007）。然而，认知的灵活性问题在当前的诊断标准中并没有体现出来。

RDoC 致力于解决 DSM 的这些局限性，并形成新的精神障碍分类的思维方式。正如与 DSM-Ⅲ 的前身研究诊断标准（research diagnostic criteria, RDC）一样，RDoC 也注定会成为未来某个 DSM 版本的序曲。RDoC 相当于是经验主义的 RDC 的重申，但是，它的目标是整合当前研究方法所取得的广泛的经验性资料。

RDoC 的设想

在我们讨论 RDoC 框架的细则之前,需要先了解一些重要的设想。首先,RDoC 把所有的精神疾患定义为有病理生理学基础的脑部障碍(Insel 等,2010)。这与 PoP(认为一些是精神障碍,前文提及)恰恰相反。此外,RDoC 认为神经回路或者神经生理学的障碍是精神障碍的基础,可以用现有的技术比如临床神经科学工具(如神经电生理、功能神经影像等)来识别(Insel 等,2010)。最后,RDoC 认为遗传和神经科学研究可能会发现精神疾患的生物信号,可以增加患者报告的或者临床可见的症状,协助预防和干预。虽然到目前为止,精神疾患并没有明确的生物标记物(First 等,2012)。我们期待研究者通过使用 RDoC 框架,最终会发现精神障碍的生物学标记物,以帮助其诊断和治疗。

RDoC 矩阵

为了在研究中推广 RDoC 方式,NIMH 提供了 RDoC 矩阵工具,它展示了 RDoC 框架以及如何在科学实践中应用它。这个矩阵(讲义 2-1)中的行代表了不同的研究设计,分为五个不同的领域:负向效价系统、正向效价系统、认知系统、社会过程系统和唤醒/调节系统。这些领域来自有可能解释精神障碍的神经生物机制的科学文献中。矩阵中的列代表了心理学研究中常用的分析单元:基因、分子、细胞、神经回路、生理学、行为、自我报告和范式。使用 RDoC 方式的研究将会使用多个分析单元来评估构想,以促进跨学科的知识整合。

讲义 2-1　RDoC 矩阵

	分析单元							
	基因	分子	细胞	回路	生理学	行为	自我报告	范式
领域(构想)								
负向效价系统								
急性威胁								
潜在威胁								
持续威胁								
丧失								
无奖励挫折								
正向效价系统								
趋向动机								
对奖励的最初反应								
对奖励的持续反应								
犒赏习得								
习惯								

	分析单元							
	基因	分子	细胞	回路	生理学	行为	自我报告	范式
认知系统								
注意								
知觉								
叙述性记忆								
语言行为								
认知控制								
工作记忆								
社会过程系统								
从属与社会交往依恋								
知觉与自我理解								
知觉与理解他人								
唤醒与调控系统								
唤醒								
昼夜节律								
睡眠与觉醒								

摘自 http://www.nimh.nih.gov/research-priorities/rdoc/nimh-research-domain-criteria-rdoc.shtml#toc_matrix

RDoC 在研究中的实施

RDoC 刚出现时，许多研究者很难构想出如何将这个框架应用到实际的研究项目。换言之，没有了 DSM 分类，研究者如何更深入了解精神疾患？在本节中会列举采用 RDoC 框架的研究实例来说明 RDoC 是如何应用的。

易激惹是与精神病理学有关的常见症状，它可以出现在重性抑郁症、双相障碍、广泛性焦虑障碍和对立违抗性障碍的诊断标准中，也是注意缺陷多动障碍和孤独症谱系障碍（autism spectrum disorder, ASD）等疾病的相关特征（APA, 2013）。因此，易激惹是一个非特异性的症状，它可以是多种障碍的特征。易激惹是由前额叶皮质 - 颞叶 - 纹状体回路改变调节认知的灵活性产生的，为了更好地描述易激惹的病理生理，目前有一项研究致力于研究易激惹的不同方面的症状群。为了做到这一点，研究者正在招募年龄在 8~12 岁的儿童，抛开 DSM 的诊断，他们都有不同维度水平（从无损害到损害）的易激惹。易激惹是"是一种沮丧阈值低的情绪状态特征"（Leibenluft, 2011; Leibenluft & Stoddard, 2013）；因此，易激惹的建构出现在了负向效价系统领域，因为易激惹与令人沮丧的奖励缺失有关。研究者使用多水平分析来评估易激惹，包括问卷、生态瞬时评估、功能性磁共振成像（functional magnetic resonance imaging, fMRI）和行为范式。

在另一项使用了 RDoC 的研究中，调

查者在有神经发育障碍的个体中检测社交表现与识别他人面部表情（即感受面部交流）的能力之间的关系，比如 ASD 和精神分裂症谱系障碍（schizophrenia spectrum disorder, SZS）。ASD 患者和 SZS 患者在自我报告的社交特征（如社交动机和社交参与）上表现出共同的社交障碍和重叠的非典型性（Chevallier 等，2012；McPartland 等，2011；Tost & Meyer-Lindenberg, 2012）。在 RDoC 矩阵中，感受面部交流是社交的一个亚结构。研究者将在一种计算机化范式中检查眼睛追踪行为（当一个人在看电脑屏幕时）和脑电图记录，这个范式模拟了参与者和屏幕上的动画面孔之间的社交互动，这些面孔会对参与者的目光做出回应。研究目的就是为了明确 ASD 患者和 SZS 患者在社交障碍中的共性和特性。该项研究结果可能会为精神障碍的分类指出新路——基于可观察的行为的维度，如面部交流的感受和神经生物测量。此外，这项研究有可能识别新的治疗目标和基于生物学基础的治疗应答预测指标。

来自 RDoC 实践中的例子

双相障碍与精神分裂症中间表型研究（Bipolar & Schizophrenia Network for Intermediate Phenotypes, B-SNIP）是一个能体现出 RDoC 方式价值的范例。B-SNIP 是美国的一项包括六个研究中心的联盟项目，它采用广泛的生物标记物评估系统关注精神病患者的表型，该系统包括神经影像学、遗传学、心理生理测量（如脑电图）、认知/行为任务和评估量表（Tamminga 等，2014）。为了更好地归纳精神病的特征，这个联盟项

目招募经 DSM 诊断为精神分裂症、分裂情感性障碍（schizoaffective disorder）和伴有精神病性症状的双相障碍患者以及他们的家属，这是一个异质性群体。为了通过跨诊断方法了解精神病综合征，调查者跨越了 DSM 分类，目的是通过分析生物标记物和其他特征来了解疾病的定义以及它们与神经病理学的关系。当 Morton Kramer 等为了更好地了解精神分裂症和双相障碍的区别而开展 US-UK 研究时，B-SNIP 联盟项目致力于解决同样的问题，但是 B-SNIP 的调查者并不局限于临床评估和诊断。他们不仅关注诊断的信度问题，还旨在明确是什么构成了最具生物学效力的精神病患者群体。在他们的一项研究中，研究者采用 RDoC 认知系统领域的神经心理测评，以及神经心理测评如诱发电位，来明确患者在统计学上的聚类。最后发现了三个群集或者"生物型"（表 2-2），然后又采用发现生物型时未使用的评估方式，包括社会功能、脑结构和亲缘关系特征来进行验证，也获得相同的结论。每一种生物型下面都有经 DSM 诊断的上述三种障碍，但是生物型 1 中精神分裂症患者数量居多，生物型 3 中伴有精神病性症状的双相障碍居多。然而，重要的是，生物型 1 中有 20% 是伴有精神病性症状的双相障碍，生物型 3 中 32% 是精神分裂症（Clementz 等，2016），这提示神经心理学与生物学是一个不同于 DSM 的分类。

今后，BSNIP 联盟项目将会在独立的精神病患者群体中验证这些生物型的一致性（B-SNIP2），以及这些生物型与治疗结局的关系。

表 2-2　双相障碍与精神分裂症中间表型研究中的生物型

生物型 1	生物型 2	生物型 3
极低认知	低认知	接近正常认知
极低脑电图功率	高脑电图功率	仅脑电图功率低
低灰质体积	N100，P300 正常	快速视觉定向
严重阴性症状	低皮质体积	低亲属患病率
极高受影响亲属	高受影响亲属	低精神分裂症遗传风险评分
高精神分裂症遗传风险评分	中等大麻使用	高大麻使用
极低大麻使用		

摘自 Tamminga 等，2017 年。

总　　结

本章中，我们描述了三种不同的分类方式，以便理解精神生活中的障碍。DSM 致力于确保能用独立的疾病分类进行清晰、可靠的交流。相反，视角框架代表了一种启发式的方法，利用人类意识的四种不同但相互关联的模式，以便更好地理解精神疾患是由患者内部不同的过程产生的。RDoC 方式始于和人类正常与异常行为有关的五维度心理学领域，最终指向精神疾患以及它的生物学机制。

作为公共卫生的实践者，重要的是，我们要了解不同分类学的优点与缺点，这样我们就能为不同的研究问题选择适宜的方法。当我们这样做的时候，我们必须记住，任何有关分类的尝试充其量不过是对精神生活不可理解部分的隐喻。精神障碍患者比任何分类系统中所描述的都要复杂。我们的最终目标不是建立最佳的疾病拟合模型，而是使用我们现有的工具让人类的痛苦最小化。

（李娟译，李洁审校）

注释

［1］通天塔（babel），是《旧约·创世记》中的传说。当时在巴比伦（现伊拉克）人类联合起来希望建一个通往天堂的高塔，但是上帝不喜欢，故此变乱人类的口音，使人类相互之间不能沟通，通天塔计划就此失败，人类自此各散东西。此处类比于研究者发现不同国家诊断异质性的原因是因为采用的诊断框架不同。

参 考 文 献

American Psychiatric Association (APA). (1968). *Diagnostic and statistical manual of mental disorders: DSM-II.* Washington, DC: Author.

American Psychiatric Association (APA). (1980). *Diagnostic and statistical manual of mental disorders* (3rd ed.). Washington, DC: Author.

American Psychiatric Association (APA). (1994). *Diagnostic and statistical manual of mental disorders* (4th ed.). Washington, DC: Author.

American Psychiatric Association (APA). (2013). *Diagnostic and statistical manual of mental disorders (DSM-5).* Washington, DC: American Psychiatric Publishing.

Chess, S., & Thomas, A. (1996). *Temperament: Theory and practice.* New York, NY: Brunner/Mazel.

Chevallier, C., Kohls, G., Troiani, V., Brodkin, E. S., & Schultz, R. T. (2012). The social motivation theory of autism. *Trends in Cognitive Science, 16*(4), 231–239. doi: 10.1016/j.tics.2012.02.007

Clementz, B. A., Sweeney, J. A., Hamm, J. P., Ivleva, E. I., Ethridge, L. E., Pearlson, G. D., . . . Tamminga,

C. A. (2016). Identification of distinct psychosis biotypes using brain-based biomarkers. *American Journal of Psychiatry, 173*(4), 373–384.

Cools, R., Clark, L., Owen, A. M., & Robbins, T. W. (2002). Defining the neural mechanisms of probabilistic reversal learning using event-related functional magnetic resonance imaging. *Journal of Neuroscience, 22*(11), 4563–4567. doi: 20026435

Cooper, J. E., Kendell, R. E., Gurland, B. J., Sartorius, N., & Farkas, T. (1969). Cross-national study of diagnosis of the mental disorders: Some results from the first comparative investigation. *American Journal of Psychiatry,* (10 Suppl.), 21–29.

Cuthbert, B. N. (2014). The RDoC framework: Facilitating transition from ICD/DSM to dimensional approaches that integrate neuroscience and psychopathology. *World Psychiatry, 13*(1), 28–35. doi: 10.1002/wps.20087

Dattner, B., Kaufman, S. S., & Thomas, E. W. (1947). Penicillin in treatment of neurosyphilis. *Archives of Neurology and Psychiatry, 58*(4), 426–435.

Dickstein, D. P., Nelson, E. E., McClure, E. B., Grimley, M. E., Knopf, L., Brotman, M. A., . . . Leibenluft, E. (2007). Cognitive flexibility in phenotypes of pediatric bipolar disorder. *Journal of the American Academy of Child and Adolescent Psychiatry, 46*(3), 341–355. doi: 10.1097/chi.0b013e31802d0b3d

Eaton, W. W., & Harrison, G. (2001). Life chances, life planning, and schizophrenia: A review and interpretation of research on social deprivation. *International Journal of Mental Health, 30*, 58–81.

Feighner, J. P., Robins, E., Guze, S., Woodruff, R. A., Winokur, G., & Munoz, R. (1972). Diagnostic criteria for use in psychiatric research. *Archives of General Psychiatry, 26*, 57–63.

First, M. B., Botteron, K., Carter, C., Castellanos, F. X., Dickstein, D. P., Drevets, W. C., . . . Zubieta, J. K. (2012). *Consensus report of the APA work group on neuroimaging markers of psychiatric disorders* (pp. 1–33). Washington, DC: American Psychiatric Association.

Forbes, G. M., Glaser, M. E., Cullen, D. J., Warren, J. R., Christiansen, K. J., Marshall, B. J., & Collins, B. J. (1994). Duodenal ulcer treated with *Helicobacter pylori* eradication: Seven-year follow-up. *Lancet, 343*(8892), 258–260.

Gaynes, B. N., Warden, D., Trivedi, M. H., Wisniewski, S. R., Fava, M., & Rush, A. J. (2009). What did STAR*D teach us? Results from a large-scale, practical, clinical trial for patients with depression. *Psychiatric Services, 60*(11), 1439–1445. doi: 10.1176/ps.2009.60.11.1439

Goldberger, J., Wheeler, G. A., & Syden, E. (1920). A study of the relation of family income and other economic factors to pellagra incidence in seven cotton-mill villages of South Carolina in 1916. *Public Health Reports, 355*(46), 2673–2714.

Gould, S. J. (1989). *Wonderful life: The Burgess Shale and the nature of history.* New York, NY: W. W. Norton.

Helzer, J., Clayton, P., Pambakian, L., Reich, T., Woodruff, R., & Reveley, M. (1977a). Reliability of psychiatric diagnosis: II. The test/retest reliability of diagnostic classification. *Archives of General Psychiatry, 34*, 136–141.

Helzer, J., Robins, L., Taibleson, M., Woodruff, R., Reich, T., & Wise, E.(1977b). Reliability of psychiatric diagnosis: A methodological review. *Archives of General Psychiatry, 34*, 129–133.

Heyman, G. M. (2009) *Addiction: A disorder of choice.* Cambridge, MA: Harvard University Press.

Higgins, S. T., Silverman K., & Heil, S. H. (2008). *Contingency management in substance abuse treatment.* New York, NY: Guilford.

Holtzheimer, P. E., & Mayberg, H. S. (2011). Stuck in a rut: Rethinking depression and its treatment. *Trends in Neuroscience, 34*(1), 1–9. doi: 10.1016/j.tins.2010.10.004

Insel, T. R. (2014). The NIMH Research Domain Criteria (RDoC) project: Precision medicine for psychiatry. *American Journal of Psychiatry, 171*(4), 395–397. doi: 10.1176/appi.ajp.2014.14020138

Insel, T. R., & Cuthbert, B. N. (2009). Endophenotypes: Bridging genomic complexity and disorder heterogeneity. *Biological Psychiatry, 66*(11), 988–989. doi: 10.1016/j.biopsych.2009.10.008

Insel, T. R., Cuthbert, B. N., Garvey, M., Heinssen, R., Pine, D. S., Quinn, E. M., . . . Wang, P. (2010). Research Domain Criteria (RDoC): Toward a new classification framework for research on mental disorders. *American Journal of Psychiatry, 167*(7), 748–751.

Kramer, M. (1961). Some problems for international research suggested by Observations of differences in first admission rates to mental hospitals of England and Wales and the United States. *Geriatrics, 16*, 151–160.

Kramer, M (1969). Cross-national study of diagnosis of mental disorders: Origin of the problem. *The American Journal of Psychiatry, 25*(Suppl.), 1–11.

Krueger, R. F., & Eaton, N. R. (2015). Transdiagnostic factors of mental disorders. *World Psychiatry, 14*(1), 27–29.

Krueger, R. F., & Markon, K. E. (2011). A dimensional-spectrum model of psychopathology: Progress and opportunities. *Archives of General Psychiatry,*

68(1), 10–11.

Leibenluft, E. (2011). Severe mood dysregulation, irritability, and the diagnostic boundaries of bipolar disorder in youths. *The American Journal of Psychiatry*, *168*(2), 129–142. doi: 10.1176/appi.ajp.2010.10050766

Leibenluft, E., & Stoddard, J. (2013). The developmental psychopathology of irritability. *Development and Psychopathology*, *25*(4 Pt 2), 1473–1487. doi: 10.1017/S0954579413000722

Marini, M. M., & Singer, B. (1988). Causality in the social sciences. *Sociological Methodology*, *18*, 347–409.

Marshall, B. J., Goodwin, C. S., Warren, J. R., Murray, R., Blincow, E. D., Blackbourn, S. J., . . . Sanderson, C. R. (1988). Prospective double-blind trial of duodenal ulcer relapse after eradication of *Campylobacter pylori*. *Lancet*, *2*, 1437–1442.

Marshall, B. J., & Warren, J. R. (1984). Unidentified curved bacilli in the stomach of patients with gastritis and peptic ulceration. *Lancet*, *1*, 1311–1315.

Martin, J. P. (1972). Conquest of general paralysis. *British Medical Journal*, *3*, 159–160.

Mayr, E. (1997). *This is biology: The science of the living world*. Cambridge, MA: Harvard University Press.

McHugh, P. R., & Slavney, P. R. (1998). *The perspectives of psychiatry* (2nd ed.). Baltimore, MD: Johns Hopkins University Press.

McHugh, P. R., & Treisman, G. (2007). PTSD: A problematic diagnostic category. *Journal of Anxiety Disorders*, *21*(2), 211–222.

McNally, R. J. (2003). *Remembering trauma*. Cambridge, MA: Belknap Press/Harvard University Press.

McPartland, J. C., Coffman, M., & Pelphrey, K. A. (2011). Recent advances in understanding the neural bases of autism spectrum disorder. *Current Opinion in Pediatrics*, *23*(6), 628–632. doi: 10.1097/MOP.0b013e32834cb9c9

Morris, J. N. (1975). *Uses of epidemiology* (3rd ed.). Edinburgh, UK: Churchill Livingstone.

National Institutes of Mental Health Strategic Plan. (2008). (NIH Publication No. 08-6368). Retrieved from http://www.nimh.nih.gov/about/strategic-planning-reports/nimh-strategic-plan-2008.pdf.

Peters, M. E., Taylor, J., Lyketsos, C. G., & Chisolm, M. S. (2012). Beyond the DSM: The Perspectives of Psychiatry Approach to Patients. *The Primary Care Companion for CNS Disorders*, *14*(1).

Rosen, G. M., & Lilienfeld, S. O. (2008). Posttraumatic stress disorder: An empirical analysis of core assumptions. *Clinical Psychology Review*, *28*(5), 837–868.

Rutter, M. (2000). Resilience reconsidered: Conceptual considerations, empirical findings, and policy implications. In J. P. Shonkoff & S. J. Meisels (Eds.), *Handbook of early childhood intervention* (2nd ed., pp. 651–682). New York, NY: Cambridge University Press.

Sanislow, C. A., Pine, D. S., Quinn, K. J., Kozak, M. J., Garvey, M. A., Heinssen, R. K., . . . Cuthbert, B. N. (2010). Developing constructs for psychopathology research: Research domain criteria. *Journal of Abnormal Psychology*, *119*(4), 631–639. doi: 10.1037/a0020909

Shephard, B. (2000). *A war of nerves: Soldiers and psychiatrists, 1914–1994*. London, UK: Jonathan Cape.

Spitzer, R. L., Endicott, J., & Robins, E. (1978). Research diagnostic criteria: rationale and reliability. *Archives of General Psychiatry*, *35*(6), 773–782.

Spitzer, R. L. Forman, J. B., & Nee, J. (1979). DSM-III field trials: I. Initial interrater diagnostic reliability. *American Journal of Psychiatry*, *136*(6), 815–817.

Tamminga, C. A., Pearlson, G., Keshavan, M., Sweeney, J., Clementz, B., & Thaker, G. (2014). Bipolar and Schizophrenia Network for Intermediate Phenotypes: Outcomes across the psychosis continuum. *Schizophrenia Bulletin*, *40*(Suppl 2), S131–S137. doi: 10.1093/schbul/sbt179

Tamminga, C. A., Pearlson, G. D., Stan, A. D., Gibbons, R. D., Padmanabhan, J., Keshavan, M., & Clementz, B. A. (2017). Strategies for advancing disease definition using biomarkers and genetics: The Bipolar and Schizophrenia Network for Intermediate Phenotypes. *Biological Psychiatry. Cognitive Neuroscience and Neuroimaging*, *2*(1), 20–27. doi: 10.1016/j.bpsc.2016.07.005

Tost, H., & Meyer-Lindenberg, A. (2012). Puzzling over schizophrenia: Schizophrenia, social environment and the brain. *Nat Med*, *18*(2), 211–213. doi: 10.1038/nm.2671

Wang, P. S., Lane, M., Olfson, M., Pincus, H. A., Wells, K. B., & Kessler, R. C. (2005). Twelve-month use of mental health services in the United States: Results from the National Comorbidity Survey Replication. *Archives of General Psychiatry*, *62*(6), 629–640.

Wong, E. H., Yocca, F., Smith, M. A., & Lee, C. M. (2010). Challenges and opportunities for drug discovery in psychiatric disorders: The drug hunters' perspective. *The International Journal of Neuropsychopharmacology*, *13*(9), 1269–1284. doi: 10.1017/S1461145710000866

World Health Organization. (1992). *International statistical classification of diseases and related health problems* (10th ed.). Geneva, Switzerland: Author.

第 3 章

全球精神卫生问题：文化与精神病理学

JUDITH K. BASS

EMILY E. HAROZ

NORMAN SARTORIUS

本章要点

- 一直以来，大多数有关精神卫生的研究都是在高资源美国的有限文化和情境框架中开展的
- 文化和情境对中低收入国家精神卫生问题的表现和患病率所造成的影响才刚刚开始为人们所认识
- 在理解文化和情境如何影响精神卫生时，当地的（"主位"）和普适的（"客位"）方法都是有益的
- 在不同的文化中，精神疾患可能会被视为一种心理的、医学的或者社会性的状况（或者兼而有之）
- 不同的文化具有不同的风险与复原力，这会影响到精神障碍的患病率、病程和结局
- 文化影响着人群对精神障碍病因学的理解，因此也与人们所认为的，合适的治疗和明智的干预有关

引 言

一直以来，大多数关于精神卫生和精神疾患的研究都是在资源丰富的情境中进行的，这导致了相关信息受限于文化和情境框架。之所以中低资源国家的流行病学研究一直开展得较少，是由于缺乏研究者和开展科学探索的资源，且世界各国在文化、社会、政治和经济方面存在着差异（Lund 等，2010；Rahman & Prince，2009）。

尽管广为人知的 GBD 报告显示，在未来几十年内精神卫生问题很可能成为高、中低收入国家直接和间接疾病负担中越来越重要的组成部分，我们在公共精神卫生方面的知识缺口依然存在（M. Prince 等，2007）。

低资源国家的人群在经济和社会发展方面，都极易受到精神障碍所致残疾的影响（Patel & Kleinman，2003）。国民的整体精神康宁水平和认知能力与经济发展和社会繁荣息息相关（Beddington 等，2008；Lund 等，2010），因此，必须将精神卫生视为经济发展中的一个关键部分。

为了有助于探讨全球精神卫生问题，本章首先阐述文化的定义；然后，对文化与精神卫生相互联系的几种方法进行阐述。接下来的小节应用人类学方法（文化相关法）、流行病学方法（跨文化或者跨民族方法）以及两者结合的方法，研究当前低资源情境中的精神障碍知识。之后，将讨论社会行为与功能，它涉及受个体所处生活环境中受文化影响的精神卫生问题。再下一小节将探讨风险与复原力因素，包括考察两种固有的难以区分的易感性，即与特定文化相关的易感性与低资源环境中贫困作用更为相关的易感性。最后，本章将阐述文化和情境能够影响到在行为干预和治疗措施中的选择与适应。

定义文化及其对精神卫生的影响

文化可以理解为在一个机构、组织或者集体中，人们所共享的规范、信念、价值观和态度的集合。对本章而言，文化是指共享有关的语言、价值观和世界观，它反映出同一文化中的人们对生活的情绪体验，和他们如何与别人、超自然力量或者诸神以及环境进行互动（Helman，1994）。根据这一定义，文化可以被视为一个既能塑造人们的经

验，又能为人们提供理解力和信念框架的结构。因此，我们可以推断，文化可以通过表达的内容，在不同的文化中产生不同的表达形式，进而影响到精神病理学，即便是同一种精神障碍亦如此（Good，1997）。文化差异也会影响风险与复原力[1]因素，进而使它们影响到精神障碍的病因学，由此造成了不同文化中精神障碍患病率和发病率的差异。而且，文化影响着服务提供者对疾患的解释，以及他们对合适预防和干预措施的选择与适应（Good & Del Vecchio Good，1986；Jenkins，1988；Kleinman，1986）。

一种从全球视角来调查精神障碍的方式，始于语言人类学家经常使用的文化"客位（etic）/主位（emic）"方法[2]。语言人类学最根本的方法学区别在于音位学（phonemics）和语音学（phonetics）。前者是作为表义单位的音位的语言学名称，后者则是一门研究普遍发音单位的学科；语言学家对这些发音单位的划分不受文化背景和其所在语言中表义的影响（Pike，1967）。因此，主位法把关注事物视为与文化相关，而客位法则是跨文化的。纯粹的主位法假设每种文化都是独特的，因此精神障碍的表达都具有文化特殊性。相反，严格的客位法假设文化差异更像是一种特质变异的结果，而非实质上的不同。文化相关，这种主位法采用当地人的视角或者当地知识，该方法优先考虑当地文化中的意义范式、知识形式，以及社会实践形式。跨文化，这种客位法使用外来者的视角，致力于发现跨文化中的通用范式（和诊断）。持客位法导向的研究者经常会试图构建出可以推广至不同人类状态的知识范式，以努力识别共性、解释当地

的奇异和差异,以及发现潜在的普遍真理（Goodenough,1970;Harris,1976）。

在思考文化对健康的作用时,人们也必须考虑到,包括精神卫生专业人士在内的卫生从业者的共享文化背景。例如,大多数精神科医生,无论他们在何处受训,接受的都是相似的诊断和治疗范式训练,从而形成了专业人士之间的共享常模与实践。这不仅对于精神科医生来说是事实,对于许多卫生和精神卫生专业人士来说,随着教育和交流的全球化,他们所受的训练也变得更加全球统一。这进一步印证了文化对精神卫生的作用不是一个静止不变的常量,而是随着时间演化和改变。

任何想要通过文化的视角来检验精神卫生的尝试,其合理性都有赖于研究者和实践者的以下共识,即语言是人们如何理解、解释和找到行事方法的基础。语言是人们构建分类,建立意义体系,定义谁是自己人谁是外来者,以及描述正常与异常行为的结构基础。虽然这些意义和语言的区别可能在一开始看起来难以理解,但它们都是从文化视野理解精神疾患的核心。以中国观察到的重性精神病或者神经衰弱为例,是与西方高收入国家发达的精神疾病分类一致,将此类个案界定为重性精神病或者神经衰弱,还是根据当地对中邪（spirit attack）、宗教迫害或者社会遭遇的解释来定义此类个案（Kleinman,1986）？人们如何界定精神上的问题对其如何识别精神疾患的症状,理解群体中的精神疾患,建立治疗范式和干预手段,以及如何解释精神障碍的社会和健康影响,都有重要的影响意义。

关于精神障碍的当前知识

研究文化与精神卫生的不同方法仅代表了方法论上的差异,而非对全球精神卫生中有关"真理"属性的讨论。以当地为基础的,对症状、界定和社会影响的文化相关描述,帮助解释了人群赋予精神疾患和障碍意义的方式。相反,跨文化研究帮助解释了障碍如何在不同人群间发生、变化和对干预起反应。有些障碍,比如抑郁症,可能特别适合用文化阐释和文化差异来分析;而另外一些障碍,比如痴呆,可能存在着比文化差异更占主导的生物学基础,因而从跨文化的视野来看,表现出更多的相似性而非不同点。

文化相关法

精神障碍症状群的属性和意义是文化相关法探究的核心问题（Biehl & Moran-Thomas,2009）。文化相关法的一个假设是,精神疾患的表现由其所处的文化所决定,这一假设在个人报告的主诉和症状与临床医生和研究者观察到的行为和征兆中,都得到了印证。本质上,精神疾患是一系列能被普遍识别的、范式化的症状群综合征,这些综合征在不同的个案,甚至可能在不同的人群中都普遍存在。然而,症状群所处的文化环境对其本身具有重要的调节作用。例如,大量的文献显示,在精神分裂症患者中,幻听（听见声音）的内容和其他症状经常与他们所处的文化和社会状况有关——从传统文化的比喻到新兴的文化相关产品（如收音机、扬声器,或者对于美国来说,可以是外星人或者中央情报局）,再到具有文化特异性的自我范式形成和主观性（Estroff, 1989）。

人们已经认识到，医学史对于综合征的描述是在不断地变化之中。18世纪，德国小说《少年维特之烦恼》描述了一个患有重性抑郁症的人物如何运用隐喻和习语来表达悲伤，其表述之激烈，以至于此书被禁（Phillips, 1974）。后来，在早期的精神分析中，弗洛伊德（1957）指出，由于每位患者的症状报告，是如此独特地被掌控在患者对其自身的解释框架内，所以患者报告的症状与医生从"客位"角度所观察到的症状之间常常关系甚微。症状群不仅构成了对疾患进行观察和诊断的基础，而且也供患者用以对特定疾患状态的确认提出社会要求。患者和治疗者一起使用症状群以区分何为正常与异常。正常与异常是确定谁有精神疾患，以及谁虽有症状但却可能在其社交、躯体和情绪能力上功能健全的概念基础。

抑郁疾患的表现因文化而异。例如，在许多国家，头痛和疲劳等躯体不适经常是抑郁症的常见症状。Kleinman（1982）早期在中国研究神经衰弱时的工作，发现一种"生理文化范式的疾患体验（一种特殊的躯体化形式），这种疾患体验要么与抑郁症和其他疾病有关，要么与受文化认可的痛苦和心理社会应对的方式习语有关。"Kleinman在后来对中国研究的反思中指出，虽然他曾在不同文化之间观察到不可忽视的共性，但在对中国的研究中让他看到了更大、更明显的文化差异（Kleinman, 2004）。一项针对日本、伊朗、瑞典和加拿大的抑郁障碍研究发现，抑郁障碍的现象学上有相当多的共同点，并且在参与了随访的患者中发现，这些症状范式在不同文化中显示出相似的

预后（Sartorius, 1983）。另一个在跨文化精神医学文献中广为人知的例子来自尼日利亚。尼日利亚的学生曾经普遍体验过一种现象——"脑疲劳"（brain fag）——包括与头部相关的一系列症状：如发热、沉重感和空洞感，以及一种像有东西爬过皮肤的感觉（R. Prince, 1968）。为了调查这些当地解释的躯体症状与抑郁症的情绪和认知症状之间的关系，Okulate 和 Jones（2002）采用了一种标准测量《患者健康问卷》以涵盖这些症状。他们发现，躯体症状并不与抑郁症状共现，这表明在这一人群中，脑疲劳的发生似乎并不是抑郁症的表现。然而，Okulate 和 Jones 的确发现了一组与 R. Prince（1985）和 Morakinyo（1985）所见的类似的认知症状，这些症状可能反应了一种与注意力集中和其他认知问题有关的文化相关综合征[3]。然而，即便是这些发现也并非毫无争议。在一篇对"文化与躯体化"研究文献的批评中，Kirmayer 和 Young（1998）质疑脑疲劳综合征在多大程度上是受到当地文化习语的作用，还是在受影响学生中其他常见的结构化体验的作用，比如重大的学校考试、班级背景和学校社会条件。

过去几十年以来，除了个别症状的文化差异外，人们还剖析了综合征（经常反复出现的精神病和躯体不适、症状群、行为和征兆的组群）中显著的文化差异。在某些情况下，一些征兆和症状的表现非常不寻常，以至于它们不适用于任何西方高收入国家经常使用的诊断系统，从而产生了一种文化相关综合征的命名——即一类障碍，它有着只有在某单一文化中才能定期观察到的精神病和躯体症状的集合。文化相关综合征

具有如此独特的当地特性，以至于它们不能被有效地应用于其他文化背景，也不能被合理纳入已有的诊断中。然而也有人会说，尽管这些文化相关综合征在不同文化环境中的发生频率各异，但这些差异存在于许多文化之中也是事实，这表明真正的单一文化相关综合征可能是罕见的。

全球精神卫生研究面临的一个主要挑战是，仍然缺乏持续的数据来帮助区分哪些精神障碍在病因和临床表现上具有普适性，从而可以使用跨文化方法进行研究，而哪些障碍需要更加当地化、更加特殊的方法来调查。研究者已在世界各地使用这两种方法以扩展精神障碍的公共卫生知识领域。

许多被视为文化相关综合征的，经常与其他文化中众所周知的综合征和障碍相似。因此，"oro"（目光凶恶）和"mal de ojo"（凶眼病）都可能被视为焦虑障碍。即使与标准临床诊断——例如，按照DSM-Ⅳ（APA，1994）或者ICD-10精神与行为障碍分类（WHO，1992）——没有明显联系的综合征，都有可能在其他文化中发现相似，但冠以不同名称的综合征：例如，马来西亚的"模仿症"（latah）中的惊跳反应行为类似于加拿大法语区的"蹦蹦跳跳的伐木工"（jumping loggers）和菲律宾的"麻立症"（mali-mali）（Simon，1996）。另一个复杂的例子是来自对霍皮人的抑郁症研究。该研究发现了五种不同的本土综合征，包括：患病忧虑、不快乐、心碎感、醉酒样疯狂和沮丧感，这些均不太符合传统的抑郁障碍分类。每一种综合征在症状群、持续时间和共病范式与酒精中毒（是该人群中的一个重要的公共卫生问题）都有所不同，但只有一种，即不快乐，

在以上参数与临床上定义的抑郁障碍相同（Manson等，1985）。

虽然全球精神卫生文献中对文化相关综合征的合理性达成的共识越来越多，但也出现了一些关于文化特异性之必要性的讨论。如果在多种文化情境中都发现了比如精灵附体或者撞鬼等之类的综合征，是否仅仅因其没有纳入西方高收入国家的精神疾病的诊断框架就该被视为文化相关？还是说，即使这些综合征并非在世界上普遍存在，它们仍应被归类为非文化相关？并不是所有的科学家和临床医生都赞同文化相关综合征的概念。事实上，众多精神科医生认为，所有的精神障碍都可以归类于已有的精神疾病分类。这场旷日持久的辩论也许展现了最极端的——也是最不具建设性的——认识论分歧的表现形式，这种分歧能够划分在全球精神卫生领域中文化主位与客位的分析家。

跨文化方法

全球公共精神卫生研究的跨文化方法的假设是，普适性症状范式能够界定不同文化中的障碍。当前在DSM和ICD手册中所定义的范式，已通过科学研究的方法对大部分北美和欧洲人群的样本进行了调查和分类。在WHO精神卫生司领导的一项合作中，"精神分裂症国际试点研究（IPSS）"试图证明这种特定精神障碍的普适性（universality）（Jablensky等，1992；WHO，1975，1979）。尽管早期报告指出，精神分裂症在某些非西方文化中并不存在（Fortes & Mayer，1966），大多数受过西方教育的精神科医生在WHO该项研究期间，认为精神分

裂症是普遍存在的。IPSS 调查了 10 种不同的文化,使用了类似的研究设计和诊断方法来确认可能的病例,并采用了相同的方式评估患者是否患有精神分裂症。图 3-1 显示了部分研究结果。横轴呈现了 20 组见于一般的严重精神病,尤其是精神分裂症的征兆和症状(选自 IPSS 中的 27 个备选项)。纵轴代表符合精神分裂症诊断标准的个体表现出这 20 组征兆和症状中的每一组的百分比。为了清晰起见,图中仅展示了所调查的 10 种文化中的 5 种:奥胡斯(丹麦)和伦敦

(英国)代表"西方"文化,伊巴丹(尼日利亚)、阿格拉(印度)和卡利(哥伦比亚)代表"非西方"文化。对于形状近似的折线,研究者的解释是:精神分裂症的症状表象在所有它被诊断出存在的文化中都是相似的。因此,他们得出结论,跨文化的方法适用于精神分裂症研究。具有实践意义的是,该研究得出的另一结论是,来自不同国家和文化背景的精神科医生,只要他们接受了适当的培训,就能够可靠地使用诊断工具开展工作。

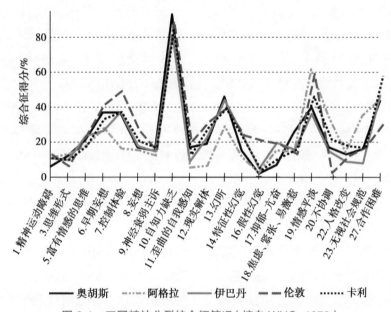

图 3-1　五国精神分裂综合征简况(摘自 WHO, 1979)

在普适性假设的基础上,IPSS 为其他精神障碍的跨文化研究开辟了道路。精神障碍患病率的首个跨文化研究,是由"跨国合作小组"(the Cross-National Collaborative, CNCG)于 20 世纪 80 年代在 10 个国家和地区开展的(美国、波多黎各、加拿大、法国、西德、意大利、黎巴嫩、中国台湾、韩国和新西兰)(Weissman 等, 1996)。研究者使用诊断交谈清单(DIS)对 38 000 余名社区受

试者进行研究后,得出了 DSM-Ⅲ中几种障碍的终生患病率。在不同的障碍中,国家和地区之间的差异很大,中国台湾地区总体上显示出最低的成年人终生患病率:重性抑郁症为 1.5%;双相障碍 0.3%;惊恐障碍 0.4%;强迫症 0.4%(Weissman 等, 1996)。黎巴嫩的重性抑郁症终生患病率最高,成年人为 19.0%。新西兰双相障碍的终生患病率最高,成年人为 1.5%。矛盾的是,黎巴嫩的成

年人自杀企图率最低（0.7%），自杀企图率最高的反而是波多黎各（5.9%）。

继跨国合作小组研究之后，WHO 在10 个国家（加拿大、美国、巴西、智利、墨西哥、捷克共和国、德国、尼德兰、土耳其和日本）开展了"国际精神疾病流行病学联盟"（the International Consortium of Psychiatric Epidemiology）调查（Andrade 等，2003），使用复合性国际诊断交谈检查表（CIDI）调查了 37 000 余名成年人，该访谈按照修订后的 DSM-Ⅲ（APA，1987）和 DSM-Ⅳ 进行诊断。这一组调查的结果包括了各个国家的重性抑郁症终生患病率。其中，日本抑郁症终生患病率为 3%，土耳其、捷克共和国、墨西哥、加拿大和智利为 6%~9%，而德国、巴西、荷兰和美国为 11%~17%。任一精神障碍的终生患病率从美国和尼德兰（即荷兰）的 40% 以上，到墨西哥的 20%，与土耳其的 12% 不等。不同的研究地点在其调查的年龄范围和抽样方法上的巨大差异，导致了难以对这些结果差异作出推论。一些地点包括年龄低至 15 岁的参与者，一些包括年龄至 54 岁的成年人，还有一些则包括了 70 岁以上的参与者。四个地点使用了全国样本，五个收集了单一大城市的数据，另有一地（智利）则调查了四个省。在解释这些结果时需要考虑的另一个因素是，每个情境中 CIDI 是否得到了合适的翻译和合理的预试验，以及访谈者所受训练和督导的严格程度。与所有跨文化人群研究一样，信度和效度的测量是确保结果得到合适解释所必需的。

由于关注的是终生障碍，这些最初的跨国调查没有得到任何关于 12 个月或目前

（访谈时间）精神障碍患病率的信息，也没有收集关于精神疾患的严重程度和治疗情况的数据。为此，WHO 建立了其 WMH 调查联盟以弥补这些局限。在进行新的调查时，WMH 调查联盟先对评估工具（CIDI）进行了扩展，纳入了有关精神障碍严重程度、损害程度和治疗的详细问题，再对世界上的 28 个国家实施合作调查，包括了每个区域的欠发达国家（Kessler & Ustun，2004）。最初，本轮调查中有 6 个国家被划分为中低收入国家（中国、哥伦比亚、黎巴嫩、墨西哥、尼日利亚和乌克兰）；目前正在进行的 WMH 调查增加了来自其他国家的数据。（如想获取更多信息，请访问 http://www.hcp.med.harvard.edu/wmh/）

WMH 调查使用 DSM-Ⅳ 诊断标准（APA，1994）发现，心境障碍的 12 个月患病率在尼日利亚最低，为 0.8%（浮动范围从 0.5% 到 1.0%），在美国则最高，为 9.6%（浮动范围从 5.9% 到 7.8%）（Deryttenaere 等，2004）。然而，重性抑郁症占所有精神疾患的比例在尼日利亚高达 84%，而在美国则为 72%。在接受调查之前的 12 个月中，患有精神障碍并接受过精神卫生服务的受访者比例在各个调查间存在巨大差异，该比例低至尼日利亚的 8.0%，高至美国的 15.3%；病情严重的个案中接受过任一形式治疗的比例，在发达国家中只有 49.7%~64.5%，欠发达国家中只有 14.6%~23.7%（Demyttenaere 等，2004）。需要持批判性目光看待的是，由于一些国家和地区用于描述精神疾患综合征的地方概念和短语与调查工具中定义的概念有出入，导致了本研究的结果可能存在局限性。

结合法和其他方法

显然，厘清精神疾患的文化表现与疾患症状本身之间的关系是非常复杂的，这受制于大量混杂因素的影响。为了揭示不同文化体验和描述精神障碍的细微差别，一些研究者采用质性的方法来识别与当地人群相关的症状，而它们却不在标准 DSM 案例解释的、特定的精神障碍中。Wilk 和 Bolto（2002）在对乌干达感染人类免疫缺陷病毒（HIV）的成年人精神问题进行调查时发现，尽管许多当地症状与 DSM-IV 中的重性抑郁症诊断标准都相符，但也存在一些附加症状——"厌世""不良、犯罪或者鲁莽行为"以及"知恩不报"——等当地界定的抑郁症相关表现，它们同样值得纳入诊断标准中。这种方法通过创建一个能对当地症状与已有的诊断标准进行共同分析的框架，成功整合了主位与客位法对精神疾患的解释。尽管需要相应的语言适应（linguistic adaptation），这一方法在关注语言相关性和当地意义的同时，也具有在其他人群中推广和比较结果的能力。在这种质性研究法的基础之上，能使其进一步完善的是使用半定式的评估工具，这样既能为精神卫生专业者提供核心症状，又能为他们提供有关这些症状的现象学方面的培训，从而使探索影响这些症状存在的当地文化和情境成为可能。

另一检验精神疾患当地经验的方法，包括了当地疾患体验的民族志调查，并将此调查结果转化为标准化的数据收集衡量指标。Scheper-Hughes 关于北爱尔兰精神分裂症（Scheper-Hughes，2001）与巴西东北部贫困棚户区（贫民窟）母亲依恋（Scheper-

Hughes，1993）的研究，以及 Lock（1995）关于日本与美国妇女对更年期理解的研究，都是这种主位导向的典例。Scheper-Hughes 在《没有哭泣的死亡》（1993）中的评论指出，母亲对新生儿毫无情感并不是诸如产后抑郁症等精神障碍的症状。更确切地说，这种反应是当地婴儿死亡率超高背景之下的一种产物，它具有高度的实用性、地方性，并普遍存在于人群中。同样，Lock 表示，与传统的医学智慧相反，许多被认为是更年期普遍存在的一些心理和躯体症状，实际上具有高度的文化特质性。日本女性并未主动报告其情绪波动，或者潮热等美国女性经常报告的症状；当被特意问及这些症状时，日本女性认为这些症状很少出现。前述方法（指主位法）的优点在于，它倾向于提供大量文化上有效的、关于疾患体验的信息。然而，这种方法的缺点是，研究结果不能推广到更广泛的人群；部分原因在于当地社会和结构条件的特殊性，以及民族志研究中通常采用小样本量的方便样本有关。

另一种较新的方法是将客位法与主位法两种方法结合起来，以便为不同环境中精神障碍提供更为普适性的描述。形成性工作（formative work）就是这样一种方法，它要么是在现有的问卷上添加附加症状以提升适用性，要么是通过深度的民族志调查开发标准化的数据收集工具，然而不论如何，都将受限于其对丰富资源的需要。提供精神医学服务的项目和 / 或者组织，可能并不总会有足够的时间或者资源为其所在地的精神疾患评估开发具有文化适应性的工具。然而，也许存在一种折中的办法。最近的方法已经开始通过检查针对质性、开放性研究中出现的症状来回顾疾患表现。这一工作背后的理念，是利用主位文献来更好地说明世界各地如何描述和测量疾患。例如，Haroz 等（2017）发现，在对世界上多个人群的质性研究中，出现了比如社会隔离、孤独、浑身疼痛和思考过度等症状，但基于 DSM 的诊断标准并不包括这些症状。编入这些附加症状后的工具，即使在无法开展初步的适应性或者形成性的工作时，也可能更准确地捕捉到精神病理学的变化。

社会行为与功能

社会功能是全球精神卫生的一个微妙的因素，以至于在人类学和公共卫生文献中经常被忽视。社会功能与文化条件和其所处环境中的社会行为规范密切交织，并盘根错节地植根于其中。例如，想象一张照片，在 20 世纪 90 年代，两名身穿制服的男子在北卡罗来纳州北卡罗来纳州海军陆战队基地的食堂中牵手相拥。在当时的文化背景下，两人的行为很可能被视为异常，并为他们带来潜在的法律、职业或者治疗上的后果。相反，试想在摩洛哥或者几内亚，一群同龄男性中，有两位男子在一边讲故事，一边饮茶时做出同样的举动却可能视为完全正常的。另一个可能的例子是关于把一个人的脚放在桌子上的习惯。例如，在影片中显示出办公室主任抬脚后仰，在思考着问题。在这种情境下可能是正常和可以接受的，而在另一种情境下——露出你的鞋底，或者光脚放在桌子上，就可能被认为是不尊重人或者失态。对于情境的高度敏感性同

样适用于文化与精神病理学。即使无法采用 DSM-Ⅳ 或者 WHO 框架下的标准化症状准确地识别精神障碍，当面对一个有精神疾患的个体时，他们的家人、朋友和邻居经常会从一种直觉上就知道此人不大对劲。精神疾患经常会跨越那条难以觉察的、区分正常与异常的社会界线，因而使其既是一种心理上的状况或者精神疾患状况，又是一种社会状况。

有时，一个在非西方文化背景的中低收入国家中的个体的社会功能，可以在一定程度上被界定为一种精神疾患体验，但如果采用普适的诊断量表来测量这种精神疾患，又无法将它识别出来。例如，在一项对刚果民主共和国初产妇的精神问题的研究中，研究者识别出一种当地综合征，它的表现方式类似于抑郁症，但同时也包括了不属于 DSM 诊断范式的一部分，如当地居民所特有的症状，其中包括备受折磨感、难以平静、愤怒、自怜和毫无根据的好辩（Bass 等，2008）。虽然这些症状并不是该人群所特有的（即非文化相关的），但它们通常不包含在标准筛查工具或者用于识别抑郁症病例的评估工具中。除了发现一类真实而普遍的、可治疗的心理困扰外，这项研究还发现，标准的、全球范围内使用的产后抑郁症量表——爱丁堡产后抑郁量表（Edinburgh Postpartum Depression Scale）中的一些条目对当地人群不具备效度。例如，其中一个问题是，受访者有多经常"对未来抱有乐观的态度"。当在预实验中询问当地妇女这个问题时，许多人说她们不考虑未来，她们只关注此时此地，并特别注重每天尽力维系生存和供养家庭。这一发现强调了理解当地语

言表达对病例界定的重要性，以及在进行有效的跨文化比较时，认识到症状中的文化差异所起的作用。

这些发现，以及 Wilk 和 Bolton（2002）关于抑郁症当地界定的表达的那些发现，引发了人们对社会功能问题的关注。在 DSM 框架中，社会功能被认为是轴Ⅴ诊断范畴，只是建议采纳为精神疾病诊断的基础，而并非必需。然而，在其他情况下，社会功能受损是区分有精神疾患者与"正常"社区成员的关键因素。在全球范围内，与精神障碍相关的许多非正式诊断工作——无论是来自家人、邻居还是临床医生——均围绕着虽定义不清，但辨识度高的社会功能的当地类别。许多社区成员可能无法根据基于症状的诊断框架将一个人归类为精神障碍患者，但大多数人可以根据他们未能遵守社会习俗来识别那些功能受损的人。Abramowitz（2009）在她关于利比里亚的创伤研究中表明，患有精神疾患的社区成员通常因一些常见特征为其社区所识别，其中包括：没有适当地洗澡或者穿衣（如头发蓬乱、不扣衬衫或者不系腰带）；在社交聚会中言语过多、大声喧哗或者缺乏连贯性；激进、暴力、犯罪或者鲁莽的行为或者囤积的行为，比如从街上收集垃圾。在绝大多数人都难以获得正式工作和顺利入学就读的环境中，这些行为与传统的社会功能指标相比，充当了更具有地方性的、判断社会功能缺陷的合理替代指标。

因此，全球精神卫生的研究经常要求研究者将他们对精神疾患是什么样的预期置于次要地位，并在基于当地人群的正常或者异常的框架内，重新考虑心理健康与精神疾

患。与此同时，研究者又必须在当地情境中保持足够的独立性，以识别出可能被社区在日常生活中视为正常，却事实上是可以治疗的精神障碍。为了做到这一点，一些研究者在全球精神卫生研究中设计并设法采用一些方法将文化"操作化"（部分方法的清单，表 3-1）。然而，大多数关于全球精神卫生的研究还是忽略了文化作为精神疾患显著的决定因素。

表 3-1　全球精神卫生研究的操作性文化

"文化"的界定	"文化"的操作化
共享语言	症状和综合征的综合语言分析
当地经验	现象学描述
当地含义	用解释学的方法对疾患的当地分类和当地疗愈方法进行民族志描述
同伴分析	针对患者的功能、体验和对行为的理解，访问其家人或者其他重要成员
社会功能	在日常生活中"正常"行事的能力
社交网络	社会连接（数目）预示了社交网络的密度
社会支持	对于患者来说，可获得的社会资源的数量和类型
结构化条件	对于患者来说，可获得的健康支持、财富、暴露、风险、暴力、歧视、躯体保护和稳定性条件
精神疾病评估	时常考量患者的个人史和疾病史，但忽视文化作为症状表现的一个重要因素

风险与复原力因素

关于全球精神卫生研究中的风险与复原力因素的讨论始于对 IPSS 的重新考量。尽管 IPSS 的研究者发现精神分裂症的患病率在不同文化之间并无很大差异，之后世

界各地的研究在精神疾患的多个方面都发现了很大的不同。例如,精神病的反复发作、慢性化病程、长期致残,以及影响到个体的社会和社区融合等方面(Hopper, 1991; Jenkins & Jenkins, 2004)。为什么会这样?

这可能是因为在开展 IPSS 和结局决定因素研究的时期,在低收入国家与高收入西方国家的病患群体之间,与病程有关的特征差异极大。目前的研究表明,现在精神分裂症的病程在不同的情境中可能更加相似,这可能是因为随着时间的推移,与病程有关的因素逐渐趋同,而非逐渐趋异。

许多质性研究证明社会因素促进了精神障碍患者的复原力,抑或是恶化了疾患及其病程和结局。一个常见的例子——关于美国精神分裂症患者的病程研究——是可以作为例证的。这些人经常经历精神病的反复发作,出现难以避免的慢性化病程,并被社会边缘化(Bromet 等, 2011; Bromet 等, 2005)。相比之下,意大利的社会政策为精神分裂症患者的家庭提供了有力支持,使每位患者能够融入当地就业体系、社区功能,以及当地的、非专科医疗服务系统(Donnelly, 1992; Leff, 1998)。一项印度的研究发现,社会压力促进了婚姻法的完善,使之成为防止严重精神障碍患者被离婚或者被遗弃的保护性因素(Leff 等, 1987; Srivastava 等, 2009)。最后,Patel(1998)在一项对非洲的研究中发现,精神分裂症患者周围的社区经常使用当地的解释模式来说明疾患,这种模式整合了宗教或者灵性思想,使之对患病个体起到保护性作用,或者至少有促进其融入社会的作用(关于解释模式的进一步讨论,见下节)。像这样的

社会和文化因素可能会对精神分裂症的总体严重程度产生长期影响,其影响之大以至于它们甚至可以改变疾患本身的预期病程。

在全球精神卫生研究中,文化和情境既可以透过风险与复原力因素的机制影响到精神障碍的患病率、病程和结局,又可以透过文化方式所创造的条件来促进其心理健康。文化考量需要考虑精神疾患的多个方面,从符合文化规范的态度和实践,到与当地有关的一组症状,以及对待精神障碍患者的社会态度。将文化纳入精神疾患的研究中,也需要考虑到大规模的结构化范式,包括地方、州和国家的治疗范式;可获得的干预体系;有关卫生政策;以及心理健康趋势与人口学趋势相交的方式。

情境和文化可以通过与比如性别、年龄、贫困和婚姻状况等因素的交互作用,直接影响精神疾患的体验。特别是性别因素,已被多次证明是调查精神卫生问题的重要因素。调查发现,女性的心境障碍和焦虑障碍的患病率高于男子(Hopcroft & Bradley, 2007; Kessler 等, 1993; Van de Velde 等, 2010),而男性则表现出更高的物质使用率(Gureje 等, 2007; Kessler 等, 1993)。女性在心境障碍和焦虑障碍中更高的易感性可能与一系列因素有关,这些因素不仅包括生物学上的差异,还包括社会角色(如生育和抚养子女、操持家务、照顾病患和赚取收入的方式)、社会期望(如生育、子女的性别偏好、不孕不育的问题以及对不孕的羞辱或指责)、权力和地位上的性别不平等,以及容易受到家庭暴力的影响。同样,虽然男性较高的物质使用障碍易感性可能与生物学上

的因素相关联,但也可能与对就业和失业等问题上的文化期望,是否有能力实现比如婚姻、养儿育女、拥有土地或者住房等人生期望,以及社会容忍的应对方式等有关。

像性别一样,年龄是各种文化中精神疾患差异的重要预测因素。在生命周期不同阶段出现的精神疾患类型具有相当大的当地特殊性,在不同文化之间的年龄和生命阶段甚至可能有所不同。例如,在什么年龄段结婚才是正常的。举个例子,在贫穷环境或者城市中的中低收入环境中的年轻人经常报告说,贫困和失业造成他们在实际上或者感知上缺乏生活机会,从而导致他们落落寡合和攻击行为的增加。相比之下,越来越多的美国中产阶层的年轻人被诊断出患有抑郁症、注意缺陷多动障碍和药物依赖,其原因各不相同,且往往并不完全清楚。一个可能的原因是,美国对这些诊断的文化接受性较高。

文化在理解年龄的影响(特别是在年轻时期),以及发展过程的作用十分重要。文化不仅会影响人们对儿童发展心理轨迹的期望,还会影响儿童和青少年的角色和责任,以及儿童被赋予的各种权利。例如,女性成年的年龄会影响她们的预期角色和对她们的期望(如结婚的年龄,以及在照顾孩子和家务方面扮演“成年人”的角色)。

文化也可能影响精神障碍的患病率和对其识别。产后抑郁症就是一个例子。在资源匮乏的国家,产后抑郁症的患病率很高。例如,在印度和巴基斯坦有两项研究估计,产后抑郁症的患病率分别为 23%(Patel等,2002)和 28%(Rahman 等,2003)。一篇对来自世界各地的研究所进行的综述发现,产后抑郁症的患病率在各地存在一定的差异,但在各处均有这一障碍(Halbreich & Karkun, 2006)。此外,上述研究还发现,不同文化中人们的患病原因各不相同。例如,印度的一项研究发现,除了普遍存在的、糟糕的婚姻关系和经济困难问题,对儿童性别偏好的压力是当地人群的一项特殊的风险因素(Patel 等, 2002)。

符合文化规范的态度和行为——经常有着悠久的历史——可能直接影响某些障碍的患病率。然而,尽管这些态度和行为对患病率可能有着很强的解释效果,但研究者必须当心越界:从将文化视为许多解释中的一种,到把文化作为一种预测手段。例如,思考一下俄罗斯的酒精使用和滥用问题。自公元 10 世纪以来,酒精成为俄罗斯人生活中的一个重要组成部分。虽然饮酒在世界人民的餐饮文化中司空见惯,但在俄罗斯,传统上饮用的酒大部分都是烈性的(如伏特加),而饮酒形式也通常是狂欢滥饮(McKee, 1999)。饮酒是俄罗斯传统文化的重要组成部分,特别是在一些传统俄罗斯庆典中,都会包含饮酒和祝酒环节,以至于在对比俄罗斯与美国或者其他高收入国家时,对什么是过度饮酒的定义都不一样。另一个例子可能是,法国成年人对葡萄酒的消费规范。一项针对法国葡萄酒专家的质性研究发现,法国参与者认为葡萄酒与饮酒者的社会身份有关,葡萄酒是用来在社交情境中与朋友共同分享的(Mauret, 2013)。

文化态度可能会影响患病率的另一个例子是进食障碍。研究发现,进食障碍的产生与各种社会文化因素有关,并且这一障碍的患病率在西方文化和经济体之间也各不相同。从历史上看,进食障碍在中低收入国家中并不常见,以至于一些人认为这类障碍是西方高收入国家的文化相关综合征(Lee, 1996; R. Prince, 1985)。一些研究者认为,这些差异是由美的理念不同所致。例如,在西方,神经性贪食和神经性厌食的患病率都在上升(Eagles 等, 1995; Lucas, Beard, O' Fallon, & Kurland, 1991; Willi 等, 1990),这与最近在"美国小姐"比赛和对"玩伴女郎"模特的选择中对苗条的强调有关(Garfinkel & Garner, 1982; Rubinstein & Cabalyo, 2000; Wiseman 等, 1992)。其他研究者业已表明,在女性社会角色受限的文化中,进食障碍的患病率较低(Bemporad, 1997)。

除了文化差异,低收入国家精神障碍的患病率和发病率的差异也可以归因于一些并非与特定文化相关的因素。尽管全球范围内都存在着与精神疾患普遍相关的社会与环境应激源(如暴力、较低的社会经济地位、创伤和疾病),但在经济资源有限的国家中,由于艾滋病等疾病的存在、贫困率高、战争不断和卫生基础设施匮乏,这些应激源的作用则被凸显。

虽然有大量研究文献记录了美国(Chander 等, 2006; Lyketsos 等, 1994; Orlando 等, 2002)和其他高收入国家(Gordillo 等, 1999; Skydsbjerg 等, 2001)中艾滋病毒感染人群的沉重的精神疾病负担,但是全球艾滋病毒感染病例的大多数(90%)却都在中低收入国家。与艾滋病相关的精神疾患的负担部分与这一疾病本身有关,包括与艾滋病相关的痴呆和精神病性障碍。然而,低资源地区的社会排斥、病耻感、治疗机会的缺失,以及孤儿问题都加重

了负担,并增加了患者的痛苦和罹患精神障碍的风险。其中,父母的艾滋病感染对儿童所造成的影响令人特别担心。儿童在与感染艾滋病毒的照顾者一起生活时会面临许多挑战(Rotheram-Borus 等, 2006)。尽管青少年、儿童有着自己的成长需要,他们还是要负担着做家务、照顾弟弟妹妹,以及为其他家庭成员提供情感支持的责任。

在 Patel 和 Kleinman(2003)的综述中,确认了 11 项研究。这些研究探讨了中低收入国家(由世界银行的标准认定)中贫困与精神疾患的关系,从中归纳出了一些与精神疾患风险增加有关的因素:糟糕的居住条件(包括住房质量)、水和空气污染、增加的暴力和事故风险、绝望和羞辱(包括对贫困的耻感、对自己或者家庭感到无望,以及与施舍或者乞讨有关的羞辱)、缺少受教育的机会(包括无力承担校服费、书本费或者学费),以及一般的健康问题(包括更易患病和营养不良)。

文化影响对干预措施的选择与适应

在高收入国家的西方医疗服务体系之外发展出来的,用于照料比如抑郁症、焦虑症、创伤后应激障碍和躯体形式障碍等常见精神卫生问题的解释模式经常与标准的生物医学模式不符,因而在这些文化(指非西方文化)中选择与使用干预策略时需要采取谨慎的态度。例如,一些文化将精神问题解释为大自然中的灵性,或者视为与他人关系的产物,可能不太接受用药物来治疗人们的问题。这与更偏向用生物医学方式看待

精神障碍的文化中的个体有所不同。尽管在中低收入国家中进行的精神障碍随机对照试验相对有限，但在过去 10 年中，在全球精神卫生领域的重大进展表明，任务转换（task-shifting）心理治疗的方法对常见精神障碍有效：由深嵌在当地文化中的社区精神卫生工作者来传递[4]精神卫生服务这一做法，已经在世界各地 27 个不同的随机对照试验中得以复制。

对于常见精神障碍，基于循证的心理治疗是非常有效的精神卫生干预。然而，治疗缺口仍然很大，大约只有 7% 的中低收入国家人群能够获得高质量的精神卫生服务（Chisholm 等，2016）。最近一篇荟萃分析和系统综述表明，由非专业工作者提供的循证心理干预已被证明可以改善抑郁症、减轻痴呆症的严重程度和减少问题性饮酒（Van Ginneken 等，2013）。例如，一项在斯里兰卡进行的，针对医学上难以解释的症状（即躯体形式障碍）的随机对照试验发现，与接受常规治疗的对照组相比，接受认知行为治疗干预的参与者的量表分数显著降低，这表明了此种干预的有效性（Sumathipala 等，2008）。另一项在智利圣地亚哥的三个初级保健场所中开展的随机对照试验发现，针对患重性抑郁症的妇女进行的多层面分级治疗，与常规治疗相比，在总体上取得了积极的干预效果（Araya 等，2003）。研究者还证明了，该项目成功地使用了非医疗工作者，并且受到了研究参与者的好评，大于 85% 的项目参与率证明了这一点。

通过进行效力和效果试验，支持任务转换心理治疗干预的证据越来越多，在扩大和维持这些方法方面也继而出现了挑战。为

了在有限的资源范围内，更有效地帮助更多人，所实施的努力包括以下策略：调整治疗内容使其与当地的疾病信仰相一致，在其他可选择的场所（如初级保健）中传递治疗，利用技术帮助扩大干预规模，使用有指导的自助方法，以及注重共同要素。例如，共同要素或者跨诊断的方法（Bolton 等，2014；Murray 等，2014），旨在通过向服务提供者传授一套可变通用于解决一系列问题的实践方法，来克服只能专注于单一疾病的阻碍，降低转诊给他人（并且，经常不存在精神卫生服务提供者）的必要性，并扩大了循证干预的范围。另一些研究者则专注于大规模培训精神卫生工作者，这是扩大服务可及性的阻碍之所在。在一项颇有前景的试验中，巴基斯坦的研究者正在研究使用技术辅助的培训方案，以尽量减少外来专家进行培训所花费的时间和资源（Zafar 等，2016）。由于越来越多的证据表明，由非专家提供的心理治疗干预在一系列文化背景下是可接受、可行的和有效的，该领域正在寻求具有文化适应性（culturally appropriate）的方法来帮助促进这些方案的规模化和可持续发展，以解决精神疾病发病率和死亡率带来的人群负担。

总　　结

在理解文化对精神卫生的影响时，我们需要认识到，尽管人们还有很多事物有待学习，但随着一项项旨在了解如何在不同于我们自己的文化中理解、表达和治疗精神问题的新研究的开展，我们的知识会不断增长。而有些障碍，特别是诸如精神分裂症这样的严重精神障碍，倾向于在全世界都有类

似的表现。这些障碍的体验可能因社区、文化和可及资源的不同而不同。其他的障碍，比如抑郁症和焦虑症，不仅可能在不同的文化中具有各自的理解和治疗方式，而且还可能表现出不同的核心表现和主诉。

文化和资源可获得性的变化也会影响到对预防和干预服务的选择与实施。尽管从历史上看，精神卫生服务在资源匮乏的国家并未列在卫生服务的优先事项中，但人们意识到，心理健康是一项人权，"没有心理健康就谈不上健康"（Patel 等，2006）的理念正在改变着这个局面。

鉴于全球越来越多的证据表明，精神障碍的重要性和可治性以及"全球精神卫生运动"（http://www.globalmentalhealth.org）的横空出世。它呼吁精神卫生的倡导者、研究者和服务提供者在规划服务时，以人权原则为基础，使用可获得的、最佳的科学证据。

（马骁骁译，李木子审校）

注释

［1］复原力（resiliency），又译为心理弹性。是指个体在经历对生命具有威胁的事件或者严重的创伤后仍能回复到良好适应状况的心理发展现象，是一种维持内稳态的能力，同时也是促进心理健康的保护因素。

［2］客位（etic）与主位（emic）研究法。客位法：研究者从一个文化体系之外，以一个外来观察者的角度（外部标准）来理解当地文化与行为，以研究者的标准对其行为的原因和结果进行解释，用比较的和历史的观点看待民族志提供的材料。主位法：研究者尽可能从当地人的视角（内部习语）去理解文化、理解行为。通过听取当地报道人对病痛习语以及病患分类等事物的认识进行整

理和分析的研究方法。

［3］文化相关综合征（culture-bound syndromes，CBS）：又译为文化约束综合征。是指个体或者群体出现奇异的、少见的与特定文化有关的异常行为和苦恼体验，这些异常表现在西方疾病诊断体系中有时难以归类。

［4］deliver（动词）和 delivery（名词），在社区/公共精神卫生领域，译为传递、递送。与提供（provide）一词略有不同。前者有向前推进的含义。在本世纪伊始，英国 Thornicroft G. 和 Szmukler G. 两位著名学者主编的《社区精神医学教科书》（牛津大学出版社，2001）开篇便指出社区精神医学的内涵之一，就是向精神障碍患者传递（delivering）基于循证的各种治疗。

参 考 文 献

Abramowitz, S. (2009). *Psychosocial Liberia: Managing suffering in post-conflict life* (Doctoral dissertation). Available from ProQuest Dissertations and Theses database. (UMI No. 3365067)

American Psychiatric Association (APA). (1980). *Diagnostic and statistical manual of mental disorders* (3rd ed.). Washington, DC: Author.

American Psychiatric Association (APA). (1987). *Diagnostic and statistical manual of mental disorders* (3rd ed., rev.). Washington, DC: Author.

American Psychiatric Association (APA). (1994). *Diagnostic and statistical manual of mental disorders* (4th ed.). Washington, DC: Author.

Andrade, L., Caraveo-Anduaga, J. J., Berglund, P., Bijl, R. V., De Graaf, R., Vollenbergh, W., . . . Wittchen, H. U. (2003). The epidemiology of major depressive episodes: Results from the International Consortium of Psychiatric Epidemiology (ICPE) surveys. *International Journal of Methods in Psychiatric Research, 12*(1), 3–21.

Araya, R., Rojas, G., Fritsch, R., Gaete, J., Rojas, M., Simon, G., & Peters, T. J. (2003). Treating depression in primary care in low-income women in Santiago, Chile: A randomized controlled trial. *Lancet, 361*(9362), 995–1000.

Bass, J. K., Ryder, R. W., Lammers, M. C., Mukaba, T. N., & Bolton, P. A. (2008). Postpartum depression in Kinshasa, Democratic Republic of Congo: Validation of a concept using a mixed-methods cross-cultural approach. *Tropical Medicine and International Health, 13,* 1534–1542.

Beddington, J., Cooper, C. L., Field, J., Goswami, U., Huppert, F. A., Jenkins, R., . . . Thomas, S. M. (2008). The mental wealth of nations. *Nature, 455*(7216), 1057–1060.

Bemporad, J. R. (1997). Cultural and historical aspects of eating disorders. *Theoretical Medicine, 18*(4), 401–420.

Biehl, J., & Moran-Thomas, A. (2009). Symptoms: Subjectivities, social ills, technologies. *Annual Review of Anthropology, 38,* 267–288.

Bolton, P., Lee, C., Haroz, E.E., Murray, L., Dorsey, S., Robinson, C., . . . Bass, J. (2014). A transdiagnostic community-based mental health treatment for comorbid disorders: Development and outcomes of a randomized controlled trial among Burmese refugees in Thailand. *PLoS Medicine, 11*(11), e1001757.

Bromet, E. J., Kotov, R., Fochtmann, L. J., Carlson, G. A., Tanenberg-Karant, M., Ruggero, C., & Chang, S. W. (2011). Diagnostic shifts during the decade following first admission for psychosis. *American Journal of Psychiatry, 168*(11), 1186–1194.

Bromet, E. J., Naz, B., Fochtmann, L. J., Carlson, G. A., & Tanenberg-Karant, M. (2005). Long-term diagnostic stability and outcome in recent first-episode cohort studies of schizophrenia. *Schizophrenia Bulletin, 31,* 639–649.

Chander, G., Himelhoch, S., & Moore, R. D. (2006). Substance abuse and psychiatric disorders in HIV-positive patients: Epidemiology and impact on antiretroviral therapy. *Drugs, 66*(6), 769–789.

Chisholm, D., Sweeny, K., Sheehan, P., Rasmussen, B., Smit, F., Cuijpers, P., & Saxena, S. (2016). Scaling-up treatment of depression and anxiety: A global return on investment analysis. *Lancet Psychiatry, 3*(5), 415–424.

Demyttenaere, K., Bruffaerts, R., Posada-Villa, J., Gasquet, I., Kovess, V., Lepine, J.-P., . . . Ustun, T. B. (2004). Prevalence, severity and unmet need for treatment of mental disorders in the World Health Organization World Mental Health (WMH) Surveys. *Journal of the American Medical Association, 291,* 2581–2590.

Donnelly, M. (1992). *The politics of mental health in Italy.* London, UK: Routledge.

Eagles, J. M., Johnston, M. I., Hunter, D., Lobban, M., & Millar, H. R. (1995). Increasing incidence of anorexia nervosa in the female population of northeast Scotland. *American Journal of Psychiatry, 152,* 1266–1271.

Estroff, S. E. (1989). Self, identity, and subjective experiences of schizophrenia: In search of the subject. *Schizophrenia Bulletin, 15,* 189–196.

Fortes, M., & Mayer, D. (1966). Psychosis and social change among the Tallensi of Northern Ghana. *Cahiers d'Études Africains, 6*(21), 5–40.

Freud, S. (1957). The sense of symptoms. In J. Strachey (Ed.), *The standard edition of the complete psychological works of Sigmund Freud* (Vol. 16, pp. 257–272). London, UK: Hogarth.

Garfinkel, P. E., & Garner, D. M. (1982). *Anorexia nervosa: A multidimensional perspective.* New York, NY: Brunner Mazel.

Good, B. (1997). Studying mental illness in context: Local, global, or universal? *Ethos, 25*(2), 230–248.

Good, B., & Del Vecchio Good, M. J. (1986). The cultural context of diagnosis and therapy: A view from medical anthropology. In A. H. Tuma & J. D. Maser (Eds.), *Anxiety and the anxiety disorders* (pp. 297–323). Hillsdale, NJ: Erlbaum.

Goodenough, W. H. (1970). *Description and comparison in cultural anthropology* (pp. 104–119). Cambridge, MA: Cambridge University Press.

Gordillo, V., del Amo, J., Soriano, V., & González-Lahoz, J. (1999). Sociodemographic and psychological variables influencing adherence to antiretroviral therapy. *AIDS, 13*(13), 1763–1769.

Gureje, O., Degenhardt, L., Olley, B., Uwakwe, R., Udofia, O., Wakil, A., . . . Anthony, J. C. (2007). A descriptive epidemiology of substance use and substance use disorders in Nigeria during the early 21st century. *Drug and Alcohol Dependence, 91*(1), 1–9.

Halbreich, U., & Karkun, S. (2006). Cross-cultural and social diversity of prevalence of postpartum depression and depressive symptoms. *Journal of Affective Disorders, 91*(2–3), 97–111.

Harris, M. (1976). History and significance of the emic/etic distinction. *Annual Review of Anthropology, 5,* 329–350.

Haroz, E. E., Ritchey, M., Bass, J. K., Kohrt, B. A., Augustinavicius, J., Michalopoulos, L., . . . Bolton, P. (2017). How is depression experienced around the world? A systematic review of qualitative literature. *Social Science and Medicine, 183,* 151–162.

Helman, C. G. (1994). *Cultura, saúde e doença* [Culture, health and disease]. Porto Alegre, Brazil: Artes Médicas.

Hopcroft, R. L., & Bradley, D. B. (2007). The sex difference in depression across 29 countries. *Social Forces, 85*(4), 1483–1507.

Hopper, K. (1991). Some old questions for the new cross-cultural psychiatry. *Medical Anthropology Quarterly, 5*(4), 299–330.

Jablensky, A., Sartorius, N., Ernberg, G., Anker, M., Korten, A., Cooper, J. E., . . . Bertelsen, A. (1992). Schizophrenia: Manifestations, incidence and course in different cultures. A World Health Organization ten-country study. *Psychological Medicine, 20*(Suppl.), 1–97.

Jenkins, J. (1988). Ethnopsychiatric interpretations of schizophrenic illness: The problem of *nervios* within Mexican-American families. *Culture, Medicine, and Psychiatry, 12*, 301–329.

Jenkins, J. D., & Jenkins, J. H. (2004). *Schizophrenia, culture, and subjectivity: The edge of experience.* Cambridge, UK: Cambridge University Press.

Kessler, R. C., McGonagle, K. A., Swartz, M., Blazer, D. G., & Nelson, C. B. (1993). Sex and depression in the National Comorbidity Survey I: Lifetime prevalence, chronicity and recurrence. *Journal of Affective Disorders, 29*(2–3), 85–96.

Kessler, R. C., & Ustun, T. B. (2004). The World Mental Health (WMH) Survey Initiative version of the World Health Organization (WHO) Composite International Diagnostic Interview (CIDI). *International Journal of Methods in Psychiatric Research, 13*(2), 93–121.

Kirmayer, L. J., & Young, A. (1998). Culture and somatization: Clinical, epidemiological, and ethnographic perspectives. *Psychosomatic Medicine, 60*(4), 420–430.

Kleinman, A. (1982). Neurasthenia and depression: A study of somatization and culture in China. *Culture, Medicine, and Psychiatry, 6*(2), 117–190.

Kleinman, A. (1986). *Social origins of distress and disease: Depression, neurasthenia, and pain in modern China.* New Haven, CT: Yale University Press.

Kleinman, A. (2004). Culture and depression. *New England Journal of Medicine, 35*, 951–953.

Lee, S. (1996). Reconsidering the status of anorexia nervosa as a Western culture-bound syndrome. *Social Science and Medicine, 42*, 21–34.

Leff, J. (1998). *Care in the community: Illusion or reality?* West Sussex, UK: John Wiley & Sons.

Leff, J., Wig, N. N., Ghosh, A., Bedi, H., Menon, D. K., Kuipers, L., . . . Sartorius, N. (1987). Expressed emotion and schizophrenia in north India. III. Influence of relatives' expressed emotion on the course of schizophrenia in Chandigarh. *British Journal of Psychiatry, 151*, 166–173.

Lock, M. (1995). *Encounters with aging: Mythologies of menopause in Japan.* Berkeley, CA: University of California Press.

Lucas, A. R., Beard, C. M., O'Fallon, W. M., & Kurland, L. T. (1991). 50-year trends in the incidence of anorexia nervosa in Rochester, MN: A population-based study. *American Journal of Psychiatry, 148*, 917–922.

Lund, C., Breen, A., Flisher, A. J., Kakuma, R., Corrigall, J., Joska, J. A., . . . Patel, V. (2010). Poverty and common mental disorders in low and middle income countries: A systematic review. *Social Science and Medicine, 71*, 517–528.

Lyketsos, C. G., Hanson, A., Fishman, M., McHugh, P. R., & Treisman, G. J. (1994). Screening for psychiatric morbidity in a medical outpatient clinic for HIV infection: The need for a psychiatric presence. *International Journal of Psychiatric Medicine, 24*(2), 103–113.

Manson, S. M., Shore, J. H., & Bloom, J. D. (1985). The depressive experience in American Indian communities: A challenge for psychiatric theory and diagnosis. In A. Kleinman & B. Good (Eds.), *Culture and depression: Studies in the anthropology and cross-cultural psychiatry of affect and disorder* (pp. 331–368). Los Angeles: University of California Press.

McKee, M. (1999). Alcohol in Russia. *Alcohol, 34*(6), 824–829.

Morakinyo, O. (1985). The brain-fag syndrome in Nigeria: Cognitive deficits in an illness associated with study. *British Journal of Psychiatry, 146*, 209–210.

Mouret, M., Lo Monaco, G., Urdapilleta, I., Parr, P. V. (2013). Social representations of wine and culture: A comparison between France and New Zealand. *Food Quality and Preference, 30*(2), 102–107.

Murray, L. K., Dorsey, S., Haroz, E., Lee, C., Alsiary, M. M., Haydary, A., . . . Bolton, P. (2014). A common elements treatment approach for adult mental health problems in low-and middle-income countries. *Cognitive and Behavioral Practice, 21*(2), 111–123.

Okulate, G. T., & Jones, O. B. (2002). Two depression rating instruments in Nigerian patients. *Nigerian Postgraduate Medical Journal, 9*(2), 74–78.

Orlando, M., Burnam, M. A., Beckman, R., Morton, S. C., London, A. S., Bing, E. G., & Fleishman, J. A. (2002). Re-estimating the prevalence of psychiatric disorders in a nationally representative sample of persons receiving care for HIV: Results from the HIV Cost and Service Utilization study. *International Journal of Methods in Psychiatric Research, 11*(2), 75–82.

Patel, V. (1998). *Culture and common mental disorders in Sub-Saharan Africa*. East Sussex, UK: Psychology Press.

Patel, V., & Kleinman, A. (2003). Poverty and common mental disorders in developing countries. *Bulletin of the World Health Organization, 81*, 609–615.

Patel, V., Rodrigues, M., & Desouza, N. (2002). Gender, poverty, and postnatal depression: A study of mothers in Goa, India. *American Journal of Psychiatry, 159*, 43–47.

Patel, V., Saraceno, B., & Kleinman, A. (2006). Beyond evidence: The moral case for international mental health. *American Journal of Psychiatry, 163*, 1312–1315.

Phillips, D. P. (1974). The influence of suggestion on suicide: Substantive and theoretical implications of the Werther effect. *American Sociological Review, 39*, 340–354.

Pike, K. L. (1967). *Language in relation to a unified theory of structure of human behavior* (2nd ed.). The Hague, Netherlands: Mouton.

Prince, M., Patel, V., Saxena, S., Maj, M., Maselko, J., Phillips, M. R., & Rahman, A. (2007). No health without mental health. *Lancet, 370*, 859–877.

Prince, R. (1968). Psychotherapy without insight: An example from the Yoruba of Nigeria. *American Journal of Psychiatry, 124*(9), 1171–1176.

Prince, R. (1985). The concept of culture-bound syndromes: Anorexia nervosa and brain-fag. *Social Science and Medicine, 21*(2), 197–203.

Rahman, A., Iqbal, Z., & Harrington, R. (2003). Life events, social support, depression and childbirth: Perspectives from a rural population in a developing country. *Psychological Medicine, 33*, 1161–1167.

Rahman, A., & Prince, M. (2009). Mental health in the tropics. *Annals of Tropical Medicine and Parasitology, 103*(2), 95–110.

Rotheram-Borus, M. J., Stein, J. A., & Lester, P. (2006). Adolescent adjustment over six years in HIV-affected families. *Journal of Adolescent Health, 39*(2), 174–182.

Rubinstein, S., & Caballero, B. (2000). Is Miss America an undernourished role model? *Journal of the American Medical Association, 283*, 1569.

Sartorius, N., Davidian, H., Ernberg, G., Fenton, F. R., Fujii, I., Gastpar, M., . . . Takahashi, R. (1983). Depressive disorders in different cultures: report on the WHO Collaborative Study on Standardized Assessment of Depressive Disorders. World Health Organization, Geneva, at . http://www.who.int/iris/handle/10665/37139.

Scheper-Hughes, N. (1993). *Death without weeping: The violence of everyday life in Brazil*. Berkeley: University of California Press.

Scheper-Hughes, N. (2001). *Saints, scholars, and schizophrenics: Mental illness in rural Ireland* (20th anniversary ed.). Berkeley: University of California Press.

Simon, R. C. (1996). *Boo! Culture, experience, and the startle reflex*. New York, NY: Oxford University Press.

Skydsbjerg, M., Lunn, S., & Hutchings, B. (2001). Psychosocial aspects of human immunodeficiency virus (HIV) infection in a pre-HAART sample. *Scandinavian Journal of Psychology, 42*(4), 327–333.

Srivastava, A. K., Stitt, L., Thakar, M., Shah, N., & Chinnasamy, G. (2009). The abilities of improved schizophrenia patients to work and live independently in the community: A 10-year, long-term outcome study from Mumbai, India. *Annals of General Psychiatry, 13*(8), 24.

Sumathipala, A., Siribaddana, S., Abeysingha, M. R., De Silva, P., Dewey, M., Prince, M., & Mann, A. H. (2008). Cognitive-behavioural therapy versus structured care for medically unexplained symptoms: Randomised controlled trial. *British Journal of Psychiatry, 193*(1), 51–59.

Van de Velde, S., Bracke, P., & Levecque, K. (2010). Gender difference in depression in 23 European countries: Cross-national variation in the gender gap in depression. *Social Science and Medicine, 71*(2), 305–313.

Van Ginneken, N., Tharyan, P., Lewin, S., Rao, G. N., Meera, S. M., Pian, J., . . . Patel, V. (2013). Non-specialist health worker interventions for the care of mental, neurological and substance-abuse disorders in low-and middle-income countries. *The Cochrane Database of Systematic Reviews, 2011*(5).

Weissman, M., Bland, R. C., Canino, G. J., Faravelli, C., Greenwald, S., Hwu, H., . . . Yeh, E.-K. (1996). Cross-national epidemiology of major depression and bipolar disorder. *Journal of the American Medical Association, 276*(4), 293–299.

Wilk, C., & Bolton, P. (2002). Local perceptions of the mental health effects of the Uganda Acquired Immunodeficiency Syndrome epidemic. *Journal of Nervous and Mental Disease, 190*(6), 394–397.

Willi, J., Giacometti, G., & Limacher, B. (1990). Update on the epidemiology of anorexia nervosa in a defined region of Switzerland. *American Journal of Psychiatry, 147*, 1514–1517.

Wiseman, C. V., Gray, J. J., Mosimann, J. E., & Ahrens, A. H. (1992). Cultural expectations of thinness in women: An update. *International Journal of Eating Disorders, 11*, 85–89.

World Health Organization (WHO). (1992). *ICD-10: The ICD-10 Classification of Mental and Behavioral Disorders; Clinical descriptions and diagnostic guidelines*. Geneva, Switzerland: Author.

World Health Organization (WHO). (1975). *Schizophrenia: A multinational study*. Geneva, Switzerland: Author.

World Health Organization (WHO). (1979). *Schizophrenia: An international follow-up study*. New York, NY: John Wiley & Sons.

Zafar, S., Sikander, S., Hamdani, S. U., Atif, N., Akhtar, P., Nazir, H., . . . Rahman, A. (2016). The effectiveness of Technology-assisted Cascade Training and Supervision of community health workers in delivering the Thinking Healthy Program for perinatal depression in a post-conflict area of Pakistan—study protocol for a randomized controlled trial. *Trials, 17*(1), 188.

第二部分

方 法 学

第4章

评估人群的痛苦、障碍、残损以及需要

WILLIAM W. EATON

RAMIN MOJTABAI

ELIZABETH A. STUART

JEANNIE-MARIE SHEPPARD LEOUTSAKOS

JAANA MYLLYLUOMA

本章要点

● 精神障碍评估方法的不断演进,帮助我们将美国精神疾病流行病学历史划分为三个阶段

● 现在有一系列定量方法可用来判断评估的效果(信度与效度)

● 评估方式包括:针对精神痛苦的简短问答,针对一种综合征的简略筛查量表、结构化诊断访谈,以及结构化和半结构化的精神状况检查

● 评估方法之间的一致性仅达到了中等程度

● 基于人群的精神障碍调查会涉及大量的评估,且质量控制很重要

● 可以把调查结果推广至没有被调查的地方(间接估计)

引　言

在公共卫生领域,研究健康与疾病的方法包括对症状、障碍和疾病存在与否这两个方面进行探究。其强调的是人群而非个体,因此,所使用的评估工具就不仅须适用于大型群体之间,还能让其他研究者和临床医生在工作中重复使用。这一章向读者介绍当前的公共精神卫生评估方法,以及目前用于评估大量人群的常用评估工具。

精神障碍为理解面向人群的评估提供了不同寻常的机会,因为这个领域的测量经常会比医学和卫生的其他领域更为复杂。例如,没有简单的指标能够证明疾病的存在与否;评估数据主要来源于和研究组中每个个体的谈话或者对其行为的观察。许多精神障碍的症状与那些在人的一生中通常会出现的短暂认知、情绪或者行为紊乱相似。这些短期紊乱许多是亚临床现象,往往恢复

迅速,即使存在功能改变,也极为罕见。因此,他们无法满足 DSM-5(APA,2013)关于该疾病具有临床意义的要求,即,包括精神痛苦、残损及该疾患应显现的具体征兆和症状。因此,本章不仅要讨论对特定精神障碍本身的评估和测量,也要讨论对精神痛苦和残损的评估和测量。

近年来,大量公众兴趣集中于由人群研究得出的一般精神疾患的患病率上。然而,除了估计患病率以外,人群研究还有许多其他目的:其中就包括探寻能够将实验室研究与临床发现连接起来的疾病病因学线索(Morris,1975),并最终指导预防工作。医学和公共卫生领域的评估所带来的第二个重要成果是确定治疗需要[1]。在个体层面,治疗方案取决于诊断和对治疗需要的评估。而从人群的角度来看,对大量个体的治疗需要进行评估能够为政策制定者和卫生服务规划者提供指导原则。Morris(1975)在其《流行病学应用》一书中提出,对人群的需要进行评估与社区诊断密不可分。这一章将精神障碍、精神痛苦和残损的评估与需要评估结合起来进行阐述。

历 史 背 景

精神疾病流行病学——这门以人群方式研究精神障碍的学科,最迟出现于 19 世纪中叶,即在现代流行病学研究伊始或者更早就已经存在。在 1981 年 Rema Lapouse 奖[2]获奖演讲中,Bruce 和 Barbara Dohrenwend 将精神疾病流行病学史划分为三个历史时期或者阶段(1982)。第一代主要使用那些罹患严重精神障碍[3]的住院患

者的数据。流行病学研究的第二代借助调查研究的方法论来研究更大范围的人群精神卫生问题,但并未尝试区分不同的精神障碍。第三代通过应用结构化访谈出明确精神障碍诊断的方式,使人群调查研究更为精细化。接下来我们将简单扼要地讨论这几个精神疾病流行病学发展阶段以及各阶段的主要代表性研究。

第一代

精神疾病流行病学调查的第一代,大致从 19 世纪末至 1955 年左右,主要对精神病院和精神障碍患者居住的其他机构进行调查。第一代的经典研究包括芝加哥的城市化与精神疾患研究(Faris & Dunham,1939),Malzberg(1952a,1952b,1953)对纽约州机构住院患者的研究,纽黑文市的社会阶层与精神疾患的研究(Hollingshead & Redlich,1958),以及示范报告区的研究。这些示范报告区中的各州和社区,向 NIMH 报告州立医院住院人口的特征(Kramer,1969)。在这些研究中,医疗记录提供了具体的精神疾病诊断信息。

19 世纪,社区精神障碍的患病率是通过对精神病院、救济院和其他精神病患收容机构的居住人员进行人口普查来估计的(Humphreys,1890;Tuke,1892/1976)。以这种方式获得的数据经常被称为“精神病统计”,尽管这些评估中也包括与精神障碍相关的社会人口学数据。19 世纪后期,这些数据引发了更多的兴趣,与此同时,精神障碍患病率不断上升也引起了越来越多的担忧;这些数据为调查患病率是否确实在增长提供了为数不多的方法之一(Humphreys,

1890）。历史研究继续探索着精神障碍患病率的既往趋势，并将其与比如城市化和工业化等各种社会和经济因素联系起来（Torrey & Miller，2001）。

这种用来估计一个群体中精神疾病负担的方法有许多好处。首先，依靠宽期收集的行政数据，几乎不会产生额外费用。其次，机构人口普查有可能捕获大部分最严重的精神疾患。因为在抗精神病药物出现之前，许多患有严重精神障碍的人会住进精神病院并长期待在那里。最后，据称绝大多数收治住院的患者所患的都是最严重的精神障碍，所以这些病例的临床显著性很少受到质疑。

该方法作为评估需要的工具，其主要局限性在于将治疗需要与治疗本身等同起来。无论是这些"精神病统计"，还是与之相对应的现代方法——精神医学登记——都没有登记大多数未得到治疗的较轻的精神障碍病患。即使对心理健康和疾病趋势的早期观察者来说，这个重要的局限也很明显。正如一位早期观察者（Humphreys，1890）所指出的，"精神错乱是……一个相对概念，许多人处于边缘状态，他们是否是疯子取决于他们的朋友的便利或者财力。"即使对于那些患有严重精神障碍的个人来说，包括所属社会阶层、与安置机构的地理距离在内的一系列因素，都会影响其是否能住进精神病院（Humphreys，1890；Jarvis，1866）。

由于认识到从治疗机构所获数据的局限性，研究者早在 19 世纪就开始寻找估算精神障碍患病率的其他方法。早在 1855 年，Edward Jarvis 就进行了一项迄今为止仍是世界上范围最广、最令人印象深刻的精神疾病调查之一（精神疾病委员会，1855/1971）。

Jarvis 尝试着统计整个马萨诸塞州接受治疗与未接受治疗的精神障碍病例。不仅是 Jarvis 的调查，事实上 19 世纪中期的精神医学界都将精神疾患的定义局限于非常严重、需要监护的情况。他找到各地的医生、牧师和其他见识广博的人，让他们报告所见所闻的精神疾患和精神发育迟滞的病例（分别称为"疯者"和"痴者"）。已收治入院患者的信息由收容机构的管理者提供。

Jarvis 通过这种方式估计的全州严重精神疾患的患病率不到 0.25%。然而只有约半数的确诊病例是在各种机构中发现的，而据 Jarvis 判断，所有严重精神障碍患者都需要机构照看。Jarvis 依据自己的发现，建议在马萨诸塞州增加精神病床位的数量。

尽管有以上这些发现，在接下来的一个世纪里，越来越多的流行病学研究继续表明，多达 75% 的有明显精神问题的个体从未寻求过治疗（Link & Dohrenwend，1980）。直至 20 世纪下半叶，精神疾患未获治疗的问题才获得公众的关注。

Jarvis 的研究在某种程度上是 19 世纪的一个异类。在整个 19 世纪，对治疗数据进行分析仍然是估计精神疾患负担和间接估计治疗需要的主要方法。这些数据继续为决策者提供着关于当地、州和国家层面精神医疗需求的重要和容易获得的信息（Baldwin & Evans，1971；de Salvia 等，1993；Goodman 等，1984；Hall 等，1973；M. Kramer，1969；Munk-Jorgensen 等，1993；O'Hare，1987；Pedersen 等，2006；Rahav，1981；Selten & Sijben，1994；ten Horn 等，

1986；Thornicroft 等，2000；J. Wing & Fryers，1976；J. K. Wing，1989；L. Wing 等，1967）。作为这些机构的现代化身，地方和国家登记处的这些数据还提供有关精神障碍发展的广泛风险因素的宝贵信息。最近的技术发展让一些国家比如丹麦能够将多个国家登记系统，比如生育（包括产科并发症和为预防苯丙酮尿症而保留的婴儿后脚跟上的生物样本）、教育、就业、残疾、家庭、法律和躯体健康服务等，与住院和门诊患者心理健康登记相链接，为研究精神障碍的风险因素和自然史提供了前所未有的机会（Pedersen，2011；Pedersen 等，2006）。

第二代

第二次世界大战期间和之后，开始了对一般人群中家庭居民的调查，这一发展令精神疾病流行病学第二代受益匪浅。当时，精神障碍的诊断与治疗以精神分析模式为主，而精神分析并不关注具体的精神障碍。结果导致基于人群的调查研究更多地关注广义的精神障碍，而非特定的障碍或者诊断。也因此，这些早期的家庭访谈调查用来评估，由精神科医生诊断的，患有精神障碍的概率。

这些研究结果让人们重新认识并开始关心这样一个事实，即许多需要照管精神障碍的个体没有得到治疗，而这正是 Jarvis（1866）在百年前就强调了的问题。产生这一认知的部分原因，是发现第二次世界大战的服役军事人员中精神疾病患病率很高（Brill & Beebe，1956）。2 600 万年龄在 18~37 岁的男性中，有近 1/5 的人被确诊患有某种类型的精神障碍。以上的研究结果在战后许多人口普查中反复出现（Dohrenwend，1980；Leighton 等，1963；Srole 等，1962），这些结果清楚地表明，单凭治疗数据来估计精神障碍患病率，只能见到社区精神疾患这座冰山上的一角（Link & Dohrenwend，1980）。

第二代的一些经典研究，包括曼哈顿中城研究（Srole 等，1962）——最早探索应激在精神障碍病因学中所起作用的研究之一；以及加拿大大西洋地区的斯特灵县研究（Leighton 等，1963），强调了社会整合对精神障碍发展的影响。

第三代

第三代开始于 1980 年左右，紧随后来被称为诊断上的"新克雷丕林（neo-Kraepelinian）革命"，这个革命性疾病分类方法被收录在 DSM 第 3 版（DSM-Ⅲ）（APA，1980）中。新克雷丕林精神障碍模型假设，精神障碍与躯体疾病相似，是自成一体，且具有生物学基础的疾病实体，带有相对清晰的边界。随着新的疾病分类出现，许多调查者认为需要更可靠、标准化的方法用以在人群调查中评估这些障碍的患病率。为了满足这一需要，流行病学责任区（epidemiologic catchment area，ECA）研究的结构化访谈计划中编入了 DSM-Ⅲ 诊断标准，称为 DIS（Eaton 等，1981；Klerman，1986，1990；Regier 等，1984）。

ECA 研究催生出新一代的精神障碍人群调查方法并沿用至今，成为美国及海外的研究范例。与早期的一般人群调查相比，ECA 最重要的创新之处在于对特定精神障碍的关注，这种研究方法目前广泛应用于世界各地的一般人群调查中（Demyttenaere 等，2004）。美国此类研究的重要实例（参见第 6 章的具体描述）包括20 世纪 90 年代的美国共病调查（National Comorbidity Survey，NCS）（Kessler 等，1994）和 10 年后的美国共病调查 - 复查（National Comorbidity Survey-Replication，NCS-R）（Kessler & Merikangas，2004）。此外，还有美国其他几个全美代表性的物质使用调查，比如美国药物使用与健康调查（National Survey on Drug Use & Health，NSDUH）（SAMHSA，2010）以及包含一系列精神障碍和物质使用障碍测评的美国酒精与相关疾病流行病学调查（National Epidemiologic Survey on Alcohol & Related Conditions，NESARC）（Grant 等，1994）。

判断评估成功的方法

大量为获取个人信息发展出来的评估技术，也可用于估计特定的精神障碍或者症候群的群体患病率。在我们简单描述这些精选出的测量方法之前，有必要先探讨信度和效度这两个关键问题。信度解决的是测量是否会产生一致的结果，而效度解决的是，我们是否在测量我们所要测量的东西。编制评估工具的目标是生成既高度可靠，又高度有效的工具。不可靠或者无效的测量所带来的负面后果怎么夸大都不为过。不可靠的测量手段弱化了两个测量之间任何真实的关联，蒙蔽了研究病因线索的能力。无效的测量不仅会导致对一种障碍流行程度的估计偏倚，而且会导致对这种障碍与其风险因素和其结局关系的估计偏倚，而这种偏倚反过来又折损了对治疗需求的估计以及对病因学的研究。

信度

信度是指测量的一致性。测量若要有用，必须可靠。例如，一个完全可靠的码尺或者卷尺，在测量一个特定的人时，每次都会得到相同的高度（如 1.6m）。相比之下，一个不可靠的工具（如几个观察者在一段距离之外估计一个高度）会产生大相径庭的测量值。因此，精神卫生研究采用几种类型的研究设计来评估测量的一致性，其中包括：

● 重测信度（test-retest reliability），是指对相同个体进行连续测量之间的相关性（Bohrnstedt，2010）。

● 评分者间信度（inter-rater reliability），是指由不同评分者所实施的测量之间的一致性（Shrout & Fleiss，1979）。

● 内部一致性信度（internal consistency reliability），是指对相似条目应答的一致性（Bohrnstedt，2010）。

第三种类型的信度测量——内部一致性——通常应用于那些用多个条目测量相同概念或者密切相关的概念的评估，比如焦虑、抑郁或者认知能力问卷。为相同概念设置多个不同条目可以防止练习效应（由于熟悉了测验，人们在之后的重测中表现会更好），以及反应性效应（当再次询问同一个有关感受和想法的问题，提问本身导致受试者改变其应答）。此外，一个概念设置多个问题可以提高对该概念测量的精确度。在这种情况下，可以通过量化条目间答案的一致性来评估内部一致性信度。有关构建可靠的测量方法的更多细节,参见 DeVellis（1991）。

信度的定量评估,即信度系数,有不同的形式。采用哪种形式取决于使用了三种研究设计中的哪一种,以及需要评估信度的变量的测量水平（表 4-1）。

表 4-1 信度系数

设计	测量			
	连续		分类	
重测	r	ICC	κ	ICC
评分者间	r	ICC	κ	ICC
多条目	α	ICC	KR-20	ICC

r, Pearson 或者 Spearman 相关系数；ICC,组内相关系数（intraclass correlation coefficient）；κ, κ 系数；α,克龙巴赫 α 系数；KR-20,库德 - 理查森 20 系数。

对于二分变量,比如一种障碍存在与否,当测验设计为重测或者多个评分者的形式时,使用 κ 系数（κ）（Fleiss 等,1971）。对于两种情况下的连续变量,使用相关系数（r）。对于存在多个条目的情况,克龙巴赫 α 系数（Cronbach's alpha coefficient）（α）用于连续和二分变量,虽然在后一种情况下,称为库德 - 理查森（Kuder-Richardson）20 系数（KR-20）。组内相关系数（ICC）可用于六种情况（Shrout & Fleiss,1979）。所有这些信度系数的一个重要共同特征是完美信度值为 1.0。当信度系数小于 0.40 时,则认为该测验的信度较差。一般来说,信度系数值为 0.60 视为较好；系数值为 0.80 或者以上视为良好或者优秀（Altman,1991；Landis 和 Koch,1991）。

信度问题是 1980 年 APA 对 DSM 进行全面修订的重要动机。对前两个版本中的评估的诊断信度进行回顾发现,其诊断信度不仅远远低于大多数研究者可以接受的水平,甚至低到令人对精神医学诊断这一概念的效用产生怀疑的程度。例如,之前使用的诊断系统对神经性抑郁症进行诊断,平均 kappa 值仅为 0.26,焦虑性神经症的平均值为 0.45,而精神分裂症的平均值为 0.57（Helzer 等,1977；Spitzer & Fleiss,1974）。相比之下,在 DSM-Ⅲ 的现场测试中（Spitzer 等,1979）,重性情感性精神障碍重测设计中的 kappa 值为 0.77、焦虑症为 0.43、精神分裂症为 0.82。DSM-Ⅲ 和 ICD（WHO,1992,1993）经过修订后所包含的诊断操作标准越来越精确,后续研究显示他们的 kappa 值更高。

效度

评估工具的效度是指该工具对其所要度量对象的度量程度。也就是说,效度是指测量与变量名称所代表的概念或者结构（如重性抑郁症或者痛苦）之间的关系强度。一个测量可以有很高的信度,但即使其结果具有一致性,若实际上并没有测量它应该测量的对象,它的效度还是很低的。Cronbach 和 Meehl（1955）和 Messick（1995）都对效度有过经典描述。针对精神疾病诊断的效度讨论,见 E. Robins 和 Guze（1970）和 Spitzer（1983）。本书的第 3 章讨论了与跨文化工作相关的信度和效度问题。效度有几种类型,如下所述。

效标效度（criterion validity）是通过与一些标准量度比较进行评估。这些标准量度有绝对把握衡量其欲测量之物——有时称之为金标准。当测量身高时,金标准可能是尺或者卷尺；人们可以将远距离观察者的评估与这一金标准进行比较,标注两者之间的任何差异。几乎毫无例外的是,测量心理健康或者精神疾患的工具普遍缺乏这样的金标准,没有如血液检测可直接观察的变量,用以显示是否存在精神障碍或者某一特性的严重程度。相反,所有可能的数据都是在尽可能多的时间点,通过许多观察者,从现有的访谈、检查和医疗记录中收集而来;然后由专业人士进行分析。这种方法有时简称为 L-E-A-D(纵向 Longitudinal,专家 Expert,所有数据 All Data)标准,是精神医学领域现有的最接近于金标准的标准。

内容效度(content validity)是指许多指标能够代表所限定领域内容的程度。评估这种类型的效度在教育测试中尤为常见,此类测试是由一群专业人士来判定该测试是否很好地涵盖了课程或者知识领域的内容。对于精神卫生研究来说,在 DSM Ⅲ 详细列出了特定精神障碍的可操作性诊断标准后,这种类型的效度变得更加容易确定。例如,由于 DSM 在可操作性诊断标准中对九大症候群进行了细致的描述,见框 4-1(APA,2013),一个能够确保良好内容效度的抑郁障碍测量量表(如下文中所描述的 DIS)就可以很容易地构建出来。

框 4-1　诊断标准:重性抑郁症

296(F33)

诊断标准

A. 在同样的 2 周时期内,出现 5 个或以上的下列症状,表现出与先前功能相比不同的变化,其中至少 1 项是 1. 心境抑郁或 2. 丧失兴趣或愉悦感。

注:不包括那些能够明确归因于其他躯体疾病的症状。

　1. 几乎每天大部分时间都心境抑郁,既可以是主观的报告(如感到悲伤、空虚、无望),也可以是他人的观察(如表现流泪)(注:儿童和青少年,可能表现为心境易激惹)。

　2. 几乎每天或每天的大部分时间,对于所有或几乎所有的活动兴趣或乐趣都明显减少(既可以是主观体验,也可以是观察所见)。

　3. 在未节食的情况下体重明显减轻,或体重增加(如一个月内体重变化超过原体重的 5%),或几乎每天食欲都减退或增加(注:儿童则可表现为未达到应增体重)。

　4. 几乎每天都失眠或睡眠过多。

　5. 几乎每天都精神运动性激越或迟滞(由他人观察所见,而不仅仅是主观体验到的坐立不安或迟钝)。

　6. 几乎每天都疲劳或精力不足。

　7. 几乎每天都感到自己毫无价值,或过分地、不适当地感到内疚(可能达到妄想的程度),(并不仅仅是因为患病而自责或内疚)。

　8. 几乎每天都存在思考或注意力集中的能力减退或犹豫不决(既可以是主观的体验,也可以是他人的观察)。

　9. 反复出现死亡的想法(而不仅仅是恐惧死亡),反复出现没有特定计划的自杀观念,或有某种自杀企图,或有某种实施自杀的特定计划。

B. 这些症状引起有临床意义的痛苦,或导致社交、职业或其他重要功能方面的损害。

C. 这些症状不能归因于某种物质的生理效应,或其他躯体疾病。

注:诊断标准 A-C 构成了重性抑郁发作。

注：对于重大丧失（如丧痛、经济破产、自然灾害的损失、严重的躯体疾病或伤残）的反应，可能包括诊断标准 A 所列出的症状：如强烈的悲伤，沉浸于丧失，失眠，食欲缺乏和体重减轻，这些症状可以类似抑郁发作。尽管此类症状对于丧失来说是可以理解的或反应恰当的，但除了对于重大损失的正常反应之外，也应该仔细考虑是否还有重性抑郁发作的可能。这个决定必须要基于个人史和在丧失的背景下表达痛苦的文化常模来作出临床判断。

悲痛反应的主要影响是空虚和失去的感受，而重性抑郁发作（MDE）是持续的抑郁心境和无力预见幸福或快乐，这样的考虑对于鉴别 MDE 和悲痛反应是有用的。

D. 这种重性抑郁发作的出现不能更好地用分裂情感性障碍、精神分裂症、精神分裂症样障碍、妄想性障碍或其他特定的或未特定的精神分裂症谱系及其他精神病性障碍来解释。

E. 从无躁狂发作或轻躁狂发作。

注：若所有躁狂样或轻躁狂样发作都是由物质滥用所致的，或归因于其他躯体疾病的生理效应，则此排除条款不适用。

摘自 APA（2013），张道龙等，译 . DSM-5. 北京：北京大学医学出版社，第 154-155 页。

结构效度（construct validity）是指一个测量结果与其他相同或者类似结构的测量结果，以及其前因或者后果之间的预测相关程度。再次就抑郁症而言，个体的抑郁分数应与自尊这个紧密相关的结构的量表分数呈负相关。抑郁分数还应与已知的抑郁风险因素一致，如年龄和性别（Burvill, 1995），以及与抑郁本身作为风险因素而导致的结局一致，如心肌梗死（Glassman, 2008）。

一般来说，对行为健康的效度研究比对躯体健康和流行病学的研究更为复杂，后者的效标效度和金标准，如生物学检测，很少受到质疑。躯体健康和流行病学研究中的效标效度常以敏感性（sensitivity）和特异性（specificity）指标来量化。敏感性是指由金标准检测所识别出的病例中，可同样由试验检测所识别出的病例所占的比例。特异性是指由金标准确定为没有疾病的人当中，能正确地由试验检测识别出来的人所占的比例（Gordis, 2004）。这两个指标特别适用于二分变量，如疾病的存在与否。在精神疾病流行病学领域，直到开始使用 DSM-Ⅲ（APA, 1980），敏感性和特异性指标才被发现在评估特定诊断时有用。然而，它们的用处却因精神疾病诊断缺乏金标准而大打折扣。

适用于大量个体的评估方法

公共精神卫生面临的挑战之一是获取可靠、有效的、基于人群的精神障碍信息。这有三大类评估方法可用于对大量个体的精神障碍患病率进行估计：

1. 结构化或者非结构化精神状况检查。在这些检查中，精神科医生根据 DSM 对精神障碍进行评估。

2. 结构化诊断访谈，由未经临床培训的访谈者依据可操作性 DSM 标准实施（迄今为止大部分精神疾病流行病学工作都采用这种方法）。

3. 用于筛查可诊断的精神障碍潜在病例和具有亚临床痛苦、残疾和残损的潜在病例的简短量表。

精神状况检查

一位训练有素的精神科医生在研究背景下所进行的检查,是公共精神卫生领域最接近金标准的方法。"检查"一词意味着检查者需确定所要寻找的相关征兆、症状或者诊断是否存在。相对于由访谈者对访谈对象的回答进行记录的结构化精神状况访谈而言,精神状况检查在检查者(即精神科医生)如何通过讨论、观察和专业判断获得诊断所需信息方面提供了更大的自主性和灵活性。结果导致,即使在研究背景下,评估的信度也很低。如本章前段和第 2 章所述,DSM 对特定诊断的操作标准进行详细描述,有助于降低评分者间信度较差的风险。然而,尽管具有更高的诊断准确性,人们仍然担心精神状况检查的实施过程或者对那些信息的解读过程所存在的差异会留下太多犯错的空间。为此,人们设计出结构化和半结构化检查用以标准化检查的过程。

这些结构化精神医学检查工具中最重要的是神经精神医学临床评定量表(SCAN)(J. K. Wing 等,1990)和 DSM 临床定式检查(SCID)(Spitzer 等,1992;Williams 等,1992)。这两种工具都用来记录在面对面访谈中获得的信息,然后用精确的算法计算结果,并获得诊断。然而,这两种工具在两个关键方面有所不同。稍微比较口语化的 SCAN 检查会收集广泛的征兆和症状信息,这些信息通常是围绕综合征组织起来的——例如,从有关躯体健康的问题开始,然后是关于担心和紧张,接着是强迫性症状等等。这种方法有时被称为"自下而上的方法",因为要在没有预先假设存在问题或者在没有诊断

假设的情况下,收集范围较广的一系列体征和症状信息。SCAN 包含所推荐的访谈问题,示例见框 4-2 中惊恐障碍相关内容。

框 4-2　SCAN 关于惊恐发作的问题

SCAN 关于惊恐发作的问题
　　现在,我要问您有关焦虑或者惊恐发作的感受。当人们焦虑或者恐慌时经常感到非常害怕。他们可能会感觉心跳加快,或是开始发抖、出汗,或者感觉无法呼吸。您有过类似的感受吗?
反应:
0 不存在焦虑和惊恐发作
1 存在焦虑和/或惊恐发作

SCAN 的症状和综合征术语表(J. K. Wing 等,1990)要求临床医生来确定被检查者的反应模式是否符合某个特定障碍的最低标准。例如,SCAN 术语表第 236 页的第四部分(标题为"惊恐、焦虑和恐惧")包括以下条目:

4.020 惊恐发作

惊恐发作往往独立发病,具有明显的自主焦虑,发作突然,(在数分钟内)迅速逐渐增强,很快达到最大值。它们可能在自主焦虑的一般背景下发生,或者在没有前驱症状下出现。一次发作可能持续长达一小时,但会逐渐缓解。浮游情绪和恐惧症形式的焦虑都可能具有惊恐发作的特征(参见第4.055 项)进而需要多重评定。

最后一句提到的第 4.055 项是在 SCAN 中出现的(J. K. Wing 等,1990):

"您提到的惊恐总是伴随着其中一种恐惧症出现吗?还是您在没有任何预兆的情况下就有了这些惊恐?"多重评定由四个

响应值组成：0——没有恐惧症；1——只有恐惧症；2——伴有惊恐的恐惧症；3——有惊恐但很少或者从不伴有恐惧症。

与 SCAN 相比，SCID 工具（Spitzer 等，1992）经常被称为"自上而下"的方法，因为每个问题都与诊断算法有特定的关系。放置在问题旁边的是诊断标准，而非症状术语表（框 4-3，SCID 工具的惊恐障碍部分）。这两种工具的另一个显著区别是，SCAN 比 SCID 需要更多的临床判断和训练，也耗时更长。

框 4-3　SCID 工具的惊恐障碍部分

F. 焦虑障碍 惊恐障碍 您曾有过惊恐发作吗？ 就是突然感到恐惧、焦虑或者极度不舒服？	惊恐障碍标准 A. 在不适期间的某个时候，发生一次或者多次惊恐发作（独立发生的强烈恐惧或者不安），表现为：①不可预期，即在遭遇到几乎总是会引起焦虑的情境之前或者当时没有立刻出现；②在成为他人关注焦点的情境下未被触发。
改编自 Spitzer 等，1992 年。	

这些评估工具只应用在了数量有限的流行病学研究中，主要原因是培训和聘请临床医生进行评估的费用太高（Eaton 等，2000；Phillips 等，2009）。这些工具最常用于检验下面要描述的一些比较便宜的、评估技术的测量结果。

结构化诊断访谈

DIS 可由未经临床培训的访谈者完成，设计这一量表的部分原因是为 NIMH 的 ECA 项目调查（L. Robins 等，1981；L. Robins 等，1989）提供可靠、有效的评估工具。与半结构化检查像 SCAN 不同，SCAN 会为受过临床培训的检查者提供参考性问题，而 DIS 则要求逐字访谈。访谈者一字不差地读出每一个问题，无须接受临床培训。由于 DIS 是与 DSM-Ⅲ 同期编制的，所以 DIS 的设计者（L. Robins，Helzer 等）和 DSM-Ⅲ 的创建者（Spitzer 等）进行了紧密的合作，以期让 DIS 符合 DSM-Ⅲ 的标准，也因此 DIS 的许多内容仍在不断的改进中。但这种亦步亦趋的合作也引发了一些问题。例如，DIS 有关抑郁障碍症状持续时间的问题，在第一个 ECA 研究点（康涅狄格州，纽黑文），是"症状是否持续了 1 周或者更长时间"，这是继承了 DSM 的研究前身《研究诊断标准》（Spitzer 等，1978）的传统。然而当 DIS 第 2 版推广到了除第一个 ECA 研究点之外的其他全部研究点时，为了与 DSM-Ⅲ 一致，该问题的症状持续时间变成了"两周或者更长"。DIS 就是这样紧紧依附于新 DSM-Ⅲ 高度具体化的操作标准。而这种紧密的同步使得操作标准中一点微小的变化都让综合分析几个研究点的数据变得十分困难。

设计 DIS 时，所提问题的内容变得十分关键；这些问题既不能有推断性，又不能带有情感，而且对于受访的个体来说要意思明晰、毫无歧义。仔细的试点测试对于设计过程颇有帮助。例如，纽黑文 ECA 研究点使用的第 2 版 DIS，在躯体化障碍章节有这样一个问题："您有过肚子痛的情况吗？"

作为回应,纽黑文 18~64 岁成年人样本中,36% 给出了肯定的回答。在调查开始后进行的进一步试点测试和讨论中,有人担心这个问题可能过于宽泛;无论心理状况如何,任何人都可能做出肯定的回答,而使问题变得没有有用的信息。因此,在后来四个研究点所使用的 DIS 后续版本中,语言改写为:"您曾有过很多次肚子痛的情况吗?"在巴尔的摩,成年人样本中的 27% 对这个问题给出了肯定回答,这说明即使是一个很小的措辞变化(加上"很多次")都可能会影响一种障碍表面的患病率。这个例子不仅说明了测量工具是如何影响效度的,而且也说明了在躯体化障碍的诊断中,为腹痛症状建立一个金标准是多么的困难。显然,在精神疾病流行病学研究中词汇的选择颇为重要,因为与精神卫生服务的其他领域一样,大部分信息是通过与参与者的对话收集获得。

框 4-4 显示了 DIS 为生成 DSM-5 惊恐障碍诊断而提出的问题。正如该栏所示,这组问题可以放在一张纸上。当我们将这些问题与框 4-5 所示的 DSM-5 惊恐障碍诊断标准进行比较时,就会发现两者之间的密切关系显而易见。

框 4-4 第 5 版 DIS:惊恐障碍

B. 您是否曾突然感到非常害怕、焦虑或者不安,或者感觉有什么可怕的事情即将发生,你感到…		否	是
PA5A04	1)气短或者好像要窒息?	1	5
PA5A01	2)心脏剧烈跳动、心跳加速或者漏跳?	1	5
PA5A08	3)眩晕、头晕、昏厥、站不稳?	1	5
PA5A06	4)胸部闷痛?	1	5
PA5A02	5)出汗?	1	5
PA5A03	6)颤抖或者战栗?	1	5
PA5A09	7)发冷或者潮热?	1	5
PA5A11	8)身边的事物不真实,好像您正从外部看自己?	1	5
PA5A13	9)担心自己快死了?	1	5
PA5A12	10)担心自己失去控制?	1	5
PA5A07	11)恶心或者胃痛?	1	5
PA5A05	12)呼吸困难?	1	5
PA5A10	13)刺痛或者麻木?	1	5
A. C27B1~13 中有多少为 5 ?		0~3……跳至 D1 ……1	
		4 或以上………………5	
PD5A	C30. 在您一生中,有多少次发作是在一开始几分钟内达最严重的程度? 如果 0 或 1 跳至 D1。其他继续	___/___/___ # 发作	

续框 4-4

PD5C PD5D	C31. 开始探查询问：当您突然出现一些问题，像感 到……您有没有告诉医生这些情况？ （C27B 1~13 中的 SX 评分 5）如果是否评分 PRB 5，跳至 D 1	PRB：2 345
PD5B1	C36. 是否曾至少有一个月，您非常担心会再次发作？	否……………………1 是……跳至 C39 …5
PD5B2	C38. 是否曾至少有一个月，您尝试回避可能引发这种发 作的场合或事物？	否……………………1 是………………… 5

摘自 Cottler，个人交谈，2018 年。

框 4-5 　DSM-5 惊恐障碍的诊断标准

300.01（F41.0）

A. 反复出现不可预期的惊恐发作。一次惊恐发作是突然发生的强烈的害怕或强烈的不适感，并在几分钟内达到高峰，发作期间出现下列 4 种及以上症状。

注：这种突然发生的惊恐可以出现在平静状态或焦虑状态。

1. 心悸、心慌或心率加速。

2. 出汗。

3. 震颤或发抖。

4. 气短或窒息感。

5. 哽噎感。

6. 胸痛或胸部不适。

7. 恶心或腹部不适。

8. 感到头昏、脚步不稳、头重脚轻或昏厥。

9. 发冷或发热感。

10. 感觉异常（麻木或针刺感）。

11. 现实解体（感觉不真实）或人格解体（感觉脱离了自己）。

12. 害怕失去控制或"发疯"。

13. 濒死感。

注：可能观察到与特定文化有关的症状（如耳鸣、颈部酸痛、头疼、无法控制的尖叫或哭喊），此类症状不可作为诊断所需的 4 个症状之一。

B. 至少在 1 次发作之后，出现下列症状中的 1~2 种，且持续 1 个月（或更长）时间：

1. 持续地担忧或担心再次的惊恐发作或其结果（如失去控制、心脏病发作、"发疯"）。

2. 在与惊恐发作相关的行为方面出现显著的不良变化（如设计某些行为以回避惊恐发作，如回避锻炼或回避不熟悉的情况）。

C. 这种障碍不能归因于某种物质（如滥用的毒品、药物）的生理效应，或其他躯体疾病（如甲状腺功能亢进、心肺疾病）。

D. 这种障碍不能用其他精神障碍来更好地解释（如像未特定的焦虑障碍中，惊恐发作不仅仅出现于对害怕的社交情况的反应；像特定恐怖症中，惊恐发作不仅仅出现于对有限的恐惧对象或情况的反应；像强迫症中，惊恐发作不仅仅出现于对强迫思维的反应；像创伤后应激障碍中，惊恐发作不仅仅出现于对创伤事件的提示物的反应；或像分离焦虑障碍中，惊恐发作不仅仅出现于对与依恋对象分离的反应）。

摘自 APA（2013），张道龙等，译 . DSM-5. 北京：北京大学医学出版社，第 200-201 页。

逐字访谈具有明显优势，就是可以由未经临床培训的人员来实施，有利于应用于大规模的人群研究中，而不会导致过高的成本。然而，在进行结构化诊断访谈时，确实会出现一些问题。例如，对一个有关症状问题的肯定回答可能反映的是轻微或者短暂出现的症状，而不是反映精神障碍的存在。或者一个肯定的回答可能是躯体疾病、受伤或者摄入药物、酒精或其他物质的结果。对于大多数精神障碍，由摄入药物或者酒精引起的症状不会被认为是该疾病的表现（此排除原则的例外是酒精与药物障碍本身）。遗憾的是，一个非专业的访谈者并不具备作出这个重要鉴别的临床知识。但是，DIS 有一种通过探查流程图来应对这一潜在问题的方法（图 4-1）。探查流程图的设计是模拟精神科医生询问症状发生时提出的问题，并有可能适用于 DIS 上每一个与症状有关的问题。该图会产生特定的代码值：

1. 对这个问题的回答为否；症状从未出现。

2. 对这个问题的回答为是，但是症状还没有严重到让受访者告知医生或其他卫生专业人员［这一情况］，或者不止一次地服用药物，或者回答说它"严重干扰了［他们的］生活"。

3. 对这个问题的回答为是；症状很严重，但每次出现时，都是由药物、毒品或者酒精造成的。

4. 对这个问题的回答为是，而且症状很严重。但是，每次出现时，都是由疾病或者受伤造成的，或者是由药物、毒品或者酒精造成的。

5. 对这个问题的回答为是；症状很严重，而且至少有一次不是由疾病、受伤、药物、毒品或者酒精造成的——因而似乎真的是精神疾病的症状。

从探查流程图中可以看出，每个与症状相关的问题可以获得 1~5 的响应值。然而，对于有些症状和精神障碍来说，症状出现就意味着很严重。例如，抑郁症躯体方面相关问题没有编码值 2；其他与抑郁相关的症状，如自杀姿态或者自杀未遂，被归类为没有潜在的药物或者疾病诱因，因此没有标示编码 2、3 或 4。直到最近，由于这些特殊性，访谈者仍需按要求记住探查流程图，并遵循由相应编码模式所引导的问题结构。近期随着计算机化访谈的发展，访谈者已无须再死记硬背。

随着时间的推移，DIS 一直伴随着 DSM 同步更新；如今，DIS 生成了 DSM-5（APA，2013）诊断。访谈者现在需要 1 周左右的时间来培训如何使用 DIS。此外，目前已出现计算机辅助版本的 DIS，由计算机提示访谈者要读给受访者的问题。计算机编好程序，通过已记录的访谈回答指导后续的问题，从而减轻了访谈者记忆探查流程图的负担。从佛罗里达大学的网站上可获得打印版和电子版的 DIS，以及相关的培训计划和计算机辅助版本，网址是 http://epidemiology.phhp.ufl.edu/assessments/c-dis-5-and-c-sam-5/。

CIDI 是 DIS 的作者与来自其他国家的研究者们通力合作的结晶。他们需要一个既反映 ICD（WHO，1992，1993）的疾病分类类别，又符合 DSM 疾病分类（Kessler & Ustun，2004；L. Robins 等，1988）的工具。DIS 与 CIDI 的组织结构不同。DIS 的编排

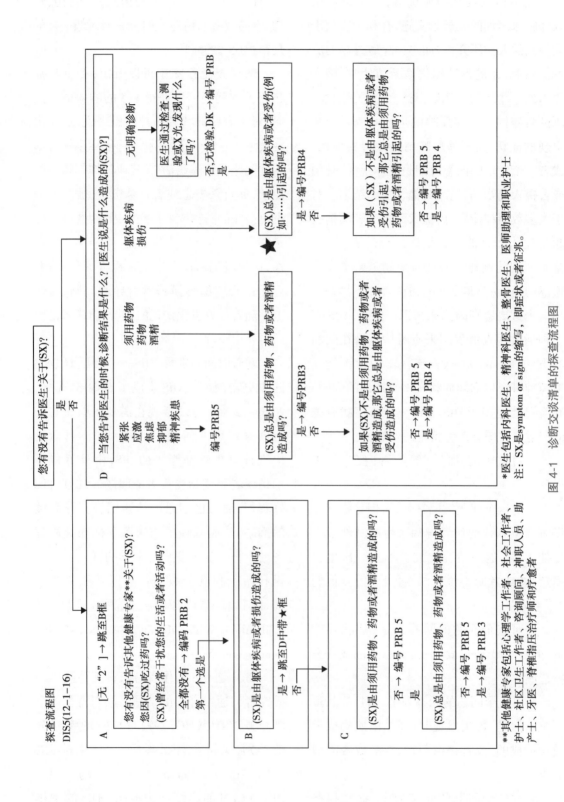

图 4-1　诊断交谈清单的探查流程图

*医生包括内科医生、精神科医生、整骨医生、医师助理和职业护士
注：SX是symptom or sign的缩写，即症状或者征兆。

**其他健康专家包括心理学工作者、社会工作者、护士、社区卫生工作者、咨询顾问、神职人员、助产士、牙医、脊椎指压治疗师和疗愈者方法使某个特定诊断领域的所有或者几乎所有问题一起呈现并循序提问。相反,CIDI则以精简的方式进行诊断;在访谈的每一个点上由计算机施行诊断算法。所以,当确定一个受访者不符合某个障碍的诊断标准时,接下来的问题直接跳过,不管他 / 她后面回答了什么。例如,诊断重性抑郁症需要有烦躁或者快感缺失(框 4-1)。关于这两个症状的问题在访谈的早期就会问到;如果回答是否定的,那么访谈中有关抑郁障碍躯体方面的问题就不再问及。虽然使用这种跳转模式可能会缩短访谈时间,但也限制了研究亚临床综合征的能力,因为不是每个受访者都要回答每一个诊断问题。但是,使用跳跃模式所节省的空间和时间便有可能将 ICD 和 DSM 中与其他诊断有关的附加问题包含进来。不同形式的 CIDI 用以收集如下研究数据:NCS(Kessler, 1994),NCS

的后续随访(NCS-Ⅱ),大约 10 年后的重测(NCS-R)(Kessler & Merikangas, 2004),以及 2000 年的 WMH 调查(Demyttenaere 等,2004;Kessler & Ustun, 2004)。

通过如 DIS 及其后继者 CIDI 这样的结构化访谈所披露的疾病患病率的调查结果,其效度一直是讨论和争辩的主题(Anthony 等,1985;Eaton 等,2007;Henderson,2000)。评估结构化访谈效度的研究者主要是评估此类访谈所获得的测量数据与临床医生所做诊断之间的一致性,后者通常使用的是半结构化访谈工具。图 4-2 展示了 7 种精神障碍的结构化访谈结果与临床医生所做诊断进行比较得出的敏感性与特异性方面的数据。表 4-2 显示了 29 项重性抑郁症效标效度研究中的一项结果,作为一致性评估的一个范例。如表中所示,在巴尔的摩 ECA 随访中,349 名受访者接

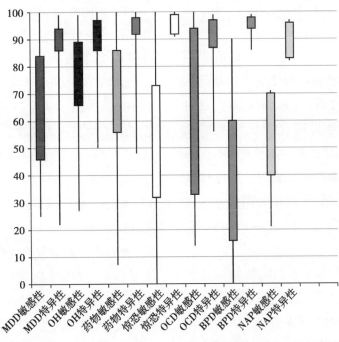

图 4-2 非专业访谈者与精神科医生诊断的一致性。MDD,重性抑郁障碍;OH,酒精障碍;OCD,强迫障碍;BPD,双相障碍;NAP,非情感性精神病(摘自 Eaton 等人,2007)

受了 DIS 访谈,然后再由精神科医生进行 SCAN 检查。精神科医生并不知道 DIS 访谈的结果。根据 SCAN 检查,发现 78 人诊断为终生重性抑郁症(患病率为 22%); DIS 只发现 34 人有相同的终生诊断(患病率为 10%)。23 例由两个工具同时诊断为重性抑郁症。如果此研究以 SCAN 为金标准,DIS 的敏感性为 23/78,仅为 29%。就特异性而言,根据 SCAN 诊断结果,271 名参与者标记为重性抑郁症阴性;同样被 DIS 判定为阴性的有 260 人,特异性为 96%。

表 4-2 DIS 与 SCAN 对 DSM-Ⅲ-R 重性抑郁症终生诊断的一致性,巴尔的摩 ECA 随访

来自 DIS 的结果	来自 SCAN 的结果		总计
	不存在	存在	
不存在	260	55	315
存在	11	23	34
总计	271	78	349

图 4-2 中总结的有关抑郁症的研究中,有半数所报告的结构化访谈的敏感性低于 46%。换句话说,被临床医生通过 SCAN 诊断为重性抑郁症的患者,能够由 DIS 或者 CIDI 同样识别为重性抑郁症的只有不到 46%(Eaton 等,2007)。其他诊断的敏感性甚至更低,大概主要因为对一些障碍的相关症状缺乏深入了解(Eaton 等,1991)。

一方面由于使用了不同的结构化工具,ECA 与 NCS 所估计的患病率存在差异(Regier 等,1998),另一方面由于使用不同翻译版本的 CIDI,致使无论是国内还是各国间所估计的患病率都存在很大差异(Demyttenaere 等,2004),如表 1-1 所示,结果导致人们对由非专业人员实施的、结构化访谈所作出的诊断的效度逐渐丧失了信心。根据以上这些发现,可以说,精神疾病流行病学在有效确定病例方面仍然存在问题(Eaton 等,2007)。

测量的弱点在比较不同研究所发现的患病率时最为明显。在这种情况下,敏感性或者特异性低于 100% 的微小偏差都能很容易在数量上造成高于和低于一定阈值的巨大差异,相应地带来患病率估计值的巨大差异。有了对结构化工具敏感性和特异性方面的数据的可获得性,研究者有时就能无偏倚地估计患病率(Rogan & Gladen,1978)。然而,低敏感性和特异性反过来会影响效度研究,因为它们削弱了特定障碍与其生物或者心理相关因素或者前因之间的关联。

ECA 的调查结果,以及之后模仿它而进行的人群调查,遭到了一些临床医生和研究者的质疑。例如,当约翰·霍普金斯大学的 Paul McHugh 博士被问及对 NCS-R 调查结果的意见时,他的经典回答是:"50% 的美国人精神受损——开什么玩笑?"(Carey,2005)。对调查结果的批评通常集中在:

● DSM 后续版本中所包含的精神障碍名目日益增加。

● 这些诊断的效度无法确定,尤其是在使用非专业人员实施的结构化访谈进行评估时(尽管与由精神科医生进行的检查相比,这些测量方法的敏感性通常较低,这一点之前讨论过)。

● 精神疾病诊断与治疗需要之间的关

联不确定（参见第 16 章）。

1980 年的 DSM 修订版，目前被视为精神医学史上的分水岭（Shorter, 1997）。DSM-Ⅲ 包含 265 种不同障碍，比 DSM-Ⅱ 多出 85 种（APA, 1980）。这个数字在随后的版本中不断增长，DSM-Ⅲ-R 中列出了 292 种障碍（APA, 1987），DSM-Ⅳ 增加至 297 种（APA, 1994）。这个数字在 DSM-5 中稍有减少，为 265 种。一些研究者和临床医生怀疑，如此数量的不同障碍的汇编，是否能够提供一个对人类异常行为进行分类的有效方法（Carey, 2005; Praag, 1993）。这些疑问还掺杂着诸多关于特殊利益集团和制药公司在促进扩大诊断分类方面所起作用的猜测（Carey, 2008; Kirk & Kutchins, 1992）。第三方支付者通常只对 DSM 中所列精神障碍的治疗进行补偿，而新精神治疗药物专利的研发和能否获得政府批准，都取决于这些药物对 DSM 中所列精神障碍的治疗效果。

障碍、痛苦和残损筛查量表

刚刚讨论过的这些工具——SCAN、SCID、DIS 和 CIDI——都是设计用来给大规模人群进行诊断的工具，尤其用于探索精神障碍的流行病学。每个工具需要一个小时或者更长时间来完成，由访谈者（无论是临床医生或者是接受过培训的非专业人员）与每位受访者进行面对面的接触。相比之下，筛查量表（有时是电脑问卷或者自填问卷）则是设计用来在数分钟内完成，且不一定要面对面交流。这种形式可能最适合初级保健场所，因为这些量表旨在识别那些可能需要进一步详细访谈或者可能需要初级

保健提供者更多关注的个体。

许多量表设计用来筛查和测量应激、痛苦或者情绪沮丧：反映了一种令人不爽的情绪状态，而这种情绪源于当事人认为环境的要求可能超出了自己的应对能力（Cohen 等，1983; Cohen 等，1995; Goldberg, 1972, 1978; Goldberg & Hillier, 1979; Link & Dohrenwend, 1980）。痛苦是许多精神障碍最常见的伴随情绪；因此，筛查痛苦情绪的量表也可以筛查精神障碍，尤其是常见的心境障碍和焦虑障碍。痛苦量表是在第二次世界大战期间产生的，用以帮助识别有罹患战斗反应（目前称之为创伤后应激障碍）危险的个体。同样的工具在第二代精神疾病流行病学研究中被修订和使用，比如曼哈顿中城和斯特灵郡的研究（Midtown Manhattan & Stirling County）（Leighton 等，1963; Srole 等，1962）。从那时起，许多新量表被开发出来，其中许多进行了标准化，以完善它们筛查一系列特定诊断的能力。

K-6 是一个六个项目量表，最初用于筛查一般的痛苦（Kessle 等，2002），后来用于筛查严重精神疾患（Kessler 等，2003）。它已应用于许多一般人群调查，其中包括美国国家健康访谈调查（US National Health Interview Survey）（CDC, 2018）和澳大利亚国家心理健康和康宁调查研究（Australian National Survey of Mental Health & Well-Being）（Furukawa, 2003）。K-6 的提问："在过去的 30 天里，您多久感觉一次……如此悲伤以至于没有什么能让您振作起来？紧张？坐立不安或者烦躁？毫无希望？一切努力都是徒劳的？一文不值？"

类似这样的痛苦量表可用于评估在调查群体中的特定个体出现精神障碍的可能性，正如它们在第二代精神疾病流行病学研究中所起的作用。当与结构化诊断访谈相结合时，痛苦量表可以帮助量化与特定障碍相关的痛苦程度以及人群中的总体医疗需要。

一些筛查量表是针对特定诊断或者疾病群的。因此，状态 - 特质焦虑问卷（state-trait anxiety inventory）一般使用 20 个问题来筛选焦虑障碍（Spielberger，1983）。CAGE 量表通过四个问题筛查酒精障碍（Aertgeerts 等，2004）。流行病学研究中心抑郁量表（center for epidemiologic studies depression scale）修订版（CESD-R）有 20 个问题，精准地指向 DSM-5 中重性抑郁症的操作性标准（Eaton 等，2004）。在 CESD-R 中，针对九个诊断标准中的每一个都设计有两个问题，并外加两个分别有关烦躁不安和睡眠障碍诊断标准的附加问题。CESD-R 可以很容易地打印在一张纸的正反面，数分钟内即可完成，既可以进行面对面访谈，也可以通过电话完成。CESD-R 的在线版本（见 http://cesdr.com）会生成该个体符合重性抑郁症诊断标准的概率，并以有序的类别呈现。同时还会基于筛查结果提供相应的应对建议。这些都可以通过电子邮件发送给受访者或者负责治疗的临床医生。患者健康问卷 -9（Patient Health Questionnaire-9）是另一种专门用于筛查抑郁症的量表（Beck 等，1996；Eaton 等，2004；Kroenke 等，2001）。该量表的标题说明了它的效率；其中 DSM 的九个症状群中的每一个都只对应一个问题。

与躯体疾病一样，精神障碍在造成残损和残疾的程度上也存在很大差异。筛查残损和残疾的方法已经开发出来，以便精准地识别这些差异。如表 1-2 所示，席汉残疾量表（Sheehan Disability Scale，SDS）（Sheehan，2008；Sheehan 等，1996）使用目测类比评分来评估那些在工作、家庭和社会生活中可能由特定疾病造成的损害。受访者被要求：

回想您的……（特定障碍）……最严重的一个月或者更长时间。使用 0~10 的数字，0 代表无影响，10 代表非常严重的影响，您会选择哪个数字来描述您的（障碍）在那段时间对您以下活动中的每一项的影响程度。

● 您做家务如清洁、购物、整理房间 / 公寓？

● 您工作的能力？

● 您建立和维持亲密关系的能力？

● 您的社交生活？

其他一些测量残损和残疾的方法被广泛使用。美国劳工部的调查中有一个关于就业障碍的问题："在过去的 3 个月里，您是否曾在任何时候因受伤或者感觉不舒服而至少一整天无法工作、学习或者进行日常活动？多少天？"巴尔的摩 ECA 研究点（Kouzis & Eaton，1995）增加了问题"您是否因情绪问题或者神经紧张而无法参与日常活动？"每个结果生成一个整数型响应值，用天数表示。

WHO 根据人们对六个问题的回答编制出了残疾评估量表，这六个问题都与日常活动中因情绪问题引发的困难有关，例如：

在 1 个月中，当您的情绪、神经或者心理健康对日常活动影响最大时……您回想起,去做该做的事情有多少困难?

　　1 无困难

　　2 轻度困难

　　3 中度困难

　　4 重度困难

　　美国物质滥用与精神卫生服务管理局(Substance Abuse & Mental Health Service,SAMHSA)结合 K-6 量表和 WHO 残疾评定量表,创造出带有三个序数值(无精神疾患;轻微或者中度精神疾患;严重精神疾患),且与诊断无关的精神疾患概念,并将其应用于 NSDUH 中(图 4-3)。他们开发了一

种算法,用这两个简短量表预测 SCID 这种更全面的检查的结果(Hedden 等,2013)。由于痛苦和残疾是用来判断所出现的症状是否符合诊断标准的两个主要指标,这种算法通过使用比诊断访谈或者检查更简短的评估,避免了进行具体诊断的需要。约 15% 的人口符合 "严重精神疾患" 的标准;即痛苦大但极少或者没有残疾;痛苦小但残疾程度高;或者中度程度的痛苦伴有中等程度的残疾(图 4-3 右上角部分)。大约 80% 的人口痛苦小,且几乎没有残疾(左下象限),符合 "无精神疾患" 的标准。

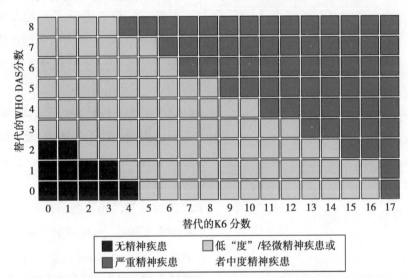

图 4-3　NSDUH 中任何精神疾患和严重精神疾患(摘自 SAMHSA,行为健康统计与质量中心,NSDUH,2008)

　　与痛苦一样,残疾和残损也不是精神障碍的必然后果。表 4-3 显示的是 622 名符合 NCS-R 重性抑郁症诊断标准的受试者在席汉残疾量表上的答案分布,以及他们的失业天数。虽然许多抑郁症患者功能损害严重,但确有一小部分符合标准的抑郁症患者极少或者没有功能损害。

　　并不是所有的精神卫生问题都具有同等程度的痛苦和损害,患者对残损的

抱怨也反映了其所要面临的需求。那些符合比如抑郁症等精神障碍诊断标准但未遭受残损的人,是否应被视为高于还是低于诊断阈值,这一点仍存在很大争议(Kessler 等,2003)。这种争论将那些不考虑任何相关残损,只希望了解疾病病因的人,与那些想要将资源集中于最需要治疗的人对立起来,下面进行了更详细地描述。

表 4-3 美国共病调查——复查中,符合重性抑郁症标准的 622 名受试者的严重程度分布情况

	无	轻度	中度	重度	非常严重
家庭	9%	22%	35%	27%	7%
工作	20%	26%	26%	18%	10%
关系	15%	22%	29%	27%	7%
社交	12%	17%	28%	31%	12%
以上任何一个领域的最高严重程度	3%	10%	28%	40%	19%
每年失去功能的时间 /d	0	3	11	33	96

对大规模人群的评估实施

实施基于大规模人群的调查,不可避免地要面临有关评估的量与质之间的矛盾,因为这种评估既要作出可靠估计,又要保证大规模现场工作资源充足。这一部分将介绍实施公共精神卫生相关调查的一般方法;第 5 章将讨论如何确定目标人群和选择样本——两者都与这一主题有关。

招募和培训访谈者

从人群层面的精神障碍研究中所收集的信息,其质量不仅取决于所问问题的内容,还取决于提问的人以及提问的方式。不同于由训练有素的专业人员在受控的临床背景下所进行的心理健康评估,公共卫生调查通常在调查对象的家中进行,由非专业访谈者完成,这两者都增加了变数和可能的测量误差。不过,仔细挑选访谈者,对调查内容和现场流程进行全面培训,并在调查过程中执行质量控制程序,有助于减少系统误差。在为实施如 DIS 和 CIDI 这样的结构化精神卫生调查而选择访谈者时,最好招募具有现场经验的专业访谈者,因为他们往往具有与受访者建立融洽关系所需的品质,有坚持成功完成访谈的毅力和耐心,同时能够客观地询问和记录信息。接受过大量精神卫生培训的人员可能难以保持客观,会不经意地引导受访者。在不考虑受教育程度的情况下,访谈者必须能够准确读出访谈问题,措辞得体、声音洪亮,不带引导性地给予受访者言语和非言语的鼓励。在进行精神状况访谈时,他们还必须愿意并能够谈论那些被许多人视为隐私或者敏感的话题,并让受访者作出回应。

培训访谈者通常需要几天到几周的时间,时间长短取决于访谈和调查流程的长度和复杂程度。这一过程经常导致大量人员流失;许多新招募的访谈人员最后证明不适合这个工作。他们要么忘记培训的要素,要么无法用交谈的语气提问,要么太具有倾向性或者过于武断,要么不能严格按原文逐字提问,要么感到访谈内容过于令人尴尬。培训课程通常以小组指导的形式(讲课、视频和演示)开始,接着两个人一组进行角色扮演练习,然后与测试对象一对一访谈,并接受督导或者将访谈过程录制下来。

应用笔记本电脑或者平板电脑辅助访谈过程,显著地简化了对访谈者的培训。问题显示在计算机屏幕上,由访谈者读出;答案无须在纸质版问卷上标出,直接输入数据库。此外,计算机程序只接受问题合理范围内的回答,以免在数据录入时再被要求进行这种修改。这种计算机程序包含一种算法,会根据先前的回答模式引导访谈者去往下一个适当的问题,不需要访谈者自己做这样的决定。如果受访者同意,部分访谈内容可

能会由计算机直接录音,这比简短的或者仅有"是/否"的回答能捕捉到更多的含义。使用计算机辅助的访谈所节省的费用通常比为访谈者购买笔记本电脑或者平板电脑所花成本要大得多。大量的商业软件包将问卷编入计算机。其中一些软件的操作界面利用互联网的特性,将数据直接发送到远程数据库,无须存储在笔记本电脑上,或者允许访谈结束后将调查结果上传。对于前一种情况,实施访谈唯一要做的,就是订阅该服务并在进行访谈时登录互联网。后一种情况在进行入户调查时比较实用,因为访谈者也许当时无法使用互联网。当访谈所包含的问题可能涉及如非法行为等会引发羞耻感或者较敏感的话题时,笔记本电脑的应用显得尤为有效,因为可将敏感部分设置为让受访者自行操作。

访谈技能包括找到预先选定的访谈对象并安排访谈。进行家庭调查时,这一过程通常比访谈本身要花费更多的时间。因为一个 2h 的访谈可能需要跟受访对象接触 5~10 次才能安排好访谈,所以许多调查只要求一个全职的访谈者每周完成几次访谈。访谈安排的灵活性很重要,因为许多访谈都是在正常工作时间之外进行的。

在整个调查过程中建立并遵循质量保证流程,以确保尽早发现并纠正访谈者的错误。这些方法包括回顾案例,特别是在实地调查的早期阶段,对每一位访谈者的部分工作进行录音,并对受访者进行电话回访。在与督导进行回顾时,访谈者可自由地就访谈过程中作出的判断提出问题。在某些情况下,访谈的部分内容可能会在每次访谈后进行讨论,具体取决于对特定问题的回答。例如,ECA 访谈要求受访者判断某一特定的、潜在精神症状是否是由躯体疾病或者受伤造成。访谈者经常会对模棱两可的回答产生疑问,有时候会将问题提交给研究者(也包括项目负责人)定夺。回顾部分访谈录音可能会揭示系统性偏倚,访谈者因此需要重新接受培训,在某些情况下,访谈者还需回去向受访者澄清某个重要的问题。

由督导对随机抽取的受访者进行电话回访,可以确保访谈者以专业的方式进行访谈,并遵循既定的流程。这一流程还可以发现和防止伪造访谈,或者称"访员臆答"。提交虚假数据的访谈者应终止其工作。薪酬的水平和结构都会影响所收集数据的质量。按件计酬的访谈者容易仓促进行访谈,不给受访者足够的时间理解所要回答的问题,而有时这些问题比较复杂。因此,按小时计费可能更合适。随着调查的进行,找到和招募参与者变得更加困难。现有的和同意接受访谈的受访者会首先被访谈,剩下的都是些难以找到、招募和安排访谈的指定受访者。研究主管可能需考虑在调查的不同阶段引入薪酬激励机制,以防止访谈者因完成访谈的进度变慢而感到受挫。在现场调查接近尾声时,由于难以招募和难以安排的受访者不断累积,致使许多调查要在分阶段发布的一系列独立抽样副本[4]中进行,因此最终完成率在调查结束前即可预知。如果发现一个调查比预期的更困难,而且资金出现短缺,可以忽略一个或者多个抽样副本以优化完成率,即使这样做会使得跟预期相比较,最终样本量变小和抽样副本变少。

保护人类受试者委员会[亦称伦理审查委员会(Institutional Review Boards,IRB)]很有可能要求实地调查的对象事先同意参与调查,要求他们大致了解访谈所需时长,访谈所含内容,以及是否涉及任何风险。精神状况调查的问题通常被认为比较敏感;IRB 对受访者所涉及的风险格外谨慎。通常,IRB 要求只有在受访者自愿提供了成文的书面知情同意的情况下才能进行访谈。例如,伦理审查委员会会考虑一个访谈是否会引发受试者的情绪反应,甚至是自杀企图,这很正常。精神卫生调查中的受试者存在潜在的自杀风险,就意味着访谈者应该接受培训以识别严重的自杀计划——是指有具体的自杀方式和明确时间的计划,并做出应对(如访谈者可能要提醒配偶或者家属,拨打报警电话,或者护送受访者去急诊室,就像受访者如果发生其他类型的健康紧急情况比如突发心脏病时要做的一样)。然而,总体来说,受访者通常会觉得有关情绪或者精神方面的访谈有趣且新颖。因此,访谈者发现,让受访者相信自己的回答很重要,且没人能替他们回答,是相对容易的事情。对于超过20 000 例的 ECA 访谈,中途因受访者而终止的访谈数量微不足道;终止的原因通常与日程安排有关,比如需要去上班,访谈过程中有家庭成员回来,或者是某个电视节目开演。

聘用调查承办商

专业的调查公司做过许多精神卫生方面的群体调查,他们拥有获得现场工作者的渠道,比研究者自己雇人能更快地行动起来。这些公司可以高效地将研究者的问卷转化为实地调查,通常还可以设计和完成抽样策略。最终产品将是可直接用于分析的干净数据。雇用专业调查公司具有这样的规模经济效应,使其所花费的成本比由研究者自己主导的调查更低。

与调查公司合作,需要详细描述所要完成工作的范围,包括问卷的长度、问题的敏感性、访谈者所需培训的水平及研究者在该培训中的作用等细节。工作内容应包括:

- 样本大小和样本结构
- 预计完成的访谈次数
- 寻找和定位受访者到什么程度
- 为了追踪任何一位受访者需要完成的电话回访的数量
- 访谈者的付费标准(每小时、件或者日)
- 需要单独验证的访谈比例和这种验证的性质
- 督导人数与访谈者人数之比
- 确定由谁来决定抽样副本发布到现场的时间
- 所产生的数据文件的准确结构
- 调查工具的长度和复杂性
- 为鼓励参与而支付给受访对象的奖励金额。

有了这些具体细节,调查公司就可以估算调查成本,形成预计的完成时间表。

评估个体和群体需要

通过结构化诊断性调查来评估群体需要

这些基于对大规模人群评估得出的精神卫生研究结果,有助于确定相应的治疗需要,以及为满足这些需要应如何分配资源。对于临床医生来说,在决定所要推荐的治疗方案时,可以在一定程度上考虑患者本人对治疗的需要;而对于精神卫生政策制定者和服务管理者来说,面临的更大挑战是如何最有效地分配有限的资源,因为他们的决定得考虑所服务的整个人群的需要。遗憾的是,无论是在个人层面还是群体层面,这种需要都难以概念化。这最后一部分内容以之前讨论的问题和概念(如诊断、痛苦和残损)为基础,专门聚焦于评估需要。

正如 J. K. Wing、Brewin 和 Thornicroft (1992)所提出的:需要(need)本身是一个模糊的概念。

需要可以根据个体遭受的残损类型,或者根据其他导致其社会功能受损的因素来定义;亦可根据其所接受治疗的方式,或者为治疗而采用的其他干预手段来定义。例如,髋关节置换、糖尿病的胰岛素治疗、幻听的药物治疗。

在精神卫生领域,一直以来精神疾病诊断本身就代表着残损和残疾。一些严重精神疾患比如精神分裂症、双相障碍和痴呆,经常都明显地伴有严重残损,需要医疗护理。然而,仍然无法明确地定义那些患有其他不太严重或者致残性不高的精神障碍的个体所需要的医护,部分原因来自本章所讨论的测量困难。例如,据 Horwitz 和 Wakefield(2007)称,许多重性抑郁症病例更可能是对充满应激的生活事件的正常反应,而不是生物性障碍。此外,许多定义明确的精神障碍在持续时间或者损害程度上具有自限性,比如只持续数周的重性抑郁发作,在其一生中不会再发生,或者特定的常见恐惧症,其回避不会造成功能损害。如前所述,由于缺乏一个生物学金标准来区分真实的精神疾患病例与正常的行为差异,因此很难将需要治疗的个体,与那些症状可能自行缓解或者得到家人和朋友一般性支持即可缓解的个体区分开来。然而,即使存在这样一种金

标准,仅基于当前疾病而进行资源分配也可能显得目光短浅。Kessler(2000)认为,仅仅根据当前的疾患和残损情况定义需要,基本上将预防性干预排除在了所需服务的范围之外,这些服务应由第三方支付者负担费用。

由 J. K. Wing 等(1992)所提出的需要定义也要求体现获益:障碍应该对相应的干预措施有所反应。然而,对许多干预措施而言,每个个案的获益可能都是不确定的。例如,某个患者的精神病性症状可能对抗精神病药物治疗没有反应。这就产生了一个问题,即该患者是否在最初就需要抗精神病药物治疗(Priebe 等,1999)。需要的模糊性并非精神卫生领域所独有;许多患有躯体疾病的患者对治疗的反应也各不相同。

一方面是(实际的)需要,另一方面是(人们)对服务的需求(demand)[1]和利用,如何区分这两者就成了对精神卫生医疗方面的"需要"进行定义时面临的一个挑战(Mechanic,2003)。许多症状轻微,有时甚至是些没有精神病理的个体也在使用包括精神药物和心理治疗在内的精神卫生资源。一些研究者和临床医生认为,这些干预措施能够改善或者增强那些原本在生理上和情绪上是健康的人的功能(Elliott,2003)。精神科医生 Peter Kramer (1993)提出用抗抑郁药"氟西汀"(prozac)应对从害羞到自尊心不足的系列问题,这一倡议名噪一时。此外,越来越多的人提倡健康个体使用包括兴奋剂在内的认知增强药物,以改善其工作和学习效率(Greely 等,2008)。早在这些发展出现之前,精神分析师就按照弗洛伊德和荣格的传统,倡议将长程谈话疗法作为自我探索与促进康宁的一种手段。作为社会的我们,如何确定这些需求是否代表了正当的需

要？谁能够来做这个决定？

从另一个视角看，需要与需求之间的关系令人担忧。面对严重的健康问题，例如严重且顽固的精神疾患，产生了来自各方面的多重需求：患者、家庭和卫生服务提供者。这些需求在某种程度上必须兼顾或者保持平衡。Norman Sartorius（2000）建议将对卫生服务的需要定义为"有健康问题的人、他们的家庭和社区的需求的汇总"。遗憾的是，迄今为止，还没有人能够阐明如何在这些相互矛盾的需要与需求之间更好地达成妥协。

在群体层面上，稀有资源的分配往往取决于需要以外的因素。从公共卫生视角看，社区对精神卫生服务需要的规模往往是由该社区的疾病负担推断而来，而疾病负担的判断标准是需要进行干预的严重精神障碍病例的患病率。客观地说，精神卫生服务需要这一定义，使群体之间可以进行比较。需要评估跟相应的精神卫生服务利用情况匹配在一起，能够帮助政策制定者估算出不同背景下被满足与未被满足的精神卫生服务需要的患病率（Demyttenaere 等，2004）。

评估特定亚群或者小地域群体的需要并不总是容易做到。因为州和当地政府经常用预估的需要来索要或者合理化服务资金，而研究者却被要求为这些群体或者地区的医疗需要进行切实可行的估计。这样的估计往往来自人口普查或者调查数据，在这些普查或者调查中，会对一般人群中的个体进行评估。第5章会对这些间接或者综合的估计进行更详细地描述。

ECA 的一项基本创新是系统的收集调查数据，该数据是基于那些为满足特定精神卫生需要而提供的、服务的利用情况。这一点将 19 世纪和 20 世纪初人们通过计算接受治疗的人数来测量需要的传统与最近根据患病率调查数据来估计需要的方式结合起来。ECA 试图确定人们利用或者不利用治疗服务的原因，什么导致治疗需要未得到满足，以及为什么一些社会群体没有获得服务（Eaton 等，1981）。为了评估特定人群未被满足的需要，ECA 的策略是估计所有精神障碍患者中寻求治疗者的比例。因此，虽未言明，ECA 的研究者实际上接受了一个 DIS 生成的诊断作为判断治疗需要的指标。这种识别未满足的治疗需要的方法（Kessler 等，1994），在美国和世界各地的流行病学研究中沿用至今（Demyttenaere 等，2004）。

ECA、NCS、WMH 和其他人群调查研究所公布的精神障碍患病率，引起了人们对医疗服务体系能否满足精神卫生服务需求的质疑。参与这些研究的研究者对这些疑虑也十分清楚。Regier 等（1998）写道："当前在美国，患者的医疗必要性评估是在管理保健计划的框架下进行的。在这种情况下得出 1 年中有 28% 或者 29% 的人口需要精神卫生治疗的结论，难免令人置疑。"这些作者假设，如同血压、脉搏或者体温的变化会影响躯体疾病的诊断，结构化访谈过程中发现的某些符合特定精神障碍诊断标准的情况，反映的可能仅仅是较轻微的疾病状态或者"不代表真正的精神病理性障碍的对内部或者外部刺激的、短暂稳态平衡反应"，而不是严重的精神紊乱（Regier 等，1998）。Spitzer（1998）将精神障碍与皮肤病进行了类比："皮肤病有皮肤癌和疣。同样，精神障碍所造成的损害有些是毁灭性的（如精神分裂症），而另一些（如某些动物恐惧症）虽令人痛苦,但很少造成严重的损害"。

这些讨论中经常被忽视但同样令人不安的问题是,在许多非专业人员实施的结构化访谈中所发现的低敏感性,这暗示了高比例的假阴性(即有障碍的个体没有被结构化访谈识别出来)(Eaton 等,2007)。因此,基于受试自我报告的结构化访谈所识别的案例比例既有可能高于也有可能低于由精神科医生所确诊的精神障碍病例比例。

部分由于这些忧虑,似乎正在形成一种共识,即仅从人群调查得出的诊断不能代替治疗需要的评估;应采用与严重程度和损害程度有关的附加标准来更准确地定义治疗需要(Mechanic,2003;Regier 等,1998)。事实上,研究者试图在一般流行病学样本,如 NCS 和 NCS-R(Kessler 等,2005;Wang 等,2002)中确定那些精神障碍更严重或者更顽固的个体亚群。这种返回去使用测量痛苦和残损的方法让人回想起 DSM-Ⅲ之前的人群调查,当时只能依靠这些测量方法来识别精神疾患病例(Leighton 等,1963;Srole 等,1962)。建立标准化的有效测量方法来测量严重程度和功能损害,并确定随着那些测量而生的治疗需要的水平,在未来几年里仍然是精神疾病流行病学的关键任务。

临床医生直接评估需要

之前讨论的大多数评估治疗需要的方法都是将识别精神病理作为确定需要的媒介。另一种方法是根据直接的临床评估来确定治疗需要。用一个评论者的话来说(Mechanic,2003),"最合适的决策者是具有精神医学专业知识的临床医生:他们了解现代临床研究成果,具有最佳实践知识,了解替代治疗方法的

利弊,而这些都能指导决策"。

一小部分研究采用了这些直接的评估方法来估计社区对精神卫生服务的需要(Bebbington 等,1996;Bebbington 等,1997;Messias 等,2007)。在 Messias 等(2007)报告的研究中,精神科医生对巴尔的摩 ECA 随访研究中一个分组的参与者进行了精神卫生服务需要评估。他们对符合特定障碍诊断标准的患者所需的各种形式的治疗,以及他们接受治疗的情况做了评估。他们估计,大约 29%(近 1/3)的一般人群需要某种形式的精神障碍治疗。正如这些作者所发现的,尽管使用了不同的评估方法,但所估计的需要与精神障碍的总体患病率没有显著差异。他们还发现,被精神科医生确诊的参与者中,有超过 2/3 的精神卫生治疗需要仍然没有得到满足。

与依靠间接方式(如通过结构化自我报告式访谈获悉的诊断或者角色功能损害)测量的需要相比,由精神卫生专业者对精神卫生服务需要所进行的直接评估具有若干优势。因为诊断和治疗精神障碍是精神科医生工作的常规部分,他们在总体把握需要以及所需服务类型和数量方面处于理想的位置。此外,由直接临床评估作出的需要评估对于决策者和其他利益相关者来说具有更广泛的可信度。

然而,与之前讨论过的其他方法一样,直接临床评估也有其局限性。由临床医生进行评估的研究比依赖非专业访谈者的研究要昂贵得多。此外,临床医生对那些来自社区和非治疗状态下的个体的判断,可能没有他们在临床工作中所作的那么有效,因为现有的临床评估工具可能无法常规地捕捉到这些有精神问题的个体在居家情境下表现出来的特征。况且,临床决策是一个复杂的现象,会受临床

医生的受训、经验和主观标准的影响。由于个体临床医生的理论取向、受训地点和工作经历不同，他们所作的决定也会有所不同。

尽管存在这些局限性，临床医生直接评估治疗需要为在一般人群环境中评估精神卫生服务需要提供了一种新的、潜在的重要方法。有关这种方法信度和效度的文献还很少，但在不断增长中，这种方法未来在流行病学调查中的应用可以为现有文献添砖加瓦。在此期间，对治疗需要的评估将继续以通过结构化访谈确定的障碍患病率，以及在流行病学调查中所确定的痛苦和残损的测量值为基础。

总　结

多年来，精神疾病流行病学取得了很大进步，经历了三个不同的历史时期。可尽管进展十足，人群精神障碍评估仍然面临着持续的挑战。随着精神疾病流行病学第三代——结构化诊断访谈——的出现，该领域已经有能力对一些特定的常见障碍比如心境障碍、焦虑障碍和物质障碍的患病率作出越来越可靠的评估。在重要的社会类别和人群中，患病率差异的一致性使这些估计更加可信（参见第7章）。组间差异允许使用所谓的间接评估技术按地理区域预测患病率（参见第5章）。本章所述的结构化诊断技术可以在不同时间对个体重复使用，从而可以估计疾病的发病率和研究生命历程中的患病状况，如第6章所述。发病率数据有助于前瞻性地研究风险因素。然而，在不同的研究和文化机构中，对患病率的估计存在很大的差异，这足以在很大程度上引起人们对当今评估技术的效度质疑。这个领域还没有解决如何最好地构建概念化的问题，遑论评估治疗需要的问题。这些问题许多都是由精神障碍和精神卫生服务自身固有的属性决定的。

（孙燕译，刘冬梅审校）

注释

[1] 在公共/社区精神卫生领域开展服务与研究时，经常会遇到这三个问题：①卫生服务要求（health service want），是指居民要求预防保健、促进健康、摆脱疾病和减少致残的主观愿望。既然是其主观上的愿望就有可能不现实、欠合理；②卫生服务需要（health service need），是依据居民的实际健康状况与"理想健康状态"之间存有的差距而提出的对医疗服务的客观需要；③卫生服务需求（health service demand），是指居民从经济与观念等视角出发，在一定时期内，一定价格水平上，居民愿意并有能力消费的卫生服务量。当然，国内人类学界对 need 和 demand 等词的翻译有别于社会医学界的翻译，但英文的含义不变。

[2] 雷玛·拉珀斯奖（Rema Lapouse award）授予精神疾病流行病学领域的杰出科学家，以表彰其对科学认识流行病学和控制精神障碍做出了重大贡献。

[3] 严重精神障碍（疾患）（severe mental disorder/illness，SMD/SMI）。目前尚无学术界一致认可的定义，但有学者认为（NIMH，1987；Ruggeri M. 等，2000），SMD 具有"3D"的特征：①Diagnosis（诊断），主要包含非器质性精神病（如精神分裂症、双相障碍、分裂情感性障碍和重性抑郁症）；②病期（duration），需要较长的时间比如2年及以上的治疗；③残疾（disability），是指患者出现个人学习、家庭生活、社会交往和职业发展等方面的功能受损。此外，目前在中国大陆管理的严重精神障碍主

要有六种：①精神分裂症；②双相障碍；③偏执性精神病；④分裂情感性障碍；⑤癫痫所致精神障碍；⑥精神发育迟滞伴发精神障碍。

[4] 抽样副本（sample replicate）是指样本池中随机抽取的一部分样本。调查员需要对所发布的抽样副本上的所有对象进行联络。研究主管可以根据抽样副本上对象的应答率决定要发放多少个抽样副本，以完成调查任务。

参考文献

Aertgeerts, B., Buntinx, F., & Kester, A. (2004). The value of the CAGE in screening for alcohol abuse and alcohol dependence in general clinical populations: A diagnostic meta-analysis. *Journal of Clinical Epidemiology*, 57(1), 30–39.

Altman, D. G. (1991). *Practical statistics for medical research*. London, UK: Chapman & Hall.

American Psychiatric Association (APA). (1980). *Diagnostic and statistical manual of mental disorders* (3rd ed.). Washington, DC: Author.

American Psychiatric Association (APA). (1987). *Diagnostic and statistical manual of mental disorders* (3rd ed., rev.). Washington, DC: Author.

American Psychiatric Association (APA). (1994). *Diagnostic and statistical manual of mental disorders* (4th ed.). Washington, DC: Author.

American Psychiatric Association (APA). (2013). *Diagnostic and statistical manual of mental disorders* (5th ed.). Washington, DC: Author.

Anthony, J. C., Folstein, M. F., Romanoski, A., VonKorff, M., Nestadt, G., Chahal, R., . . . Gruenberg, E. M. (1985). Comparison of the lay Diagnostic Interview Schedule and a standardized psychiatric diagnosis: Experience in Eastern Baltimore, *Archives of General Psychiatry*, 42, 667–675.

Baldwin, J., & Evans, J. H. (1971). The psychiatric case register. *International Psychiatry Clinics*, 8(3), 17–38.

Bebbington, P., Brewin, C. R., Marsden, L., & Lesage, A. (1996). Measuring the need for psychiatric treatment in the general population: The community version of the MRC Needs for Care Assessment. *Psychological Medicine*, 26(2), 229–236.

Bebbington, P. E., Marsden, L., & Brewin, C. R. (1997). The need for psychiatric treatment in the general population: The Camberwell Needs for Care survey. *Psychological Medicine*, 27(4), 821–834.

Beck, A. T., Steer, R. A., Ball, R., & Ranieri, W. (1996). Comparison of Beck Depression Inventories-IA and -II in psychiatric outpatients. *Journal of Personality Assessment*, 67(3), 588–597.

Bohrnstedt, G. (2010). Measurement models for survey research. In P. V. Marsden & J. D. Wright (Eds.), *Handbook of survey research* (2nd ed., pp. 347–404). Bingley, UK: Emerald Group.

Brill, N. Q. & Beebe, G. W. (1956). *A follow-up study of war neuroses*. Washington, DC: Government Printing Office.

Burvill, P. W. (1995). Recent progress in the epidemiology of major depression. *Epidemiologic Reviews*, 17(1), 21–31.

Carey, G. (2005, June 7). Most will be mentally ill at some point, study says. *New York Times*. Retrieved from http://www.nytimes.com/2005/06/07/health/07mental.html?_r=1

Carey, G. (2008, December 18). Psychiatrists revise the book of human troubles. *New York Times*. Retrieved from http://www.nytimes.com/2008/12/18/health/18psych.html

Centers for Disease Control and Prevention (CDC). (2018). National Health Interview Survey. Retrieved from http://www.cdc.gov/nchs/nhis.htm

Cohen, S. T., Kamarck, R., & Mermelstein, R. (1983). A global measure of perceived stress. *Journal of Health and Social Behavior*, 24(4), 385–396.

Cohen, S., Kessler, R. C., & Underwood Gordon, L. (1995). *Measuring stress: A guide for health and social scientists*. New York, NY: Oxford University Press.

Commission on Lunacy. (1971). *Report on insanity and idiocy in Massachusetts*. Boston, MA: Harvard University Press. (Original work published 1855)

Cronbach, L. J., & Meehl, P. E. (1955). Construct validity in psychological tests. *Psychological Bulletin*, 52(4), 281–302.

Demyttenaere, K., Bruffaerts, R., Posada-Villa, J., Gasquet, I., Kovess, V., Lepine, J. P., . . . Chatterji, S. (2004). Prevalence, severity, and unmet need for treatment of mental disorders in the World Health Organization World Mental Health Surveys. *Journal of the American Medical Association*, 291(21), 2581–2590.

de Salvia, D., Barbato, A., Salvo, P., & Zadro, F. (1993). Prevalence and incidence of schizophrenic disorders in Portogruaro: An Italian case register study. *Journal of Nervous and Mental Disease*, 181(5), 275–282.

DeVellis, R. F. (1991). *Scale development: Theory and applications.* Newbury Park, CA: Safe Publications.

Dohrenwend, B. P. (1980). *Mental illness in the United States: Epidemiological estimates.* New York, NY: Praeger.

Dohrenwend, B. P., & Dohrenwend, B. S. (1982). Perspectives on the past and future of psychiatric epidemiology: The 1981 Rema Lapouse Lecture. *American Journal of Public Health*, 72(11), 1271–1279.

Eaton, W. W., Hall, A. L., Macdonald, R., & McKibben, J. (2007). Case identification in psychiatric epidemiology: A review. *International Review of Psychiatry*, 19(5), 497–507.

Eaton, W. W., Muntaner, C., Smith, C. B., & Tien, A. Y. (2004). Revision of the Center for Epidemiologic Studies Depression (CESD) Scale. In M. Maruish (Ed.), *The use of psychological testing for treatment planning and outcomes assessment* (pp. 363–377). Mahwah, NJ: Erlbaum.

Eaton, W. W., Neufeld, K., Chen L., & Cai, G. (2000). A comparison of self-report and clinical diagnostic interviews for depression: DIS and SCAN in the Baltimore ECA Followup. *Archives of General Psychiatry*, 57(3), 217–222.

Eaton, W. W., Regier, D. A., Locke, B. Z., & Taube, C. A. (1981). The Epidemiologic Catchment Area program of the National Institute of Mental Health. *Public Health Reports*, 96(4), 319–325.

Eaton, W. W., Romanoski, A., Anthony, J. C., & Nestadt, G. (1991). Screening for psychosis in the general population with a self-report interview. *Journal of Nervous and Mental Disease*, 179(11), 689–693.

Elliott, C. (2003). *Better than well: American medicine meets the American dream.* New York, NY: Norton.

Faris, R. E., & Dunham, W. (1939). *Mental disorders in urban areas.* Chicago, IL: University of Chicago Press.

Fleiss, J. L., Gurland, B. J., & Cooper, J. E. (1971). Some contributions to the measurement of psychopathology. *British Journal of Psychiatry*, 119(553), 647–656.

Furukawa, T. A., Kessler, R. C., Slade, T., & Andrews, G. (2003). The performance of the K6 and K10 screening scales for psychological distress in the Australian National Survey of Mental Health and Well-Being. *Psychological Medicine*, 33(2), 357–362.

Glassman, A. (2008). Depression and cardiovascular disease. *Pharmacopsychiatry*, 41(6), 221–225.

Goldberg, D. (1972). *The detection of psychiatric illness by questionnaire.* London, UK: Oxford University Press.

Goldberg, D. (1978). *Manual of the General Health Questionnaire.* Windsor, UK: National Federation for Educational Research.

Goldberg, D. P., & Hillier, V. F. (1979). A scaled version of the General Health Questionnaire. *Psychological Medicine*, 9(1), 139–145.

Goodman, A. B., Rahav, M., Popper, M., Ginath, Y., & Pearl, E. (1984). The reliability of psychiatric diagnosis in Israel's psychiatric case register. *Acta Psychiatrica Scandinavica*, 69(5), 391–397.

Gordis, L. (2004). *Epidemiology* (3rd ed.). Philadelphia, PA: Elsevier.

Grant, B., Harford, T., Dawson, D., Chou, P., Dufour, M., & Pickering, R. (1994). Prevalence of DSM-IV alcohol abuse and dependence: United States, 1992. *Alcohol Health and Research World*, 18, 243–248.

Greely, H., Sahakian, B., Harris, J., Kessler, R. C., Gazzaniga, M., Campbell, P., & Farah, M. J. (2008). Towards responsible use of cognitive-enhancing drugs by the healthy. *Nature*, 456(7223), 702–705.

Hall, D., Robertson, N. C., Dorricott, N., Olley, P. C., & Millar, W. M. (1973). The north-east Scottish psychiatric case register: The second phase. *Journal of Chronic Diseases*, 26(6), 375–382.

Hedden, S. L., Bose, J., Gfroerer, J. C., & Lipari, R. N. *Revised estimates of mental illness from the National Survey on Drug use and Health.* The CBHSQ Report: November 19, 2013. Center for Behavioral Health Statistics and Quality, Substance Abuse and Mental Health Services Administration, Rockville, MD.

Helzer, J., Clayton, P., Pambakian, L., Reich, T., Woodruff, R., & Reveley, M. (1977). Reliability of psychiatric diagnosis: II. The test/retest reliability of diagnostic classification. *Archives of General Psychiatry*, 34(2), 136–141.

Henderson, S. (2000). The central issues. In G. Andrews & S. Henderson (Eds.), *Unmet need in psychiatry* (pp. 422–428). Cambridge, MA: Cambridge University Press.

Hollingshead, A. B., & Redlich, F. C. (1958). *Social class and mental illness.* New York, NY: John Wiley & Sons.

Horwitz, A. V., & Wakefield, J. C. (2007). *The loss of sadness: How psychiatry transformed normal sorrow into depressive disorder.* New York, NY: Oxford University Press.

Humphreys, N. A. (1890). Statistics of insanity in England with special reference to its increasing prevalence. *Journal of the Royal Statistical Society*, 53, 201–252.

Jarvis, E. (1866). Influence of distance from and nearness to an insane hospital on its use by the people. *American Journal of Psychiatry, 22,* 361–406.

Kessler, R. (1994). The National Comorbidity Survey of the United States. *International Review of Psychiatry, 6,* 365–376.

Kessler, R. C. (2000). Some considerations in making resource allocation decisions for the treatment of psychiatric disorders. In G. Andrews & S. Henderson (Eds.), *Unmet need in psychiatry* (pp. 59–84). Cambridge, MA: Cambridge University Press.

Kessler, R. C., Andrews, G., Colpe, L. J., Hiripi, E., Mroczek, D. K., Normand, S. L., . . . Zaslavsky, A. M. (2002). Short screening scales to monitor population prevalences and trends in non-specific psychological distress. *Psychological Medicine, 32*(6), 959–976.

Kessler, R. C., Barker, P. R., Colpe, L. J., Epstein, J. F., Gfroerer, J. C., Hiripi, E., . . . Zaslavsky, A. M. (2003). Screening for serious mental illness in the general population. *Archives of General Psychiatry, 60*(2), 184–189.

Kessler, R. C., Demler, O., Frank, R. G., Olfson, M., Pincus, H. A., Walters, E. E., . . . Zaslavsky, A. M. (2005). Prevalence and treatment of mental disorders, 1990 to 2003. *New England Journal of Medicine, 352*(24), 2515–2523.

Kessler, R. C., McGonagle, K. A., Zhao, S., Nelson, C. B., Hughes, M., Eshleman, S., . . . Kendler, K. S. (1994). Lifetime and 12-month prevalence of DSM-III-R psychiatric disorders in the United States. Results from the National Comorbidity Survey. *Archives of General Psychiatry, 51*(1), 8–19.

Kessler, R. C., & Merikangas, K. R. (2004). The National Comorbidity Survey Replication (NCS-R): Background and aims. *International Journal of Methods in Psychiatric Research, 13*(2), 60–68.

Kessler, R., Merikangas, K., Berglund, P., Eaton, W., Koretz, D., & Walters, E. (2003). Mild disorder should not be eliminated from the DSM-V. *Archives of General Psychiatry, 60*(11), 1117–1122.

Kessler, R. C., & Ustun, T. B. (2004). The World Mental Health (WMH) Survey Initiative version of the World Health Organization (WHO) Composite International Diagnostic Interview (CIDI). *International Journal of Methods in Psychiatric Research, 13*(2), 93–121.

Kirk, S. A., & Kutchins, H. (1992). *The selling of DSM.* New York, NY: Aldine DeGruyter.

Klerman, G. L. (1986). The National Institute of Mental Health–Epidemiologic Catchment Area (NIMH-ECA) program. Background, preliminary findings and implications. *Social Psychiatry, 21*(4), 159–166.

Klerman, G. L. (1990). Paradigm shifts in USA psychiatric epidemiology since World War II. *Social Psychiatry and Psychiatric Epidemiology, 25*(1), 27–32.

Kouzis, A. C., & Eaton, W. W. (1995). Emotional disability days: Prevalence and predictors. *American Journal of Public Health, 84*(8), 1304–1307.

Kramer, M. (1969). *Applications of mental health statistics: Uses in mental health programmes of statistics derived from psychiatric services and selected vital and morbidity records.* Geneva, Switzerland: World Health Organization.

Kramer, P. (1993). *Listening to Prozac.* New York, NY: Viking.

Kroenke, K., Spitzer, R. L., & Williams, J. B. W. (2001). The PHQ-9: Validity of a brief depression severity measure. *Journal of General Internal Medicine, 16*(9), 606–613.

Landis, J. R., & Koch, G. G. (1991). An application of hierarchical kappa-type statistics in the assessment of majority agreement among multiple observers. *Biometrics, 33*(2), 363–374.

Leighton, D. C., Harding, J. S., Macklin, D. B., Macmillan, A. M., & Leighton, A. H. (1963). *The character of danger: Psychiatric symptoms in selected communities.* New York, NY: Basic Books.

Link, B., & Dohrenwend, B. P. (1980). Formulation of hypotheses about the true prevalence of demoralization in the United States. In B. S. Dohrenwend, M. S. Gould, B. Link, R. Neugebauer, & R. Wunsch-Hitzig (Eds.), *Mental illness in the United States: Epidemiological estimates* (pp. 114–132). New York, NY: Praeger.

Malzburg, B. (1952a). Rates of discharge and rates of mortality among first admissions to the New York civil state hospitals. *Mental Hygiene, 36*(1), 104–120.

Malzburg, B. (1952b). Rates of discharge and rates of mortality among first admissions to the New York civil state hospitals. II. *Mental Hygiene, 36*(4), 618–638.

Malzburg, B. (1953). Rates of discharge and rates of mortality among first admissions to the New York civil state hospitals. III. *Mental Hygiene, 37*(4), 619–654.

Mechanic, D. (2003). Is the prevalence of mental disorders a good measure of the need for services? *Health Affairs, 22*(5), 8–20.

Messias, E., Eaton, W., Nestadt, G., Bienvenu, O. J., & Samuels, J. (2007). Psychiatrists' ascertained treatment needs for mental disorders in a population-based sample. *Psychiatric Services, 58*(3), 373–377.

Messick, S. (1995). Validity of psychological assessment: Validation of inferences from persons' responses and performances as scientific inquiry into score meaning. *American Psychologist, 50*(9), 741–749.

Morris, J. N. (1975). *Uses of epidemiology* (3rd ed.). Edinburgh, UK: Churchill Livingstone.

Munk-Jorgensen, P., Kastrup, M., & Mortensen, P. B. (1993). The Danish psychiatric register as a tool in epidemiology. *Acta Psychiatrica Scandinavica, 370*(Suppl.), 27–32.

O'Hare, A. (1987). *Three county and St. Loman's psychiatric case registers.* Dublin, UK: Cahill.

Pedersen, C. B., Gotzsche, H., Moller, J. O., & Mortensen, P. B. (2006). The Danish civil registration system: A cohort of eight million persons. *Danish Medical Bulletin, 53*(4), 441–449.

Pedersen, C. B. (2011). The Danish civil registration system. *Scandinavian Journal of Public Health, 39*(7 Suppl), 22–25.

Phillips, M. R., Zhang, J., Shi, Q., Song, Z., Ding, Z., Pang, S., . . . Wang, Z. (2009). Prevalence, treatment, and associated disability of mental disorders in four provinces in China during 2001–05: An epidemiological survey. *Lancet, 373*(9680), 2041–2053.

Praag, H. M. (1993). *"Make-believes" in psychiatry, or, the perils of progress.* New York, NY: Brunner/ Mazel.

Priebe, S., Huxley, P., & Burns, T. (1999). Who needs needs? *European Psychiatry, 14*(4), 186–188.

Rahav, M. (1981). The psychiatric case register of Israel: Initial results. *Israel Journal of Psychiatry and Related Sciences, 18*(4), 251–267.

Regier, D. A., Kaelber, C. T., Rae, D. S., Farmer, M. E., Knauper, B., Kessler, R. C., & Norquist, G. S. (1998). Limitations of diagnostic criteria and assessment instruments for mental disorders: Implications for research and policy. *Archives of General Psychiatry, 55*(2),109–115.

Regier, D. A., Myers, J. K., Kramer, M., Robins, L. N., Blazer, D. G., Hough, R. L., . . . Locke, B. Z. (1984). The NIMH Epidemiologic Catchment Area (ECA) program: Historical context, major objectives, and study population characteristics. *Archives of General Psychiatry, 41*(10), 934–941.

Robins, E., & Guze, S. B. (1970). Establishment of diagnostic validity in psychiatric illness: Its application to schizophrenia. *American Journal of Psychiatry, 127*(7), 983–987.

Robins, L., Helzer, J. E., Croughan, J., & Ratcliff, K. (1981). National Institute of Mental Health Diagnostic Interview Schedule: Its history, characteristics, and validity. *Archives of General Psychiatry, 38,* 381–389.

Robins, L., Helzer, J., Cottler, L., & Goldring, E. (1989). *NIMH Diagnostic Interview Schedule Version III Revised, Department of Psychiatry.* St. Louis, MO: Washington University.

Robins, L., Wing, J. K., Wittchen, H. U., Helzer, J. E., Babor, T. F., Burke, J., . . . Towle, L. H. (1988). The Composite International Diagnostic Interview: An epidemiologic instrument suitable for use in conjunction with different diagnostic systems and in different cultures. *Archives of General Psychiatry, 45*(12), 1069–1077.

Rogan, W. J., & Gladen, B. (1978). Estimating prevalence from the results of a screening test. *American Journal of Epidemiology, 107*(1), 71–76.

Sartorius, N. (2000). Assessing needs for psychiatric services. In G. Andrews & S. Henderson (Eds.), *Unmet need in psychiatry* (pp. 3–7). Cambridge, UK: Cambridge University Press.

Selten, J. P., & Sijben, N. (1994). First admission rates for schizophrenia in immigrants to the Netherlands: The Dutch national register. *Social Psychiatry and Psychiatric Epidemiology, 29*(2), 71–77.

Sheehan, D. V. (2008). Sheehan Disability Scale. In A. J. Rush, M. B. First, & D. Blacker (Eds.), *Handbook of psychiatric measures* (2nd ed., pp. 100–102). Washington, DC: American Psychiatric Press.

Sheehan, D. V., Harnett-Sheehan, K., & Raj, B. A. (1996). The measurement of disability. *International Clinical Psychopharmacology, 11*(Suppl. 3), 89–95.

Shorter, E. (1997). *A history of psychiatry: From the era of the asylum to the age of Prozac.* New York, NY: John Wiley & Sons.

Shrout, P. E., & Fleiss, J. L. (1979). Intraclass correlations: Uses in assessing rater reliability. *Psychological Bulletin, 86*(2), 420–428.

Spielberger, C. D. (1983). *Manual for the State–Trait Anxiety Inventory (STAI: Form Y).* Palo Alto, CA: Consulting Psychologists Press.

Spitzer, R. L. (1983). Psychiatric diagnosis: Are clinicians still necessary? *Comprehensive Psychiatry, 24*(5), 399–411.

Spitzer, R. L. (1998). Diagnosis and need for treatment are not the same. *Archives of General Psychiatry, 55*(2), 120.

Spitzer, R. L., Endicott, J., & Robins, E. (1978). Research diagnostic criteria: Rationale and reliability. *Archives of General Psychiatry, 35*(6), 773–782.

Spitzer, R. L., & Fleiss, J. L. (1974). A reanalysis of the reliability of psychiatric diagnosis. *British Journal of Psychiatry*, *125*, 341–347.

Spitzer, R. L., Forman, J. B. W., & Nee, J. (1979). DSM-III field trials. I: Initial inter-rater diagnostic reliability. *American Journal of Psychiatry*, *136*(6), 815–817.

Spitzer, R. L., Williams, J. B., Gibbon, M., & First, M. B. (1992). The Structured Clinical Interview for DSM-III-R (SCID). I: History, rationale and description. *Archives of General Psychiatry*, *49*(8), 624–629.

Srole, L., Langner, T. S., Michael, S. T., Kirkpatrick, P., & Rennie, T. A. C. (1962). *Mental health in the metropolis: The Midtown Manhattan study*. New York, NY: McGraw Hill.

Substance Abuse and Mental Health Services Administration. (2010). *Results from the 2009 National Survey on Drug Use and Health: Volume I. Summary of national findings*. Rockville, MD: Substance Abuse and Mental Health Services Administration, US Department of Health and Human Services.

Substance Abuse and Mental Health Services Administration. (2012). *Results from the 2010 National Survey on Drug Use and Health: Mental Health Findings*. NSDUH Series H-42, HHS Publication No. (SMA) 11-4667. Rockville, MD: Substance Abuse and Mental Health Services Administration.

ten Horn, C. H., Geil, R., Gulbinat, W. H., & Henderson, J. H. (1986). *Psychiatric case registers in public health: A worldwide inventory, 1960–1985*. Amsterdam, Netherlands: Elsevier Science.

Thornicroft, G., Johnson, S., Leese, M., & Slade, M. (2000). The unmet needs of people suffering from schizophrenia. In G. Andrews & S. Henderson (Eds.), *Unmet need in psychiatry* (pp. 197–217). Cambridge, UK: Cambridge University Press.

Torrey, E. F., & Miller, J. (2001). *The invisible plague: The rise of mental illness from 1750 to the present*. New Brunswick, NJ: Rutgers University Press.

Tuke, D. H. (1976). *A dictionary of psychological medicine* (Vol. 2). New York, NY: Arno Press. (Originally published 1892)

Wang, P. S., Demler, O., & Kessler, R. C. (2002). Adequacy of treatment for serious mental illness in the United States. *American Journal of Public Health*, *92*(1), 92–98.

Williams, J. B. W., Gibbon, M., First, M. B., Spitzer, R. L., Davies, M., Borus, J., . . . Wittchen, H. U. (1992). The Structured Clinical Interview for DSM-III-R (SCID). II: Multisite test–retest reliability. *Archives of General Psychiatry*, *49*(8), 630–636.

Wing, J., & Fryers, T. (1976). *Statistics from the Camberwell and Salford psychiatric registers, 1964–1974*. London, UK: MRC Psychiatry Unit, Institute of Psychiatry.

Wing, J. K. (1989). *Health services planning and research: Contributions from psychiatric case registers*. London, UK: Gaskell.

Wing, J. K., Babor, T., Brugha, T., Burke, J., Cooper J. E., Giel, R., . . . Sartorius, N. (1990). SCAN: Schedules for Clinical Assessment in Neuropsychiatry. *Archives of General Psychiatry*, *47*(6), 589–593.

Wing, J. K., Brewin, C. R., & Thornicroft, G. (1992). Defining mental health needs. In G. Thornicroft, C. R. Brewin, & J. K. Wing (Eds.), *Measuring mental health needs* (pp. 1–17). London, UK: Royal College of Psychiatrists.

Wing, L., Wing, J. K., Hailey, A., Bahn, A. K., Smith, H. E., & Baldwin, J. A. (1967). The use of psychiatric services in three urban areas: An international case register study. *Social Psychiatry*, *2*, 158–167.

World Health Organization. (1992). *International statistical classification of diseases and related health problems* (10th rev.). Geneva, Switzerland: World Health Organization.

World Health Organization (1993). *ICD-10 classification of mental and behavioral disorders: Diagnostic criteria for research*. Geneva, Switzerland: World Health Organization.

第 5 章

与公共精神卫生相关的定量方法简介

ELIZABETH A. STUART

JEANNIE-MARIE SHEPPARD LEOUTSAKOS

RASHELLE MUSCI

ALDEN GROSS

RYAN M. ANDREWS

WILLIAM W. EATON

本章要点

● 在非实验和实验环境中都存在可以将样本结果外推到严格定义的目标人群的方法

● 研究设计包括随机试验和非实验性研究、非实验性研究包括横断面研究、队列研究和病例对照研究

● 随机试验提供了获悉治疗、风险因素和干预的因果效应的最佳途径

● 非实验性研究方法,比如工具变量和倾向指数,也能帮助深入了解治疗、风险因素和干预措施的效果

● 多层次模型对于探索多个层次上的因素非常有用,比如依次嵌套在学校中的个人、嵌套在社区中的学校

● 可以使用潜在变量方法对无法直接观察到的潜在特性,比如抑郁症、智力或者人格进行建模

● 间接估计方法有助于对相对较小的地区的情况进行推断

● 许多公共精神卫生研究的数据源可以公开获得

引　言

研究者使用什么样的研究设计和方法来回答比如"人群中抑郁症的患病率是多少?"或者"哪些干预措施可以帮助减缓认知能力下降?"之类的问题。本章简要介绍了一些收集和分析数据的流行病学、统计学上的方法与挑战,这些方法与挑战构成了

本书以及整个公共精神卫生领域研究的基础。本章无意作为流行病学和统计方法的一般介绍，而是更侧重于在公共精神卫生研究中独特的数据和方法学上的复杂性。有兴趣了解更广泛的统计方法概述的读者，请参阅以下书籍：Rosner（2010）；Rothman、Greenland 和 Lash（2012）；或者 van Belle、Fisher、Heagerty 和 Lumley（2004）。有兴趣对此处提出的问题进行更彻底研究的读者，请参阅 Tsuang、Tohen 和 Jones（2011），尤其是第 1、5 和 7 章。

我们将探索与公共精神卫生有关的三种基本问题：

● 估计不同人群、地点和时间中精神障碍的患病率

● 研究与特定障碍相关的风险因素与保护因素

● 探索预防障碍的措施或者患病后的治疗手段

测量障碍和调查人群的能力是解决第一类问题的必要条件。流行病学的常见描述和分析形式都适用于第一和第二类问题（Lilienfeld & Stolley, 1994; Mausner & Kramer, 1985）。第二和第三类问题还涉及研究行为或者干预措施随着时间的推移对个人或者人群造成的影响。例如，辨别某些童年经历是否会成为日后问题的风险因素，或者了解基于学校的干预措施对预防行为问题的有效性。本书的其他各章（包括第 16 和第 18 章）描述了公共精神卫生方面的重要干预措施，第 4 章描述了现场研究方法和收集大量人群数据的方法，而本章介绍了在研究此类干预措施和收集此类数据时，如何解决所遇到的一些数据分析上最突出的统计问题。

理想情况

理想情况下，此类流行病学问题的答案可以通过从目标人群中有代表性的大量个体样本中收集每个人的广泛、详细的信息而获得。在估计患病率时，我们想了解的人群经常是一般人群本身。因此，估计全国重性抑郁症的患病率的最好方法是，安排有全国代表性的样本进行临床诊断访谈。与此不同的是，在探索某项干预的影响时，目标群体由已经接受（或者可能接受）干预的个体组成。在这种情况下，理想的做法是将个体随机分配至处理组或者对照组，并在干预前后都进行评估。通过这种方式，两个组之间的预后差异可以特异地归因于干预，而不是两组个体之间任何预先存在的差异。在某些情况下，通过随访对象一段时间而获得纵向数据可以用来检验个体的行为、态度或者精神障碍的发展，或者确定任何长期干预的效果。

实际情况

遗憾的是，理想情况在现实中经常无法实现。研究中的个体经常不能代表目标人群。这些障碍及我们感兴趣的相关因素经常很难测量，尤其是在进行简短调查时。研究者并不总是能获得所需的所有信息，无论是由于所需信息无法获取，获取信息的成本太高，或者因为某些受访者根本没有提供信息。跨越 5~10 年的个人纵向数据非常少见，即使这样的数据存在，一些研究对象也会在研究期结束之前脱落。此外，在评估公共精神卫生干预措施的作用时，研究者经常无法将患者随机分配到干预组或者对照组。

相反,研究者只是简单地观察到某些个体接受了干预,而其他人则没有。

本章将讨论一些特定的流行病学与统计学的方法,这些方法有助于解决公共精神卫生调查中固有的以上问题和其他复杂性。首先是研究设计的探索,然后是数据分析的讨论。每个部分都探讨了一些具体挑战以及用于解决这些挑战的方法。最后一部分讨论了一些可用于研究美国公共精神卫生的主要数据来源。在本章中,重要的是保持对问题的恰当认识并记住最终目的,即,回答重要的公共精神卫生问题。

研 究 设 计

本节概述了在规划、设计和实施关于探索影响公共精神卫生问题的研究中所遇到的挑战。有关测量、评估和调查设计的更多信息,包括设计中的挑战和解决这些挑战的方法,建议读者阅读第 4 章。

研究设计概述

研究设计可以是实验性的也可以是非实验性的。实验性研究的目的是估计暴露于某种刺激、活动或者行为(如治疗或者干预)所产生的影响。Fleming 和 Hsieh(2002)提供了更广泛的讨论以及实验性和非实验性设计的示例。在一项标准的实验性研究中,研究者将一些个体(或者群体,比如社区)随机分配到不同的治疗情况(如一种或者多种组中研究对象会接受治疗的干预组,以及对照组,即组中研究对象不会接受治疗),然后随着时间的推移随访所有个体或者群体以评估结局。(这种标准设计的变体

包括,比如对每个个体接受治疗的时间进行随机化。)在足够大的样本中,随机化可确保结局差异可归因于干预措施,而不是处理组与对照组之间的既有差异。这样一来随机设计可以产生对治疗作用的无偏倚估计。

然而,随机设计并不能回答公共精神卫生调查中所有感兴趣的问题。例如,在研究特定精神障碍的风险因素时,将个体随机分配到不利条件(如社会经济地位低下、无家可归或者失业)是既不可能又不道德的。而且,在随机研究中可能会出现复杂的问题,包括不依从(受试者不参与为其分配的干预或者治疗条件)、数据缺失、干预未按照计划实施或者缺乏对目标人群的代表性。在这种情况下,非实验性设计可能是更合适的研究设计选择。有关随机试验的某些复杂性及其潜在解决方案的更多详细信息,见 Frangakis 和 Rubin(2002);Jo, Asparouhov, Muthén, Ialongo 和 Brown(2008);Stuart, Cole, Bradshaw 和 Leaf(2011);以及 McConnell, Stuart 和 Devaney(2008)等文章。

在非实验性研究中,研究者无法控制研究对象的经历,取而代之的是,研究者观察研究对象的特征和结局(因此,此类研究有时称为自然性或者观察性研究)。非实验性设计包括横断面研究、队列研究和病例对照研究。

横断面研究在特定的时间点进行;通常通过调查的形式收集目标人群中一个样本人群的数据,其中可能包括躯体或者认知功能的客观指标。横断面研究对于估计精神障碍的时点患病率或者终生患病率特别有用。

相比之下,队列研究长期随访人群中

的一个样本人群。为了评估谁会患上一种或者多种障碍以及何时发生障碍，一项前瞻性队列研究要建立并随访一个队列，且在队列建立时，其中的个体尚未出现结局事件（如未患病）。由于队列研究会随着时间的推移随访个体，因此队列研究对于研究疾病的发病率特别有用。精神卫生领域最著名的前瞻性队列研究之一是流行病学责任区（epidemiologic catchment area, ECA）研究（Eaton 等，1981）。这些设计对于了解障碍的终生累积发病率非常有用，比如 Pedersen 等的研究（2014）。要开展前瞻性队列研究并解释其结果，必须能够在较长的时间跨度中随访并确定疾病状态，并应对随时间推移可能发生的任何失访。

在病例对照研究（非实验性设计的第三大类）中，根据是否存在障碍（分别为病例和对照）来选择研究对象样本，并比较两个人群的当前与过去的特征、风险因素以及暴露。病例对照设计虽然对研究罕见障碍特别有效，但与前瞻性队列研究相比，病例对照设计在研究罕见暴露方面的用处不大，而且存在显著偏倚的可能性。而且，由于根据受试者的结局状态选择受试者，因此，病例对照设计不能用于估计目标人群的患病率或者发病率。从病例对照设计获得的数据只能通过比值比（odds ratio）来估计暴露个体与未暴露个体之间的相对危险。

设计挑战 1：使结果贴合目标人群

参与研究的个体可能代表也可能不代表研究者感兴趣的人群（目标人群）。当然，任何研究的第一步都是事先仔细确定目标人群。例如，选民调查经常将可能的选民

或者注册的选民称为目标人群，因此，调查结果可能无法外推至非投票者。许多其他调查都将住户人口作为目标人群，而忽略了不居住在家中的个人。通常，目标人群与特定地理位置（如马里兰州或者美国大陆）相关。但是，无论目标人群指定于哪个人群，描述的准确性都是关键（如木匠工会人群、持有驾驶执照的人、住在惩教机构中的人或者以西班牙语为母语的人）。

在定义目标人群时，需要考虑一些有关目标人群的细微差别。将目标人群定义为特定区域内所有住户居民——许多舆论和健康调查的目标人群的典型定义，相对于以该地区所有人口为目标人群而言——可能会导致漏算精神障碍患者，因为某些精神障碍患者住在综合医院或者精神病医院、护理之家、惩教机构或者流浪在街上而无固定住所。精神疾病流行病学在调查上经历了方法上的转变，从第一代专注于机构（参见第 4 章）转变为第二代关注住户，这本身显示了对目标人群的重新定义。比如 ECA 研究者对于比住户居民更广泛的人群中的精神疾病患病率更感兴趣，因而将目标人群定义为某个地区比如马里兰州的巴尔的摩的"正常居民"（Leaf 等，1985）。正常居民被确定为那些虽然在调查时可能未居住在家中，但以某种方式依附于所研究的地区中的人。因此，样本中应包括该地区暂时离开惯常的住所，或者居住在大学宿舍、军营、综合医院或者看守所的人员。永久居住在机构（如监狱和精神病医院）中的人员将包括在该机构所在地区的人口中。例如，为了避免有的地区仅仅因为包括监狱或者精神病医院就有较高的精神障碍患病率，研究者也

可以选择使用受试者在进入机构时填写的住所,即使此住址与调查日期的关系微弱(如当某病例在该调查的 20 年前进入精神病医院时填写的住所位于指定的调查区域内)。一项控制良好的现场调查将清晰地明确识别目标人群成员的方法,并通过远程或者返回该目标地区的方式,与他们访谈完成随访。

如表 5-1 所示,各居民区的障碍患病率差异很大。例如,1981 年在巴尔的摩,惩教机构中 50% 的人和精神病医院内 36% 的人有过药物滥用史;精神病医院患者的精神

分裂症患病率明显高于其他场所中的人的患病率;护理之家居民的认知障碍患病率比其他居所高得多。这些发现有效地结合了第一代精神疾病流行病学方法(基于搜索治疗机构的病案记录)和第三代精神疾病流行病学方法(诊断调查)。尽管各种场所的患病率差异很大,但包括或者排除非住户居民产生的影响很小,因为此类居民仅占总人口的一小部分。因此,尽管能够克服获得医院和惩教机构数据所带来的额外挑战,大多数全美性调查都没有在样本中包括此类居民。

表 5-1 按居住环境分类的受访者终生符合六类精神障碍标准的比例(n=4 034)

	家庭	护理之家	监狱或者看守所	精神病医院
药物使用障碍	5%	2%	50%	36%
酒精障碍	13%	12%	36%	28%
重性抑郁症	4%	2%	8%	24%
精神分裂症	2%	2%	2%	23%
认知受损	2%	37%	1%	19%
各种障碍	39%	59%	77%	83%
样本总数 [a]	3 481	350	155	48

[a] 缺失病例的数量因诊断而异,从 7% 到 13% 不等。
资料摘自 1981 年巴尔的摩 ECA 数据。

当无法列举(计算和列出)研究设计所指定的目标人群中的所有个体时,研究者可能会依赖于一个被认为能代表目标人群但不一定是目标人群子集的个体样本。然而,此类样本在相关特征、地点或者时间方面可能与目标人群有所不同,从而限制了将研究结果应用于最初目标人群的能力,并限制了它的可推广性。例如,仅仅依靠 Medicaid 医保的索赔数据进行的研究无法回答有关所有重性抑郁症患者治疗需要的问题,并非每个寻求抑郁症治疗的人都通过 Medicaid。

而且,寻求治疗抑郁障碍或者其他精神疾患的个体,只占受该病影响的所有人的一小部分(Kessler 等,2005;Mojtabai,2009)。 所谓的方便抽样(convenience samples)也产生了类似的问题,在方便抽样中,数据从一组无序的个体处收集,比如这些个体可能通过互联网调查、报纸或者杂志广告来确定(Groves 等,2009)。

非实验性环境的可推广性

可推广性(generalizability)有两种形式:逻辑上的和统计学上的。研究者通过以

下结论来进行逻辑上的外推：研究样本中发现的变异和因果过程与目标人群中的变异和因果过程相同。为了实现这种可推广性，定义研究样本和从该样本收集的数据时，应该包含与目标人群相同的重要变异源，比如年龄、性别、种族和民族、社会经济地位和婚姻状况。尽管进行逻辑上的外推时，精确度很低，并且经常只有最低程度的合理性，但是它十分常见，因此很重要。例如，本章后面介绍的间接估计方法，特别是所谓的患病率综合估计，涉及在增加统计学方法后进行逻辑上的外推。对患病率数据及精神障碍与其他既往或者当下的因素之间的相关性，也可以进行逻辑上的外推。

在统计学上的外推过程中，能被描述和重复的定量方法，可将样本与目标人群联系起来，并指出对样本进行外推的能力的限制。统计外推的基础是人群（或者流行病学的）样本：即将根据概率被选取的个体，作为对特定目标人群的代表性抽样。在精神卫生方面，ECA 研究就是最早能进行此类外推的全美性典范之一（Eaton & Kessler，1985；L. N. Robins 等，1984）。ECA 研究最初从美国 5 个研究点 18 岁及以上个体的代表性样本中收集数据。此后，对巴尔的摩的个体进行 25 年的长期随访，提供了有关长期趋势和相关因素的信息。其他在公共精神卫生方面具有全美代表性的流行病学研究包括许多大型的全美性数据库，比如美国共病调查（National Comorbidity Survey，NCS）（Kessler & Walters，2002）以及本章稍后介绍的其他数据库。例如，这些研究表明，大多数符合常见精神障碍——比如心境障碍、焦虑障碍以及酒精和药物使用

障碍的诊断标准的人——都没有得到治疗（Kessler 等，1999；Regier 等，1993 等；Shapiro 等，1984；Wang 等，2005），这严重损害了基于管理性数据（administrative data）分析这些障碍的可推广性，因为只有治疗中的个体才有相关记录。

这种无法从获得治疗的病例外推到更广泛人群的现象被称为伯克森偏倚（Berkson bias）。Berkson（1946）认为，在吸烟与肺癌的研究中使用医院住院患者作为对照组会引起偏倚，因为吸烟者比非吸烟者住院的可能性更高。因此，伯克森偏倚表明，与一般住户居民的样本相比，临床环境中的样本存在偏倚。同时，与未按这种方式选择的人群相比，临床环境中的人群患有健康问题的可能性更高。相比之下，在资源丰富的国家所开展的一般人群研究（其中一些研究开展了比 ECA 或者 NCS 更为细致的评估）发现，大多数严重精神障碍（如精神分裂症）的患者的确接受了治疗（Eaton，1985，1991）。因此，与管理性记录相比，调查数据的相对价值经常取决于所研究的地点和障碍。

基于人群的研究样本通常是从抽样框架中获得的，抽样框架基本上列出了目标人群中的每个人（Kish，1965）。简单随机抽样是最简单的抽样方法，简单随机抽样从较大的抽样框架中随机选择所需数量的研究参与者。然而，由于枚举完整的目标人群经常很困难（如获取整个国家的人口列表），因此经常使用以下讨论的多阶段方法。例如，首先在美国各郡中选择一个随机样本；然后在被抽中的郡内抽选个人作为受邀参加调查的样本。在这种情况下，仅需要对选

定的郡的人口进行列举。有时,也可以对人群进行分层,以确保样本中包含不同的亚人群(如不同种族或者民族、受教育程度或者收入水平)。

住户调查对于精神障碍和心理健康的流行病学研究至关重要。以下对住户调查过程的讨论旨在帮助研究者和临床医生更好地了解此类调查设计所涉及的程序,并有助于后续的数据分析。关于此主题的其他更多信息还有许多不错的教材,包括 Groves 等(2009)、Lohr(2009)和 Sudman(1976)的著作。

抽样的基本原则是,目标人群中的每个人被抽中参与调查的概率都是同一个大于零的已知概率(称为选择概率)。换言之,人群中的每个人都有被选中的可能性。通过选择概率的倒数(称为样本权重)对分析结果进行加权,可以将其外推至整个人群。样本权重阐明了每个受访者样本所代表的群体的人数。

在一些相对人口较少、可界定的人群的抽样调查中——例如,居住在确定社区中的所有人或者联合矿工工会的所有成员——可以列出所有人,每个人的名字都和一个特定的连续数字绑定,之后的工作就比较简单,根据随机数列表或随机数生成器(通常在统计软件包中提供)选择一个随机样本。在极少数情况下,可能会得到较大人群的住户名单,比如从公用事业公司获得的名单。在更常见的情况下,此类全人群的名单是无法获得的。

因此,在大多数大型住户样本中,只能从理论上列出研究对象的群体,以达到可以估计选择概率的程度。存在若干抽样设计

来招募具有严格代表性的人口样本。概率抽样的一种常用方法是按地区进行抽样,经常是在多个层次进行的,比如选择郡,然后选择选定郡内的城市街区,然后选择选定城市街区的住户。一旦确定了要参加研究的抽样住户,就可以联系该住户或者该住户中选择的个人参加研究。在抽样调查中,在进行数据分析之前必须知道样本中每个人的选择概率(Horvitz & Thompson,1952)。如果在抽样的每个阶段都可以估计选择概率,则可以将每个阶段的样本权重相乘以获得最终的样本权重。因此,在多阶段样本中,首先选择郡,然后从所选郡中选择个人,个人最终的样本权重是个人所在县的选择概率的倒数和个人所在郡内选择概率的倒数的乘积。更多有关设计和分析抽样调查的详细信息见 Valliant, Dever 和 Kreuter(2013)或者 Lohr(2009)的著作。

在进行现场调查和分析时,一项重要考虑因素是区分被选中参与调查和实际参与调查之间的差别。许多被选中的个体可能没有参加调查,要么是因为他们拒绝参加,或者是因为无法找到他们。被选中参加研究的个体最终完成调查的比例称为调查完成率。尽管被选为调查样本的概率是已知的,但实际参与(应答)的概率却是未知的,分析因此变得复杂。包括无应答权重调整(Groves 等,2009)在内的调查分析方法可弥补这一困难。

实验性环境的可推广性

在试图评估治疗或者干预效果的随机试验中,代表性(或者缺乏代表性)也是一个重要问题。通常,随机试验是在那些人口学特征或者疾病严重程度与大多数人

非常不同的个体样本中进行的（Rothwell，2005）。在非实验性设计中发现的对可推广性的许多挑战也同样出现在实验性环境中。无论哪种情况，至关重要的是确定合适的人群来源或者抽样框架，从而对目标群体进行推断。

然而，在随机试验中，关键问题是试验参与者和目标人群之间的差异是否特异地与暴露（治疗）和结局之间的相关性有关。例如，Wisniewski 等（2009）发现，大型评估效果（effectiveness）的实效性试验的参与者与那些更为典型的效力（efficacy）研究中的参与者之间存在巨大差异。同样，Susukida 等（2016）发现药物滥用治疗随机试验的参与者与美国国内寻求这种治疗的个体之间存在差异。类似地，许多药物临床试验从设计上排除了患有共病的人，即使有共病也经常比没有共病更常见，并可能影响治疗的效力。

尽管如此，随机试验确实具有前面提及的好处，即，治疗前组间差异的可能性是一个可估计的已知的概率，并且，研究样本中的治疗效果同样是可估计的。在这种情况下的治疗效应被称为治疗的效力；在研究样本的个体中，获得这种效应的准确估计的能力被称为内部有效性（internal validity）。相反，外部有效性（external validity）是指在随机试验中所评估的效应可推广到更广泛人群的程度。最后，在真实生活条件下进行的试验中，一般人群的治疗效应则被称为效果，而不是效力（Gottfredson 等，2015；Imai 等，2008；Shadish 等，2002）。

外部有效性是一个关键的概念，因为很少有办法可以解释随机试验样本和目标人群之间的潜在差异。最近对效果试验的重视，标志着一项有助于提高外部有效性的努力。传统上，行为健康方面的效力试验经常只涉及一小部分志愿受试者，并且是在实验室而不是真实世界情景中进行（Pasamanick 等，1967；Stein & Test，1980）。相比之下，评估效果的试验旨在招募大量患者，并且在真实世界环境中进行（Flay，1986）。例如，Ialongo 等（1999）以及 Bradshaw、Koth、Thornton 和 Leaf（2009）都描述了在学区进行的基于学校的干预研究。Olds 等（2007）描述了在公立产科和儿科保健系统中进行的效果试验，在这项试验中护士家访了该系统中有新生婴儿的家庭。在现实环境中提供这些干预措施时遇到的挑战意味着，在这些效果试验中发现的结果可能与在更加受控的环境（如实验室或者临床环境）中看到的结果完全不同。

进行实用性临床试验则是在提高外部有效性上又进了一步。这些大规模的效果试验旨在招募大量具有代表性的样本，以便可以将检测到的效应外推到广大人群（Insel，2006；March 等，2005）。由 NIMH 资助的实用性临床试验包括抑郁症序贯治疗选择试验（sequenced treatment alternatives to relieve depression trial），即 STAR*D 试验，比较了成年人抑郁症的治疗方法（Rush 等，2004），以及抗精神病药临床疗效试验（clinical antipsychotic trials of intervention effectiveness，CATIE），比较了针对重性精神病和阿尔茨海默病的抗精神病药物治疗（Stroup 等，2003）。诸如此类的实用性临床试验的主要缺点是由大样本和长期随访产生的高成本。实用性临床试验经常需要花费数千万美元；某些情况下每位参与者的费用可高达 30 000 美元（Tunis 等，2003）。其他实用性试验的例子包括 Nierenberg 等（2013）和 Olsson 等（2017）进行的试验。此外，除了成本高昂，即使是这些大型的、精心设计的、实施良好的研究也不是没有难处。例如，在像 CATIE 研究这样的长期试验中，研究者需要考虑：试验参与者在研究过程中可能曾接受过数种不同疗程的治疗，由于各种原因而中止治疗或者从未参与分配到的治疗方案。

针对具有定义明确的目标人群的随机试验，能评估和增强外部有效性的统计方法，最近在开发上也取得了进展。尤其是，在从随机试验和目标人群中都可以获得协变量数据的情况下，已经开发了加权或者结果模型方法以将试验结果推算至目标人群（Stuart 等，2015；O'Muircheartaigh & Hedges，2014；Kern 等，2016）。大多数方法中的一个潜在关键假设是，对治疗效应起调节作用，且在试验样本与人群之间存在差异的变量是可以观测的，也可以进行调整的。至于结果对违反该假设的敏感性，可以按照 Nguyen 等（2017）提出的方法进行敏感性分析。

内部与外部有效性之间的平衡也促使一些研究者在随机试验的基础上补充观察性研究，因为观察性数据经常可以从更大、更具代表性的个体样本中获得（Imai 等，2008）。使用大型管理性数据库，比如 Medicare 索赔或者医疗保险记录，虽然这对结论的可推广性构成了一些挑战，但这种研究确实把研究对象扩充到更广泛的群体，而不是局限在方便样本之中。本章下一部分将探讨使用非随机研究估计因果关系的一些固有挑战。

设计挑战 2：使用非实验性研究估计因果效应

公共精神卫生的许多研究问题都是描述性的，比如估计人群中患有某种障碍的个体的百分比或者比较种族之间的疾病患病率，然而，有些问题要处理潜在的因果关系。例如，一些研究试图评估特定干预对预期结局的影响，比如确定针对特定人群的预防或者治疗计划的效果如何（Kellam 等，2008；Olds 等，2007）。另一个令人关注的领域是，特定的暴露（如创伤经历、贫困、药物滥用文化或者躯体疾病）对各种人群的影响程度。在公共精神卫生研究中，许多研究问题涉及识别精神障碍的易感因素或者说是风险因素（如创伤、药物滥用或者贫困）。例如，探索诸如旷课对开始药物滥用的影响（Henry & Huizinga，2007）、抑郁症在癌症病因中的作用（Gross 等，2010）、青少年大量药物滥用对成年后的就业状况影响（Stuart & Green，2008）此类潜在关系的研究。

将患者随机分配到处理组与对照组是评估暴露或者干预的因果效应的理想方法。如前所述，随机分配可确保处理组和对照组之间背景特征的差异是严格随机的。因为两组之间的唯一区别是治疗或者暴露，所以任何结局差异都必然归因于所讨论的暴露。用统计学的话来说，这种随机试验可对治疗或者暴露形成内部有效的、无偏倚的估计值。

相比之下，非实验性研究不会自动保证其内部有效性。治疗与对照组中的个体除了是否在研究中接受特定治疗或者暴露以外，仍可能有所不同。例如，研究发现，与不使用大麻的青少年相比，有大麻使用问题的青少年吸烟及滥用酒精或者患有酒精依赖的可能性更高（Harder 等，2008）。将大麻使用问题的影响从其他组间差异中分离出来是很困难的，这意味着简单对比有和没有大麻使用问题的青少年时会出现偏倚。这个问题的正式名称是混杂（confounding），即处理组与对照组（或者暴露组与非暴露组）之间在某处理前变量上存在差异，且该变量也与结果有关（Altman 等，2001）。

传统上，使用回归分析进行统计学上的调整可减轻所观察变量的混杂，并估计非随机研究中的因果关系。在统计模型中纳入潜在的混杂因素作为自变量，如果在调整后的模型中原来所推定的因果关系仍然存在，则因果推断会更为可信。然而，这样的调整不能弥补非随机化研究的所有固有弱点。例如，有时由于样本量有限或者因为没有对这些混杂因素事先进行测量，对数据的调整因此不能涵盖所有潜在的混杂因素。而且，可能无法分离因果关系变量与潜在混杂因素共有的结果解释性方差，并将其指定分配给其中某个变量。最后，如果回归模型本身没有正确设定，特别是如果处理组与对照组中潜在混杂因素的分布有很大不同，则经调整的回归所估计的效应可能会有偏倚（J. Robins & Greenland，1986；Rubin，1973）。

使用传统回归调整以控制混杂的局限性，可以采用多种非实验性研究设计来解决。Shadish 等（2002）以及 West 等（2008）概述了在非实验性环境中估计因果效应的方法，其中包括工具变量、中断时间序列、断点回归和倾向指数匹配方法。

工具变量方法

当随机分配（或者被认为是随机分配）的工具变量对接受处理有影响但不直接影响结局时，可以使用工具变量方法（Angrist 等，1996）。Foster（2000）进行的一项公共精神卫生研究可以作为例证，该研究评估了增加门诊就诊对儿童和青少年的影响。Foster 使用了 Fort Bragg 示范项目一次评估的数据（Bickman 等，1995），Fort Bragg 项目是一项对于儿童精神卫生服务连续性照管模式的研究，其收集数据的对象是三个军事基地（3 个研究点）的儿童。由于门诊就诊次数不能随机分组，并且可能与儿童的其他特征有关，因此 Foster 确定了两种可能影响儿童精神卫生就诊次数但对结局没有直接影响的工具变量：一是开始参与评估的日期，因为在评估过程中由于示范项目的高昂费用限制了评估的后期获得服务的机会；二是仅在 3 个研究点之一进行示范，因为示范可能会增加获得服务的机会。在探究假设的效度时，Foster 发现较高的就诊次数与功能改善有关。

中断时间序列

当在特定时间实施一项干预时，中断的时间序列是一种包含了复杂的前后对比设计的常用非实验性设计（Shadish 等，2002）。根据干预前观察到的趋势，将干预后观察到的结局与不进行干预而预期的结局进行比较。此方法最为有效的情况是：在干预之前有许多观察，因而很容易辨别随时间变化的模式和趋势。Biglan、Ary 和 Wagenaar（2000）讨论了中断时间序列设计对估计社区层面干预效果的益处。他们还探讨了这种设计

的基础假设和对效度的潜在威胁。Gibbons
等（2007）采用这种设计来研究政府关于
青少年使用选择性 5- 羟色胺再摄取抑制剂
（selective serotonin reuptake inhibitor, SSRI）
的"黑框"[1]警告对抗抑郁药处方和自杀
率的影响。他们发现，对药物的监管警告
与儿童和青少年 SSRI 使用减少相关，继而
SSRI 使用的减少与儿童和青少年自杀率增
高相关。这种方法通常用于政策评估，如评
估联邦精神卫生平权法对全美患有孤独症
谱系障碍（autism spectrum disorder, ASD）
的儿童的服务利用情况的影响（Stuart 等，
2017）。

断点回归

断点回归与中断的时间序列有关，是
第三种设计和分析方法，可用于根据某项
观测结果的分数进行干预分组时（Cook,
2008）。分数线某一侧的个人将接受干预，
在另一边的则不会。断点回归经常用于教
育研究中，此类研究中是否参与某个项目比
如阅读辅导计划可能取决于测试成绩。断
点回归在精神卫生研究中也愈来愈普遍，包
括 Hainmueller 等（2017）以出生日期决定
可否申请参与美国童年入境暂缓遣返计划
（deferred action for children arrivals, DACA）
以考察父母有被驱逐出境的风险对儿童心
理健康的影响，以及 Flcama-Zn 等（2013）
在一项研究戒酒治疗作用的研究中，根据成
瘾严重程度的打分来分配治疗时间的长度。

倾向指数匹配

在非实验性研究中估计因果效应的第
四种方法是倾向指数匹配（Stuart, 2010）。
倾向指数由 Rosenbaum 和 Rubin（1983）建
立，它代表了在给定观察特征下接受处理的
概率。通过创建彼此尽可能相似的处理组
与对照组，此方法至少在观察到的特征上尝
试模仿随机试验。倾向指数将每个人被观
察到的特征汇总为一个变量，然后对暴露
组进行匹配、加权或细分，从而使观察到的
协变量在两组的分布尽可能相似。例如，
Harder 等（2008）使用既往收集的纵向队列
数据，估计了青少年使用大麻对随后的成年
期抑郁症的影响，该队列从 6 岁开始随访一
组个体直到 20 多岁（Kellam 等，2008），倾
向指数加权使青少年大麻使用者和非使用
者之间在观察到的背景特征上具有可比性。
在其他研究中，Erlangsen 等（2015）使用丹
麦的登记数据以研究该国的自杀预防诊所
的效果。

遗憾的是，倾向指数只能控制可以被
观察到的特征，在处理组与对照组之间可
能仍存在未观察到的差异，即无法测量的混
杂。对于这些未观察到的、与接受的处理和
结局都相关的混杂因素，敏感性分析可以
评估结果在多大程度上可能由它们所产生
（Haviland 等，2007）。

设计挑战 3：多层次的影响和效果

从个体和家庭因素到社区，从更广泛
的地理因素到时间，许多层面上的各种因素
都会影响心理健康和精神疾患。而且，许多
精神卫生干预措施，比如服务网络的系统性
变化或者社区范围的预防性干预措施，都在
群体层面进行。因此，无论是非实验性研究
还是实验性研究，可能都需要在一个或者多
个存在明显效果的层次上，去测量暴露或者
干预的效果。例如，许多旨在减少儿童问题
行为的一般性预防干预措施是在学校或者

教室中进行的, 其中包括基于课堂的"好行为竞赛"(good behavior game, GBG)(Dolan 等, 1993)和全校范围内的积极行为干预与支持(positive behavioral interventions & supports, PBIS)项目(Sugai 等, 2001)。同样, 人们也愈来愈关注邻里特性会如何影响心理健康(Furr-Holden 等, 2008)。

评估小组层面的干预措施存在特定的挑战。当进行小组层面的干预时, 将个人随机分配到处理组或者对照组经常是不合适的, 甚至是不可能的。在这种情况下, 将对整组进行随机化, 即整群随机试验(Murray, 1998; Raudenbush & Bryk, 2002)。PBIS 项目的随机化评估(Bradshaw 等, 2009)为此类试验提供了示例。由于通常不可能将儿童随机分配到学校, 因此马里兰州 37 所学校被随机分配为接受或者不接受 PBIS 培训。公共精神卫生领域还有其他整群随机试验, 其中一项以内科医生为随机化单位, 研究治疗成年人阿尔茨海默病的合作医疗模式(Callahan 等, 2006), 还有一项在初级卫生机构的层面上进行随机分组, 以评估"指导性护理"计划, 该项目旨在改善患有多种慢性疾病的老年人的护理质量(Boult 等, 2008)。

在整群随机试验中, 小组内的相互作用可能导致组内个体之间结局的相关性高于组间个体的相关性。例如, 与来自不同学校的学生的考试成绩相比, 同一所学校的学生之间的考试成绩可能更相似。这种相关性可以通过组内相关系数(intraclass correlation coefficient, ICC)进行量化, 即某变量组间差异而导致方差占该变量总方差的比例。

这种关联具有两个关键含义。首先, 如果组内相关系数相当大, 即使每个组中有很多人, 要达到足够统计功效来检测效果, 也需要相对较多的组数。事实上, 即使每组有数百个人, 如果组数少于 8~10 组, 也罕有足够的统计功效来检测每种治疗条件下的干预效果(Murray, 1998)。设计效应(design effect)将上述问题量化为一个系数, 即整群随机化研究为了达到与个体随机化研究同样的统计学功效, 所需要扩增的样本量倍数(Donner & Klar, 2000; Eldridge 等, 2006)。其次, 分析必须考虑到分组结构; 如果忽略了分组结构, 个人层面结果的分析是不够充分的。适用于这种情况的分析技术包括汇总个体数据并在组的层面进行分析, 或者运用能对分组结构进行清晰模拟的多层次模型, 比如随机效应模型(Raudenbush & Bryk, 2002; Varnell 等, 2004)。当组数较多时——经常超过 40 个——可以使用广义估计方程进行分析(Varnell 等, 2004)。

设计挑战 4: 需要长期随访

如前几章所述, 大多数精神障碍的病因学相关时期——从第一个潜在的致病因素出现到疾病完全显现之间的时间——要长于其他疾病。而且正如第 6 章所述的, 许多精神障碍的躯体和行为病程经常包含缓解和恶化期, 可长达数十年之久。因此, 尤其对于物质滥用、不良行为或者精神疾患的预防性干预来说, 即使采用精心设计的随机试验来评估干预作用, 也可能要经过很多年甚至几十年才能看到效果。在理想的情况下, 研究参与者会被追踪很多年, 如约翰·霍普金斯预防和干预研究中心

（Prevention & Intervention Research Center, PIRC）在试验中对研究对象从一年级开始追踪到 30 岁出头（Green 等，2017；Ialongo 等，2001；Kellam & Anthony，1998）。但是，如此长期的随访既昂贵又耗费资源；因此，也很罕见。

要克服与长期随访研究人群有关的挑战，一种方法是使用替代指标，即与感兴趣的长远结局相关的，可测量的、短期的、近期结局。对于以参与者死亡为最终结局的纵向医学研究来说，这种方法的应用尤为普遍。在此类研究中，经常使用替代指标，比如检测血压或者胆固醇水平来估计短期的干预效果。同样，要评估针对儿童的预防性干预措施对于后续成年人行为（如药物滥用或者吸烟）的影响，也需要长期的研究，为了减少等待时间，可以评估短期、起中介作用的青少年行为。然而，要注意的是，替代结局须谨慎使用（Psaty 等，1999；Temple，1999）。大量关于中介分析的文献（Imai 等，2010；Jo，2008；MacKinnon，2008）也为如何考虑中介效应以及如何最好地估计中介效应提供了相当多的指导。

使用非实验性数据调查因果关系，为研究较长前驱期提供了另一种途径。比如 PIRC 或者 Woodlawn 研究（Ensminger 等，1997），在划定的社区对队列中的个体从 6 岁随访至成年。这些数据可用于调查人生早期暴露与之后结局之间的关系。Stuart 和 Green（2008）所使用的 Woodlawn 数据库包括了从儿童期至成人期的情况，他们利用倾向指数法，研究青少年期间大量药物滥用对 30 多岁和 40 多岁时的个人就业、婚姻状况和药物使用的影响。Ludwig 和 Miller（2007）

运用公开数据和先前描述的断点回归设计，确定了儿童期参与 "赢在起跑线"（head start）项目[2]的长期影响。尽管 Head Start 项目似乎对短期教育成果比如考试成绩的影响很小，但对长期教育成果比如高中毕业和完成学业的总年数的影响更大。对于如何在缺乏纵向数据的情况下确定干预措施的长期效果，不断有研究在持续寻找最佳设计和分析方法。Stuart 和 Ialongo（2010）建议，仅对一个子样本进行长期随访，从而有针对性地利用资源。

对于病程随时间变化的障碍，比如许多以病情反复加重与缓解为特征的精神疾患，纵向数据的获得使相关研究成为可能。在生命的各个阶段，对多个个体进行横断面观察是不够的，这类分析需要对同一组个体进行重复观察。考虑到许多精神障碍具有波动性，为了确保不遗漏感兴趣的特征，反复观察至关重要。纵向数据还可用于研究精神障碍的发病，例如，用生存分析方法评估疾病的预测因素和风险因素以及发病的时间。

虽然纵向数据对于随时间而发生的变化，提供了很有价值的信息，但是对每个对象的重复观察也使分析变得复杂。要处理同一个体不同时间不同观测之间的相关性，可有多种分析方法，比如广义估计方程（Liang & Zeger，1986）、多层线性模型（Raudenbush & Bryk，2002）和增长曲线模型（Goldstein，1995；Singer & Willett，2003）。

设计挑战 5：罕见结局

大多数的非实验性研究，尤其是针对出现较晚的疾病，研究其风险因素时，都需要在整个研究人群中进行长期随访。这种纵向方法对生命历程流行病学研究来说特别适用,该类研究所探讨的是早期生命经历与之后疾病风险间的联系(Cannon 等,2002;Kuh & Ben-Shlomo,1997)。这些类型的问题中有许多可以通过长期的队列研究来探讨。然而,当所讨论的疾病相对罕见(如精神分裂症或者孤独症)时,会出现其他问题,需要成比例扩大样本量才能提供足够数量的病例进行分析。

有两种策略可以解决这一潜在问题。首先是选择一个高危样本——一个有望发现较大病例的特定群体。这种样本可能包括,例如,为研究精神分裂症,选择有高遗传风险的个体(Watt & Saiz,1991),或者为研究 ASD 的纵向预测因子,选择孤独症儿童的兄弟姐妹(Landa & Garrett-Mayer,2006)。第二种策略可使用已有多年资料的队列数据,像病例对照设计一样,对数据进行回顾性评估。然而,与针对特定目标所收集的前瞻性数据相比,使用这种方法难以控制早期测量的质量和可获得性(Cannon 等,2002)。

数 据 分 析

遗憾的是,即使研究设计能做到尽可能完善,在完成研究设计后,有时也会出现数据分析的困难。本节将讨论其中一些挑战,包括缺失值以及对潜在结构建模的需要。

分析挑战 1:缺失值

强有力的研究设计有助于减少缺失值的出现,但数据缺失几乎不可避免。例如,一些人被选为研究参与者后没有应答,要么是因为他们无法参与研究,要么是因为他们拒绝参加,这称为“单位无应答”(unit nonresponse)。在实际参加的个体中,并非所有人都会回答所有问题,这种缺失被称为“选项无应答”(item nonresponse)。在精神障碍研究中,认识到这些数据缺失的双重来源特别重要,因为无应答可能是因为疾病相关的病耻感和羞耻引起的,或者可能与存在的症状有关。在分析中排除没有完整数据的个体可能会产生有严重偏倚的结果,尤其在对某个问题有回应的对象与没有回应的对象存在差异的情况下。例如,在 ECA 样本的 1 年随访中,老年白人女性和年轻黑人男性的访谈完成率较低(Eaton 等,1992)。

幸运的是,现在已经有方法可以处理特定种类的缺失值,比如最大似然法(maximum likelihood)、多重插补法(multiple imputation)或者加权法。Graham(2009)和 White 等(2011)对处理缺失数据的方法有很好的介绍。但是,这里的重点是不可忽略的缺失数据,即不是随机缺失的数据(Rubin,1976)——数据的“缺失”取决于不可观察的因素。换句话说,即使在考虑了已观察到的变量的差异之后,有缺失值和没有缺失值的个体互不相同。有一些例子能够说明问题。极端高收入或者极端低收入的调查对象更有可能拒绝提供有关其收入的信息。同样,抑郁症患者可能更不愿意接受调查。因此,即使所观察到的特征是相同的,含有缺失值的变量(如抑郁症的比率、收入水平)的分布,在没有应答与有应答的人当中也可能也会有所不同。

当研究者担心诸如此类的不可忽略的缺失数据时,必须要对数据为何缺失或者何时缺失进行推测,且须根据实质性或者外部的信息来建立数据缺失过程模型。Siddique和Belin(2008)开创了一种方法,使用不可忽略缺失值模型,以插补(填充)受试者抑郁症水平的缺失数据。针对低收入少数族裔妇女抑郁症治疗的"WECare"研究中的缺失数据促使了这个模型的诞生(Miranda等,2003)。这项研究将受试者随机分配至以下三种干预措施之一:药物治疗、认知行为治疗或者常规治疗,并随访她们12个月。遗憾的是,在每次随访中都有24%~38%不等的女性的数据缺失。Siddique和Belin(2008)所使用的程序,针对抑郁症水平缺失的人,基于先前观察到的变量找一个与之相似的个人,然后用此人的应答来代替有缺失的应答,从而对每一个缺失值进行插补。他们之后使用近似贝叶斯自展法(approximate Bayesian bootstrap, ABB)对该程序进行了微调,使得研究者可以进一步指定要在插补中选择的对象类型,比如,如果认为抑郁评分较高的那些对象更可能会缺失数据,则选择此类对象进行插补。ABB模型使插补过程能够纳入关于数据缺失过程的先验信念(priori belief)。研究者还可以将模型进行组合,或者使用几种可能的模型,来检查结果对有关不可忽略的缺失数据的特定假设的敏感性。Siddique和Belin(2008)建议使用的模型应允许数据缺失过程与结果本身之间存在灵活的关系,因为对不可忽略的缺失数据过程使用错误的模型,可能比仅使用假定数据随机缺失的方法更糟糕(Graham,2009)。

处理不可忽略的缺失数据的另一种方法是模式混合模型(pattern-mixture model),

这种方法对具有不同缺失数据特征的个人使用不同的结果模型。一项研究抗精神病药物治疗精神分裂症的临床试验中使用了该方法(Demirtas,2005)。根据研究初期获得的测量结果,对照组中脱落个体的病情比没有脱落的个体更为严重。与之相反,药物治疗组中脱落患者的病情似乎没有比完成研究的患者严重。Demirtas(2005)使用贝叶斯模式混合模型,允许疾病状态的预后影响研究完成情况,并允许这种关系在不同治疗组之间有所区别,以解决数据缺失的问题。与Siddique和Belin(2008)的意见一致,他强调需要灵活的模型,即不对数据缺失过程作出强假设的模型。

分析挑战 2:测量并对作为潜在结构的精神障碍进行建模

在精神卫生研究中,许多感兴趣的概念或者变量无法直接观察,这些经常称为潜在结构或者潜在变量(Bollen,2002)。这样的结构包括精神分裂症和抑郁症等障碍,以及智力、社会经济地位和人格等变量。潜在变量与可观测的、可直接测量的变量比如身高或者体重不同。本节探讨如何在精神卫生中使用潜在变量并对其建模。

潜在变量测量模型

潜在结构的测量模型包括潜在变量本身及其指标——对潜在结构提供信息的可观察变量。举例来说,抑郁症的潜在结构是可以通过观察相关的体征和症状进行测量的,比如睡眠困难、体重变化、能够通过有效且可靠的量表比如贝克抑郁问卷测量的悲伤感(Beck等,1996)。所有测量模型的共同假设是,指标变量是由潜在变量引起的,且指标变量之间的相关性（如抑郁症示例中的贝克抑郁问卷的各个条目）可以通过潜在变量的存在来解释。潜在变量内部测量不变性（measurement invariance）相关的方法学进展，使得研究者可用多种数据建立更准确的模型（Masyn，2017）。有关潜在变量性质更详细的讨论请见 Bollen（2002）。

通常，潜在变量模型的分类取决于潜在结构及其指标是分类变量还是连续变量（Bartholomew & Knott，1999）。表 5-2 列出了不同的潜在变量模型，分为四种类型：因子分析、潜在特质分析（latent trait analysis）、潜在剖面分析（latent profile analysis）和潜在类别分析（latent class analysis）。

表 5-2　潜在变量分析的形式

		结构	
		连续型	分类型
指标	连续型	因子分析	剖面分析
	分类型	二分因素分析；潜在特质分析	潜在类别分析

改编自 Bartholomew & Knott，1999 年。

因子分析（factor analyis）的潜在变量（结构）和指标都是连续性变量，它们可以是探索性的也可以是验证性的，具体取决于研究者的目标（Kim & Mueller，1978）。人格的五因素模型就是一个典型的例子（Eysenck，1992；McCrae & Costa，1992）。在这个例子中，从既往研究的因子结构出发使用探索性因子分析（exploratory factor analysis）和验证性因子分析（confirmatory factor analysis）的方法，解决了以下难题：将所有可能的行为倾向的英语描述提炼为几个基本人格维度。除了洞察人格结构

之外，这种因子分析还促进了对不同人格结构的风险因素与后果的探讨。在另一个例子中，Samuels 等（2004）检查了 ECA 研究中完成了修订版神经质性 - 外倾性 - 开放性人格问卷（neuroticism-extroversion-openness personality inventory，NEO PI-R）（McCrae，1991）的个人的逮捕史，这个问卷共有 300 个条目，测量了包括神经质性（neuroticism）、外倾性（extroversion）、开放性（openness）、随和性（agreeableness）和责任心（conscientiousness）在内的几大领域。他们发现，被捕者的随和性和责任心方面得分较低，在神经质性方面得分较高，且这种差异具有统计学意义。在多层次框架内恰当地处理因子分析模型方面也取得了进展，而多层次框架在精神卫生数据源中可能会越来越常见（Dunn 等，2015），比如患者嵌套在初级保健诊所内或者学生嵌套在学校内。在潜在变量建模中，调整建模框架以考虑数据的嵌套结构至关重要。

潜在变量建模有两大主要好处。它可以将大量条目汇总到有意义的尺度，减少单独处理每个条目时出现的统计和解释问题。例如，如果 Samuels 等（2004）对每个人的 300 个调查表条目逐一分析逮捕率，那么结果将难以解释和总结。而且，如果假设检验中 I 类错误的概率不超过 0.05，则仅凭偶然，300 个条目中就会有 15 个在进行两组间比较时，出现具有统计显著性的差异，从而使解释变得复杂。尽管可以调整假设检验的 P 值，比如 Bonferroni 校正或者由 Benjamini 和 Hochberg（1995）提出的更复杂的方法，来解决这种多重比较问题，但潜在变量模型可以汇总大量具有较少潜在结

构的单个条目,减少要分析的维数,进而解决该问题。此外,由于结构的可靠性高于任何单独条目的可靠性,因此潜在变量模型可以减少测量误差,从而提高分析精度。

可以使用二分因子分析(dichotomous factor analysis)或者潜在特质分析(latent trait analysis)对具有分类指征的连续潜在变量进行建模(表5-2)。潜在特质分析与所谓的项目反应理论(item response theory,IRT)密切相关,通常用于计算机自适应测试(computer adaptive test)的开发(Bock,1997;Rost & Langeheine,1997;van der Linden & Glas,2000)。Gallo、Anthony 和 Muthén(1994)分析了抑郁症症状学的年龄差异,提供了一个在公共精神卫生研究中应用潜在特质分析的例子。他们的工作发现,与患有抑郁症的年轻人相比,患有抑郁症的老年人报告心境恶劣或者快感缺失的可能性更低。潜在特质分析有助于对抑郁症的结构与相应测量指标之间的关系进行建模,这些指标在 DSM-Ⅲ修订版(DSM-Ⅲ-R)(APA,1987)的中都是关于抑郁症的二分类诊断标准。

潜在剖面分析模型用于潜在变量是分类型,而指标是连续型变量的情况。这类模型的使用近年来急剧增加。在 2017 年阿尔茨海默病神经影像协作研究的一个例子中,潜在剖面分析被用于阐明参与者轻度认知障碍的亚型(Eppig 等,2017)。这些亚型表现出了生物标记物与结局的不同模式。

潜在类别分析模型也是对潜在变量是分类变量的情况进行建模,但是与潜在剖面模型不同的是,它们通常使用二分类的指标(Bartholomew & Knott,1999)(表5-2)。也许由于通常可获得的数据的固有性质,潜在类别分析模型仍然是两者中较常用的。当认为观察到的数据呈现了各组个体的混合并且组别不能被直接观察到时,这两个模型都是有用的;因此它们有时被称为混合模型(B. Muthén,2001)。潜在类别模型最早的用途之一是在 ECA 研究中分析抑郁症症状(Eaton 等,1989)。该模型使用基于 DSM-Ⅲ-R 标准(APA,1987)的二分类指标变量,确定了抑郁症的三个潜在类别。其中之一与 DSM-Ⅲ-R 中的重性抑郁症类似,为诊断分类总结群体差异的效用提供了证据。在进行那些分析的时候,可用的软件还无法容纳多分类指标变量,因此,有必要将比如失眠和嗜睡等变量归为一个复合变量,以避免指标之间的条件依赖性。这种局限性导致无法阐明某些假设的抑郁亚型,例如"非典型抑郁"(atypical depression)和"忧郁性抑郁"(melancholic depression),因为前者的部分特征是嗜睡和食欲增加,而后者以失眠和食欲下降为特征。现在已经存在可以容纳这些多分类变量的软件,可以对使用了三分类观察指标的抑郁症状进行潜在类别分析,相关研究已经发表(Lamers 等,2010),作者在实证上证明了那些假设的亚型的存在。并且,这种抑郁亚型的潜在结构已在其他样本中得到重复验证(Lamers 等,2012;ten Have 等,2016)。鉴定这些抑郁症的亚型可能有助于预测病程(Lamers 等,2012)或者治疗有效性(Ulbricht 等,2015)。另一个例子是,Ballard 等(2015)探讨了童年时期创伤经历的类别,以预测成年后的行为健康结局,包括自杀未遂、精神疾病诊断和成年早期受害。

潜在变量结构模型

除了在测量模型中对潜在结构及其指标进行建模,还可以同时对不同潜在结构之间的关系进行建模,或者对潜在结构(而不是潜在变量指标)进行回归,这些都具有一定的价值。这一部分的模型称为结构模型(图 5-1)。尤其是,结构模型包括了潜在变量模型中能反映潜在结构之间的关系或潜在结构与其他观察变量之间的关系的部分。现有多种潜在变量模型可供使用,有关分类学上的信息见 B. Muthén(2008)。

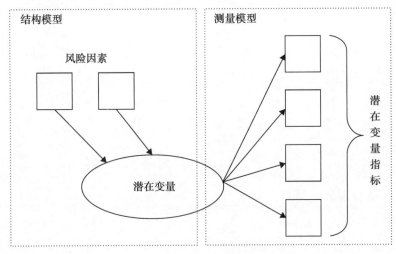

图 5-1　潜在变量模型

在一个公共精神卫生的例子中,Menard、Bandeen-Roche 和 Chilcoat(2004)使用潜在类别(测量)模型探索了儿童应激源的自然聚类。然后,他们用社会人口学变量对潜在类别进行回归,以确定性别或者其他可观察特征,相对于其参考类别(结构模型),能否影响个体归属于每个潜在类别的概率。但是,在这样做之前,他们需要评估潜在结构本身(在这个例子里,即应激源的类别结构)的性别差异。潜在结构本身可能存在组间差异(如性别),这个问题称为测量不变性(measurement invariance)(Bandeen-Roche 等,1997),这个概念对于解释此类模型至关重要。考虑一个示例,设想的潜在类别是两种冰激凌口味 A 和 B。假如后来发现对男性来说 A 口味是香草,而对女性来说 A 口味是巧克力,那么即使确认男性选择 A 口味的概率是女性的两倍,这个结论也是没有意义的。这种问题也出现在纵向研究中,在纵向研究中时间的测量不变性至关重要。

随着公共精神卫生研究者的不断探索、修正和发展,潜在变量模型用于测试此类假设的灵活性的优势变得越来越明显。例如,中介因果链(A 导致 B,然后 B 导致 C)很难使用标准回归建模(Kraemer 等,2001)。潜在变量模型更容易处理此类分析,该模型可以同时估计两个关系(A → B 和 B → C)(Netemeyer 等,2001)。纵向因子模型(Corballis & Traub,1970)和潜在特质模型(Dunson,2003)允许对连续潜在变量随时间的变化进行建模。相比之下,潜在转变模型（latent transition model）（Petras 等，2011）可以对个体在不同时间点在潜在类别之间切换的概率进行建模。近来使用潜在转变模型的例子包括，在STAR*D试验中，研究入组的男性和女性中抑郁亚型随时间的变化（Ulbrichtet 等，2016；Ulbricht 等，2018）。其他高阶的结构方程模型包括潜在特质状态场合模型（latent trait state occasion model），该模型使研究者可以将结构的变化分解到一个稳定的类似于特质的变量和一系列变化的状态变量中。在重要的精神卫生结构中，比如抑郁症和焦虑症，这些模型均有应用（Musci 等，2016）。

潜在增长曲线模型（latent growth curve model）可以帮助确定发展轨迹的类别，这是一个人们越来越关注的话题。潜在增长曲线模型特别适合于关注以下问题的公共精神卫生研究：随着时间的变化，个体如何发展，是否能按照不同的发展模式对人群进行分组。有关这些潜在增长模型的更多详细信息请参阅 Curran 和 Hussong（2003）以及 McArdle（2009）的著作。对潜在增长曲线类别进行建模也是可能的（B. Muthén & Muthén，2000；B. Muthén 等，2002；Jung & Wickrama，2008）。例如，Musci 等（2016）探索了自杀意念的轨迹，并识别出一个在常见预防自杀计划开始前就出现的自杀意念高峰，从而发现了当前年轻人自杀预防计划的一处局限性。

需要很大的样本量是使用潜在变量模型的一个重大障碍，尤其是在临床数据分析中（L. K. Muthén & Muthén，2002）。而且，虽然此类模型非常有用，但是它们的复杂性也是一个缺点。尽管在过去10年中，潜在变量建模软件的灵活性和可获得性取得了令人振奋的进步，但这种灵活性可能会产生不利影响：鼓励创建不必要的大型复杂模型，以及对模型假设的日益忽视（Tomarken & Waller，2005）。更重要的是，使用潜在结构会排除对其测量效度的确定性，效度的缺乏会限制从此类模型得出推论的强度。也许在将来，使用这些模型将促使人们发现生物标记，进而在反复的验证过程中完善潜在结构。同样，通过完善潜在变量测量模型的估计，可能会整合其他科学信息（Leoutsakos 等，2011）。

分析挑战3：对估计小范围内患病率的需要

许多群体或者地区缺乏足够的观察信息，想要估计这些群体或者地区的患病率或者需要，对公共精神卫生研究形成了特殊的挑战。例如，某个郡为了确定服务需要，可能希望知道该郡患有痴呆的人数。但是，单个的郡不太可能有足够的数据来估计这种患病率。该郡可能转而使用间接估计的方法。通过借鉴其他群体或者地区的优势，这些统计学技术能够利用全美性调查数据来生成特定群体或者区域的估计值。间接估计已应用于评估以下现象的存在情况：失业（Schaible，1996）、保险覆盖（Yu 等，2007）、物质使用与滥用（Larson，2003；Maxwell，2000）、吸烟（Twigg & Moon，2002）、肥胖症（Malec 等，1997）和精神障碍（Holzer 等，1981；Kessler 等，1998；Messer 等，2004）。

两种类型的间接估计在公共精神卫生调查中最为常用：①将精神障碍患病率外推到调查样本中未包括的人群（水平估计）；

以及②估计大规模调查中一个较小地区的需要（垂直估计或者小区域估计）。后者使用较大的调查来获得对调查中较小区域的估计值（如使用来自大型全美性调查的数据来对一个受访者极少、较小的郡进行估计）。与之相反，水平估计利用已知的、基于人口学类别的患病率差异，将对一个人群调查的估计值外推到另一个感兴趣的人群（如用一个州的调查外推到另一州）（Holzer 等，1981）。

垂直估计（Kessler 等，1998）与水平估计（Holzer 等，1981；Messer 等，2004）都被用于精神障碍的流行病学研究。互联网上提供了许多与精神障碍和药物使用障碍有关的流行病学估计。例如，在使用 WHO CIDI（参见第 4 章）的合作精神疾病流行病学调查中，州一级的一系列精神卫生结局的估计值可在以下网址查阅 http://66.140.7.153/estimation/estimation. htm。获得批准后，县一级的估计值也可从该网站获得。SAMHSA 每年开展 NSDUH，其中 2004—2006 年的调查提供了美国州和地区层面的药物使用人数估计，都可以在以下网址在线获取：//oas.samhsa.gov/ substate2k8/toc.cfm。以上估计分别使用水平综合程序和分层贝叶斯程序进行，下面将进一步描述。

最常用的三种间接估计方法是：综合估计（synthetic estimation）、小区域估计（small-area estimation）和复合估计（composite estimation）。

综合估计

如果某地区已知其社会人口学特征但没有精神障碍数据，综合估计可利用另一地区的社会人口学特征与精神障碍之间的相关性，来预测该地区精神障碍的患病率（Schaible，1996）。使用回归估计量（regression estimator）这一更复杂的估计量，可以纳入分类性的特征变量或者连续性的特征变量，从而改善对患有精神障碍的人口比例的预测（Manton 等，1985）。回归估计量的一种类型是回归综合估计方法（regression synthetic estimation approach），由 Holzer 等（1981）提出，它采用逻辑回归进行预测。这种方法对于罕见的、患病率低的疾病特别有用，因为当亚组中病例很少或者没有病例的时候，会产生不稳定的粗患病率估计。但是，确定综合估计值的精确度并不总是那么容易，计算此类估计值的方差的方法包括泰勒级数近似法（Yu 等，2007）和自展法（bootstrap）（Knutson 等，2008）。

传统的和基于回归的综合估计量都假定，在直接参与调查的人群和目标人群中，用于预测精神障碍的特征是类似的（Goldsmith 等，1988）。例如，如果在一个地区中男性的精神疾病患病率高于女性，则假设在进行预测的地区中，男性的精神疾病患病率也类似地高于女性。同样，在垂直估计中，则假定在全美层面上估计出的相关性也适用于地方层面（Twigg 等，2000）。如果此假设不成立，则很可能得出不准确的估计值。

在许多特定情况下，对精神障碍进行间接估计是最合适的。例如，如果模型中的自变量与精神障碍密切相关，则使用回归综合估计量的间接估计效果最佳（Gonzales 等，1996；Kessler 等，1998）。然而，对自变量的选择通常取决于是否在直接和间接调查中收集了这些变量。模型诊断也很关键。Kessler 等（1998）描述了一种使用卡方检验来检验模型拟合程度的方法。还可以使用标准模型诊断程序，比如残差分析和异常值影响分析（Rao, 2003a, 2003b）。此外，除了人口学特征之外，还可以通过纳入情境效应（contextual effect）来进一步改善间接估计值。例如，Twigg 等（2000）在预测英国各选区吸烟和饮酒量时，他们使用了这种多层次建模方法（Diez-Roux, 1998）将环境（如社区）与个人特征结合在一起。同样，Kessler 等（1998）使用了组合模型来估计各州内精神疾病的患病率，该组合模型中包括个体层面、人口普查区层面及郡级层面的自变量。

小区域估计：借力的方法

还有一种常见的间接估计策略是使用一个区域的信息来帮助了解另一区域，这就是所谓的"借力"（borrowing strength）。凭借这种策略，有两种小区域模型可以提高估计值的准确性（Ghosh & Rao, 1994; Pfeffermann, 2002），分别是嵌套残差单位水平回归模型（nested error unit-level regression model）（Battese 等, 1988）和区域水平随机效应模型（area-level random effects model）（Fay & Herriot, 1979）。后者利用个体层面的特征来估计精神障碍的患病率，前者使用群体层面的特征（Pfeffermann, 2002）。嵌套残差回归模型可以说是最流行的间接估计方法（Singh 等, 1998）。在某些条件下，该模型可简化为综合回归估计量（Malec 等, 1997）。

其他三种用来估计小区域模型的方法是：经验最优线性无偏预测（empirical best linear unbiased predictor, EBLUP）、经验贝叶斯方法（empirical Bayes method, EB）和分层贝叶斯方法（hierarchical Bayes method, HB）。EBLUP 最适合正态分布的结局；EB 和 HB 都可以应用于非正态分布的结局。无论是 EB 还是 HB，贝叶斯估计在进行间接估计时越来越受欢迎，特别是进行垂直估计时，因为它有借力的能力（Ghosh & Rao, 1994; Malec 等, 1997）。这些贝叶斯方法通常在建模过程中，使用与所感兴趣的参数有关的额外（先验）信息。例如，模型可能包含以下先验信念，精神分裂症的患病率不可能大于 20%。在 EB 方法中，诸如此类的先验知识至少部分由数据驱动，在 HB 方法中，先验知识则不是数据驱动的（Ghosh & Rao, 1994; Manton 等, 1985）。NSDUH 采用调查加权的 HB 方法来得出州一级的毒品使用和严重心理困扰的估计值，这是 HB 方法的经典范例（Folsom 等, 1999; Wright 等, 2007; You & Rao, 2003）。几部教科书（Longford, 2005; Rao, 2003a）对如何使用这些小区域模型，提供了统计学上的详细信息。要更全面地了解小区域估计技术见 Longford（2005）、Pfeffermann（2002）或者 Rao（2003a）。

复合估计量

在某些情况下，既可以使用直接估计也可以使用间接估计。例如，对一个较小的地区来说，可以进行不精确的直接估计，也可以由前面讨论的某个方法得出间接估计。在这种情况下，还可以对直接和间接估计值进行组合和加权，从而创建复合估计量（Manton 等, 1985）。不同复合估计的区别在于权重的选择（Ghosh & Rao, 1994; Singh

等，1998）。例如，在水平估计（可以被认为是极端的复合估计）中，因为不存在直接调查，直接估计值的权重为 0，这使得估计值完全依赖于综合估计量。然而，更常见的是，对直接和间接估计值用它们的逆方差进行加权，以反映其测量的精确度，即更精确的估计值有更大的权重。对于包含小区域模型的复合估计量，直接和间接估计值则都可以通过区域水平方差相对于总方差的大小来加权，如果各区域是异质性的，这种方法增加了直接估计量的权重（Ghosh & Rao，1994；Pfeffermann，2002）。

综合估计量也可以在贝叶斯框架内估计，如在 Manton 等（1985）的研究中，他们使用 EB 方法估计了精神障碍的患病率。使用贝叶斯方法的优势主要有两个。首先，该方法可得出后验方差的估计值，以表明估计值的精度（Malec 等，1997）。其次，贝叶斯方法一般较少依赖水平综合估计的主要假设，即直接调查中所估计的预测变量与精神障碍之间的关系也适用于目标人群。尽管贝叶斯估计很有用，但与传统的综合估计量相比，可能相对复杂且计算量较大（Ghosh & Rao，1994；Rao，2003a）。

其他方法

其他精神卫生流行病学研究中使用的间接估计方法包括人口学剖面模型（demographic profile model）（Manton 等，1985）、NIMH 种族排名模型（NIMH rank by race）、Grosser 模型（Grosser model）、患病率变异性（prevalence variability）、Yarvis/Edwards 三分类模型（Yarvis/Edwards three category）以及 Slem 线性回归（Slem linear regression）

（Ciarlo，Tweed，Shern，Kirkpatrick，& Sachs-Ericsson 的综述，1992）另一种技术，即空间平滑技术（spatial smoothing），应用于环境健康相关问题的研究中，这种技术结合了直接调查和空间分析，并使用了邻近地区的信息（Jia 等，2004）。时间序列模型也可以使用既往获得的直接调查数据来实现间接估计（Pfeffermann，2002）。

数 据 来 源

当然，本章中描述的每种分析方法都依赖于数据的可获得性。数据源可分为三种类型：具有全美代表性的数据库、选择性样本（如在针对特定干预措施的随机试验中收集的样本）和管理性数据（如 Medicare 索赔数据或者医疗保险档案）。鉴于使用选择性样本和管理性数据进行的研究为数众多，接下来会首先简要说明该类研究，但本节将聚焦于具有全美代表性的数据。

使用任何数据时，重要的是要了解它们的来源、最初目的以及本次提出的用途是否合适。例如，具有全美代表性的数据集未必能提供足够详细的有关人群亚组的信息；相反，选择性样本或者管理性数据可能无法得出可外推至目标人群的估计值（更多有关这些方案利弊得失的讨论，见 Imai，King，and Stuart，2008）。

许多研究从选择性样本中收集数据，从而提出和回答研究问题。干预性研究的示例包括约翰·霍普金斯预防和早期干预中心的基于学校的试验（Ialongo 等，1999），以及针对独立且有活力的老年人的高级认知训练试验,这项试验研究认知训练对老年人的影响(Jobe 等,2001)。其他研究则长期密切地随访特定的参与者队列,比如卡什郡老年记忆研究(Cache County Study of Memory in Aging)(Breitner 等,1999)和阿巴拉契亚山脉大烟山地区儿童和青少年精神卫生服务利用情况研究(Costello 等,1996)。

在美国,公共精神卫生研究中使用的管理性数据来源包括医疗保险、Medicare/Medicaid 索赔文件,对于参与这些医疗保险计划的个人,这些数据来源可提供有关他们住院、门诊以及处方的信息。这些数据集经常具有超大样本量的优势。dosReis 等(2008)使用此类数据,得以研究精神分裂症患者持续的抗精神病药物治疗与住院之间的关系。在包括丹麦、瑞典在内的斯堪的纳维亚国家,管理性数据几乎囊括所有个人的出生、死亡、住院时间、犯罪记录等信息,广泛的全国性精神卫生登记系统与管理性数据的连接,这是另一个重要资源。

已有许多大型调查可提供,具有全国代表性的、有关精神障碍患病率和其他公共精神卫生问题的数据库。最近,Dean 等(2016)代表 SAMHSA 发布了此类数据的汇编。SAMHSA 的汇编名录列出了 70 多个公开数据库,并对数据库进行了概述,包括如何获得的信息(http://www.samhsa.gov/sites/default/files/topics/data_outcomes_quality/data-compendium.pdf)。虽然 SAMHSA 的报告侧重于美国的调查,但加拿大(Gravel & Béland,2005)、英国(Jenkins 等,1997)、澳大利亚(Henderson 等,1993;Jorm 等,2004)

和其他地方也存在广泛的类似数据来源。实际上,最新的 2000 年 WMH 调查包括了 28 个国家(Demyttenaere 等,2004)。

以调查广泛人群中各种精神障碍为目的所收集的数据,在数据范围和样本量上都有很大的多样性。其他数据库,比如 NSDUH(SAMHSA,2014),关注特定的障碍或者行为,比如药品滥用和依赖。还有其他一些数据库,比如儿童和青少年精神障碍流行病学方法(methods for the epidemiology of child & adolescent,MECA)研究(Lahey 等,1996),则关注特定人群的精神障碍流行病学。

Dean 等(2016)撰写的 SAMHSA 汇编中,许多研究都代表了美国人口或其子集,这些研究所用的抽样设计使得美国每个人都有一定机会被选为研究对象。某些调查,例如 ECA 研究(Eaton & Kessler,1985)和 MECA 调查(Lahey 等,1996),则从一些地区中进行抽样,旨在用这些区域代表全美国。

汇编中列举出来的某些研究,比如 NSDUH,虽然每年重复一次,但从技术上讲是横断面的,因为它们每年对不同的个体收集数据。其他研究,比如由美国劳工部进行的全美纵向调查(http://www.bls.gov/nls/home.htm),则是纵向队列研究,随着时间的推移,随访的是同一批人。这样的纵向研究,使研究者能够更全面地研究个体随时间的变化,以及行为和结局的预测因素。例如,此类研究可以调查双相障碍患者的自然史,以确定其综合征的稳定性,或者个体经历抑郁、轻躁狂或者无症状的相对时间(Judd 等,2002)。由于横断面调查不会长期追踪同一群人,因此其成本较低且易于执行。然而,横断面调查只能考察所抽样的组内的差异。此外,对于个人随时间可能发生的变化,横断面研究没有提供相关的数据,所以无法洞悉精神障碍病程的稳定性。尽管如此,每年使用相同方法的横断面研究比如 NSDUH,仍有助于描述行为和障碍随时间变化的生态学趋势。

最近,测量的协调性得到了更多的重视,既体现在各个数据库之间采用一致的测量,也涉及开发统计学方法来合并数据,这些数据可能具有相关但不同的测量方法(如不同的抑郁量表)。NIMH 和美国国家老龄化研究院(National Institute on Aging, NIA)支持了许多此类工作,其目标是促进共享、比较和整合来自多个研究中已收集的数据,以回答更复杂和细微的问题。为此,美国国家卫生研究院(NIH)开发了通用数据元素,并建议在精神卫生有关的研究中,对研究对象采集这些数据(见 https://grants.nih.gov/grants/guide/notice-files/NOT-MH-15~009.html)。同样,NIH 工具包提供了 100 多种标准化测量以评估认知、情绪、运动和感觉(http://www.healthmeasures.net/explore-measurement-systems/nih-toolbox/intro-to-nih-toolbox)。此外,NIH PROMIS 计划利用现代心理测量方法为临床医生和研究者提供灵活、简便且可靠的工具,以测量各种重要结构(见 https://assessmentcenter.net/)。结合收集标准化数据的这些努力,新颖的统计学方法也被用于协调不同的数据源,这有时也被称为"整合数据分析"(integrative data analysis)(Cicchetti, 2016)。一系列用于

统一测量的具体方法包括从标准化的方法〔如简单的线性转换、Z 转换、T 分数、C 分数和等分百位等值(equipercentile equating)〕到基于多重插补或者项目反应理论(item response theory, IRT)的更复杂的方法(Bauer & Hussong, 2009)。

总　结

本章探讨了一些与提出和回答公共精神卫生问题相关的流行病学和统计学挑战及其解决方案。随着学科的发展,新的挑战和解决它们的机会将不断涌现。

缺乏针对大多数精神障碍的标准化测量,仍然是进行公共精神卫生研究的一项重要的持续性挑战。本章充分说明,不同的研究采用了不同的方法来收集数据,从而限制了对研究结果跨调查、跨样本的直接比较(Regier 等, 1998)。重要的前进方向或许包括建立一套核心测量从而实现更高的一致性,以及发展更多统计学方法以合并不同调查的测量方法。

公共精神卫生调查中需要解决的其他挑战更取决于特定的具体问题。例如,在研究晚年心理健康时,因为研究对象在一生中经历了大量暴露,所以检测早期干预措施的效果变得更加困难。研究老年人的另一个挑战是竞争风险的问题。例如,许多人没有表现出痴呆,只是因为在表现出明显痴呆之前,他们已经死于其他原因。遗传分析也提出了本章中未详细讨论的特殊挑战。例如,基因关联研究(genetic association study)尤其受到多重比较的影响,目前已经开发出针对一项研究测试数

千种基因的方法（Storey & Tibshirani，2003）
（有关精神卫生中基因分析定量方法的更多
讨论，参见第 9 章）。

为应对公共精神卫生领域中的各种挑
战，该领域的研究者设计了许多方法，为统计
学方法的许多重大进步做出了贡献。为流行
病学研究开发统计学方法的过程中，仍然存
在许多挑战，当前正在进行的公共精神卫生
研究，还将不断取得重要的统计学进展。

（刘冬梅译，邓斐审校）

注释

[1] 黑框警告是美国 FDA 对上市药物
采取的一种最严重的警告形式，出现在说明
书的最前端，用加粗加黑的边框来显示，旨
在以醒目的标志提醒医生与患者在药物使
用过程中潜在的重大安全性问题。

[2]"赢在起跑线"（head start）项目是美
国在 1965 年启动了一项为期 8 周的夏季计
划项目，该计划设计了一个儿童身心全面发
展计划，旨在帮助社区弱势满足学前儿童的
需求。

参 考 文 献

Altman, D. G., Schulz, K. F., Moher, D., Egger, M., Davidoff, F., Elbourne, D., & Lang, T. (2001). The revised CONSORT statement for reporting randomized trials: Explanation and elaboration. *Annals of Internal Medicine, 134*(8), 663–694.

American Psychiatric Association (APA). (1980). *Diagnostic and statistical manual of mental disorders* (3rd ed.). Washington, DC: Author.

American Psychiatric Association (APA). (1987). *Diagnostic and statistical manual of mental disorders* (3rd ed., rev.). Washington, DC: Author.

American Psychiatric Association (APA). (1994). *Diagnostic and statistical manual of mental disorders* (4th ed.). Washington, DC: Author.

Angrist, J., Imbens, G., & Rubin, D. (1996). Identification of causal effects using instrumental variables. *Journal of the American Statistical Association, 91*, 444–445.

Anthony, J. C., Folstein, M., Romanoski, A. J., Von Korff, M. R., Newstadt, G. R., Chahal, R., . . . Gruenberg, E. M. (1985). Comparison of the lay Diagnostic Interview Schedule and a standardized psychiatric diagnosis. *Archives of General Psychiatry, 42*, 66–675.

Ballard, E. D., Van Eck, K., Musci, R. J., Hart, S. R., Storr, C. L., Breslau, N., & Wilcox, H. C. (2015). Latent classes of childhood trauma exposure predict the development of behavioral health outcomes in adolescence and young adulthood. *Psychological Medicine, 45*(15), 3305–3316.

Bandeen-Roche, K., Miglioretti, D. L., Zeger, S. L., & Rathouz, P. (1997). Latent variable regression for multiple discrete outcomes. *Journal of the American Statistical Association, 92*, 1375–1386.

Bartholomew, D. J., & Knott, M. (1999). *Latent variable models and factor analysis*. London, UK: Hodder Arnold Publications.

Battese, G. E., Harter, R. M., & Fuller, W. A. (1988). An error-components model for prediction of county crop areas using survey and satellite data. *Journal of the American Statistical Association, 83*, 28–36.

Bauer, D. J., & Hussong, A. M. (2009). Psychometric approaches for developing commensurate measures across independent studies: Traditional and new models. *Psychological Methods, 14*(2), 101–125.

Beck, A. T., Steer, R. A., & Brown, G. K. (1996). *Manual for Beck Depression Inventory-II*. San Antonio, TX: Psychological Corporation.

Benjamini, Y., & Hochberg, Y. (1995). Controlling the false discovery rate: A practical and powerful approach to multiple testing. *Journal of the Royal Statistical Society, 57*, 289–300.

Berkson, J. (1946). Limitations of the application of fourfold table analysis to hospital data. *Biometrics Bulletin, 2*(3), 47–53.

Bickman, L., Guthrie, P. R., Foster, E. M., Lambert, E. W., Summerfelt, W., Breda, C., & Heflinger, C. A. (1995). *Managed care in mental health: The Fort Bragg experiment*. New York, NY: Plenum.

Biglan, A., Ary, D. V., & Wagenaar, A. C. (2000). The value of interrupted time-series experiments for community intervention research. *Prevention Science, 1*, 31–49.

Bock, R. D. (1997). A brief history of item response theory. *Educational Measurement: Issues and Practice, 16*, 21–33.

Bollen, K. A. (2002). Latent variables in psychology and the social sciences. *Annual Review of Psychology, 53*, 605–634.

Boult, C., Reider, L., Frey, K., Leff, B., Boyd, C. M., Wolff, J. L., & Scharfstein, D. (2008). Early effects of "guided care" on the quality of health care for multimorbid older persons: A cluster-randomized controlled trial. *Journals of Gerontology, Series A: Biological Sciences and Medical Sciences, 63*(3), 321–327.

Bradshaw, C. P., Koth, C. W., Thornton, L. A., & Leaf, P. J. (2009). Altering school climate through school-wide positive behavioral interventions and supports: Findings from a group-randomized effectiveness trial. *Prevention Science, 10*(2), 100–115.

Breitner, J. C. S., Wyse, B. W., Anthony, J. C., Welsh-Bohmer, K. A., Steffens, D. C., Norton, M., & Khachaturian, A. (1999). APOE-epsilon 4 count predicts age when prevalence of Alzheimer's disease increases—then declines: The Cache County Study. *Neurology, 52*(2), 321–331.

Callahan, C. M., Boustani, M. A., Unverzagt, F. W., Austrom, M. G., Damush, T. M., Perkins, A. J., & Hendrie, H. C. (2006). Effectiveness of collaborative care for older adults with Alzheimer disease in primary care: A randomized controlled trial. *Journal of the American Medical Association, 295*(18), 2148–2157.

Cannon, M., Huttunen, M., & Murray, R. (2002). The developmental epidemiology of psychiatric disorders. In T. Tsuang & M. Tohen (Eds.), *Textbook in psychiatric epidemiology* (2nd ed., pp. 239–255). New York, NY: John Wiley & Sons.

Ciarlo, J. A., Tweed, D. L., Shern, D. L., Kirkpatrick, L. A., & Sachs-Ericsson, N. (1992). I. Validation of indirect methods to estimate need for mental health services: Concepts, strategy, and general conclusions. *Evaluation and Program Planning, 15*, 115–131.

Cicchetti, D. (Ed.). (2016). *Developmental psychopathology: Theory and method* (3rd ed., Vol. 1). New York, NY: Wiley.

Collins, L. M., & Wugalter, S. E. (1992). Latent class models for stage-sequential dynamic latent variables. *Multivariate Behavioral Research, 27*, 131–157.

Cook, T. D. (2008). Waiting for life to arrive: A history of the regression-discontinuity design in psychology, statistics and economics. *Journal of Econometrics, 142*, 636–654.

Corballis, M. C., & Traub, R. E. (1970). Longitudinal factor analysis. *Psychometrika, 35*, 79–98.

Costello, E. J., Angold, A., Burns, B. J., Stangl, D. K., Tweed, D. L., Erkanli, A., & Worthman, C. M. (1996). The Great Smoky Mountains study of youth: Goals, design, methods, and the prevalence of DSM-III-R disorders. *Archives of General Psychiatry, 53*(12), 1129–1136.

Curran, P. J., & Hussong, A. M. (2003). The use of latent trajectory models in psychopathology research. *Journal of Abnormal Psychology, 112*(4), 526–544.

Dean, C., Eaton, W., Goettsche, E., Hays, C., Kuramoto-Crawford, J., & Mattson, M. (2016). *Sources for behavioral health and health services research data analysis, Substance Abuse and Mental Health Services Administration*. Available at https://www.samhsa.gov/sites/default/files/topics/data_outcomes_quality/data-compendium.pdf.

Demirtas, H. (2005). Multiple imputation under Bayesianly smoothed pattern-mixture models for nonignorable drop-out. *Statistics in Medicine, 24*(15), 2345–2363.

Demyttenaere, K., Bruffaerts, R., Posada-Villa, J., Gasquet, I., Kovess, V., Lepine, J. P., . . . Wang, P. S. (2004). Prevalence, severity, and unmet need for treatment of mental disorders in the World Health Organization World Mental Health Surveys. *Journal of the American Medical Association, 291*(21), 2581–2590.

Diez-Roux, A. (1998). Bringing context back into epidemiology: Variables and fallacies in multilevel analysis. *American Journal of Public Health, 88*(2), 216–222.

Dolan, L. J., Kellam, S. G., Brown, C. H., Werthamer-Larsson, L., Rebok, G. W., Mayer, L. S., . . . Wheeler, L. (1993). The short-term impact of two classroom-based preventive interventions on aggressive and shy behaviors and poor achievement. *Journal of Applied Developmental Psychology, 14*, 317–345.

Donner, A., & Klar, N. (2000). *Design and analysis of cluster randomised trials in health research*. London, UK: Arnold.

dosReis, S., Johnson, E., Steinwachs, D., Rohde, C., Skinner, E. A., Fahey, M., & Lehman, A. F. (2008). Antipsychotic treatment patterns and hospitalizations among adults with schizophrenia. *Schizophrenia Research, 101*(1–3), 304–311.

Dunn, E. C., Masyn, K. E., Jones, S. M., Subramanian, S. V., & Koenen, K. C. (2015). Measuring psychosocial environments using individual responses: an application of multilevel factor analysis to examining students in schools. *Prevention Science, 16*(5), 718–733.

Dunson, D. B. (2003). Dynamic latent trait models for multidimensional longitudinal data. *Journal of the American Statistical Association, 98*, 555–563.

Eaton, W. (1985). The epidemiology of schizophrenia. *Epidemiologic Reviews, 7*, 105–126.

Eaton, W. (1991). Update on the epidemiology of schizophrenia. *Epidemiologic Reviews, 13*, 320–328.

Eaton, W. W., Anthony, J. C., Tepper, S., & Dryman, A. (1992). Psychopathology and attrition in the Epidemiologic Catchment Area surveys. *American Journal of Epidemiology, 135*(9), 1051–1059.

Eaton, W. W., Dryman, A., Sorenson, A., & McCutcheon, A. (1989). DSM-III major depressive disorder in the community: A latent class analysis of data from the NIMH Epidemiologic Catchment Area programme. *British Journal of Psychiatry, 155*, 48–54.

Eaton, W. W., & Kessler, L. G. (1985). *Epidemiologic field methods in psychiatry: The NIMH Epidemiologic Catchment Area program*. New York, NY: Academic Press.

Eaton, W. W., Mortensen, P. B., Agerbo, E., Byrne, M., Mors, O., & Ewald, H. (2004). Coeliac disease and schizophrenia: Population based case control study with linkage of Danish national registers. *British Medical Journal, 328*(7437), 438–439.

Eaton, W. W., Regier, D. A., Locke, B. Z., & Taube, C. A. (1981). The Epidemiologic Catchment Area program of the NIMH. *Public Health Reports, 96*(4), 319–325.

Eldridge, S. M., Ashby, D., & Kerry, S. (2006). Sample size for cluster randomized trials: Effect of coefficient of variation of cluster size and analysis method. *International Journal of Epidemiology, 35*, 1292–1300.

Ensminger, M. E., Anthony, J. C., & McCord, J. (1997). The inner city and drug use: Initial findings from an epidemiological study. *Drug and Alcohol Dependence, 48*(3), 175–184.

Eppig, J. S., Edmonds, E. C., Campbell, L., Sanderson-Cimino, M., Delano-Wood, L., Bondi, M. W., & the Alzheimer's Disease Neuroimaging Initiative. (2017). Statistically defined subtypes and associations with cerebrospinal fluid and genetic biomarkers in mild cognitive impairment: A latent profile analysis. *Journal of the International Neuropsychological Society, 23*(7), 564–576.

Erlangsen, A., Lind, B. D., Stuart, E. A., Qin, P., Stenager, E., Larsen, K. J., . . . Winsløv, J. H. (2015). Short-term and long-term effects of psychosocial therapy for people after deliberate self-harm: A register-based, nationwide multicentre study using propensity score matching. *Lancet Psychiatry, 2*(1), 49–58.

Eysenck, H. J. (1992). Four ways five factors are not basic. *Personality and Individual Differences, 13*, 667–673.

Fay, R. E., & Herriot, R. A. (1979). Estimates of income for small places: An application of James-Stein procedures to census data. *Journal of the American Statistical Association, 74*, 269–277.

Flam-Zalcman, R., Mann, R. E., Stoduto, G., Nochajski, T. H., Rush, B. R., Koski-Jannes, A., . . . Rehm, J. (2013). Evidence from regression-discontinuity analyses for beneficial effects of a criterion-based increase in alcohol treatment. *International Journal of Methods in Psychiatric Research, 22*(1), 59–70.

Flay, B. R. (1986). Efficacy and effectiveness trials (and other phases of research) in the development of health promotion programs. *Preventive Medicine, 15*(5), 451–474.

Fleming, J. A., & Hsieh, C.-C. (2002). Introduction to epidemiologic research methods. In M. T. Tsuang & M. Tohen (Eds.), *Textbook in psychiatric epidemiology* (2nd ed., pp. 3–33). New York, NY: John Wiley & Sons.

Folsom, R. E., Shah, B., & Vaish, A. (1999). Substance abuse in states: A methodological report on model based estimates from the 1994–1996 National Household Surveys on Drug Abuse. In *Proceedings of the 1999 Joint Statistical Meetings, American Statistical Association, Survey Research Methods Section* (pp. 371–375). Alexandria, VA: American Statistical Association.

Foster, E. M. (2000). Is more better than less? An analysis of children's mental health services. *Health Services Research, 35*(5, Pt. 2), 1135–1158.

Frangakis, C. E., & Rubin, D. B. (2002). Principal stratification in causal inference. *Biometrics, 58*(1), 21–29.

Furr-Holden, C. D. M., Smart, M. J., Pokorni, J. P., Ialongo, N. S., Holder, H., & Anthony, J. C. (2008). The NIfETy method for environmental assessment of neighborhood-level indicators of alcohol and other drug exposure. *Prevention Science, 9*(4), 245–255.

Gallo, J. J., Anthony, J. C., & Muthén, B. O. (1994). Age differences in the symptoms of depression: A latent trait analysis. *Journal of Gerontology, 49*(6), 251–264.

Ghosh, M., & Rao, J. N. K. (1994). Small area estimation: An appraisal. *Statistical Science, 9*, 55–76.

Gibbons, R. D., Brown, C. H., Hur, K., Marcus, S. M., Bhaumik, D. K., Erkens, J. A., . . . Mann, J. J. (2007). Early evidence on the effects of regulators' suicidality warnings on SSRI prescriptions and suicide in children and adolescents. *American Journal of Psychiatry, 164*(9), 1356–1363.

Goldsmith, H. F., Lin, E., Jackson, D. J., Manderscheid, R. W., & Bell, R. A. (1988). The future of mental health needs assessment. In H. F. Goldsmith, E. Lin, R. A. Bell, & D. J. Jackson (Eds.), *Needs assessment: Its future* (pp. 79–93). Washington, DC: US Government Printing Office.

Goldstein, H. (1995). *Multilevel statistical models* (2nd ed.). London, UK: Arnold.

Gonzales, J. F., Placek, P. J., & Scott, C. (1996). Synthetic estimation in followback surveys at the National Center for Health Statistics. In W. L. Schaible (Ed.), *Indirect estimators in U.S. federal programs* (pp. 16–27). New York, NY: Springer.

Gottfredson, D. C., Cook, T. D., Gardner, F. E., Gorman-Smith, D., Howe, G. W., Sandler, I. N., & Zafft, K. M. (2015). Standards of evidence for efficacy, effectiveness, and scale-up research in prevention science: Next generation. *Prevention Science, 16*(7), 893–926.

Graham, J. W. (2009). Missing data analysis: Making it work in the real world. *Annual Review of Psychology, 60,* 549–576.

Grant, B. F., Dawson, D. A., Stinson, F. S., Chou, P. S., Kay, W., & Pickering, R. (2003). The Alcohol Use Disorder and Associated Disabilities Interview Schedule-IV (AUDADIS-IV): reliability of alcohol consumption, tobacco use, family history of depression and psychiatric diagnostic modules in a general population sample. *Drug and Alcohol Dependence, 71,* 7–16.

Gravel, R., & Béland, Y. (2005). The Canadian Community Health Survey: Mental health and well-being. *Canadian Journal of Psychiatry, 50*(10), 573–579.

Green, K. M., Musci, R. J., Matson, P. A., Johnson, R. M., Reboussin, B. A., & Ialongo, N. S. (2017). Developmental patterns of adolescent marijuana and alcohol use and their joint association with sexual risk behavior and outcomes in young adulthood. *Journal of Urban Health, 94*(1), 115–124.

Gross, A. L., Gallo, J. J., & Eaton, W. W. (2010). Depression and subsequent cancer risk: 24 years of follow-up of the Baltimore Epidemiologic Catchment Area sample. *Cancer Causes and Control, 21*(2), 191–199.

Groves, R. M., Fowler, F. J., Jr., Couper, M. P., Lepkowski, J. M., Singer, E., & Tourangeau, R. (2009). *Survey methodology* (2nd ed.). Hoboken, NJ: John Wiley & Sons.

Hainmueller, J., Lawrence, D., Martén, L., Black, B., Figueroa, L., Hotard, M., . . . Laitin, D.D. (2017). Protecting unauthorized immigrant mothers improves their children's mental health. *Science, 357*(6355), 1041–1044.

Harder, V. S., Stuart, E. A., & Anthony, J. C. (2008). Adolescent cannabis problems and young adult depression: Male–female stratified propensity score analyses. *American Journal of Epidemiology, 168*(6), 592–601.

Haviland, A., Nagin, D. S., & Rosenbaum, P. R. (2007). Combining propensity score matching and group-based trajectory analysis in an observational study. *Psychological Methods, 12*(3), 247–267.

Henderson, A. S., Jorm, A. F., Mackinnon, A. J., Christensen, H., Scott, L. R., Korten, A. E., & Doyle, C. (1993). The prevalence of depressive disorders and the distribution of depressive symptoms in later life: A survey using draft ICD-10 and DSM-III-R. *Psychological Medicine, 23*(3), 719–729.

Henry, K. L., & Huizinga, K. L. (2007). Truancy's effect on the onset of drug use among urban adolescents placed at risk. *Journal of Adolescent Health, 40*(4), e9–e17.

Holzer, C. E., Jackson, D. J., & Tweed, D. (1981). Horizontal synthetic estimation: A strategy for estimating small area health-related characteristics. *Evaluation and Program Planning, 4,* 29–34.

Horvitz, D. G., & Thompson, D. J. (1952). A generalization of sampling without replacement from a finite universe. *Journal of the American Statistical Association, 47,* 663–685.

Ialongo, N., Poduska, J., Werthamer, L., & Kellam, S. (2001). The distal impact of two first grade preventive interventions on conduct problems and disorder in early adolescence. *Journal of Emotional and Behavioral Disorders, 9,* 146–160.

Ialongo, N. S., Werthamer, L., Kellam, S. G., Brown, C. H., Wang, S., & Lin, Y. (1999). Proximal impact of two first-grade preventive interventions on the early risk behaviors for later substance abuse, depression, and antisocial behavior. *American Journal of Community Psychiatry, 27*(5), 599–641.

Imai, K., Keele, L., & Tingley, D. (2010). A general approach to causal mediation analysis. *Psychological Methods, 15*(4), 309.

Imai, K., King, G., & Stuart, E. (2008). Misunderstandings among experimentalists and observationalists about causal inference. *Journal of the Royal Statistical Society, Series A, 171,* 481–502.

Insel, T. R. (2006). Beyond efficacy: The STAR*D trial. *American Journal of Psychiatry, 163*(1), 5–7.

Jenkins, R., Bebbington, P., Brugha, T., Farrell, M., Gill, B., Lewis, G., . . . Petticrew, M. (1997). The National Psychiatric Morbidity surveys of Great Britain: Strategy and methods. *Psychological Medicine, 27*(4), 765–774.

Jia, H., Muennig, P., & Borawski, E. (2004). Comparison of small-area analysis techniques for estimating county-level outcomes. *American Journal of Preventive Medicine, 26*(5), 453–460.

Jo, B. (2008). Causal inference in randomized trials with mediational processes. *Psychological Methods, 13*(4), 314–336.

Jo, B., Asparouhov, T., Muthén, B. O., Ialongo, N. S., & Brown, C. H. (2008). Cluster randomized trials with treatment noncompliance. *Psychological Methods, 13*(1), 1–18.

Jobe, J. B., Smith, D. M., Ball, K., Tennstedt, S. L., Marsiske, M., Willis, S. L., & Kleinman, K. (2001). ACTIVE: A cognitive intervention trial to promote independence in older adults. *Controlled Clinical Trials, 22*(4), 453–479.

Jorm, A. F., Anstey, K. J., Christensen, H., & Rodgers, B. (2004). Gender differences in cognitive abilities: The mediating role of health state and health habits. *Intelligence, 32*, 7–23.

Judd, L. L., Akiskal, H. S., Schettler, P. J., Endicott, J., Maser, J., Solomon, D. A., . . . Keller, M. B. (2002). The long-term natural history of the weekly symptomatic status of bipolar I disorder. *Archives of General Psychiatry, 59*(6), 530–537.

Jung, T., & Wickrama, K. A. S. (2008). An introduction to latent growth curve analysis and growth mixture modeling. *Social and Personality Psychology Compass, 2*(1), 302–317.

Kellam, S. G., & Anthony, J. C. (1998). Targeting early antecedents to prevent tobacco smoking: Findings from an epidemiologically-based randomized field trial. *American Journal of Public Health, 88*(10), 1490–1495.

Kellam, S. G., Brown, C. H., Poduska, J. M., Ialongo, N. S., Wang, W., Toyinbo, P., & Wilcox, H. C. (2008). Effects of a universal classroom behavior management program in first and second grades on young adult behavioral, psychiatric, and social outcomes. *Drug and Alcohol Dependence, 95*(Suppl. 1), S5–S28.

Kern, H. L., Stuart, E. A., Hill, J., & Green, D. P. (2016). Assessing methods for generalizing experimental impact estimates to target populations. *Journal of Research on Educational Effectiveness, 9*(1), 103–127.

Kessler, R. C., Andrews, G., Colpe, L., Hiripi, E., Mroczek, D. K., Normand, S. L., . . . Zaslavsky, A.M. (2002). Short screening scales to monitor population prevalences and trends in non-specific psychological distress. *Psychological Medicine, 32*, 959–976.

Kessler, R., Andrews, G., Mroczek, D., Ustun, B., & Wittchen, H.-U. (1998). The World Health Organization Composite International Diagnostic Interview Short-Form (CIDI-SF). *International Journal of Methods in Psychiatric Research, 7*, 171–185.

Kessler, R. C., Barker, P. R., Colpe, L. J., Epstein, J. F., Gfroerer, J. C., Hiripi, E., . . . Zaslavsky, A. M. (2003). Screening for serious mental illness in the general population. *Archives of General Psychiatry, 60*, 184–189.

Kessler, R. C., Berglund, P. A., Walters, E. E., Leaf, P. J., Kouzis, A. C., Bruce, M. L., & Schneier, M. A. (1998). A methodology for estimating the 12-month prevalence of serious mental illness. In R. W. Manderscheid & M. J. Henderson (Eds.), *Mental health, United States, 1998* (pp. 99–109). Rockville, MD: Substance Abuse and Mental Health Services Administration, US Department of Health and Human Services.

Kessler, R. C., Demler, O., Frank, R. G., Olfson, M., Pincus, H. A., Walters, E. E., & Zaslavsky, A. M. (2005). Prevalence and treatment of mental disorders, 1990–2003. *New England Journal of Medicine, 352*(24), 2515–2523.

Kessler, R. C., McGonagle, K. A., Zhao, S., Nelson, C. B., Hughes, M., Eshleman, S., . . . & Kendler, K. S. (1994). Lifetime and 12-month prevalence of DSM-III-R psychiatric disorders in the United States: Results from the National Comorbidity Survey. *Archives of General Psychiatry, 51*, 8–19.

Kessler, R. C., & Walters, E. E. (2002). The National Comorbidity Survey. In M. T. Tsuang & M. Tohen (Eds.), *Textbook in psychiatric epidemiology* (2nd ed., pp. 343–362). New York, NY: John Wiley & Sons.

Kessler, R. C., Zhao, S., Katz, S. J., Kouzis, A. C., Frank, R. G., Edlund, M., & Leaf, P. J. (1999). Past-year use of outpatient services for psychiatric problems in the National Comorbidity Survey. *American Journal of Psychiatry, 156*(1), 115–123.

Kim, J. O., & Mueller, C. W. (1978). *Factor analysis: Statistical methods and practical issues.* Thousand Oaks, CA: Sage.

Kish, L. (1965). *Survey sampling.* New York, NY: John Wiley & Sons.

Knutson, K., Zhang, W., & Tabnak, F. (2008). Applying the small-area estimation method to estimate a population eligible for breast cancer-detection services. *Preventing Chronic Disease, 5*(1), A10.

Kraemer, H. C., Stice, E., Kazdin, A., Offord, D., & Kupfer, D. (2001). How do risk factors work together? Mediators, moderators, and independent, overlapping and proxy risk factors. *American Journal of Psychiatry, 158*(6), 848–856.

Kuh, D., & Ben-Shlomo, Y. (1997). *A life course approach to chronic disease epidemiology.* New York, NY: Oxford University Press.

Lahey, B. B., Flagg, E. W., Bird, H. R., Schwab-Stone, M. E., Canino, G., Dulcan, M. K., . . . Regier, D. A. (1996). The NIMH Methods for the Epidemiology of Child and Adolescent Mental Disorders (MECA) study: Background and methodology. *Journal of the American Academy of Child and Adolescent Psychiatry, 35*(7), 855–864.

Lamers, F., Burstein, M., He, J., Avenovoli, S., Angst, J., & Merikangas, K. R. (2012). Structure of major depressive disorder in adolescents and adults in the US general population. *British Journal of Psychiatry, 201*(2), 143–150.

Lamers, F., de Jonge, P., Nolen, W. A., Smit, J., Zitman, F. G., Beekman, A. T. F., & Penninx, B. W. J. H. (2010). Identifying depressive subtypes in a large cohort study: Results from the Netherlands Study of Depression and Anxiety (NESDA). *Journal of Clinical Psychiatry.* Published online July 13, 2010.

Lamers, F., Rhebergen, D., Merikangas, K. R., de Jonge, P., Beekman, A. T. F., & Penninx, B. W. J. H. (2012). Stability and transitions of depressive subtypes over a 2-year follow-up. *Psychological Medicine, 42*(10), 2083–2093.

Landa, R., & Garrett-Mayer, E. (2006). Development in infants with autism spectrum disorders: A prospective study. *Journal of Child Psychology and Psychiatry, 47*(6), 629–638.

Larson, M. D. (2003). Estimation of small-area proportions using covariates and survey data. *Journal of Statistical Planning and Inference, 112,* 89–98.

Leaf, P. J., German, P. S., Spitznagel, E. L., George, L. K., Landsverk, J., & Windle, C. D. (1985). Sampling: The institutional survey. In W. W. Eaton & L. G. Kessler (Eds.), *Epidemiologic field methods in psychiatry: The NIMH Epidemiologic Catchment Area program* (pp. 49–66). Orlando, FL: Academic Press.

Leoutsakos, J.-M. S., Bandeen-Roche, K., Garrett-Mayer, E., & Zandi, P. P. (2011). Incorporating scientific knowledge into phenotype development: Penalized latent class regression. *Statistics in Medicine, 30*(7), 784–798.

Liang, K. Y., & Zeger, S. L. (1986). Longitudinal data analysis using generalized linear models. *Biometrika, 73,* 13–22.

Lilienfeld, D. E., & Stolley, P. D. (1994). *Foundations of epidemiology.* New York, NY: Oxford University Press.

Lohr, S. L. (2009). *Sampling: Design and analysis* (2nd ed.). Pacific Grove, CA: Duxbury.

Longford, N. T. (2005). *Missing data and small-area estimation.* New York, NY: Springer.

Ludwig, J., & Miller, D. L. (2007). Does Head Start improve children's life chances? Evidence from a regression discontinuity design. *The Quarterly Journal of Economics, 122*(1), 159–208.

MacKinnon, D. P. (2008). *Introduction to statistical mediation analysis.* London, UK: CRC Press.

Malec, D., Sedransk, J., Moriarity, C., & LeClere, F. (1997). Small area inference for binary variables in the National Health Survey. *Journal of the American Statistical Association, 92,* 815–826.

Manton, K. G., Holzer, C. E., III, MacKenzie, E., Spitznagel, E., Forsythe, A., & Jackson, D. (1985). Statistical methods for estimating and extrapolating disease prevalence and incidence rates from multisite study. In W. W. Eaton & R. L. Kessler (Eds.), *Epidemiologic field methods in psychiatry: The NIMH Epidemiologic Catchment Area program* (pp. 351–373). Orlando, FL: Academic Press.

March, J. S., Silva, S. G., Compton, S., Shapiro, M., Califf, R., & Krishnan, R. (2005). The case for practical clinical trials in psychiatry. *American Journal of Psychiatry, 162*(5), 836–846.

Masyn, K. E. (2017). Measurement invariance and differential item functioning in latent class analysis with stepwise multiple indicator multiple cause modeling. *Structural Equation Modeling: A Multidisciplinary Journal, 24*(2), 180–197.

Mausner, J. S., & Kramer, S. (1985). *Mausner & Bahn epidemiology: An introductory text* (2nd ed.) Philadelphia, PA: W. B. Saunders.

Maxwell, J. C. (2000). Methods for estimating the number of "hardcore" drug users. *Substance Use and Misuse, 35*(3), 399–420.

McArdle, J. J. (2009). Latent variable modeling of differences and changes with longitudinal data. *Annual Review of Psychology, 60,* 577–605.

McConnell, S., Stuart, E. A., & Devaney, B. (2008). The truncation-by-death problem: What to do in an experimental evaluation when the outcome is not always defined. *Evaluation Research, 32*(2), 157–186.

McCrae, R. R. (1991). The five-factor model and its assessment in clinical settings. *Journal of Personality Assessment, 57*(3), 399–414.

McCrae, R. R., & Costa, P. T. (1992). Four ways five factors are basic. *Personality and Individual Differences, 13,* 653–665.

Menard, C. B., Bandeen-Roche, K. J., & Chilcoat, H. D. (2004). Epidemiology of multiple childhood traumatic events: Child abuse, parental psychopathology and other family-level stressors. *Social*

Psychiatry and Psychiatric Epidemiology, 39(11), 857–865.

Messer, S. C., Liu, X., Hoge, C. W., Cowan, D. N., & Engel, C. C. (2004). Projecting mental disorder prevalence from national surveys to populations-of-interest. *Social Psychiatry and Psychiatric Epidemiology, 39*(6), 419–426.

Miranda, J., Chung, J. Y., Green, B. L., Krupnick, J., Siddique, J., Revicki, D. A., & Belin, T. (2003). Treating depression in predominantly low-income young minority women. *Journal of the American Medical Association, 290*(1), 57–65.

Mojtabai, R. (2009). Unmet need for treatment of major depression in the United States. *Psychiatric Services, 60*(3), 297–305.

Murray, D. M. (1998). *Design and analysis of group-randomized trials*. New York, NY: Oxford University Press.

Musci, R. J., Hart, S. R., Ballard, E. D., Newcomer, A., Van Eck, K., Ialongo, N., & Wilcox, H. (2016). Trajectories of suicidal ideation from sixth through tenth grades in predicting suicide attempts in young adulthood in an urban African American cohort. *Suicide and Life-Threatening Behavior, 46*(3), 255–265.

Musci, R. J., Masyn, K. E., Benke, K., Maher, B., Uhl, G., & Ialongo, N. S. (2016). The effects of the interplay of genetics and early environmental risk on the course of internalizing symptoms from late childhood through adolescence. *Development and Psychopathology, 28*(1), 225–237.

Muthén, B. (2001). Latent variable mixture modeling. In G. A. Marcoulides & R. E. Schumacher (Eds.), *New developments and techniques in structural equation modeling* (pp. 1–24). Philadelphia, PA: Erlbaum.

Muthén, B. (2008). Latent variable hybrids: Overview of old and new models. In G. R. Hancock & K. M. Samuelsen (Eds.), *Advances in latent variable mixture models* (pp. 1–24). Charlotte, NC: Information Age Publishing.

Muthén, B., Brown, C. H., Masyn, K., Jo, B., Khoo, S. T., Yang, C. C., . . . Liao, J. (2002). General growth mixture modeling for randomized preventive interventions. *Biostatistics, 3*(4), 459–475.

Muthén, B., & Muthén, L. K. (2000). Integrating person-centered and variable-centered analyses: Growth mixture modeling with latent trajectory classes. *Alcoholism: Clinical and Experimental Research, 24*(6), 882–891.

Muthén, L. K., & Muthén, B. O. (2002). How to use a Monte Carlo study to decide on sample size and determine power. *Structural Equation Modeling, 4*, 599–620.

National Center for Health Statistics. (1997). *National Death Index user's manual*. Washington, DC: Author.

Netemeyer, R., Bentler, P., Bagozzi, R., Cudeck, R., Cote, J., Lehmann, D., . . . Ambler, T. (2001). Structural equations modeling. *Journal of Consumer Psychology, 10*(1–2), 83–100.

Nguyen, T. Q., Cole, S., Ebnesajjad, C., & Stuart, E.A. (2017). Sensitivity analysis for an unobserved moderator in RCT-to-target-population generalization of treatment effects. *Annals of Applied Statistics, 11*(1), 225–247.

Nierenberg, A. A., Friedman, E. S., Bowden, C. L., Sylvia, L. G., Thase, M. E., Ketter, T., . . . Calabrese, J. R. (2013). Lithium treatment moderate-dose use study (LiTMUS) for bipolar disorder: A randomized comparative effectiveness trial of optimized personalized treatment with and without lithium. *American Journal of Psychiatry, 170*, 102–110.

O'Muircheartaigh, C., & Hedges, L. V. (2014). Generalizing from unrepresentative experiments: A stratified propensity score approach. *Journal of the Royal Statistical Society, Series C: Applied Statistics, 63*(2), 195–210.

Olds, D. L., Kitzman, H., Hanks, C., Cole, R., Anson, E., Sidora-Arcoleo, K., . . . Bondy, J. (2007). Effects of nurse home visiting on maternal and child functioning: Age-9 follow-up of a randomized trial. *Pediatrics, 120*(4), e832–e845.

Olsson, N. C., Flygare, O., Coco, C., Gorling, A., Rade, A., Chen, Q., . . . Bolte, S. (2017). Social skills training for children and adolescents with autism spectrum disorder: A randomized controlled trial. *Journal of the American Academy of Child and Adolescent Psychiatry, 56*(7), 585–592.

Pasamanick, B., Scarpitti, F. R., & Dinitz, S. (1967). *Schizophrenics in the community: An experimental study in the prevention of hospitalization*. New York, NY: Appleton-Century-Crofts.

Pedersen, C. B., Mors, O., Bertelsen, A., Waltoft, B. L., Agerbo, E., McGrath, J. J., . . . Eaton, W. W. (2014). A comprehensive nationwide study of the incidence rate and lifetime risk for treated mental disorders. *JAMA Psychiatry, 71*(5), 573–581.

Petras, H., Masyn, K., & Ialongo, N. (2011). The developmental impact of two first grade preventive interventions on aggressive/disruptive behavior in childhood and adolescence: An application of latent transition growth mixture modeling. *Prevention Science, 12*(3), 300–313.

Pfeffermann, D. (2002). Small area estimation: New developments and directions. *International Statistical Review, 70*(1), 125–143.

Psaty, B. M., Weiss, N. S., Furberg, C. D., Koepsell, T. D., Siscovick, D. S., Rosendaal, F. R., . . . Wagner, E. H. (1999). Surrogate end points, health outcomes, and the drug-approval process for the treatment of risk factors for cardiovascular disease. *Journal of the American Medical Association*, 282(9), 786–790 (and related discussion).

Rao, J. N. K. (2003a). *Small area estimation*. New York, NY: John Wiley & Sons.

Rao, J. N. K. (2003b). Some new developments in small area estimation. *Journal of the Iranian Statistical Society*, 2, 145–169.

Raudenbush, S. W., & Bryk, A. S. (2002). *Hierarchical linear models: Applications and data analysis methods* (2nd ed.). London, UK: Sage.

Regier, D. A., Kaelber, C. T., Rae, D. S., Farmer, M. E., Knauper, B., Kessler, R. C., & Norquist, G. S. (1998). Limitations of diagnostic criteria and assessment instruments for mental disorders: Implications for research and policy. *Archives of General Psychiatry*, 55(2), 109–115.

Regier, D. A., Narrow, W. E., Rae, D. S., Manderscheid, R. W., Locke, B. Z., & Goodwin, F. K. (1993). The de facto U.S. mental and addictive disorders service system: Epidemiologic Catchment Area prospective 1-year prevalence rates of disorders and services. *Archives of General Psychiatry*, 50(2), 85–94.

Robins, J., & Greenland, S. (1986). The role of model selection in causal inference from nonexperimental data. *American Journal of Epidemiology*, 123(3), 392–402.

Robins, L. N., Heizer, J. E., Weissman, M., Orvaschel, H., Gruenberg, E., Berk, J .D., & Regier, D. A. (1984). Lifetime prevalence of specific psychiatric disorders in three sites. *Archives of General Psychiatry*, 41(10), 949–958.

Robins, L. N., Wing, J., Wittchen, H. U., Helzer, J. E., Babor, T. F., Burke, J., . . . Towle, L. H. (1988). The Composite International Diagnostic Interview. *Archives of General Psychiatry*, 45, 1069–1077.

Rosenbaum, P. R., & Rubin, D. B. (1983). The central role of the propensity score in observational studies for causal effects. *Biometrika*, 70, 41–55.

Rosner, B. (2010). *Fundamentals of biostatistics* (7th ed.). Belmont, CA: Duxbury Press.

Rost, J., & Langeheine, R. (1997). A guide through latent structure models for categorical data. In J. Rost & R. Langeheine (Eds.), *Applications of latent trait and latent class models in the social sciences* (pp. 13–37). Munster, Germany: Waxmann-Verlag.

Rothman, K. J., Greenland, S., & Lash, T. L. (2012). *Modern epidemiology* (3rd ed.). Philadelphia, PA: Lippincott Williams & Wilkins.

Rothwell, P. M. (2005). Clinical trials are too often founded on poor quality pre-clinical research. *Journal of Neurology*, 252(9), 1115.

Rubin, D. B. (1973). Matching to remove bias in observational studies. *Biometrics*, 29, 159–184.

Rubin, D. B. (1976). Inference and missing data. *Biometrika*, 63, 581–592.

Rush, A. J., Fava, M., Wisniewski, S. R., Lavori, P. W., Trivedi, M. H., Sackeim, H. A., . . . Niederehe, G. (2004). Sequenced Treatment Alternatives to Relieve Depression (STAR*D): Rationale and design. *Controlled Clinical Trials*, 25(1), 119–142.

Samuels, J., Bienvenu, O. J., Cullen, B., Costa, P. T., Jr., Eaton, W. W., & Nestadt, G. (2004). Personality dimensions and criminal arrest. *Comprehensive Psychiatry*, 45(4), 275–280.

Schafer, J. L., & Graham, J. W. (2002). Missing data: Our view of the state of the art. *Psychological Methods*, 7(2), 147–177.

Schaible, W. L. (1996). *Indirect estimators in U.S. federal programs*. New York, NY: Springer.

Shadish, W. R., Cook, T. D., & Campbell, D. T. (2002). *Experimental and quasi-experimental designs for generalized causal inference*. Boston, MA: Houghton-Mifflin.

Shapiro, S., Skinner, E. A., Kessler, L. G., Von Korff, M., German, P. S., Tischler, G. L., . . . Regier, D. A. (1984). Utilization of health and mental health services: Three Epidemiologic Catchment Area sites. *Archives of General Psychiatry*, 41(10), 971–978.

Shaffer, D., Fisher, P., Lucas, C. P., Dulcan, M. K., & Schwab-Stone, M. E. (2000). NIMH Diagnostic Interview Schedule for Children Version IV (NIMH DISC-IV): Description, differences from previous versions, and reliability of some common diagnoses. *Journal of the American Academy of Child Adolescent Psychiatry*, 39, 28–38.

Siddique, J., & Belin, T. R. (2008). Using an approximate Bayesian bootstrap to multiply impute nonignorable missing data. *Computational Statistics and Data Analysis*, 53, 405–415.

Singer, J. D., & Willett, J. B. (2003). *Applied longitudinal data analysis*. New York, NY: Oxford University Press.

Singh, A. C., Stukel, D. M., & Pfeffermann, D. (1998). Bayesian versus frequentist measures of error in small area estimation. *Journal of the Royal Statistical Society: Series B (Statistical Methodology)*, 60, 377.

Stein, L. I., & Test, M. A. (1980). Alternative to mental hospital treatment. I. Conceptual model, treatment program, and clinical evaluation. *Archives of General Psychiatry*, 37(4), 392–397.

Storey, J. D., & Tibshirani, R. (2003) Statistical significance for genome-wide studies. *Proceedings of the National Academy of Sciences of the United States of America, 100*(16), 9440–9445.

Stroup, T. S., McEvoy, J. P., Swartz, M. S., Byerly, M. J., Glick, I. D., Canive, J. M., . . . Lieberman, J. A. (2003). The National Institute of Mental Health Clinical Antipsychotic Trials of Intervention Effectiveness (CATIE) project: Schizophrenia trial design and protocol development. *Schizophrenia Bulletin, 29*(1), 15–31.

Stuart, E. A. (2010). Matching methods for causal inference: A review and a look forward. *Statistical Science, 25*(1), 1–21.

Stuart, E. A., Bradshaw, C. P., & Leaf, P. J. (2015). Assessing the generalizability of randomized trial results to target populations. *Prevention Science, 16*(3), 475–485.

Stuart, E. A., Cole, S. R., Bradshaw, C. P., & Leaf, P. J. (2011). The use of propensity scores to assess the generalizability of results from randomized trials. *Journal of the Royal Statistical Society, Series A, 174*(2), 369–386.

Stuart, E. A., & Green, K. M. (2008). Using full matching to estimate causal effects in nonexperimental studies: Examining the relationship between adolescent marijuana use and adult outcomes. *Developmental Psychology, 44*(2), 395–406.

Stuart, E. A., & Ialongo, N. S. (2010). Matching methods for selection of subjects for follow-up. *Multivariate Behavioral Research, 45*(4), 746–765.

Stuart, E. A., McGinty, E. E., Kalb, L., Huskamp, H. A., Busch, S. H., Gibson, T. B., . . . Barry, C. L. (2017). Increased service use among children with autism spectrum disorder associated with mental health parity law. *Health Affairs, 36*(2), 337–345.

Substance Abuse and Mental Health Services Administration (SAMHSA). (2014). *National survey on drug use and health, 2014* [Computer file]. ICPSR 36361. Ann Arbor, MI: Inter-university Consortium for Political and Social Research.

Sudman, S. (1976). *Applied sampling.* New York, NY: Academic Press.

Sugai, G., Horner, R., & Gresham, F. (2001). Behaviorally effective school environments. In M. Shinn, G. Stoner, & H. Walker (Eds.), *Interventions for academic and behavior problems: Preventive and remedial approaches* (pp. 315–350). Silver Spring, MD: National Association of School Psychiatrists.

Susukida, R., Crum, R. M., Stuart, E. A., Ebnesajjad, C., & Mojtabai, R. (2016). Assessing sample representativeness in randomized controlled trials: Application to the National Institute of Drug Abuse Clinical Trials Network. *Addiction, 111*(7), 1226–1234.

Temple, R. (1999). Are surrogate markers adequate to assess cardiovascular disease drugs? *Journal of the American Medical Association, 282*(8), 790–795.

ten Have, M., Lamers, F., Wardenaar, K., Beekman, A., de Jonge, P., van Dorsselaer, S., . . . de Graaf, R. (2016). The identification of symptom-based subtypes of depression: A nationally representative cohort study. *Journal of Affective Disorders, 190*, 395–406.

Tomarken, A. J., & Waller, N. G. (2005). Structural equation modeling: Strengths, limitations, and misconceptions. *Annual Review of Clinical Psychology, 1*, 31–65.

Tsuang, M. T., Tohen, M., & Jones, P. (Eds.). (2011). *Textbook in psychiatric epidemiology* (3rd ed.). New York, NY: John Wiley & Sons.

Tunis, S. R., Stryer, D. B., & Clancy, C. M. (2003). Practical clinical trials: Increasing the value of clinical research for decision making in clinical and health policy. *Journal of the American Medical Association, 290*(12), 1624–1632.

Twigg, L., & Moon, G. (2002). Predicting small area health-related behaviour: A comparison of multilevel synthetic estimation and local survey data. *Social Science and Medicine, 54*(6), 931–937.

Twigg, L., Moon, G., & Jones, K. (2000). Predicting small-area health-related behaviour: A comparison of smoking and drinking indicators. *Social Science and Medicine, 50*(7–8), 1109–1120.

Ulbricht, C. M., Dumenci, L., Rothschild, A. J., & Lapane, K. L. (2016). Changes in depression subtypes for women during treatment with citalopram: a latent transition analysis. *Archives of Women's Mental Health, 19*(5), 769–778.

Ulbricht, C. M., Dumenci, L., Rothschild, A. J., & Lapane, K. L. (2018). Changes in depression subtypes among men in STAR*D: A latent transition analysis. *American Journal of Men's Health, 12*(1), 5–13.

Ulbricht, C. M., Rothschild, A. J., & Lapane, K. L. (2015). The association between latent depression subtypes and remission after treatment with citalopram: A latent class analysis with distal outcome. *Journal of Affective Disorders, 188*, 270–277.

Valliant, R., Dever, J. A., & Kreuter, F. (2013). *Practical tools for designing and weighting survey samples.* New York, NY: Springer-Verlag.

van Belle, G., Fisher, L. D., Heagerty, P. J., & Lumley, T. S. (2004). *Biostatistics: A methodology for the health sciences* (2nd ed.). Hoboken, NJ: John Wiley & Sons.

van der Linden, W. J., & Glas, C. A. W. (Eds.). (2000). *Computerized adaptive testing: Theory and practice.* Dordrecht, Netherlands: Kluwer Academic.

Varnell, S. P., Murray, D. M., Janega, J. B., & Blitstein, J. L. (2004). Design and analysis of group-randomized trials: A review of recent practices. *American Journal of Public Health, 94*(3), 393–399.

Wang, P. S., Lane, M., Olfson, M., Pincus, H. A., Wells, K. B., & Kessler, R. C. (2005). Twelve-month use of mental health services in the United States: Results from the National Comorbidity Survey replication. *Archives of General Psychiatry, 62*(6), 590–592.

Watt, N. F., & Saiz, C. (1991). Longitudinal studies of premorbid development of adult schizophrenia. In E. F. Walker (Ed.), *Schizophrenia: A life-course developmental perspective* (pp. 157–192). New York, NY: Academic Press.

West, S. G., Duan, N., Pequegnat, W., Gaist, P., Des Jarlais, D. C., Holtgrave, D., . . . Mullen, P. D. (2008). Alternatives to the randomized controlled trial. *American Journal of Public Health, 98*(8), 1359–1366.

White, I. R., Royston, P., & Wood, A. M. (2011). Multiple imputation using chained equations: issues and guidance for practice. *Statistics in Medicine, 30*(4), 377–399.

Wilcox, H., Kuramoto, S., Lichtenstein, P., Långström, N., Brent, D., & Runeson, B. (2010). Psychiatric morbidity, violent crime and suicide among children exposed to early parental death: Long-term longitudinal population study in Sweden. *Archives of General Psychiatry, 49*(5), 514–523.

Wisniewski, S. R., Rush, A. J., Nierenberg, A. A., Gaynes, B. N., Warden, D., Luther, J. F., . . . Trivedi, M. H. (2009). Can phase III trial results of anti-depressant medications be generalized to clinical practice? A STAR* D report. *American Journal of Psychiatry, 166*(5), 599–607.

Wright, D., Sathe, N., & Spagnola, K. (2007). *State estimates of substance use from the 2004–2005 National Surveys on Drug Use and Health.* Rockville, MD: Substance Abuse and Mental Health Services Administration, US Department of Health and Human Services. Available at http://oas.samhsa.gov/states.cfm

You, Y., & Rao, J. N. K. (2003). Pseudo-hierarchical Bayes small area estimation combining unit level models and survey weights. *Journal of Statistical Planning and Inference, 111,* 197–208.

Yu, H., Meng, Y., Mendez-Luck, C., Jhawar, M., & Wallace, S. P. (2007). Small-area estimation of health insurance coverage for California legislative districts. *American Journal of Public Health, 97*(4), 731–737.

第三部分

描述性流行病学

第6章

精神障碍的人口动态

WILLIAM W. EATON

RONALD C. KESSLER

PREBEN BO MORTENSEN

GEORGE W. REBOK

KIMBERLY ROTH

本章要点

● 精神障碍的人口动态是一种针对精神病理学自然史的量化描述方式

● 自然史包括前兆期、前驱期、发病、缓解、病程和后果

● 结合对巴尔的摩流行病学责任区项目及美国共病调查随访研究两组前瞻性数据的分析,让我们对精神障碍的自然史有了透彻的理解

● 发病数据显示,绝大多数精神障碍的发病时间都远早于中年期

● 10%~20% 的精神障碍病程可持续数十年

● 精神障碍存在着广泛的共病

● 部分精神障碍与多种较晚发生的躯体疾病风险增高相关;比如糖尿病、心脏病和卒中

引　言

本部分的 3 章在第 1 章的基础上进一步呈现了与精神障碍相关的描述性流行病学数据,包括:精神障碍的人口动态数据(本章),一般人群中的不同弱势群体发生精神障碍的差异性数据(参见第 7 章),以及自杀相关数据(参见第 8 章)。人口动态是一门研究人口规模变化的学科。在精神障碍领域,它常被用以描述人群层面的精神病理学自然史。精神病理学自然史的三大要素包括:发病、病程和结局(Eaton, 2011)。虽然在少数情况下,精神病理犹如潮起潮落,就如同惊恐发作时短暂而突然的恐惧加剧一样;大多数情况下,精神障碍的病程进展却是迟缓的,可以持续数天、数周、数月、数年,甚至是数十年之久。由于大部分患有

精神障碍的个体没有寻求治疗,而余下选择就医的那一小部分通常又是病情最严重的患者,因此要研究精神病理学的自然史,最好选用基于人群的样本,其中个体是从全体一般人群中选择的,不管他们是否接受过治疗。这样才能避免人们所熟知的"求治偏倚"(treatment-seeking bias)(Berkson, 1946)以及患病率偏倚(prevalence bias)(Cohen & Cohen, 1984)。基于人群的样本和精神病理缓慢发展的特点相结合,适用于生命历程流行病学(life course epidemiology)的研究(Kuh & Ben-Shlomo, 1997)。

方法和数据来源

与特定精神障碍相关的人口动态数据收集成本很高。针对特定的精神障碍而言,通常只有少数患者得到了治疗,而他们无法代表整个患病群体。因此,我们需要进行现场调查以获取有足够代表性的数据,而不只是调查最严重的精神障碍患者。而且,由于一些重要的精神障碍相对罕见,其中许多人可能不会在两个或者多个不同的时间点具有特定的征兆、症状、综合征或者障碍。为了估算与发病、病程和结局相关的总体参数,现场调查必须评估大量的个体。

针对严重精神障碍,比如精神分裂症、双相障碍和痴呆,建立其总体估计值的调查用处不大。原因有如下几点:首先,患有此类严重精神障碍的患者通常对自己的障碍缺乏自知力,且因能力有限,难以与他人讨论其自身健康状况;其次,专门的调查

访谈者可能缺乏与此类患者合作的临床技能。因此,针对这些障碍的总体估计值经常依赖于管理其记录的医疗机构而获得。这些记录经常被称为监测系统,在精神卫生领域,则被称为精神疾病病案登记系统。这种类似的登记系统,从过去到现在有多达20多个(Baldwin & Evans, 1971; Cleverly & Douglas, 1991; de Salvia 等, 1993; Dupont, 1979; Goodman 等, 1984; Hall 等, 1973; Herrman 等, 1983; Kieseppa 等, 2000; Kristjansson 等, 1987; Krupinski, 1977; Liptzin & Babigian, 1972; Munk-Jorgensen 等, 1993; O'Hare, 1987; Selten & Sijben, 1994; ten Horn 等, 1986; Wing, 1989)。

很少有前瞻性现场调查具有足够大的样本来估计精神障碍发病率。如果将样本的最低要求设为5 000人年个观察单位,只有少数符合标标的现场调查涉及了多种精神障碍,其中包括加拿大的斯特林县研究(Murphy 等, 1998),德国的特劳恩施泰县研究(Ficheter, 1990),瑞典的伦德比研究(Hagnell 等, 1990),以及尼德兰的NEMESIS研究(Bijl 等, 1998)。本章借美国的三个相关研究,对常见精神障碍的人口动态数据进行了描述。这三个研究包括:巴尔的摩流行病学责任区(epidemiologic catchment area, ECA)项目(Eaton 等, 1997)、美国共病调查(National Comorbidity Survey, NCS)随访研究和NCS-2(Kessler, 1995; Mojtabai 等, 2015)以及NESARC(Grant 等, 2003)。

以下呈现的严重精神障碍(精神分裂症、双相障碍和痴呆)数据来自监测系

统中已发布的数据,而非调查所收集的数据。

● 巴尔的摩 ECA 项目。在 1981 年,研究者对东巴尔的摩 175 211 户中 18 岁及以上的住户居民进行概率抽样,以选出巴尔的摩调查区 ECA 项目的受访者(Eaton & Kessler,1985)。研究者对每户 65 岁以上的居民进行了过抽样[1],即在被调查户中,指定 65 岁以上的所有居民参与调查,同时随机选取其余年龄阶段的居民。在由 4 238 人组成的样本中,有 3 481 人完成了调查,完成率为 82%。正如第 4 章中提及的,本调查所采用的是 DIS(Robins 等,1981)。〔其中 1981 年的调查采用的是 DIS- Ⅲ 版本(Robins 等,1985);1993 和 2004 年的调查则采用了 DIS-Ⅲ-R 版本(Robins 等,1989)。〕大约 10 年之后,主要在 1993 年,1981 年第一次调查受访者中的 2 633 名生存者中,有 1 920 名参与了第二次调查,完成率为 73%。在 2004 和 2005 年前半年,1 071 名(占生存者比例的 74%)1993 年第二次受访者被再次回访。研究对象的流失是累积性的;因此,例如,2004 年的目标样本只包括了 1993 年完成调查的受访者(Eaton 等,2007)。

● NCS。为了评估精神与行为障碍的患病率及其影响,在 1990—1992 年,研究者在美国抽取了一个包含 8 098 人,年龄范围在 15~54 岁的概率样本中进行调查(Kessler,1995)。本调查的完成率为 82%,采用了 CIDI(Robins 等,1988)(参见第 4 章)。本研究将 CIDI 分为 2 个部分:①从每位受访者处收集的核心诊断信息;②从 5 877 名受访者的概率子样本收集的诊断评估和风险因素信息。该子样本包含:所有第一部分访谈中被查出至少一种精神或者行为障碍的人,年龄在 15~24 岁的人,以及余下受访者的一个随机样本。在 2001—2003 年,NCS 2 成功回访了 5 877 位初始受访者中的 5 001 位(87% 的生存者)(Swendsen 等,2009)。

● NESARC。NESARC 是一项具有全美代表性的横断面调查。其调查对象为年龄在 18 岁及以上,机构外美国平民,该研究由美国国家酒精滥用与酒精中毒研究院支持与指导,由美国人口普查局进行面访。其他文献对该研究的抽样框架、访谈、培训和质量控制等有具体描述(Grant 等,2003,2004)。本调查对年轻成年人,西班牙裔和非裔美国人进行了过抽样。调查采用酒精使用障碍与相关残疾访谈提纲(AUDADIS- Ⅳ)。该提纲是供非专业访谈者使用的结构化诊断访谈,其他文献对该提纲使用的诊断方法有具体描述(Grant 等,1995;Grant 等,2003)。该调查的整体应答率达 81%。

巴尔的摩 ECA 研究和 NCS 在多个方面相辅相成。巴尔的摩 ECA 研究的样本取自单一城市,而 NCS 则选取了具有全美代表性的概率样本,使调查结果能推广至全美人口。虽然缺少 18 岁以下的受访者,巴尔的摩 ECA 研究却将样本的年龄范围拓展至老年阶段;而 NCS 样本的年龄上限虽然只为 54 岁,却也包含了年龄低至 15 岁的受访者。ECA 纳入了 NCS 不包含的一个重要的精神障碍——强迫症。尽管存在诸多差异,这两项调查在研究人群、使用的评估工具以及诊断规范方面却十分近似,因而具有可比性。除此之外,两个数据库都进行了足够长时间的随访,产生了稳定的性别和年龄别发病率数据,且避免了 Murphy 等(Murphy 等,2000)所描述的发病率间隔效应(incidence interval effect)[2]。两个数据库也均完成了基线评估,使样本能按照发病风险分为有发病风险者(即在基线评估时从未满足过诊断标准的人)和无发病风险者(即在基线调查中或者之前满足过诊断标准的人)。

发 病

与精神障碍潜在相关的征兆与症状在人群中十分普遍。因为各式各样的症状并非总能反映某种精神障碍的存在,我们很难定义与区分从正常偏离到病理过程的演变。正如我们在第 2 和第 4 章中所讨论的,精神障碍的概念本身以及分类系统中的诊断界限都缺乏坚实的证据,这要求我们从实践的角度出发来定义疾病的发病时须极其谨慎。不论是从临床还是从人群视角来看,对任何一种障碍由隐性转向显性的阈值选择都意义重大。临床上,医生采用的治疗方法间细微的差异可导致阈值的不同;而从流行病学的角度来看,这些细微的阈值差异可能导致一种精神障碍在发病率和患病率估计上的悬殊。

考虑到这些注意事项,我们可能会假设发病出现在患者首次开始治疗时。两个相关的定义提出:发病出现在症状首次被医生或者患者自身注意到之时。根据 DSM

(APA,2013)的操作标准,可以将发病视为在受影响个体一生中首次满足所有标准的时间。最后这种定义被大量用于基于人群的精神障碍发病率研究中(Eaton 等,1989)。

从最早的病因出现至首次诊断之间的时间有时被称为病因相关期(Rothman,1981),该阶段对精神障碍而言,经常比躯体疾病要长。在此阶段内,病因病理过程的某些方面——比如风险因素或是前兆症状(precursor symptom)等可能变得外显。这些症状的显露有时远早于精神障碍或者躯体疾病出现不可逆的病理改变。当发病与明确定义的病理相关联时,更容易精准确定发病时间。在医学中,病理学的概念大体上是躯体系统的异常功能和组织损伤。19 世纪科学家 Virchow 对病理学的定义更广:一种在错误位置或者时间发生的,可导致生物死亡的生物学过程(Leighton & Murphy,1997)。对于精神障碍而言,病理学的定义进一步扩展,不仅包括生物学过程而且包括心理学和社会过程;并在最终结果中包括个体和社会功能的下降以及死亡(Leighton & Murphy,1997)。因此,我们可以将病理学的出现定义为社会生物学动态出现异常之时;这表现在社会与环境变量之间的关系以及个体精神与行为方面的变化——一种在发病前不曾存在的社会生物性新陈代谢(sociobiological metabolism)。

在个体层面很难观察到一种疾病不可逆转的时刻。然而,检查基于人群的发病力[3]指标则能让病候的连续发展过程得以概念化。从严格的医学意义角度看,目前我们即使对"症状"和"征兆"这两个词的使用都是有问题的；由于我们只能假设某一疾病起始的时间，也就因此无法将某个病症或者行为（问题）精准地归咎于某一疾病。最终，正如本书中其他地方所讨论的，研究精神病理学的自然史会让我们得出这样的结论：当人们谈论精神障碍时，疾病的概念和传染病模型的病理学要么不合适，要么无用；这意味着我们需要对精神障碍更有针对性的发展框架（Baltes 等，1980；McHugh & Slavney，1998）。这种发展框架强调（精神障碍）症状的正态分布性以及发展的连续性，而不是躯体疾病模型中的二元性及非连续性。

前驱期（prodrome）是指当各项征兆和症状存在但尚未完全满足诊断标准前的时期。该阶段始于某一精神障碍的"不可逆点"，也就是说，该障碍的确诊已成必然。由于前驱期只在最终被确诊为该障碍的患者中存在，我们要想准确无误地观察前驱期，就只能以回顾性的方式。一些亚临床征兆和症状能帮助我们确定可能患病的高风险人群，然而，考虑到一般人群当中与精神障碍相关的征兆和症状单独来看都广泛存在，许多有一系列相关早期征兆和症状的个体可能并不会发展为典型的精神障碍。

对于一个诊断集群（diagnostic cluster）中那些于发病前出现，但无法用来准确预测发病的征兆和症状，在本书中我们称其为先兆征兆和症状。根据目前对精神障碍发病的了解，几乎没有征兆和症状可以确定地预测发病。未来的研究可以根据先兆征兆和症状提高对高发病风险人群进行识别与干预的能力。如果能找到这些先兆症状，我们

便可计算出由于这些因素导致的人群归因危险度（population-attributable risk，PAR），从而得以描述：在拥有此类征兆和症状的人群当中，可通过有效筛查和早期干预来预防的新增病例的比例。表 6-1 是来自 ECA 的数据，该表显示了重性抑郁症先兆征兆和症状的患病率，以及各个征兆和症状在 ECA 随访的 1 年中预测抑郁障碍发病的相对危险度（relative risk）（Eaton 等，1995）。

表 6-1　针对抑郁障碍相关症状的先兆症状流行率、相对危险度以及先兆症状归因危险度。美国 NIMH 于巴尔的摩、杜兰郡和洛杉矶地区的流行病责任区 1 年期随访调查

症状组别	患病率 %	相对危险度	先兆症状归因危险度
悲伤	6.6	7.0	28
兴趣丧失	2.2	3.5	5
体重或者食欲（变化）	10.4	3.0	17
睡眠问题	13.6	7.6	47
疲乏	7.9	4	19
精神运动性问题	4.4	5.3	16
注意力集中	5.5	6.1	22
自罪	3.2	10.4	23
自杀意念	12.1	6.8	41
抑郁综合征	0.5	5.7	2

摘自 Eaton 等，1995 年。

人群归因危险度是基于某一疾病的先兆症状患病率（prevalence，P）以及相对危险度（RR）来估计的，通过 PAR 公式：$PAR=P(RR-1)/[P(RR-1)+1]$ 用以比较有此先兆症状与无此先兆症状的个体间差异。由于随访的时间跨度有限，此处的"归因危险度"在概念上与别处的稍有不同。因此，随访年限常被用于对归因危险度的限定性描

述（如睡眠问题于抑郁障碍而言存在 10 年期的归因危险度）。睡眠问题对抑郁症而言有最高的相对危险度（*RR*=7.6）和最高的患病率（13.6%）。事实上，如果在睡眠问题与抑郁障碍之间存在着一条单一的病因路径，只需切断这条路径即可减少 47% 的抑郁障碍。抑郁综合征（悲伤心境或者快感缺失，加上两种或者以上的其他症状）的相对危险度也较高（*RR*=5.7）；然而，由于其患病率非常低（0.5%），消除该因素的影响只会降低 2% 的抑郁障碍发生率。如前所述的，寓于先兆症状之中的预防潜力已经被运用到

对抑郁症的干预中（Dryman & Eaton，1991；Horwath 等，1992），而这种干预思路也同样适用于大多数精神障碍。

精神障碍间存在的共病使得对其发病的研究变得更为复杂，却也为预防工作提供了可能性。在共病病例中，一种障碍通常比另一种障碍更早开始，从而在时间上造成原发性与继发性障碍之间的差异。预防或者治疗早期发生的原发性障碍也许可以预防继发性障碍（Kessler & Price，1993）。表 6-2 显示了 NCS 访谈中采用 CIDI 主干条目对预防潜力进行甄别的情况。

表 6-2 针对一般首发和继发性精神障碍的先兆症状流行率、相对危险度以及先兆症状归因危险度

	预测首发疾病			先兆症状所致危险预测继发性疾病					
	患病率	相对危险度	PAR	恐慌	任意恐惧症	PTSD	重性抑郁症	酒精滥用/依赖	药物滥用/依赖
惊恐相关（感到惊吓、焦虑或是非常不安）[a]	0.24	2.9	0.31	0.31	0.16	0.22	0.09	0.05	0.16
社交恐惧相关（在公众场合讲话等）[b]	0.29	1.2	0.05	0.15	0.08	0.05	*	0.08	0.10
有具体对象的恐惧（恐高、搭乘飞机等）[c]	0.46	2.9	0.47	0.24	0.29	0.22	0.12	0.04	0.08
PTSD 相关（无法摆脱某些事件或者梦境等）[d]	0.33	3.0	0.40	0.21	0.14	0.40	0.12	0.03	0.21
MDD 相关（持续 2 周以上的悲伤情绪）[e]	0.49	2.4	0.41	0.44	0.31	0.45	0.41	0.20	0.37
酒精相关（过早开始饮酒）[f]	0.13	1.4	0.05	0.00	0.00	0.03	*	0.05	0.24
药物相关（镇静剂、吸入剂）[g]	0.44	2.9	0.46	0.24	0.08	0.12	0.15	0.26	0.46
新增病例总数	—	—		236	712	215	527	518	191

基于美国共病调查（1990—1992）以及美国共病调查随访研究（2001—2003）（*n*=5 001）。PAR，先兆症状所致危险，PTSD，创伤后应激障碍；MDD，重性抑郁症。

精神障碍的分类参照 CIDI 访谈中的以下条目：[a] V301；[b] V402-V406；[c] V501-V510；[d] V6217-V6220；[e] V308-V310；[f] V1801 ≤ 13；[g] V1817，V1825，V1833，V1841，V1901，1907，V1913，V1919，V1925。

* 由于相对危险度低于 1.0，人群归因危险无法估算。

对主干条目问题——即询问受访者是否存在所问及的先兆症状——的肯定性回应在人群中普遍存在,且与 10 年后原发性疾病的显著相对危险度相关联(表 6-2 的左侧)。例如,那些在基线调查时虽然对惊恐障碍相关的主干条目("对于绝大多数人不会感到担心的场合感到害怕、焦虑或是非常不安")做出了阳性回答,却并不完全满足惊恐障碍诊断标准的受访者们,如果可以被找到并成功治疗,且如果该预测因素的相对危险度是由此前兆症状导致的,则有 31% 后续发生的惊恐障碍可以被预防。用同样的逻辑,一个基于先兆症状筛查的重性抑郁症筛查预防计划,如果 100% 成功,则可能会阻止多达 41% 的后续发作。

表 6-2 的右侧部分显示了主干条目对于 NCS 研究中所有相关的继发性障碍的类似正向影响。表中重性抑郁症这一行显示,其相关先兆症状可导致的一系列继发性障碍且 10 年归因危险度都十分显著。通过阻断从最初症状发作到可诊断的障碍的病因链(etiologic chain),可以预防 44% 的惊恐障碍、45% 的创伤后应激障碍,以及 37% 的药物滥用与依赖。

发病率(Incidence),是指一种疾病的新增病例的发生率。发病率所测量的,是个体发病过程中病情的逐渐加重在人群层面的体现,发病率用来表示人群中的发病力。发病率的计算以新增病例数为分子,以在某一限定时间范围内存在新发病风险的总人数为分母(Lilienfeld & Stolley, 1994)。在精神疾病流行病学中,风险人群通常被定义为"现在及以前都不曾有过这一障碍病史的人"。因此,发病率也被更精确地定义为

"首次终生发病率"(first lifetime incidence rate)。当使用"率"这一概念的时候,需要加上一个特定的时间取向。例如,一个年发病率可以指:每 1 000 人持续暴露 1 年中,新增 3 个病例。

与单纯的患病率研究相比,将发病力与个体和环境的特征联系起来更有助于我们发现病因学的有效线索;在患病率研究中,风险因素会同时影响病理学机制的起源和长期发展,因而——如何避免所谓的患病率偏倚(prevalence bias)很让人感兴趣(Cohen & Cohen, 1984)。因此,本章将年龄作为疾病的首要风险因素,来探索生命各个阶段的发病力。通过展示不同年龄阶段发病力变化可以阐明风险结构随年龄的变迁,也可以帮助我们识别受到环境和生命历程阶段影响的病因亚型。参考以上研究结果,一级预防可以将聚焦于发病力和风险的峰值阶段。精神障碍的发病率在生命历程中的特点通常表现为:在成年早期上升,至退休年龄前逐渐递减,然后在老年期间出现反复;详情参见图 6-1。该图概括了丹麦全国范围内,精神专科治疗中从出生到死亡所有精神障碍的数据(图引用自 Pederson 等,2013)。图中黑色实线为女性在特定年龄阶段的首次发病率,其中左侧纵轴单位为每 10 000 人年的发病率。类似地,图中灰色实线则表示所有男性的发病率。图中垂直短线显示了在指定年龄范围内的 95%CI。这里的发病率(即首次发病率)测量的是每个年龄阶段中首次接受治疗的人数;该值的顶峰在大约 100/10 000 人年。累计发病率(cumulative incidence proportion)在图中由两条虚线表示(其中黑色虚线代表女性,

灰色虚线代表男性）；这两条虚线均未用垂直短线标出可信区间，因为可信区间范围过小。累计发病率测量了在某一特定年龄阶段前曾接受过相关精神障碍治疗的概率，图中显示人群中有约 35% 的人在其一生中的某个时刻患有精神障碍（见右侧纵轴）。

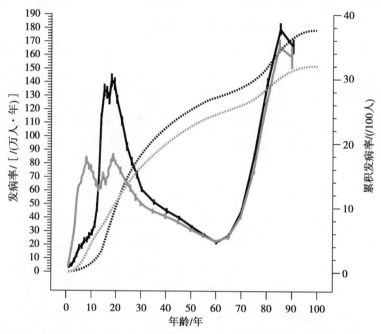

图 6-1　丹麦精神障碍患者一生中接受治疗的过程，包括基于左侧纵轴的男性和女性各自年发病率曲线，以及基于右侧纵轴的两性累积发病率。曲线数据取自 Pedersen 等在 2014 年发表的文章。发病率（首次终生发病率）测量的是每个年龄段内首次接受治疗的人数，而累积发病率测量的是（患者）在特定年龄之前接受治疗的概率

对发病率的估计显示，在基于人群的多波现场调查中存在某些不寻常的问题。一旦确定了个体在一生中某个时刻满足了所有诊断标准，分析师就需要决定选取哪一个时间点作为发病时间：首次满足所有诊断标准的时间、出现综合征初期症状的时间、单个症状首次出现的时间或是满足一些其他诊断标准的时间。在下文中，我们所采用的定义与早期的研究一致（Eation 等，1997；Eaton 等，2007；Eaton 等，1989；Eaton等，1989）：对于在日后完全满足诊断标准的人而言，其首次出现综合征症状的时间（首次症状聚集出现的时间）即为其发病时间。

间。询问症候群相关问题还可获得发病年龄。例如，在一抑郁障碍病例中：调查者可能会问："你第一次连续 2 周或者更长时间感觉情绪低落（或者受访者的相应措辞），并同时出现比如（调查者可列举之前访谈中已谈及的、从始至今出现过的问题，比如食欲减退、失眠、注意力不集中等）是什么时候？"

对于多波调查而言，在各次调查中获取的综合征发病时间信息不可避免地存在差异，这也使发病时间的操作性定义变得更为复杂（Takayanagi 等，2014）。受访者对发病时间的回忆可能在每次调查中都不一样；某

人可能在基线调查的时候宣称自己此前无任何相关症状，而在后期的调查中又称自己在基线调查前有过病情发作。这种自相矛盾的情况可能是由于发病过程的缓慢性，也有可能是当病情全面发作后，对过去的症状有了更高的意识水平。针对这一矛盾的解决方案是：对受访者在基线调查时回答的从未有过发病和后续随访中回答的确实有过发病都进行采纳，但对其提到的发病日期不作采纳。这种解决方案的潜在逻辑是：更接近事件发生时间的报告，比起对长久以前事件的回忆可能更为准确。然而，该解决方案产生了一个难题，就是确认在后续随访中报告的病情何时发作，这一发病时间有可能比基线调查要早。对此问题的解决方案是将发病时间指定为：以基线年和随访中所提及的发病年的中位年（通常会是受访者在整个随访过程中点时的年龄）。针对发病时间回忆上的差异上不做其他调整。

由于有发病风险组和无发病风险组是在基线调查时确定的，而新病例则是在后期随访中确定的，此处所展现的分析可能会被认为是基于前瞻性设计。然而与此同时，本分析也可以被视作回顾性设计，因为受访者们被要求回溯之前 10 年（NCS）或者 12 年（ECA）内的发病时间。综合考虑，与许多标榜前瞻性的研究类似，或许充其量称之为准前瞻性是最为合适的。这种混合式的设计比起横断面研究而言有着明显的优点，因为横断面研究里获取的发病年龄完全依赖于对整个生命历程的回忆。在横断面研究中，一些年纪较大的受访者更有可能遗忘数十年前的发病情况。此外，由于早期发作越严重的受访者越可能记住曾经的情

况，之后的研究会因此产生偏倚，估算出比实际情况更少的发作次数和更早的发病时间。然而，年龄更大的受访者，尤其是伴随认知功能衰退的，可能只记得最近一次发作的情况，导致与前一种情况刚好反向的偏倚（Takayanagi 等，2014）。目前，对于如何理解和估计横断面研究中存在的偏倚尚未达成共识，因而这种准前瞻性的方法更为适宜。有益的是，此处研究的 NCS 和 ECA 数据集具有大致相似的回忆跨度。

乍一看，将发病日期定在最年轻受访者的基线年龄以前似乎是有问题的（NCS 和 NESARC 中 15 岁，ECA 中 18 岁）。然而，我们可以这样假设——精神障碍在一个人为选定的年龄之前（如 5 岁）是不会发病的。这样一来，NCS 和 NESARC 数据中最年轻受访者的年龄为 15 岁，就是一个优势。对最低发病年龄的限定，为所有年龄阶段的受访者建立起一个统一的回忆期限，包括最年轻的受访者。对于 15 岁的受访者，我们假设 5 岁之前不可能发病——事实上，5 岁这个年龄对于他们而言就替代了基线年龄，所有 5 岁儿童即被定义为有发病风险者。对于那些在 15 岁时即满足诊断标准的受访者，应按照其回忆发病年龄（在 5~14 岁的某年），将该病例纳入相应年龄阶段发病率的分子。同样，对于基线调查时 16 岁且满足诊断标准的受访者，其所回忆的过去 10 年中的（6~15 岁）发病年龄被用以确定分子；对于基线调查时 17 岁的受访者，其所回忆的过去 10 年中的（7~16 岁）发病年龄被用以确定分子，依此类推。

对 ECA 数据的呈现采用了以上同样的步骤，对基线调查中满足诊断标准的受访

者,回忆跨度设为 10 年而非 12 年。正如刚刚提及的,这个方法不但在各个研究之间建立了一个等量的回忆时间跨度,同时也降低了年轻受访者记忆更好这一固有的回忆偏倚。事实上,所有超过 10 年期限的回忆都被排除了。这有助于估计 5~64 岁这一范围内的发病年龄(NCS-2 中所随访的最高年龄为 64 岁,ECA 则没有年龄上限)。

如前所述,发病率的分子按照性别和年龄分别计算;而分母则是 1981—2004 年 ECA 调查随访期间,曾处于某个年龄的受访者总数。因此,例如,每位有发病风险但未曾发病的受访者,为分母贡献了约 23 年(取决于基线调查和随访的精确年份)。相比之下,曾经发病的受访者只为分母贡献了发病前的年数,而发病后的年数则被排除。图 6-2 显示了抑郁障碍的发病率,每一个点代表了一个年龄的估计发病率。图中绘制的曲线由一种称为核平滑(Hastie & Tibshirani, 1990)的统计方法进行处理,以每 5 年为窗口,除抑郁障碍外,未显示其他障碍逐年的发病率估计值。

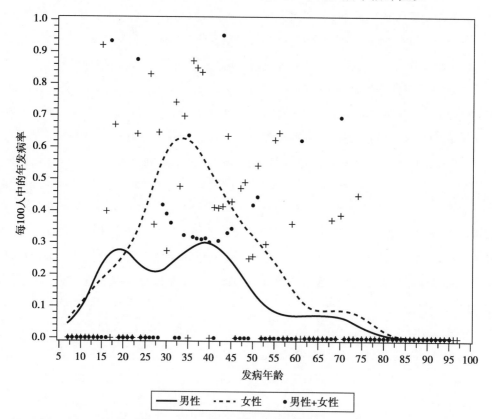

图 6-2 巴尔的摩 ECA 队列随访研究中的抑郁障碍生命历程结构(1981—2004)。(图中)每个点代表特定年龄的年发病率估计值。采用以每 5 年为单位的内核平滑过程绘制曲线

图 6-2 显示了抑郁障碍各年龄的发病率,图中曲线还展示了通过核平滑过程降低的变化程度。该组曲线的绘制是基于:1981—2004 年随访期间,32 854 人年的新发病风险暴露中的 93 例新发病患者。每个圆点或者十字(分别对应男性或者女性)标示某一特定生命年的发病率估计。发病率的变化相当大,这是由于新病例数量很少和

对应生命年数的相对较大导致的。平滑程序以每 5 年为期限估算该阶段平均发病率，并在该期限中点标出一个点。对于接下来的每个生命年，用同样的程序计算 5 年期的平均发病率，直至完成对整个生命周期的估计。尽管可以为这些曲线估算 95%*CI*，但是这个可信区间太宽，几乎没有效用：可信区间较低的部分接近横坐标，而较高的部分则高过了图表所示范围。

图 6-2 至图 6-6 均显示了各种精神障碍的发病力在生命历程中的结构。图中与各个生命阶段相对应的发病率曲线的峰值，或能为相应疾病的病因学提供线索，这也是流行病学的关注重点（Morris, 1975）。

这些曲线的相对离散度或有助于规划生命历程中适时的一级预防干预，其效果可通过对干预后群体的发病率来进行部分评估。

图 6-2 显示，抑郁症是一种多发于成年早期至中期的精神障碍。其发病率在青春期之后迅速攀升直至发病率最高的年龄（对于男性而言是 20 岁，然后 40 岁又有一次高发，其发病率略高于每年 0.3%；对于女性而言则是 35 岁，发病率为每年 0.6%）。其后发病率急剧下降，直至 65 岁；此阶段发病率徘徊在（1‰ ~2‰）/ 年，该水平保持至 75 岁后，巴尔的摩 ECA 随访样本中又发现了少量的新增病例。

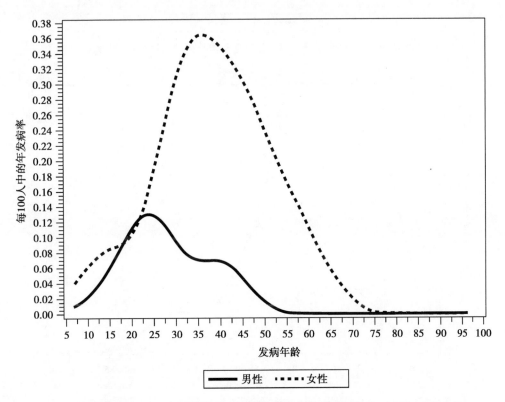

图 6-3　巴尔的摩 ECA 队列随访研究中的惊恐障碍生命历程结构，1981—2004 年

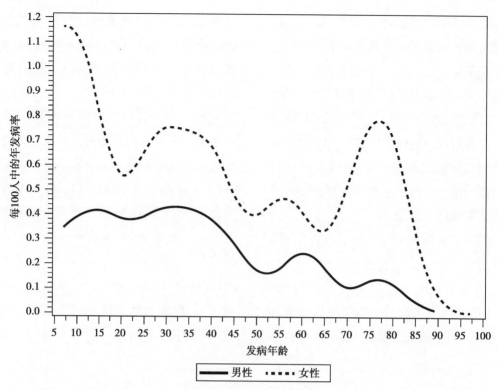

图 6-4　巴尔的摩 ECA 队列随访研究中的特定恐惧症生命历程结构，1981—2004 年

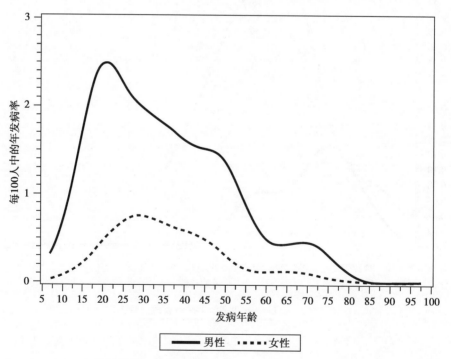

图 6-5　在 2001—2004 年美国酒精与相关疾病流行病学调查（NESARC）队列随访研究中的酒精使用障碍生命历程结构

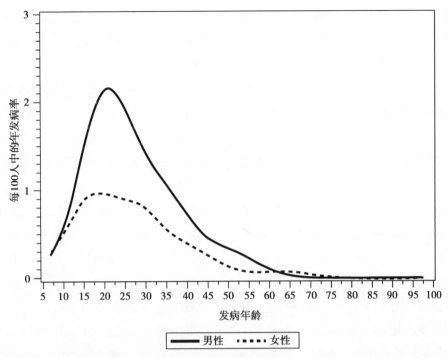

图 6-6　1992—2001 年美国共病调查中随访的药物滥用障碍生命历程结构（15-64 岁），曲线中 65 岁以上的数据来自 1981—2004 年的巴尔的摩 ECA 队列随访研究

在 55 岁上下，抑郁障碍发病率出现了一个小小的回升，这与老年病学专家有关老年抑郁症新病例的临床经验相符。这些临床实践中所见的病例，有可能并非首次发病，而是抑郁症的反复发作。另一种可能是，老年群体的抑郁症症状表现形式 与 DSM-Ⅳ（APA，1994）中 和 DIS（Gallo 等，1994）中描述的并不一致；又或者如同 Alexopoulos（2006）和遗传研究（Kendler 等，2009）中所主张的，这种回升代表抑郁症的另一种病因。其次，出现于生命晚期的发病率峰值并不仅限于类似 ECA 这样基于人群的研究，在基于治疗率的数据中我们也发现了同样的规律。在这些准前瞻性分析中，我们发现抑郁症发病率的中位数与四分位距，与 NCS（Kessler 等，2005）和 WMH 调查计划（Kessler 等，2007）这一类完全的回顾性分析基本一致，但所得发病年龄，与 ECA 项目中以 DSM-Ⅲ（APA，1980）为诊断依据的抑郁障碍早期分析相比，晚了大约 10 年（Christie 等，1988）。

尽管焦虑症也经常出现在 25~50 岁（图 6-3 和图 6-4），其生命历程中的发病率相较抑郁症而言更为多变。虽然女性在惊恐障碍以及特定恐惧症上的发病率要高于男性，但在男性和女性中，惊恐障碍发病率的峰值均在成年早期至中期。恐惧症在童年早期即有峰值出现：当被问及发病年龄时，患者们经常回答是"我的整个人生"或是"从我有记忆起"就出现了相关症状，这也提示着焦虑症的一种持久性特征：即与个体的人格特征相伴。相比之下，人生后期焦虑症的发生率可能与特定发展阶段的社会环境有关，例如，从女性的生命历程曲线中我们可以看到三个不同的峰值年龄,分别为5岁、35岁和55岁。此外,对于女性,尤其是特定恐惧症,还存在着第四个峰值期,即75岁。对此我们可以推测,可能是由于生理功能的衰退导致生活环境于个体而言变得更具挑战性,由此而促成了生命晚年新的发病。惊恐障碍则与恐惧症相反,在生命晚年的发病力趋于平缓。

根据NESARC,酒精使用障碍的生命历程显示,其最早峰值出现在20岁,随后是持续约40年的下降,直至退休年龄前后再次出现轻微的回升,而该年龄阶段对于酒精滥用或者依赖的后果较以往更轻(图6-5)。物质使用障碍的发病率则在青少年晚期达到显著峰值(图6-6)。男性在不论酒精还是药物使用障碍上的发病率都明显高于女性。到50岁时,药物使用障碍的发病率下跌至每年1‰以下——从图中看两性都几乎不再有新发病例。这些结果与早先对ECA和NCS数据的回顾性探索发现(Christie等,1988;Kessler等,2005)以及WMH调查计划(Kessler等,2007)的估计结果类似。

对于精神分裂症、双相障碍以及痴呆而言,患者通常缺乏对疾病的自知力,因此,现场调查中诊断的可信度会不如那些鲜有自知力缺乏的精神障碍。精神分裂症的相关数据取自丹麦精神疾病病案登记系统(Munk-Jorgensen等,1993;Pedersen等,2006)。图6-7中所示的精神分裂症曲线经过核平滑处理,其数据来自一篇由Thorup、Waltoft、Pedersen、Mortensen和Nordentoft(2007)发表的论文,其中包含以2年为年龄组单位的点估计值。虽然该病的发病率峰值在男性和女性中均为26岁,但男性的发病率要高于女性(其中男性为每年1‰,女性为每年0.8‰)。两条性别曲线在47岁处出现相交(此时发病率约为每年0.25‰);在70岁时,女性的发病率是同龄男性的2倍多。

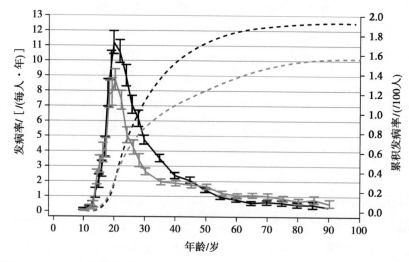

图6-7 丹麦2000—2012年精神分裂症的生命历程结构,包括年发病率,以及累积发病率。界限线表示对应年龄范围内的95%*CI*。由于样本数量巨大,累积发病率的可信区间与估计值十分接近,因此未在图中显示(改编自Figure 1.C of Pedersen et al, JAMA Psychiatry, 2014)

对于双相障碍而言,从不同来源所得的分析结果并不一致,因此其数据并未纳入本章。英格兰坎伯威尔的登记系统(Kennedy等,2005)的数据显示,双相障碍的发病率在青少年早期达到峰值,随后开始下降;然而从丹麦精神疾病病案登记系统中得到的估计值却显示,发病高峰年龄段为成年后期(Pedersen 等,2014;未公开数据)。

对于痴呆而言,在 65 岁之前几乎没有发病病例(Brookmeyer 等,2007;Ziegler-Graham等,2008)。在那之后,发病率保持在每年1% 左右,无性别差异,直至 80 岁。从 80 岁开始,发病率的攀升出现性别差异,并在图6-1 显示的所有疾病中占据最主要的部分。女性痴呆发病率的上涨明显比男性更急剧,在 100 岁时,女性发病率高达约每年 20%,而同时期男性发病率则比该数字的半数还稍低一些。

病　　程

一种精神障碍的症状进程——即其自然史——往往引人注目,因为它对患病率影响很大。探索精神疾病自然史的首选分析框架是长期随访首次发病已知的、基于人群的个体样本。遗憾的是,这种理想型的设计并不常见。因此,我们目前的讨论以实践为导向,关注现患病例的慢性病要素——疾病的持续性。

表 6-3 显示的是,在基线期或是早于基线期 1 年以内患有某种精神障碍的人当中,在之后随访时仍旧满足该精神障碍诊断标准的比例的估计值(由于基线期的现患病例更可能是慢性病例而非新发病例样本,本分析存在一定的患病率偏倚)。之后的随访期数据取自 ECA 和 NCS,包括:1 年、10 年、12 年和 23 年后。该表显示了基线期的患病率以及基线患病率分子的人数。表格右侧栏中的百分比,是根据基线期患病率分子的人数中也参与了后期随访调查的人数计算得出的。对于在基线期已被确诊和尚未满足诊断标准的受访者而言,联络与访谈他们的成功率可能存在差异,因此该表格所得结果可能有一些局限。但除了少数例外,研究发现,基线期的精神障碍与随访中联络及访谈的成功无关,或者只存在很小的关联(Badawi 等,1999;Eaton 等,1992;Eaton 等,2007)。那些例外的研究还发现,基线认知损害、药物使用障碍和痴呆病例与高死亡率之间有强关联性,以及很难在后期随访中定位有药物使用障碍的受访者。

表 6-3　二十年间选定常见精神障碍的持久性

精神障碍	基线患病率 /%		访谈年之前已满足诊断标准的患者百分比			
	ECA	NCS	1 年后（ECA）	10 年后（NCS）	12 年后（ECA）	23 年后（ECA）
惊恐障碍	1.1（35）	2.1（144）	13	12	17	8
社交恐惧症		8.3（551）		26		
单纯恐惧症		8.8（581）	24	34	28	
重性抑郁症	2.9（96）	8.5（576）	17	12	13	19

精神障碍	基线患病率 /%		访谈年之前已满足诊断标准的患者百分比			
	ECA	NCS	1 年后（ECA）	10 年后（NCS）	12 年后（ECA）	23 年后（ECA）
强迫症	2.4（78）	NA	27	NA	3	7
药物滥用 / 依赖	2.5（83）	3.5（238）	21	16	18	24
酒精滥用 / 依赖	5.7（188）	9.6（694）	49	17	28	15
人格障碍 [a]	8.8（37）	NA	NA	NA	11	NA
总计	100（3 481）	100（5 877）[b]	80［2 768］	85［5 001］	55［1 920］	31（1 071）

括号里的数字是在基线时复合诊断标准的受访者,中括号内的数字是在后期随访中的受访者。ECA,巴尔的摩流行病学责任区研究及其后期随访;NCS,美国共病调查及其后期随访;NA,不适用。

[a] 精神障碍依据结构化的精神医学检查判定,用选定概率的倒数进行加权,对 249 名同时参与过 2 次调查的个体进行临床评估。

[b] 在 NCS 基线调查中第二部分的受访人数。

总的来说,我们应该将精神障碍视为慢性疾患吗? 在基线调查 1 年后,约有 80% 的确诊个体不再符合诊断标准。这些人可以被认为是已经治愈、在缓解或是康复中的个体。在剩下 20% 仍患有与基线期相同障碍的个体中,不同精神障碍的持续性也不同。在 10（NCS）或者 12（ECA）年间,最低仅有 13% 持续患有惊恐障碍,最高有 49% 持续患有酒精障碍,但其余大多数精神障碍在 15%~20%,这比在 ECA 更长的 23 年随访期间比例稍低。然而,酒精障碍和强迫症似乎是发作性或是短暂的;这两种疾病的持续性分别在随后 1~10 年显著降低。

这些关于特定精神障碍持续性的发现,有多种解释,因为它们是基于总体估计值,而不是基于个体的医疗轨迹。例如,可能存在一小群人在基线期患有某种特定精神障碍,其所经历慢性病程每年都会出现,包括后期随访涉及的年份。又或者在每个随访点,可能都有不同于基线期病例的 20% 的样本在经历复发。同样可能的是,这些发现是各种自然史的结合所致。遗憾的是,现患病例及其持续性的现有数据无法让我们对以上可能性进行进一步验证。

研究以一生中首次发病时间作为发病年龄的病例（首次发病率）,而不是现患病例,更适宜于这种设计,目前仅针对抑郁症有这种分析（Eaton 等,2008）;该分析结果与表 6-3 中所得并无大异。然而,即使存在这些设计与数据上的缺陷,分析仍然表明:对于大多数在一生中某刻曾被诊断有某种精神障碍的人而言,康复是可能的,且精神障碍整体的持续性较低。但是,对于不可忽视的少部分人而言（可能少于曾发患者群的 1/5）,精神障碍是慢性的,其缓解和加剧的过程可反复出现长达数十年之久。

结　局

结局（outcome）是指精神病理（psychopathology）导致的后果或者结果。在许多病例中,后果可以立即出现,比如某种精神障碍可导致功能损害或是残疾。本章则重点介绍那些重要的、有害的、在病程晚期出现的后果（如其他精神病理、躯体疾患、功能丧失，甚至死亡），而不是定义该疾病的征兆和症状。

共病（comorbidity）是指在一个个体身上出现的两种或者以上的疾病（Feinstein，1967）。自从 DSM-Ⅲ（APA，1980）出版以来，人们对精神障碍的定义逐步细化，对精神障碍共病的研究兴趣也随之提升。多种精神障碍可能在同一个体身上同时出现，也可能如同"终生共病"这一概念所描述的那样先后出现。据推测，终生共病表现了一种遗传素质，一种早期且持久的风险因素，或者一种长期存在的环境病因。总之，所观测到的不同类型的共病模式将有助于疾病分类学的发展。对于同时或者终生共病的横断面研究，侧重于某一种既存障碍对另一种障碍患病率增高的影响（Merikangas 等，1996；Merikangas & Gelernter，1990；Merikangas 等，1998）。对于共病病情的自然史研究聚焦于风险问题，一般通过探索受访者对相关障碍发病的回顾或是开展一项完全的前瞻性研究来实现。

从横断面研究 NESARC 基线调查（Grant 等，2003）数据中我们可以发现，对精神障碍而言，终生共病的存在相当普遍（表 6-4）。事实上，终生共病比单一精神障碍单独出现更为普遍。值得注意的是，在 NESARC 调查中，所有患有双相Ⅰ型障碍的受访者均报告了另一种终生共病的精神障碍。同样，除了单纯恐惧症和酒精障碍以外，在前 1 年内存在共病（未在图表显示），比仅出现单一精神障碍更为普遍。由于 NESARC 中并未测量许多可能共病的精神障碍，表 6-4 中显示的结果低估了精神障碍的终生共病。随着 DSM 中精神障碍种类数目的不断增长（正如第 2 章中所讨论的），共病的概率也毋庸置疑地随之增长。正如前文所述的，精神障碍间的共病频繁地出现在其自然史中；某些精神障碍被看作是其他精神障碍的常见先兆。得益于已有的纵向研究数据，这些共病可能成为病因学研究的主题。例如，Breslau 等（1995）发现，通过控制事先存在的、生命早期的焦虑症，可以完全消除成年女性高于男性的抑郁障碍患病率差异。

表 6-4　常见精神障碍的终生共病

	无其他障碍	一种其他障碍	两种其他障碍	三种或以上障碍 [a]	n
品行障碍	28.5%	32.3%	20.0%	19.2%	415
重性抑郁症	25.0%	29.8%	20.9%	24.3%	6 410
惊恐障碍	15.0%	19.3%	18.4%	47.3%	2 116
社交恐惧症	11.7%	19.1%	19.8%	49.4%	1 983
单纯恐惧症	23.4%	25.7%	17.9%	33.0%	4 030
双相Ⅰ型障碍	0.0%	5.4%	16.9%	77.7%	935
酒精滥用 / 依赖	47.7%	25.2%	12.7%	14.4%	11 843
药物滥用 / 依赖	5.9%	30.1%	24.6%	39.4%	2 063
人格障碍	19.5%	28.7%	19.9%	31.9%	6 295

数据基于美国酒精与相关病疾病流行病学调查，第一次。

[a] 其他精神障碍包括：终生重性抑郁症、心境恶劣、双相Ⅰ型障碍、惊恐障碍、社交恐惧症、单纯恐惧症、广泛性焦虑障碍、酒精滥用 / 依赖、药物滥用 / 依赖、品行障碍以及人格障碍。

青少年和成年早期是众多精神障碍的发病高峰期,其中包括抑郁障碍、惊恐障碍、酒精障碍、药物使用障碍和精神分裂症。与之相反,许多严重慢性躯体疾病(如心脏病、癌症、2型糖尿病和卒中)的发病高峰期都在中年或者更晚的时期。因此,躯体疾病代表了精神病理的另一类共病以及后果(Von Korff等,2009)。

表6-5显示的是一系列与前期抑郁症相关联的、较晚发生的躯体疾病和症状,此处列出的疾病均具有较高的患病率及可能致残或者致死的严重后果。表中显示的是抑郁障碍相对于其他形式的精神障碍导致各种躯体疾病的相对危险度,每个相对危险度均通过单独分析所得,且控制了该躯体疾病其他已知相关风险因素的影响。在大多数情况下,抑郁障碍是一系列精神障碍中对未来躯体疾病的唯一显著预测因素。其相对危险度之高,足以使之与严重躯体疾病的其他已知风险因素相提并论,比如高胆固醇、(相关疾病)家族史、高血压病以及肥胖症常被分别看作心脏病发作、乳腺癌、卒中以及2型糖尿病的风险因素。与贯穿本章的发展方法一致,亚临床精神病理(即低于诊断临界值)同样被发现与随后一些躯体疾病相关(未在图表显示)。正如表6-5所示,ECA所得结果与系统综述或者荟萃分析文献一致,也和方法学上可信的近期研究一致,唯有乳腺癌的研究结果与文献并不完全一致。

表6-5　一生中与抑郁症相关的慢性病风险

疾病	源研究	相对危险度[a]	验证研究
2型糖尿病	Eaton, Armenian, Gallo, Pratt, & Ford, 1996	2.2	Mezuk, Eaton, Albrecht, & Golden, 2008
高血压病	Meyer, Armenian, Eaton, & Ford, 2004	2.2	Patten 等, 2009
心脏病	Pratt 等, 1996	4.5	Rugulies, 2002
卒中	Larson, Owens, Ford, & Eaton, 2001	2.7	Ramasubbu & Patten, 2003
任何癌症	Gross, Gallo, & Eaton, 2010	1.0	Oerlemans, van den Akker, Schuurman, Kellen, & Buntinx, 2007
肺癌	Gross 等, 2010	0.8	Oerlemans 等, 2007
乳腺癌	Gross 等, 2010	3.4	Oerlemans 等, 2007[b]
结肠癌	Gross 等, 2010	4.3	Oerlemans 等, 2007
前列腺癌	Gross 等, 2010	1.1	Oerlemans 等, 2007
关节炎	Eaton, Fogel, & Armenian, 2006	1.3	NA
骨质疏松	Mezuk, Eaton, Golden, Wand, & Lee, 2008	4.1[c]	Cizza, Primma, Coyle, Gourgiotis, & Csako, 2010

数据基于巴尔的摩流行病责任区(ECA)研究随访,1981—1996年。

[a] 粗体字显示的相对危险度在 P<0.05 水平上具有统计学显著意义。

[b] 乳腺癌在多样本分析中得出的相对危险度为2.5,且仅在随访10年以上的研究中(类似于ECA)显著。

[c] 骨质疏松的危险度来自由 Mezuk 等用 ECA 数据进行年龄矫正后所得的比值比,以低于一般人群骨密度一个或以上标准差为定义。

尽管有许多有效的治疗方法可以获得，但大部分抑郁障碍通常没有得到治疗，而对抑郁障碍的筛查又相对少见，这些数据对于初级医疗机构中的预防医学意义重大。这些结果表明，抑郁症是一些重要慢性病的风险结构中的一部分。对此存在多种合理解释。其一是抑郁障碍借由相关行为的改变提高了慢性病的风险，比如体重增加、睡眠缺乏，以及不注意免于疾病的生活方式。另一种可能性在于一系列随抑郁症出现的生理性改变，比如血小板反应性的改变（Musselman 等，1996）和高水平的皮质醇

（Rubin 等，1987）可能都与更高的躯体疾患风险相关。

慢性病也似乎与精神分裂症密切相关，虽然尚未有研究清楚地证明这一结论。由于相关纵向研究较少，文献缺乏完善的体系，表 6-6 中所示数据多基于横断面研究所得关联。本表所采纳的研究要么来自完善且公开的登记系统，要么具有严谨的研究方法。这些方法学上可接受的研究往往来自世界上免费向普通民众提供卫生保健的地区，这意味着，如果在美国实施类似的、方法可靠的研究，其结果可能会高于表 6-6 中的估计值。

表 6-6　与精神分裂症相关的慢性病

疾病	源研究	相对优势 [a]
2 型糖尿病	Bresee, Majumdar, Patten, & Johnson, 2010	1.9
高血压病	Bresee 等，2010	1.1
心脏病	Curkendall, Mo, Glasser, Rose, & Jones, 2004	1.3
卒中 [b]	Lin, Hsiao, Pfeiffer, Hwang, & Lee, 2008	2.0
任何癌症	Goldacre, Kurina, Wotton, Yeates, & Seagroat, 2005	1.0
肺癌	Goldacre 等，2005	1.2
乳腺癌	Goldacre 等，2005	1.0
结肠癌	Goldacre 等，2005	0.7
前列腺癌	Goldacre 等，2005	0.8
关节炎	Oken & Schulzer, 1999	0.3
骨质疏松 [c]	Renn 等，2009	1.5

[a] 粗体字显示的相对危险度在 $P<0.05$ 水平上具有统计学显著意义。
[b] 危害比来自 Lin 等在 2008 年发表的文章中的表 4。
[c] 作者通过 Renn 等在 2009 年发表的文章中表 1 和表 4 里面年龄在 50 岁以下且骨密度低于社区标准值一个标准差以上人群计算了相对优势；显著性结果基于线性回归模型。

虽然如此，对于同一种慢性病，精神分裂症所带来的风险与抑郁症类似。然而可能的原因却不尽相同。精神分裂症的症状经常比所有其他健康问题更为突出，正因如此，精神分裂症也是精神科医生及其他精神卫生专业者进行治疗的重点。因此，表 6-6 中所列的许多重要躯体疾病可能未曾得到预防或者及时的治

疗。即便躯体疾病被发现了，对于精神分裂症患者而言也可能较难依从治疗和预防性措施。

像抑郁症一样，精神分裂症对于糖尿病而言，似乎也是一个风险因素；然而，不同于抑郁症的，精神分裂症与糖尿病之间的中介因素包括抗精神病药已知的副作用——体重增加和糖尿病发作。高血压病、心脏病发作

和卒中与精神分裂症共病的风险则低于抑郁症。进一步来说,精神分裂症对于所有癌症或者任一特定癌症的相对比值(relative odds)都约等于1.0——这也意味着没有相关性。令人好奇的是,在近半世纪来的多例研究中(Eaton 等,1992)发现,出于某种尚未明确的原因,精神分裂症患者患类风湿关节炎的风险甚至还要低于一般人群。与抑郁症一样的是,精神分裂症与骨质疏松的共病很常见。然而,表6-6中不包括年龄在50岁以上的人群,这个年龄段又恰好是一般人群,而非精神分裂症患者,骨质疏松高发的时期(Renn 等,2009)。

有了这种程度的共病,精神障碍与死亡相关这一结论并不让人惊讶(表6-7)。一篇系统综述(Eaton 等,2008)中发现了大量报道精神障碍与死亡相关的研究。该综述中只在3种障碍中发现了可重复的强相关,分别为:重性抑郁症(14 例研究),精神分裂症(38 例)和痴呆(20 例)。同时也在少数几个研究中发现,人格障碍、物质使用障碍以及双相障碍与死亡风险增高有关。文献综述在回顾有躯体疾病共病的重性抑郁症和精神分裂症时,所纳入的研究均未处理这些障碍的患者自杀风险增高的问题,而自杀也是导致死亡的一个相关因素。关于其他精神障碍的研究很少,其中有一项在 ECA 项目四个不同调查点的长期随访研究(Eaton 等,2013),这些研究表明,焦虑症并未增加死亡风险。

表 6-7　与精神疾病相关的全因死亡率与无疾病的一般人群样本对照

	相对危险度中位数	涉及研究数量
惊恐障碍	0.8	2
社交恐惧症	1.1	1
单纯恐惧症	1.0	1
重性抑郁症	1.7	12
强迫症	0.8	1
药物依赖 / 滥用	1.4	1
酒精依赖 / 滥用	1.8	5
人格障碍	4.0	2
精神分裂症	2.6	38
双相障碍	2.6	3
痴呆(年龄 60 岁及以上)	2.7	20

惊恐障碍:Eaton 等,2013;Grasbeck 等,1996 年。

重性抑郁症:Davidson 等,1988;Eaton 等,2013;Gallo 等,2005;Henderson 等,1997;Joukamaa 等,2001;Kua,1992;Mogga 等,2006;Murphy 等,2008;Penninx 等,1998;Pulska 等,1997,1998;Saz 等,1999 年。

强迫症:Eaton 等,2013 年。

药物依赖 / 滥用:Eaton 等,2013 年。

酒精依赖 / 滥用:Bourgkard 等,2008;Dawson,2000;Eaton 等,2013;Rossow &Amundsen,1997;Vaillant,1996 年。

人格障碍:de Graaf 等,2000;Meller 等,1999 年。

精神分裂症:McGrath 等,2008 年。

双相障碍:Dutta 等,2007;Laursen 等,2007;Osby 等,2001 年。

痴 呆:Aguero-Torres 等,1999;Appelros &Viitanen,2005;Aronson 等,1991;Bonaiuto 等,1995;Engedal,1996;Guhne 等,2006;Heeren 等,1992;Hendrie 等,1995;Johansson &Zarit,1995;Jorm,1991;Juva 等,1994;Katzman 等,1994;Liu 等,1998;Lobo 等,2000;Skoog 等,1993;Snowdon &Lane,1995;Tsuji 等,1995 年。

总　　结

与流行病学探索的其他领域相比,通过对疾病的人口动态进行更彻底的审视,可能更有助于了解与精神障碍病因学有关的一系列独特问题。这些精神障碍的发病年龄相对较早,因此开启了跨越终生的疾病病程的可能性。许多精神障碍发病缓慢,这激发了对于先兆和前驱症状,以及筛查和早期干预途径的研究兴趣。精神障碍之间的高度共病性,更强调了对于继发性疾病进行筛查和一级预防的意义。不同精神障碍的病程相差甚远,有的能够迅速康复且不再复发,而有的则会让患者陷入永久的痛苦和残疾。精神障碍可产生各种结局,其中包含慢性躯体疾病的发展。精神障碍的病因相关期很长,这也激励研究者们以数十年为时间单位来考虑因果关系,而不是像许多传染性疾病一样,以天、周或是月份为时间单位来考虑。鉴于以上几点原因,对精神障碍的流行病学研究不应仅限于任何简单的或是单一的参数,不论是患病率(如同前文讨论的,在多数横断面研究中出现的)还是发病率(像流行病学的其他领域,比如癌症)。相反,一系列与精神障碍的发病、病程和结局相关的参数都应被纳入考虑范围。

(李木子译,刘冬梅审校)

注释

[1]过抽样(oversampling)指样本很少的时候,添加或者复制样本。

[2]发病率间隔效应(incidence interval effect)是指随访间隔可能会影响发病率的估计。

[3]发病力(force of morbidity)指每单位人时发生的新病例数。

参 考 文 献

Aguero-Torres, H., Fratiglioni, L., Guo, Z., Viitanen, M., & Winblad, B. (1999). Mortality from dementia in advanced age: A 5-year follow-up study of incident dementia cases. *Journal of Clinical Epidemiology, 52*(8), 737–743.

Alexopoulos, G. S. (2006). The vascular depression hypothesis: 10 years later. *Biological Psychiatry, 60*(12), 1304–1305.

American Psychiatric Association (APA). (1980). *Diagnostic and statistical manual of mental disorders* (3rd ed.). Washington, DC: Author.

American Psychiatric Association (APA). (1994). *Diagnostic and statistical manual of mental disorders* (4th ed.). Washington, DC: Author.

American Psychiatric Association (APA). (2013). *Diagnostic and statistical manual of mental disorders* (5th ed.). Washington, DC: Author.

Appelros, P., & Viitanen, M. (2005). What causes increased stroke mortality in patients with prestroke dementia? *Cerebrovascular Diseases, 19*(5), 323–327.

Aronson, M. K., Ooi, W. L., Geva, D. L., Masur, D., Blau, A., & Frishman, W. (1991). Dementia: Age-dependent incidence, prevalence, and mortality in the old old. *Archives of Internal Medicine, 151*(5), 989–992.

Badawi, M. A., Eaton, W. W., Myllyluoma, J., Weimer, L. G., & Gallo, J. (1999). Psychopathology and attrition in the Baltimore ECA 15-year follow-up 1981–1996. *Social Psychiatry and Psychiatric Epidemiology, 34*(2), 91–98.

Baldereschi, M., Di, C. A., Maggi, S., Grigoletto, F., Scarlato, G., Amaducci, L., & Inzitari, D. (1999). Dementia is a major predictor of death among the Italian elderly. ILSA Working Group. Italian Longitudinal Study on Aging. *Neurology, 52*(4), 709–713.

Baldwin, J., & Evans, J. H. (1971). The psychiatric case register. *International Psychiatry Clinics, 8*(3), 17–38.

Baltes, P. B., Reese, H. W., & Lipsitt, L. P. (1980). Life-span developmental psychology. *Annual Review of Psychology, 31*, 65–110.

Berkson, J. (1946). Limitations of the application of fourfold table analysis to hospital data. *Biometrics, 2*(3), 47–53.

Bijl, R. V., van Zessen, G., Ravelli, A., de Rijk, C., & Langendoen, Y. (1998). The Netherlands Mental Health Survey and Incidence Study (NEMESIS): Objectives and design. *Social Psychiatry and Psychiatric Epidemiology, 33*(12), 581–586.

Bonaiuto, S., Mele, M., Galluzzo, L., & Giannandrea, E. (1995). Survival and dementia: A 7-year follow-up of an Italian elderly population. *Archives of Gerontology and Geriatrics, 20*(1), 105–113.

Bourgkard, E., Wild, P., Massin, N., Meyer, J. P., Otero, S. C., Fontana, J. M., . . . Chau, N. (2008). Association of physical job demands, smoking and alcohol abuse with subsequent premature mortality: A 9-year follow-up population-based study. *Journal of Occupational Health, 50*(1), 31–40.

Bresee, L. C., Majumdar, S. R., Patten, S. B., & Johnson, J. A. (2010). Prevalence of cardiovascular risk factors and disease in people with schizophrenia: A population-based study. *Schizophrenia Research, 117*(1), 75–82.

Breslau, N. Schultz, L., & Peterson, E. (1995) Sex differences in depression: A role for preexisting anxiety, *Psychiatry Research, 58*, 1–12.

Brookmeyer, R., Johnson, E., Ziegler-Graham, K., & Arrighi, H. M. (2007). Forecasting the global burden of Alzheimer's disease. *Alzheimer's and Dementia, 3*(3), 186–191.

Christie, K. A., Burke, J. D., Regier, D. A., Rae, D. S., Boyd, J. H., & Locke, B. Z. (1988). Epidemiologic evidence for early onset of mental disorders and higher risk of drug abuse in young adults. *American Journal of Psychiatry, 145*(8), 971–975.

Cizza, G., Primma, S., Coyle, M., Gourgiotis, L., & Csako, G. (2010). Depression and osteoporosis: A research synthesis with meta-analysis. *Hormone and Metabolic Research, 42*(7), 467–482.

Cleverly, M., & Douglas, M. (1991). *The Salford mental health register*. Salford, UK: Health Information Unit, Salford Health Authority.

Cohen, P., & Cohen, J. (1984). The clinician's illusion. *Archives of General Psychiatry, 41*(12), 1178–1182.

Curkendall, S. M., Mo, J., Glasser, D. B., Rose, S. M., & Jones, J. K. (2004). Cardiovascular disease in patients with schizophrenia in Saskatchewan, Canada. *Journal of Clinical Psychiatry, 65*(5), 715–720.

Davidson, I. A., Dewey, M. E., & Copeland, J. R. M. (1988). The relationship between mortality and mental disorder: Evidence from the Liverpool longitudinal study. *International Journal of Geriatric Psychiatry, 3*(2), 95–98.

Dawson, D. A. (2000). Alcohol consumption, alcohol dependence, and all-cause mortality 4. *Alcoholism: Clinical and Experimental Research, 24*(1), 72–81.

de Graaf, R., Bijl, R. V., Smit, F., Ravelli, A., & Vollebergh, W. A. M. (2000). Psychiatric and sociodemographic predictors of attrition in a longitudinal study: The Netherlands Mental Health Survey and Incidence Study (NEMESIS). *American Journal of Epidemiology, 152*(11), 1039–1047.

de Salvia, D., Barbato, A., Salvo, P., & Zadro, F. (1993). Prevalence and incidence of schizophrenic disorders in Portogruaro: An Italian case register study. *Journal of Nervous and Mental Disease, 181*(5), 275–282.

Dryman, A., & Eaton, W. W. (1991). Affective symptoms associated with the onset of major depression in the community: Findings from the U.S. NIMH Epidemiologic Catchment Area program. *Acta Psychiatrica Scandinavica, 84*(1), 1–5.

Dupont, A. (1979). Psychiatric case registers as a basis for estimation and monitoring of needs. In H. Hafner (Ed.), *Estimating needs for mental health care: A contribution of epidemiology* (pp. 43–51). New York, NY: Springer-Verlag.

Dutta, R., Boydell, J., Kennedy, N., van Os, J., Fearon, P., & Murray, R. M. (2007). Suicide and other causes of mortality in bipolar disorder: A longitudinal study. *Psychological Medicine, 37*(6), 839–847.

Eaton, W. W., (2011). Studying the natural history of psychopathology. In M. T. Tsuang, M. Tohen, & P. B. Jones (Eds.), *Textbook in psychiatric epidemiology* (pp. 183–220). New York, NY: Wiley-Blackwell,.

Eaton, W. W., Anthony, J. C., Gallo, J., Cai, G., Tien, A., Romanoski, A., . . . Chen, L. (1997). Natural history of Diagnostic Interview Schedule/DSM major depression: The Baltimore Epidemiologic Catchment Area follow-up. *Archives of General Psychiatry, 54*(11), 993–999.

Eaton, W. W., Anthony, J. C., Tepper, S., & Dryman, A. (1992). Psychopathology and attrition in the Epidemiologic Catchment Area surveys. *American Journal of Epidemiology, 135*(9), 1051–1059.

Eaton, W. W., Armenian, H. K., Gallo, J. J., Pratt, L., & Ford, D. (1996). Depression and risk for onset of type II diabetes: A prospective, population-based study. *Diabetes Care, 19*(10), 1097–1102.

Eaton, W. W., Badawi, M., & Melton, B. (1995). Prodromes and precursors: Epidemiologic data for primary prevention of disorders with slow onset. *American Journal of Psychiatry, 152*(7), 967–972.

Eaton, W., Fogel, J., & Armenian, H. (2006). The consequences of psychopathology in the Baltimore Epidemiologic Catchment Area. In W. Eaton (Ed.), *Medical and psychiatric comorbidity over the course of life* (pp. 21–36). Washington, DC: American Psychiatric Press.

Eaton, W., Hayward, C., & Ram, R. (1992). Schizophrenia and Rheumatoid Arthritis: A Review. *Schizophrenia Research, 6*, 181–192.

Eaton, W. W., Kalaydjian, A., Scharfstein, D. O., Mezuk, B., & Ding, Y. (2007). Prevalence and incidence of depressive disorder: The Baltimore ECA follow-up, 1981–2004. *Acta Psychiatrica Scandinavica, 116*(3), 182–188.

Eaton, W. W., & Kessler, L. G. (1985). *Epidemiologic field methods in psychiatry: The NIMH Epidemiologic Catchment Area program.* Orlando, FL: Academic Press.

Eaton, W. W., Kramer, M., Anthony, J. C., Chee, E. M. L., & Shapiro, S. (1989). Conceptual and methodological problems in estimation of the incidence of mental disorders from field survey data. In B. Cooper & T. Helgason (Eds.), *Epidemiology and the prevention of mental disorders* (pp. 108–127). London, UK: Routledge.

Eaton, W. W., Kramer, M., Anthony, J. C., Dryman, A., Shapiro, S., & Locke, B. Z. (1989). The incidence of specific DIS/DSM-III mental disorders: Data from the NIMH Epidemiologic Catchment Area program. *Acta Psychiatrica Scandinavica, 79*(2), 163–178.

Eaton, W. W., Martins, S. S., Nestadt, G., Bienvenu, O. J., Clarke, D., & Alexandre, P. (2008). The burden of mental disorders. *Epidemiologic Reviews, 30*, 1–14.

Eaton, W. W., Shao, H., Nestadt, G., Lee, H. B., Bienvenu, O. J., & Zandi, P. (2008). Population-based study of first onset and chronicity in major depressive disorder. *Archives of General Psychiatry, 65*(5), 513–520.

Engedal, K. (1996). Mortality in the elderly: A 3-year follow-up of an elderly community sample. *International Journal of Geriatric Psychiatry, 11*, 467–471.

Feinstein, A. (1967). *Clinical judgement.* Baltimore, MD: Williams & Wilkins.

Fichter, M. M. (1990). *Verlauf psychischer Erkrankungen in der Bevolkerung.* Berlin, Germany: Springer-Verlag.

Gallo, J. J., Anthony, J. C., & Muthen, B. O. (1994). Age differences in the symptoms of depression: A latent trait analysis. *Journal of Gerontology: Psychological Sciences, 49*(6), 251–264.

Gallo, J. J., Bogner, H. R., Morales, K. H., Post, E. P., Ten, H. T., & Bruce, M. L. (2005). Depression, cardiovascular disease, diabetes, and two-year mortality among older, primary-care patients. *American Journal of Geriatric Psychiatry, 13*(9), 748–755.

Goldacre, M. J., Kurina, L. M., Wotton, C. J., Yeates, D., & Seagroat, V. (2005). Schizophrenia and cancer: An epidemiological study. *British Journal of Psychiatry, 187*, 334–338.

Goodman, A. B., Rahav, M., Popper, M., Ginath, Y., & Pearl, E. (1984). The reliability of psychiatric diagnosis in Israel's Psychiatric Case Register. *Acta Psychiatrica Scandinavica, 69*(5), 391–397.

Grant, B., Harford, T., Dawson, D., Chou, P., & Pickering, R. (1995). The alcohol use disorder and associated disabilities interview schedule (AUDADIS): reliability of alcohol and drug modules in a general population sample. *Drug and Alcohol Dependence, 39*, 37–44.

Grant, B. F., Moore, T. C., Shepard, J., & Kaplan, K. (2003). *Source and accuracy statement: Wave 1 National Epidemiologic Survey on Alcohol and Related Conditions.* Bethesda, MD: National Institute on Alcohol Abuse and Alcoholism.

Grasbeck, A., Rorsman, B., Hagnell, O., & Isberg, P. E. (1996). Mortality of anxiety syndromes in a normal population: The Lundby study. *Neuropsychobiology, 33*(3), 118–126.

Gross, A. L., Gallo, J. J., & Eaton, W. W. (2010). Depression and cancer risk: 24 years of follow-up of the Baltimore Epidemiologic Catchment Area sample. *Cancer Causes & Control, 21*(2), 191–199.

Guhne, U., Matschinger, H., Angermeyer, M. C., & Riedel-Heller, S. G. (2006). Incident dementia cases and mortality: Results of the Leipzig Longitudinal Study of the Aged (LEILA75+). *Dementia and Geriatric Cognitive Disorders, 22*(3), 185–193.

Hagnell, O., Essen-Moller, E., Lanke, J., Ojesjo, L., & Rorsman, B. (1990). *The incidence of mental illness over a quarter of a century.* Stockholm, Sweden: Almqvist & Wiksell.

Hall, D., Robertson, N. C., Dorricott, N., Olley, P. C., & Millar, W. M. (1973). The North-East Scottish Psychiatric Case Register—The second phase. *Journal of Chronic Diseases, 26*(6), 375–382.

Hasin, D. S., Sarvet, A. L., Meyers, J. L., Saha, T. D., Ruan, W. J., Stohl, M., & Grant, B.F. (2018). Epidemiology of adult DSM-5 major depressive disorder and its specifiers in the United States. *JAMA Psychiatry.*

Hastie, T., & Tibshirani, R. (1990). *Generalized additive models.* New York, NY: Chapman and Hall.

Heeren, T. J., van Hemert, A. M., & Rooymans, H. G. (1992). A community-based study of survival in dementia. *Acta Psychiatrica Scandinavica, 85*(6), 415–418.

Henderson, A. S., Korten, A. E., Jacomb, P. A., Mackinnon, A. J., Jorm, A. F., Christensen, H., & Rodgers, B. (1997). The course of depression in the elderly: A longitudinal community-based study in Australia. *Psychological Medicine, 27*(1), 119–129.

Hendrie, H. C., Osuntokun, B. O., Hall, K. S., Ogunniyi, A. O., Hui, S. L., Unverzagt, F. W., . . . Musick, B. (1995). Prevalence of Alzheimer's disease and dementia in two communities: Nigerian Africans and African Americans. *American Journal of Psychiatry, 152*(10), 1485–1492.

Herrman, H., Baldwin, J. A., & Christie, D. (1983). A record-linkage study of mortality and general hospital discharge in patients diagnosed as schizophrenic. *Psychological Medicine, 13*(3), 581–593.

Horwath, E., Johnson, J., Klerman, G., & Weissman, M. (1992). Depressive symptoms as relative and attributable risk factors for first-onset major depression. *Archives of General Psychiatry, 49*(10), 817–823.

Johansson, B., & Zarit, S. H. (1995). Prevalence and incidence of dementia in the oldest old: A longitudinal study of a population-based sample of 84–90-year-olds in Sweden. *International Journal of Geriatric Psychiatry, 10*, 359–366.

Jorm, A. F., Henderson, A. S., Kay, D. W. K., & Jacomb, P. A. (1991). Mortality in relation to dementia, depression and social integration in an elderly community sample. *International Journal of Geriatric Psychiatry, 6*, 5–11.

Joukamaa, M., Heliovaara, M., Knekt, P., Aromaa, A., Raitasalo, R., & Lehtinen, V. (2001). Mental disorders and cause-specific mortality. *British Journal of Psychiatry, 179*, 498–502.

Juva, K., Sulkava, R., Erkinjuntti, T., Makela, M., Valvanne, J., & Tilvis, R. (1994). The prognosis of demented patients: One-year follow-up study of a population sample. *International Journal of Geriatric Psychiatry, 9*, 537–541.

Katzman, R., Hill, L. R., Yu, E. S., Wang, Z. Y., Booth, A., Salmon, D. P., . . . Zhang, M. (1994). The malignancy of dementia: Predictors of mortality in clinically diagnosed dementia in a population survey of Shanghai, China. *Archives of Neurology, 51*(12), 1220–1225.

Kendler, K. S., Fiske, A., Gardner, C. O., & Gatz, M. 2009. Delineation of two genetic pathways to major depression. *Biological Psychiatry, 65*(9), 808–811.

Kennedy, N., Boydell, J., Kalidindi, S., Fearon, P., Jones, P. B., van Os, J., & Murray, R. M. (2005). Gender differences in incidence and age at onset of mania and bipolar disorder over a 35-year period in Camberwell, England. *American Journal of Psychiatry, 162*(2), 257–262.

Kessler, R. C. (1995). The National Comorbidity Survey: Preliminary results and future directions. *International Journal of Methods in Psychiatric Research, 5*, 140–151.

Kessler, R. C., Angermeyer, M., Anthony, J. C., de Graaf, R., Demyttenaere, K., Gasquet, I., . . . Ustun, T. B. (2007). Lifetime prevalence and age-of-onset distributions of mental disorders in the World Health Organization's World Mental Health Survey initiative. *World Psychiatry, 6*(3), 168–176.

Kessler, R. C., Berglund, P., Demler, O., Jin, R., Merikangas, K. R., & Walters, E. E. (2005). Lifetime prevalence and age-of-onset distributions of DSM-IV disorders in the National Comorbidity Survey Replication. *Archives of General Psychiatry, 62*(6), 593–602.

Kessler, R. C., & Price, R. H. (1993). Primary prevention of secondary disorders: A proposal and agenda. *American Journal of Community Psychology, 21*(5), 607–633.

Kieseppa, T., Partonen, T., Kaprio, J., & Lonnqvist, J. (2000). Accuracy of register- and record-based bipolar I disorder diagnoses in Finland: A study of twins. *Acta Neuropsychiatrica, 12*, 3–106.

Kleinbaum, D. G., Kupper, L. L., & Morgenstern, H. (1982). *Epidemiologic Research: Principles and Quantitative Methods.* Belmont, CA: Lifetime Learning.

Kristjansson, E., Allebeck, P., & Wistedt, B. (1987). Validity of the diagnosis schizophrenia in a psychiatric inpatient register. *Nordic Journal of Psychiatry, 43*, 229–234.

Krupinski, J. (1977). The use of computerized patients' registers in psychiatric epidemiology. *MEDINFO, 77*, 609–613.

Kua, E. H. (1992). A community study of mental disorders in elderly Singaporean Chinese using the GMS-AGECAT package. *Australian and New Zealand Journal of Psychiatry, 26*(3), 502–506.

Kuh, D., & Ben-Shlomo, Y. (1997). *A life-course approach to chronic disease epidemiology.* Oxford, UK: Oxford University Press.

Larson, S., Owens, P., Ford, D., & Eaton, W. (2001). Depressive disorders, dysthymia and risk of stroke: A thirteen year follow-up from the Baltimore ECA. *Stroke, 32*(9), 1979–1983.

Laursen, T. M., Munk-Olsen, T., Nordentoft, M., & Mortensen, P. B. (2007). Increased mortality among patients admitted with major psychiatric disorders: A register-based study comparing mortality in unipolar depressive disorder, bipolar affective disorder, schizoaffective disorder, and schizophrenia. *Journal of Clinical Psychiatry, 68*(6), 899–907.

Leighton, A. H., & Murphy, J. M. (1997). Nature of pathology: The character of danger implicit in functional impairment. *Canadian Journal of Psychiatry, 42*(7), 714–721.

Lilienfeld, D. E., & Stolley, P. D. (1994). *Foundations of epidemiology.* New York, NY: Oxford University Press.

Lin, H. C., Hsiao, F. H., Pfeiffer, S., Hwang, Y. T., & Lee, H. C. (2008). An increased risk of stroke among young schizophrenia patients. *Schizophrenia Research*, *101*(1–3), 234–241.

Liptzin, B., & Babigian, H. M. (1972). Ten years experience with a cumulative psychiatric patient register. *Methods of Information in Medicine*, *11*(4), 238.

Liu, C. K., Lai, C. L., Tai, C. T., Lin, R. T., Yen, Y. Y., & Howng, S. L. (1998). Incidence and subtypes of dementia in southern Taiwan: Impact of socio-demographic factors. *Neurology*, *50*(6), 1572–1579.

Lobo, A., Launer, L. J., Fratiglioni, L., Andersen, K., Di, C. A., Breteler, M. M., . . . Hofman, A. (2000). Prevalence of dementia and major subtypes in Europe: A collaborative study of population-based cohorts. Neurologic Diseases in the Elderly Research Group. *Neurology*, *54*(11), S4–S9.

McGrath, J., Saha, S., Chant, D., & Welham, J. (2008). Schizophrenia: A concise overview of incidence, prevalence, and mortality. *Epidemiologic Reviews*, *30*, 67–76.

McHugh, P. R., & Slavney, P. R. (1998). *The perspectives of psychiatry* (2nd ed.). Baltimore, MD: Johns Hopkins University Press.

Meller, I., Fichter, M. M., & Schroppel, H. (1999). Mortality risk in the octo- and nonagenerians: Longitudinal results of an epidemiological follow-up community study. *European Archives of Psychiatry and Clinical Neurosciences*, *249*(4), 180–189.

Merikangas, K. R., Angst, J., Eaton, W., Canino, G., Rubio-Stipec, M., Wacker, H., . . . Kupfer, D. (1996). Comorbidity and boundaries of affective disorders with anxiety disorders and substance misuse: Results of an international task force. *British Journal of Psychiatry*, *30*(Suppl.), 58–67.

Merikangas, K., & Gelernter, C. S. (1990). Comorbidity for alcoholism and depression. *Psychiatric Clinics of North America*, *13*(4), 613–632.

Merikangas, K. R., Mehta, R., Molnar, B. E., Walters, E. E., Swendsen, J. D., Aguilar-Gaziola, S., . . . Kessler, R. (1998). Comorbidity of substance use disorders with mood and anxiety disorders: Results of the International Consortium in Psychiatric Epidemiology. *Addictive Behaviors*, *23*(6), 893–907.

Meyer, C. M., Armenian, H. K., Eaton, W. W., & Ford, D. E. (2004). Incident hypertension associated with depression in the Baltimore Epidemiologic Catchment area follow-up study. *Journal of Affective Disorders*, *83*(2–3), 127–133.

Mezuk, B., Eaton, W. W., Albrecht, S., & Golden, S. (2008). Depression and type 2 diabetes over the lifespan: A meta-analysis. *Diabetes Care*, *31*(12), 2383–2390.

Mezuk, B., Eaton, W. W., Golden, S. H., Wand, G., & Lee, B. H. (2008). Depression, antidepressants and bone mineral density in a population-based cohort. *Journal of Gerontology, Biological Sciences*, *63*(12), 1410–1415.

Mogga, S., Prince, M., Alem, A., Kebede, D., Stewart, R., Glozier, N., & Hotopf, M. (2006). Outcome of major depression in Ethiopia: Population-based study-1. *British Journal of Psychiatry*, *189*, 241–246.

Mojtabai, R., Stuart, E. A., Hwang, I., Eaton, W. W., Sampson, N., & Kessler, R. C. (2015). Long-term effects of mental disorders on educational attainment in the National Comorbidity Survey ten-year follow-up. *Social Psychiatry and Psychiatric Epidemiology*, *50*(10),1577–1591.

Morris, J. N. (1975). *Uses of epidemiology* (3rd ed.). Edinburgh, UK: Churchill Livingstone.

Munk-Jorgensen, P., Kastrup, M., & Mortensen, P. B. (1993). The Danish psychiatric register as a tool in epidemiology. *Acta Psychiatrica Scandinavica*, *370*(Suppl.), 27–32.

Murphy, J. M., Burke, J. D., Jr., Monson, R. R., Horton, N. J., Laird, N. M., Lesage, A., . . . Leighton, A. (2008). Mortality associated with depression: A 40-year perspective from the Stirling County study. *Social Psychiatry and Psychiatric Epidemiology*, *43*(8), 594–601.

Murphy, J. M., Monson, R., Laird, N., Sobol, A., & Leighton, A. (1998). Identifying depression and anxiety in a 40-year epidemiological investigation: The Stirling County study. *International Journal of Methods in Psychiatric Research*, *7*(2), 89–109.

Murphy, J., Monson, R., Laird, N., Sobol, A., & Leighton, A. (2000). Studying the incidence of depression: an "interval" effect. *International Journal of Methods in Psychiatric Research*, *9*, 184–193.

Musselman, D. L., Tomer, A., Manatunga, A. K., Knight, B. T., Poerter, M. R., Kasey, S., . . . Nemeroff, C. V. (1996). Exaggerated platelet reactivity in major depression. *American Journal of Psychiatry*, *153*(10), 1313–1317.

Oerlemans, M. E. J., van den Akker, M., Schuurman, A. G., Kellen, E., & Buntinx, F. (2007). A meta-analysis on depression and subsequent cancer risk. *Clinical Practice and Epidemiology in Mental Health*, *3*, 29.

O'Hare, A. (1987). *Three county and St. Loman's psychiatric case registers*. Dublin, Ireland: Cahill Printers.

Oken, R., & Schulzer, M. (1999). At issue: Schizophrenia and rheumatoid arthritis, the negative association revisited. *Schizophrenia Bulletin*, *25*(4), 625–638.

Osby, U., Brandt, L., Correia, N., Ekbom, A., & Sparen, P. (2001). Excess mortality in bipolar and unipolar disorder in Sweden. *Archives of General Psychiatry*, *58*(9), 844–850.

Patten, S. B., Williams, J. V., Lavorato, D. H., Campbell, N. R., Eliasziw, M., & Campbell, T. S. (2009). Major depression as a risk factor for high blood pressure: Epidemiologic evidence from a national longitudinal study. *Psychosomatic Medicine*, *71*(3), 273–279.

Pedersen, C. B., Gotzsche, H., Moller, J. O., & Mortensen, P. B. (2006). The Danish Civil Registration System: A cohort of eight million persons. *Danish Medical Bulletin*, *53*(4), 441–449.

Pedersen, C. B., Mors, O., Bertelsen, A., Waltoft, B. L., Agerbo, E., McGrath, J. J., Mortensen, P. B., & Eaton, W. W. (2014). A comprehensive nationwide study of the incidence rate and lifetime risk for treated mental disorders. *JAMA Psychiatry*, *71*(5), 573–581.

Penninx, B., Guralnik, J., Ferrucci, L., Simonsick, E., Deeg, D., & Wallace, R. (1998). Depressive symptoms and physical decline in community-dwelling older persons. *Journal of the American Medical Association*, *279*(21), 1720–1726.

Pratt, L. A., Ford, D. E., Crum, R. M., Armenian, H. K., Gallo, J. J., & Eaton, W. W. (1996). Depression, psychotropic medication and risk of heart attack: Prospective data from the Baltimore ECA follow-up. *Circulation*, *94*(12), 3123–3129.

Pulska, T., Pahkala, K., Laippala, P., & Kivela, S. L. (1997). Six-year survival of depressed elderly Finns: A community study. *International Journal of Geriatric Psychiatry*, *12*(9), 942–950.

Pulska, T., Pahkala, K., Laippala, P., & Kivela, S.L. (1998). Major depression as a predictor of premature deaths in elderly people in Finland: A community study. *Acta Psychiatrica Scandinavica*, *97*(6), 408–411.

Ramasubbu, R., & Patten, S. B. (2003). Effect of depression on stroke morbidity and mortality. *Canadian Journal of Psychiatry*, *48*(4), 250–257.

Renn, J. H., Yang, N. P., Chueh, C. M., Lin, C. Y., Lan, T. H., & Chou, P. (2009). Bone mass in schizophrenia and normal populations across different decades of life. *BMC Musculoskeletal Disorders*, *10*, 1.

Robins, L., Helzer, J., Cottler, L., & Goldring, E. (1989). NIMH Diagnostic Interview Schedule Version III Revised. St. Louis, MO: Department of Psychiatry, Washington University.

Robins, L. N., Helzer, J. E., Croughan, J., & Ratcliff, K. S. (1981). National Institute of Mental Health Diagnostic Interview Schedule: Its history, characteristics, and validity. *Archives of General Psychiatry*, *38*(4), 381–389.

Robins, L. N., Helzer, J. E., Orvaschel, H., Anthony, J. C., Blazer, D. G., Burnam, A., & Burke, J. D. (1985). The diagnostic interview schedule. In W. W. Eaton & L. G. Kessler (Eds.), *Epidemiologic field methods in psychiatry: The NIMH Epidemiologic Catchment Area Program* (pp. 143–170). Orlando, FL: Academic Press.

Robins, L., Wing, J. K., Wittchen, H. U., Helzer, J. E., Babor, T. F., Burke, J., . . . Towle, L. H. (1988). The Composite International Diagnostic Interview: An epidemiologic instrument suitable for use in conjunction with different diagnostic systems and in different cultures. *Archives of General Psychiatry*, *45*(12), 1069–1077.

Rossow, I., & Amundsen, A. (1997). Alcohol abuse and mortality: A 40-year prospective study of Norwegian conscripts. *Social Science and Medicine*, *44*(2), 261–267.

Rothman, K. J. (1981). Induction and latent periods. *American Journal of Epidemiology*, *114*(2), 253–259.

Rubin, R., Poland, R., Leser, I., Winston, R., & Blodgett, N. (1987). Neuroendocrine aspects of primary endogenous depression, I: Cortisol secretory dynamics in patients and matched controls. *Archives of General Psychiatry*, *44*(4), 328–336.

Rugulies, R. (2002). Depression as a predictor for coronary heart disease: A review and meta-analysis. *American Journal of Preventive Medicine*, *23*(1), 51–61.

Saz, P., Launer, L. J., Dia, J. L., De-La-Camara, C., Marcos, G., & Lobo, A. (1999). Mortality and mental disorders in a Spanish elderly population. *International Journal of Geriatric Psychiatry*, *14*(12), 1031–1038.

Selten, J. P., & Sijben, N. (1994). First admission rates for schizophrenia in immigrants to the Netherlands. The Dutch National Register. *Social Psychiatry and Psychiatric Epidemiology*, *29*(2), 71–77.

Skoog, I., Nilsson, L., Palmertz, B., Andreasson, L. A., & Svanborg, A. (1993). A population-based study of dementia in 85-year-olds. *New England Journal of Medicine*, *328*(3), 153–158.

Snowdon, J., & Lane, F. (1995). The Botany survey: A longitudinal study of depression and cognitive impairment in an elderly population. *International Journal of Geriatric Psychiatry*, *10*, 349–358.

Swendsen, J., Conway, K. P., Degenhardt, L., Dierker, L., Glantz, M., Jin, R., . . . Kessler, R. C. (2009). Socio-demographic risk factors for alcohol and drug dependence: The 10-year follow-up of the National Comorbidity Survey. *Addiction*, *104*(8), 1346–1355.

Takayanagi, Y., Spira, A. P., Roth, K. B., Gallo, J. J., Eaton, W. W., & Mojtabai, R. (2014). Accuracy of reports of lifetime mental and physical disorders: Results from the Baltimore Epidemiological Catchment Area Study. *JAMA Psychiatry*, *71*(3), 273–280.

ten Horn, C. H., Giel, R., Gulbinat, W. H., & Henderson, J. H. (1986). *Psychiatric case registers in public health—A worldwide inventory 1960–1985*. Amsterdam, Netherlands: Elsevier.

Thorup, A., Waltoft, B. L., Pedersen, C. B., Mortensen, P. B., & Nordentoft, M. (2007). Young males have a higher risk of developing schizophrenia: A Danish register study. *Psychological Medicine*, *37*(4), 479–484.

Tsuji, I., Minami, Y., Li, J. H., Fukao, A., Hisamichi, S., Asano, H., . . . Shinoda, K. (1995). Dementia and physical disability as competing risks for mortality in a community-based sample of the elderly Japanese. *Tohoku Journal of Experimental Medicine*, *176*(2), 99–107.

Vaillant, G. E. (1996). A long-term follow-up of male alcohol abuse. *Archives of General Psychiatry*, *53*(3), 243–249.

Von Korff, M. R., Scott, K. M., & Gureje, O. (2009). *Global perspectives on mental–physical comorbidity in the WHO World Mental Health Surveys*. New York, NY: Cambridge University Press.

Wing, J. K. (1989). *Health services planning and research: Contributions from psychiatric case registers*. London, UK: Gaskell.

Ziegler-Graham, K., Brookmeyer, R., Johnson, E., & Arrighi, H. M. (2008). Worldwide variation in the doubling time of Alzheimer's disease incidence rates. *Alzheimer's and Dementia*, *4*(5), 316–323.

第7章

成年人精神障碍与社会经济地位、种族／民族和性取向以及性别少数状态

RENEE M. JOHNSON

SABRIYA LINTON

PREBEN BO MORTENSEN

SARI L. REISNER

SILVIA MARTINS

WILLIAM W. EATON

本章要点

● 一份详尽的文献综述表明，以下三个社会人口学因素与社会应激和社会不利因素相关，并对成年人精神障碍的患病风险有着重大影响：①社会经济地位；②种族／民族；③性取向和性别少数状态

● 常见精神障碍的患病风险和脆弱性受到作为边缘人群带来的逆境和长期应激的影响，且影响的程度就各个障碍而不同。就这些逆境是如何与生物因素相互作用，进而基于社会经济地位、种族／民族、性取向和性别少数状态来影响患病风险的，功能和冲突理论、生态社会理论和少数人群应激理论均对上述影响的机制提供了不同见解

● 根据相关的社会人口学因素，我们总结了常见成年人精神障碍的患病率，且估算了前1年焦虑障碍、心境障碍、精神分裂症和物质使用障碍诊断的相对比值

● 数据来源于具有全美代表性的美国数据库，包括 CPES、NESARC 和 NSDUH。有关精神分裂症的研究结果源自丹麦精神疾病登记系统

● 社会经济地位低下与精神分裂症、重性抑郁症、焦虑障碍和物质使用障碍相关

● 与白人相比，重性抑郁症的患病率在黑人和西班牙裔人群中相近或者较低，但慢性的或者持续性抑郁症的患病率较高

● 有证据表明，与酒精相关的问题在黑人和西班牙裔人群中与在白人中不同，但此前的文献对此结论不一，而与其他种族／民族相比，酒精滥用与依赖问题在美国原

住民中的高发则常有记载

● 与异性恋（性取向直的）人群相比，性取向少数人群（女同性恋、男同性恋和双性恋；简称 LGB）中，精神障碍与物质使用障碍的患病率较高

● 在全美采用概率样本、有关精神障碍的研究中，缺乏评估性别认同的调查条目，以至于在心理健康差异的研究中，就性别少数状态留下了重大缺口

引　言

本章根据以下三项社会变量——社会经济地位（socioeconomic position，SEP）、种族 / 民族和性取向及性别少数（sexual & gender minority，SGM）状态，展示出有关精神障碍不同患病率的文献和新数据。其中每一项变量都与社会分层制度和随之而来的基于社群的社会特权以及不利因素相关。弱势群体中的人们受制于不平等的政策和社会准则，进而限制了其获得最理想的躯体、心理和社会健康的机会（Berkman 等，2014；Braveman，2006；Hatzenbuehler 等，2010）。社会变量与健康和心理健康之间的关系普遍且持久，以至于有人将这些社会变量看作是健康差异的"根本原因"（Link & Phelan，1995；Phelan 等，2010）。美国联邦健康差异联合调查指出，为了缩小人群之间心理健康的巨大不平等，我们迫切需要新政策和项目（Safram 等，2009）。在此我们提供了相关基础知识，以帮助理解并缩小各边缘人群中的心理健康差异。

根据 DSM（APA，1994，2003）的诊断标准，一些研究对一般人群进行了精神障碍评估，我们概括出这些研究的重要结果，并借鉴社会学、社会流行病学、公共卫生和精神

医学的框架来解释并理解这些发现。我们描述的许多研究是基于 1981 年流行病学责任区（epidemiologic catchment area，ECA）项目所采集的著名数据库；ECA 以诊断为研究结局的重心，被视为"第三代"精神疾病流行病学研究的开端（B. P. Dohrenwend & Dohrenwend，1982；Eaton 等，1981）。

我们选取了最具影响力的美国数据，根据社会经济地位、种族 / 民族和性取向以及性别少数状态（见下文），来描述精神障碍的患病率，包括焦虑障碍、心境障碍、精神分裂症和物质使用障碍。数据均基于美国一般群体的概率样本，唯有一个特例。该特例为有关精神分裂症的数据则是来自丹麦的精神疾病登记系统，因为在一般群体的样本中精神分裂症没有得到很好地评估、也不具有代表性，且美国更没有合适的登记系统。然而，与其他国家地区相比，本章所涉及的三项社会变量还是在美国受到了最好的研究。

透过本章，我们认为精神障碍的风险和脆弱性受到逆境和长期应激的影响，尤其是因受到社会不利因素而产生的应激，且该影响程度就各种障碍而不同。近期有关脑、遗传学、行为和环境暴露的研究表明，精神障碍受到生物、社会和心理层面因素复杂的交互作用的影响。处于社会边缘的状态通

过几种不同机制影响着发育中的脑,尤其是在生命早期,而发育中的脑也会通过不同方式影响着精神障碍的患病风险(Farah,2017;Hackman 等,2010)。就社会不利因素与遗传学、表观遗传学、生理学和脑功能之间的相互作用,相关研究尚处在较早阶段(Swartz 等,2017);该领域的研究很有可能将加速发展(Swartz 等,2017)。

生态社会理论是一个对研究生物-心理-社会之间交互作用有用的框架;它将边缘人群中增加的精神障碍脆弱性,看作是社会边缘人群因长期经受社会不利因素而作出的直接生理反应。例如,从事低声望职业的人群具有较高的焦虑障碍患病风险,这源于一系列结构性因素,这些因素能塑造社会经历、改变整体康宁并增添身心负担,进而增加了该人群精神障碍的脆弱性(Hsieh等,2016;Krieger,2005)。

数 据 来 源

我们分析了三个具有全美代表性的大型数据系统,这些系统囊括了美国对焦虑障碍、心境障碍和物质使用障碍的卓越评估,包括 CPES、NESARC 和 NSDUH。上述各个数据系统都采用了复杂、且多阶段的采样方式,以确保其结果具有推广性。考虑到美国数据的局限性,有关精神分裂症的分析则基于丹麦精神疾病登记系统。

在 18 岁及以上的人群中,我们展现了精神障碍的分层患病率估计值。我们还进行了年龄调整后的 Logistic 回归分析,来估计相对那些社会处境不利程度较低的人群,在边缘人群中就某一特定精神障碍的患病

比值。因为我们能更准确地回忆起近期事件,所以我们的估计值是基于前 1 年间的患病率,即在受访时或是在前 1 年间表现出的精神障碍(Eaton 等,1997;Patten,2003;Regier 等,1998)。

CPES

CPES 囊括了来自以下研究的数据:美国共病调查(National Comorbidity Survey,NCS)——美国共病调查-复查(National Comorbidity Survey-Replication,NCS-R)、美国人生活全美调查(National Survey of American Life,NSAL)及全美拉丁裔和亚裔美国人调查(National Latino & Asian American Study,NLAAS)(Heeringa 等,2004;Pennell 等,2004)。以上三项研究均采集了标准化信息,以估计在全美某特定人群中精神障碍的患病率以及精神卫生服务利用的情况。NCS-R 用以估计美国一般人群的患病率,NLAAS 用以估计在美国的西班牙裔和亚裔人群的患病率。NSAL 则针对住在同一社区的美国黑人(包括非裔美国人和加勒比人)和白人,用以估计其精神障碍的患病率。以上三项研究的数据采集时间为 2001—2003 年,且 NCS-R、NSAL以及 NLAAS 的应答率分别为 71%、72% 和76%(Alegría 等,2007;Heeringa 等,2004;Jackson 等,2004;Kessler 等,2004;Pennell等,2004)。根据受教育情况分层,我们用 CPES 进行了有关重性抑郁症、惊恐障碍、社交恐惧症、单纯恐惧症和双相 Ⅰ 型障碍的分析。评估采用了 CIDI(Essau &Wittchen,1993),诊断则基于 DSM-Ⅳ 的标准(APA,1994)。

NESARC

NESARC 由隶属于 NIH 的美国酒精滥用与酒精中毒研究院（NIAAA）赞助，该研究旨在估计全美精神障碍患病率和服务利用情况，并侧重于物质使用障碍及其相关问题（Grant 等，2015）。该项目通过在受访者家中进行面对面、由计算机辅助的访谈来采集数据（Grant 等，2004；Grant & Dawson，2006）。该项目采用酒精使用障碍与相关残疾访谈提纲（AUDADIS-Ⅳ）对研究受访者进行了上述访谈，该访谈提纲是为非专业访谈者设计的、结构化的诊断用访谈，且诊断基于 DSM-Ⅳ 的标准（APA，1994；Grant 等，2001；Hasin 等，2005）。我们用 NESARC 的第一波数据（采集于 2001—2002 年）来分析：①根据种族／民族分层的重性抑郁症、惊恐障碍、社交恐惧症、单纯恐惧症、双相Ⅰ型障碍，以及物质使用障碍；②根据受教育情况分层的物质使用障碍。第一波的受访者在第二波数据收集中继续被随访（即NESARC Ⅱ，收集于 2004—2005 年），而在2012—2013 年间的 NESARC Ⅲ 招募了一批新的样本。该 NESARC Ⅱ 和Ⅲ都包括了对性取向少数状态的评估，且我们回顾了基于这些数据的研究。

NSDUH

来自 2015 年 NSDUH 的数据，我们则用以研究根据性取向少数状态分层的重性抑郁症和物质使用障碍。该调查并没有获得有关焦虑障碍的数据。由 SAMHSA 赞助，NSDUH 是一项每年一次的横断面研究，针对美国未受管控的[1]、12 岁及以上的人群，提供其具有全美代表性的、有关物质使用、物质使用障碍、精神障碍，以及其他与健康有关的数据（行为健康统计与质量中心，2016）。为了最大限度增加对敏感信息的上报，该项目采用在受访者家中进行的、计算机辅助的访谈方式。在 18 岁及以上的受访人群中，加权后访谈应答率为 68.4%。诊断是基于 DSM-5 的标准（APA，2013）。

丹麦精神疾病登记系统

因为在基于美国人群的调查中，精神分裂症相对罕见、且很难评估，所以我们使用了丹麦精神疾病登记系统，根据受教育情况分层，汇报了有关精神分裂症的信息。该登记系统包括了所有丹麦精神病医院的住院记录和精神科的门诊记录（Pedersen 等，2006；Mortensen 等，1995）。登记系统中的诊断是由医生采用 ICD-10 的标准所诊断的（WHO，1992）；并使用与 DSM-Ⅳ 相类似的F20（ICD）进行编码。出于数据分析的考量，分子包括 2006 年所有登记系统中诊断列为精神分裂症的住院记录；分母则是基于同年丹麦居民中随机选取的 1/4 样本。

社会经济地位与精神障碍

社会经济地位分层是声望、报酬，以及财富有差别地被分配的过程。社会经济地位是个体在社会结构中的位置，这是根据个体所得声望和财富而决定的。尽管在概念上相近，但是社会经济地位不同于社会经济状况，因为社会经济地位不太侧重声望和病耻感，而是更侧重于是否有获取资源的途径（Berkman 等，2014；Krieger 等，1997；

Shavers, 2007）。受教育程度是衡量社会经济地位的一个常用指标；它与其他指标紧密关联，且一般大型的、观察性流行病数据体系通常都会收集此数据（Bollen 等, 2001；Kawachi 等, 2002；Shavers, 2007）。

早已定论的是，躯体和心理健康存在着"社会经济阶梯"，即有更多资源的人会有更好的健康状态（Fryers 等, 2003）。对该阶梯的解释则指向物资匮乏、心理社会机制和结构性因素（Berkman 等, 2014）。

在过去几十年间累积的大量证据表明，无论使用何种指标，社会经济地位低下总是与以下障碍的风险增加相关：精神分裂症、抑郁症、焦虑障碍、双相 I 型障碍和物质使用障碍（B. P. Dohrenwend, 2000；B. P. Dohrenwend 等, 1992；B. S. Dohrenwend & Dohrenwend, 1969；Eaton & Muntaner, 2017；Mossakowski, 2014；Muntaner 等, 1995；Muntaner 等, 1991；Muntaner 等, 2015）。此外，WMH 调查（Scott 等, 2014）根据受访者主观评估的、相较于社会中其他人的社会地位，测量了其觉察的社会地位。调查表明，即使在控制了社会经济地位的客观指标比如受教育情况和收入后，在觉察社会状态低下的人群中，精神障碍的患病率仍然较高。据推测，主观的社会状态与内化的病耻感相关，且与由社会歧视引发的精神障碍高风险相关。

社会经济地位可以从宏观层面来评估（如美国每个州内贫困人口的比例），且集体测量能让我们更细致地了解一个群体的经济状态是如何与其健康相关的。社会不平等侧重于州或者国家层面的平均收入或者财富与平均健康水平之间的相关性。在各个国家，社会不平等与整体健康水平相关（Pickett & Wilkinson, 2015），也与精神分裂症相关（Burns 等, 2014）。在美国，州层面的社会不平等还与抑郁症的患病率相关（Messias 等, 2011）。

社会学呈现出两个宽泛的框架来解释社会经济地位与精神障碍之间的相关性。"功能理论"将社会经济的多样性构建为一种社会目的：通过人们发展时期的竞争，尤其是在成年早期，选拔最具才能和最适当的人来承担最重要的社会岗位。精神障碍限制了其竞争力，也由此导致了其社会经济地位低下（Davis & Moore, 1974；Merton, 1968）。"冲突理论"则主张社会分层的持续存在，是因为处在高层的人运用其影响力来构建社会，以维护其地位，并限制低层人士的发展机会（Mills, 1956）。研究检验了精神障碍与社会经济地位之间的反向关系是由于社会选拔（即向下流动性归因于精神障碍——功能理论视角）还是由于社会因果关系（即社会经济地位低下与精神障碍归因于结构性不利因素和应激——冲突理论视角）。研究发现，社会选拔的理论能更有说服力地解释社会经济地位与某些障碍之间的关系，比如精神分裂症；而社会因果关系理论则更有力地解释社会经济地位与其他一些障碍之间的关系，比如焦虑症和抑郁症（Costello 等, 2003；B. P. Dohrenwend, 2000；B. P. Dohrenwend 等, 1992；Goldberg & Morrison, 1963；Johnson 等, 1999；Turner & Lloyd, 1999；Turner & Wagenfeld, 1967）。

焦虑障碍

我们对 CPES 的数据分析显示，与完

成高中学业（社交恐惧症患病率 =6.27%，单纯恐惧症患病率 =8.64%）或者上过大学（6.35%，8.31%）的人相比，社交恐惧症和单纯恐惧症在没有完成高中学业（7.04%，11.4%）的人群中患病率更高。惊恐障碍在完成大学学业的人群中患病率最低（1.99%）（表 7-1）。CPES 和 NESARC 的数据显示，较高的惊恐障碍、社交恐惧症和单纯恐惧症的患病率与受教育程度低下相关（此处未显示 NESARC 的数据）。与完成大学学业的人群相比，以下障碍在那些上报没有完成高中学业的人群中患病率显著较高：惊恐障碍［比值比（OR）=1.60］，社交恐惧症（OR=1.41），以及单纯恐惧症（OR=1.73）。这些发现与大量文献的结论相一致，均呈现了广泛性焦虑障碍和其他焦虑障碍与社会经济地位的多个指标之间具有

反向关系（Fryers 等，2003）。NCS 的数据显示，与至少受过大学教育的人相比，焦虑障碍的概率在未完成高中学业的人群中是前者的 2.8 倍；与年收入超过 7 万美元的人相比，焦虑障碍的概率在年收入少于 2 万美元的人群中是前者的 2.1 倍（Eaton 等，1994；Magee 等，1996；Wittchen 等，1994）。在 ECA 中，受教育程度较低的群体具有较高概率患有惊恐障碍、恐惧症和广泛性焦虑障碍。NCS、英国精神疾病发病调查和尼德兰精神卫生调查和发病率研究也都显示出相似的结果：即使在调整了年龄和生理性别后，焦虑障碍与大多社会经济指标仍然紧密相关（Bijl 等，1998；Eaton & Muntaner，2017；Keyl & Eaton，1990；Lewis 等，1998；Muntaner, Eaton, Miech, & O'Campo，2004；Muntaner 等，1998；Nestadt 等，1998；Wells 等，1994）。

表 7-1　按教育程度分层，焦虑障碍和心境障碍的患病率

	低于高中（3 931）	高中（5 745）	进入大学但未完成本科（5 188）	本科或者更高（4 672）
惊恐障碍				
患病率[a]	3.02%	2.16%	3.05%	1.99%
OR[CI][b]	1.60［1.15, 2.22］	1.08［0.84, 1.39］	1.46［1.06, 2.02］	1.00
社交恐惧症				
患病率[a]	7.04%	6.27%	6.35%	5.34%
OR[CI][b]	1.41［1.09, 1.84］	1.18［0.90, 1.54］	1.12［0.81, 1.54］	1.00
单纯恐惧症[c]				
患病率[a]	11.43%	8.64%	8.31%	16.94%
OR[CI][b]	1.73［1.26, 2.37］	1.27［1.04, 1.54］	1.22［1.01, 1.47］	1.00
重性抑郁症				
患病率[a]	7.64%	6.12%	7.16%	6.16%
OR[CI][b]	1.33［1.09, 1.62］	0.98［0.78, 1.24］	1.09［0.86, 1.38］	1.00
双相 I 型障碍				
患病率[a]	0.69%	0.65%	0.84%	0.19%
OR[CI][b]	3.89［1.01, 14.9］	3.30［1.05, 10.3］	3.81［1.17, 12.4］	1.00

CPES，精神疾病流行病学联合调查；CI，95% 可信区间。
[a] 横向百分比加权后。[b] 年龄和生理性别调整后。[c] 仅有 NCS-R 的数据，没有 NLAAS 或者 NSAL 的数据。

重性抑郁症

CPES 数据显示,与本科毕业生相比,在前 1 年中患有重性抑郁症的概率在低于高中学历的人群中是前者的 1.33 倍(表 7-1)。与没能完成高中学业的人群(7.64%)和没能完成本科学业的人群(7.16%)相比,重性抑郁症的患病率在高中毕业生(6.12%)和本科毕业生(6.16%)中要略低一些。这些发现与近几十年的以下研究结果一致:①社会经济地位与重性抑郁症的患病率反向相关;②在全球,社会经济地位指标低下(如贫困和失业)的人群,具有较高的抑郁症患病概率(Araya 等,2001;Canino 等,1987;Everson 等,2002;Kessler 等,2003;Stansfeld 等,2008;Turner & Lloyd,1999;Weissman 等,1991)。例如,在 NCS 中,前 1 年间的抑郁症患病率与贫困和低于高中学历相关(Blazer 等,1994)。同样,在 ECA、阿拉米达郡县研究(Alameda county study)和社区卫生服务调查(healthcare for communities survey)中,都观察到了家庭收入与抑郁障碍之间的反向相关性(Gresenz 等,2001;Lynch 等,1997;Muntaner 等,1998)。有关精神障碍的跨国比较数据表明,较高的社会经济地位(包括收入、受教育情况和就业)与较低的心境障碍患病率相关(Lorant 等,2007;WHO 国际精神疾病流行病学联盟,2000)。

双相 I 型障碍

CPES 数据显示,在受教育程度较低的人群中,双相 I 型障碍的患病概率更高(表 7-1)。在所有群体中,双相 I 型障碍的患病率都小于 1%;在未能完成高中学业的人群中患病率是 0.69%,而完成高中学业的、上过大学的和完成大学学业的人群中患病率依次为 0.65%、0.84% 和 0.19%。与完成了大学学业的人群相比,在那些参加但并未完成大学学业的人群中,双相 I 型障碍的患病概率是前者的 3.81 倍。与完成了大学学业的人群相比,那些未能完成高中学业的和完成了高中学业但没有上大学的(OR 分别为 3.89 和 3.81)人群同样具有较高的患病风险。NESARC 也得出了类似的结果(数据未在此处显示)。

基于若干临床研究,我们得知双相 I 型障碍与较高的社会经济地位相关(Goodwin & Jamison,1990;Weissman & Myers,1978;Woodruff 等,1971)。Goodwin 和 Jamison(1990)在一部有关双相障碍的重要教科书中发表了一篇评论,总结道:"似乎大多数研究都显示出,躁狂抑郁性疾患与一个或者多个反映上层社会的指标相关。"然而,后来基于人群的样本揭示了不同的情况,表明事实上,与健康之人相比,患有双相障碍的人更可能具有较低的教育水平、较高的失业率和较低的收入水平(Canino 等,1987;Grant 等,2005;Jonas 等,2003;Kessler 等,1997;Merikangas 等,2007;Schaffer 等,2006;Weissman 等,1991)。

使用基于丹麦人口的登记系统,一项有趣的研究提供了一些线索,以帮助化解上述发现中的矛盾(Tsuchiya 等,2004)。研究显示,与对照组的父母相比,双相障碍人群的父母往往受过更高的教育并更为富有。然而,与此同时,与对照组相比,接受过社会救济、退休金、患病津贴、失业的、教育水平低下的或是收入较低的人群,患有双相障碍的风险更大。因此,双相 I 型障碍似乎与社会经济地位下滑相关,因为障碍限制了其竞争的机会。这一发现也并非完全出人意料。双相障碍的症状经常在青少年期和成年早期出现,这些症状可能会扰乱患者受教育的机会,由此扰乱其获得并维持有报酬的工作机会(Dean 等,2004)。

精神分裂症

根据丹麦精神疾病病案登记系统的数据,分析表明,精神分裂症与受教育程度低下相关。与未能完成高中学业的人群相比,患有精神分裂症的概率在完成大学学业的人群中是 0.24(95%CI:0.20~0.29)(表 7-2)。虽然精神分裂症与社会经济地位低下相关,但是社会经济地位低下不太

可能是精神分裂症的病因,也不是其风险因素。针对社会经济地位低下与较高精神分裂症风险之间的关系,已有许多历史悠久的文献研究(Byrne 等,2004;B. P. Dohrenwend 等,1992;B. S. Dohrenwend & Dohrenwend,1969;Eaton,1974;Eaton & Harrison,2001;Goldberg & Morrison,1963;Jarvis,1971;Mishler & Scotch,1963;Turner & Wagenfeld,1967)。纵向研究表明,该相关性可以用疾患初发导致患者在职场上无力竞争来解释——这一结论采用了社会选拔视角。Agerbo 等(2004)发现,与其他人相比,精神分裂症患者不仅是在诊断时、还是在诊断前后许多年间都更有可能失业(Agerbo 等,2004)。

表 7-2　按教育程度分层,精神分裂症的患病率

	低于高中	高中	职业学校	高中后和本科	本科后
	(1 210)	(252)	(385)	(143)	(48)
患病率 [a]	0.82‰	0.79‰	0.28‰	0.20‰	0.22‰
OR[CI] [b]	1.00	0.97[0.85, 1.11]	0.34[0.31, 0.39]	0.24[0.20, 0.29]	0.27[0.20, 0.35]

注:丹麦精神疾病登记系统;CI,95% 可信区间。

[a] 分子是丹麦 2006 年所有医院和专科诊所的入院记录;分母是丹麦 2006 年人口的 25%,加权至 100%。

[b] 年龄和生理性别调整后。

酒精与药物使用障碍

社会经济地位低下是酒精与药物使用障碍的一项公认的风险标记,且强有力的证据表明,两者之间的相关性可以用社会因果以及社会选拔的流程来解释(Sydén 等,2017)。物质使用障碍的独特之处在于,其发展过程(包括首次使用)受到可构成使用情境的、社会和环境因素的影响,比如:使用的契机、社交网络、文化准则、公

共政策、受父母使用的影响,以及是否可以获得药物(Scheier,2010)。物质使用障碍是基于情境的,其患病率受到社会因果流程的影响。由社会经济地位低下带来的不利因素,可能会增加其发展出使用障碍的心理脆弱性(Fothergill & Ensminger,2006;Poulton 等,2002)。该主张的证据源于纵向研究(Fothergill & Ensminger,2006;Poulton 等,2002)和对物质使用的自然史的研究(Grant,1996;O'Brien & Anthony,2005);

这些纵向研究显示,童年时期经历经济上的困境与成年后患有物质使用障碍相关。文献表明在控制使用情况后,与教育水平较高的人相比,教育水平较低的人群更有可能发展出药物依赖,且依赖性更持久。根据2001—2002年NSDUH的数据,O'Brien和Anthony的数据分析(2005)显示,在近期开始使用可卡因的人群中,约5%在首次使用后的24个月内产生了药物依赖,且与完成本科学历的受访者相比,未能从高中毕业的受访者对可卡因产生依赖的概率显著增高。从另一方面来讲,有明显的证据显示,与不健康的物质使用的相关行为(如缺勤)会导致向下的社会流动(S. E. Collins, 2016; Lee等, 2013)。

在美国和其他一些国家,社会经济地位低下的人群经受着更为严峻的、与酒精、大麻和其他药物使用相关的健康和社会后果,包括物质使用障碍、失业和感染人类免疫缺陷病毒(HIV)(S. E. Collins, 2016; Glass & Williams, 2018; Godette等, 2006; Loring, 2014; Roche等, 2015)。换言之,与社会经济地位较高的人群相比,在社会经济地位低下的人群中,与酒精和/或药物使用相关的后果更为严峻。NCS的数据也显示出,在未能完成高中学业的人群中,物质使用的概率较低,但患有物质使用障碍的概率较高(R. Warner, 1995)。

社会经济地位与物质使用障碍之间的相关性在全球各个国家之间非常不同,且因文化差异要得出一个能通用的结论非常困难。在尼泊尔的达朗,酒精依赖在教育程度较低的人群中更常见(Jhingan等, 2003),而在波多黎各,酒精使用障碍与较高的家庭收入息息相关(Colón等, 2001)。在瑞典,

对自己受教育程度越不满意——并非教育程度本身,其酒精使用障碍的患病率越高(Thundal & Allebeck, 1998)。在众多巴西的研究中,对社会经济地位和酒精使用障碍之间的相关性也是众说纷纭(Almeida-Filho等, 2004; Barros等, 2007; Mendoza-Sassi & Béria, 2003)。

酒精使用障碍

根据不同的受教育程度来分析酒精使用障碍,先前的研究结果不一。例如,NCS和美国纵向酒精流行病学研究(NLAES)表明,与完成了本科学业的受访者相比,没有高中学历的受访者患有酒精依赖的概率是其1.5倍(Grant, 1997),NSDUH表明,家庭收入低于联邦贫困线标准的125%(患病率为9.4%)的受访者中,前1年间酒精滥用与依赖比高于该水平的受访者(患病率为7.5%)更为普遍(SAMHSA, 2005)。与这些发现相反是,一篇有关酒精使用障碍的、详尽的文献综述表明,社会经济地位较高的人群有较高的轻度或者中度酒精使用障碍的风险,而社会经济地位较低的人群则有较高的重度使用障碍的风险(Blanco等, 2007; Grant, 1997; Hasin等, 2007; Keyes & Hasin, 2008; van Oers等, 1999)。

一系列研究表明,受教育程度与酒精使用障碍之间具有反向相关性;与之相反是,NESARC的数据显示,与完成本科学业的人群相比,完成高中学业(8.3%, OR=1.27)和参加过本科(10.4%, OR=1.44)的人具有酒精使用障碍的患病概率更高。此外,与至少有本科学历的人群相比,在未能完成高中学业的人群中,酒精使用障碍的概率并无显著不同(7.0%, OR=1.19)(表7-3)。

表 7-3　按教育程度分层，物质使用障碍的患病率

	低于高中 （7 849）	高中 （12 547）	进入大学但未完成 本科（12 663）	本科或者更高 （10 034）
酒精使用障碍				
患病率 [a]	7.04%	8.25%	10.42%	7.21%
$OR[CI]$ [b]	1.19[0.99, 1.42]	1.27[1.11, 1.45]	1.44[1.27, 1.62]	1.00
药物使用障碍				
患病率 [a]	2.34%	2.42%	2.26%	0.98%
$OR[CI]$ [b]	3.16[2.23, 4.49]	2.77[2.05, 3.76]	2.12[1.59, 2.82]	1.00

NESARC，美国酒精与相关疾病流行病学调查；CI，95% 可信区间。

[a] 横向百分比加权后。[b] 年龄和生理性别调整后。

药物使用障碍

社会经济地位低下是患有药物使用障碍的一个强有力的风险标记，且这两者之间的相关性比社会经济地位低下与酒精使用障碍之间的相关性更为强烈。NCS 的数据显示，在患有物质使用障碍的成年人中，与教育程度较高的人相比，教育程度较低的人患有药物使用障碍或者同时患有药物使用障碍和酒精使用障碍的可能性显著增加（Stinson 等，2005）。基于 NESARC 和 NCS 的数据，研究表明，社会经济地位低下与药物使用障碍息息相关（Compton 等，2007；Grant，1996；L. A. Warner 等，1995），即使它无法预测药物的使用状况（L. A. Warner 等，1995）。

与之前的研究相似，NESARC 的数据同样揭示了，与完成了本科学业（0.98%）的人群相比，药物使用障碍的患病概率在以下人群中有显著增高：未能完成高中学业的人群（2.3%，OR=3.16），完成了高中学业的人群（2.4%，OR=2.77），以及进入大学但并未完成本科学业的人群（2.3%，OR=2.12）（表 7-3）。

种族／民族与精神障碍

将人按照种族和民族进行分组的社会过程随着时间与文化的变化而不同（Lin & Kelsey，2000）。在美国，种族历来是根据共享的生物遗传而定义的，作为表型特征（如肤色、眼睛的形状和发质）则提供了该定义的证据。近至 1995 年，John Last 的《流行病学词典》将"种族"定义为"就生物遗传而言，是指相对类似的人群"（J. M. Last，1995）。近现代的概念意识到人类的遗传差异，经常与我们从社会角度定义的种族群体是不相符的，即使种族与发病率和死亡率的规律紧密相关。目前对种族的定义强调，长期受到社会不利因素是边缘人群遭受健康差异的主要决定因素（Krieger 等，1997；Lin & Kelsey，2000；Williams & Sternthal，2010）。此处强调社会决定因素会增加罹患精神障碍的易感性，这在概念上与功能理论中的社会因果解释是相似的。

族群（民族）在传统上的定义是共享文化历史，且具有相似的语言、出生国、宗教

信仰,以及其他变量的社会群体(Karlsen,2004;Lin & Kelsey,2000)。在美国的情境中——即本章的主要对象——不论种族,民族是根据是否具有美国印第安人或者阿拉斯加原住民、西班牙裔或者拉丁裔的出身或者文化背景而划分人群的。西班牙裔或者拉丁裔包括具有古巴、墨西哥、波多黎各、南美或者中美洲或其他西班牙及其殖民地的文化背景的人(Dorsey & Graham,2011;Krieger 等,1997;Lin & Kelsey,2000)。

在 NESARC、CPES 和 NSDUH 中,对种族和民族的评估基于联邦的指南(Dorsey & Graham,2011;管理和预算办公室,1997)。由于有大样本且有过抽样,每一个种族/民族的群体中都有足够的人数来检验精神障碍的不同。我们使用了可以互换的术语来指代种族/民族,如“黑人”和“非裔美国人”,“西班牙裔”和“拉丁裔”,“美国印第安人”和“阿拉斯加原住民”。正如 Williams 等使用“少数族裔”来泛指某些种族/民族,我们并未用这个词来反映人群的大小,而是用来反映这些人群相较于白人,具有较小的政治力量和较低的社会地位(Williams 等,2010)。

正如社会经济地位,种族/民族的群体中精神障碍的差异也与以下因素相关:具有有限的资源、物资匮乏、结构性因素(如住房、教育、司法和就业的不平等),以及消极的人际关系(即偏见和歧视)。多种机制可能会互相影响,以决定制度性歧视会如何转化为各个种族/民族之间精神障碍的差异。自吉姆·克劳法开启的种族和民族居住隔离,以及对不同种族“区别对待”的住房政策建立起了彼此分隔且不平等的社区。

由于房产的市场力量,黑人和拉丁裔人普遍住在具有以下特征的社区:获得较少的经济投资,缺乏就业和教育机会,更容易遭受由此产生的住房不稳定、人口减少、遗弃及犯罪活动,还会遭受执法政策的不公平对待(Alexander,2012;Massey & Denton,1988;Power,1983;Wilson,1996)。以上过程使得这些社区的居民难以获得向上的经济流动性(即不再具有较低的社会经济地位),也很难搬离这些会增加其精神障碍脆弱性的居住环境。

有充分证据表明,觉察到的人际关系或是“日常生活”中的歧视是一个应激源,增加了黑人、拉丁裔/西班牙裔和亚裔成年人精神障碍的脆弱性(Berg 等,2011;Chae 等,2012;Chou,2012;Hunte 等,2013;Noh & Kaspar,2003;Schulz 等,2006)。这两者之间的相关性或许会因以下因素而发生变化:能获得重要的社会支持,具有宗教或者民族认同,以及自豪感(Chae 等,2012;Chou,2012;Hopkins & Shook,2017;Hunte 等,2013;Lewin 等,2010;Noh & Kaspar,2003;Odom & Vernon-Feagans,2010)。此外,各个种族/民族对待精神疾患的态度、想法和病耻感的差异,或许也会决定其对精神障碍的上报、承认,以及寻求治疗方面的不同(Anglin 等,2006;R. L. Collins 等,2014;Diala 等,2001;Hopkins & Shook,2017;Kobau 等,2010)。不同维度的病耻感也对各个种族/民族群体产生不同的影响(Link 等,2004)。同样重要的是,在包括非英语母语者的样本中,不同种族/民族在英语水平上的差异,可能会影响其对病耻感相关问题和条目的解读(Bauer 等,2010;Kobau 等,

2010；Wong 等，2017）。

正如之前讨论所提及的，各研究之间大有不同，以至于要获得可以通用的结论总体而言颇为困难。依靠流行病学和临床上探讨精神障碍患病率时所使用的、宽泛的种族和民族类别，或许会引起各文献的结论经常不一致。有些研究者提出，种族和民族或许是以下指标的替代物：社会经济不利因素、移民身份、涵化和语言水平。

有证据表明，种族更像是一个社会类别而非生物类别，这一证据对探索不同类型的干预方式，以改善处于种族劣势的人群的健康，提供了新的见解。有效干预并非针对内在生物学机制，而是寻求在美国人待得最久的地方，包括家庭、学校、工作场所、社区和做礼拜的地方，改善其生活质量（Williams 等，2010）。

焦虑障碍

在美国，基于社区的流行病学研究，比如 ECA、NCS 和 NCS-R，就不同种族/民族之间不同的焦虑障碍患病率，发表了并不一致的结果。有些研究表明，与其他种族相比，黑人成年人更有可能罹患焦虑障碍（Heurtin-Roberts 等，1997；C. G. Last & Perrin，1993；Neal & Turner，1991；Williams 等，2010）。例如，ECA 的数据表明，某些特定的焦虑障碍患病率在不同的种族和民族群体中有所不同（Brown 等，1990；Eaton 等，1991；Horwath 等，1993；Karno 等，1989；Robins 等，1984）。即使在调整了人口学、社会经济和社会文化因素之后，与白人相比，黑人社交恐惧症的终生患病率仍然较高，且上报近期经历了恐惧症（包括前 1 个月中有广场恐惧症、社交恐惧症或单纯恐惧症）的概率是前者的 1.5 倍（Brown 等，1990）。相比之下，NCS 发现，前 1 年间任何焦虑障碍的患病率并不因种族或者民族的不同而有差异（Kessler 等，1994）；NCS-R 的数据显示，与白人相比，非西班牙裔的黑人和西班牙裔罹患焦虑障碍的风险显著较低（Kessler 等，2005）。基于 NCS-R 的数据分析，没有发现处于劣势的群体的成员有增高的焦虑障碍风险，但发现他们一旦患病，其病程会更加持久（Breslau 等，2005）。

一些研究认为，至少有些相关性是可以归因于随着种族和民族不同而变化的社会人口学变量，比如收入、教育水平和环境因素（Kessler 等，1994；Kurz 等，2005；Regier 等，1993）。Reiger 等（1993）发现，在 ECA 的数据中，控制了年龄、生理性别、婚姻状况和社会经济地位这些混杂变量后，不同种族或者民族之间前 1 个月内任何焦虑障碍的患病率并无显著差别。ECA 洛杉矶研究点的数据显示，土生土长的墨西哥裔美国人、移民来美国的墨西哥裔美国人和白人相比较，三组人在六种特定的焦虑障碍中，有三种表现出了显著不同的终生患病率：单纯恐惧症、广场恐惧症和广泛性焦虑障碍（Karno 等，1989）。与美国出生的白人和外国出生的墨西哥裔相比，在美国出生的墨西哥裔中，单纯恐惧症的患病率较高，且在控制了性别、年龄、社会经济、婚姻和就业状态之后，仍存在上述患病率的差别。然而，与美国出生的和在外国出生的墨西哥裔相比，白人中广泛性焦虑症的终生患病率较高。

虽然 NCS 未能发现黑人与白人成年人之间就惊恐障碍、单纯恐惧症和广场恐惧症的患病率差异（Kessler 等，1994），NCS-R 的结果显示，与白人相比，非西班牙裔黑人和西班牙裔焦虑障碍的患病风险显著较低（Heeringa 等，2004；Kessler 等，2005）。 这些数据表明，与白人相比，西班牙裔广泛性焦虑障碍和社交恐惧症的终生患病率较低，且与白人相比，黑人所有焦虑障碍的终生患病率都较低（Breslau 等，2006）。此外，考虑到不同种族 / 民族群体之间年龄分布的差异后，生存模型所展示出的少数族裔罹患焦虑障碍风险较低的规律，比单纯比较种族 / 民族间的终生患病率更为明显。生存模型的数据显示，与白人相比，非西班牙裔黑人和西班牙裔广泛性焦虑障碍和社交恐惧症的终生患病率显著较低；且与白人相比，非西班牙裔黑人惊恐障碍的终生患病率较低。进一步分析发现，在西班牙裔中终生焦虑障碍患病风险较低，可以完全归因于样本较为年轻；在该研究样本中，较年长的西班牙裔中焦虑障碍的患病风险并无显著差别。相反是，在非西班牙裔黑人中，没有发现年龄与焦虑障碍患病风险的相关性（Breslau 等，2006）。

近期我们团队及其他团队对 NESARC 的数据分析也证实了相似的规律（Huang 等，2006）。具体而言，Huang 等于 2006 年发表的研究中记录，与黑人、西班牙裔和亚裔相比，由 DSM-Ⅳ 诊断的、前 1 年中焦虑障碍的患病率在白人人群中显著较高（Huang 等，2006），但相较于其他种族 / 民族，焦虑障碍的患病率在美国原住民中较高。在我们团队对 NESARC 的数据分析中，与白人相比（惊恐障碍患病率 =2.3%；社交恐惧症患病率 =3.0%；单纯恐惧症患病率 =2.5%），美国原住民的惊恐障碍患病概率显著较高（4.6%，OR=2.0）；黑人的惊恐障碍和社交恐惧症的患病概率显著较低（惊恐障碍患病率 =1.6%，OR=0.6；社交恐惧症患病率 =2.0%，OR=0.61）；以上三种焦虑障碍的患病概率在西班牙裔人群（惊恐障碍患病率 =1.7%，OR=0.6；社交恐惧症患病率 =2.0%，OR=0.6；单纯恐惧症患病率 =5.7%，OR=0.7）和亚裔人群（惊恐障碍患病率 =0.9%，OR=0.3；社交恐惧症患病率 =2.1%，OR=0.7；单纯恐惧症患病率 =4.1%，OR=0.5）中都显著较低（表 7-4）。

表 7-4 按种族 / 民族分层，精神分裂症的患病率

	白人（24 507）	黑人 / 非裔美国人（8 245）	美国印第安人 / 阿拉斯加原住民（701）	西班牙裔 / 拉丁裔人（8 308）	亚裔人（1 332）
惊恐障碍					
患病率[a]	2.34%	1.58%	4.64%	1.66%	0.89%
OR[CI][b]	1.00	0.61[0.48, 0.80]	1.98[1.30, 2.98]	0.63[0.50, 0.81]	0.34[0.16, 0.80]
社交恐惧症					
患病率[a]	3.01%	2.00%	3.56%	1.98%	2.13%
OR[CI][b]	1.00	0.61[0.48, 0.80]	1.16[0.70, 1.93]	0.59[0.47, 0.70]	0.65[0.40, 0.96]

	白人 （24 507）	黑人 / 非裔美国 人（8 245）	美国印第安人 / 阿拉斯加原住民 （701）	西班牙裔 / 拉丁 裔人（8 308）	亚裔人 （1 332）
单纯恐惧症[c]					
患病率[a]	2.51%	7.23%	8.18%	5.65%	4.13%
OR［CI］[b]	1.00	0.96［0.80, 1.09］	1.10［0.80, 1.48］	0.74［0.60, 0.90］	0.53［0.40, 0.70］
重性抑郁症					
患病率[a]	6.88%	5.48%	10.50%	5.48%	4.58%
OR［CI］[b]	1.00	0.71［0.60, 0.80］	1.56［1.20, 2.09］	0.71［0.60, 0.87］	0.60［0.40, 0.87］
双相Ⅰ型障碍					
患病率[a]	0.90%	0.97%	1.72%	0.46%	0.50%
OR［CI］[b]	1.00	0.90［0.64, 1.26］	1.83［0.98, 3.44］	0.43［0.16, 1.11］	0.47［0.33, 0.68］

NESARC，美国酒精与相关疾病流行病学调查；CI，95% 可信区间。

[a] 横向百分比加权后。[b] 年龄和生理性别调整后。[c] 仅有 NCS-R 的数据，没有 NLAAS 或者 NSAL 的数据。

心境障碍

与白人相比，虽然美国黑人和西班牙裔 / 拉丁裔更有可能置身于应激所致的歧视过程，且平均而言，他们获得的物质资源也较少。但是，大多数研究发现，黑人和西班牙裔 / 拉丁裔罹患重性抑郁症的风险与白人相近、甚至更低（Blazer 等，1994；Breslau 等，2006；Kessler 等，2003；Riolo 等，2005；Williams 等，2007）。例如，NCS-R 中针对各种障碍的具体分析发现，与白人相比（17.9%），重性抑郁症的终生患病率在黑人（10.8%）和西班牙裔（13.5%）中显著偏低（Breslau 等，2006）。一篇文献综述找到了 8 个研究比较在美国的西班牙裔 / 拉丁裔和白人之间重性抑郁症的终生患病率，其中 3 篇发现，西班牙裔的患病率比白人的低；4 篇发现，种族 / 民族之间患病率没有差异；最后一篇发现，在一个老年人样本中，西班牙裔的患病率比白人的高（Mendelson

等，2008）。同样，我们使用 NESARC 的数据来研究各个种族 / 民族之间重性抑郁症患病率的潜在差异，也发现了相似的规律。具体而言，NESARC 的数据显示，与白人相比（6.9%），重性抑郁症的患病概率在黑人（5.5%，OR=0.71）、西班牙裔（5.5%，OR=0.7）和亚裔（4.6%，OR=0.6）中较低。与白人相比，美国原住民的重性抑郁症患病概率显著较高（10.5%，OR=1.6）（表 7-4）。纵观这些发现，可见一些种族和民族群体中固有的文化和社会因素，包括能给予支持的社交网络或许能抵御抑郁症，而这一结论还需进一步探讨（Breslau 等，2006；Mendelson 等，2008）。

尽管大多数基于美国人群的横断面研究发现，与白人相比，少数族裔群体中抑郁症的患病率与之相近或者较低，但是慢性或者持久的抑郁症患病风险在黑人和西班牙裔人群中似乎都更高（Breslau 等，2005；Riolo 等，2005；Williams 等，2007）。根据 NCS 的研究发现,与白人相比,抑郁症作为其他一个或者多个精神障碍的共病,在西班牙裔中显著为多(*OR*=2.31),而在黑人中并未显示这一规律(Blazer等,1994)。Williams等(2007)发现,虽然与白人相比,非洲裔美国人的抑郁症患病率总体而言较低,但其抑郁症的临床严重程度更高,功能性损伤也更大。其他研究也发现了相较于白人,黑人和西班牙裔人群中抑郁症状更为严重(Mendelson等,2008;Plant & Sachs-Ericsson,2004),这表明诊断分类学可能并未完全捕捉到一些严重的心理紊乱的状态。

种族和民族群体内和群体间显著的异质性需要研究者的额外注意。在同一个种族或者民族群体内,性别和年龄的差异经常引起患病率的不同。例如,尽管NCS的研究发现,黑人中重性抑郁症的终生患病率总体偏低,但是在所有种族和民族群体中,35~44岁的黑人女性具有最高的抑郁症终生患病率(Blazer等,1994)。在NCS-R中,与白人相比,西班牙裔的患病率较低,但这一规律仅限于43岁及以下的人群(Blazer等,1994;Breslau等,2006)。使用宽泛的族群类别比如"西班牙裔",也可能会模糊群体内的差异,因为各种因素都可能改变患病风险,比如出生国、在美国居住时长,以及是否为本国或者外国出生(Blazer等,1994;Breslau等,2006;Mendelson等,2008)。例如,NLAAS显示,与墨西哥裔美国人相比,波多黎各人一生中更有可能罹患抑郁障碍(Alegría等,2007)。

正如与重性抑郁症一样,有关双相 I 型障碍在不同种族和民族群体之间的分布情况也是众说纷纭。一项较为近期的研究考察了英国3个责任区双相障碍的发病率,发现与白人相比,非裔加勒比人、非裔黑人和其他混血种人群具有显著较高的双相障碍患病率(Lloyd等,2005)。虽然最初的NCS显示出非白人的人群具有较高双相 I 型障碍患病率的趋势,但随后NCS-R的结果推翻了这一发现(Kessler等,1997)。其他几个研究也发现,各种族之间,双相障碍的患病率并无差异(Merikangas等,2007)。鉴于少数族裔人群中缺乏有关双相障碍患病率的、强有力的数据,因而很难得出各人群中相关差异的确凿结论(Jonas等,2003;Schaffer等,2006)。在NESARC的数据中,与白人相比(患病率=0.9%),双相 I 型障碍的患病率在黑人中与之相似(患病率=1.0%,*OR*=0.9),在美国原住民中较高(患病率=1.7%,*OR*=1.8),在西班牙裔人群(患病率=0.5%,*OR*=0.4)和亚裔人群(患病率=0.5%,*OR*=0.5)中较低(表7-4)。

精神分裂症

在英国,出生国是精神分裂症的一个风险因素已得到反复证实。在非洲和加勒比移民及其第二代子女中,精神分裂症的患病率可高达一般人群的10倍。移民和本国出生的人之间的患病率比值在4~5(McGrath等,2004)。精神分裂症和其他重性精神病的病因学与民族(AESOP)研究证实了,与英国白人相比,少数族裔,尤其是非裔加勒比人[发病率比值(*IRR*)=9.1]和非裔黑人(*IRR*=5.8)始终有着较高的精神分裂症发病率。尤为重要的是,即使在控制了社会经济地位之后,这些少数族裔中较高的患病率仍然显著(Coid等,2008;Kirkbride等,2008;

Morgan 等，2006）。

因为只有黑人移民及其第二代子女具有较高的精神分裂症患病率，这一发现很有可能无法单一地归因于移民带来的应激。而且，因为出生国的患病率并未提升，所以也不能用与种族相关的遗传学差异来解释。可能的诱因包括与作为英国的黑人相关联的心理状况，这一点与作为美国的黑人 / 非裔相一致；诱因还包括该人群所面临的歧视，或者相较于白人，更难获得社会福利和资源（Eaton & Harrison，2001）。就第二代移民中精神分裂症高发的一种解释为：北方地区比如英国，阳光稀少以至于维生素 D 的生产降低，且由此使得肤色较深的人更有可能患上精神分裂症（Kinney 等，2009；McGrath，1999）。鲜有数据比较美国各种族或者民族精神分裂症的患病率，要是有更多此类数据，或许能为前文描述的生理

路径及其他机制的假说提供更多证据。丹麦精神疾病登记系统（Munk-Jørgensen 等，1993）——用以获取与社会人口学各因素有关的精神分裂症信息——采用的样本并不具有种族 / 民族多样性。

酒精使用障碍

来自 NSDUH 的数据显示，前 1 年中酒精滥用与依赖的患病率在美国印第安人 / 阿拉斯加原住民为 13.3%、西班牙裔为 8.6%、白人为 7.5%、黑人为 7.0%，而亚裔为 2.6%。这些发现与 NESARC 的数据相呼应，NESARC 的数据显示，与白人相比（患病率 =8.9%），前 1 年中酒精使用与依赖的概率在黑人（患病率 =6.9%，OR=0.6）、亚裔（患病率 =4.5%，OR=0.4）和西班牙裔（患病率 =8.0%，OR=0.6）显著较低，而该概率在美国原住民中（患病率 =12.1%，OR=1.4）显著较高（表 7-5）。

表 7-5　按种族 / 民族分层，物质使用障碍的患病率

	白人 （24 507）	黑人 / 非裔美国 人（8 245）	美国印第安人 / 阿 拉斯加原住民（701）	西班牙裔 / 拉丁 裔人（8 308）	亚裔人 （1 332）
酒精使用障碍					
患病率 [a]	8.93%	6.86%	12.09%	7.92%	4.54%
OR [CI] [b]	1.00	0.64 [0.56, 0.70]	1.39 [1.01, 1.90]	0.60 [0.50, 0.72]	0.37 [0.28, 0.50]
药物使用障碍					
患病率 [a]	1.93%	2.39%	4.92%	1.74%	1.39%
OR [CI] [b]	1.00	1.03 [0.82, 1.30]	2.66 [1.68, 4.20]	0.58 [0.45, 0.70]	0.54 [0.30, 1.05]

NESARC，美国酒精与相关疾病流行病学调查；CI，95% 可信区间。

[a] 横向百分比加权后。[b] 年龄和生理性别调整后。

与其他种族 / 民族群体相比，少数群体经受了更多与酒精使用相关的问题（Caetano & Clark，1998；SAMHSA，2010）。与白人相比，黑人明显经受了更多与酒精相关的后果和酒精依赖的症状（Grant，1997），

尽管其他研究并未发现这两个人群中的显著差异（Kandel 等，1997）。20 世纪 80 年代的早期报告发现，与白人相比，黑人中酒精中毒的患病率较高（Baskin 等，1981；Jones & Gray，1986），但在后来的 NCS 中，Kessler

等（1994）发现，与白人相比，黑人中酒精使用障碍的患病率显著偏低。Kessler 的发现与 ECA 的结果一致，即与年轻黑人相比，酒精滥用与依赖的患病率在年轻白人（18~29 岁）中更高（Regier 等，1993）。

在西班牙裔人群的各个亚群之间，酒精滥用与依赖的患病率有着显著的异质性。与古巴裔美国人、从美洲南部和中部移民来的西班牙裔相比，墨西哥裔美国人和波多黎各人的酒精滥用与依赖患病率更高（Caetano 等，2008）。NESARC 的数据显示，所有男性酒精依赖的患病率为 5.4%，而西班牙裔男性的患病率为 5.9%；墨西哥裔男性的患病率为 9.8%（Grant 等，2004）。住在得克萨斯州美墨边境的西班牙裔则更高；其酒精滥用与依赖患病率分别高达 7% 和 14.5%（Caetano 等，2008）。根据 ECA 数据发表的报告发现，与白人相比（8%），墨西哥裔美国人中，前 1 年的酒精滥用或者依赖患病率（13%）较高（Burnam 等，1987）。该报告还发现，住在洛杉矶的墨西哥裔美国人（24%）和住在波多黎各的波多黎各人（12.2%）有着更高的酒精滥用或者依赖的终生患病率。在佛罗里达州的西班牙裔中，相较于在美国出生的西班牙裔，移民的酒精滥用与依赖患病率较低（Turner & Gil，2002）。值得一提的是，NCS 的数据并未发现西班牙裔和白人间就酒精依赖的风险有任何差异（Anthony 等，1994）。在一些国家原住民社区中，酒精依赖的概率极高（O'Connell 等，2005；Gilman 等，2008）。

药物使用障碍

许多国家都从种族和民族角度探索过药物使用障碍的患病率，但是这个领域中绝大多数有关一般人群的调查数据都来自美国的研究，包括 NSDUH（Chen & Kandel，2002）、NCS-R（Compton 等，2007；Grant，1996；Kessler 等，1994；L. A. Warner 等，1995）和 NESARC（Smith 等，2006）。来自 2009 年 NSDUH 的数据显示，与白人相比，黑人和亚裔在前 1 年中使用非法药物的可能性较低，但更有可能达到药物使用障碍的标准。这一在黑人中的发现与早先 Chilcoat 和 Anthony（2004）对 NSDUH 的分析是一致的，该分析指出，与白人相比，较少黑人使用非法药物，但 35 岁及以上的黑人更有可能符合药物依赖的诊断（黑人为 1.3%。白人为 0.5%）。几个研究还表明，黑人药物使用障碍患病率较高，是源于与其他种族 / 民族相比，其前 1 年可卡因滥用和依赖的患病率较高（Anthony 等，1994；Chen & Kandel，2002；Chilcoat & Anthony，2004；Grant，1996）。

有记载表明，与白人相比，西班牙裔在前 1 年有较少的药物使用与依赖（Compton 等，2007；Smith 等，2006）。有学者指出，对西班牙裔人群中前 1 年药物使用与依赖的估计值可能会根据其出生国、是否为本国或者外国出生、涵化程度和其他因素而变化（Amaro 等，1990；Burnam 等，1987；De La Rosa 等，1990；De La Rosa 等，2000；Epstein 等，2001；Gfroerer & De La Rosa，1993；Orozco & Lukas，2000；Vega 等，2002；Vega 等，1998；Vega 等，2004；Vega 等，1993；Wagner-Echeagaray 等，1994）；除了西班牙裔之外，与白人相比，其他非白人的种族 / 民族前 1 年都有更多的药物使用障碍。例如，对 2009 年 NSDUH 的分析显示，与白人相比,在美国有多重种族或者民族身份的人前 1 年有更多的药物使用障碍;Swendsen 等(2009)对 NCS-R 的数据分析显示,在使用药物且种族／民族为"其他"的人更有可能发展成药物滥用。

尽管与白人相比,不少非白人的种族和民族的前 1 年药物依赖更多见,在西班牙裔、非裔美国人和亚裔中,终生药物使用与依赖的可能还是较低(Compton 等,2007;Smith 等,2006)。

这些规律并不适用于美国原住民的药物使用与依赖的特点。在美国各个种族和民族群体中,美国原住民历来被认为具有最高的终生和前 1 年药物使用与依赖的患病率。早期数据并不支持这一结论;美国印第安人服务利用、精神疾病流行病学和风险与保护因素项目的数据表示,由 DSM-Ⅲ-R 诊断的物质障碍(包括酒精与药物滥用)终生患病率在美国印第安人与美国一般人群中相差无几(Mitchell 等和美国原住民服务利用、精神疾病流行病学和风险与保护因素项目组,2003)。近期的数据分析则使用了 NESARC 第一波数据和 SAMHSA(2007)的数据,研究表明,在美国原住民和白人中,前 1 年药物使用和产生依赖的人较多(Compton 等,2007;Smith 等,2006),其中 SAMHSA 的数据分析显示,在 2002—2005 年,与任何其他种族或者民族的群体相比,12 岁及以上的美国印第安人和阿拉斯加原住民在前 1 年中,更有可能至少使用了一次非法药物(美国印第安人和阿拉斯加原住民 =18.4%,其他种族或者民族 =14.6%),且更有可能患有前 1 年药物使用障碍(5.0% 与 2.9%);在不同性别和年龄的群体中,这

些规律始终一致。与其他种族／民族相比,前 1 年中使用大麻、可卡因和致幻药物的流行率在美国印第安人和阿拉斯加原住民中也特别高(SAMHSA,2007)。

与之前研究相似的是,NESARC 的数据分析显示,与白人相比,前 1 年中的药物使用或者依赖,美国原住民患病的可能(4.9%,OR=2.66)几乎是其(1.93%)3 倍,而西班牙裔人患病的概率(1.74%,OR=0.58)则要低些。与 NSDUH 先前的数据分析不同的是,黑人(2.39%,OR=1.03)与白人有相近的药物使用障碍概率,而亚裔的药物使用障碍概率(1.39%,OR=0.54)比白人的要低些(表 7-5)。

药物使用障碍的社会情境决定因素包括如边缘化、经济不流动性和权利剥夺等,不同种族／民族的群体之间所遭遇的不同程度的暴露,可能是上文提及的患病率差异的根源,尤其是在美国原住民中,因而值得进一步研究。种族／民族之间不同的药物使用障碍状况,或许还反映出各群体之间相关治疗完成情况的不同。早期研究记录了不同种族／民族之间不同的治疗完成情况,与白人相比,黑人和西班牙裔的药物治疗完成率较低,且这一差异被认为与种族／民族之间的经济和住房条件不平等有关(Guerrero 等,2013;Saloner 等,2013)。

性取向和性别少数状态与精神障碍

性取向和性别少数人群是对涵盖了女同性恋、男同性恋、双性恋和跨性别者(lesbian, gay, bisexual, and transgender,

LGBT）人群的泛称,且囊括了多元的各类性取向和性别差异。性取向少数（sexual minority,SM）人群包括男/女同性恋、双性恋、酷儿（queer）、疑性恋（questioning）或者任何其他非异性恋的性取向（医学研究院,2011）。性别少数（gender minority,GM）人群包括跨性别、非二元性别以及其他人。跨性别者拥有的性别认同（即内在自我认知或者感觉到的性别）与其出生时指定的生理性别不同。顺性别者（cisgender）（或者非跨性别者）的性别认同与其出生时指定的生理性别一致,例如,在出生时被指定为女性、且认可自己的女性身份。非二元性别的人则不认同将性别以二分法看作男性与女性（Reisner 等,2015）。

性别少数状态的测量历来并不包括在美国调查之中,而如今正逐渐成为一个常规数据项［美国性别身份监测（GenIUSS）组,2014］。该转变可以归功于近几十年的倡导行动以及一份由 NIH 委托的、美国医学研究院完成的标志性报告,该报告填补了科学知识的巨大空白（美国医学研究院,2011）。我们已有近二十年的有关性取向少数的精神卫生数据（Cochran & Mays,2000a；Cochran & Mays,2000b；Gilman 等,2001）。美国国家健康访谈调查（NHIS）,第二波和第三波的 NESARC 和行为风险因素监测系统（BRFSS）均具有性取向少数状态的数据项（Gonzales & Henning-Smith,2017；Gonzales 等,2016；Kerridge 等,2017）。根据性别少数状态分层的精神障碍概率样本的数据则较为局限,因为美国人群调查中不包括对性别身份的测量（GenIUSS 组,2014）。基于美国首个涵盖性别少数人群的概率样

本调查的文章刚刚发表。这些研究基于 2014 年 BRFSS,该系统包括了一个可以自愿回答的、有关跨性别状态的单元,美国 19 个州和关岛采用了该单元（Meyer 等,2017；Streed 等,2017）。

越来越多的证据表明,性取向少数人群的精神卫生问题风险更大（Cochran 等,2003；Gilman 等,2001；McCabe 等,2009）,这可能是人际之间和结构层面长期遭受基于状态的歧视而引起的后果（Hatzenbuehler 等,2010；Meyer,2003）。在性取向和性别少数人群中,精神卫生的差异始于生命历程的早期,并在青少年早期尤为明显（Marshal 等,2008；Russel & Fish,2016）。美国的概率样本一致表明,与异性恋人群相比,性取向少数人群具有较大的精神障碍患病风险（Gilman 等,2001；Kerridge 等,2017；Mays & Cochran,2001；McCabe 等,2009）。尽管通过临床访谈评估精神障碍的概率样本,还无法分性别少数状态进行比较,但现有的研究显示,与顺性别人群相比,性别少数人群承受着更大的心理痛苦（Herman 等,2017；Meyer 等,2017；Streed 等,2017；GenIUSS 组,2014）。

从性取向和性别少数状态的角度来研究精神卫生差异,最具影响力的理论框架是少数人群应激理论（Hendricks & Testa,2012；Meyer,1995；Meyer,2003）。少数人群应激理论认为,性取向和性别少数人群因被污名化而蒙受的应激过程,导致了该群体中精神障碍的高发。性取向和性别少数人群遭受多种社会应激源,比如因其性取向和性别少数状态而遭受的耻感、偏见和歧视,这些都意味着罹患精神障碍的风

险（Hatzenbuehler，2009）。性取向和性别少数人群遭受的应激包括歧视、预期受到拒绝，预期受到耻感，对性取向和性别少数认同的隐瞒，成为暴力受害人（情感暴力、躯体暴力和性暴力），内化的对同性恋或者跨性别的恐惧感，以及在个体、人际关系和结构性层面受到的偏见（Herek & Garnets，2007；Herek 等，2009；Ryan 等，2009；White Hughto 等，2015）。性别少数人群面临着额外的应激源，包括性别不受认可、变性的过程和不肯定的性别认同（Testa 等，2015；Testa 等，2017）。

在临床领域，对如何有效地治疗性别少数人群的精神障碍还知之甚少（Glynn & van den Berg，2017）。在性别少数人群中，有人通过医疗方式使其生理性别与社会性别相一致，以缓解其性别不安，我们需要更多的研究来理解这一做法对该人群精神障碍的影响。有证据表明，通过医疗方式（如通过激素疗法或者手术）使得其生理性别与社会性别相一致的人，其心理痛苦和心理健康功能都有所改善（Costa & Colizzi，2016；Murad 等，2010；White Hughto & Reisner，2016）。欧洲性别不一致调查网（ENIGI；位于尼德兰阿姆斯特丹、比利时根特、德国汉堡和挪威奥斯陆的 ENIGI 调查网）在 4 个性别诊所中，从想要寻求医疗方式以使其生理性别与社会性别相一致的成年人中采集数据（Kreukels 等，2012）。欧洲性别不一致调查网（ENIGI）的一项研究发现，其研究对象中 38% 患有 DSM-Ⅳ-TR 轴Ⅰ诊断，主要是心境障碍和焦虑障碍（Heylens 等，2014）。

社会和结构层面的因素会如何推动性

取向和性别少数人群中精神卫生结局的差异，相关研究仍在进行中（Bränström，2017；Pakula 等，2016），且一项近期研究就结构性歧视会如何影响性取向少数人群的精神障碍，提供了一个明晰的范例（Hatzenbuehler 等，2010）。在 2004—2005 年，美国通过了宪法修正案，在 16 个州禁止了同性婚姻。使用 NESARC 的第一波（2001—2002）和第二波（2004—2005）数据，该研究发现，在两波数据采集期间，居住在禁止同性婚姻州的性取向少数居民中，由 DSM-Ⅳ 定义的心境障碍、广泛性焦虑障碍和任何物质使用障碍的患病率都显著增加（变化超过 30%，变化范围为 22.7%~31.0%）。居住在没有颁布宪法修正案州的性取向少数居民中，并未发现上述患病率有显著变化，且其心境障碍的患病率还有降低趋势，从第一波至第二波患病率从 22.5% 降至 17.2%（Hatzenbuehler 等，2010）。

焦虑障碍

各个研究一致显示性取向少数人群的焦虑障碍患病率较高（Björkenstam 等，2017；Chakraborty 等，2011；Cochran & Mays，2000b；Cochran 等，2003；Gilman 等，2001；Kerridge 等，2017）。使用 NESARC Ⅲ 数据（数据采集于 2012—2013 年）的一项近期研究发现，在控制了社会经济地位（教育和收入）、种族／民族和婚姻状况后，性取向少数人群与异性恋之间的焦虑症患病风险仍有差异（Kerridge 等，2017）。在 NESARC Ⅲ 中，有 1.5% 的受访人认为自己的性取向是男／女同性恋，1.3% 认为是双性恋，还有 0.5% 表示不确定。与异性恋相比,各个性取向少数人群的群体(男/女同性恋、双性恋和不确定)前1年焦虑障碍的患病概率都有显著增高[调整后 OR(aOR)范围为1.9~4.0],包括任何焦虑障碍、惊恐障碍、广场恐惧症、社交恐惧症、广泛性焦虑障碍和创伤后应激障碍(posttraumatic stress disorder,PTSD)。例如,与异性恋(患病率=12.6%)相比,前1年任何焦虑症的患病概率在男/女同性恋(患病率=22.2%,aOR=2.0,95%CI:1.50~2.75)、双性恋(患病率=28.9%,aOR=2.1,95%CI:1.75~2.59)和性取向不确定的人群(患病率=30.5%,aOR=2.7,95%CI:1.84~3.88)中都显著较高。与异性恋相比,特定恐惧症的患病概率只有在双性恋人群中显著较高。

前1年的焦虑障碍患病率在性取向少数亚组中有所不同,且根据性别而变化(Kerridge 等,2017)。就男性而言,与异性恋相比,各个性取向少数群体(同性恋、双性恋和不确定)都有着显著较高的患病率,包括任何焦虑障碍、广泛性焦虑障碍和创伤后应激障碍。同性恋和双性恋的男性中社交惧症患病率较高,同性恋和不确定性取向的男性中广场恐惧症的患病率较高。男性性取向少数群体中,没有任一亚组表现出较高的特定恐惧症患病率。就女性而言,各个性取向少数群体中的亚组都有不同的惊恐障碍患病率。焦虑障碍的患病率在女异性恋与同性恋人群中并没有显著差异。相比之下,女双性恋中每一种焦虑障碍的患病率均较高。

值得一提的是,在性取向少数人群中PTSD带来了巨大的终生负担:与异性恋中5.9%的患病率相比,女同性恋/男同

性恋的患病率为9.6%(aOR=1.8,95%CI:1.27~2.45),双性恋的患病率为19.7%(aOR=2.8,95%CI:2.10~3.73),而性取向不确定的人群中患病率为16.0%(aOR=2.6,95%CI:1.60~4.10)(Kerridge 等,2017)。考虑到少数人群置身于高应激(包括成为暴力受害者)环境,其PTSD患病率的升高也是可以预见的(Meyer,2003),尽管如此,就如何开展干预来应对少数人群应激后的精神卫生后果,这一领域尚留有大片空白(Chaudoir 等,2017;Pachankis,2015)。

有采用非概率样本的研究比较了性别少数与非性别少数人群,发现焦虑障碍和相关精神病理问题的患病率都很高(Dhejne 等,2016;Millet 等,2017;Reisner 等,2015;Reisner 等,2016)。我们还需要具有代表性的数据,来理解性别少数和顺性别人群中焦虑症的患病率、疾病负担及其分布情况。

心境障碍

与非少数人群相比,性取向和性别少数人群的心境障碍患病率较高(Bostwick 等,2010;Cochran & Mays,2000a,2000b;Cochran 等,2003;Gilman 等,2001;Gonzales & Henning-Smith,2017;Herman 等,2017;King 等,2008;Mays & Cochran,2001;Semlyen 等,2016;Streed 等,2017)。我们对 NSDUH 根据性取向进行分析,其中95.1%为异性恋、1.8%为男/女同性恋,2.6%为双性恋,而0.5%不确定自己的性取向,进而展示了调整年龄和生理性别后的估计值(表7-6)。与12.7%的异性恋受访人患有重性抑郁症相比,该患病率在女/男同性恋中为21.6%(aOR=1.90,95%CI:1.52~2.38),

在双性恋中为 34.4%（aOR=13.61，95%CI：3.10~4.21）。重性抑郁症在双性恋对异性恋男性的比值比最高（患病率为 30.8% 和 9.2%，aOR=4.41，95%CI：3.16~6.14），其次是在双性恋对异性恋女性（患病率为 35.8% 和 16.0%，aOR=2.93，95%CI：2.47~3.48；未在表中显示）。双性恋人群中心境障碍的患病率显著较高，这一结果与大多数其他精神障碍中的发现一致（Bostwick 等，2010；Kerridge 等，2017）。双性恋人群可能会经历一些特定的少数人群应激源，比如双性恋恐惧症和缺乏可识别的双性恋社区（Bostwick & Hequembourg，2014；Dodge 等，2016），这些应激源可能都会影响到双性恋人群的精神障碍患病率。研究结果强调了细分性取向少数人群中数据的重要性，这样才能识别出某些亚组，比如双性恋人群，经受着更大的心境障碍患病风险。

表 7-6　按性取向分层，重性抑郁症和物质使用障碍的患病率

	异性恋	同性恋	双性恋
重性抑郁症			
样本数	（40 670）	（778）	（1 106）
患病率 [a]	12.7%	21.6%	34.4%
OR [CI] [b]	1.00	1.90 [1.52, 2.38]	3.61 [3.10, 4.21]
物质使用障碍			
样本数	（48 696）	（929）	（1 324）
酒精使用障碍			
患病率 [a]	6.11%	11.2%	11.7%
OR [CI] [b]	1.00	1.93 [1.44, 2.58]	2.03 [1.65, 2.49]
药物使用障碍			
患病率 [a]	2.58%	8.99%	7.41%
OR [CI] [b]	1.00	3.72 [2.64, 5.25]	3.02 [2.39, 3.81]
任何物质使用障碍			
患病率 [a]	7.82%	16.3%	15.4%
OR [CI] [b]	1.00	2.30 [1.79, 2.96]	2.15 [1.79, 2.56]

NSDUH，美国药物使用与健康调查；CI，95% 可信区间。

[a] 纵向百分比加权后。[b] 年龄和生理性别调整后。

根据 NESARC Ⅲ 的数据，一项近期研究还发现，前 1 年间的任何心境障碍在性取向少数人群也较为集中（Kerridge 等，2017）。例如，重性抑郁症（major depressive disorder，MDD）患病率在异性恋人群中为 10.0%，与之相比，患病率在女/男同性恋中为 18.0%（aOR=1.8，95%CI：1.37~2.41），在双性恋中为 24.0%（aOR=1.9，95%CI：1.43~2.47），在不确定性取向的人群中患病率为 20.5%（aOR=1.8，95%CI：1.21~2.78）（Kerridge 等，2017）。与异性恋相比，持续性抑郁障碍（PDD）的患病率在女/男同性

恋和双性恋人群中显著较高。与异性恋相比，双相 I 型障碍不成比例地影响了双性恋和不确定性取向的人群，尤其是双性恋和不确定性取向的女性（双性恋患病率为 5.2%，不确定性取向的人群 5.5%，女同性恋为 2.2%，而异性恋女性仅为 1.5%）。

在研究心境障碍及其他精神障碍时，评估并考虑到性取向的各个方面是很重要的。在概念上，性取向有以下三个维度：性身份、性吸引和性行为［性取向少数评估研究组（SMART），2009］。对 NESARC 第二波数据（采集于 2004—2005 年）的分析检验了性取向少数人群的心理健康差异，比较了性取向各维度的患病率（样本中有 1.4% 的受访者自认为是女同性恋、男同性恋或者双性恋；3.4% 的受访者上报在一生中有过同性性行为；将近 6% 的受访者上报受到过非异性的性吸引）（Bostwick 等，2010）。在按照生理性别分层的分析中，与异性恋女性（患病率为 30.5%）相比，前 1 年中心境障碍的患病率在双性恋女性（患病率为 58.7%）、女同性恋（患病率为 44.4%）和不确定性取向的女性（患病率为 30.5%）中显著较高。就性吸引而言，"主要受到女性"和"主要受到男性"吸引的女性有着最高的心境障碍患病率（均为 39.2%），其次是"同样受到女性和男性"吸引的女性（患病率为 32.3%），再次是"只受到男性"吸引的（患病率为 30.5%）和"只被女性"吸引的女性（患病率为 23.8%）。就一生中的性行为而言，有过男性和女性性伴侣的女性心境障碍患病率最高（55.8%），其次是从未有过性行为的女性（31.3%），再次是只有过男性性伴侣的女性（30.4%）；调查还表明，自己一生中仅有过女性性伴侣的女性心

境障碍患病率最低（19.4%）。

根据 NESARC II 的数据，同样的分析发现，不同性身份的男性中，前 1 年中心境障碍的患病率在性取向少数人群中最高。根据性身份，与异性恋男性（患病率为 19.8%）相比，同性恋（患病率为 42.3%）、双性恋（患病率为 36.9%）和不确定性取向的男性（患病率为 36.4%）均有较高的心境障碍患病率。就性吸引而言，相较于"只受到女性"吸引的男性（患病率为 19.7%），受到非异性吸引的男性有较高的患病率——"主要受到男性"吸引的男性患病率为 41.4%，"同样受到女性和男性"吸引的男性为 33.9%，"只受到男性"吸引的为 30.0%，"主要受到女性"吸引的男性患病率为 28.9%。就一生中的性行为而言，有过男性和女性性伴侣的男性心境障碍患病率最高（46.5%），其次是从未有过性行为的男性（29.3%），再次是只有过男性性伴侣的男性（26.8%），相比之下，只有过女性性伴侣的男性患病率为 19.4%。尽管与异性恋群体相比，SM 人群始终经受着更多心境障碍带来的负担，但在该群体内部，精神障碍的患病率还会根据性取向的不同维度和性取向少数的亚组而有所变化（Sandfort 等，2014）。要想了解精神障碍并识别特定的干预对象，还需要了解性取向的各个维度。

美国的研究业已发现，与顺性别人群相比，性别少数人群承受着更多心理痛苦的负担（Herman 等，2017；Meyer 等，2017；Streed 等，2017）。采用非概率样本的研究证实，美国性别少数人群中心境障碍高发，尤其是抑郁症（Reisner 等，2015，2016；Valentine & Shipherd，待出版）。

酒精与药物使用障碍

与非少数人群相比,酒精和药物使用障碍给性取向和性别少数人群带来了不成比例的重担(见文献)(Green & Feinstein, 2012;King 等,2008)。正如表 7-6 所示,在 NSDUH 中,与异性恋相比,性取向少数人群中任何物质使用障碍的患病率都较高:女 / 男同性恋患病率为 16.3%(aOR=2.30, 95%CI: 1.79~2.96),双性恋患病率为 15.4%(aOR=2.15, 95%CI: 1.79~2.56),而异性恋的患病率为 7.8%。就酒精使用障碍而言,女 / 男同性恋患病率为 11.2%(aOR=1.93, 95%CI: 1.44~2.58),双性恋患病率为 11.7%(aOR=2.03, 95%CI: 1.65~2.49),而异性恋的患病率为 6.1%。就药物使用障碍而言,女 / 男同性恋患病率为 9.0%(aOR=3.72, 95%CI: 2.64~5.25),双性恋患病率为 7.4%(aOR=3.02, 95%CI: 2.39~3.81),而异性恋的患病率为 2.6%。与异性恋女性相比,物质使用障碍(SUD)、酒精使用障碍(AUD)和药物使用障碍(DUD)的患病概率在双性恋女性中始终是最高的(aOR 在 3.49~5.01)。

其他研究发现,酒精使用障碍和药物使用障碍与性取向和性别少数状态之间的相关性会根据生理性别而变化。例如,今日成长研究(growing up today study)是一项针对年轻人的全美队列研究,发现性取向与药物使用之间的相关性会根据生理性别的不同而变化,即性取向少数与非少数人群经历的物质使用风险不同,且与男性相比,这一差异在女性中更为显著(Corliss 等,2010)。

在 NESARC Ⅲ 的数据中,在女 / 男同性恋、双性恋和性取向不确定的受访者中,前 1 年物质使用障碍、酒精使用障碍、药物使用障碍和尼古丁使用障碍(NUD)的患病概率为异性恋的 1.5~2.1 倍(Kerridge 等, 2017)。在 NSDUH 的数据中(表 7-7),与异性恋女性相比,前 1 年中酒精和药物使用障碍的患病率在女同性恋和双性恋女性中显著较高,且其任何物质使用障碍、酒精使用障碍、药物使用障碍和尼古丁使用障碍的患病概率是异性恋女性患病概率的 1.9~5.0 倍。在男性中,与异性恋男性相比,男同性恋有较高的任何物质使用障碍、酒精使用障碍和药物使用障碍的患病率,其比值比在 1.8~3.8;双性恋男性的患病率也比异性恋男性要高,但其比值比较小些(物质使用障碍的比值比为 1.3),这一结果与上文女双性恋的结果相反。以上数据强调了检验性取向少数人群中各个亚组间区别的重要性。根据生理性别来考量各个性取向的亚组,我们可以识别出物质使用障碍患病风险最高的群体,并给予预防和开展治疗。

表 7-7　按性取向分层,物质使用障碍的患病率

	男性			女性		
	异性恋	同性恋	双性恋	异性恋	同性恋	双性恋
	(22 941)	(507)	(363)	(25 744)	(417)	(979)
酒精使用障碍						
患病率[a]	8.4%	14.0%	9.1%	4.0%	7.5%	12.7%
OR[CI][b]	1.00	1.78[1.23, 2.60]	1.10[0.68, 1.78]	1.00	1.96[1.27, 3.00]	3.49[2.77, 4.41]

续表 7-6

	男性			女性		
	异性恋	同性恋	双性恋	异性恋	同性恋	双性恋
	（22 941）	（507）	（363）	（25 744）	（417）	（979）
药物使用障碍						
患病率[a]	3.6%	12.5%	7.1%	1.6%	4.4%	7.5%
OR［CI］[b]	1.00	3.83［2.51, 5.83］	2.04［1.25, 3.32］	1.00	2.80［1.74, 4.50］	5.01［3.81, 6.59］
任何物质使用障碍						
患病率[a]	10.6%	21.0%	13.9%	5.14%	10.3%	16.0%
OR［CI］[b]	1.00	2.23［1.61, 3.08］	1.35［0.91, 2.01］	1.00	2.13［1.47, 3.07］	3.52［2.86, 4.34］

NSDUH，美国药物使用与健康调查；CI，95% 可信区间。

[a] 纵向百分比加权后。[b] 年龄和生理性别调整后。

总　　结

本章根据以下三个社会变量，探讨了一般人群中主要精神障碍患病率的不同：社会经济地位、种族/民族和性取向以及性别少数状态。正如卫生的其他领域，人群各个亚组之间在精神障碍的患病率、诊断、预后和治疗上，存在着系统性差异。我们需要更多的研究，来更好地理解精神与行为障碍患病率的差异，并通过降低高危群体的患病率，从而减少这些差异。研究可以提供所需的证据来推动公正的社会政策，并指导预防性项目、治疗和服务（Jenkins, 2001）。描述性流行病学可以提醒公共卫生从业者哪些人群有较高的障碍患病风险，并提醒研究者哪些变量可能会是观察性和临床研究中的调节因素或者混杂因素，以便向服务和政策发展提供信息。

长期置身于应激之下更有可能产生哪些障碍，我们对此颇有兴趣。精神障碍与这些关键的社会变量之间的相关性，会根据研究中具体的精神障碍而有所不同。本章研究的社会变量也会起到不同作用。在一些情况下，这些社会因素会是某个精神障碍的风险因素；在另一些情况下，它们会是某个精神障碍的后果（如由童年时期障碍继发的教育程度低下）。此外，这些社会变量还会互相影响，在某个精神障碍与另一特定社会因素之间充当混杂变量、中介变量或者调节变量。

各个研究一致发现，重性抑郁症与社会经济地位低下相关，可能是因为社会经济地位低下的人群中抑郁障碍更持久。双相障碍症与社会经济地位低下相关，可能是因其社会经济地位的下滑。大多研究表明，药物使用障碍与教育程度低下相关。在一些情况下，各个变量之间障碍的不同并不显著，正如焦虑障碍和双相 I 型障碍，其患病率在不同种族/民族之间的差异与其他障碍患病率的差异并不一致。同样，酒精使用障碍与社会经济地位低和高均有关。

对于几种精神障碍，有关种族/民族之间患病率差异的知识，因互相矛盾的证据而变得复杂。对种族和民族不同的分类方式、缺乏对涵化和语言水平差异的关注——涵化和语言水平会影响心理健康评估时受访者对问卷条目的理解——可能在一定程度上解释了各个种族／民族之间不一致的发现和结论。越来越多的研究表明，与白人相比，有色人种中慢性的或者持久的，以及更严重的精神障碍或许在一定程度上受到以下变量的中介：不同种族之间完成药物治疗的差异（Guerrero 等，2013；Guerrero 等，2017；Saloner 等，2013）；可降低其经济和社会流动性的、更广泛的种族之间的社会和经济不平等；以及较少接触到对健康有保护作用的社交网络、社会规范和社会资本（Alexander，2012；Andrulis，1997；Farmer，1996；Fitzpatrick & LaGory，2003；Galtung，1975，1990；Massey & Denton，1988；Pietila，2012；Power，1983；Rhodes，2002；Wilson，1996）。因此，要想缩小各个种族／民族之间精神障碍的差异，我们需要超越个人层面，以多个层面的方式来增加机会；减少结构性和人际之间种族歧视；提供积极的社会支持和社会资本；以及增强潜在的应对结构性和人际之间种族歧视的保护机制，比如社会支持、宗教信仰、民族认同以及自豪感（Chae 等，2012；Chou，2012；Hopkins & Shook，2017；Hunte 等，2013；Lewin 等，2010；Noh & Kaspar，2003；Odom & Vernon-Feagans，2010）。

相对于非少数人群，性取向和性别少数人群承受着精神障碍带来的巨大负担。在一些性取向和性别少数人群的亚组中，精神障碍的患病率较高，例如，女双性恋。在精神障碍的研究中，要细分各个性取向和性别少数人群以识别高危的亚组，且现有证据能支持这一细分的重要性。在人群层面的调查和其他国家级的卫生监测系统中，囊括能

测量性取向和性别少数状态的指标相当重要，以此我们能了解并监控男女同性恋、双性恋、跨性别人群中心理健康的差异。我们急需集中力量来寻找性取向和性别少数人群中精神卫生结局差异的决定性因素和机制，以设计有效的干预措施从而减轻上述差异。改善性取向和性别少数人群的心理健康需要公共卫生领域的努力，以解决少数人群应激而带来的精神卫生后果。将性取向和性别少数人群特有的应激对象（如减轻预期中的耻感）和循证的解决方式（如认知行为疗法）相整合，是一项颇为重要的策略（Chaudoir 等，2017）。我们还可以将这些策略与针对结构性耻感的干预措施相结合，以解决精神卫生的上层社会决定性因素（如建立并执行无歧视政策）。

尽管我们单独展示了有关这三个变量的数据，但应认识到多个社会变量还会共同发挥作用，产生合力以引起变化，即具有交叉性（Collins，2015；B. P Dohrenwend 等，1992）。此外，这些社会变量还会互相影响，在某个精神障碍与另一特定社会因素之间充当混杂变量、中介变量或者调节变量。在理解性取向和性别少数人群中心理健康的差异时，我们还需考虑到多种互相作用的身份（Bauer，2014；Bowleg，2012）。例如，一项有关性取向少数的概率样本研究使用了 NESARC Ⅱ 的数据，评估了因性取向、种族和性别而引起的歧视与前 1 年中任何精神障碍（包括心境障碍和焦虑障碍）的相关性（Bostwick 等，2014）。在性取向少数人群中，与回答没有经受过任何歧视的受访者相比，回答经受过上述歧视中二项或者三项的受访者，在前 1 年间有着显著较高的精神障

碍的患病概率;然而,回答仅受到过上述歧视中一项的受访者中,前1年间精神障碍的患病并没有增加。多种社会地位通过多种方式影响着人群中精神障碍的分布和表现,而交叉性的视角能够增强我们对这些方式的认知和理解。

(俞晓慧译,陈希审校)

注释

[1] noninstitutionalized population,译为未受管制人群,通常是指未居住在各种机构中(包括监狱、精神卫生机构、学校和部队等)的人群。

参 考 文 献

Agerbo, E., Byrne, M., Eaton, W. W., & Mortensen, P. B. (2004). Marital and labor market status in the long run in schizophrenia. *Archives of General Psychiatry*, *61*(1), 28–33.

Alegría, M., Mulvaney-Day, N., Torres, M., Polo, A., Cao, Z., & Canino, G. (2007). Prevalence of psychiatric disorders across Latino subgroups in the United States. *American Journal of Public Health*, *97*(1), 68–75.

Alexander, M. (2012). *The New Jim Crow: Mass Incarceration in the Age of Colorblindness*. New York: The New Press.

Almeida-Filho, N., Lessa, I., Magalhes, L., Araújo, M. J., Aquino, E., Kawachi, I., & James, S. A. (2004). Alcohol drinking patterns by gender, ethnicity, and social class in Bahia, Brazil. *Revista de Saude Publica*, *38*(1), 45–54.

Amaro, H., Whitaker, R., Coffman, G., & Heeren, T. (1990). Acculturation and marijuana and cocaine use: findings from HHANES 1982-84. *American Journal of Public Health*, *80*(Suppl.), 54–60.

American Psychiatric Association. (1994). *Diagnostic criteria from DSM-IV*. Washington, DC: Author.

American Psychiatric Association. (2013). *Diagnostic and statistical manual of mental disorders* (DSM-5). Washington, DC: Author.

Andrulis, D. (1997). *The urban health penalty: New dimensions and directions in inner city health care*. Philadelphia, PA: American College of Physicians.

Anglin, D. M., Link, B. G., & Phelan, J. C. (2006). Racial differences in stigmatizing attitudes toward people with mental illness. *Psychiatric Services, 57*(6), 857–862.

Anthony, J. C., Warner, L. A., & Kessler, R. C. (1994). Comparative epidemiology of dependence on tobacco, alcohol, controlled substances, and inhalants: Basic findings from the National Comorbidity Survey. *Experimental and Clinical Psychopharmacology, 2*(3), 244.

Araya, R., Rojas, G., Fritsch, R., Acuna, J., & Lewis, G. (2001). Common mental disorders in Santiago, Chile: Prevalence and socio-demographic correlates. *British Journal of Psychiatry, 178*, 480.

Barros, M. B. de A., Botega, N. J., Dalgalarrondo, P., Marín-León, L., & de Oliveira, H. B. (2007). Prevalence of alcohol abuse and associated factors in a population-based study. *Revista de Saude Publica, 41*(4), 502–509.

Baskin, D., Bluestone, H., & Nelson, M. (1981). Ethnicity and psychiatric diagnosis. *Journal of Clinical Psychology, 37*(3), 529–537.

Bauer, G. R. (2014). Incorporating intersectionality theory into population health research methodology: challenges and the potential to advance health equity. *Social Science & Medicine, 110*, 10–17.

Bauer, A. M., Chen, C.-N., & Alegría, M. (2010). English language proficiency and mental health service use among Latino and Asian Americans with mental disorders. *Medical Care, 48*(12), 1097–1104.

Berg, A. O., Melle, I., Rossberg, J. I., Romm, K. L., Larsson, S., Lagerberg, T. V., . . . Hauff, E. (2011). Perceived discrimination is associated with severity of positive and depression/anxiety symptoms in immigrants with psychosis: A cross-sectional study. *BMC Psychiatry, 11*, 77.

Berkman, L. F., Kawachi, I., & Maria Glymour, M. (2014). *Social epidemiology*. New York: Oxford University Press.

Bijl, R. V., Ravelli, A., & van Zessen, G. (1998). Prevalence of psychiatric disorder in the general population: results of The Netherlands Mental Health Survey and Incidence Study (NEMESIS). *Social Psychiatry and Psychiatric Epidemiology, 33*(12), 587–595.

Björkenstam, C., Björkenstam, E., Andersson, G., Cochran, S., & Kosidou, K. (2017). Anxiety and depression among sexual minority women and men in Sweden: Is the risk equally spread within the sexual minority population? *Journal of Sexual Medicine, 14*(3), 396–403.

Blanco, C., Alderson, D., Ogburn, E., Grant, B. F., Nunes, E. V., Hatzenbuehler, M. L., & Hasin, D. S. (2007). Changes in the prevalence of non-medical prescription drug use and drug use disorders in the United States: 1991–1992 and 2001–2002. *Drug and Alcohol Dependence, 90*(2–3), 252–260.

Blazer, D. G., Kessler, R. C., McGonagle, K. A., & Swartz, M. S. (1994). The prevalence and distribution of major depression in a national community sample: The National Comorbidity Survey. *American Journal of Psychiatry, 151*(7), 979–986.

Bollen, K. A., Glanville, J. L., & Stecklov, G. (2001). Socioeconomic status and class in studies of fertility and health in developing countries. *Annual Review of Sociology, 27*(1), 153–185.

Bostwick, W. B., Boyd, C. J., Hughes, T. L., & McCabe, S. E. (2010). Dimensions of sexual orientation and the prevalence of mood and anxiety disorders in the United States. *American Journal of Public Health, 100*(3), 468–475.

Bostwick, W. B., Boyd, C. J., Hughes, T. L., West, B. T., & McCabe, S. E. (2014). Discrimination and mental health among lesbian, gay, and bisexual adults in the United States. *American Journal of Orthopsychiatry, 84*(1), 35–45.

Bostwick, W., & Hequembourg, A. (2014). "Just a little hint": Bisexual-specific microaggressions and their connection to epistemic injustices. *Culture, Health and Sexuality, 16*(5), 488–503.

Bowleg, L. (2012). The problem with the phrase women and minorities: intersectionality—an important theoretical framework for public health. *American Journal of Public Health, 102*(7), 1267–1273.

Bränström, R. (2017). Minority stress factors as mediators of sexual orientation disparities in mental health treatment: A longitudinal population-based study. *Journal of Epidemiology and Community Health, 71*(5), 446–452.

Braveman, P. (2006). Health disparities and health equity: Concepts and measurement. *Annual Review of Public Health, 27*, 167–194.

Breslau, J., Aguilar-Gaxiola, S., Kendler, K. S., Su, M., Williams, D., & Kessler, R. C. (2006). Specifying race-ethnic differences in risk for psychiatric disorder in a USA national sample. *Psychological Medicine, 36*(1), 57–68.

Breslau, J., Kendler, K. S., Su, M., Gaxiola-Aguilar, S., & Kessler, R. C. (2005). Lifetime risk and persistence of psychiatric disorders across ethnic groups in the United States. *Psychological Medicine, 35*(3), 317–327.

Brown, D. R., Eaton, W. W., & Sussman, L. (1990). Racial differences in prevalence of phobic disorders. *Journal of Nervous and Mental Disease, 178*(7), 434–441.

Burnam, M. A., Hough, R. L., Escobar, J. I., Karno, M., Timbers, D. M., Telles, C. A., & Locke, B. Z. (1987). Six-month prevalence of specific psychiatric disorders among Mexican Americans and non-Hispanic whites in Los Angeles. *Archives of General Psychiatry, 44*(8), 687–694.

Burns, J. K., Tomita, A., & Kapadia, A. S. (2014). Income inequality and schizophrenia: Increased schizophrenia incidence in countries with high levels of income inequality. *International Journal of Social Psychiatry, 60*(2), 185–196.

Byrne, M., Agerbo, E., Eaton, W. W., & Mortensen, P. B. (2004). Parental socio-economic status and risk of first admission with schizophrenia: A Danish national register based study. *Social Psychiatry and Psychiatric Epidemiology, 39*(2), 87–96.

Caetano, R., & Clark, C. L. (1998). Trends in alcohol-related problems among whites, blacks, and Hispanics: 1984–1995. *Alcoholism, Clinical and Experimental Research, 22*(2), 534–538.

Caetano, R., Ramisetty-Mikler, S., & Rodriguez, L. A. (2008). The Hispanic Americans Baseline Alcohol Survey (HABLAS): Rates and predictors of alcohol abuse and dependence across Hispanic national groups. *Journal of Studies on Alcohol and Drugs, 69*(3), 441–448.

Canino, G. J., Bird, H. R., Shrout, P. E., Rubio-Stipec, M., Bravo, M., Martinez, R., . . . Guevara, L. M. (1987). The prevalence of specific psychiatric disorders in Puerto Rico. *Archives of General Psychiatry, 44*(8), 727–735.

Center for Behavioral Health Statistics and Quality. (2016). *2015 National Survey on Drug Use and Health: Detailed tables (Table 1.16B)*. Substance Abuse and Mental Health Services Administration, Rockville, MD. Retrieved from https://www.samhsa.gov/data/sites/default/files/NSDUH-DetTabs-2015/NSDUH-DetTabs-2015/NSDUH-DetTabs-2015.pdf

Chae, D. H., Lee, S., Lincoln, K. D., & Ihara, E. S. (2012). Discrimination, family relationships, and major depression among Asian Americans. *Journal of Immigrant and Minority Health / Center for Minority Public Health, 14*(3), 361–370.

Chakraborty, A., McManus, S., Brugha, T. S., Bebbington, P., & King, M. (2011). Mental health of the non-heterosexual population of England. *British Journal of Psychiatry: The Journal of Mental Science, 198*(2), 143–148.

Chaudoir, S. R., Wang, K., & Pachankis, J. E. (2017). What reduces sexual minority stress? A review of the intervention "toolkit." *Journal of Social Issues, 73*(3), 586–617.

Chen, K., & Kandel, D. (2002). Relationship between extent of cocaine use and dependence among adolescents and adults in the United States. *Drug and Alcohol Dependence, 68*(1), 65–85.

Chilcoat, H., & Anthony, J. (2004). Drug use and dependence. In I. Livingston (Ed.), *Handbook of Black American health policies and issues behind disparities in health* (pp. 180–203). Westport, CT: Greenwood Publishing.

Chou, K.-L. (2012). Perceived discrimination and depression among new migrants to Hong Kong: the moderating role of social support and neighborhood collective efficacy. *Journal of Affective Disorders, 138*(1–2), 63–70.

Cochran, S. D., & Mays, V. M. (2000a). Lifetime prevalence of suicide symptoms and affective disorders among men reporting same-sex sexual partners: Results from NHANES III. *American Journal of Public Health, 90*(4), 573–578.

Cochran, S. D., & Mays, V. M. (2000b). Relation between psychiatric syndromes and behaviorally defined sexual orientation in a sample of the US population. *American Journal of Epidemiology, 151*(5), 516–523.

Cochran, S. D., Mays, V. M., & Sullivan, J. G. (2003). Prevalence of mental disorders, psychological distress, and mental health services use among lesbian, gay, and bisexual adults in the United States. *Journal of Consulting and Clinical Psychology, 71*(1), 53–61.

Coid, J. W., Kirkbride, J. B., Barker, D., Cowden, F., Stamps, R., Yang, M., & Jones, P. B. (2008). Raised incidence rates of all psychoses among migrant groups: findings from the East London first episode psychosis study. *Archives of General Psychiatry, 65*(11), 1250–1258.

Collins, P. H. (2015). Intersectionality's definitional dilemmas. *Annual Review of Sociology, 41*(1), 1–20.

Collins, R. L., Wong, E. C., Cerully, J., & Roth, B. (2014). *Racial and ethnic differences in mental illness stigma in California.* Retrieved from http://www.rand.org/pubs/research_reports/RR684.html

Collins, S. E. (2016). Associations between socioeconomic factors and alcohol outcomes. *Alcohol Research: Current Reviews, 38*(1), 83–94.

Colón, H. M., Robles, R. R., Canino, G., & Sahai, H. (2001). Prevalence and correlates of DSM-IV substance use disorders in Puerto Rico. *Boletin de La Asociacion Medica de Puerto Rico, 93*(1–12), 12–22.

Compton, W. M., Thomas, Y. F., Stinson, F. S., & Grant, B. F. (2007). Prevalence, correlates, disability, and comorbidity of DSM-IV drug abuse and dependence in the United States: Results from the national epidemiologic survey on alcohol and related conditions. *Archives of General Psychiatry, 64*(5), 566–576.

Corliss, H. L., Rosario, M., Wypij, D., Wylie, S. A., Frazier, A. L., & Austin, S. B. (2010). Sexual orientation and drug use in a longitudinal cohort study of U.S. adolescents. *Addictive Behaviors, 35*(5), 517–521.

Costa, R., & Colizzi, M. (2016). The effect of cross-sex hormonal treatment on gender dysphoria individuals' mental health: A systematic review. *Neuropsychiatric Disease and Treatment, 12,* 1953–1966.

Costello, E. J., Compton, S. N., Keeler, G., & Angold, A. (2003). Relationships between poverty and psychopathology: a natural experiment. *JAMA: The Journal of the American Medical Association, 290*(15), 2023–2029.

Davis, K., & Moore, W. (1974). Some principles of stratification. In J. Lopreato & L. S. Lewis (Eds.), *Social stratification: A reader.* New York, NY: Harper & Row.

Dean, B. B., Gerner, D., & Gerner, R. H. (2004). A systematic review evaluating health-related quality of life, work impairment, and healthcare costs and utilization in bipolar disorder. *Current Medical Research and Opinion, 20*(2), 139–154.

De La Rosa, M. R., Khalsa, J. H., & Rouse, B. A. (1990). Hispanics and illicit drug use: A review of recent findings. *International Journal of the Addictions, 25*(6), 665–691.

De La Rosa, M., Vega, R., & Radisch, M. A. (2000). The role of acculturation in the substance abuse behavior of African-American and Latino adolescents: Advances, issues, and recommendations. *Journal of Psychoactive Drugs, 32*(1), 33–42.

Dhejne, C., Van Vlerken, R., Heylens, G., & Arcelus, J. (2016). Mental health and gender dysphoria: A review of the literature. *International Review of Psychiatry, 28*(1), 44–57.

Diala, C. C., Muntaner, C., Walrath, C., Nickerson, K., LaVeist, T., & Leaf, P. (2001). Racial/ethnic differences in attitudes toward seeking professional mental health services. *American Journal of Public Health, 91*(5), 805–807.

Dodge, B., Herbenick, D., Friedman, M. R., Schick, V., Fu, T.-C. J., Bostwick, W., . . . Sandfort, T. G. M. (2016). Attitudes toward bisexual men and women among a nationally representative probability sample of adults in the United States. *PloS One, 11*(10), e0164430.

Dohrenwend, B. P. (2000). The role of adversity and stress in psychopathology: Some evidence and its implications for theory and research. *Journal of Health and Social Behavior, 41*(1), 1–19.

Dohrenwend, B. P., & Dohrenwend, B. S. (1982). Perspectives on the past and future of psychiatric epidemiology: The 1981 Rema Lapouse Lecture. *American Journal of Public Health*, 72(11), 1271–1279.

Dohrenwend, B. P., Levav, I., Shrout, P. E., Schwartz, S., Naveh, G., Link, B. G., . . . Stueve, A. (1992). Socioeconomic status and psychiatric disorders: The causation-selection issue. *Science*, 255(5047), 946–952.

Dohrenwend, B. S., & Dohrenwend, B. P. (1969). Social status and psychological disorder: A casual inquiry.

Dorsey, R., & Graham, G. (2011). New HHS data standards for race, ethnicity, sex, primary language, and disability status. *JAMA: The Journal of the American Medical Association*, 306(21), 2378–2379.

Eaton, W., & Harrison, G. (2001). Life chances, life planning, and schizophrenia: A review and interpretation of research on social deprivation. *International Journal of Mental Health*, 30(1), 58–81.

Eaton, W. W. (1974). Residence, social class, and schizophrenia. *Journal of Health and Social Behavior*, 15(4), 289–299.

Eaton, W. W. (1985). Epidemiology of schizophrenia. *Epidemiologic Reviews*, 7, 105–126.

Eaton, W. W. (1991). Update on the epidemiology of schizophrenia. *Epidemiologic Reviews*, 13(1), 320–328.

Eaton, W. W., Anthony, J. C., Gallo, J., Cai, G., Tien, A., Romanoski, A., . . . Chen, L. S. (1997). Natural history of Diagnostic Interview Schedule/DSM-IV major depression: The Baltimore Epidemiologic Catchment Area follow-up. *Archives of General Psychiatry*, 54(11), 993–999.

Eaton, W. W., Dryman, A., & Weissman, M. M. (1991). Panic and phobia. In L. N. Robins & D. A. Regier (Eds.), *Psychiatric disorders in America: The Epidemiologic Catchment Area Study* (pp. 155–179). New York, NY: The Free Press.

Eaton, W. W., Kessler, R. C., Wittchen, H. U., & Magee, W. J. (1994). Panic and panic disorder in the United States. *American Journal of Psychiatry*, 151(3), 413–420.

Eaton, W. W., & Muntaner, C. (2017). Socioeconomic stratification and mental disorders. In T. L. Scheid & E. R. Wright (Eds.), *A handbook for the study of mental health: Social contexts, theories, and systems*. New York, NY: Cambridge University Press.

Eaton, W. W., Regier, D. A, Locke, B. Z., & Taube, C. A. (1981). The Epidemiologic Catchment Area Program of the National Institute of Mental Health. *Public Health Reports*, 96(4), 319–325.

Epstein, J. A., Botvin, G. J., & Diaz, T. (2001). Linguistic acculturation associated with higher marijuana and polydrug use among Hispanic adolescents. *Substance Use and Misuse*, 36(4), 477–499.

Essau, C. A., & Wittchen, H.-U. (1993). An overview of the composite international diagnostic interview (CIDI). *International Journal of Methods in Psychiatric Research*.

Everson, S. A., Maty, S. C., Lynch, J. W., & Kaplan, G. A. (2002). Epidemiologic evidence for the relation between socioeconomic status and depression, obesity, and diabetes. *Journal of Psychosomatic Research*, 53(4), 891–895.

Farah, M. J. (2017). The neuroscience of socioeconomic status: Correlates, causes, and consequences. *Neuron*, 96(1), 56–71.

Farmer, P. (1996). On suffering and structural violence: A view from below. *Daedalus*, 125(1), 261–283.

Ferraro, K. F., & Farmer, M. M. (1996). Double jeopardy to health hypothesis for African Americans: analysis and critique. *Journal of health and social behavior*, 37(1), 27–43.

Fitzpatrick, K. M., & LaGory, M. (2003). "Placing" health in an urban sociology: Cities as mosaics of risk and protection. *City and Community*, 2(1), 33–46.

Fothergill, K. E., & Ensminger, M. E. (2006). Childhood and adolescent antecedents of drug and alcohol problems: A longitudinal study. *Drug and Alcohol Dependence*, 82(1), 61–76.

Fryers, T., Melzer, D., & Jenkins, R. (2003). Social inequalities and the common mental disorders: A systematic review of the evidence. *Social Psychiatry and Psychiatric Epidemiology*, 38(5), 229–237.

Galtung, J. (1975). *Peace: Research, education, action*. Copenhagen: Christian Ejlers.

Galtung, J. (1990). Cultural violence. *Journal of Peace Research*, 27(3), 291–305.

Gfroerer, J., & De La Rosa, M. (1993). Protective and risk factors associated with drug use among Hispanic youth. *Journal of Addictive Diseases*, 12(2), 87–107.

Gilman, S. E., Breslau, J., Conron, K. J., Koenen, K. C., Subramanian, S. V., & Zaslavsky, A. M. (2008). Education and race-ethnicity differences in the lifetime risk of alcohol dependence. *Journal of Epidemiology and Community Health*, 62(3), 224–230.

Gilman, S. E., Cochran, S. D., Mays, V. M., Hughes, M., Ostrow, D., & Kessler, R. C. (2001). Risk of psychiatric disorders among individuals reporting same-sex sexual partners in the National

Comorbidity Survey. *American Journal of Public Health*, 91(6), 933–939.

Glass, J. E., & Williams, E. C. (2018). The future of research on alcohol health disparities: A health services research perspective. *Journal of Studies on Alcohol and Drugs*, 79(2), 322–324.

Glynn, T. R., & van den Berg, J. J. (2017). A systematic review of interventions to reduce problematic substance use among transgender individuals: A call to action. *Transgender Health*, 2(1), 45–59.

Godette, D. C., Headen, S., & Ford, C. L. (2006). Windows of opportunity: Fundamental concepts for understanding alcohol-related disparities experienced by young Blacks in the United States. *Prevention Science: The Official Journal of the Society for Prevention Research*, 7(4), 377–387.

Goldberg, E. M., & Morrison, S. L. (1963). Schizophrenia and social class. *British Journal of Psychiatry: The Journal of Mental Science*, 109, 785–802.

Gonzales, G., & Henning-Smith, C. (2017). Health disparities by sexual orientation: Results and implications from the behavioral risk factor surveillance system. *Journal of Community Health*, 42(6), 1163–1172.

Gonzales, G., Przedworski, J., & Henning-Smith, C. (2016). Comparison of health and health risk factors between lesbian, gay, and bisexual adults and heterosexual adults in the United States: Results from the National Health Interview Survey. *JAMA Internal Medicine*, 176(9), 1344–1351.

Goodwin, F. K., & Jamison, K. R. (1990). *Manic depressive illness*. New York, NY: Oxford University Press.

Grant, B. F. (1996). Prevalence and correlates of drug use and DSM-IV drug dependence in the United States: Results of the National Longitudinal Alcohol Epidemiologic Survey. *Journal of Substance Abuse*, 8(2), 195–210.

Grant, B. F. (1997). Prevalence and correlates of alcohol use and DSM-IV alcohol dependence in the United States: Results of the National Longitudinal Alcohol Epidemiologic Survey. *Journal of Studies on Alcohol*, 58(5), 464–473.

Grant, B. F., & Dawson, D. A. (2006). Introduction to the national epidemiologic survey on alcohol and related conditions. *Alcohol Health and Research World*, 29(2), 74.

Grant, B. F., Dawson, D. A., & Hasin, D. S. (2001). *The Alcohol Use Disorders and Associated Disabilities Interview Schedule—Version for DSM-IV (AUDADIS-IV)*. Bethesda, MD: National Institute on Alcohol Abuse and Alcoholism.

Grant, B. F., Goldstein, R. B., Saha, T. D., Chou, S. P., Jung, J., Zhang, H., . . . Hasin, D. S. (2015). Epidemiology of DSM-5 alcohol use disorder: Results from the National Epidemiologic Survey on Alcohol and Related Conditions III. *JAMA Psychiatry*, 72(8), 757–766.

Grant, B. F., Stinson, F. S., Dawson, D. A., Chou, S. P., Dufour, M. C., Compton, W., . . . Kaplan, K. (2004). Prevalence and co-occurrence of substance use disorders and independent mood and anxiety disorders: Results from the National Epidemiologic Survey on Alcohol and Related Conditions. *Archives of General Psychiatry*, 61(8), 807–816.

Grant, B. F., Stinson, F. S., Hasin, D. S., Dawson, D. A., Chou, S. P., Ruan, W. J., & Huang, B. (2005). Prevalence, correlates, and comorbidity of bipolar I disorder and axis I and II disorders: Results from the National Epidemiologic Survey on Alcohol and Related Conditions. *Journal of Clinical Psychiatry*, 66(10), 1205–1215.

Green, K. E., & Feinstein, B. A. (2012). Substance use in lesbian, gay, and bisexual populations: An update on empirical research and implications for treatment. *Psychology of Addictive Behaviors: Journal of the Society of Psychologists in Addictive Behaviors*, 26(2), 265–278.

Gresenz, C. R., Sturm, R., & Tang, L. (2001). Income and mental health: Unraveling community and individual level relationships. *Journal of Mental Health Policy and Economics*, 4(4), 197–203.

Guerrero, E. G., Garner, B. R., Cook, B., Kong, Y., Vega, W. A., & Gelberg, L. (2017). Identifying and reducing disparities in successful addiction treatment completion: testing the role of Medicaid payment acceptance. *Substance Abuse Treatment, Prevention, and Policy*, 12(1), 27.

Guerrero, E. G., Marsh, J. C., Duan, L., Oh, C., Perron, B., & Lee, B. (2013). Disparities in completion of substance abuse treatment between and within racial and ethnic groups. *Health Services Research*, 48(4), 1450–1467.

Hackman, D. A., Farah, M. J., & Meaney, M. J. (2010). Socioeconomic status and the brain: mechanistic insights from human and animal research. *Nature Reviews. Neuroscience*, 11(9), 651–659.

Hasin, D. S., Goodwin, R. D., Stinson, F. S., & Grant, B. F. (2005). Epidemiology of major depressive disorder: Results from the National Epidemiologic Survey on Alcoholism and Related Conditions. *Archives of General Psychiatry*, 62(10), 1097–1106.

Hasin, D. S., Stinson, F. S., Ogburn, E., & Grant, B. F. (2007). Prevalence, correlates, disability, and comorbidity of DSM-IV alcohol abuse and dependence in the United States: Results from the National Epidemiologic Survey on Alcohol and Related Conditions. *Archives of General Psychiatry*, 64(7), 830–842.

Hatzenbuehler, M. L. (2009). How does sexual minority stigma "get under the skin"? A psychological mediation framework. *Psychological Bulletin*, 135(5), 707–730.

Hatzenbuehler, M. L., McLaughlin, K. A., Keyes, K. M., & Hasin, D. S. (2010). The impact of institutional discrimination on psychiatric disorders in lesbian, gay, and bisexual populations: A prospective study. *American Journal of Public Health*, 100(3), 452–459.

Heeringa, S. G., Wagner, J., Torres, M., Duan, N., Adams, T., & Berglund, P. (2004). Sample designs and sampling methods for the Collaborative Psychiatric Epidemiology Studies (CPES). *International Journal of Methods in Psychiatric Research*, 13(4), 221–240.

Hendricks, M. L., & Testa, R. J. (2012). A conceptual framework for clinical work with transgender and gender nonconforming clients: An adaptation of the minority stress model. *Professional Psychology, Research and Practice*, 43(5), 460.

Herek, G. M., & Garnets, L. D. (2007). Sexual orientation and mental health. *Annual Review of Clinical Psychology*, 3, 353–375.

Herek, G. M., Gillis, J. R., & Cogan, J. C. (2009). Internalized stigma among sexual minority adults: Insights from a social psychological perspective. *Journal of Counseling Psychology*, 56(1), 32.

Herman, J. L., Wilson, B. D. M., & Becker, T. (2017). Demographic and health characteristics of transgender adults in California: Findings from the 2015–2016 California Health Interview Survey. *Policy Brief*, 2017/11/02(8), 1–10.

Heurtin-Roberts, S., Snowden, L., & Miller, L. (1997). Expressions of anxiety in African Americans: Ethnography and the epidemiological catchment area studies. *Culture, Medicine and Psychiatry*, 21(3), 337–363.

Heylens, G., Elaut, E., Kreukels, B. P. C., Paap, M. C. S., Cerwenka, S., Richter-Appelt, H., . . . De Cuypere, G. (2014). Psychiatric characteristics in transsexual individuals: multicentre study in four European countries. *British Journal of Psychiatry: The Journal of Mental Science*, 204(2), 151–156.

Hopkins, P. D., & Shook, N. J. (2017). A review of sociocultural factors that may underlie differences in African American and European American anxiety. *Journal of Anxiety Disorders*, 49, 104–113.

Horwath, E., Johnson, J., & Hornig, C. D. (1993). Epidemiology of panic disorder in African-Americans. *American Journal of Psychiatry*, 150(3), 465–469.

Hsieh, Y.-C., Apostolopoulos, Y., Hatzudis, K., & Sönmez, S. (2016). Social, occupational, and spatial exposures and mental health disparities of working-class Latinas in the US. *Journal of Immigrant and Minority Health / Center for Minority Public Health*, 18(3), 589–599.

Huang, B., Grant, B. F., Dawson, D. A., Stinson, F. S., Chou, S. P., Saha, T. D., . . . Pickering, R. P. (2006). Race-ethnicity and the prevalence and co-occurrence of *Diagnostic and Statistical Manual of Mental Disorders, Fourth Edition*, alcohol and drug use disorders and Axis I and II disorders: United States, 2001 to 2002. *Comprehensive Psychiatry*, 47(4), 252–257.

Hunte, H. E. R., King, K., Hicken, M., Lee, H., & Lewis, T. T. (2013). Interpersonal discrimination and depressive symptomatology: Examination of several personality-related characteristics as potential confounders in a racial/ethnic heterogeneous adult sample. *BMC Public Health*, 13, 1084.

Institute of Medicine. (2011). *The health of lesbian, gay, bisexual, and transgender people: Building a foundation for better understanding*. Washington, DC: National Academies Press.

Jackson, J. S., Torres, M., Caldwell, C. H., Neighbors, H. W., Nesse, R. M., Taylor, R. J., . . . Williams, D. R. (2004). The National Survey of American Life: A study of racial, ethnic and cultural influences on mental disorders and mental health. *International Journal of Methods in Psychiatric Research*, 13(4), 196–207.

Jarvis, E. (1971). *Insanity and idiocy in Massachusetts: Report of the Commission on Lunacy, 1855*. Cambridge, MA: Harvard University Press.

Jenkins, R. (2001). Making psychiatric epidemiology useful: The contribution of epidemiology to government policy. *Acta Psychiatrica Scandinavica*, 103(1), 2–14.

Jhingan, H. P., Shyangwa, P., Sharma, A., Prasad, K. M. R., & Khandelwal, S. K. (2003). Prevalence of alcohol dependence in a town in Nepal as assessed by the CAGE questionnaire. *Addiction*, 98(3), 339–343.

Johnson, J. G., Cohen, P., Dohrenwend, B. P., Link, B. G., & Brook, J. S. (1999). A longitudinal investigation of social causation and social selection processes involved in the association between socioeconomic status and psychiatric disorders. *Journal of Abnormal Psychology*, 108(3), 490–499.

Jonas, B. S., Brody, D., Roper, M., & Narrow, W. E. (2003). Prevalence of mood disorders in a national sample of young American adults. *Social Psychiatry and Psychiatric Epidemiology*, 38(11), 618–624.

Jones, B. E., & Gray, B. A. (1986). Problems in diagnosing schizophrenia and affective disorders among blacks. *Hospital and Community Psychiatry*, 37(1), 61–65.

Kandel, D. B., Johnson, J. G., Bird, H. R., Canino, G., Goodman, S. H., Lahey, B. B., . . . Schwab-Stone, M. (1997). Psychiatric disorders associated with substance use among children and adolescents: Findings from the Methods for the Epidemiology of Child and Adolescent Mental Disorders (MECA) Study. *Journal of Abnormal Child Psychology*, 25(2), 121–132.

Karlsen, S. (2004). "Black like Beckham"? Moving beyond definitions of ethnicity based on skin colour and ancestry. *Ethnicity and Health*, 9(2), 107–137.

Karno, M., Golding, J. M., Burnam, M. A., Hough, R. L., Escobar, J. I., Wells, K. M., & Boyer, R. (1989). Anxiety disorders among Mexican Americans and non-Hispanic whites in Los Angeles. *Journal of Nervous and Mental Disease*, 177(4), 202–209.

Kawachi, I., Subramanian, S. V., & Almeida-Filho, N. (2002). A glossary for health inequalities. *Journal of Epidemiology and Community Health*, 56(9), 647–652.

Kerridge, B. T., Pickering, R. P., Saha, T. D., Ruan, W. J., Chou, S. P., Zhang, H., . . . Hasin, D. S. (2017). Prevalence, sociodemographic correlates and DSM-5 substance use disorders and other psychiatric disorders among sexual minorities in the United States. *Drug and Alcohol Dependence*, 170, 82–92.

Kessler, R. C., Berglund, P., Chiu, W. T., Demler, O., Heeringa, S., Hiripi, E., . . . Zheng, H. (2004). The US National Comorbidity Survey Replication (NCS-R): Design and field procedures. *International Journal of Methods in Psychiatric Research*, 13(2), 69–92.

Kessler, R. C., Berglund, P., Demler, O., Jin, R., Koretz, D., Merikangas, K. R., . . . National Comorbidity Survey Replication. (2003). The epidemiology of major depressive disorder: results from the National Comorbidity Survey Replication (NCS-R). *JAMA: The Journal of the American Medical Association*, 289(23), 3095–3105.

Kessler, R. C., Berglund, P., Demler, O., Jin, R., Merikangas, K. R., & Walters, E. E. (2005). Lifetime prevalence and age-of-onset distributions of DSM-IV disorders in the National Comorbidity Survey Replication. *Archives of General Psychiatry*, 62(6), 593–602.

Kessler, R. C., McGonagle, K. A., Zhao, S., Nelson, C. B., Hughes, M., Eshleman, S., . . . Kendler, K. S. (1994). Lifetime and 12-month prevalence of DSM-III-R psychiatric disorders in the United States: Results from the National Comorbidity Survey. *Archives of General Psychiatry*, 51(1), 8–19.

Kessler, R. C., Rubinow, D. R., Holmes, C., Abelson, J. M., & Zhao, S. (1997). The epidemiology of DSM-III-R bipolar I disorder in a general population survey. *Psychological Medicine*, 27(5), 1079–1089.

Keyes, K. M., & Hasin, D. S. (2008). Socio-economic status and problem alcohol use: The positive relationship between income and the DSM-IV alcohol abuse diagnosis. *Addiction*, 103(7), 1120–1130.

Keyl, P. M., & Eaton, W. W. (1990). Risk factors for the onset of panic disorder and other panic attacks in a prospective, population-based study. *American Journal of Epidemiology*, 131(2), 301–311.

King, M., Semlyen, J., Tai, S. S., Killaspy, H., Osborn, D., Popelyuk, D., & Nazareth, I. (2008). A systematic review of mental disorder, suicide, and deliberate self harm in lesbian, gay and bisexual people. *BMC Psychiatry*, 8, 70.

Kinney, D. K., Teixeira, P., Hsu, D., Napoleon, S. C., Crowley, D. J., Miller, A., . . . Huang, E. (2009). Relation of schizophrenia prevalence to latitude, climate, fish consumption, infant mortality, and skin color: A role for prenatal vitamin D deficiency and infections? *Schizophrenia Bulletin*, 35(3), 582–595.

Kirkbride, J. B., Barker, D., Cowden, F., Stamps, R., Yang, M., Jones, P. B., & Coid, J. W. (2008). Psychoses, ethnicity and socio-economic status. *British Journal of Psychiatry: The Journal of Mental Science*, 193(1), 18–24.

Kobau, R., Diiorio, C., Chapman, D., Delvecchio, P., & SAMHSA/CDC Mental Illness Stigma Panel Members. (2010). Attitudes about mental illness and its treatment: Validation of a generic scale for public health surveillance of mental illness associated stigma. *Community Mental Health Journal*, 46(2), 164–176.

Kreukels, B. P. C., Haraldsen, I. R., De Cuypere, G., Richter-Appelt, H., Gijs, L., & Cohen-Kettenis, P. T. (2012). A European network for the investigation of gender incongruence: The ENIGI initiative. *European Psychiatry: The Journal of the Association of European Psychiatrists*, 27(6), 445–450.

Krieger, N. (2005). Stormy weather: Race, gene expression, and the science of health disparities. *American Journal of Public Health*, 95(12), 2155–2160.

Krieger, N., Williams, D. R., & Moss, N. E. (1997). Measuring social class in US public health research: Concepts, methodologies, and guidelines. *Annual Review of Public Health*, *18*(1), 341–378.

Kurz, B., Malcolm, B., & Cournoyer, D. (2005). In the shadow of race: Immigrant status and mental health. *Affilia*, *20*(4), 434–447.

Last, C. G., & Perrin, S. (1993). Anxiety disorders in African-American and white children. *Journal of Abnormal Child Psychology*, *21*(2), 153–164.

Last, J. M. (1995). *A dictionary of epidemiology*. New York, NY: Oxford University Press.

Lee, J. O., Herrenkohl, T. I., Kosterman, R., Small, C. M., & Hawkins, J. D. (2013). Educational inequalities in the co-occurrence of mental health and substance use problems, and its adult socio-economic consequences: A longitudinal study of young adults in a community sample. *Public Health*, *127*(8), 745–753.

Lewin, A., Mitchell, S. J., Rasmussen, A., Sanders-Phillips, K., & Joseph, J. G. (2010). Do human and social capital protect young African American mothers from depression associated with ethnic discrimination and violence exposure? *Journal of Black Psychology*, *37*(3), 286–310.

Lewis, G., Bebbington, P., Brugha, T., Farrell, M., Gill, B., Jenkins, R., & Meltzer, H. (1998). Socioeconomic status, standard of living, and neurotic disorder. *Lancet*, *352*(9128), 605–609.

Link, B. G., & Phelan, J. (1995). Social conditions as fundamental causes of disease. *Journal of Health and Social Behavior*, Spec No, 80–94.

Link, B. G., Yang, L. H., Phelan, J. C., & Collins, P. Y. (2004). Measuring mental illness stigma. *Schizophrenia Bulletin*, *30*(3), 511–541.

Lin, S. S., & Kelsey, J. L. (2000). Use of race and ethnicity in epidemiologic research: Concepts, methodological issues, and suggestions for research. *Epidemiologic Reviews*, *22*(2), 187–202.

Lloyd, T., Kennedy, N., Fearon, P., Kirkbride, J., Mallett, R., Leff, J., . . . AESOP study team. (2005). Incidence of bipolar affective disorder in three UK cities: Results from the AESOP study. *British Journal of Psychiatry: The Journal of Mental Science*, *186*, 126–131.

Lorant, V., Croux, C., Weich, S., Deliège, D., Mackenbach, J., & Ansseau, M. (2007). Depression and socio-economic risk factors: 7-year longitudinal population study. *British Journal of Psychiatry: The Journal of Mental Science*, *190*, 293–298.

Loring, B. (2014). *Alcohol and inequities: Guidance for addressing inequities in alcohol-related harm*. Copenhagen: World Health Organization, regional office for Europe (WHO).

Lynch, J. W., Kaplan, G. A., & Shema, S. J. (1997). Cumulative impact of sustained economic hardship on physical, cognitive, psychological, and social functioning. *New England Journal of Medicine*, *337*(26), 1889–1895.

Magee, W. J., Eaton, W. W., Wittchen, H. U., McGonagle, K. A., & Kessler, R. C. (1996). Agoraphobia, simple phobia, and social phobia in the National Comorbidity Survey. *Archives of General Psychiatry*, *53*(2), 159–168.

Marshal, M. P., Friedman, M. S., Stall, R., King, K. M., Miles, J., Gold, M. A., . . . Morse, J. Q. (2008). Sexual orientation and adolescent substance use: A meta-analysis and methodological review. *Addiction*, *103*(4), 546–556.

Massey, D. S., & Denton, N. A. (1988). The dimensions of residential segregation. *Social Force: A Scientific Medium of Social Study and Interpretation*, *67*(2), 281–315.

Mays, V. M., & Cochran, S. D. (2001). Mental health correlates of perceived discrimination among lesbian, gay, and bisexual adults in the United States. *American Journal of Public Health*, *91*(11), 1869–1876.

McCabe, S. E., Hughes, T. L., Bostwick, W. B., West, B. T., & Boyd, C. J. (2009). Sexual orientation, substance use behaviors and substance dependence in the United States. *Addiction*, *104*(8), 1333–1345.

McGrath, J. (1999). Hypothesis: Is low prenatal vitamin D a risk-modifying factor for schizophrenia? *Schizophrenia Research*, *40*(3), 173–177.

McGrath, J., Saha, S., Welham, J., El Saadi, O., MacCauley, C., & Chant, D. (2004). A systematic review of the incidence of schizophrenia: The distribution of rates and the influence of sex, urbanicity, migrant status and methodology. *BMC Medicine*, *2*, 13.

Mendoza-Sassi, R. A., & Béria, J. U. (2003). Prevalence of alcohol use disorders and associated factors: A population-based study using AUDIT in southern Brazil. *Addiction*, *98*(6), 799–804.

Menselson, T., Rehkopf, D. H., & Kubzansky, L. D. (2008). Depression among Latinos in the United States: A meta-analytic review. *Journal of Consulting and Clinical Psychology*, *76*(3), 355–366.

Merikangas, K. R., Akiskal, H. S., Angst, J., Greenberg, P. E., Hirschfeld, R. M. A., Petukhova, M., & Kessler, R. C. (2007). Lifetime and 12-month prevalence of bipolar spectrum disorder in the National Comorbidity Survey replication. *Archives of General Psychiatry*, *64*(5), 543–552.

Merton, R. K. (1968). *Social theory and social structure*. New York: Simon and Schuster.

Messias, E., Eaton, W. W., & Grooms, A. N. (2011). Economic grand rounds: Income inequality and depression prevalence across the United States: An ecological study. *Psychiatric Services*, 62(7), 710–712.

Meyer, I. H. (1995). Minority stress and mental health in gay men. *Journal of Health and Social Behavior*, 36(1), 38–56.

Meyer, I. H. (2003). Prejudice, social stress, and mental health in lesbian, gay, and bisexual populations: Conceptual issues and research evidence. *Psychological Bulletin*, 129(5), 674–697.

Meyer, I. H., Brown, T. N. T., Herman, J. L., Reisner, S. L., & Bockting, W. O. (2017). Demographic characteristics and health status of transgender adults in select US regions: Behavioral risk factor surveillance system, 2014. *American Journal of Public Health*, 107(4), 582–589.

Millet, N., Longworth, J., & Arcelus, J. (2017). Prevalence of anxiety symptoms and disorders in the transgender population: A systematic review of the literature. *International Journal of Transgenderism*, 18(1), 27–38.

Mills, C. W. (1956). *The power elite*. New York, NY: Oxford University Press.

Mishler, E. G., & Scotch, N. A. (1963). Sociocultural factors in the epidemiology of schizophrenia: A review. *Psychiatry*, 26(4), 315–351.

Mitchell, C. M., Beals, J., Novins, D. K., Spicer, P., & American Indian Service Utilization, Psychiatric Epidemiology, Risk and Protective Factors Project Team. (2003). Drug use among two American Indian populations: Prevalence of lifetime use and DSM-IV substance use disorders. *Drug and Alcohol Dependence*, 69(1), 29–41.

Morgan, C., Dazzan, P., Morgan, K., Jones, P., Harrison, G., Leff, J., . . . AESOP study group. (2006). First episode psychosis and ethnicity: Initial findings from the AESOP study. *World Psychiatry: Official Journal of the World Psychiatric Association*, 5(1), 40–46.

Mortensen, P. B. (1995). The untapped potential of case registers and record-linkage studies in psychiatric epidemiology. *Epidemiologic Reviews*, 17(1), 205–209.

Mossakowski, K. N. (2014). Social causation and social selection. In *The Wiley Blackwell encyclopedia of health, illness, behavior, and society*. Oxford: John Wiley & Sons.

Munk-Jørgensen, P., Kastrup, M., & Mortensen, P. B. (1993). The Danish psychiatric register as a tool in epidemiology. *Acta Psychiatrica Scandinavica. Supplementum*, 370(S370), 27–32.

Muntaner, C., Anthony, J. C., Crum, R. M., & Eaton, W. W. (1995). Psychosocial dimensions of work and the risk of drug dependence among adults. *American Journal of Epidemiology*, 142(2), 183–190.

Muntaner, C., Eaton, W. W., Diala, C., Kessler, R. C., & Sorlie, P. D. (1998). Social class, assets, organizational control and the prevalence of common groups of psychiatric disorders. *Social Science and Medicine*, 47(12), 2043–2053.

Muntaner, C., Eaton, W. W., Miech, R., & O'Campo, P. (2004). Socioeconomic position and major mental disorders. *Epidemiologic Reviews*, 26, 53–62.

Muntaner, C., Ng, E., Prins, S. J., Bones-Rocha, K., Espelt, A., & Chung, H. (2015). Social class and mental health: Testing exploitation as a relational determinant of depression. *International Journal of Health Services: Planning, Administration, Evaluation*, 45(2), 265–284.

Muntaner, C., Tien, A. Y., Eaton, W. W., & Garrison, R. (1991). Occupational characteristics and the occurrence of psychotic disorders. *Social Psychiatry and Psychiatric Epidemiology*, 26(6), 273–280.

Murad, M. H., Elamin, M. B., Garcia, M. Z., Mullan, R. J., Murad, A., Erwin, P. J., & Montori, V. M. (2010). Hormonal therapy and sex reassignment: A systematic review and meta-analysis of quality of life and psychosocial outcomes. *Clinical Endocrinology*, 72(2), 214–231.

Neal, A. M., & Turner, S. M. (1991). Anxiety disorders research with African Americans: Current status. *Psychological Bulletin*, 109(3), 400–410.

Nestadt, G., Bienvenu, O. J., Cai, G., Samuels, J., & Eaton, W. W. (1998). Incidence of obsessive-compulsive disorder in adults. *Journal of Nervous and Mental Disease*, 186(7), 401–406.

Noh, S., & Kaspar, V. (2003). Perceived discrimination and depression: Moderating effects of coping, acculturation, and ethnic support. *American Journal of Public Health*, 93(2), 232–238.

O'Brien, M. S., & Anthony, J. C. (2005). Risk of becoming cocaine dependent: Epidemiological estimates for the United States, 2000–2001. *Neuropsychopharmacology: Official Publication of the American College of Neuropsychopharmacology*, 30(5), 1006–1018.

O'Connell, J. M., Novins, D. K., Beals, J., & Spicer, P. (2005). Disparities in patterns of alcohol use among reservation-based and geographically dispersed American Indian populations. *Alcoholism, Clinical and Experimental Research*, 29(1), 107–116.

Odom, E. C., & Vernon-Feagans, L. (2010). Buffers of Racial discrimination: Links with depression among rural African American mothers. *Journal of Marriage and the Family*, 72(2), 346–359.

Office of Management and Budget. (1997). Revisions to the standards for the classification of federal data on race and ethnicity. *Federal Register*, 58781–58790, October 30.

Orozco, S., & Lukas, S. (2000). Gender differences in acculturation and aggression as predictors of drug use in minorities. *Drug and Alcohol Dependence*, 59(2), 165–172.

Pachankis, J. E. (2015). A transdiagnostic minority stress treatment approach for gay and bisexual men's syndemic health conditions. *Archives of Sexual Behavior*, 44(7), 1843–1860.

Pakula, B., Carpiano, R. M., Ratner, P. A., & Shoveller, J. A. (2016). Life stress as a mediator and community belonging as a moderator of mood and anxiety disorders and co-occurring disorders with heavy drinking of gay, lesbian, bisexual, and heterosexual Canadians. *Social Psychiatry and Psychiatric Epidemiology*, 51(8), 1181–1192.

Patten, S. B. (2003). Recall bias and major depression lifetime prevalence. *Social Psychiatry and Psychiatric Epidemiology*, 38(6), 290–296.

Pedersen, C. B., Gotzsche, H., Moller, J. O., & Mortensen, P. B. (2006). The Danish civil registration system: A cohort of eight million persons. *Danish Medical Bulletin*, 53(4), 441–449.

Pennell, B.-E., Bowers, A., Carr, D., Chardoul, S., Cheung, G.-Q., Dinkelmann, K., . . . Torres, M. (2004). The development and implementation of the National Comorbidity Survey Replication, the National Survey of American Life, and the National Latino and Asian American Survey. *International Journal of Methods in Psychiatric Research*, 13(4), 241–269.

Phelan, J. C., Link, B. G., & Tehranifar, P. (2010). Social conditions as fundamental causes of health inequalities: Theory, evidence, and policy implications. *Journal of Health and Social Behavior*, 51(Suppl.), S28–S40.

Pickett, K. E., & Wilkinson, R. G. (2015). Income inequality and health: A causal review. *Social Science and Medicine*, 128, 316–326.

Pietila, A. (2012). *Not in my neighborhood: How bigotry shaped a great American city*. Washington, D.C.: Rowman & Littlefield.

Plant, E. A., & Sachs-Ericsson, N. (2004). Racial and ethnic differences in depression: The roles of social support and meeting basic needs. *Journal of Consulting and Clinical Psychology*, 72(1), 41–52.

Poulton, R., Caspi, A., Milne, B. J., Thomson, W. M., Taylor, A., Sears, M. R., & Moffitt, T. E. (2002). Association between children's experience of socioeconomic disadvantage and adult health: A life-course study. *Lancet*, 360(9346), 1640–1645.

Power, G. (1983). Apartheid Baltimore Style: The residential segregation ordinances of 1910–1913. *Maryland Law Review*, 42(2), 289.

Regier, D. A., Farmer, M. E., Rae, D. S., Myers, J. K., Kramer, M., Robins, L. N., . . . Locke, B. Z. (1993). One-month prevalence of mental disorders in the United States and sociodemographic characteristics: The Epidemiologic Catchment Area study. *Acta Psychiatrica Scandinavica*, 88(1), 35–47.

Regier, D. A., Kaelber, C. T., Rae, D. S., Farmer, M. E., Knauper, B., Kessler, R. C., & Norquist, G. S. (1998). Limitations of diagnostic criteria and assessment instruments for mental disorders: Implications for research and policy. *Archives of General Psychiatry*, 55(2), 109–115.

Reisner, S. L., Conron, K. J., Scout, Baker, K., Herman, J. L., Lombardi, E., . . . Matthews, A. K. (2015). "Counting" transgender and gender-nonconforming adults in health research: Recommendations from the gender identity in US surveillance group. *TSQ: Transgender Studies Quarterly*, 2(1), 34–57.

Reisner, S. L., Katz-Wise, S. L., Gordon, A. R., Corliss, H. L., & Austin, S. B. (2016). Social epidemiology of depression and anxiety by gender identity. *Journal of Adolescent Health: Official Publication of the Society for Adolescent Medicine*, 59(2), 203–208.

Reisner, S. L., Vetters, R., Leclerc, M., Zaslow, S., Wolfrum, S., Shumer, D., & Mimiaga, M. J. (2015). Mental health of transgender youth in care at an adolescent urban community health center: A matched retrospective cohort study. *Journal of Adolescent Health: Official Publication of the Society for Adolescent Medicine*, 56(3), 274–279.

Rhodes, T. (2002). The "risk environment": a framework for understanding and reducing drug-related harm. *International Journal of Drug Policy*, 13(2), 85–94.

Riolo, S. A., Nguyen, T. A., Greden, J. F., & King, C. A. (2005). Prevalence of depression by race/ethnicity: Findings from the National Health and Nutrition Examination Survey III. *American Journal of Public Health*, 95(6), 998–1000.

Robins, L. N., Helzer, J. E., Weissman, M. M., Orvaschel, H., Gruenberg, E., Burke, J. D., Jr, & Regier, D. A. (1984). Lifetime prevalence of specific psychiatric disorders in three sites. *Archives of General Psychiatry*, 41(10), 949–958.

Roche, A., Kostadinov, V., Fischer, J., Nicholas, R., O'Rourke, K., Pidd, K., & Trifonoff, A. (2015). Addressing inequities in alcohol consumption and related harms. *Health Promotion International*, 30(Suppl 2), ii20–ii35.

Russell, S. T., & Fish, J. N. (2016). Mental health in lesbian, gay, bisexual, and transgender (LGBT) youth. *Annual Review of Clinical Psychology*, *12*, 465–487.

Ryan, C., Huebner, D., Diaz, R. M., & Sanchez, J. (2009). Family rejection as a predictor of negative health outcomes in White and Latino lesbian, gay, and bisexual young adults. *Pediatrics*, *123*(1), 346–352.

Safran, M. A., Mays, R. A., Jr., Huang, L. N., McCuan, R., Pham, P. K., Fisher, S. K., . . . Trachtenberg, A. (2009). Mental health disparities. *American Journal of Public Health*, *99*(11), 1962–1966.

Saloner, B., & Lê Cook, B. (2013). Blacks and Hispanics are less likely than whites to complete addiction treatment, largely due to socioeconomic factors. *Health Affairs*, *32*(1), 135–145.

SAMHSA. (2005). *Results from the 2004 National Survey on Drug Use and Health: National findings.* NSDUH Series H-28, DHHS Publication No. SMA 05-4062. Rockville, MD: Office of Applied Studies. Retrieved from https://archive.samhsa.gov/data/NSDUH/2k4nsduh/2k4results/2k4Results.htm

SAMHSA. (2007). *Results from the 2007 National Survey on Drug Use and Health: National findings.* NSDUH Series H-32, DHHS Publication No. SMA 07-4293. Rockville, MD: Office of Applied Studies. Retrieved from https://archive.samhsa.gov/data/NSDUH/2k5nsduh/2k5Results.htm

SAMHSA. (2010). *Results from the 2009 National Survey on Drug Use and Health: National findings.* NSDUH Series H-38A, HHS Publication No. SMA 10-4586. Rockville, MD: Office of Applied Studies. Retrieved from https://archive.samhsa.gov/data/2k9/2k9Resultsweb/web/2k9results.htm

SAMHSA Center for Behavioral Health Statistics and Quality. (n.d.). *Key substance use and mental health indicators in the United States: Results from the 2015 National Survey on Drug Use and Health.* HHS Publication No. SMA 16-4984, NSDUH Series H-51. Retrieved from http://www.samhsa.gov/data/

Sandfort, T. G. M., de Graaf, R., Ten Have, M., Ransome, Y., & Schnabel, P. (2014). Same-sex sexuality and psychiatric disorders in the second Netherlands Mental Health Survey and Incidence Study (NEMESIS-2). *LGBT Health*, *1*(4), 292–301.

Schaffer, A., Cairney, J., Cheung, A., Veldhuizen, S., & Levitt, A. (2006). Community survey of bipolar disorder in Canada: Lifetime prevalence and illness characteristics. *Canadian Journal of Psychiatry. Revue Canadienne de Psychiatrie*, *51*(1), 9–16.

Scheier, L. M. (2010). *Handbook of drug use etiology: Theory, methods, and empirical findings* (L. M. Scheier, Ed.). Washington, DC: American Psychological Association.

Schulz, A. J., Gravlee, C. C., Williams, D. R., Israel, B. A., Mentz, G., & Rowe, Z. (2006). Discrimination, symptoms of depression, and self-rated health among African American women in Detroit: Results from a longitudinal analysis. *American Journal of Public Health*, *96*(7), 1265–1270.

Scott, K. M., Al-Hamzawi, A. O., Andrade, L. H., Borges, G., Caldas-de-Almeida, J. M., Fiestas, F., . . . Kessler, R. C. (2014). Associations between subjective social status and DSM-IV mental disorders: Results from the World Mental Health surveys. *JAMA Psychiatry*, *71*(12), 1400–1408.

Semlyen, J., King, M., Varney, J., & Hagger-Johnson, G. (2016). Sexual orientation and symptoms of common mental disorder or low wellbeing: Combined meta-analysis of 12 UK population health surveys. *BMC Psychiatry*, *16*, 67.

Sexual Minority Assessment Research Team (SMART). (2009). *Best practices for asking questions about sexual orientation on surveys.* Los Angeles, CA: UCLA School of Law, Williams Institute. Retrieved from https://williamsinstitute.law.ucla.edu/wp-content/uploads/SMART-FINAL-Nov-2009.pdf

Shavers, V. L. (2007). Measurement of socioeconomic status in health disparities research. *Journal of the National Medical Association*, *99*(9), 1013–1023.

Smith, S. M., Stinson, F. S., Dawson, D. A., Goldstein, R., Huang, B., & Grant, B. F. (2006). Race/ethnic differences in the prevalence and co-occurrence of substance use disorders and independent mood and anxiety disorders: Results from the National Epidemiologic Survey on Alcohol and Related Conditions. *Psychological Medicine*, *36*(7), 987–998.

Stansfeld, S. A., Clark, C., Rodgers, B., Caldwell, T., & Power, C. (2008). Childhood and adulthood socio-economic position and midlife depressive and anxiety disorders. *British Journal of Psychiatry: The Journal of Mental Science*, *92*(2), 152–153.

Stinson, F. S., Grant, B. F., Dawson, D. A., Ruan, W. J., Huang, B., & Saha, T. (2005). Comorbidity between DSM-IV alcohol and specific drug use disorders in the United States: Results from the National Epidemiologic Survey on Alcohol and

Related Conditions. *Drug and Alcohol Dependence*, *80*(1), 105–116.

Streed, C. G., Jr., McCarthy, E. P., & Haas, J. S. (2017). Association between gender minority status and self-reported physical and mental health in the United States. *JAMA Internal Medicine*, *177*(8), 1210–1212.

Swartz, J. R., Hariri, A. R., & Williamson, D. E. (2017). An epigenetic mechanism links socioeconomic status to changes in depression-related brain function in high-risk adolescents. *Molecular Psychiatry*, *22*(2), 209–214.

Swendsen, J., Conway, K. P., Degenhardt, L., Dierker, L., Glantz, M., Jin, R., Merikangas, K., Sampson, N., & Kessler, R.C. (2009). Socio-demographic risk factors for alcohol and drug dependence: the 10-year follow-up of the national comorbidity survey. *Addiction*, *104*(8), 1346–1355.

Sydén, L., Sidorchuk, A., Mäkelä, P., & Landberg, J. (2017). The contribution of alcohol use and other behavioural, material and social factors to socio-economic differences in alcohol-related disorders in a Swedish cohort. *Addiction*, *112*(11), 1920–1930.

Testa, R. J., Habarth, J., Peta, J., & Balsam, K. (2015). Development of the gender minority stress and resilience measure. *Orientation and Gender . . .*, *2*(1), 65–77.

Testa, R. J., Michaels, M. S., Bliss, W., Rogers, M. L., Balsam, K. F., & Joiner, T. (2017). Suicidal ideation in transgender people: Gender minority stress and interpersonal theory factors. *Journal of Abnormal Psychology*, *126*(1), 125–136.

The Gender Identity in U.S. Surveillance (GenIUSS) Group. (2014). *Best practices for asking questions to identify transgender and other gender minority respondents on population-based surveys.* Los Angeles, CA: UCLA School of Law, Williams Institute. Retrieved from https://williamsinstitute.law.ucla.edu/wp-content/uploads/geniuss-report-sep-2014.pdf.

Thundal, K. L., & Allebeck, P. (1998). Abuse of and dependence on alcohol in Swedish women: Role of education, occupation and family structure. *Social Psychiatry and Psychiatric Epidemiology*, *33*(9), 445–450.

Tsuchiya, K. J., Agerbo, E., Byrne, M., & Mortensen, P. B. (2004). Higher socio-economic status of parents may increase risk for bipolar disorder in the offspring. *Psychological Medicine*, *34*(5), 787–793.

Turner, R. J., & Gil, A. G. (2002). Psychiatric and substance use disorders in South Florida: Racial/ethnic and gender contrasts in a young adult cohort. *Archives of General Psychiatry*, *59*(1), 43–50.

Turner, R. J., & Lloyd, D. A. (1999). The stress process and the social distribution of depression. *Journal of Health and Social Behavior*, *40*(4), 374–404.

Turner, R. J., & Wagenfeld, M. O. (1967). Occupational mobility and schizophrenia: An assessment of the social causation and social selection hypotheses. *American Sociological Review*, *32*(1), 104–113.

Valentine, S. E., & Shipherd, J. C. (in press). A systematic review of social stress and mental health among transgender and gender non-conforming people in the United States. *Clinical Psychology Reviews*.

van Oers, J. A., Bongers, I. M., van de Goor, L. A., & Garretsen, H. F. (1999). Alcohol consumption, alcohol-related problems, problem drinking, and socioeconomic status. *Alcohol and Alcoholism*, *34*(1), 78–88.

Vega, W. A., Aguilar-Gaxiola, S., Andrade, L., Bijl, R., Borges, G., Caraveo-Anduaga, J. J., . . . Wittchen, H.-U. (2002). Prevalence and age of onset for drug use in seven international sites: Results from the international consortium of psychiatric epidemiology. *Drug and Alcohol Dependence*, *68*(3), 285–297.

Vega, W. A., Alderete, E., Kolody, B., & Aguilar-Gaxiola, S. (1998). Illicit drug use among Mexicans and Mexican Americans in California: The effects of gender and acculturation. *Addiction*, *93*(12), 1839–1850.

Vega, W. A., Sribney, W. M., Aguilar-Gaxiola, S., & Kolody, B. (2004). 12-month prevalence of DSM-III-R psychiatric disorders among Mexican Americans: Nativity, social assimilation, and age determinants. *Journal of Nervous and Mental Disease*, *192*(8), 532–541.

Vega, W. A., Zimmerman, R., Gil, A., Warheit, G. J., & Apospori, E. (1993). Acculturation strain theory: Its application in explaining drug use behavior among Cuban and other Hispanic youth. *NIDA Research Monograph*, *130*, 144–166.

Wagner-Echeagaray, F. A., Schütz, C. G., Chilcoat, H. D., & Anthony, J. C. (1994). Degree of acculturation and the risk of crack cocaine smoking among Hispanic Americans. *American Journal of Public Health*, *84*(11), 1825–1827.

Warner, L. A., Kessler, R. C., Hughes, M., Anthony, J. C., & Nelson, C. B. (1995). Prevalence and correlates of drug use and dependence in the United States: Results from the National Comorbidity Survey. *Archives of General Psychiatry*, *52*(3), 219–229.

Warner, R. (1995). Time trends in schizophrenia: Changes in obstetric risk factors with industrialization. *Schizophrenia Bulletin*, *21*(3), 483–500.

Weissman, M. M., Bruce, M. L., Leaf, P. J., Florio, L. P., & Holzer, C. E. (1991). Affective disorders. In L. N. Robins & D. A. Regier (Eds.), *Psychiatric disorders in America: The Epidemiologic Catchment Area Study* (pp. 53–80). New York, NY: The Free Press.

Weissman, M. M., & Myers, J. K. (1978). Affective disorders in a US urban community: The use of research diagnostic criteria in an epidemiological survey. *Archives of General Psychiatry*, *35*(11), 1304–1311.

Wells, J. C., Tien, A. Y., Garrison, R., & Eaton, W. W. (1994). Risk factors for the incidence of social phobia as determined by the Diagnostic Interview Schedule in a population-based study. *Acta Psychiatrica Scandinavica*, *90*(2), 84–90.

White Hughto, J. M., & Reisner, S. L. (2016). A systematic review of the effects of hormone therapy on psychological functioning and quality of life in transgender individuals. *Transgender Health*, *1*(1), 21–31.

White Hughto, J. M., Reisner, S. L., & Pachankis, J. E. (2015). Transgender stigma and health: A critical review of stigma determinants, mechanisms, and interventions. *Social Science and Medicine*, *147*, 222–231.

WHO International Consortium in Psychiatric Epidemiology. (2000). Cross-national comparisons of the prevalences and correlates of mental disorders: WHO International Consortium in Psychiatric Epidemiology. *Bulletin of the World Health Organization*, *78*(4), 413–426.

Williams, D. R., Costa, M., & Leavell, J. P. (2010). Race and mental health: Patterns and challenges. In T. L. Scheid (Eds.), *A Handbook for the Study of Mental Health: Social Contexts, Theories, and Systems*, 268–290.

Williams, D. R., González, H. M., Neighbors, H., Nesse, R., Abelson, J. M., Sweetman, J., & Jackson, J. S. (2007). Prevalence and distribution of major depressive disorder in African Americans, Caribbean blacks, and non-Hispanic whites: Results from the National Survey of American Life. *Archives of General Psychiatry*, *64*(3), 305–315.

Williams, D. R., McClellan, M. B., & Rivlin, A. M. (2010). Beyond the Affordable Care Act: Achieving real improvements in Americans' health. *Health Affairs*, *29*(8), 1481–1488.

Williams, D. R., & Sternthal, M. (2010). Understanding racial-ethnic disparities in health: Sociological contributions. *Journal of Health and Social Behavior*, *51*(Suppl.), S15–S27.

Wilson, W. J. (1996). *When work disappears: The world of the new urban poor*. New York: Knopf.

Wilson, W. J. (2012). *The truly disadvantaged: The inner city, the underclass, and public policy, Second Edition*. Chicago: University of Chicago Press.

Wittchen, H. U., Zhao, S., Kessler, R. C., & Eaton, W. W. (1994). DSM-III-R generalized anxiety disorder in the National Comorbidity Survey. *Archives of General Psychiatry*, *51*(5), 355–364.

Wong, E. C., Collins, R. L., Cerully, J., Seelam, R., & Roth, B. (2017). Racial and ethnic differences in mental illness stigma and discrimination among Californians experiencing mental health challenges. *Rand Health Quarterly*, *6*(2), 6.

Woodruff, R. A., Jr., Guze, W. B., & Clayton, P. J. (1971). Unipolar and bipolar primary affective disorder. *British Journal of Psychiatry: The Journal of Mental Science*, *119*(548), 33–38.

World Health Organization. (1992). *The ICD-10 classification of mental and behavioural disorders: Clinical descriptions and diagnostic guidelines*. Geneva, Switzerland: World Health Organization.

第 8 章

自杀：公共卫生的负担

HOLLY C. WILCOX

DIANA CLARKE

ADRIENNE GRZENDA

STEPHANIE G. SMITH

WILLIAM W. EATON

本章要点

- 自杀是全球排名第 17 位的死亡原因，是美国排名第 10 位的死亡原因

- 在美国，一个自杀案例造成超过 130 万美元经济损失。其中 97% 的损失来源于生产力损失

- 多因素导致了自杀风险升高，但是，有过往自杀未遂史仍然是再次出现自杀未遂与自杀最主要的风险因素

- 一些人群更易受到自杀的影响，这其中包含：中老年人，美国印第安人和阿拉斯加原住民，女同性恋、男同性恋、双性恋和跨性别者，军事人员和退伍老兵

- 可用社会学视角、应激－素质模型和应激过程的整合概念性框架将自杀行为的发展过程进行概念化

- 模仿自杀的概念——也就是"维特效应"——得到了世界各地研究者的证实，并由此发展出专门规范媒体报道自杀事件的指引

- 尽管在自杀预防的问题上没有一种策略优于其他策略，但是，广泛的、多要素的组合手段被证实是有效的，它包括早期干预、在各种机构中的教育、某些心理疗法和精神药物的使用、环境的改变，以及社会支持

- 未来关于自杀预防的努力，应当着眼于数据互通的要求和上游途径，以识别新的预警因素，评估预防技术的有效性，并扩展为出现精神卫生问题的年轻人提供预防干预的范式

定 义

自杀[1]的定义是以死亡为意图的自我伤害行为所导致的死亡[Institute of Medicine（IOM），2002]。自杀未遂是指任何非致命性的自杀行为，涉及有意对自身投毒、伤害，以及其他有或者没有致命意图或者后果的自伤行为。

流 行 病 学

在美国和全球许多国家，自杀是重要的公共卫生问题。根据WHO（WHO，2018）统计，每年有将近80万人死于自杀，自杀未遂的人则更多。每当有一个成年人死于自杀，可能会有超过20人有过非致命性的自杀未遂（David-Ferdon等，2016；WHO，2018）。自杀发生于生命历程的整个过程中，且是全球排名第17位的死亡原因，是15~29岁人群的第2大死亡原因。每年死于自杀的80万人中，大约78%发生在中低收入国家（LMIC）。斯里兰卡、圭亚那、蒙古、哈萨克斯坦和韩国是自杀率最高的中低收入国家。在农业活动中广泛使用的杀虫剂以及对其不适当的存储（如存储在家中）是这些高自杀率数字背后扮演了关键角色，尤其在这些中低收入国家的农村地区，杀虫剂是主要的自杀工具。全球范围内，男性因自杀死亡的概率是女性的3~4倍，中国例外。在中国，女性尤其是农村地区的女性因自杀死亡的概率比男性更高（WHO，2018）。对精神疾患的治疗不足，有些情况下是因为冲动，加上社会经济方面的应激源和自杀工具容易获得，是自杀率在中国农村地区的女性中较高的原因。虽然男性因自杀死亡的概率更高，女性出现非致命性自杀行为的概率是男性的两倍多。

在美国，2016年约有45 000名10岁及以上的个人自杀死亡，自杀是美国排名第10位的死亡原因。枪支是最主要的自杀工具，绞死/窒息排在第2位[Centers for Disease Control & Prevention（CDC），2018]。从20世纪90年代末到现在，自杀率上升了30%（Stone等，2018）。美国的自杀率依年龄、种族/民族、地理位置而不同（CDC，2018）。例如，美国45~64岁群体以及85岁及以上群体自杀率最高（分别为每10万人中19.28人和18.98人）。男性的年龄标化率为每10万人中21.31人，女性的年龄标化率为每10万人中6.04人，在大多数不同年龄段、不同种族群体中都是这样大于3∶1的比例。非西班牙裔白人和美国印第安人/阿拉斯加原住民（AI/AN）是美国自杀率最高的种族群体。同样的高自杀率数据也出现在其他西方国家的原住民中比如澳大利亚（澳大利亚统计局，2016）。美国的自杀率也依地理位置有所不同，从每10万人中6.9人的华盛顿特区到每10万人中29.2人的蒙大拿州（CDC，2018）。与全球层面统计的一致，尽管男性因自杀死亡的概率是女性的3~4倍，女性自杀未遂的概率是男性的两倍多。这一现象在美国各年龄、种族、所处地理位置群体中均有观察到。

有关自杀和自杀未遂的现有统计，可能在大体上比实际数据低估了10%~50%，多种因素造成了这种误差，包括耻感、难以确定是否有死亡动机、因全球和各国对自杀的调查和界定不同导致的错误分类，以及对专业人士的训练不同导致对自杀作为死因的判定不同等等（Rockett 等，2011；Tollefsen 等，2012；Varnik 等，2012；David-Ferdon 等，2016）。例如，判定自杀的人员身份不同，在一些国家是非医生的验尸官（美国）或者是未经医学训练的律师（加拿大），另一些国家则是拥有医学学位并接受过深入的、病理学训练的法医（Kelsall & Bowes，2016；Bucholz，2015）。自杀的判定具有很大的不确定性。自杀统计数据的效度依赖于确定死亡原因的手段，死亡报告系统的全面性，以及估算全美自杀率数据的过程。有关自杀导致死亡的信息源自死亡证明。在大多数发达国家，这些信息基于对突然和意外的死亡的法医调查。这些调查包括对警方文件的回顾、验尸、家庭成员和医生提供的精神病史和社会史，以及佐证证据（如自杀笔记）。并且，由于对自杀感到耻辱、缺乏证明有自杀意图的信息而造成的漏报，以及不同环境下对自杀行为的定义和确定方式不同，都导致对其他与自杀相关统计数据的低估。此外，没有一个独立而全面的、美国体系去记录非致命性自杀行为的规模，也造成很难去估算和比较不同国家之间的发生率。

自杀的风险因素

自杀与自杀未遂的风险因素有多种，并且可能依据人群的不同而变化。例如，重大丧失、悲痛、药物滥用或者酒精滥用、社会隔离、低自尊心、自杀未遂史、家族的自杀史和自杀未遂史、长期患有精神疾患或者躯体疾病，都是已发现的自杀风险因素（CDC，

2018）。然而，在 Franklin 等（2017）名为"自杀意念和行为（STB）的风险因素"的研究中，他们评估了 365 篇已发表研究中涉及的共 3 428 种风险因素的效应值（effect size）（775 种青少年样本风险因素的效应值）。他们观察到了微弱的预测能力，在不同年龄组之间（包括青少年），并无显著区别。研究作者总结如下：

经过比值比（odds ratio）、风险比（hazard ratio）和诊断准确性分析，对于所有结果，预测效果仅略微比随机猜测更好；没有一个大类或者亚类能够以远高于随机猜测的水平准确地预测；预测能力在 50 年的研究过程中并没有提高。

作者讨论认为，这个自杀意念和行为的荟萃分析最为重要的结果之一是，在这个领域 50 年研究涵盖的风险因素范围相对过小，所应用的研究和分析方法范围也相对过小。这些作者使用了几乎毁灭性的批评，来总结这个领域目前的知识状况：

总的来说，过去 50 年，自杀意念和行为风险因素研究领域实质上是在不断地、一遍又一遍重复地进行着相同的研究。鉴于这种情况，过去 50 年来预测能力的发展几乎停滞不前，并不令人惊讶。与之相似的是，过去 50 年，自杀意念和行为相关的率几乎保持不变，也就不令人惊讶了（Franklin 等，2017）。

鉴于传统方法产生的预测知识有限，自杀意念和行为荟萃分析最主要的结论之一是，需要采用主要基于机器学习预测的新方法。此外，作者总结得出，准确的自杀意念和行为预测可能需要能考虑到几百个预测因子之间复杂关系的概念模型，而不

是现有研究所采用的简单的概念和分析模型。抛开这些结论不谈,有过往自杀未遂史的是再次出现自杀未遂和自杀的单一最大风险因素(Beghi 等,2013;Bennardi 等,2016;Bostwick 等,2016)。

高自杀风险人群

中年人群

根据 CDC 统计,美国在 1999—2016 年自杀率急剧升高,中年人群(45~65 岁)自杀数量和自杀率升幅最大(2018)。特别是中年人群,自杀率从 1999 年的 13.2/10 万升高到 2016 年的 9.2/10 万(CDC,2018)。虽然中年男性自杀风险通常更高,但是男性和女性的自杀率都有升高(CDC,2018;Curtin 等,2016;Oswald & Tohamy,2017)。中年人高自杀率和女性自杀率的显著升高也出现在加拿大、英国、澳大利亚和许多欧洲国家(Bilsker & White,2011;WHO,2014;Platt,2017;Struszcyk 等,2017;Oswald & Tohamy,2017;O'Donnell & Richardson,2018)。要理解这个群体尤其是中年女性自杀率的升高还需要做更多的研究。潜在的因素可能包括耻于向他人求助、经济和职业方面的应激源、没有达到的预期、使用物质(如酒精)作为应对方式的增加,以及与阿片类药物危机的联系。Case 和 Deaton(2015)用"绝望之死"的称谓,有力刻画了自杀的增加、酒精和药品滥用和肝脏问题导致的死亡。他们注意到导致这些"绝望之死"的早期风险因素尚未被阐明:

"绝望之死"来源于没有大学文凭的人长期累积的劣势。这种状况植根于劳务市场,但是涉及生活的许多方面,包括童年时期的健康情况、婚姻、抚养子女和宗教。

老年人群

在美国和许多其他西方国家,老年白人男性是自杀的一个高风险群体,其中 85 岁及以上的风险更高(WHO,2014;CDC,2018)。这一群体的自杀率至少是其他种族老年男性群体的两倍(CDC,2018),也是一般人群的至少两倍。许多西方国家的老年白人男性群体中也观察到相似情况,包括加拿大、法国、尼德兰和瑞典(Shah,2011;WHO,2014;Oswald & Tohamy,2017)。这一群体观察到的自杀率更高,大部分归因于:①社会隔绝;②使用了更为致命的工具;③本身更加脆弱,因而更难抵抗自杀未遂的负面影响;④寻求照顾的可能性较低。

美国印第安人和阿拉斯加原住民

与美国的其他民族或者种族相比,美国印第安人和阿拉斯加原住民受自杀影响的概率尤其高。自杀是这一人群排名第 8 位的死亡原因(Leavitt 等,2018)。这一情况与其他国家的原住民/本土群体情况相似比如澳大利亚(澳大利亚统计局,2016)。2016 年,美国印第安人和阿拉斯加原住民群体的自杀率比美国一般人群的自杀率高出将近两倍。15~24 岁的美国印第安人和阿拉斯加原住民死于自杀的概率,是所有其他种族群体该年龄段死于自杀的概率的 2~3 倍。与美国一般人群相反,美国印第安人和阿拉斯加原住民人群的自杀率在年轻时最高,最高的自杀率出现在 15~24 岁人群,而 65 岁及以上人群自杀率比美国平均更低(Jiang 等,2015)。

女同性恋、男同性恋、双性恋和跨性别者

女同性恋、男同性恋、双性恋和跨性别者(lesbian,gay,bisexual,and transgender,LGBT)出现心境障碍和自杀行为的风险显著更高。性少数人群应激理论认为,LGBT 成年人和年轻人长期受到更高的外部应激(如歧视和霸凌),逐步内化的消极社会态度,逐渐增加的内部应激(如自我厌恶和低自尊心)影响,导致负面的健康结局(Meyer,2003)。2008 年的一篇荟萃分析发现,与异性恋者中的同性相比,LGBT 女性和男性分别有 2~4 倍更高的风险在其一生中出现自杀未遂(King 等,2008)。LGBT 人群中也有观察到更多的非自杀性自我伤害行为,尤其是在青少年中(Fraser 等,2017)。心理解剖[2]发现,自杀死亡者身前具有明显的躯体/性创伤、抑郁症、焦虑症和物质滥用的历史(Skerrett 等,2016)。跨性别者(TG)人群显得更加易受自杀行为的影响,并且具有自我伤害的特殊风险因素,比如能接触到与转变性别相关的医疗和外科服务(Tucker 等,2018)。超过 40% 的美国成年跨性别者透露有过自杀企图(James 等,2016)。加利福尼亚州的 TG 青少年出现自杀意念的风险是非 TG 青少年的两倍,抑郁症状和所受的迫害是性别身份影响自杀意念的中介变量(Perez-Brumer 等,2017)。

军事人员

自杀是美国军人排名第 2 位的死亡原因(Center for Deployment Psychology,2016)。历史上,与一般人群相比,军队的自杀率更低;然而,尽管精神卫生服务的外展性和可及性都有所改善,自 2004 年开始军队的自杀率开始稳定增加,在 2010 年超过了美国一般人群的自杀率(Bryan 等,2012)。根据 2015 年美国国防部自杀事件报告(DoDSER),现役、预备役和国民警卫队标化的自杀率分别为每 10 万人中 20.2 人、24.7 人 和 27.1 人(Pruitt 等,2016)。大部分自杀死亡的现役军事人员是高加索人(73%~94%)、男性(87%~100%)以及应征在编人员(84%~100%;Hyman 等,2012)。一项关于 2011—2013 年死于自杀的现役美军士兵的心理解剖研究表明,这些士兵中 3/4 之前就有过精神障碍,超过半数的人将自杀的想法告知过他人,1/3 之前有过自杀未遂(Nock 等,2017)。尽管军事人员自杀的风险因素与一般人群相似,研究者们进一步检视军事文化独有的系统层面的影响因素。例如,Bryan 等(2012)着重指出以下阻碍军队人员自杀预防的、潜在的特殊因素:频繁而低效地使用计算机化训练和集体简报会;过度依赖于早期识别和转诊的方式;过度使用自杀和精神疾患的临床/医学观点;产生错觉以为增加服务可及性就可以有效减少精神卫生病耻感相关的自杀。相反,军事人员的自杀预防应当着眼于发掘强项的方法,把每一次军事部署重新作为成长和发展的机会来看待;扩大传统的精神卫生服务,使之成为提升整体健康和军旅生活各方面生活质量的定期项目;采取各类教育和训练方法;以及定期由精神卫生专科医生进行基于循证的实践。

退伍军人

每年的自杀案例中,大约20%是退伍军人。2013年,美国退伍军人健康管理局(VHA)报告称,每年死于自杀的美国退伍军人大约20人。在男性和女性退伍军人中,枪支都是最主要的自杀工具(Kemp & Bosarte,2012)。2014年的一项随访研究印证了这一发现,且进一步指出,即使对年龄和性别进行了控制之后,美国退伍军人的自杀风险也比非退伍军人成人群体高22%(US VHA,2016)。

自杀的理论/概念性框架

社会学观点-Durkheim 和 Pescosolido

Emile Durkheim[3]对不同国家19世纪自杀与人口统计数据的观察显示,自杀数据依据各种社会因素的不同而不同。与天主教国家相比,以新教为主要宗教的国家自杀率更高,Durkheim将其归因为新教带来了更大的"自由探究之精神"(Durkheim,1967),并给其贴上"利己型自杀"的标签。他发现,在经济衰退期自杀率会升高,且在商贸相关的职业中更高,他称为"动乱型自杀"。此外,他发现,军队中的人群有较高的自杀率,于是他假设了第三种形式"利他型自杀"。近期对Durkheim理论的一次精细化发展(Pescosolido & Georgianna,1989)将社交网络的高社会整合水平(与"利他型自杀"相关联)与低社会整合水平(与"利己型自杀"相关联)相比较。这次理论发展是为了阐述社交网络的第二个维度,即社会规范,在此维度中"动乱型自杀"与低社会规范相关联。这一维度的阐述表明还有第四种和社交网络相关的自杀形式存在,即"宿命型自杀",出现在社交网络被高度规范的情境中。"宿命型自杀"也许可以解释宗教中的自杀,如琼斯镇自杀事件(Black,1990),自杀式恐怖袭击(Post等,2009),也许还能解释印度教中女性的娑提习俗(在丈夫的葬礼上自焚殉夫)。这种习俗可能被解释为"利他型自杀"(Vijayakumar,2010)或者是"宿命型自杀"(Roye,2011)。Durkheim在19世纪的研究开启了自杀的社会学研究之先河。然而,自杀是一个复杂的多因素现象,涉及社会学、生物学和心理学因素之间的相互作用。

应激 - 素质模型

对自杀行为发展的概念化中,最受认同的是一种素质 - 应激模型(参见第11章;Mann等,1999;van Heeringen,2012)。在此模型中,素质描述了风险的发展,被定义为持续造成自杀行为脆弱性的各种条件。应激则指环境上(情境上)促使那些已经十分脆弱的群体产生急性风险,并使保护因子失效的触发因素。自杀行为的发展是应激源与自杀行为易感性(素质)相互作用的结果。典型的应激源包括精神疾病的急剧恶化,但急剧的心理社会危机经常是导致自杀行为最直接的应激源,或者是"压死骆驼的最后一根稻草"。悲观情绪和攻击性/冲动性是自杀行为素质的组成部分。性别、宗教、家庭/遗传因素、童年经历以及各种其他方面的因素,都对素质 - 应激模型存在影响。该模型假设，自杀是状态依赖型（环境）应激源与特质类素质之间相互作用的结果，这种素质，即，对独立于精神病性障碍的自杀行为的易感性（susceptibility）。应激源，比如生活事件和精神障碍是自杀的主要风险因素，但是素质的概念解释了为什么暴露在这些应激源下的个体中，只有一些人才会自杀。人生早期的逆境和表观遗传学机制似乎与这种素质的因果机制有关。这一模型对于我们的研究来说具有一定的局限性，因为它主要基于自杀高风险的成年人群，而不是社区居住的年轻人这一普通人群。

应激过程的整合性概念框架

经 Dohrenwend（1998）概念化的应激过程整合模型，假设不良的结局，比如自杀，是多种因素之间独立的与共同的关系造成的后果，这些因素包括：①环境中的状况；②生物学背景（如基因遗传）；③个人性情/性格（如人格特质与脆弱性、信仰、价值观等）；④持续的生活状况（如得到或者缺乏物质支持，得到或者缺乏社会支持，婚姻状况等）；⑤认知评估和应对反应。例如，个人在社会环境中的位置"影响到他们获得社会资源比如教育、收入的能力，由此影响到他们遭遇应激性生活事件，或者反复出现、持续存在的应激源的概率，这些都会增加他们经受心理困扰的可能性"（Clarke，2004）。个体经受心理困扰的可能性还依赖于其基因方面的易感性、认知评估以及应对的资源（Dohrenwend，1998）。应激过程整合模型为观察自杀与自杀行为复杂的特性提供了机会。

自杀方式在全球范围内的不同

自杀方式是随着不同的国家或者同一国家内不同的性别而改变。枪支和自缢或者勒死是西方国家最常见的自杀方式，而中低收入国家最常见的自杀方式是滥用杀虫剂。例如，枪支是美国超过 50% 自杀案例的自杀方式，且是美国男性最常见的自杀方式。使用枪支的自杀方式在其他国家男性中也很常见，比如阿根廷、瑞士、乌拉圭（Ajdacic-Gross 等，2008）。在澳大利亚、加拿大、英国、东欧国家、日本和其他西方国家，自缢或者勒死是最常见的自杀方式。相反，在中低收入国家，使用杀虫剂是最常见的自杀方式，比如圭亚那、斯里兰卡、中国农村地区、拉丁美洲农村地区和泰国。在这些国家，这是女性最常使用的自杀方式。在新加坡，最常见的自杀方式是跳楼（Wu 等，2012）。燃烧木炭自杀（charcoal burning），即在密闭空间燃烧木炭以引起一氧化碳中毒，在中国香港特别行政区、中国台湾地区和日本是一种常见的自杀方式（Cleary 等，2018）。自焚这种在自己身上点火的行为是一种恐怖的自杀方式，有 70% 的致死率，在中东国家、印度和斯里兰卡的女性中常见（Razaelan，2013）。自焚在西方国家也会偶尔发生（如最近 David Buckel 的自焚，其为纽约一名拥护 LGBT 人群权益的律师）。总体而言，女性相比男性更可能使用服毒作为自杀方式。

模 仿 自 杀

自杀行为本身充满情绪因素，自然会

吸引注意。历史上，多种艺术体裁都描述过自杀：例如，15 部莎士比亚悲剧中的 13 部（Kirkland，1999），过去 400 年上演的 337 部歌剧中的 74 部（Pridmore 等，2013）。1774 年，歌德出版了浪漫小说《少年维特之烦恼》，小说中描述了以失败告终的浪漫爱情故事，在小说的最后部分细致地描写了自杀行为。许多人相信，叙事者维特在小说结尾的自杀诱发了其他人的自杀。这种看法使小说在丹麦、意大利和莱比锡被封禁。当然这种想法存在争议，但是 Phillips 在 1974 年展示的证据十分令人信服，以至于他提出的说法"维特效应"现在普遍用来描述模仿自杀（Phillips，1974）。Phillips 展示了这样的现象：有关公众人物自杀的消息刊登在纽约时报的头版，会导致美国下一个月的自杀率，相比于这个月之前和之后一个月的自杀率均值，显著上升，且这种非正常上升具有统计学意义。美国国防部长 Forrestal 在 1949 年的自杀导致了 55 起额外的自杀，女演员玛丽莲·梦露的自杀被估计导致了 197 起额外的自杀。而且，纽约时报每在头版报道一起自杀就平均有 58 起额外的自杀发生。这种影响看起来不像是由于悲痛引起的，因为一个公众人物的死亡，如约翰·肯尼迪总统的死亡并不伴随着自杀率的升高，自杀数量反而比预期值低 25。自杀的上升并非处于前驱期的自杀行为的加速发生，因为之后的几个月并没有出现下降。也并非由于验尸官受到新闻报道的影响将其他死因如意外或者谋杀归类到自杀，因为没有观察到意外或者谋杀死亡数的下降。自杀报道出现在纽约时报上的天数和国内增加的自杀死亡数有正相关。

在 1974 年 Phillips 的研究影响下，全世界涌现出许多文献支持他关于"维特效应"的结论（Jain & Kumar，2016；Jang 等，2016；Nabeshima 等，2016；Thom 等，2012）。研究者对名人自杀的效应特别感兴趣（Niederkrotenthaler 等，2012；Stack，2003；Stack，2005）。新闻报道质量的影响也受到了研究，新闻记者因而采纳了自杀报道指南（Pirkis 等，2006）。结果有证据表明，对自杀报道指南的遵守程度和媒体报道自杀的方式，与自杀率的变化相关——也就是说，对更好地遵守报道指南会导致更低的自杀率（Bohanna & Wang，2012）。指南包括避免在头版报道自杀事件、避免报道细节如自杀的方式、避免将自杀事件浪漫化或者描述成一次胜利。对自杀方式的报道似乎尤为重要：在德国《一个学生之死》电视剧中有两集分别（重复）出现卧轨自杀的情节，在播出之后，德国卧轨自杀的案例明显增多（Schmidtke & Hafner，1988）。

最近，有人提出一种有保护作用的报道风格，被称为"巴巴吉诺效应"，取自莫扎特歌剧《魔笛》中放弃了自杀念头决定继续生活下去的人物（Niederkrotenthaler 等，2010），托尔斯泰小说《安娜·卡列宁娜》中的人物列文也有过相似经历。这些例子说明，媒体的叙述既能促进自杀的预防，也能导致自杀风险的增加（Romer 等，2006）。遗憾的是，许多大众媒体机构为了吸引读者和扩大市场份额，继续无视或者轻视这些新闻报道指南（Nutt 等，2015）。

近来互联网媒体的可获得性，使得通过推行报道风格指南来预防自杀的可能性愈加渺茫。搜索引擎会把人们指向成百上千个鼓励自杀和提供自杀方式相关信息的网站（Biddle 等，2008）。而数量上稍多于前者的另一些网站（Till & Niederkrotenthaler，2014）则不鼓励自杀，并且为降低个体自杀概率提供指导。只有有限数量的例子记录了媒体报道对模仿自杀率的影响在发生积极变化（Sonneck 等，1994）。在报道自杀事件方面，媒体报道风格的改善，是一般性预防（universal prevention）[4]的重要形式之一（Hawton & Williams，2001），WHO（2017）为此提供了明确的报道指南。

自杀预防

有两个系统综述研究探讨了预防自杀的途径（Mann 等，2005，以及由 Zalsman 等，2016 所做的更新）。没有一种策略明显地优于其他策略。目前一致的意见是广泛的、多要素的方法效果最佳。要实现可持续性，预防途径需要嵌入服务机构之中。教育和初级保健医生针对抑郁症的其他干预手段，不断被证明可以有效减少自杀行为，并降低自杀率（Zalsman 等，2016）。白山阿帕奇监测系统（White Mountain Apache surveillance system）将自杀死亡率降低了38%（Cwik 等，2016）。两个基于学校的技能培养干预，在一、二年级实行的"好行为竞赛"（good behavior game，GBG）干预，以及在初、高中实行的"年轻人心理健康知晓"（Youth Aware Mental Health，YAM）项目，都使自杀未遂数降低了50%（Wilcox 等，2008；Wasserman 等，2015）。认知行为疗法、辩证行为疗法、锂盐治疗都在减少自杀和自杀未遂方面显示出了明显的积极作用

（Brown 等，2005；Linehan 等，2006；Neacsiu 等，2010；Zalsman 等，2016）。WHO 领导的"精神卫生缺口"（MH Gap）项目，为非专业化机构在管理自我伤害/自杀方面，提供了基于证据的推荐意见。应优先考虑对存在精神障碍、神经疾病和药物使用障碍的个人在自我伤害/自杀方面进行评估。目前确定的预防方法如下：

- 移除自我伤害的工具
- 减少接触自杀的工具
- 定期联络是有用的
- 解决问题是一种途径
- 使用社会支持
- 让自我伤害的人住院治疗
- 减少与酒精的接触
- 负责任的媒体报道，弱化自杀报道的影响
- 基于学校的干预可减少青少年的自杀未遂和自杀死亡数

针对关键自杀风险因素比如抑郁、焦虑、攻击性破坏行为的干预，业已证明，可以预防自杀意念和自杀行为案例的发生（Wolk 等，2015；March 等，2006；Wilcox 等，2008；Hawkins 等，2005；Connell 等，2016）。降低风险和/或增加复原力的中间机制和过程目前尚未完全阐明。似乎有证据支持，早期介入能预防之后产生的自杀意念和行为。利用社交媒体和移动通信技术的干预，以及基于持续监控大数据的干预似乎有着良好前景（Zalsman 等，2016）。

自杀造成的损失

自杀和自杀相关行为造成了重大的直

接（如医疗开销）和间接（如收入损失）经济负担。根据 Shepard 等（2015）的研究，2013 年，在美国一起自杀大概造成 1 329 553 美元的损失，其中 97% 是由于损失的生产力，3% 与医疗相关。自杀和自杀未遂共造成直接和间接经济损失 935 亿美元。在澳大利亚，自杀和自杀相关行为估计造成 67.3 亿澳元经济损失（Kinchin & Doran，2017）。全球因自杀造成的经济损失数据则难以获得。

未来研究方向

数据连接的需要

来自电子病历、医疗支付方索赔数据库、死亡率数据（如美国暴力死亡报告系统）、监测数据（如年轻人风险行为监测系统）、定期人口调查、健康信息共享的数据，可以与预防自杀工作的相关数据相连接，来辨别在以下方面哪些干预是最有效的：①预防自杀行为；②识别谁可通过特定的干预受益，在何种情况下受益（Wilcox 等，2016）。在美国，遵照联合委员会的建议，医疗机构广泛使用例行自杀筛查，而数据连接提供了评估和增强这种筛查的潜在可能（Joint Commission Sentinel Event Alert，2016）。数据连接也可能让人能通过预测分析和精准医学方面的努力，来识别新的预警因素和预警因素组合。最后，现存数据集的整合可被用于识别进入高风险时期的个人，从而发起外展服务和干预来预防自杀。

上游途径的需要

根据美国疾病控制与预防中心（Centers for Disease Control & Prevention，CDC）报告，10~14 岁女性的自杀率在 1999—2014 年升幅最大（200%），从 1999 年的 0.5/10 万到 2014 年的 1.5/10 万，升高为原来的 3 倍（Curtin 等，2016）。此外，Bridge 等（2015）发现，黑人儿童的自杀率从 20 世纪 90 年代初至今几乎增加了一倍，而白人儿童的自杀率下降了。尽管与年龄更大的群体相比，在这些年龄群体中与自杀相关的率都相对较小，但在这些群体的一些亚群中，相关数字正在急剧升高。2015 年内华达州和新墨西哥州对 6 年级学生进行的年轻人风险行为调查（YRBS）显示，16%~18% 的 6 年级学生在过去的一年中认真地考虑过自杀。尽管许多学校工作者、健康服务提供者和家长意识到在小孩子中有自杀的情况，但他们并不知道该做什么来改善这种局面。

扩展年轻人自杀预防的范式，从而包括"上游"预防策略和依照发育阶段来及时地进行预防，是一个有潜力在更大人群范围内显著地降低自杀的死亡率和发病率的途径。一些"上游"的风险与保护机制能够影响到更大比例的年轻人人群，比如出现的抑郁症状或者攻击破坏性行为的儿童群体，实施与评估能改变这些机制的干预，具有一定的潜力改变其后的、年轻人的人生轨迹，能预防一系列不良结局的发生，比如自杀企图，并且还能节约成本（Pain in the Nation Report，2017）。

学校和医院急诊科是能够接触到大量儿童人群的最理想的环境。"好行为竞赛"

（good behavior game，GBG）是一项在一、二年级教室中开展的预防性干预（Barrish 等，1969），专门针对攻击破坏性行为。研究证明，GBG 能够预防自杀企图，以及因暴力行为作为少年 / 成年犯人受到关押的情况（Wilcox 等，2008；Kellam 等，2008）。"询问自杀筛查问题"（ASQ）只需急诊科的医生和护士不到 2min 的时间来实施，这一筛查能成功地识别具有试图自杀风险的年轻人（Horowitz 等，2012），且将在 8 岁及以上年轻人中检测自杀风险的能力提高了一倍（Ballard 等，2017）。

（袁漪译，孙燕审校）

注释

［1］自杀（suicide），一般包括自杀意念（suicide ideas）、自杀未遂（suicide attempt）、又译自杀企图，以及自杀死亡（committed suicide）。

［2］心理解剖（psychological autopsies）方法是在 20 世纪 60 年代由美国洛杉矶自杀防治中心发展起来的，主要是访谈死者生前有关人员如配偶、成年子女和其他亲属等，以获取死者相关信息包括精神状况。

［3］Emile Durkheim，爱米尔·杜尔凯姆（1858—1917），是法国著名的社会学家。他的代表作之一《自杀论》对后世开展自杀研究影响很大，是自杀学（suicidology）领域研究中的经典之作。

［4］预防自杀一般采取三级预防策略。①一级预防，称一般性预防（universal prevention）：针对一般的公众；②二级预防，称选择性预防（selected prevention）：针对有自杀风险的人群；③三级预防，称指征性预防（indicated prevention）：针对有明显自杀风

险的人群如精神分裂症和情感障碍等人群。

参 考 文 献

Ajdacic-Gross V, Weiss MG, Ring M, et al. Methods of suicide: international suicide patterns derived from the WHO mortality database. *Bull World Health Organ*. 2008;86(9):726–732.

Australian Bureau of Statistics. Intentional self-harm in Aboriginal and Torres Strait Islander people. Catalogue Number 3303.0—Causes of Death, Australia, 2016: http://www.abs.gov.au/AUSSTATS/abs@.nsf/ProductsbyCatalogue/47E19CA15036B04BCA2577570014668B?OpenDocument. Accessed May 30, 2018.

Ballard ED, Cwik M, Van Eck K, et al. Identification of at-risk youth by suicide screening in a pediatric emergency department. *Prev Sci*. 2017;18(2):174–182.

Barrish H, Saunders M, Wolf M. Good behavior game: effects of individual contingencies for group consequences on disruptive behavior in a classroom. *J Appl Behav Anal*. 1969;2:119–124.

Beghi M, Rosenbaum JF, Cerri C, Cornaggia CM. Risk factors for fatal and nonfatal repetition of suicide attempts: a literature review. *Neuropsychiatr Dis Treat*. 2013;9:1725–1736.

Bennardi M, McMahon E, Corcoran P, Griffin E, Arensman E. Risk of repeated self-harm and associated factors in children, adolescents and young adults. *BMC Psychiatry*. 2016;16:421.

Biddle L, Donovan J, Hawton K, Kapur N, Gunnell D. 2008. Suicide and the Internet. *BMJ*. 336(7648):800–802.

Bilsker D, White J. The silent epidemic of male suicide. *BCMJ*. 2011;53(10):529–534.

Black A, Jr. Jonestown—two faces of suicide: a Durkheimian analysis. *Suicide Life Threat Behav*. 1990;20(4):285–306.

Bohanna I, Wang X. Media guidelines for the responsible reporting of suicide: a review of effectiveness. *Crisis*. 2012;33(4):190–198.

Bostwick JM, Pabbati C, Geske JR, McKean AJ. Suicide attempt as a risk factor for completed suicide: even more lethal than we knew. *Am J Psychiatry*. 2016;173(11):1094–1100.

Bridge JA, Asti L, Horowitz LM, et al. Suicide trends among elementary school-aged children in the United States from 1993 to 2012. *JAMA Pediatr*. 2015;169(7):673–677.

Brown GK, Have TT, Henriques GR, et al. Cognitive therapy for the prevention of suicide attempts: a randomized controlled trial. *JAMA*. 2005;294(5):563–570.

Bryan CJ, Jennings KW, Jobes DA, et al. Understanding and preventing military suicide. *Arch Suicide Res*. 2012;16(2):95–110.

Bucholz A. History of Death Investigation. In: *Death Investigation: An Introduction to Forensic Pathology for the Nonscientist*. 2015. https://www.sciencedirect.com/topics/medicine-and-dentistry/coroner. Accessed May 30, 2018.

Case A, Deaton A. Rising morbidity and mortality in midlife among white non-Hispanic Americans in the 21st century. *Proc Nat Acad Sci USA*. 2015;112(49):15078–15083.

Center for Deployment Psychology. Suicide in the Military. 2016. http://deploymentpsych.org/disorders/suicide-main. Accessed May 30, 2018.

Centers for Disease Control and Prevention (CDC). Suicide: Risk and Protective Factors. https://www.cdc.gov/violenceprevention/suicide/riskprotectivefactors.html. Accessed May 30, 2018.

Centers for Disease Control and Prevention. National Center for Injury Prevention and Control. Web-based Injury Statistics Query and Reporting System (WISQARS). February 14, 2018. Available from www.cdc.gov/injury/wisqars. Accessed May 30, 2018.

Centers for Disease Control and Prevention. Suicide Rates Rising Across the U.S—Press Release. 2018. https://www.cdc.gov/media/releases/2018/p0607-suicide-prevention.html. Accessed May 30, 2018.

Clarke DE, Colantonio A, Heslegrave R, et al. Holocaust experience and suicidal ideation in high-risk older adults. *Am J Geriatr Psychiatry*. 2004;12(1):65–74.

Cleary M, Visentin D, West S, Foong A, McLean L, Kornhaber R. Suicide by charcoal burning: a digital age phenomenon. *J Advanced Nursing*. 2018; 74(7):1443–1445.

Connell AM, McKillop HN, Dishion TJ. Long-term effects of the Family Check-Up in early adolescence on risk of suicide in early adulthood. *Suicide Life Threat Behav*. 2016;46(Suppl 1):S15–S22.

Curtin SC, Warner M, Hedegaard H. *Increase in suicide in the United States, 1999–2014*. NCHS data brief, no 241. Hyattsville, MD: National Center for Health Statistics. 2016.

Cwik M, Tingey L, Maschino A, et al. Decreases in suicide deaths and attempts linked to the White Mountain Apache Suicide Surveillance and Prevention System, 2001–2012. *AJPH*. Published online Oct 13, 2016.

David-Ferdon C. CDC grand rounds: preventing suicide through a comprehensive public health approach. *Morb Mortal Wkly Rep*. 2016;65,894–897.

US Department of Veterans Health Affairs (VHA). Suicide Among Veterans and Other Americans 2001–2014. Washington, DC, Office of Suicide Prevention. August 3, 2016. https://www.mentalhealth.va.gov/docs/2016suicidedatareport.pdf. Accessed March 30, 2018.

Dohrenwend BP. Theoretical Integration. In: *Adversity, Stress, and Psychopathology*. Edited by Dohrenwend BP. New York: Oxford University Press. 1998; Chap. 30:539–555.

Durkheim E. *Suicide: A Study in Sociology*. New York: Free Press; 1967.

Franklin JC, Ribeiro JD, Fox KR, et al. Risk factors for suicidal thoughts and behaviors: A meta-analysis of 50 years of research. *Psychol Bull*. 2017;143(2):187–232.

Fraser G, Wilson MS, Garisch JA, et al. Non-suicidal self-injury, sexuality concerns, and emotion regulation among sexually diverse adolescents: a multiple mediation analysis. *Arch Suicide Res*. 2017;22(3):1–21.

Hawkins JD, Kosterman R, Catalano RF, et al. Promoting positive adult functioning through social development intervention in childhood: long-term effects from the Seattle Social Development Project. *Pediatr Adolesc Med*. 2005;159(1):25–31.

Hawton, K., Williams K. The connection between media and suicidal behavior warrants serious attention. *Crisis*. 2001;22(4):137–140.

Horowit LM, Bridge JA, Teach SJ, et al. Ask Suicide-Screening Questions (ASQ): a brief instrument for the pediatric emergency department. *Arch Pediatr Adolesc Med*. 2012;166:1170–1176.

Hyman J, Ireland R, Frost L, et al. Suicide incidence and risk factors in an active duty US military population. *Am J Public Health*. 2012;102(Suppl 1):S138–S146.

Institute of Medicine (IOM). *Reducing Suicide: A National Imperative*. Washington, DC: National Academies Press; 2002.

Jain N, Kumar S. Is suicide reporting in Indian newspapers responsible? A study from Rajasthan. *Asian J Psychiatr*. 2016;24:135–138.

James SE, Herman, JL, Rankin S, Keisling M, Mottet L, Anafi M. The Report of the 2015 U.S. Transgender Survey. 2016. https://transequality.org/sites/default/files/docs/usts/USTS-Full-Report-Dec17.pdf. Accessed March 17, 2018.

Jang SA, Sung JM, Park JY, Jeon WT. Copycat suicide induced by entertainment celebrity suicides in South Korea. *Psychiatry Investig*. 2016;13(1):74–81.

Jiang C, Mitran A, Miniño A, Ni H. Racial and gender disparities in suicide among young adults aged 18–24: United States, 2009–2013. National Center for Health Statistics. September 2015. https://www.cdc.gov/nchs/data/hestat/suicide/racial_and_gender_2009_2013.htm. Accessed March 17, 2018.

Kellam SG, Brown CH, Poduska JM, et al. Effects of a universal classroom behavior management program in first and second grads on young adult behavioral, psychiatric, and social outcomes. *Drug Alcohol Depend.* 2008;95(Suppl 1):S5–S28.

Kelsall D, Bowes MJ. No standards: medicolegal investigation of deaths. *CMAJ.* 2016;188(3):169.

Kemp J, Bossarte R. Suicide Data Report: 2012. Washington, DC: Department of Veterans Affairs, Mental Health Services, Suicide Prevention Program; 2013. https://www.va.gov/opa/docs/suicide-data-report-2012-final.pdf. Accessed March 30, 2018.

Kinchin I, Doran CM. The economic cost of suicide and non-fatal suicide behavior in the Australian workforce and the potential impact of a workplace suicide prevention strategy. *Int J Env Res Public Health.* 2017;14(4):347.

King M, Semlyen J, Tai SS, et al. A systematic review of mental disorder, suicide, and deliberate self harm in lesbian, gay and bisexual people. *BMC Psychiatry.* 2008;8:70.

Kirkland LR. To end itself by death: suicide in Shakespeare's tragedies. *South Med J.* 1999. 92(7):660–666.

Leavitt RA, Ertl A, Sheats K, Petrosky E, Ivey-Stephenson A, Fowler KA. Suicides among American Indian/Alaska Natives—National Violent Death Reporting System, 18 States, 2003–2014. *MMWR Morb Mortal Wkly Rep.* 2018;67(8):237.

Linehan MM, Comtois KA, Murray AM, et al. Two-year randomized controlled trial and follow-up of dialectical behavior therapy vs therapy by experts for suicidal behaviors and borderline personality disorder. *Arch Gen Psychiatry.* 2006;63:757–766.

Mann JJ, Waternaux C, Haas GL, Malone KM. Toward a clinical model of suicidal behavior in psychiatric patients. *Am J Psychiatry.* 1999;156(2):181–189.

Mann JJ, Apter A, Bertolote J, Beautrais A, Currier D, Haas A, . . . Hendin H. Suicide prevention strategies: a systematic review. *JAMA.* 2000;294(16):2064–2074.

March J, Silva S, Vitiello B. The Treatment for Adolescents with Depression Study (TADS). *J Am Acad Child Adolesc Psychiatry.* 2006;45(12):1393–1403.

Meyer IH. Prejudice, social stress, and mental health in lesbian, gay, and bisexual populations: conceptual issues and research evidence. *Psychol Bull.* 2003;129(5):674–697.

Nabeshima Y, Onozuka D, Kitazono T, Hagihara A. Analysis of Japanese articles about suicides involving charcoal burning or hydrogen sulfide gas. *Int J Environ Res Public Health.* 2016;13(10).

Neacsiu AD, Rizvi SL, Linehan MM. Dialectical behavior therapy skills use as a mediator and outcome of treatment for borderline personality disorder. *Behav Res Ther.* 2010;48 832–839.

Niederkrotenthaler TK, Fu W, Yip PS, Fong DY, Stack S, Cheng Q, Pirkis J. Changes in suicide rates following media reports on celebrity suicide: a meta-analysis. *J Epidemiol Community Health.* 2012;66(11):1037–1042.

Niederkrotenthaler TK, Voracek M, Herberth A, et al. Role of media reports in completed and prevented suicide: Werther v. Papageno effects. *Br J Psychiatry.* 2010;197(3):234–243.

Nock MK, Dempsey CL, Aliaga PA, et al. Psychological autopsy study comparing suicide decedents, suicide ideators, and propensity score matched controls: results from the study to assess risk and resilience in service members (Army STARRS). *Psychol Med.* 2017;47(15):2663–2674.

Nutt R, Kidd B, Matthews K. Assessing the adherence to guidelines of media reporting of suicide using a novel instrument: the "Risk of Imitative Suicide Scale" (RISc). *Suicide Life Threat Behav.* 2015;45(3):360–375.

O'Donnell S, Richardson N. Middle-Aged Men and Suicide in Ireland. Dublin: Men's Health Forum in Ireland. 2018. http://www.mhfi.org/MAMRMreport.pdf. Accessed April 30, 2018.

Oswald AJ, Tohamy A. Female Suicide and the Concept of the Midlife Crisis. IZA Discussion Paper No. 10759, Bonn, 2017.

Pain in the Nation Report. 2017. Retrieved from http://www.healthyamericans.org/reports/paininthenation/ Accessed March 30, 2018.

Perez-Brumer A, Day JK, Russell ST, Hatzenbuehler ML. Prevalence and correlates of suicidal ideation among transgender youth in California: findings from a representative, population-based sample of high school students. *J Am Acad Child Adolesc Psychiatry.* 2017;56(9):739–746.

Pescosolido BA, Georgianna S. Durkheim, suicide, and religion: toward a network theory of suicide. *Am Sociol Rev.* 1989;54:33–48.

Phillips DP. The influence of suggestion on suicide: substantive and theoretical implications of the Werther effect. *Am Sociol Rev.* 1974;39(June):340–354.

Pirkis J, Blood RW, Beautrais A, Burgess P, Skehans J. Media guidelines on the reporting of suicide. *Crisis*. 2006;27(2):82–87.

Platt, S. Suicide in Men: What Is the Problem? *Trends in Urology and Men's Health*. 20178:9–14. www.trendsinmenshealth.com. Accessed May 30, 2018.

Post JM, Ali F, Henderson SW, Shanfield S, Victoroff J, Weine S. The psychology of suicide terrorism. *Psychiatry*. 2009;72(1):13–31.

Pridmore SA, Auchincloss S, Soh NL, Walter GJ. Four centuries of suicide in opera. *Med J Aust*. 2013;199(11):783–786.

Pruitt LD, Smolenski DJ, Bush NE, et al. *Department of Defense Suicide Event Report Calendar Year 2015 Annual Report*. Washington, DC: Department of Defense; 2016.

Rezaeian M. Epidemiology of self-immolation. *Burns*. 2013;39(1):184–186.

Rockett I, Kapusta ND, Bhandari R. Suicide misclassification in an international context: revisitation and update. *Suicidology Online*. 2011;2:48–61.

Romer D, Jamieson PE, Jamieson KH. Are news reports of suicide contagious? A stringent test in six U.S. cities. *J of Commun*. 2006;56:253–270.

Roye, S. Suttee sainthood through selflessness: pain of repression or power of devotion? *South Asia Res*. 2011;31(3):281–299.

Schmidtke A, Hafner H. The Werther effect after television films: new evidence for an old hypothesis. *Psychol Med*. 1988;18:665–676.

Sentinal Event Alert. Complimentary publication of The Joint Commission, Issue 56, February 24, 2016. https://www.jointcommission.org/assets/1/18/SEA_56_Suicide.pdf. Accessed May 30, 2018.

Shah A. Elderly suicide rates: a replication of cross-national comparisons and association with sex and elderly age-bands using five year suicide data. *J Injury Violence Res*. 2011;3(2):80–84.

Shepard DS, Gurewich D, Lwin AK, Reed GA, Jr., Silverman MM. Detecting and treating suicide ideation in all settings: Suicide and suicidal attempts in the United States: Costs and policy implications. *Suicide Life Threat Behav*. 2016;46(3):352–362.

Skerrett DM, Kolves K, De Leo D. Factors related to suicide in LGBT populations. *Crisis*. 2016;37(5):361–369.

Sonneck G, Etzersdorfer E, Nagel-Kuess S. Imitative suicide on the Viennese subway. *Soc Sci Med*. 1994;38(3):453–457.

Stack S. Media coverage as a risk factor in suicide. *J Epidemiol Community Health*. 2003;57(4):238–240.

Stack S. Suicide in the media: a quantitative review of studies based on non-fictional stories. *Suicide Life Threat Behav*. 2005;35(2):121–133.

Stone DM, Simon TR, Fowler KA, et al. Vital signs: trends in state suicide rates—United States, 1999–2016 and circumstances contributing to suicide—27 states, 2015. *MMWR Morb Mortal Wkly Rep*. 2018;67:617–624.

Struszczyk S, Galdas PM, Tiffin PA. Men and suicide prevention: a scoping review. *J Ment Health*. 2017;5:1–9.

Thom K, McKenna B, Edwards G, O'Brien A, Nakarada-Kordic I. Reporting of suicide by the New Zealand media. *Crisis*. 2012;33(4):199–207.

Till, B., Niederkrotenthaler T. Surfing for suicide methods and help: content analysis of websites retrieved with search engines in Austria and the United States. *J Clin Psychiatry*. 2014;75(8):886–892.

Tollefsen IM, Hem E, Ekeberg O. The reliability of suicide statistics: a systematic review. *BMC Psychiatry*. 2012;12:9.

Tucker RP, Testa RJ, Simpson TL, Shipherd JC, Blosnich JR, Lehavot K. Hormone therapy, gender affirmation surgery, and their association with recent suicidal ideation and depression symptoms in transgender veterans. *Psychol Med*. 2018;48(14):2329–2336.

van Heeringen K. Stress–Diathesis Model of Suicidal Behavior. In: Dwivedi Y, editor. *The Neurobiological Basis of Suicide*. Boca Raton, FL: CRC Press/Taylor & Francis; 2012. Chapter 6. Available from: https://www.ncbi.nlm.nih.gov/books/NBK107203/ Accessed March 30, 2018.

Varnik P, Sisask M, Varnik A, Arensman E, Van Audenhove C, van der Feltz-Cornelis CM, et al. Validity of suicide statistics in Europe in relation to undetermined deaths: developing the 2–20 benchmark. *Inj Prev*. 2012;18:321–325.

Vijayakumar L. Altruistic suicide in India. *Arch Suicide Res*. 2010;8(1):73–80.

Wasserman D, Hoven CW, Wasserman C, et al. School-based suicide prevention programmes: the SEYLE cluster-randomised, controlled, trial. *Lancet*. 2015;385(9977):1536–1544.

Wilcox HC, Kharrazi H, Wilson RF, et al. Data linkage strategies to advance youth suicide prevention: a systematic review for a National Institutes of Health Pathways to Prevention workshop. *Ann Intern Med*. 2016;165(11):779–785.

Wilcox HC, Kellam SG, Brown CH, Poduska JM, Ialongo NS, Wang W, et al. The impact of two universal randomized first- and second-grade classroom interventions on young adult suicide ideation and attempts. *Drug Alcohol Depend.* 2008;95(Suppl 1):S60–S73.

Wolk CB, Kendall PC, Beidas RS. Cognitive-behavioral therapy for child anxiety confers long-term protection from suicidality. *J Am Acad Child Adolesc Psychiatry.* 2015;54(3):175–179.

World Health Organization (WHO). Preventing Suicide: A Global Imperative. 2014. http://www.who.int/mental_health/suicide-prevention/world_report_2014/en/. Accessed March 30, 2018.

World Health Organization (WHO). *Preventing Suicide: A Resource for Media Professionals—Update 2017.* Geneva: World Health Organization, 2017. http://www.who.int/mental_health/suicide-prevention/resource_booklet_2017/en/. Accessed March 30, 2018.

World Health Organization (WHO). Suicide Data. 2018. http://www.who.int/mental_health/prevention/suicide/suicideprevent/en/. Accessed March 30, 2018.

Wu KC-C, Chen Y-Y, Yip PSF. Suicide methods in Asia: implications in suicide prevention. *Int J Environ Res Public Health.* 2012;9(4):1135–1158.

Zalsman G, Hawton K, Wasserman D, et al. Suicide prevention strategies revisited: 10-year systematic review. *Lancet Psychiatry.* 2016;3(7):646–659.

第四部分

风险机制

第9章

基因作为精神障碍风险的一种来源

PETER P. ZANDI

HOLLY C. WILCOX

YIAN LIN

BRION MAHER

M. DANIELE FALLIN

本章要点

● 家系研究、双生子研究和寄养子研究均表明,遗传因素对常见精神与行为障碍的发病有着重大影响

● 再发风险比是指患者的一级亲属的患病风险与一般人群的患病风险之比。再发风险比在阿尔茨海默病中最低,仅为 4,而在孤独症中高达 30

● 遗传度是指遗传因素对患病风险差异的贡献。双生子研究表明,常见精神与行为障碍的遗传度在 30%~80%,其中抑郁症约 30%,精神分裂症为 80%

● 全基因组关联研究已逐渐找到许多与精神障碍发病相关的高频变异,但绝大部分的遗传风险仍未得到很好的解释

● 对于研究精神与行为障碍的遗传学,其主要的挑战是难以根据公认的"金标准"来定义表型

● 精神与行为障碍的遗传基础非常复杂,包括多种基因通过单独作用、基因－基因交互作用以及基因－环境交互作用来影响疾病的易感性

● 人类基因组测序和继之而来的基因组学革命有望增进我们对精神与行为障碍的病因学理解

● 不久的未来,将有可能对整个人群进行基因组测序,进而增进入们对精神与行为障碍的遗传学的认识

引　言

究竟是"先天"还是"后天"对人类行为的影响更大？弗朗西斯·高尔顿爵士（Sir Francis Galton）是一位高产的博学之人，对人类的变异抱有深厚的兴趣。他首次采用"先天对后天"（nature versus nurture）一语来描述这存在已久的激烈论争。如今，这一措辞已被"基因对环境"所取代。如今，多数研究人类行为紊乱的学者已不再争论是"基因"或是"环境"，而是试图去解释基因和环境如何交互作用进而导致紊乱的。虽然两者都是复杂的、病因学公式的重要组成部分，但本章主要讨论的是基因的作用。1990年，由人类基因组计划开启的基因组学革命，使我们有能力去研究基因对人类行为的影响。人类基因组计划目标简单却意义重大，即确定整个人类基因组的DNA序列。这个项目花费3亿美元，由多个国家协同完成，参与者包括来自16个公立机构研究点和1个私立企业（Marshall，2000）。2000年6月26日，此前各自引领团队相互竞争的两位科学家Francis Collins和Craig Venter，共同宣布完成了测序的草图（McPherson等，2001；Venter等，2001）。这一创举成为科学史上众望所归的里程碑，但事实上，这只是下一个革命的开端。

下一个阶段的任务可能更加艰巨，即，要厘清不同个体之间DNA序列的差异，以及描述这些DNA序列起什么作用。继人类基因组计划之后，又出现了几项重大倡议来完成这些任务。其中包括旨在确定和编目世界上主要人种的DNA序列变异的HapMap项目（International HapMap Consortium，2003），以及试图认识整个DNA序列所有功能单元的ENCODE项目（Birney等，2007）。这些努力为实现基因组学革命的终极目标奠定了基础：即阐释人类DNA序列的变异如何影响人类的健康，从康宁到病理学状况。本章将依据现有资料，探讨遗传因素对心理健康的作用，并将特别讨论遗传因素如何导致具有重大公共精神卫生意义的紊乱。本章将先解释一些基本的遗传学概念，这些概念对于理解遗传因素如何影响人类的心理健康至关重要。随后，将描述目前探索遗传因素作用时使用的主要研究范式，并将列举一些运用这个范式取得的重要发现。最后，本章将讨论在理解遗传因素如何影响精神卫生的道路上仍存在的挑战，以及继续进行该领域的研究的必要性。

基本遗传学概念

人体中的每个细胞都有一个细胞核[1]，包裹遗传物质的染色体就在其中（图9-1）。人类每个细胞含有23对染色体，一半来自母亲，另一半来自父亲。具有完整染色体的细胞被称作二倍体。一共有22对常染色体（与性别无关），它们被依次命名为第1至第22号染色体。第23对染色体是性染色体，它们包含决定个体性别的遗传物质。两条X染色体为女性，X和Y染色体各一条则为男性。这23对染色体共同构成了人类的基因组。

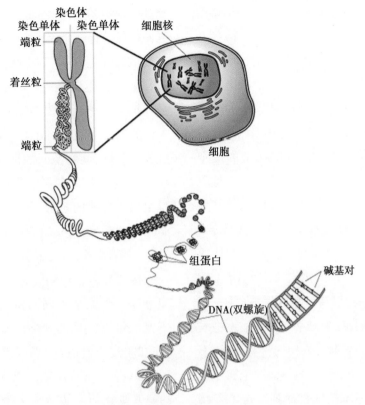

图 9-1 真核细胞。图示细胞核内组装成染色体的 DNA 物质（摘自 From Access Excellence @ the National Health Museum：http://www.accessexcellence.org/RC/VL/GG/chromosome.php. Courtesy：National Human Genome Research Institute）

　　每个染色体由一个 DNA（脱氧核糖核酸）分子缠绕在一种称为组蛋白（histones）的蛋白质周围而构成。DNA 分子本身具有双螺旋结构，由两条平行排列、方向相反"骨架"构成。该"骨架"由糖和磷酸盐分子交替排列形成。骨架上每一个糖分子都结合着一个碱基（base）。一共有四种碱基，分别是腺嘌呤（adenine，A）、胸腺嘧啶（thymine，T）、胞嘧啶（cytosine，C）和鸟嘌呤（guanine，G）。一个糖分子、一个磷酸盐分子和一种碱基共同形成的结构称为核苷酸。核苷酸是 DNA 的基本结构单元。随着碱基配对并相互结合，核苷酸像拉链一样连接起来。碱基的生物化学属性决定了 A 碱基总是与 T 碱基配对，G 碱基总是与 C 碱

基配对。这个过程称为碱基互补配对。碱基对的顺序里蕴含了遗传密码的核心信息。生物学的中心法则由三个基本功能构成：复制，转录和翻译[2]。DNA 分子在其中扮演了重要角色。在复制过程中，DNA 分子会自我复制，形成两个具有相同核苷酸序列的拷贝。这是利用碱基互补配对的特性实现的（见前文）。亲代 DNA 分子的每条主干或者链，各自起到模板的作用，在 DNA 聚合酶的辅助下，各自合成一条互补的 DNA 分子链，最终产生两个完全相同的子代双链 DNA 分子。在转录过程中，转录是以 DNA 分子为模板合成单个 RNA 分子的过程。同样，这个过程在碱基互补配对原则下进行，并由另一个酶，RNA 聚合酶辅助完成。不像模板

DNA,生成的 RNA 是单链的,含有一个略微不同的糖分子,并由尿嘧啶(uracil,U)代替胸腺嘧啶(T)作为它的四个碱基之一。合成后,RNA 分子被进一步加工为成熟的信使 RNA(mRNA),然后离开细胞核进行翻译。在翻译过程中,mRNA 与核糖体复合物结合,该复合物一次读取 mRNA 上的三个核苷酸(称为密码子)。每个密码子都编码一种氨基酸[3]。由密码子翻译出的氨基酸相互结合,形成一个多肽链。从密码子转换为氨基酸的编码规则构成了所有生物体通用的遗传密码[4]。遗传密码决定了 DNA 核苷酸的序列如何经过转录和翻译形成一个氨基酸线性序列,这个氨基酸序列最终将成为构成蛋白质的多肽。人体内含有 20 种不同的氨基酸,每一个有略微不同的生物化学特性。这些氨基酸的线性序列决定了多肽链如何自身折叠以形成特定的三维结构,这些特定的结构决定着新生蛋白质在体内的最终功能。

DNA 分子的功能单元是基因。传统观念是,一个基因编码一种蛋白质。在真核生物(动物)中,比如在人体中,基因的编码区由多个交替出现的外显子和内含子组成。虽然整个基因的编码区都会被转录成 RNA 分子,经过转录后加工,RNA 序列中对应内含子的部分会被剪切掉,而对应外显子的部分会被拼接在一起,形成一个可以被翻译成多肽的成熟 mRNA。因为外显子可以多种组合拼接在一起,一个初级 RNA 转录物可以产生多个对应的 mRNA 分子。基因通常还包含启动子区域,即能够与转录所需的转录因子结合的一段 DNA 序列。启动子区域内存在其他非编码调控序列,基因内部

和基因附近其他区域可能也存在这些序列,它们可以结合转录因子,进而增强或者抑制基因的转录过程。基因的表达(即基因转录和翻译为蛋白质的过程)最终由这些增强和抑制因子错综复杂地协调控制。虽然人体的每一个细胞都有同一套基因,在发育过程,随着时间和空间的推移,它们的表达与否,决定了细胞如何增殖和分化成为具有特定生理功能的各种可能类型的细胞。人类基因组包含大约 20 000 个基因(国际人类基因组测序联盟,2004)。但是,由于存在剪接变异体,虽然基因的数目相对有限,却可以产生大量不同的蛋白质,从而大大拓展了可以实现的功能的复杂性(Xing & Lee,2006)。据估计,基因组中只有约 5% 的 DNA 序列具有功能。或许只有不到 2% 的氨基酸密码会被合成为蛋白质(即编码序列),而其余的 3% 调控基因表达,或者负责其他相关功能(即非编码调控序列)。基因组剩下的 95% 被称为"垃圾 DNA"。这很可能是一个谬称,因为这些序列是否有重要功能还在探索中(Pheasant & Mattick,2007)。

存储在 DNA 中的信息通过有丝分裂(mitosis)从一个细胞传递到下一个细胞;通过减数分裂(meiosis)从一个生物体传递给下一个生物体。有丝分裂出现在有机体发育的过程中。有丝分裂时,细胞核中的所有染色体会先在一个复制周期中产生一份完整的拷贝。然后细胞会分裂,形成两个子细胞,每个子细胞含有一套完全相同的染色体。与亲代细胞一样,两个子细胞都是二倍体,并包含相同的 DNA 拷贝数。相比之下,减数分裂发生在有性生殖过程中。性细胞

经历两轮分裂。第一轮分裂时,染色体会复制;然后,同源染色体(分别来自母亲和父亲的一对染色体)排列在一起并交换遗传物质,这个过程称为重组。这使母亲和父亲染色体之间的遗传物质得到重洗。然后,同源染色体分离到单独的子细胞中,随后进行第二轮分裂。第二轮共产生四个细胞,称为配子。它们是单倍体,具有整套染色体的一半。然后,有性生殖中,雄性和雌性的配子结合形成一个二倍体合子。通过有丝分裂,这个二倍体合子将成为一个生长发育的生命体。

在减数分裂中,反复的细胞分裂可能会导致突变的发生,从而把错误引入 DNA 序列,导致突变从母代传递给子代。这些突变事件可能在染色体水平出现。例如,减数分裂过程中可能发生不分离事件(这时染色体对没有正常分离),其结果是后代继承了异常的染色体拷贝数。由于这类事件可能会累及染色体上的许多基因,因此对后代表型的影响经常很明显。一个常见的不分离事件是 21- 三体(trisomy 21)。这种情况下,个体继承了部分或者完整的、额外的 21 号染色体拷贝,导致唐氏综合征(Down syndrome)。此外,还可能出现其他影响较小的突变。它们可能涉及染色体片段的缺失或者重复,或者不同染色体间片段的易位。这些突变对表型的影响或大或小,取决于这个事件累及了多少个基因和哪些特定的基因。近年来,逐渐出现一些研究证据,支持基因缺失或重复(即拷贝数变异)可能在孤独症和精神分裂症等精神障碍中起作用(Cook & Scherer, 2008)。突变也可能发生在 DNA 序列水平,仅影响一个或几个碱基对。这类突变包括:微卫星重复序列,即一小段碱基序列在 DNA 上重复多次出现,和单个碱基对改变的单核苷酸多态性(single nucleotide polymorphism, SNP)。SNP 是人类基因组中最常见的变异。事实上,人群中 90% 的遗传变异可以由人类基因组中约 1 000 万 个 SNP 来 解 释(International HapMap Consortium, 2003)。虽然只影响一个碱基对,DNA 序列的突变也可能对表型有显著的影响,这取决于突变发生的位置。如果突变发生在基因组上没有功能的区域,当然就不会有外显的表型改变。但是,如果突变发生在基因的编码序列内,进而改变了编码的氨基酸,那么蛋白质的功能可能会被破坏,从而导致可观察到的表型变化。例如,具有重要公共卫生意义的镰刀型细胞贫血,就是由血红蛋白的编码基因上的一个 SNP 造成的。这个 SNP 导致谷氨酸被缬氨酸替代,结果血红蛋白在细胞内聚集,使红细胞变为镰刀形,弹性降低。在序列的特定位点发生突变所产生的各种变异称为等位基因。由于每条染色体含有两个 DNA 片段,每个个体会在每个位点有一对等位基因,称为基因型。这一对等位基因对于表型可能有叠加作用,也可能一个等位基因的表型比另一个更强势。显性等位基因只需要一个拷贝就可以导致某种表型;而隐性等位基因需要两个拷贝来产生表型。

如果等位基因的表型给个体带来一定的生存优势,它在人群中的频率就会增加。相反,如果等位基因降低了适应性,其频率就会降低或保持在较低水平。突变所致的等位基因如果在种群中出现频率大于 1%,则通常称为多态性。如果一个等位基因是中性的,并且符合一些其他条件,那么它在种群中出现的频率就会在代际之间相对稳定。某一个位点的纯合子和杂合子的比例可以由以下二项式估算:$p^2+2pq+q^2$,其中 p 和 q 是两个等位基因出现的频率。这就是哈迪-温伯格平衡(Hardy-Weinberg equilibrium),它是种群遗传学中最重要的定理之一。

研 究 范 式

遗传流行病学的目标是解释人类基因组的变异与疾病的易感性有何关联。它试图解释不同人的基因序列的差异对人群中谁生病,谁不生病的影响。为了实现这个目标,遗传流行病学家遵循图 9-2 所示的研究范式。

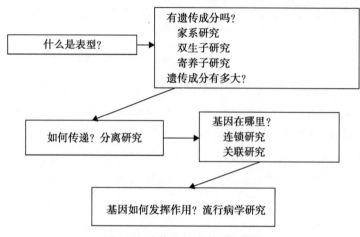

图 9-2 遗传流行病学研究范式

该模式规定了一系列要依次解决的问题,其中最基本的问题是:"所关注的表型是什么?"这里的表型可以是任何与疾病有关的可测量的特征。对于这个问题的答案并不像看起来那么简单。如果一个表型未能被恰当地描述,没有兼具信度和效度的测量方法,可能将无法合理地评估其与基因型的关联。第二个问题是:"有哪些证据证明遗传因素对表型的变异有影响?"遗传流行病学家通过开展家系研究、双生子研究和收养研究,来回答这个问题。这些研究不仅提供了基因是否影响表型的证据,而且还有助于量化该影响的大小。如果证据表明遗传因素对表型变异的影响很小,该研究可能就

此终止,以节省宝贵的资源和时间。但是,如果证据表明遗传因素对表型有一定的影响,顺理就应进一步问:"这个表型是如何从母代传递到子代?"分离研究可以为表型背后的遗传模型提供线索,进而有助于回答下面这个问题:"由哪些基因导致,它们位于基因组的什么位置?"连锁和关联研究是用来回答这些问题和定位相关基因的主要研究设计。确定具体基因后,还要回答最后一个问题:"这些基因如何与环境交互作用,来决定人群中表型的表达?"流行病学研究,特别是前瞻性队列研究,最适合回答这个问题。

表型是什么？

对于精神障碍来说，定义表型尤为困难，主要原因是精神障碍不存在金标准的测量方法。这一点与躯体疾病不同。例如，对于糖尿病、心脏病和肿瘤等疾病，都存在经过验证的、有生物学基础的测量方法。而在许多情况下，尚无类似的指标可用来研究精神障碍。现代诊断分类系统的问世，如 DSM 系列版本（APA，1952，1968，1980，1994，2013）对建立更可靠的诊断体系有突出的贡献，有助于研究已被命名的特定精神障碍。虽然对这些诊断系统的效度仍存有争议，本章将首先重点阐述这些诊断系统所定义的障碍的遗传学，然后再探讨被广泛争论的疾病分类学的缺陷对于科学研究的影响。

遗传因素对疾病是否有影响？

家系研究

家系研究有助于研究遗传因素是否导致疾病，以及对疾病的发病起多大影响。家系研究的基本逻辑认为，如果一个疾病由遗传因素决定，那么有血缘关系的亲属会具有更高的同病率（concordance）。平均而言，一级亲属（即兄弟姐妹、父母和子女）基因组中 50% 的等位基因是相同的，而距离更远的亲属共有等位基因的比例则更少。在家谱图上距离越远，共有等位基因的程度就越低，直至达到无血缘个体之间的程度。其结果是，与遗传因素有关的疾病倾向于在家族中聚集。

许多方法可以用于厘清某个疾病是否在家族中聚集。最简单的方法是找到患病和不患病的人（病例组和对照组），然后询问他们是否有亲属患有该病。通过比较病例组与对照组亲属发病的比例，可以判断遗传因素是否起作用。但是，这种方法依赖患者与健康对照对亲属患病经历的报告。这种自我报告的信息往往缺乏信度，或者更甚，会使观察到的关联产生偏倚。例如，与健康对照相比，患病个体可能对疾病的关注更多，进而更有动力去了解亲属是否患病，因此会更多地报告这个情况。

一种更为严谨的方法是直接评估确诊患者和健康对照的亲属。这可以对所谓的再发风险比（recurrence-risk ratio）提供偏倚更小的估计。再发风险比是遗传流行病学中广泛使用的一种指标，是指患者（病例）的亲属相对于健康对照的亲属（或者更普遍的人群）的相对患病风险。它可以估算疾病在家系中聚集的程度，可能反映了遗传因素影响该病的效应值（Risch，1990）。

表 9-1 针对有公共卫生意义的重要精神障碍，总结了该领域有开创性的家系研究的结果。这些发现提供了大量支持家族聚集的证据；患者家属比健康人的亲属或者一般人群的患病风险要高。疾病的再发风险比不尽相同，最低的为阿尔茨海默病，风险增加 2~5 倍（Breitner 等，1988；Lautenschlager 等，1996），而最高为孤独症，风险增加了 30 倍（Newschaffer 等，2002）。这些结果符合遗传因素在精神障碍的易感性中起重要作用的观点。

表 9-1 家系、双生子和寄养子研究的结果

障碍	家系研究 [a] 一级亲属的患病率 中位数（25% 和 75% 分位数）			双生子研究 [b] 同病率 中位数（25% 和 75% 分位数）					寄养子研究
	研究数目	病例	对照	研究数目	同卵双胞胎	异卵双胞胎	遗传度		研究数目
强迫症 [c]	17	7.5（4.6~7.3）	2.5（1.2~2.9）	9	28.5（0.0~64.5）	11.0（0.0~28.3）	—		0
惊恐障碍 [d]	11	11.6（10.3~14.8）	1.8（1.4~2.5）	7	39.0（31.0~40.5）	12.0（3.8~17.0）	26.0（17.8~35.5）		0
重性抑郁症 [e]	21	17.9（14.9~22.0）	7.7（5.9~12.2）	16	39.1（27.8~45.7）	23.3（15.5~34.3）	34.0（29.0~35.5）		4
双相障碍 [f]	22	5.9（3.5~8.6）	0.5（0.4~1.7）	10	39.0（30.7~46.5）	5.4（2.3~7.7）	79.0（65.5~84.5）		2
精神分裂症 [g]	25	5.1（3.6~9.0）	0.6（0.3~0.8）	11	46.0（42.0~48.0）	7.0（4.0~11.0）	83.0（80.5~83.5）		4
阿尔茨海默病 [h]	13	36.4（19.3~48.2）	11.0（10.0~13.0）	7	51.9（41.6~62.4）	20.5（16.7~42.3）	61.0（58.0~74.0）		0
注意缺陷多动障碍 [i]	13	24.1（15.8~52.8）	3.5（2.0~5.8）	35	70.5（62.8~79.3）	28.0（21.2~39.0）	74.0（66.2~79.5）		3
品行障碍 [j]	2	28.0（23.0~33.0）	4.5（4.3~4.8）	8	—	—	37.0（31.5~61.8）		1
ASD [k]	2	1.5（0.0~3.4）	—	16	73.0（59.0~84.0）	18.0（3.5~29.0）	62.0（56.5~77.5）		0

[a] 患病风险的中位数和四分位数估计值来自超过 100 例病例和对照的研究。

[b] 一致率的中位数和四分位数估计值来自已发表的双生子研究中同卵和异卵双胞胎例数均大于 10 对的研究。

[c] 家系研究：Carey & Gottesman（1981），Insel 等（1983），Rasmussen & Tsuang（1986），McKeon & Murray（1987），Pitman 等（1987），Bellodi 等（1992），Black 等（1992），Fyer（1993），Nicolini（1993），Pauls 等（1995），Sciuto 等（1995），Nestadt 等（2000），Grados 等（2001），Black 等（2003），Hanna 等，do Rosario-Campos，Sica 等（2016）；双生子研究：Carey & Gottesman（1981），Torgersen（1983），Andrews 等（1990），Jonnal 等（2000），Eley 等（2003），Hudziak 等（2004），Bolton 等（2007），Iervolino 等（2011），Monzani（2014）。

[d] 家系研究：Crowe 等（1983），Noyes 等（1986），Hopper 等（1987），Maier 等（1993c），Mendlewicz（1993），Weissman 等（1993a），Goldstein 等（1994），Fyer 等（1996），Biederman 等，

Biederman 等, Low 等; 双生子研究: Torgersen（1983）, Kendler 等（1993b）, Skre 等（1993）, Perna 等（1997）, Scherrer 等（2000）, Kendler 等（2001）, Eley 等。

e 家系研究: Tsuang 等（1980）, Mendlewicz & Baron（1981）, Gershon 等（1982）, Perris（1982）, Winokur 等（1982）, Weissman 等（1982）, Leckman 等（1984）, Weissman 等（1984a）, Merikangas 等（1985）, Bland 等（1986）, Weissman 等（1986）, McGuffin 等（1987）, Price 等（1987）, Stancer 等（1987）, Kupfer 等（1989）, Maier 等（1991）, Heun & Maier（1993）, Maier 等（1993a）, Merikangas 等, Vandeleur 等, Lamers 等（2016）; 双生子研究: Bertelsen 等（1977）, Torgersen（1986）, Englund & Klein（1990）, Andrews 等（1990）, McGuffin 等（1991）, Kendler 等（1992）, Kendler 等（1993c）, McGuffin（1996）, Lyons（1998）, Bierut 等（1999）, Kendler 等（1999）, Kendler 等（2006）, Edwards 等（2011）, Kendler 等（2013）, Nes 等（2013）, Mezuk 等（2015）; 寄养子研究: Cadoret（1978）, Tully（2008）, Marmorstein 等（2012）, Wender 等（1986）。

f 家系研究: Mendlewicz（1980）, Tsuang（1980）, Gershon 等（1982）, Baron 等（1982）, Winokur（1982）, Coryell 等（1984）, Fieve 等（1984）, Tsuang 等（1985）, Andreasen 等（1987）, Dwyer & DeLong（1987）, Rice 等（1987）, Strober（1988）, Pauls 等（1992）, Heun & Maier（1993）, Maier 等（1993a）, Sadovnick 等（1994）, Wals 等（2001）, Geller 等, Lichtenstein（2009）, Baek 等（2011）, Merikangas 等, Vandeleur 等; 双生子研究: Allen 等（1974）, Bertelsen 等（1977）, Torgersen（1986）, Kendler 等（1993c）, Kendler 等（1995）, Cardno（1999）, McGuffin（2003）, Kieseppä 等（2004）, Edvardsen 等（2008）, Padmos 等（2009）; 寄养子研究: Mendlewicz & Rainer（1977）, Wender 等（1986）。

g 家系研究: Mendlewicz（1980）, Tsuang（1980）, Abrams 等（1983）, Guze 等（1983）, Baron 等（1985）, Frangos（1985）, Kendler 等（1985）, Jorgersen 等（1987）, Coryell & Zimmerman（1988）, Gershon 等（1988）, Maier 等（1990）, Maj 等（1991）, Kendler 等（1993a）, Maier 等（1993a）, Parnas（1993）, Varma 等（1997）, Asarnow 等（2001）, Chang 等（2002）, Maier 等（2002）, Somnath 等（2002）, Fogelson 等（2004）, Lichtenstein（2009）, Goldstein 等, Proal 等, Vandeleur 等; 双生子研究: Feighner（1972）, Farmer 等（1987）, Onstad 等（1991）, Tsujita 等（1992）, Klaning（1996）, Cannon 等（1998）, Franzek & Beckmann（1998）, Cardno 等（1999）, Owens 等, Cardno 等, Hilker; 寄养子研究: Lowing 等（1983）, Tienari 等（2003）, Kendler 等（1994a）, Kety 等（1994）。

h 家系研究: Heston 等（1981）, Heyman 等（1983）, Breitner & Folstein（1984）, Mohs 等（1987）, Breitner（1988）, Martin 等（1988）, Huff 等（1988）, Farrer 等（1989）, Korten 等（1993）, Silverman 等（1994）, Green 等（2002）, Silverman 等（2005）; 双生子研究: Nee 等（1987）, Gatz 等（1997）, Breitner 等（1995）, Raiha（1996）, Bergem 等（1997）, Steffens 等（2000）, Gatz 等（2006）。

i 家系研究: Cantwell（1972）, Welner 等（1977）, Biederman 等（1986）, Biederman 等（1990）, Biederman 等（1992）, Biederman 等（1995）, Samuel 等（1999）, Faraone 等（2000）, Smalley 等（2000）, Biederman 等（2008）, Lee 等（2008）, Monuteaux 等（2008）, Biederman 等（2009）; 双生子研究: Willerman（1973）, Goodman & Steverson（1989）, Gillis 等（1992）, Stevenson（1992）, Edelbrock 等（1995）, Schmitz 等（1995）, Thapar 等（1995）, Gjone 等（1996）, Silberg（1996）, Eaves 等（1997）, Sherman 等（1997）, Levy 等（1997）, Nadder 等（1998）, Rhee 等（1999）, Hudziak 等（2000）, Willcutt 等（2000）, Thapar 等（1999）, Coolidge 等（2000）, Martin 等（2002）, Rietveld 等（2003）, Kuntsi 等（2004）, Larsson 等（2004）, McLoughlin 等（2007）, Polderman 等（2007）, Wood 等（2008）, Bornovalova 等（2010）, Greven 等（2011）, Larsson 等（2013）, Kerekes 等（2014）, Chen 等（2016）, Taylor 等（2015）, Quinn 等（2016）, Gregory 等（2017）, Park 等（2017）, Rydell 等（2017）; 寄养子研究: Morrison & Stewart（1973）, Cantwell（1975）, Sprich 等（2000）。

j 家系研究: Faraone 等（1991）, Faraone 等（2000）; 双生子研究: Eaves 等（1997）, Slutske 等（1997）, Young 等（2000）, Goldstein 等（2001）, Scourfield 等（2004）, Linker 等（2012）, Bertoletti 等（2014）, Kerekes 等（2014）; 寄养子研究: Cadoret（1996）。

k 家系研究: Bolton 等（1994）, Pickles（1995）; 双生子研究: Folstein & Rutter（1977）, Ritvo 等（1985）, Steffenburg 等（1989）, Bailey 等（1995）, Le Couteur 等（1996）, Taniai 等（2008）, Rosenberg 等（2009）, Hallmayer 等（2011）, Moruzzi 等（2011）, Kerekes 等（2014）, Scherff 等（2014）, Deng 等（2015）, Lundström 等（2015）, de Zeeuw 等（2017）, Taylor 等（2017）, Taylor 等（2018）。

双生子研究

尽管来自家系研究的证据提示,遗传因素会影响主要精神障碍的发病,由于家庭成员不仅有共同的基因,还有相同的环境,因此证据尚不确凿。疾病中观察到的家族聚集性可能更多是环境而非遗传因素造成的,因此需要使用其他研究设计来厘清这两个因素的相对作用。双生子研究和寄养子研究可以提供这方面的信息。

双生子研究的基本逻辑很简单。同卵双胞胎的等位基因 100% 相同,而异卵双胞胎像一般兄弟姐妹一样,共享 50% 的基因。如果遗传因素对某个疾病有影响,那么同卵双胞胎的同病率应高于异卵双胞胎。双生子研究的基本假设是,由于同卵和异卵双胞胎的共享环境是相同的,同病率的差异必然是遗传物质不同造成的。

但是,有关双生子研究的这些假设受到了质疑。一些研究者认为,事实上,同卵双胞胎比异卵双胞胎有更多的共享环境(Richardson & Norgate, 2005)。例如,同卵双胞胎通常比异卵双胞胎在生理上和气质上更加一致,因此,其他人更可能把他们当作一样的人来对待。这两种双胞胎之间的环境差异可能出现得更早。在子宫里,同卵双胞胎常常共享绒毛膜(即胎囊),而异卵双胞胎各有一个绒毛膜。如果宫内因素在疾病的发病中起作用,那么共享的宫内环境应该导致同卵双胞胎的同病率比异卵双胞胎要高。不过,即便相同环境假设不完全成立,主要精神障碍的双生子研究也仍然在积极进行,事实证明这些研究确实有价值。鉴于双胞胎和主要精神障碍都是相对少见的

现象,实际开展精神障碍的双生子研究具有一定的挑战性。幸运的是,瑞典和丹麦等许多北欧国家的全国性医疗登记系统中都有专门的双胞胎登记体系。这使得它们能够积累大量的双胞胎样本,并对其进行跟踪随访。这些双胞胎登记系统广泛用于研究多种精神障碍。从中可以计算出同卵双胞胎和异卵双胞胎的同病率,并由此估算遗传度。遗传度(heritability)也是遗传流行病学中的一个常用概念,它用于衡量遗传因素对某疾病的发病有多少影响。广义上讲,遗传度是指遗传因素造成的表型变异的比例。表型的变异可以分为与环境因素相关和与遗传因素相关的变异。此外,遗传变异可进一步分为两部分,即等位基因对疾病表现的叠加效应,和等位基因之间的显性效应。遗传度的狭义定义为仅由于叠加遗传效应而造成的表型变异的比例。广义遗传度可以通过比较同卵双胞胎和异卵双胞胎的研究来计算,而狭义遗传度可以通过比较父母和子代的家系研究来计算。两种方法虽然相似,却对表型的遗传背景,提供了略有不同的图景。

表 9-1 总结了主要精神障碍双生子研究的关键发现。与来自家系研究的估计值一样,这些数值提示着遗传因素在疾病易感性中起着重要作用。研究表明,同卵双胞胎的同病率显著高于异卵双胞胎。双生子研究的结果表明,这些疾病的遗传度估计值在 34%~83% 之间,其中抑郁症最低,精神分裂症最高。

对于遗传度的解释必须谨慎。由于遗传度是基于人群的概念,因此这些估计值并不表示某个个体的基因导致疾病的程度。

例如,精神分裂症的遗传度估计为 80% 左右(Sullivan 等,2003),并不意味着遗传因素对于个体患精神分裂症有 80% 的影响。而且,遗传度的估计值在不同人群中有差异,且这个差异无法仅通过抽样的差异来解释。因而,在环境高度均质的情况下,某个群体的遗传度估计值可能会很高,而这仅仅是因为疾病易感性的任何差异都只能是由遗传因素导致的。此外,遗传度既不能解释"相同环境"假设中的不准确性,也无法体现在精神障碍中可能起重要作用的潜在的基因 - 环境交互作用。

寄养子研究

寄养子研究为厘清遗传因素和环境因素对精神障碍发病的相对作用提供了另一种可能。寄养创造了一种特殊情况,即有共同遗传物质的个体在不同的家庭环境中成长,而一些无血缘关系的个体在相同的家庭环境中成长。前者的同病率可用于估计遗传对某种疾病的影响,而后者的同病率提供了对环境影响的估计。

关于精神障碍的寄养子研究有两种。第一种是寄养子(adoptees)研究[5]。此类设计会比较某种精神障碍在两组寄养子中的患病率:一组的生物学父母患有该精神障碍,另一组则没有。通常会研究寄养子的母亲,因为追踪起来相较父亲更容易。第二种是寄养家庭(adoptees family)研究。该方法会比较两组寄养子——患有该障碍的寄养子与未患病的寄养子——生物学家庭和寄养家庭的亲属中,某种精神障碍的患病率。如果患病寄养子的生物学亲属比未患病寄养子的生物学亲属有更高的患病率,就提示有遗传作用。而如果患病寄养子的寄养家庭比未患病寄养子的寄养家庭有更高的患病率,则提示疾病受环境影响。

虽然寄养子研究可以为遗传因素对疾病的相对影响提供有力推论,但它们也有不可忽视的局限性。首先,选择性地将儿童安置于类似生物学家庭的寄养家庭中(如社会经济地位、教育背景),可能会使潜在的推论产生偏倚。在选择性安置的情况下,寄养家庭亲属间观察到的相似性当中可能存在遗传成分。或者,生物学亲属间所观察到的相似性可能是由环境成分造成的。其次,早期的环境因素(可能包括宫内环境)可能会影响孩子被领养之前的患病轨迹。结果,寄养子与其生物学父母之间观察到的相似性实际上可能是由于早期环境因素引起的,而非由于遗传因素造成的,如同寄养子研究的结果所提示的那样。最后,寄养过程中观察到的遗传和环境影响可能无法推广到更广泛的人群。

尽管有这些局限性,寄养子研究仍有助于增进我们对精神障碍遗传学的认识。与双生子研究一样,进行寄养子研究必须克服许多实际操作方面的挑战。因此,这类研究很少开展。确实,在本章涉及的精神障碍中,还没有关于强迫症、惊恐障碍、阿尔茨海默病和孤独症谱系障碍(autism spectrum disorder, ASD)的寄养子研究。关于其他精神障碍的研究一致地发现,生物学亲属比寄养家庭亲属之间的同病率更高。这进一步支持了遗传因素在精神分裂症(Kendler 等,1994a;Kety 等,1994;Lowing 等,1983;Tienari 等,2003)、双相障碍和重性抑郁症

（Mendlewicz & Rainer，1977；Wender 等，1986）的易感性中起重要作用。

疾病如何从上一代
传到下一代？

一旦证据表明遗传因素在特定疾病的易感性中起重要作用，接下来便要问到："疾病从上一代传给下一代背后的遗传模式是什么？"有几种相互竞争的基因遗传模式可以进行探讨。谱系的一端是孟德尔式遗传。格里哥·孟德尔（Gregor Mendel）于19世纪晚期通过对豌豆进行的开创性研究提出了孟德尔第一定律，即等位基因的分离定律。根据这个定律，疾病的遗传是由单个基因遵循分离定律进行的。孟德尔模式包含常染色体显性遗传、常染色体隐性遗传、X连锁显性遗传和 X 连锁隐性遗传模式，每种遗传方式都显现出独特的家系传播规律。例如，常染色体显性遗传病倾向于在每一代中出现，且患病父母的后代约有 50% 的概率患病。这类疾病不会从未患病的父母那里遗传来。而常染色体隐性遗传性疾病则通常见于患病个体的兄弟姐妹中，而不是父母中，兄弟姐妹的再发风险约为 1/4。常染色体显性和隐性遗传病不受男女性别的影响，这有助于与 X 连锁疾病区分。与孟德尔模型相对的另一极端是多基因模型，在该模型下，疾病由众多基因引起，每个基因单独的影响都几乎相等且趋近于零，但其作用可以叠加。

分离研究有助于检验何种遗传模型最适合解释何种疾病。这样的研究会收集那些患有某种疾病的患者的家族史，并记录疾病在该家族中的传递方式，然后比较这些模型，以确定哪个与观测数据最一致。每个模型的假设都会被转换为数学公式，以预测疾病的家族传递。模型中的"获胜者"须为符合以下两点的最简约模型：能最准确地预测所观察到的遗传模式，并对数据提供最佳解释。精神障碍的分离研究取得的成功比较有限。此类研究得到的共识是，精神障碍的遗传在一小部分家系中可能由单个孟德尔基因所致，但人群中大多数人的发病无法通过这种简单的遗传模型来解释。相反，代际传递要复杂得多，可能更适合由多因素模型解释，即疾病易感性是众多基因和许多环境因素的独立作用和交互作用的产物。

易感基因在哪里？

来自家系研究、双生子研究和寄养子研究的证据表明，遗传因素可导致疾病；而且，它们为潜在的遗传模型提供了线索。因此，我们有足够的理由开始寻找特定的易感基因。研究的目的是找到与发病有关的基因序列的变异。有两种主要的研究设计用于实现这一目标：连锁研究和关联研究。

连锁研究

连锁研究（linkage studies）通过定位克隆（positional cloning）的方法识别致病基因。这种方法会先在整个基因组检测遗传标记，以提示可能包含致病基因的区域，然后对这些区域进行精细定位，以找到导致疾病的特定易感性变异。这种研究可以使用任何形式的遗传变异作为标记,但最常使用的是微卫星(核苷酸序列的规律重复),和遍布整个基因组并易于进行基因分型的SNP。

连锁研究可使用基于模型的方法(参数的)或者等位基因共享法(非参数的)。在前者,先找到有多名患者的家系,在选定的遗传标记处进行基因分型。对每一个标记都会计算相应的检验统计量[通常为对数优势分数(logarithm of odds),即LOD分数]来衡量:该标记的等位基因在每个家系中与疾病共分离的比率,是否大于根据孟德尔第二定律(自由组合定律)计算的、两个基因位点之间的偶然共分离比率。LOD分数越高,该标记就越可能与致病基因有关,也因此更可能位于致病基因附近。该方法被认为是基于模型的,因为计算LOD分数这个统计值需要指定一个遗传模型。

对于病因复杂的疾病,要找到用于计算上述统计量的正确遗传模型比较困难。等位基因共享方法克服了这个固有的问题。这种方法需要的家系较小,分析的基本单元是患者的亲属。先确定患者亲属在特定遗传标记处的基因型,然后计算一个检验统计量[如非参数连锁(nonparametric linkage,NPL)评分]。这个统计量反映了标记的等位基因具有相同亲源(identical-by-descent)(即从共同的祖先传下来)的频率是否比孟德尔第一遗传定律(分离律)下的偶然频率更高。某个遗传标记的共享等位基因统计量愈高,该标记与致病基因相关的证据就愈充足。因为这种计算不需要指定遗传模型,

所以称为无模型计算。连锁研究已成功用于孟德尔遗传病的基因图谱,该类疾病的致病突变罕见并且容易外显(Pericak-Vance,1996)。外显度是指拥有增加患病风险的等位基因时患病的概率。先前针对常见的精神障碍,连锁研究帮助确定了几种基因,可导致罕见的孟德尔式遗传的阿尔茨海默病。这些基因包括 APP、PSEN1 和 PSEN2——它们所引发的阿尔茨海默病发病年龄较早,且为常染色体显性遗传。这些基因的致病突变很少见,所导致的疾病仅占全部阿尔茨海默病的不到1%(Ertekin-Taner,2007)。尽管如此,它们的发现对于提出淀粉样蛋白假说十分关键,该假说是阿尔茨海默病最主要的病理病因学解释。全基因组连锁研究也曾有助于发现19号染色体上的 APOE 基因(Pericak-Vance 等,1991),该基因是阿尔茨海默病的另一个重要易感基因。与前面所述的三个孟德尔基因不同,APOE 的风险等位基因(称为 ε4)在人群中相对普遍,并以剂量依赖的方式增加普通阿尔茨海默病的患病风险。根据关联研究(将在后面描述),与没有高风险等位基因的个体相比,携带一份 ε4 等位基因的人患阿尔茨海默病的风险增加到约3倍;有两份拷贝的人的风险增加到多达14倍,其具体影响程度因年龄和种族/民族背景而异(Farrer 等,1997)。据估计,APOE 基因能解释人群中20%~70%的阿尔茨海默病(Ertekin-Taner,2007)。这些初步的成果鼓励了人们去努力开展其他常见精神障碍的连锁研究。但是,总的来说,这些努力取得的成功很有限,或许是因为其他常见精神障碍中不存在像阿尔茨海默病中发现的那种高外

显度基因,或者即使存在这种基因,也十分罕见。

关联研究

与连锁研究相反,关联研究直接检测遗传变异与疾病的关联。此类研究可以是基于人群的或基于家系的。在前者中,首先找到患病个体(病例)和不患病的个体(对照)。然后,针对一些特定位点检测他们的遗传变异,由此计算出一个统计量(如卡方值),来确定这些变异的等位基因在病例与对照中的分布是否显著不同。这些关联的检验可能受到群体分层的混杂,即病例和对照的种族/民族背景差异导致了遗传背景的固有差异,导致是否患病与遗传变异之间存虚假关联,这仅仅是由于种族/民族等位基因频率的差异引起的。这种混杂因素可以通过仔细匹配病例和对照的种族/民族来控制,或者在关联检验中控制与种族/民族遗传背景相关的协变量。解决群体分层问题的另一种方法是使用基于家系的关联研究。这种方法会收集父母及其患病子女,在感兴趣的位点上检测其基因型。研究会计算检验统计量[如传递不平衡检验(transmission disequilibrium test, TDT)]以评估:某等位基因从杂合亲本传递给患病后代的频率,是否比孟德尔第一定律下的偶然频率要高。由于父母和后代在种族/民族背景上基本匹配,因此这种关联检验不受群体分层混杂的影响。这些方法已从一家三口扩展到任意的家系结构。不论是基于人群还是基于家系,关联研究都可以用于检验特定的候选(即候选基因研究);遍布于基因组中的变异(通常为SNP),即全基因组关联研究(genome-wide association studies, GWAS);或基因组中所有已发现的变异(即测序研究)。

候选基因研究

多年来,人们对精神障碍的候选基因进行了许多研究,不过最近它们不那么热门了。这些研究最初的动力来源于对各个精神障碍病因学通路的主要假设——比如抑郁症的单胺假说(Schildkraut, 1965)——并且通常侧重于检验编码蛋白质的基因中已确定的变异,这些变异可能在病因学通路上起作用。目前已开发出多个生物信息数据库来收集这些研究的结果——例如包括针对阿尔茨海默病的 AlzGene(http://www.alzgene.org/),针对重性抑郁症和双相障碍的 Metamoodics(psychiatry.igm.jhmi.edu/metamoodics),以及针对精神分裂症的 SzGene(http://www.schizophreniaforum.org/res/sczgene/default.asp)。研究结果难以重复是精神障碍候选基因研究的主旋律,因此很难从研究结论中得到有意义的结论(Seifuddin 等, 2012)。难以重复的原因可能是因为我们关于哪些基因与常见精神障碍有关的假设是错误的,或者候选基因研究使用的样本量太小——通常为数百或者数千——以致无法检测出导致这些疾病的遗传变异。

全基因组关联研究

最近出现的全基因组关联研究(genome-wide association studies, GWAS)极大地改变了我们对精神障碍遗传构架的理解。GWAS研究会对数以千计的病例和对照的全部基因组的 SNP 进行分型,并检测其与目标疾病的关联。GWAS利用连锁不平衡来检测关联。连锁不平衡（linkage disequilibrium）这个概念不仅涉及两个基因位点的连锁，还意味着两个基因位点的特定等位基因共相（in phase）（即在同一条染色体上），并且一同从上一代传递给下一代的频率比种群中两个特定等位基因偶然组合的频率要高。因此，即使不直接对致病基因进行分型，由于致病基因与已进行基因分型的SNP存在连锁不平衡，GWAS仍可能检测到致病基因与疾病的关联。由于连锁不平衡随着距离而衰减，因此仍需要对足够密集的SNP进行基因分型来"标记"，或者说捕获，整个基因组中的相关变异。此外，已进行基因分型的SNP更适合标记常见变异。因此，GWAS非常适合识别群体中相对常见的致病遗传变异［即次等位基因频率（minor allele frequency，MAF）大于5%的情况］。

最早进行GWAS的常见精神障碍之一是双相障碍（Wellcome Trust Case Control Consortium，2007）。尽管没有得到全基因组的重要发现，但是这项研究引起了极大的兴趣，因为它预示了GWAS有潜力发现以前的候选基因研究未能成功发现的易感基因。但是，研究者很快意识到，要实现GWAS的潜力，需要的样本量比这个最初的GWAS研究中使用的要大得多——可能需要数以万计或者数以十万计的病例。因此，2007年发起了一项雄心勃勃的工作，称为精神疾病基因组学联盟（Psychiatric Genomics Consortium，PGC），以聚合来自世界各地的GWAS数据。这个联盟主要收

集五种精神障碍的数据，分别为双相障碍、精神分裂症、重性抑郁症、注意缺陷多动障碍和孤独症。这个项目以前所未有的规模进行GWAS，被称为精神医学界最大的在研项目（Cichon等，2009）。自此，精神疾病基因组学联盟取得了巨大的成功，已扩大到涵盖进食障碍、物质使用障碍、强迫症、抽动秽语综合征和创伤后应激障碍。

GWAS和精神疾病基因组学联盟的工作已开始产生许多重要发现。首先，随着GWAS样本数量的增加，更多可重复的易感基因位点也在不断被发现。发现最多的是精神分裂症，精神疾病基因组学联盟最新进行的GWAS样本量多达36 898例病例和113 075例对照，已发现整个基因组内108个重要基因位点（Ripke等，2014）。图9-3用称为曼哈顿图（Manhattan plot）的方式呈现这项开创性GWAS的发现。图中的每个点代表了一个SNP，该GWAS研究检验了约950万个SNP与病例或者对照的状态的关联情况。X轴显示了从头到尾排列的23条染色体上的位置，而Y轴显示了取—$\log_{10}$的关联检验的P值。SNP达到公认的全基因组显著性阈值（5×10^{-8}）时形成的"摩天大厦"，代表了很可能与精神分裂症易感性有关的基因的位置。这些令人信服的发现也开始出现在精神疾病基因组学联盟正在研究的其他疾病中，包括双相障碍（Sklar等，2011）和抑郁症（Wray等，2018）。随着样本量达到并超过所需的临界值，预计会有更多发现。

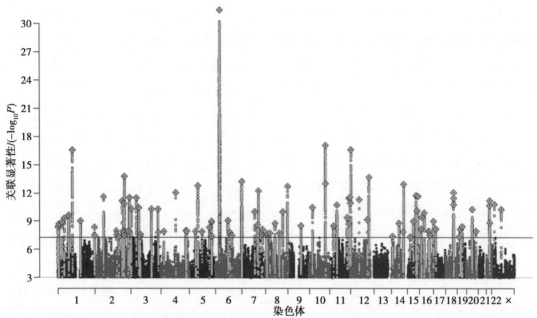

图 9-3 来自精神疾病基因组学联盟的精神分裂症 GWAS 结果的曼哈顿图。精神疾病基因组学联盟对精神分裂症进行全基因组关联研究的结果,所涉及病例多达 36 989 人,对照多达 113 075 人,共检测了约 950 万个 SNP(Ripke 等,2014)。每个点代表一个检测的 SNP。横坐标代表在 23 个染色体上依次排列的位点,而纵坐标表示取负 log10 的关联检验的 P 值。红线表示全基因组显著性阈值,为 5×10^{-8}

其次,目前各个疾病中已发现的 SNP 都比较常见(MAF>10%),且效应不大,相对危险通常小于 1.3。较小的效应值大概可以解释为什么需要如此大的样本量,才能克服 GWAS 检验整个基因组中成千上万甚至上百万个 SNP 所引起的多重检验负担,以检测出真正的易感位点。与较小的效应值相一致的是,所涉及的 SNP 倾向于落入基因组的非编码区域,这提示调节机制的破坏可能导致基因表达发生变化[即表达数量性状位点(expression quantitative trait loci, eQTL)](Xiao 等,2017)。此外,发现的 SNP 开始指向某些分子通路中的基因,从而为研究疾病的潜在神经生物学机制提供了线索(O' Dushlaine 等,2015)。

第三,从发现可疑的位点,到确定位点中的致病突变这一过程并不容易,但是已经开始取得进展。可疑的位点通常包含许多与该疾病有统计学关联的 SNP,因为它们彼此之间处于高度的连锁不平衡状态。面临的挑战是确定哪些相关的 SNP,或被 SNP "标记" 但未包括在 GWAS 芯片位点集中的变异,与该疾病有因果关系。已有一些成功的案例为如何完成这项艰难的工作提供了指导。例如,已找到致病变异可以部分解释精神分裂症与 6 号染色体上的 MHC 位点的关联,这是最常见的关联之一(Sekar 等,2016)。

第四,现有研究发现,精神障碍似乎都有显著的多基因效应。越来越多的证据表明,数量众多(数百个甚至数千个)而效应值较小的常见基因突变,以叠加的方式增加了总体患病风险。实际上,通过将已鉴定的风险等位基因相加,并根据它们在 GWAS

中的关联强度加权,已经能计算出多基因风险评分(polygenetic risk score);并且研究证明该评分与其他样本中的患病风险显著相关(国际精神分裂症联盟等,2009)。多基因风险评分或许能用于预测个体的患病风险,目前研究者对此比较感兴趣,但仍需更多的工作才能确定它们能否应用于临床(Wray 等,2008)。

第五,GWAS 的结果已用于估算被 SNP 标记的常见变异对不同精神障碍的总体贡献,以及该变异在不同疾病之间的重叠程度。对来自精神疾病基因组学联盟的数据对精神分裂症、双相障碍、抑郁症、注意缺陷多动障碍和孤独症进行跨疾病分析(Lee 等,2013)发现,基于 SNP 计算的遗传度范围在 17%~29%,并且疾病之间的遗传相关性最高为 0.68(精神分裂症与双相障碍之间),最低为 0.32(注意缺陷多动障碍与抑郁症之间)。显著的遗传相关性可能有助于解释精神障碍常见的共病现象。因此,人们开始利用孟德尔随机化等方法研究这些疾病之间潜在的因果关系(Wray 等,2018)。此外,这些发现也给人们带来了希望,认为进一步研究这些疾病的遗传基础,可能有助于更真实地描绘疾病之间的病因学边界,进而重新定义疾病的诊断分类。

最后,借助 GWAS 数据,可以检测大的拷贝数变异(copy number variants,CNV)并检验它们是否与疾病相关。目前已有多个 GWAS 提示精神分裂症和其他神经发育障碍比如孤独症的拷贝数变异负荷过多(Kirov,2015)。实际上,已经发现了几种反复出现的拷贝数变异,包括在 1q21.1、NRXN1、3q29、15q11.2、15q13.3 和 22q11.2 处的缺失,以及在 1q21.1、7q11.23、15q11.2-q13.1、16p13.1 和 16p11.2 近端的重复。这些拷贝数变异在人群中出现的频率较小,通常小于 0.1%,但能将患病风险显著增加到 2 倍至 50 倍以上(Kirov,2015)。

测序研究

GWAS 正持续为精神疾病研究提供重要的信息,并且有足够理由进一步增加其样本量,而近年来测序研究也变得更加可行,并被越来越多的研究者所推崇。测序研究对外显子组或者整个基因组进行测序,以提供所检测区域中所有罕见和常见变异的信息,而不仅是像 GWAS 那样只检测一部分常见变异。外显子组测序的成本更低,它聚焦于基因组中编码蛋白质的部分,因而该部分可能对表型影响更大。但是,它们不涉及基因组的调控区域,因此可能会错过在精神障碍中起重要调控作用的变异。全基因组测序研究可以同时捕获编码区和非编码区的变异,但是进行这类研究的成本更高,并且会产生巨量数据,分析解释比较困难。尽管存在这些困难,精神与行为障碍的外显子组和全基因组测序研究正在逐渐增加。目前已有多个与精神疾病基因组学联盟模式相同的联盟,包括孤独症测序联盟(https://genome.emory.edu/ASC/)、双相测序联盟(https://metamoodics.org/bsc/consortium/)和精神疾病全基因组测序联盟(Sanders 等,2017)。它们汇集整个科学界的资源,以厘清所研究的各种疾病产生的海量数据。

早期测序研究已得到一些发现。研究

表明，新发（个体中的新突变，de novo）和超罕见的遗传性蛋白截短突变在智力障碍（Gilissen 等，2014）、ASD（Iossifov 等，2014）和精神分裂症（Fromer 等，2014；Genovese 等，2016）的发病中起作用。特别是，在那些相对不耐受功能丧失型突变的基因中，这些变异似乎超负荷存在（Samocha 等，2014）。随着测序样本量的增加，在智力残疾和孤独症中越来越多地发现反复出现的新发突变基因，或者存在超罕见的遗传性蛋白突变负荷的基因（Samocha 等，2014）。精神分裂症中亦有发现，但程度更小（Fromer 等，2014）。尚不清楚这类变异是否导致双相障碍或其他常见的精神与行为障碍。

人群中基因如何与其他因素交互作用？

一旦鉴定出易感基因，下一步就是探索它们如何与其他遗传和环境因素交互作用，从而导致疾病在不同人群、时间和地点的表达。可以调节遗传易感性的一系列环境因素在精神疾患中可能很重要，其中几个广泛研究的例子包括社会经济地位、家庭文化、城市居住情况、围生期风险、饮食和污染等因素。流行病学研究最适合探讨基因与环境之间的交互作用，特别是易于确定暴露与结果之间时间关系的前瞻性研究。

精神障碍中研究最广泛的基因与环境的交互作用，或许是 5-HTT（5- 羟色胺转运体基因）启动子多态性与早期环境应激这一假定的交互作用对临床上抑郁疾患的显著影响。5-HTT 基因编码一种重要的膜蛋白，该蛋白将神经递质 5- 羟色胺从突触间隙转运回突触前神经元，并且是选择性 5- 羟色胺再摄取抑制剂这类抗抑郁药的作用靶点。该基因的启动子具有重复长度多态性，具有两个相对常见的等位基因（通常命名为"短"和"长"），它们对基因表达有不同的影响（Lesch 等，1996）。

尽管许多研究探索了这种多态性与抑郁症之间的潜在联系，但结论不一。Caspi 等（2003）进行的一项经典的前瞻性研究进一步探索了这一关联，该研究从出生追踪到成年。研究探讨了 5-HTT 基因和生命早期应激的交互作用是否在抑郁的发病中起作用。他们发现，与长等位基因纯合子的个体相比，短等位基因的携带者在遭受生命早期应激时患抑郁的可能性显著增加，这提供了令人信服的基因与环境交互作用的例证，或许可以解释先前对 5-HTT 与抑郁症之间关系不一致的发现。

该研究结果受到广泛关注，随后的许多研究试图复制这些结果并将其延伸到其他相关疾病。然而，在对这些研究的系统性荟萃分析中，Risch 等（2009）认为，这些证据不能支持原始文章关于 5-HTT 与生命早期应激交互作用的发现。随后又有一些人对荟萃分析的结论提出了质疑，认为零结果可能是由于荟萃分析纳入的研究之间存在明显的异质性所致（Karg 等，2011）。他们认为，采用相对客观的方法测量生命早期应激的研究，始终显示存在显著的交互作用，而荟萃分析中权重较大的几项研究由于使用了不太严格的重要生活事件自我报告而未能发现任何交互作用。结果，关于 5-HTT 与生命早期应激是否存在交互作用仍无定论,有关其病因学意义的研究仍在进行中。尽管如此,Caspi 等(2003)最初的报告仍在激励着研究者在精神障碍中寻找其他的基因 - 环境交互作用。

表观遗传学的作用

近年来,表观遗传学在精神疾患和物质使用障碍发病中的作用越来越受关注。在此,表观遗传学(epigenetics)定义为影响基因表达并最终影响患病风险的 DNA 修饰,而非实际的碱基(A、C、T、G)序列改变。尽管文献中涉及了多种表观遗传学变化,这里只重点讨论 DNA 甲基化。

简而言之,DNA 甲基化是指:在基因组中富含胞嘧啶和鸟嘌呤的区域中的胞嘧啶上添加一个甲基。甲基化的理论细节不在本章范围之内,但 DNA 甲基化的效应或许对理解基因表达的调控至关重要。许多基因的重要区域是潜在的甲基化目标,包括启动子区域。如前所述,在细胞中将基因转录为 RNA 所需的转录机器结合位点就位于启动子区域。该区域的甲基化是基因表达下调或沉默的一种机制。需要强调,机体中所有的体细胞,无论它执行什么功能,都包含相同的 DNA 序列,因此包含相同的基因。而且,除了体细胞突变的情况外,个体的细胞在疾病发病前后含有的 DNA 序列相同。基因表达的调控能使 DNA 相同的细胞分化为不同组织,还可以导致以前健康的人患病。这一机制如何起作用是生物学尚未解决的最重要的问题之一。几十年来,科学家们已经认识到甲基化在发育过程中的重要作用,包括印记(即选择性表达来自某一个亲本的基因),以及 X 染色体失活(即女性中一个 X 染色体沉默化)。

对于启动子介导的基因表达调控,甲基化是相对稳定的标记,因此顺理成章地成为理解疾病发病机制的研究靶点。已知甲基化水平在个体之间和同一个体的不同时间点存在差异,这表明它可能是患病风险的重要生物学指标。有证据表明,差异性甲基化背后有几个重要驱动力。

第一个是潜在的遗传变异(meQTL),或者与特定遗传区域的甲基化水平相关的特定遗传变异,无论是共定位(顺式)还是远距位点(反式)(Smith 等,2014)。甲基化水平差异背后的第二个驱动力是环境。流行病学研究已经发现,特定的儿童期环境暴露是未来出现行为障碍的重要危险因素。表观遗传过程通过调节基因表达和功能,来介导环境因素(如生活经历)对患病风险的影响。因此,甲基化可以标记环境对基因组的影响,包括特定生活经历和环境暴露的影响(Langevin 等,2011)。甲基化差异的其他驱动因素包括组织和细胞类型的差异(Houseman 等,2012)以及实际年龄(Horvath,2013)。由于实际年龄与甲基化存在关联,产生了"甲基化年龄"的概念,即根据一组与实际年龄高度相关的甲基化位点预测的年龄,可代表生理年龄,并可以在病例与对照之间进行差异的检验(Horvath,2013)。

动物研究已充分证实应激在表观遗传变异中起作用。现有的人类表观遗传学研究规模相对较小,但规模和数量正在迅速增加(Tsankova 等,2007)。前期工作描述了生命早期经历(如母亲的照料)对于啮齿动物糖皮质激素受体基因(NR3C1)的表观遗传学标记。这些工作使研究者对表观遗传学的作用产生了极大的兴趣，比如环境因素"钻进皮肤"进而对行为学和其他结局产生长期影响的分子机制（Weaver 等，2004）。对自杀身亡的个体的大脑组织进行尸检发现，有严重的儿童期性虐待、躯体虐待或者严重忽视的个体，与没有虐待或者忽视病史的个体相比，存在 NR3C1 甲基化改变，进而影响了糖皮质激素受体表达。这项研究增加了对人体内甲基化的关注（McGowan 等，2009）。随后的候选基因研究主要集中在 NR3C1 以及与下丘脑 - 垂体 - 肾上腺皮质（hypothalamic-pituitary-adrenocortical, HPA）轴相关的基因的甲基化水平，因为考虑到糖皮质激素受体在调节应激反应以及与应激反应相关的精神障碍中的作用。Turecki 和 Meaney 在综述（2016）中提及，大多数研究都在有幼年不良生活事件的人和啮齿类动物中，成功重复了最初的发现，在脑和周围组织均发现了 NR3C1 甲基化改变，这些研究多涉及与应激相关的精神障碍。但是，各个研究发现的关联方向并不一致，这表明需要更大样本量的研究。此外，已经对神经系统应激反应和发育涉及的其他基因开展候选基因甲基化关联研究，以探讨是否与精神障碍有关联，但结果不一（Abdolmaleky 等，2015；Bakulsky 等，2016）。

对 DNA 甲基化的准确测量或可成为机体对环境响应的分子标记。全表观基因组的研究方法使用芯片阵列和全基因组亚硫酸氢盐测序，提高了我们大规模研究表观基因组的能力。因此，针对许多精神障碍和已知的会影响疾病风险的环境暴露，正在进行表观基因组关联扫描（EWAS），以定量检验数十万或者更多特定基因组位置的甲基化水平，是否与疾病相关。

用于测量基因组中 CpG 甲基化的新型微阵列技术的初步开发，使得对表观基因组与行为之间关系的研究激增。这些阵列可用于任何组织类型，不过研究基于脑的精神障碍时，确实引起了对"组织问题"的关注，因为尚不清楚其他组织的甲基化分布在多大程度上反映了脑中的情况（Bakulski 等，2016）。尽管存在这种担忧，但研究中最常使用的组织还是外周血 DNA，因为它更容易获取。通常会使用从全血中分离出来的外周 DNA。无论研究哪种组织，在分析甲基化数据时都必须格外小心，尤其要考虑到细胞异质性可能造成的混杂。即使在淋巴细胞样本中，每种细胞类型（如 B 细胞、T 细胞、NK 细胞）也会有独特的表观基因组特征，因此在不同个体中，细胞相对比例的异质性可能会导致假结果。幸运的是，已经开发出纠正细胞异质性问题的方法（Houseman 等，2012），因此可以从 EWAS 中得出可靠的推论。

尽管 EWAS 尚未展示出有关精神障碍与相关环境暴露的清晰图景（Marzi 等，2018），但很明显，像 GWAS 一样，要得到甲基化水平与任何给定的常见疾病或者暴露之间的全基因组的统计学显著关联，需要大量样本来产生足够的统计学功效。已经发表的多篇综述总结了针对许多精神与行为障碍的现有表观遗传学文献，包括精神分裂症（Shorter & Miller, 2015）、重性抑郁症（Saavedra 等，2016）、孤独症（Abdolmaleky 等，2015；Loke 等，2015）、双相障碍（Fries

等，2016；Ludwig & Dwivedi，2016）、进食障碍（Campbell等，2011）、自杀（Roy & Dwivedi，2017）和物质使用障碍（Cadet等，2016）。

鉴于阵列技术和测序方法比如全基因组亚硫酸氢盐测序的进展，已经可以评估大型队列中整个基因组上位点的甲基化差异，我们很快就能回答许多涉及甲基化的重要问题：甲基化或其他表观遗传现象，是否解释了常见或罕见的遗传变异未能解释的人类疾病的某些遗传度？甲基化是否是环境对特定基因及其表达的持久影响的稳定标记？甲基化是基因表达调控的主要机制吗？甲基化是否有可能成为下一代治疗药物的潜在靶点？

未来的挑战

基因组学革命带来了越来越多的强大工具，但是要厘清主要精神障碍中起重要作用的遗传因素仍具有挑战性。其主要原因有以下两个：首先，这些疾病的遗传基础很复杂。尽管以孟德尔方式起作用的单个基因可能导致一小部分人患精神障碍，但这些疾病的绝大部分风险似乎是许多不同基因的产物，这些基因独立地（即遗传异质性）并交互地（即遗传上位）发挥作用，并与环境因素协同作用。这些基因中的相关变异可能对疾病具有广泛的影响，其中多个罕见变异对风险的影响较大，但仅在人群的某些子集中，而更常见的变异在更广泛的人群中对风险的边际影响极小。除序列变异外，表观遗传因素可能进一步增加了风险。这样的复杂性致使难以确定某一个对整体易感

性起作用的特定遗传因素。

第二个原因是在测量与精神障碍有关的表型时存在内在的不确定性。如前所述的，大多数精神障碍尚无金标准的诊断方法。因此，现有措施的效度也不清楚。更复杂的是，许多精神障碍的严重性实际上呈现出一个连续谱，并且还伴发一系列相关疾病。例如，孤独症表现为一系列表型相似的疾病，从经典的孤独症到范围更大的广泛性发育障碍。尽管这些不同障碍似乎存在近似关系（Newschaffer等，2002），但实际上它们是否有遗传相关还有待观察。一些人甚至认为，孤独症是人群中一个连续分布的特征，但被人为划分了出来（Constantino & Todd，2003）。

此外，也尚不清楚不同疾病是否彼此不同，还是在病因上相关。最初被认为是不同的疾病，后来经常会发现它们存在明显的重叠。例如，从 Kraepelin 开始，双相障碍和精神分裂症就被视为不同的疾病。但是，一些研究者（Crow，1995）认为，这两种精神障碍的病因学存在重叠，将它们区分对待是不符合实际的。最后，尽管大多数精神障碍表现出不同的临床特征且有多种共病，但各种表现形式在多大程度上反映了不同病因仍然未知。显然，无法实施有效的测量方法阻碍了将遗传因素与特定表型实体联系起来的努力。

进一步研究的理由

尽管面临挑战，但继续研究遗传因素如何导致精神障碍的动力仍然很大。通过确定导致疾病的遗传因素，可以打开一个罕见

的窗口,来理解可能与疾病发生有关的生物学通路。更加清晰地理解相关分子通路,或许能带来更合理的治疗和预防措施。这种方法的实用价值在阿尔茨海默病中最为明显。该疾病的三个常染色体显性基因的发现改变了当前对其发病机制的认识,从而激发了对这些机制进行干预的工作。此外,通过厘清不同精神障碍的遗传基础,有可能提出一种关于这些疾病如何相互关联的、更清晰的疾病分类学。最后,识别导致精神障碍的特定遗传因素,可能会提供更好的手段来预测谁有患病风险,最终有助于将干预措施引向那些受益最大的人。

（徐凌子译,李娟审校）

注释

［1］人体内成熟红细胞没有细胞核。

［2］中心法则(central dogma)是指遗传信息从 DNA 传递给 RNA(转录),再从 RNA 传递给蛋白质(翻译)。也可以从 DNA 传递给 DNA(复制)。在某些病毒中,RNA 也可以自我复制(如烟草花叶病毒等),或者以 RNA 为模板反转录成 DNA(某些致癌病毒)。然而遗传信息不能由蛋白质转移到蛋白质或核酸之中。

［3］终止密码子不编码氨基酸。

［4］自然界中存在非标准遗传密码。

［5］除此句中的"寄养子研究"(adoptees studies)外,本章其他地方提及的"寄养子研究"为 adoption studies 之译。

参 考 文 献

Abdolmaleky, H.M., Zhou, J.R., & Thiagalingam, S. (2015). An update on the epigenetics of psychotic diseases and autism. *Epigenomics*, 7(3), 427–449.

Abrams, R., & Taylor, M.A. (1983). The genetics of schizophrenia: a reassessment using modern criteria. *American Journal of Psychiatry, 140*, 171–175.

Allen, M.G., Cohen, S., Pollin, W., & Greenspen, S.I. (1974). Affective illness in veteran twins: a diagnostic review. *American Journal of Psychiatry, 131*, 1234–1239.

American Psychiatric Association. (1952). *Diagnostic and statistical manual of mental disorders-I*. Washington, DC: Author.

American Psychiatric Association. (1968). *Diagnostic and statistical manual of mental disorders-II*. Washington, DC: Author.

American Psychiatric Association. (1980). *Diagnostic and statistical manual of mental disorders-III*. Washington, DC: Author.

American Psychiatric Association. (1994). *Diagnostic and statistical manual of mental disorders-IV*. Washington, DC: Author.

American Psychiatric Association. (2013). *Diagnostic and statistical manual of mental disorders-5*. Washington, DC:

Andreasen, N.C., Rice, J., Endicott, J., Coryell, W., Grove, W.M., & Reich, T. (1987). Familial rates of affective disorder: a report from the National Institute of Mental Health Collaborative Study. *Archives of General Psychiatry, 44*, 461–469.

Andrews, G., Stewart, G., Allen, R., & Henderson, A.S. (1990). The genetics of six neurotic disorders: a twin study. *Journal of Affective Disorders, 19*, 23–29.

Asarnow, R.F., Nuechterlein, K.H., Fogelson, D., Subotnik, K.L., Payne, D.A., Russell, A.T., . . . Kendler, K.S. (2001). Schizophrenia and schizophrenia-spectrum personality disorders in the first-degree relatives of children with schizophrenia: the UCLA family study. *Archives of General Psychiatry, 58*, 581–588.

Baek, J.H., Park, D.Y., Choi, J., Kim, J.S., Choi, J.S., Ha, K., . . . Hong, K.S. (2011). Differences between bipolar I and bipolar II disorders in clinical features, comorbidity, and family history. *Journal of Affective Disorders, 131*, 59–67.

Bailey, A., Le Couteur, A., Gottesman, I., Bolton, P., Simonoff, E., Yuzda, E., & Rutter, M. (1995). Autism as a strongly genetic disorder: evidence from a British twin study. *Psychological Medicine, 25*, 63–77.

Bakulski, K.M., Halladay, A., Hu, V.W., Mill, J., & Fallin, M.D. (2016). Epigenetic research in neuropsychiatric disorders: the "tissue issue." *Current Behavioral Neuroscience Reports, 3(3)*, 264–274.

Baron, M., Gruen, R., Asnis, L., & Kane, J. (1982). Schizoaffective illness, schizophrenia and affective disorders: morbidity risk and genetic transmission. *Acta Psychiatrica Scandinavica, 65,* 253–262.

Baron, M., Gruen, R., Rainer, J.D., Kane, J., Asnis, L., & Lord, S. (1985). A family study of schizophrenic and normal control probands: implications for the spectrum concept of schizophrenia. *American Journal of Psychiatry, 142,* 447–455.

Bellodi, L., Sciuto, G., Diaferia, G., Ronchi, P., & Smeraldi, E. (1992). Psychiatric disorders in the families of patients with obsessive-compulsive disorder. *Psychiatry Research, 42,* 111–120.

Bergem, A.L., Engedal, K., & Kringlen, E. (1997). The role of heredity in late-onset Alzheimer disease and vascular dementia: a twin study. *Archives of General Psychiatry, 54,* 264–270.

Bertelsen, A., Harvald, B., & Hauge, M. (1977). A Danish twin study of manic-depressive disorders. *British Journal of Psychiatry, 130,* 330–351.

Bertoletti, E., Michelini, G., Moruzzi, S., Ferrer, G., Ferini-Strambi, L., Stazi, M.A., . . . Battaglia, M. (2014). A general population twin study of conduct problems and the auditory P300 waveform. *Journal of Abnormal Child Psychology, 42*(5), 861–869.

Biederman, J., Faraone, S.V., Mick, E., Spencer, T., Wilens, T., Kiely, K., . . . Warburton, R. (1995). High risk for attention deficit hyperactivity disorder among children of parents with childhood onset of the disorder: a pilot study. *American Journal of Psychiatry, 152,* 431–435.

Biederman, J., Faraone, S.V., Keenan, K., Benjamin, J., Krifcher, B., Moore, C., . . . Tsuang, M.T. (1992). Further evidence for family-genetic risk factors in attention deficit hyperactivity disorder: patterns of comorbidity in probands and relatives in psychiatrically and pediatrically referred samples. *Archives of General Psychiatry, 49,* 728–738.

Biederman, J., Faraone, S.V., Keenan, K., Knee, D., & Tsuang, M.T. (1990). Family-genetic and psychosocial risk factors in DSM-III attention deficit disorder. *Journal of the American Academy of Child and Adolescent Psychiatry, 29,* 526–533.

Biederman, J., Munir, K., Knee, D., Habelow, W., Armentano, M., Autor, S., . . . Waternaux, C. (1986). A family study of patients with attention deficit disorder and normal controls. *Journal of Psychiatric Research, 20,* 263–274.

Biederman, J., Petty, C., Faraone, S.V., Henin, A., Hirshfeld-Becker, D., Pollack, M.H., . . . Rosenbaum, J.F. (2006). Effects of parental anxiety disorders in children at high risk for panic disorder: a controlled study. *Journal of Affective Disorders, 94*(1), 191–197.

Biederman, J., Petty, C., Hirshfeld-Becker, D.R., Henin, A., Faraone, S.V., Dang, D., . . . Rosenbaum, J.F. (2006). A controlled longitudinal 5-year follow-up study of children at high and low risk for panic disorder and major depression. *Psychological Medicine, 36*(8), 1141–1152.

Biederman, J., Petty, C.R., Monuteaux, M.C., Mick, E., Clarke, A., Ten Haagen, K., & Faraone, S.V. (2009). Familial risk analysis of the association between attention-deficit/hyperactivity disorder and psychoactive substance use disorder in female adolescents: a controlled study. *Journal of Child Psychology and Psychiatry, 50,* 352–358.

Biederman, J., Petty, C.R., Wilens, T.E., Fraire, M.G., Purcell, C.A., Mick, E., . . . Faraone, S.V. (2008). Familial risk analyses of attention deficit hyperactivity disorder and substance use disorders. *American Journal of Psychiatry, 165,* 107–115.

Bierut, L.J., Heath, A.C., Bucholz, K.K., Dinwiddie, S.H., Madden, P.A., Statham, D.J., . . . Martin, N.G. (1999). Major depressive disorder in a community-based twin sample: are there different genetic and environmental contributions for men and women? *Archives of General Psychiatry, 56,* 557–563.

Birney, E., Stamatoyannopoulos, J.A., Dutta, A., Guigó, R., Gingeras, T.R., Margulies, E.H., . . . de Jong, P.J. (2007). Identification and analysis of functional elements in 1% of the human genome by the ENCODE pilot project. *Nature, 447,* 799–816.

Black, D.W., Gaffney, G.R., Schlosser, S., & Gabel, J. (2003). Children of parents with obsessive-compulsive disorder—a 2-year follow-up study. *Acta Psychiatrica Scandinavica, 107,* 305–313.

Black, D.W., Noyes, R., Jr., Goldstein, R.B., & Blum, N. (1992). A family study of obsessive-compulsive disorder. *Archives of General Psychiatry, 49,* 362–368.

Bland, R.C., Newman, S.C., & Orn, H. (1986). Recurrent and non-recurrent depression: a family study. *Archives of General Psychiatry, 43,* 1085–1089.

Bolton, P., Macdonald, H., Pickles, A., Rios, P., Goode, S., Crowson, M., Bailey, A., & Rutter, M. (1994). A case-control family history study of autism. *Journal of Child Psychology and Psychiatry, 35,* 877–900.

Bolton, D., Rijsdijk, F., O'Connor, T.G., Perrin, S., & Eley, T.C. (2007). Obsessive-compulsive disorder, tics and anxiety in 6-year-old twins. *Psychological Medicine*, 37, 39–48.

Bornovalova, M.A., Hicks, B.M., Iacono, W.G., & McGue, M. (2010). Familial transmission and heritability of childhood disruptive disorders. *American Journal of Psychiatry*, 167, 1066–1074.

Breitner, J.C., & Folstein, M.F. (1984). Familial Alzheimer dementia: a prevalent disorder with specific clinical features. *Psychological Medicine*, 14, 63–80.

Breitner, J. ., Silverman, J.M., Mohs, R.C., & Davis, K.L. (1988). Familial aggregation in Alzheimer's disease: comparison of risk among relatives of early-and late-onset cases, and among male and female relatives in successive generations. *Neurology*, 38, 207–212.

Breitner, J.C., Welsh, K.A., Gau, B.A., McDonald, W.M., Steffens, D.C., Saunders, A.M., . . . Page, W.F. (1995). Alzheimer's disease in the National Academy of Sciences-National Research Council Registry of Aging Twin Veterans. III. Detection of cases, longitudinal results, and observations on twin concordance. *Archives of Neurology*, 52, 763–771.

Cadet, J.L., McCoy, M.T., & Jayanthi, S. (2016). Epigenetics and addiction. *Clinical Pharmacology and Therapeutics*, 99(5), 502–511.

Cadoret, R.J. (1978). Evidence for genetic inheritance of primary affective disorder in adoptees. *American Journal of Psychiatry*, 135, 463–466.

Cadoret, R.J., Yates, W.R., Troughton, E., Woodworth, G., & Stewart, M.A. (1996). An adoption study of drug abuse/dependency in females. *Comprehensive Psychiatry*, 37, 88–94.

Campbell, I.C., Mill, J., Uher, R., & Schmidt, U. (2011). Eating disorders, gene–environment interactions and epigenetics. *Neuroscience and Biobehavioral Reviews*, 35(3), 784–793.

Cannon, T.D., Kaprio, J., Lonnqvist, J., Huttunen, M., & Koskenvuo, M. (1998). The genetic epidemiology of schizophrenia in a Finnish twin cohort: a population based modeling study. *Archives of General Psychiatry*, 55, 67–74.

Cantwell, D.P. (1972). Psychiatric illness in the families of hyperactive children. *Archives of General Psychiatry*, 27, 414–417.

Cantwell, D.P. (1975). Genetics of hyperactivity. *Journal of Child Psychology and Psychiatry*, 16, 261–264.

Cardno, A.G., Marshall, E.J., Coid, B., Macdonald, A.M., Ribchester, T.R., Davies, N.J., . . . Murray, R.M. (1999). Heritability estimates for psychotic disorders: the Maudsley twin psychosis series. *Archives of General Psychiatry*, 56, 162–168.

Cardno, A.G., Rijsdijk, F.V., West, R.M., Gottesman, I.I., Craddock, N., Murray, R.M., & McGuffin, P.

(2012). A twin study of schizoaffective-mania, schizoaffective-depression, and other psychotic syndromes. *American Journal of Medical Genetics Part B: Neuropsychiatric Genetics*, 159(2), 172–182.

Carey, G., & Gottesman, I. (1981). *Twin and family studies of anxiety, phobic, and obsessive disorders*. New York, NY: Raven Press.

Caspi, A., Sugden, K., Moffitt, T.E., Taylor, A., Craig, I.W., Harrington, H., . . . Poulton, R. (2003). Influence of life stress on depression: Moderation by a polymorphism in the 5-HTT gene. *Science*, 301, 386–389.

Chang, C.J., Chen, W.J., Liu, S.K., Cheng, J.J., Yang, W.C., Chang, H.J., . . . Hwu, H.G. (2002). Morbidity risk of psychiatric disorders among the first-degree relatives of schizophrenia patients in Taiwan. *Schizophrenia Bulletin*, 28, 379–392.

Chen, T.J., Ji, C.Y., Wang, S.S., Lichtenstein, P., Larsson, H., & Chang, Z. (2016). Genetic and environmental influences on the relationship between ADHD symptoms and internalizing problems: a Chinese twin study. *American Journal of Medical Genetics Part B: Neuropsychiatric Genetics*, 171(7), 931–937.

Cichon, S., Craddock, N., Daly, M., Faraone, S.V., Gejman, P.V., Kelsoe, J., . . . Sullivan, P.F. (2009). Genomewide association studies: history, rationale, and prospects for psychiatric disorders. *American Journal of Psychiatry*, 166, 540–556.

Constantino, J.N., & Todd, R.D. (2003). Autistic traits in the general population: a twin study. *Archives of General Psychiatry*, 60, 524–530.

Cook, E.H., Jr., & Scherer S.W. (2008). Copy-number variations associated with neuropsychiatric conditions. *Nature*, 455, 919–923.

Coolidge, F.L., Thede, L.L., & Young, S.E. (2000). Heritability and the comorbidity of attention deficit hyperactivity disorder with behavioral disorders and executive function deficits: a preliminary investigation. *Developmental Neuropsychology*, 17, 273–287.

Coryell, W., Endicott, J., Reich, T., Andreasen, N., & Keller, M. (1984). A family study of bipolar II disorder. *British Journal of Psychiatry*, 145, 49–54.

Coryell, W., & Zimmerman, M. (1988). The heritability of schizophrenia and schizoaffective disorder. A family study. *Archives of General Psychiatry*, 45, 323–327.

Crow, T.J. (1995). A continuum of psychosis, one human gene, and not much else: the case for homogeneity. *Schizophrenia Research*, 17, 135–145.

Crowe, R.R., Noyes, R., Pauls, D.L., & Slymen, D. (1983). A family study of panic disorder. *Archives of General Psychiatry*, 40, 1065–1069.

de Zeeuw, E.L., Beijsterveldt, C.E., Hoekstra, R.A., Bartels, M., & Boomsma, D.I. (2017). The etiology of autistic traits in preschoolers: a population-based twin study. *Journal of Child Psychology and Psychiatry*, 58(8), 893–901.

Deng, W., Zou, X., Deng, H., Li, J., Tang, C., Wang, X., & Guo, X. (2015). The relationship among genetic heritability, environmental effects, and autism spectrum disorders: 37 pairs of ascertained twin study. *Journal of Child Neurology*, 30(13), 1794–1799.

do Rosario-Campos, M.C., Leckman, J.F., Curi, M., Quatrano, S., Katsovitch, L., Miguel, E.C., & Pauls, D.L. (2005). A family study of early-onset obsessive-compulsive disorder. *American Journal of Medical Genetics Part B: Neuropsychiatric Genetics*, 136(1), 92–97.

Dwyer, J.T., & Delong, G.R. (1987). A family history study of twenty probands with childhood manic depressive illness. *Journal of the American Academy of Child and Adolescent Psychiatry*, 26, 176–180.

Eaves, L.J., Silberg, J.L., Meyer, J.M., Maes, H.H., Simonoff, E., Pickles, A., . . . Hewitt, J.K. (1997). Genetics and developmental psychopathology: 2. The main effects of genes and environment on behavioral problems in the Virginia Twin Study of adolescent behavioral development. *Journal of Child Psychology and Psychiatry*, 38, 965–980.

Edelbrock, C., Rende, R., Plomin, R., & Thompson, L.A. (1995). A twin study of competence and problem behavior in childhood and early adolescence. *Journal of Child Psychology and Psychiatry*, 36, 775–785.

Edvardsen, J., Torgersen, S., Roysamb, E., Lygren, S., Skre, I., Onstad, S., & Oien, P.A. (2008). Heritability of bipolar spectrum disorders: unity or heterogeneity? *Journal of Affective Disorders*, 106, 229–240.

Edwards, A.C., Maes, H.H., Pedersen, N.L., & Kendler, K.S. (2011). A population-based twin study of the genetic and environmental relationship of major depression, regular tobacco use and nicotine dependence. *Psychological Medicine*, 41(2), 395–405.

Eley, T.C., Bolton, D., O'Connor, T.G., Perrin, S., Smith, P., & Plomin, R. (2003). A twin study of anxiety-related behaviours in pre-school children. *Journal of Child Psychology and Psychiatry*, 44(7), 945–960.

Eley, T.C., Gregory, A.M., Clark, D.M., & Ehlers, A. (2007). Feeling anxious: a twin study of panic/somatic ratings, anxiety sensitivity and heartbeat perception in children. *Journal of Child Psychology and Psychiatry*, 48(12), 1184–1191.

Englund, S.A., & Klein, D.N. (1990). The genetics of neurotic-reactive depression: a reanalysis of Shapiro's (1970) twin study using diagnostic criteria. *Journal of Affective Disorders*, 18, 247–252.

Ertekin-Taner, N. (2007). Genetics of Alzheimer's disease: a centennial review. *Neurological Clinics*, 25, 611–667.

Faraone, S.V., & Biederman, J. (2000). Nature, nurture, and attention deficit hyperactivity disorder. *Developmental Review*, 20, 568–581.

Faraone, S.V., Biederman, J., & Monuteaux, M.C. (2000). Attention-deficit disorder and conduct disorder in girls: evidence for a familial subtype. *Biological Psychiatry*, 48(1), 21–29.

Faraone, S.V., Biederman, J., Keenan, K., & Tsuang, M.T. (1991). Separation of DSM-III attention deficit disorder and conduct disorder: evidence from a family-genetic study of American child psychiatric patients. *Psychological Medicine*, 21, 109–121.

Faraone, S.V., Biederman, J., Mick, E., Williamson, S., Wilens, T., Spencer, T., . . . Zallen, B. (2000). Family study of girls with attention deficit hyperactivity disorder. *American Journal of Psychiatry*, 157, 1077–1083.

Farmer, A.E., McGuffin, P., & Gottesman, I.I. (1987). Twin concordance for DSM-III schizophrenia. Scrutinizing the validity of the definition. *Archives of General Psychiatry*, 44, 634–641.

Farrer, L.A., Cupples, L.A., Haines, J.L., Hyman, B., Kukull, W.A., Mayeux, R., . . . van Duijn, C.M. (1997). Effects of age, sex, and ethnicity on the association between Apolipoprotein E genotype and Alzheimer disease. *Journal of the American Medical Association*, 278, 1349–1356.

Farrer, L.A., O'Sullivan, D.M., Cupples, L.A., Growdon, J.H., & Myers, R.H. (1989). Assessment of genetic risk for Alzheimer's disease among first-degree relatives. *Annals of Neurology*, 25, 485–493.

Feighner, J.P., Robins, E., Guze, S.B., Woodrugge R.A., Winokur, G., & Munoz, R. (1972). Diagnostic criteria for use in psychiatric research. *Archives of General Psychiatry*, 26, 57–67.

Fieve, R.R., Go, R., Dunner, D.L., & Elston, R. (1984). Search for biological/genetic markers in a long-term epidemiological and morbid risk study of affective disorders. *Journal of Psychiatric Research*, 18, 425–445.

Fogelson, D.L., Nuechterlein, K.H., Asarnow, R.A., Payne, D.L., Subotnik, K.L., Jacobson, K.C., . . . Kendler, K.S. (2007). Avoidant personality disorder is a separable schizophrenia-spectrum personality disorder even when controlling for the presence of paranoid and schizotypal personality disorders: the UCLA family study. *Schizophrenia Research, 91*(1), 192–199.

Folstein, S.E., & Rosen-Sheidley, B. (2001). Genetics of autism: complex aetiology for a heterogeneous disorder. *National Review of Genetics, 2,* 943–955.

Folstein, S., & Rutter, M. (1977). Infantile autism: a genetic study of 21 twin pairs. *Journal of Child Psychology and Psychiatry, 18,* 297–321.

Frangos, E., Athanassenas, G., Tsitourides, S., Katsanou, N., & Alexandrakou, P. (1985). Prevalence of DSM III schizophrenia among the first-degree relatives of schizophrenic probands. *Acta Psychiatrica Scandinavica, 72,* 382–386.

Franzek, E., & Beckmann, H. (1998). Different genetic background of schizophrenia spectrum psychoses: a twin study. *American Journal of Psychiatry, 155,* 76–83.

Fries, G.R., Li, Q., McAlpin, B., Rein, T., Walss-Bass, C., Soares, J.C., & Quevedo, J. (2016). The role of DNA methylation in the pathophysiology and treatment of bipolar disorder. *Neuroscience and Biobehavioral Reviews, 68,* 474–488.

Fromer, M., Pocklington, A.J., Kavanagh, D.H., Williams, H.J., Dwyer, S., Gormley, P., . . . Carrera, N. (2014). De novo mutations in schizophrenia implicate synaptic networks. *Nature, 506*(7487), 179.

Fyer A., Mannuzza, S., Chapman, T.F., Liebowtz, M.R., Aronowitz B., & Klein, D.F. (1993, March 12–13). *Familial transmission of obsessive-compulsive disorder.* Abstracts of the 1st International OCD Conference, Capri, Italy.

Fyer, A.J., Mannuzza, S., Chapman, T.F., Lipsitz, J., Martin, L.Y., & Klein, D.F. (1996). Panic disorder and social phobia: effects of comorbidity on familial transmission. *Anxiety, 2*(4), 173–178.

Gatz, M., Pedersen, N.L., Berg, S., Johansson, B., Johansson, K., Mortimer, J.A., . . . Ahlbom, A. (1997). Heritability for Alzheimer's disease: the study of dementia in Swedish twins. *Journals of Gerontology. Series A, Biological Sciences and Medical Sciences, 52,* M117–M125.

Gatz, M., Reynolds, C.A., Fratiglioni, L., Johansson, B., Mortimer, J.A., Berg, S., Fiske, A., & Pedersen, N.L. (2006). Role of genes and environments for explaining Alzheimer disease. *Archives of General Psychiatry, 63,* 168–174.

Geller, B., Tillman, R., Bolhofner, K., Zimerman, B., Strauss, N.A., & Kaufmann, P. (2006). Controlled, blindly rated, direct-interview family study of a prepubertal and early-adolescent bipolar I disorder phenotype: morbid risk, age at onset, and comorbidity. *Archives of General Psychiatry, 63*(10), 1130–1138.

Genovese, G., Fromer, M., Stahl, E.A., Ruderfer, D.M., Chambert, K., Landén, M., . . . Hultman, C.M. (2016). Increased burden of ultra-rare protein-altering variants among 4,877 individuals with schizophrenia. *Nature Neuroscience, 19*(11), 1433.

Gershon, E.S., DeLisi, L.E., Hamovit, J., Nurnberger, J.I., Jr., Maxwell, M.E., Schreiber, J., . . . Guroff, J.J. (1988). A controlled family study of chronic psychoses: schizophrenia and schizoaffective disorder. *Archives of General Psychiatry, 45,* 328–336.

Gershon, E.S., Hamovit, J., Guroff, J.J., Dibble, E., Leckman, J.F., Sceery, W., . . . Bunney, W.E., Jr. (1982). A family study of schizoaffective, bipolar I, bipolar II, unipolar, and normal control probands. *Archives of General Psychiatry, 39,* 1157–1167.

Gilissen, C., Hehir-Kwa, J.Y., Thung, D.T., van de Vorst, M., van Bon, B.W., Willemsen, M.H., . . . Leach, R. (2014). Genome sequencing identifies major causes of severe intellectual disability. *Nature, 511*(7509), 344.

Gillis, J.J., Gilger, J.W., Pennington, B.F., & DeFries, J.C. (1992). Attention deficit disorder in reading-disabled twins: evidence for a genetic etiology. *Journal of Abnormal Child Psychology, 20,* 303–315.

Gjone, H., Stevenson, J., & Sundet, J.M. (1996). Genetic influence on parent-reported attention-related problems in a Norwegian general population twin sample. *Journal of the American Academy of Child and Adolescent Psychiatry, 35,* 588–598.

Goldstein, J.M., Cherkerzian, S., Seidman, L.J., Petryshen, T.L., Fitzmaurice, G., Tsuang, M.T., & Buka, S.L. (2011). Sex-specific rates of transmission of psychosis in the New England high-risk family study. *Schizophrenia Research, 128*(1), 150–155.

Goldstein, R.B., Oldstein, R.B., Weissman, M.M., Adams, P.B., Horwath, E., Lish, J.D., . . . Wickramaratne, P.J. (1994). Psychiatric disorders in relatives of probands with panic disorder and/or major depression. *Archives of General Psychiatry, 51,* 383–394.

Goldstein, R.B., Prescott, C.A., & Kendler, K.S. (2001). Genetic and environmental factors in conduct problems and adult antisocial behavior among adult female twins. *Journal of Nervous and Mental Disease, 189,* 201–209.

Goodman, R., & Stevenson, J. (1989). A twin study of hyperactivity—I. An examination of hyperactivity scores and categories derived from Rutter teacher and parent questionnaires. *Journal of Child Psychology and Psychiatry, 30,* 671–689.

Goodman, R., & Stevenson, J. (1989). A twin study of hyperactivity—II. The aetiological role of genes, family relationships and perinatal adversity. *Journal of Child Psychology and Psychiatry*, *30*, 691–709.

Grados, M.A., Riddle, M.A., Samuels, J.F., Liang, K.Y., Hoehn-Saric, R., Bienvenu, O.J., . . . Nestadt, G. (2001). The familial phenotype of obsessive-compulsive disorder in relation to tic disorders: the Hopkins OCD family study. *Biological Psychiatry*, *50*, 559–565.

Green, R.C., Cupples, L.A., Go, R., Benke, K.S., Edeki, T., Griffith, P.A., . . . Farrer, L.A. (2002). Risk of dementia among white and African American relatives of patients with Alzheimer disease. *JAMA*, *287*(3), 329–336.

Gregory, A.M., Agnew-Blais, J.C., Matthews, T., Moffitt, T.E., & Arseneault, L. (2017). Associations between ADHD and sleep quality: longitudinal analyses from a nationally-representative cohort of twins. *Journal of Clinical Child and Adolescent Psychology: The Official Journal for the Society of Clinical Child and Adolescent Psychology, American Psychological Association, Division 53*, *46*(2), 284–294.

Greven, C., Rijsdijk, F.V., & Plomin, R. (2011). A twin study of ADHD symptoms in early adolescence: hyperactivity-impulsivity and inattentiveness show substantial genetic overlap but also genetic specificity. *Journal of Abnormal Child Psychology*, *39*, 265–275.

Guze, S.B., Cloninger, C.R., Martin, R.L., & Clayton, P.J. (1983). A follow-up and family study of schizophrenia. *Archives of General Psychiatry*, *40*, 1273–1276.

Hallmayer, J., Cleveland, S., Torres, A., Phillips, J., Cohen, B., Torigoe, T., . . . Lotspeich, L. (2011). Genetic heritability and shared environmental factors among twin pairs with autism. *Archives of General Psychiatry*, *68*(11), 1095–1102.

Hanna, G.L., Himle, J.A., Curtis, G.C., & Gillespie, B.W. (2005). A family study of obsessive-compulsive disorder with pediatric probands. *American Journal of Medical Genetics Part B: Neuropsychiatric Genetics*, *134*(1), 13–19.

Heun, R., & Maier, W. (1993). The distinction of bipolar II disorder from bipolar I and recurrent unipolar depression: results of a controlled family study. *Acta Psychiatrica Scandinavica*, *87*, 279–284.

Heston, L.L., Mastri, A.R., Anderson, V.E., & White, J. (1981). Dementia of the Alzheimer type: clinical genetics, natural history, and associated conditions. *Archives of General Psychiatry*, *38*, 1085–1090.

Heyman, A., Wilkinson, W.E., Hurwitz, B.J., Schmechel, D., Sigmon, A.H., Weinberg, T., . . . Swift, M. (1983). Alzheimer's disease: genetic aspects and associated clinical disorders. *Annals of Neurology*, *14*, 507–515.

Hilker, R., Helenius, D., Fagerlund, B., Skytthe, A., Christensen, K., Werge, T.M., . . . Glenthoj, B. (2018). Heritability of schizophrenia and schizophrenia spectrum based on the nationwide Danish twin register. *Biol Psychiatry*, *83*(6), 492–498.

Hopper, J.L., Judd, F.K., Derrick, P.L., & Burrows, G.D. (1987). A family study of panic disorder. *Genetic Epidemiology*, *4*, 33–41.

Horvath, S. (2013). DNA methylation age of human tissues and cell types. *Genome Biology*, *14*(10), 3156.

Houseman, E.A., Accomando, W.P., Koestler, D.C., Christensen, B.C., Marsit, C.J., Nelson, H.H., . . . Kelsey, K.T. (2012). DNA methylation arrays as surrogate measures of cell mixture distribution. *BMC Bioinformatics*, *13*(1), 86.

Hudziak, J.J., Rudiger, L.P., Neale, M.C., Heath, A.C., & Todd, R.D. (2000). A twin study of inattentive, aggressive, and anxious/depressed behaviors. *Journal of the American Academy of Child and Adolescent Psychiatry*, *39*, 469–476.

Hudziak, J.J., Van Beijsterveldt, C.E.M., Althoff, R.R., Stanger, C., Rettew, D.C., Nelson, E.C., . . . Boomsma, D.I. (2004). Genetic and environmental contributions to the Child Behavior Checklist Obsessive-Compulsive Scale: a cross-cultural twin study. *Archives of General Psychiatry*, *61*(6), 608–616.

Huff, F.J., Auerbach, J., Chakravarti, A., & Boller, F. (1988). Risk of dementia in relatives of patients with Alzheimer's disease. *Neurology*, *38*, 786–790.

Iervolino, A.C., Rijsdijk, F.V., Cherkas, L., Fullana, M.A., & Mataix-Cols, D. (2011). A multivariate twin study of obsessive-compulsive symptom dimensions. *Archives of General Psychiatry*, *68*(6), 637–644.

International HapMap Consortium. (2003). The International HapMap Project. *Nature*, *426*, 789–796.

International Human Genome Sequencing Consortium. (2004). Finishing the euchromatic sequence of the human genome. *Nature*, *431*, 931–945.

International Schizophrenia Consortium, Purcell S.M., Wray N.R., Stone J.L., Visscher P.M., O'Donovan, M.C., . . . Sklar P. (2009). Common polygenic variation contributes to risk of schizophrenia and bipolar disorder. *Nature*, *460*, 748–752.

Insel, T.R., Hoover, C., & Murphy, D.L. (1983). Parents of patients with obsessive-compulsive disorder. *Psychological Medicine, 13*, 807–811.

Iossifov, I., O'Roak, B.J., Sanders, S.J., Ronemus, M., Krumm, N., Levy, D., . . . Smith, J.D. (2014). The contribution of de novo coding mutations to autism spectrum disorder. *Nature, 515*(7526), 216.

Jorgensen, A., Teasdale, T.W., Parnas, J., Schulsinger, F., Schulsinger, H., & Mednick, S.A. (1987). The Copenhagen high-risk project: the diagnosis of maternal schizophrenia and its relation to offspring diagnosis. *British Journal of Psychiatry, 151*, 753–757.

Karg, K., Burmeister, M., Shedden, K., & Sen, S. (2011). The serotonin transporter promoter variant (5-HTTLPR), stress, and depression meta-analysis revisited: evidence of genetic moderation. *Archives of General Psychiatry, 68*(5), 444-454.

Kendler, K.S., Aggen, S.H., & Neale, M.C. (2013). Evidence for multiple genetic factors underlying DSM-IV criteria for major depression. *JAMA Psychiatry, 70*(6), 599–607.

Kendler, K.S., Gardner, C.O., & Prescott, C.A. (2001). Panic syndromes in a population-based sample of male and female twins. *Psychological Medicine, 31*, 989–1000.

Kendler, K.S., Gatz, M., Gardner, C.O., & Pedersen, N.L. (2006). A Swedish national twin study of lifetime major depression. *American Journal of Psychiatry, 163*, 109–114.

Kendler, K.S., Gruenberg, A.M., & Kinney, D.K. (1994a). Independent diagnoses of adoptees and relatives as defined by DSM-III in the provincial and national samples of the Danish Adoption Study of Schizophrenia. *Archives of General Psychiatry, 51*, 456–468.

Kendler, K.S., Gruenberg, A.M., & Tsuang, M.T. (1985). Psychiatric illness in first-degree relatives of schizophrenic and surgical control patients: a family study using DSM-III criteria. *Archives of General Psychiatry, 42*, 770–779.

Kendler, K.S., McGuire, M., Gruenberg, A.M., O'Hare, A., Spellman, M., & Walsh, D. (1993a). The Roscommon Family Study. I. Methods, diagnosis of probands, and risk of schizophrenia in relatives. *Archives of General Psychiatry, 50*, 527–540.

Kendler, K.S., Neale, M.C., Kessler, R.C., Heath, A.C., & Eaves, L.J. (1992). A population-based twin study of major depression in women: the impact of varying definitions of illness. *Archives of General Psychiatry, 49*, 257–266.

Kendler, K.S., Neale, M.C., Kessler, R.C., Heath, A.C., & Eaves, L.J. (1993b). Panic disorder in women: a population-based twin study. *Psychological Medicine, 23*, 397–406.

Kendler, K.S., Pedersen, N., Johnson, L., Neale, M.C., & Mathe, A.A. (1993c). A pilot Swedish twin study of affective illness, including hospital- and population-ascertained sub-samples. *Archives of General Psychiatry, 50*, 699–700.

Kendler, K.S., Pedersen, N.L., Neale, M.C., & Mathe, A.A. (1995). A pilot Swedish twin study of affective illness including hospital- and population-ascertained sub-samples: results of model fitting. *Behavior Genetics, 25*, 217–232.

Kendler, K.S., & Prescott, C.A. (1999). A population based twin study of lifetime major depression in men and women. *Archives of General Psychiatry, 56*, 39–44.

Kerekes, N., Lundström, S., Chang, Z., Tajnia, A., Jern, P., Lichtenstein, P., . . . Anckarsäter, H. (2014). Oppositional defiant- and conduct disorder-like problems: neurodevelopmental predictors and genetic background in boys and girls, in a nationwide twin study. *Peer J, 2*, e359.

Kety, S.S., Wender, P.H., Jacobsen, B., Ingraham, L.J., Jansson, L., Faber, B., & Kinney, D.K. (1994). Mental illness in the biological and adoptive relatives of schizophrenic adoptees: replication of the Copenhagen Study in the rest of Denmark. *Archives of General Psychiatry, 51*, 442–455.

Kieseppä, T., Partonen, T., Haukka, J., Kaprio, J., & Lönnqvist, J. (2004). High concordance of bipolar I disorder in a nationwide sample of twins. *American Journal of Psychiatry, 161*, 1814–1821.

Kirov, G. (2015). CNVs in neuropsychiatric disorders. *Human Molecular Genetics, 24*(R1), R45–R49.

Klaning, U. (1996). *Schizophrenia in twins: incidence and risk factors.* Unpublished Doctoral dissertation. University of Aarhus, Denmark.

Korten, A.E., Jorm, A.F., Henderson, A.S., Broe, G.A., Creasey, H., & McCusker, E. (1993). Assessing the risk of Alzheimer's disease in first-degree relatives of Alzheimer's disease cases. *Psychological Medicine, 23*, 915–923.

Kuntsi, J., Eley, T.C., Taylor, A., Hughes, C., Asherson, P., Caspi, A., & Moffitt, T.E. (2004). Co-occurrence of ADHD and low IQ has genetic origins. *American Journal of Medical Genetics, 124B*, 41–47.

Kupfer, D.J., Frank, E., Carpenter, L.L., & Neiswanger, K. (1989). Family history in recurrent depression. *Journal of Affective Disorders, 17*, 113–119.

Lamers, F., Cui, L., Hickie, I.B., Roca, C., Machado-Vieira, R., Zarate, C.A., & Merikangas, K.R. (2016). Familial aggregation and heritability of the melancholic and atypical subtypes of depression. *Journal of Affective Disorders, 204,* 241–246.

Langevin, S.M., Houseman, E.A., Christensen, B.C., Wiencke, J.K., Nelson, H.H., Karagas, M.R., . . . Kelsey, K.T. (2011). The influence of aging, environmental exposures and local sequence features on the variation of DNA methylation in blood. *Epigenetics, 6*(7), 908–919.

Larsson, H., Asherson, P., Chang, Z., Ljung, T., Friedrichs, B., Larsson, J.O., & Lichtenstein, P. (2013). Genetic and environmental influences on adult attention deficit hyperactivity disorder symptoms: a large Swedish population-based study of twins. *Psychological Medicine, 43*(1), 197–207.

Larsson, J.O., Larsson, H., & Lichtenstein, P. (2004). Genetic and environmental contributions to stability and change of ADHD symptoms between 8 and 13 years of age: a longitudinal twin study. *Journal of the American Academy of Child and Adolescent Psychiatry, 43,* 1267–1275.

Lautenschlager, N.T., Cupples, L.A., Rao, V.S., Auerbach, S.A., Becker, R., Burke, J., . . . Farrer, L.A. (1996). Risk of dementia among relatives of Alzheimer's disease patients in the MIRAGE study: What is in store for the oldest old? *Neurology, 46,* 641–650.

Le Couteur, A., Bailey, A., Goode, S., Pickles, A., Robertson, S., Gottesman, I., & Rutter, M. (1996). A broader phenotype of autism: the clinical spectrum in twins. *Journal of Child Psychology and Psychiatry, 37,* 785–801.

Leckman, J.F., Weissman, M.M., Prusoff, B.A., Caruso, K.A., Merikangas, K.R., Pauls, D.L., & Kidd, K.K. (1984). Subtypes of depression: family study perspective. Archives of General Psychiatry, 41(9), 833–838.

Lee, S.H., Ripke, S., Neale, B.M., Faraone, S.V., Purcell, S.M., Perlis, R.H., . . . Absher, D. (2013). Genetic relationship between five psychiatric disorders estimated from genome-wide SNPs. *Nature Genetics, 45*(9), 984.

Lee, S.I., Schachar, R.J., Chen, S.X., Ornstein, T.J., Charach, A., Barr, C., & Ickowicz, A. (2008). Predictive validity of DSM-IV and ICD-10 criteria for ADHD and hyperkinetic disorder. *Journal of Child Psychology and Psychiatry, 49,* 70–78.

Lesch, K.P., Bengel, D., Heils, A., Sabol, S.Z., Greenberg, B.D., Petri, S., . . . Murphy, D.L. (1996). Association of anxiety-related traits with a polymorphism in the serotonin transporter gene regulatory region. *Science, 274,* 2294–2295.

Levy, F., Hay, D.A., McStephen, M., Wood, C., & Waldman, I. (1997). Attention-deficit hyperactivity disorder: a category or a continuum?

Genetic analysis of a large-scale twin study. *Journal of the American Academy of Child and Adolescent Psychiatry, 36,* 737–744.

Lichtenstein, P., Yip, B.H., Björk, C., Pawitan, Y., Cannon, T.D., Sullivan, P.F., & Hultman, C.M. (2009). Common genetic determinants of schizophrenia and bipolar disorder in Swedish families: a population-based study. *Lancet, 373,* 234–239.

Linker, J., Gillespie, N.A., Maes, H., Eaves, L., & Silberg, J.L. (2012). Suicidal ideation, depression, and conduct disorder in a sample of adolescent and young adult twins. *Suicide and Life-Threatening Behavior, 42*(4), 426–436.

Loke, Y.J., Hannan, A.J., & Craig, J.M. (2015). The role of epigenetic change in autism spectrum disorders. *Frontiers in Neurology, 6,* 107.

Low, N.C., Cui, L., & Merikangas, K.R. (2008). Specificity of familial transmission of anxiety and comorbid disorders. *Journal of Psychiatric Research, 42*(7), 596–604.

Lowing, P.A., Mirsky, A.F., & Pereira, R. (1983). The inheritance of schizophrenia spectrum disorders: a reanalysis of the Danish adoptee study data. *American Journal of Psychiatry, 140,* 1167–1171.

Ludwig, B., & Dwivedi, Y. (2016). Dissecting bipolar disorder complexity through epigenomic approach. *Molecular Psychiatry, 21*(11), 1490.

Lundström, S., Reichenberg, A., Melke, J., Råstam, M., Kerekes, N., Lichtenstein, P., . . . Anckarsäter, H. (2015). Autism spectrum disorders and coexisting disorders in a nationwide Swedish twin study. *Journal of Child Psychology and Psychiatry, 56*(6), 702–710.

Lyons, M.J., Eisen, S.A., Goldberg, J., True, W., Lin, N., Meyer, J.M., . . . Tsuang, M.T. (1998). A registry-based twin study of depression in men. *Archives of General Psychiatry, 55,* 468–472.

Maier, W., Hallmayer, J., Minges, J., & Lichtermann, D. (1990). Affective and schizoaffective disorders: similarities and differences. In A. Marneros & M.T. Tsuang (Eds.), Morbid risks in relatives of affective, schizoaffective, and schizophrenic patients—results of a family study (pp. 201–207). New York, NY: SpringerVerlag.

Maier, W., Lichtermann, D., Franke, P., Heun, R., Falkai, P., & Rietschel, M. (2002). The dichotomy of schizophrenia and affective disorders in extended pedigrees. *Schizophrenia Research, 57,* 259–266.

Maier, W., Lichtermann, D., Minges, J., Heun, R., Hallmayer, J., & Klinger, T. (1991). Unipolar depression in the aged: determinants of familial aggregation. *Journal of Affective Disorders*, *23*, 53–61.

Maier, W., Lichtermann, D., Minges, J., Hallmayer, J., Heun, R., Benkert, O., & Levinson, D.F. (1993a). Continuity and discontinuity of affective disorders and schizophrenia: results of a controlled family study. *Archives of General Psychiatry*, *50*, 871–883.

Maier, W., Lichtermann, D., Minges, J., Oehrlein, A., & Franke, P. (1993c). A controlled family study in panic disorder. *Journal of Psychiatric Research*, *27*, 79–87.

Maj, M., Starace, F., & Pirozzi, R. (1991). A family study of DSM-III-R schizoaffective disorder, depressive type, compared with schizophrenia and psychotic and non-psychotic major depression. *American Journal of Psychiatry*, *148*, 612–616.

Marmorstein, N.R., Iacono, W.G., & McGue, M. (2012). Associations between substance use disorders and major depression in parents and late adolescent–emerging adult offspring: an adoption study. *Addiction*, *107*(11), 1965–1973.

Marshall, E. (2000). Rival genome sequencers celebrate a milestone together. *Science*, *288*, 2294–2295.

Martin, N., Scourfield, J., & McGuffin, P. (2002). Observer effects and heritability of childhood attention-deficit hyperactivity disorder symptoms. *British Journal of Psychiatry*, *180*, 260–265.

Martin, R.L., Gerteis, G., & Gabrielli, W.F., Jr. (1988). A family-genetic study of dementia of Alzheimer type. *Archives of General Psychiatry*, *45*, 894–900.

Marzi, S.J., Sugden, K., Arseneault, L., Belsky, D.W., Burrage, J., Corcoran, D.L., . . . Odgers, C.L. (2018). Analysis of DNA methylation in young people: limited evidence for an association between victimization stress and epigenetic variation in blood. *American Journal of Psychiatry*, appi-ajp.

McGowan, P.O., Sasaki, A., D'Alessio, A.C., Dymov, S., Labonté, B., Szyf, M., . . . Meaney, M.J. (2009). Epigenetic regulation of the glucocorticoid receptor in human brain associates with childhood abuse. *Nature Neuroscience*, *12*(3), 342.

McGuffin, P., Katz, R., & Bebbington, P. (1987). Hazard, heredity and depression: a family study. *Journal of Psychiatric Research*, *21*, 365–375.

McGuffin, P., Katz, R., & Rutherford, J. (1991). Nature, nurture and depression: a twin study. *Psychological Medicine*, *21*, 329–335.

McGuffin, P., Katz, R., Watkins, S., & Rutherford, J. (1996). A hospital-based twin register of the heritability of DSM-IV unipolar depression. *Archives of General Psychiatry*, *53*, 129–136.

McGuffin, P., Rijsdijk, F., Andrew, M., Sham, P., Katz, R., & Cardno, A. (2003). The heritability of bipolar affective disorder and the genetic relationship to unipolar depression. *Archives of General Psychiatry*, *60*, 497–502.

McKeon, P., & Murray, R. (1987). Familial aspects of obsessive-compulsive neurosis. *British Journal of Psychiatry*, *151*, 528–534.

McLoughlin, G., Ronald, A., Kuntsi, J., Asherson, P., & Plomin, R. (2007). Genetic support for the dual nature of attention deficit hyperactivity disorder: substantial genetic overlap between the inattentive and hyperactive–impulsive components. *Journal of Abnormal Child Psychology*, *35*, 999–1008.

McPherson, J.D., Marra, M., Hillier, L., Waterston, R.H., Chinwalla, A., Wallis, J., . . . International Human Genome Mapping Consortium. (2001). A physical map of the human genome. *Nature*, *409*, 934–941.

Mendlewicz, J., & Baron, M. (1981). Morbidity risks in subtypes of unipolar depressive illness: differences between early and late onset forms. *British Journal of Psychiatry*, *139*, 463–466.

Mendlewicz, J., Linkowski, P., & Wilmotte, J. (1980). Relationship between schizoaffective illness and affective disorders or schizophrenia: morbidity risk and genetic transmission. *Journal of Affective Disorders*, *2*, 289–302.

Mendlewicz, J., Papadimitriou, G., & Wilmotte, J. (1993). Family study of panic disorder: comparison with generalized anxiety disorder, major depression and normal subjects. *Psychiatric Genetics*, *3*, 73–78.

Mendlewicz, J., & Rainer, J.D. (1977). Adoption study supporting genetic transmission in manic-depressive illness. *Nature*, *268*, 327–329.

Merikangas, K.R., Cui, L., Heaton, L., Nakamura, E., Roca, C., Ding, J., . . . Angst, J. (2014). Independence of familial transmission of mania and depression: results of the NIMH family study of affective spectrum disorders. *Molecular Psychiatry*, *19*(2), 214.

Merikangas, K.R., Leckman, J.F., Prusoff, B.A., Pauls, D.L., & Weissman, M.M. (1985). Familial transmission of depression and alcoholism. *Archives of General Psychiatry*, *42*, 367–372.

Mezuk, B., Heh, V., Prom-Wormley, E., Kendler, K.S., & Pedersen, N.L. (2015). Association between major depression and type 2 diabetes in mid-life: findings from the Screening Across the Lifespan Twin Study. *Psychosomatic Medicine*, *77*(5), 559.

Mohs, R.C., Breitner, J.C., Silverman, J.M., & Davis, K.L. (1987). Alzheimer's disease. morbid risk among first-degree relatives approximates 50% by 90 years of age. *Archives of General Psychiatry*, *44*, 405–408.

Monuteaux, M.C., Faraone, S.V., Hammerness, P., Wilens, T.E., Fraire, M., & Biederman, J. (2008). The familial association between cigarette smoking and ADHD: a study of clinically referred girls with and without ADHD, and their families. *Nicotine and Tobacco Research*, *10*, 1549–1558.

Monzani, B., Rijsdijk, F., Harris, J., & Mataix-Cols, D. (2014). The structure of genetic and environmental risk factors for dimensional representations of DSM-5 obsessive-compulsive spectrum disorders. *JAMA Psychiatry*, *71*(2), 182–189.

Morrison, J.R., & Stewart, M.A. (1973). The psychiatric status of the legal families of adopted hyperactive children. *Archives of General Psychiatry*, *28*, 888–891.

Moruzzi, S., Ogliari, A., Ronald, A., Happé, F., & Battaglia, M. (2011). The nature of covariation between autistic traits and clumsiness: a twin study in a general population sample. *Journal of Autism and Developmental Disorders*, *41*(12), 1665–1674.

Nadder, T.S., Silberg, J.L., Eaves, L.J., Maes, H.H., & Meyer, J.M. (1998). Genetic effects on ADHD symptomatology in 7- to 13-year-old twins: results from a telephone survey. *Behavior Genetics*, *28*, 83–99.

Nee, L.E., Eldridge, R., Sunderland, T., Thomas, C.B., Katz, D., Thompson, K.E., . . . Cohen, R. (1987). Dementia of the Alzheimer type: clinical and family study of 22 twin pairs. *Neurology*, *37*, 359–363.

Nes, R.B., Czajkowski, N.O., Røysamb, E., Ørstavik, R.E., Tambs, K., & Reichborn-Kjennerud, T. (2013). Major depression and life satisfaction: a population-based twin study. *Journal of Affective Disorders*, *144*(1), 51–58.

Nestadt, G., Samuels, J., Riddle, M., Bienvenu, O.J., 3rd, Liang, K.Y., LaBuda, M., . . . Hoehn-Saric, R. (2000). A family study of obsessive-compulsive disorder. *Archives of General Psychiatry*, *57*, 358–363.

Newschaffer, C.J., Fallin, D., & Lee, N.L. (2002). Heritable and nonheritable risk factors for autism spectrum disorders. *Epidemiologic Reviews*, *24*, 137–153.

Nicolini, H., Weissbecker, K., Mejía, J.M., & Sánchez de Carmona, M. (1993). Family study of obsessive compulsive disorder in a Mexican population. *Archives of Medical Research*, *24*, 193–198.

Noyes, R., Jr., Crowe, R.R., Harris, E.L., Hamra, B.J., McChesney, C.M., & Chaudhry, D.R. (1986). Relationship between panic disorder and agoraphobia: a family study. *Archives of General Psychiatry*, *43*, 227–232.

O'Dushlaine, C., Rossin, L., Lee, P.H., Duncan, L., Parikshak, N.N., Newhouse, S., . . . Nurnberger, J.I. (2015). Psychiatric genome-wide association study analyses implicate neuronal, immune and histone pathways. *Nature Neuroscience*, *18*(2), 199.

Onstad, S., Skre, I., Torgersen, S., & Kringlen, E. (1991). Twin concordance for DSM-III-R schizophrenia. *Acta Psychiatrica Scandinavica*, *83*, 395–401.

Owens, S.F., Picchioni, M.M., Rijsdijk, F.V., Stahl, D., Vassos, E., Rodger, A.K., . . . Toulopoulou, T. (2011). Genetic overlap between episodic memory deficits and schizophrenia: results from the Maudsley Twin Study. *Psychological Medicine*, *41*(3), 521–532.

Padmos, R.C., Van Baal, G.C.M., Vonk, R., Wijkhuijs, A.J., Kahn, R.S., Nolen, W.A., & Drexhage, H.A. (2009). Genetic and environmental influences on pro-inflammatory monocytes in bipolar disorder: a twin study. *Archives of General Psychiatry*, *66*(9), 957–965.

Park, S.H., Guastella, A.J., Lynskey, M., Agrawal, A., Constantino, J.N., Medland, S.E., . . . Colodro-Conde, L. (2017). Neuroticism and the overlap between autistic and ADHD traits: findings from a population sample of young adult Australian twins. *Twin Research and Human Genetics*, *20*(4), 319–329.

Parnas, J., Cannon, T.D., Jacobsen, B., Schulsinger, H., Schulsinger, F., & Mednick, S.A. (1993). Lifetime DSM-III-R diagnostic outcomes in the offspring of schizophrenic mothers. Results from the Copenhagen High-Risk Study. *Archives of General Psychiatry*, *50*, 707–714.

Pauls, D.L., Alsobrook, J.P., 2nd, Goodman, W., Rasmussen, S., & Leckman, J.F. (1995). A family study of obsessive-compulsive disorder. *American Journal of Psychiatry*, *152*, 76–84.

Pauls, D.L., Morton, L.A., & Egeland, J.A. (1992). Risks of affective illness among first-degree relatives of bipolar I old-order Amish probands. *Archives of General Psychiatry*, *49*, 703–708.

Pericak-Vance, M.A. (1996). Analysis of genetic linkage data for Mendelian traits. *Current Protocols in Human Genetics*, 1–4.

Pericak-Vance, M.A., Bebout, J.L., Gaskell, P.C., Yamaoka, L.H., Hung, W.Y., Alberts, M.J., . . . Earl, N.L. (1991). Linkage studies in familial Alzheimer disease: evidence for chromosome 19 linkage. *American Journal of Human Genetics*, *48*(6), 1034.

Perna, G., Caldirola, D., Arancio, C., & Bellodi, L. (1997). Panic attacks: a twin study. *Psychiatry Research, 66*, 69–71.

Perris, C., Perris, H., Ericsson, U., & Von Knorring, L. (1982). The genetics of depression: a family study of unipolar and neurotic-reactive depressed patients. *Archiv fur Psychiatrie und Nervenkrankheiten, 232*, 137–155.

Pheasant, M., & Mattick, J.S. (2007). Raising the estimate of functional human sequences. *Genome Research, 17*, 1245–1253.

Pickles, A., Bolton, P., Macdonald, H., Bailey, A., Le Couteur, A., Sim, C.H., & Rutter, M. (1995). Latent-class analysis of recurrence risk for complex phenotypes with selection and measurement error: a twin and family history study of autism. *American Journal of Human Genetics, 57*, 717–726.

Pitman, R.K., Green, R.C., Jenike, M.A., & Mesulam, M.M. (1987). Clinical comparison of Tourette's disorder and obsessive-compulsive disorder. *American Journal of Psychiatry, 144*, 1166–1171.

Polderman, T.J., Derks, E.M., Hudziak, J.J., Verhulst, F.C., Posthuma, D., & Boomsma, D.I. (2007). Across the continuum of attention skills: a twin study of the SWAN ADHD rating scale. *Journal of Child Psychology and Psychiatry, 48*, 1080–1087.

Price, R.A., Kidd, K.K., & Weissman, M.M. (1987). Early onset (under age 30 years) and panic disorder as markers for etiologic homogeneity in major depression. *Archives of General Psychiatry, 44*, 434–440.

Proal, A.C., Fleming, J., Galvez-Buccollini, J.A., & DeLisi, L.E. (2014). A controlled family study of cannabis users with and without psychosis. *Schizophrenia Research, 152*(1), 283–288.

Quinn, P.D., Pettersson, E., Lundström, S., Anckarsäter, H., Långström, N., Gumpert, C.H., . . . D'Onofrio, B.M. (2016). Childhood attention-deficit/hyperactivity disorder symptoms and the development of adolescent alcohol problems: a prospective, population-based study of Swedish twins. *American Journal of Medical Genetics. Part B, Neuropsychiatric Genetics : The Official Publication of the International Society of Psychiatric Genetics, 171*(7), 958–970.

Raiha, I., Kaprio, J., Koskenvuo, M., Rajala, T., & Sourander, L. (1996). Alzheimer's disease in Finnish twins. *Lancet, 347*, 573–578.

Rasmussen, S.A., & Tsuang, M.T. (1986). Clinical characteristics and family history in DSM-III obsessive compulsive disorder. *American Journal of Psychiatry, 143*, 317–322.

Rhee, S.H., Waldman, I.D., Hay, D.A., & Levy, F. (1999). Sex differences in genetic and environmental influences on DSM-III-R attention-deficit/hyperactivity disorder. *Journal of Abnormal Psychology, 108*, 24–41.

Rice, J., Reich, T., Andreasen, N.C., Endicott, J., Van Eerdewegh, M., Fishman, R., Hirschfeld, R.M., & Klerman, G.L. (1987). The familial transmission of bipolar illness. *Archives of General Psychiatry, 44*, 441–447.

Richardson, K., & Norgate, S. (2005). The equal environments assumption of classical twin studies may not hold. *British Journal of Educational Psychology, 75*, 339–350.

Rietveld, M.J., Hudziak, J.J., Bartels, M., van Beijsterveldt, C.E., & Boomsma, D.I. (2003). Heritability of attention problems in children. I. Cross-sectional results from a study of twins, age 3–12 years. *American Journal of Medical Genetics, 117B*, 102–113.

Ripke, S., Neale, B.M., Corvin, A., Walters, J.T., Farh, K.H., Holmans, P.A., . . . Pers, T.H. (2014). Biological insights from 108 schizophrenia-associated genetic loci. *Nature, 511*(7510), 421.

Risch, N. (1990). Linkage strategies for genetically complex traits. II. The power of affected relative pairs. *American Journal of Human Genetics, 46*, 229–241.

Risch, N., Herrell, R., Lehner, T., Liang, K.Y., Eaves, L., Hoh, J., . . . Merikangas, K.R. (2009). Interaction between the serotonin transporter gene (5-HTTLPR), stressful life events, and risk of depression. *Journal of the American Medical Association, 301*, 2462–2471.

Ritvo, E.R., Freeman, B.J., Mason-Brothers, A., Mo, A., & Ritvo, A.M. (1985). Concordance for the syndrome of autism in 40 pairs of afflicted twins. *American Journal of Psychiatry, 142*, 74–77.

Rosenberg, R.E., Law, J.K., Yenokyan, G., McGready, J., Kaufmann, W.E., & Law, P.A. (2009). Characteristics and concordance of autism spectrum disorders among 277 twin pairs. *Archives of Pediatrics and Adolescent Medicine, 163*, 907–914.

Roy, B., & Dwivedi, Y. (2017). Understanding epigenetic architecture of suicide neurobiology: a critical perspective. *Neuroscience and Biobehavioral Reviews, 72*, 10–27.

Rydell, M., Taylor, M.J., & Larsson, H. (2017). Genetic and environmental contributions to the association between ADHD and affective problems in early childhood—a Swedish population-based twin study. *American Journal of Medical Genetics Part B: Neuropsychiatric Genetics, 174*(5), 538–546.

Saavedra, K., Molina-Márquez, A. ., Saavedra, N., Zambrano, T., & Salazar, L.A. (2016). Epigenetic modifications of major depressive disorder. *International Journal of Molecular Sciences*, *17*(8), 1279.

Sadovnick, A.D., Remick, R.A., Lam, R., Zis, A.P., Yee, I.M., Huggins, M.J., & Baird, P.A. (1994). Mood Disorder Service Genetic Database: morbidity risks for mood disorders in 3,942 first-degree relatives of 671 index cases with single depression, recurrent depression, bipolar I, or bipolar II. *American Journal of Medical Genetics*, *54*, 132–140.

Samocha, K.E., Robinson, E.B., Sanders, S.J., Stevens, C., Sabo, A., McGrath, L.M., . . . Wall, D.P. (2014). A framework for the interpretation of de novo mutation in human disease. *Nature Genetics*, *46*(9), 944.

Samuel, V.J., George, P., Thornell, A., Curtis, S., Taylor, A., Brome, D., . . . Biederman, J. (1999). A pilot controlled family study of DSM-III-R and DSM-IV ADHD in African-American children. *Journal of the American Academy of Child and Adolescent Psychiatry*, *38*, 34–39.

Sanders, S.J., Neale, B.M., Huang, H., Werling, D.M., An, J.Y., Dong, S., . . . Daly, M.J. (2017). Whole genome sequencing in psychiatric disorders: the WGSPD consortium. *Nature . . .*, *20*(12), 1661–1668.

Scherff, A., Taylor, M., Eley, T.C., Happé, F., Charman, T., & Ronald, A. (2014). What causes internalising traits and autistic traits to co-occur in adolescence? A community-based twin study. *Journal of Abnormal Child Psychology*, *42*(4), 601–610.

Scherrer, J.F., True, W.R., Xian, H., Lyons, M.J., Eisen, S.A., Goldberg, J., . . . Tsuang, M.T. (2000). Evidence for genetic influences common and specific to symptoms of generalized anxiety and panic. *Journal of Affective Disorders*, *57*, 25–35.

Schildkraut, J.J. (1965). The catecholamine hypothesis of affective disorders: a review of supporting evidence. *American Journal of Psychiatry*, *122*(5), 509–522.

Schmitz, S., Fulker, D.W., & Mrazek, D.A. (1995). Problem behavior in early and middle childhood: an initial behavior genetic analysis. *Journal of Child Psychology and Psychiatry*, *36*, 1443–1458.

Sciuto, G., Pasquale, L., & Bellodi, L. (1995). Obsessive compulsive disorder and mood disorders: a family study. *American Journal of Medical Genetics*, *60*, 475–479.

Scourfield, J., Van den Bree, M., Martin, N., & McGuffin, P. (2004). Conduct problems in children and adolescents: a twin study. *Archives of General Psychiatry*, *61*(5), 489–496.

Seifuddin, F., Mahon, P.B., Judy, J., Pirooznia, M., Jancic, D., Taylor, J., . . . Zandi, P.P. (2012). Meta-analysis of genetic association studies on bipolar disorder. *American Journal of Medical Genetics Part B: Neuropsychiatric Genetics*, *159*(5), 508–518.

Sekar, A., Bialas, A.R., De Rivera, H., Davis, A., Hammond, T.R., Kamitaki, N., . . . Genovese, G. (2016). Schizophrenia risk from complex variation of complement component 4. *Nature*, *530*(7589), 177.

Sherman, D.K., Iacono, W.G., & McGue, M.K. (1997). Attention-deficit hyperactivity disorder dimensions: a twin study of inattention and impulsivity-hyperactivity. *Journal of the American Academy of Child and Adolescent Psychiatry*, *36*, 745–753.

Shorter, K.R., & Miller, B.H. (2015). Epigenetic mechanisms in schizophrenia. *Progress in Biophysics and Molecular Biology*, *118*(1–2), 1–7.

Sica, C., Bottesi, G., Caudek, C., Orsucci, A., & Ghisi, M. (2016). "Not Just Right Experiences" as a psychological endophenotype for obsessive-compulsive disorder: evidence from an Italian family study. *Psychiatry Research*, *245*, 27–35.

Silberg, J., Rutter, M., Meyer, J., Maes, H., Hewitt, J., Simonoff, E., . . . Eaves, L. (1996). Genetic and environmental influences on the covariation between hyperactivity and conduct disturbance in juvenile twins. *Journal of Child Psychology and Psychiatry*, *37*, 803–816.

Silverman, J.M., Ciresi, G., Smith, C.J., Marin, D.B., & Schnaider-Beeri, M. (2005). Variability of familial risk of Alzheimer disease across the late life span. *Archives of General Psychiatry*, *62*(5), 565–573.

Silverman, J.M., Raiford, K., Edland, S., Fillenbaum, G., Morris, J.C., Clark, C.M., . . . Heyman, A. (1994). The Consortium to Establish a Registry for Alzheimer's Disease (CERAD). Part VI. Family history assessment: a multicenter study of first-degree relatives of Alzheimer's disease probands and non-demented spouse controls. *Neurology*, *44*, 1253–1259.

Sklar, P., Ripke, S., Scott, L.J., Andreassen, O.A., Cichon, S., Craddock, N., . . . Corvin, A. (2011). Large-scale genome-wide association analysis of bipolar disorder identifies a new susceptibility locus near ODZ4. *Nature Genetics*, *43*(10), 977.

Skre, I., Onstad, S., Torgersen, S., Lygren, S., & Kringlen, E. (1993). A twin study of DSM-III-R anxiety disorders. *Acta Psychiatrica Scandinavica*, *88*, 85–92.

Slutske, W.S., Heath, A.C., Dinwiddie, S.H., Madden, P.A., Bucholz, K.K., Dunne, M.P., . . . Martin,

N.G. (1997). Modeling genetic and environmental influences in the etiology of conduct disorder: a study of 2,682 adult twin pairs. *Journal of Abnormal Psychology*, *106*, 266–279.

Smalley, S.L., McGough, J.J., Del'Homme, M., NewDelman, J., Gordon, E., Kim, T., . . . McCracken, J.T. (2000). Familial clustering of symptoms and disruptive behaviors in multiplex families with attention-deficit/hyperactivity disorder. *Journal of the American Academy of Child and Adolescent Psychiatry*, *39*, 1135–1143.

Smith, A.K., Kilaru, V., Kocak, M., Almli, L.M., Mercer, K.B., Ressler, K.J., . . . Conneely, K.N. (2014). Methylation quantitative trait loci (meQTLs) are consistently detected across ancestry, developmental stage, and tissue type. *BMC Genomics*, *15*(1), 145.

Somnath, C.P., Janardhan Reddy, Y.C., & Jain, S. (2002). Is there a familial overlap between schizophrenia and bipolar disorder? *Journal of Affective Disorders*, *72*, 243–247.

Stancer, H.C., Persad, E., Wagener, D.K., & Jorna, T. (1987). Evidence for homogeneity of major depression and bipolar affective disorder. *Journal of Psychiatric Research*, *21*, 37–53.

Steffenburg, S., Gilberg, C., Hellgren, L., Andersson, L., Gillberg, I.C., Jakobsson, G., & Bohman, M. (1989). A twin study of autism in Denmark, Finland, Iceland, Norway, and Sweden. *Journal of Child Psychology and Psychiatry*, *30*, 405–416.

Steffens, D.C., Plassman, B.L., Helms, M.J., Welsh-Bohmer, K.A., Newman, T.T., & Breitner, J.C.S. (2000). APOE and AD concordance in twin pairs as predictors of AD in first-degree relatives. *Neurology*, *54*(3), 593.

Stevenson, J. (1992). Evidence for a genetic etiology in hyperactivity in children. *Behavior Genetics*, *22*, 337–344.

Strober, M., Morrell, W., Burroughs, J., Lampert, C., Danforth, H., & Freeman, R. (1988). A family study of bipolar I disorder in adolescence: early onset of symptoms linked to increased familial loading and lithium resistance. *Journal of Affective Disorders*, *15*, 255–268.

Sullivan, P.F., Kendler, K.S., & Neale, M.C. (2003). Schizophrenia as a complex trait: evidence from a meta-analysis of twin studies. *Archive of General Psychiatry*, *60*, 1187–1192.

Sullivan, P.F., Neale, M.C., & Kendler, K.S. (2000). Genetic epidemiology of major depression: review and meta-analysis. *American Journal of Psychiatry*, *157*, 1552–1562.

Taniai, H., Nishiyama, T., Miyachi, T., Imaeda, M., & Sumi, S. (2008). Genetic influences on the broad spectrum of autism: study of proband-ascertained twins. *American Journal of Medical Genetics*, *147B*, 844–849.

Taylor, M.J., Charman, T., & Ronald, A. (2015). Where are the strongest associations between autistic traits and traits of ADHD? evidence from a community-based twin study. *European Child and Adolescent Psychiatry*, *24*(9), 1129–1138.

Taylor, M.J., Gillberg, C., Lichtenstein, P., & Lundström, S. (2017). Etiological influences on the stability of autistic traits from childhood to early adulthood: evidence from a twin study. *Molecular Autism*, *8*(1), 5.

Taylor, M.J., Gustafsson, P., Larsson, H., Gillberg, C., Lundstrom, S., & Lichstenstein, P. (2018). Examining the association between autistic traits and atypical sensory reactivity: a twin study. *Journal of the Amercian Academy of Child and Adolescent Psychiatry*, *57*(2), 96–102.

Thapar, A., Hervas, A., & McGuffin, P. (1995). Childhood hyperactivity scores are highly heritable and show sibling competition effects: twin study evidence. *Behavior Genetics*, *25*, 537–544.

Thapar, A., Holmes, J., Poulton, K., & Harrington, R. (1999). Genetic basis of attention deficit and hyperactivity. *British Journal of Psychiatry*, *174*, 105–111.

Tienari, P., Wynne, L.C., Laksy, K., Moring, J., Nieminen, P., Sorri, A., . . . Wahlberg, K.E. (2003). Genetic boundaries of the schizophrenia spectrum: evidence from the Finnish adoptive family study of schizophrenia. *American Journal of Psychiatry*, *160*, 1587–1594.

Torgersen, S. (1983). Genetic factors in anxiety disorders. *Archives of General Psychiatry*, *40*, 1085–1089.

Torgersen, S. (1986). Genetic factors in moderately severe and mild affective disorders. *Archives of General Psychiatry*, *43*, 222–226.

Tsankova, N., Renthal, W., Kumar, A., & Nestler, E.J. (2007). Epigenetic regulation in psychiatric disorders. *Nature Reviews Neuroscience*, *8*(5), 355.

Tsuang, M.T., Faraone, S.V., & Fleming, J.A. (1985). Familial transmission of major affective disorders. Is there evidence supporting the distinction between unipolar and bipolar disorders? *British Journal of Psychiatry*, *146*, 268–271.

Tsuang, M.T., Winokur, G., & Crowe, R.R. (1980). Morbidity risks of schizophrenia and affective disorders among first-degree relatives of patients with schizophrenia, mania, depression and surgical conditions. *British Journal of Psychiatry*, *137*, 497–504.

Tsujita, T., Okazaki, Y, Fujimaru K., Minami, Y., Mutoh, Y., Maeda, H., . . . Nakane, Y. (1992). *Twin concordance rate of DSM-III-R schizophrenia in a new Japanese sample*. Paper presented at the Abstracts Seventh International Congress on Twin Studies, Tokyo, Japan.

Tully, E.C., Iacono, W.G., & McGue, M. (2008). An adoption study of parental depression as an environmental liability for adolescent depression and childhood disruptive disorders. *American Journal of Psychiatry*, *165*(9), 1148–1154.

Turecki, G., & Meaney, M.J. (2016). Effects of the social environment and stress on glucocorticoid receptor gene methylation: a systematic review. *Biological Psychiatry*, *79*(2), 87–96.

Vandeleur, C.L., Merikangas, K.R., Strippoli, M.F., Castelao, E., & Preisig, M. (2014). Specificity of psychosis, mania and major depression in a contemporary family study. *Molecular Psychiatry*, *19*(2), 209.

Varma, S.L., Zain, A.M., & Singh, S. (1997). Psychiatric morbidity in the first-degree relatives of schizophrenic patients. *American Journal of Medical Genetics*, *74*, 7–11.

Venter, J.C., Adams, M.D., Myers, E.W., Li, P.W., Mural, R.J., Sutton, G.G., . . . Zhu, X. (2001). The sequence of the human genome. *Science*, *291*, 1304–1351.

Wals, M., Hillegers, M.H., Reichart, C.G., Ormel, J., Nolen, W.A., & Verhulst, F.C. (2001). Prevalence of psychopathology in children of a bipolar parent. *Journal of the American Academy of Child and Adolescent Psychiatry*, *40*, 1094–1102.

Weaver, I.C., Cervoni, N., Champagne, F.A., D'Alessio, A.C., Sharma, S., Seckl, J.R., . . . Meaney, M.J. (2004). Epigenetic programming by maternal behavior. *Nature Neuroscience*, *7*(8), 847.

Weissman, M.M. (1993a). Family genetic studies of panic disorder. *Journal of Psychiatric Research*, *27*, 69–78.

Weissman, M.M., Kidd, K.K., & Prusoff, B.A. (1982). Variability in rates of affective disorders in relatives of depressed and normal probands. *Archives of General Psychiatry*, *39*, 1397–1403.

Weissman, M.M., Gershon, E.S., Kidd, K.K., Prusoff, B.A., Leckman, J.F., Dibble, E., . . . Guroff, J.J. (1984a). Psychiatric disorders in the relatives of probands with affective disorders. The Yale University—National Institute of Mental Health Collaborative Study. *Archives of General Psychiatry*, *41*, 13–21.

Weissman, M.M., Merikangas, K.R., Wickramaratne, P., Kidd, K.K., Prusoff, B.A., Leckman, J.F., & Pauls, D.L. (1986). Understanding the clinical heterogeneity of major depression using family data. *Archives of General Psychiatry*, *43*, 430–434.

Wellcome Trust Case Control Consortium. (2007). Genome-wide association study of 14,000 cases of seven common diseases and 3,000 shared controls. *Nature*, *447*(7145), 661.

Welner, Z., Welner, A., Stewart, M., Palkes, H., & Wish, E. (1977). A controlled study of siblings of hyperactive children. *Journal of Nervous and Mental Disease*, *165*, 110–117.

Wender, P., Kety, S.S., Rosenthal, D., Schulsinger, F., Ortmann, J., & Lunde, I. (1986). Psychiatric disorders in the biological and adoptive families of adopted individuals with affective disorders. *Archives of General Psychiatry*, *43*, 923–929.

Willcutt, E.G., Pennington, B.F., & DeFries, J.C. (2000). Etiology of inattention and hyperactivity/impulsivity in a community sample of twins with learning difficulties. *Journal of Abnormal Child Psychology*, *28*, 149–159.

Willerman, L. (1973). Activity level and hyperactivity in twins. *Child Development*, *44*, 288–293.

Winokur, G., Tsuang, M., & Crowe, R.R. (1982). The Iowa 500: affective disorder in relatives of manic and depressed patients. *American Journal of Psychiatry*, *139*, 209–212.

Wood, A., Rijsdijk, F., Saudino, K.J., Asherson, P., & Kuntsi, J. (2008). High heritability for a composite index of children's activity level measures. *Behavior Genetics*, *38*, 266–276.

Wray, N.R., Goddard, M.E., & Visscher, P.M. (2008). Prediction of individual genetic risk of complex disease. *Current Opinion in Genetics and Development*, *18*(3), 257–263.

Wray, N.R., Ripke, S., Mattheisen, M., Trzaskowski, M., Byrne, E.M., Abdellaoui, A., . . . Major Depressive Disorder Working Group of the Psychiatric Genomics, C. (2018). Genome-wide association analyses identify 44 risk variants and refine the genetic architecture of major depression. *Nat Genet*, *50*(5), 668–681.

Xiao, X., Chang, H., & Li, M. (2017). Molecular mechanisms underlying noncoding risk variations in psychiatric genetic studies. *Molecular Psychiatry*, *22*(4), 497.

Xing, Y., & Lee, C. (2006). Alternative splicing and RNA selection pressure--evolutionary consequences for eukaryotic genomes. *Nature Reviews Genetics*, *7*, 499–509.

Young, S.E., Stallings, M.C., Corley, R.P., Krauter, K.S., & Hewitt, J.K. (2000). Genetic and environmental influences on behavioral disinhibition. *American Journal of Medical Genetics*, *96*, 684–695.

Zubenko, G.S., Huff, F.J., Beyer, J., Auerbach, J., & Teply, I. (1988). Familial risk of dementia associated with a biologic subtype of Alzheimer's disease. *Archives of General Psychiatry*, *45*, 889–893.

第 10 章

公共精神卫生与整个生命周期中脑的变化

MICHELLE C. CARLSON

KYLE MOORED

GEORGE W. REBOK

WILLIAM W. EATON

本章要点

● 前额叶 - 边缘网络和前额叶 - 顶叶 - 纹状体网络在对内部与外部应激源的认知和情绪反应中起到了自上而下调节的关键作用

● 前额叶皮质 - 边缘和纹状体网络可能是精神病理风险与复原力的基础，并且在不同的精神障碍中经常起到相似的作用

● 在整个生命历程中，在前额叶 - 边缘网络调节发展的相关时期会出现某些精神障碍，比如注意缺陷多动障碍、精神分裂症、抑郁症和阿尔茨海默病

● 脑与血液生物标记物的研发正在改善着早期发现的水平，以帮助解释神经病理学并预测对各种治疗和干预措施的反应

● 用于改善自上而下的执行注意力和情绪调节的疗法和干预策略可能对一系列带缺陷的精神与行为障碍有所帮助，并且在生命历程中会成为社区和临床干预的重要目标。

引　言

脑是负责通过行为来解读、学习和响应内外界体验的器官。通过人脑功能与结构的神经影像学方法的进步，人们得以进一步理解：在贯穿生命的历程中，负责这些功能的关键脑网络的失调将如何导致精神障碍。

脑网络由功能紧密关联的脑区组成。脑网络的同步激活意味着健康的脑功能，而激活的中断与异常可能是功能失调的关键所在。

近期许多基于脑网络的心理健康理论，都积极探讨了前额叶皮质（prefrontal cortex，PFC）的关键性，并指出 PFC 在行为调节和复杂决策中起着重要作用（Cole 等，2014；McEwen & Gianaros，2011）。PFC 的两个主

要构成 - 眶额区和背外侧区，与两个边缘结构 - 杏仁核和海马体高度互连，对情绪、执行性注意和记忆提供自上而下的调节。这两个平行的路径构成了本章所述的前额叶 - 边缘网络。本章总结的神经影像学研究将有助于论证 PFC 调控区域和相关边缘结构应对从青少年期至老年期不同环境条件下的可塑性（plasticity），不论是不利或者应激的环境条件，抑或是丰富的环境条件。

从进化视角看，PFC 是人脑的最新、最大的一部分，具有最长的发育轨迹（其发育持续至成年期）。它负责整合过去与现在的经验，以帮助人们快速识别现存及将来的威胁与奖赏，并采取相应行动。包括海马体和杏仁核在内的边缘区则负责调节体验式学习和情感，而 PFC 与这些可塑性极高的边缘区大量互连。本章将透过生命历程视角，探讨从青少年期至老年期，人脑关键区域网络的发展如何与众多脑 - 行为障碍的发病相关联，从而通过一个新颖的框架来理解，看似不同的病因学机制影响心理健康可能的共同路径。共同路径的识别将为早期发现最易罹患精神障碍的个体提供新颖和协同的视角，同时将为一级与二级预防，以及治疗措施提供指导，以干预这些系统中自上而下的调节功能失调。

首先，本章将概述这些关键 PFC- 边缘系统的基本组成和相关的调节执行功能，以及它们对于社会行为和独立功能的重要性。其次，将描述历经童年、青少年和成年期 PFC 脑的成熟发育，以及晚年的衰退这些变化轨迹。再次，本章将评论在这些发育窗口期中出现的特定精神障碍，以及这些障碍中常见的执行功能和情绪功能紊乱中涉

及的 PFC- 边缘网络。我们将讨论发生在生命的早期、中期和晚期的疾病，包括注意缺陷多动障碍（attention deficit hyperactivity disorder，ADHD）、精神分裂症、抑郁症和阿尔茨海默病（Alzheimer disease，AD）。之后，本书将探讨基于脑网络的生物标记物，这些标记物显示出注意力和情绪性行为的功能失调。最后，本章将着重总结，理解这些网络的重要性在于，利用其潜能在贯穿生命的历程中加以改变。本章概述了促进关键 PFC- 边缘区的神经可塑性的内外条件，和可塑性的边界条件，对这些问题的理解还在持续深化中。要更好地理解负责思维与情绪的人脑网络之间的交集，以及人生历程中精神障碍的病因，这将指导如何通过常见的广泛重塑人脑网络的方法，设计出疗效更好的、超出个别疾病的治疗的大规模项目。这些项目可以丰富整个生命历程中的人脑网络功能，为其增加缓冲能力，尤其针对那些中、青年精神障碍人群，他们对于年龄相关的执行功能发育下降尤为易感。

注意力与情绪发育的
脑系统基础

在不同的精神障碍中，潜在的精神病理风险与复原力机制经常是相似的（Levit Binnun & Golland，2012）。例如，早年生活中的长期应激会引发一系列精神卫生问题，包括儿童时期的品行障碍或者成年以后的心境障碍。这些共性让研究者得到了一般精神病理学状态的两个特征性因素：①行为因素（如运动、认知和调节受损）；②脑

功能与连接性的网络失调（Levit Binnun & Golland, 2012）。研究表明，这些因素相互作用，即行为受损伴随着网络功能的下降。如上文所述的，这些脑与行为的关联对于理解精神障碍的病因学与治疗方法，都是至关重要的。因此，本节概述了对促进脑复原力和维护心理健康的两个关键的脑系统。

额叶 - 边缘情绪调节网络

如图 10-1 所示的额叶 - 边缘网络，由脑背侧皮质"调节"区与边缘叶"情绪"区之间的功能性连接所组成（Brühl 等, 2014；Cole 等, 2014；McEwen, 2012；Seminowicz 等,

2004；Stuss & Knight, 2002；Kohn 等, 2014）。背侧皮质区包括 PFC、运动前区皮质、顶叶皮质、背侧前扣带回以及后扣带回皮质（Cole 等, 2014；Stuss & Knight, 2002）。这些区域被认为可以调节包括淡漠、精神运动性迟缓和执行功能受损在内的消极情绪的认知成分。最近的文献表明，腹外侧 PFC 通过评估情绪刺激来启动调节过程，而背外侧 PFC 则是通过控制对情绪信息的关注间接地发挥作用（Kohn 等, 2014）。颞上回（STG）、角回和辅助运动区（SMA）被认为可以通过连接的边缘区域来刺激和最终产生情绪状态（Kohn 等, 2014）。

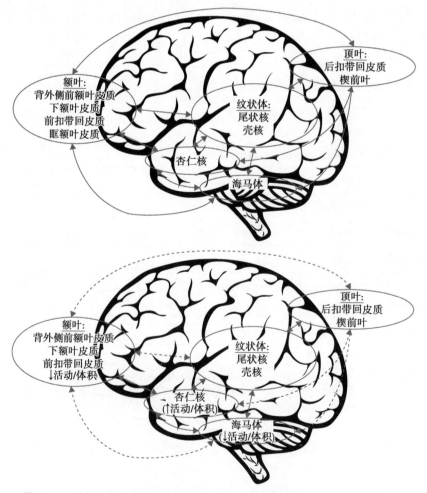

图 10-1 对多种精神障碍产生影响的额叶 - 纹状体与额叶 - 顶叶 - 颞叶网络

边缘区由海马体、杏仁核、腹侧扣带回、前扣带回和下丘脑组成（McEwen，2012；Stuss & Knight，2002）。这些区域负责调节躯体症状，比如睡眠、食欲和内分泌失调。杏仁核与基底神经节、脑岛和腹外侧 PFC 相连，这些区域共同产生并处理情绪（Kohn 等，2014）。最后，前扣带回皮质（ACC）与额叶和边缘区都有直接的连接，并被认为可以调节它们之间的相互作用（Kohn 等，2014；Mayberg，2003；Stuss & Knight，2002）。

几种与"基于应激"的精神病理改变，包括心境障碍和焦虑障碍，都有 PFC- 边缘区之间的功能连接性降低的特征。这种受损的连接性通常包括边缘区的激活过度和 PFC 与其他皮质区的激活不足（Brühl 等，2014；Mayberg，2003；Stuss & Knight，2002）。这些网络损伤可能不会直接导致精神障碍，但可能通过改变对应激的反应而间接增加脆弱性（Levit Binnun & Golland，2012）。例如，PFC 与过度活跃的边缘区相互连接的皮质区的不良调节，可能导致对环境应激源的超敏反应，继而导致适应不良的行为（如社会隔离），进而增加了罹患精神障碍的风险。因此，前额 - 边缘网络的功能损害可能是一个重要的临床前路径，需要针对性的预防性干预（Mayberg，2003）。

注意力与情绪相关的脑发育和执行控制

概括性地介绍脑 - 行为的正常发育规律，以及晚年执行功能的下降与年轻时的成长之间的镜像关系，将为理解整个生命

历程中行为障碍的形成奠定基础。在整个生命历程中，执行功能作为认知功能的核心领域，似乎对精神障碍特别易感。部分原因可能是由于 PFC 跨越婴儿期到成年期的发育期颇为漫长，且需要 PFC 内复杂网络发育完整并整合充分才能达到理想状态。PFC 是一个大区域，在功能上分为三个区域和平行的回路：眶额叶皮质（PFC 的最腹侧部分）、背外侧 PFC 和前扣带回皮质（Cummings，1993；Kolb & Whishaw，2008）。

PFC 是一个"自上而下"的区域，主要调节边缘网络，包括海马体和杏仁核在内的，依次负责情景记忆、空间记忆，以及有突出社交意义的情感记忆。PFC 对这些边缘区自上而下的执行调控，涉及整合目标导向行为的获益，包括过去、现在和预期的未来获益。在日常运行方面，执行过程通常涉及发起、计划、协调为完成目标而采取的行动，以及确定行动的顺序（Baddeley 等，1991；Baddeley 等，1986；Meyer & Kleras，1997；Norman & Shallice，1986；Shallice，1994；West，1996）。通过损毁研究（Drewe，1975）以及近期先进的神经影像学技术（Bush 等，2006），我们将认知功能的许多成分和特定的 PFC 结构对应起来。因此，它们可以为精神障碍的神经病理学提供颇有价值的见解。

影像学研究发现，这些执行功能主要与许多前额叶区域的激活相关，比如背外侧 PFC 和前扣带回皮质（Botvinick 等，1999；C. S. Carter 等，1995；Casey 等，2000；Hazeltine 等，2003；Hazeltine 等，2000；Pardo 等，1990；Rafal 等，1996）。PFC 的发育滞后于脑的感觉区域。直到一个人 20 岁出头时，

仍没有发育成熟（Gogtay等，2004），大概是因为PFC所支持的复杂整合功能，要在相对简单的特定感官的网络成熟之后才能充分发育（Garon等，2008）。整个儿童期中灰质总量持续增加，而到青春期之后则会减少（或是被"修剪"）（Giedd等，1999；Sowell等，2001）。相比之下，连接灰质区的白质组织直到成年都在从脑后部到前部逐渐增长（Giedd等，1999；Jernigan等，1991；Paus等，1999）。在PFC相对较长的发育过程中，对注意力的抑制性控制进行调节的PFC-纹状体-丘脑和PFC-小脑网络，从儿童期到成年期都稳定发育（Casey等，2008；Rubia等，2007），且伴随着年龄相关的前额叶活动增加（Bunge等，2002；Durston & Casey，2006；Rubia等，2000；Tamm等，2002）。以运动为基础的抑制能力可在青少年期之前完成发育，这是由发育较快成熟的顶叶皮质所调节的。而前额叶所介导的执行抑制能力则更为复杂，要持续发育至成年期（Adleman等，2002；Casey等，2002）。成年期时执行抑制控制的成熟，或许可以部分解释如ADHD等障碍中常见的行为冲动和多动症状，本章将首先对ADHD进行综述。

额叶-边缘网络的发育轨迹

早期发育（出生-成年早期）

额叶-边缘结构在特定的关键时期以不同的速率发育，使整个网络在多个生命阶段中都易受到环境因素的影响。从出生至2岁期间，海马体的体积迅速增加，2岁开始出现突触修剪和细胞死亡的速率的增加（Giedd等，1996；Lupien等，2009）。相

比之下，杏仁核的体积增加缓慢，直至30岁之前达到最大（Lupien等，2009）。同样，PFC的发育主要从青少年早期（8~14岁）开始，并持续到成年期（30岁之前）（Giedd等，1996；Lupien等，2009；Stuss & Knight，2002）。PFC是最后一个完成髓鞘形成和突触发育的区域（Lupien等，2009；Stuss & Knight，2002）。

在年少的群体中，PFC和边缘区之间的发育差异会导致PFC-边缘网络连接性的差异。与儿童（7~9岁）相比，年轻人的边缘区与皮质结构（如旁边缘、联络皮质）的连接更牢固（Supekar等，2009）。这可能是大范围功能性网络当中层级组织的差异所致，这些网络可以促进自上而下的调控（Supekar等，2008）。儿童脑网络的层级较少，使脑能够根据生活经历，进行更加灵活的网络重构，进而免受损害（Ravasz & Barabási，2003）。直到成年期，网络的复杂性都在不断发育增强，这个过程中会持续构建层级组织，以产生更有效的功能性连接模式（Ravasz & Barabási，2003）。

生命后期（成人-老年）

PFC-边缘结构的体积通常随着正常老化而减小。男性的海马体体积在30岁之前开始缩小，而女性的海马体体积则在40岁开始缩小（Lupien等，2009；Pruessner等，2001）。这种性别差异可能归因于雌激素对女性的神经保护作用（Lupien等，2009）。在这之后，杏仁核的体积在60岁开始缩小（Giedd等，1996）。背外侧和下方PFC区域也随着年龄的增长而缩小，但是前扣带回皮质仍然相对不变（Lupien等，2009）。功能

性脑网络在人的晚年生活中也会发生变化。这些网络在层次上可能会变得松散，运转效率也会降低（即去分化；Chan 等，2014），或者出现活动和连接性的改变来代偿与年龄相关的认知能力下降（Cabeza 等，2002；Reuter-Lorenz & Cappell，2008；Sala-Llonch 等，2015）。

相比之下，与情绪调节相关的网络可能不会随年龄增长而改变（Sala-Llonch 等，2015）。与年轻人相比，老年人对于情绪事件的记忆会更有选择性（Waring 等，2013），且在编码积极信息时表现出较高的腹内侧 PFC- 海马体连接性（Addis 等，2010）。但是，随着年龄的增长，负责认知控制和社会认知的功能网络，如默认模式网络（DMN）似乎变得更加失调（Buckner，Andrews-Hanna & Schacter，2008）。与年龄相关的背外侧 PFC 激活减少，以及相应的前扣带回皮质激活增加被认为是代表了背外侧 PFC 控制维持注意力的能力降低，从而使老年人更容易受到环境干扰（Banich 等，2000，2001；MacDonald 等，2000；Milham 等，2002；Wais 等，2012）。

对社区居住的老年人的纵向观察中发现，前额叶介导的执行功能中，任务转换比语言记忆更早衰退（Carlson 等，2009），这表明针对执行功能的干预措施可以延缓记忆力衰退，从而减轻可能导致的痴呆。与执行力下降先于记忆力下降这一发现相一致，人脑老化的体内研究表明，PFC 区域的皮质体积减小程度远超过了负责记忆形成和语言的顶叶和颞叶区的皮质（Buckner，2004；Madden，2000；Raz，2000；Resnick 等，2003）。此外，起连接作用的白质在生命后期也经历了实质性的衰变。其中，最大的退化发生在前额叶区和与前脑区连接的神经束中（Kennedy 等，2009）。一项研究发现，这种结缔组织白质完整性的破坏与老年人在视觉目标检测任务上的反应较慢有关（Madden 等，2004）。

对于分散注意力的事物的执行控制力一旦降低，其功能性后果似乎包括：在老年、渐进式精神障碍患者、血管性痴呆以及帕金森病患者中，进行工具性日常生活活动能力（IADL）的功能下降（Boyle 等，2003；Cahn-Weiner 等，2002；Cahn-Weiner 等，2003；Cahn-Weiner 等，2007；Royal 等，2004，2005；Vaughan & Giovanello，2010）。因此，调节执行功能和情绪控制的 PFC- 边缘网络是整个生命历程中社区和临床干预的重要目标。

PFC- 边缘网络的易感性窗口

早年的生活应激会影响 PFC- 边缘网络，并可能导致神经功能的长期变化，进而增加个体在整个生命历程中罹患多种神经系统疾病和精神障碍的脆弱性（Felitti 等，1998；Heim & Nemeroff，2001）。如前所述的，海马体和杏仁核对应激（和逆境）的情绪反应起重要的调节作用；它们是与下丘脑 - 垂体 - 肾上腺皮质（HPA）轴相关的关键脑结构，这一内容将在下节中进行描述。此外，海马体和杏仁核还是少有的，在人的一生中都能活跃地产生新神经元（即神经发生）的区域。早年的和长期不良经历似乎会引起脑发育中永久的变化，包括海马体结构的改变以及神经可塑性的降低或者改变。由于海马体特别容易受到环境毒性（如缺氧、铅暴露）的影响，因此有学者假设，在敏感的发育窗口期暴露于应激环境中，就会导致海马体（与相关的 PFC 网络）的发育产生变化，从而加剧对早期生活应激的长期的发育反应（Sapolsky & Meaney，1986）。早期的逆境与包括抑郁症在内的精神疾患的发病有关（Kim 等，2013）。遭受贫困或者虐待等不利条件的儿童，其躯体功能和认知能力可能会下降，且成年后出现精神与物质滥用障碍的风险会增加（Chartier 等，2010；Choi 等，2017；Comijs 等，2007；Sheikh 等，2016；Tost 等，2015）。童年期或者青少年期的不良生活环境可能会阻碍脑的充分发育成熟，导致认知储备不足，进而推高在成年期面临精神卫生问题的风险。Chartier 等（2010）开展了以人群为基础的安大略省健康调查，其结果表明，童年期的虐待和其他逆境是其成年期各种长期健康问题的共同风险因素，随着时间的推移，这些风险因素的累加预示着，成年人健康结局会更加糟糕。

然而，考虑到神经发生和情绪调节也牵涉到独立的系统，海马体神经发生减少与精神障碍的相关性仍不清楚（Eisch & Petrik，2012）。在整个生命周期，PFC 发育以及衰退过程中的特定阶段，脑可能对精神障碍的发生特别易感。在这种 PFC 成熟与衰退的发育窗口期，环境应激可能对脑更容易产生生物学上的影响，而这些环境应激是精神疾患的风险因素。生物脆弱性或者素质与环境应激源之间的这种相互作用被概括为素质 - 应激模型，将在第 11 章中进行详细描述（Mirsky & Duncan，1986）。许多精神障碍，包括 ADHD、精神分裂症、抑郁症和神经退行性痴呆，比如阿尔茨海默病，都与抑制控制缺陷和支持该功能的边缘通路（阿尔茨海默病）的失调有关。接下来，我们将在 PFC- 边缘的脑发育的背景下回顾其中一些疾病。

整个生命历程中 PFC- 边缘网络模型在三种疾病中的应用

ADHD

ADHD 是一种异质性发育障碍，其临床特征包括注意力不集中、难以完成任务、冲动性和过分活跃，这些症状都会干扰个体在学校或者工作中的表现（APA，2013）。在相关症状中，从童年到青少年，再到成年早期，冲动性和过分活跃的程度会急剧下降（Biederman 等，2000），这种表现与 PFC 的成熟（Diamond，2002）以及情绪和运动反应的调节相吻合。在额叶发育过程中，特定 ADHD 症状的出现和缓解反映了在这些关键窗口期，脑的易感性与可塑性（Barkley，1997）。

ADHD 丰富的症状表现可能是由调节认知控制、动机和情绪的不同功能网络的失调导致的（Cubillo 等，2012）。保持注意力、抑制性控制和时间感知的缺陷是由外侧下额叶 - 纹状体的认知控制网络异常引起的（Cubillo 等，2012）。患有 ADHD 的儿童在运动反应抑制、干扰抑制和注意控制任务期间展示出了背外侧 PFC、前扣带回皮质、纹状体（尾状核和壳核）和 SMA 的激活不足（Dickstein，Bannon，Xavier Castellanos & Milham，2006；Rubia，2011）。并且，与对照组相比，ADHD 患者中可见额叶 - 纹状体和额

叶 - 小脑网络的功能性连接性受损（Konrad & Eickhoff，2010），并且下侧 PFC- 基底神经节和顶叶 - 纹状体 - 小脑的连接性受损被认为与维持注意任务（Rubia 等，2009）和抑制任务（Vloet 等，2010）的表现不佳有关。其他关于 ADHD 中抑制控制的研究发现，PFC 活跃度过高（Schulz 等，2005），以及纹状体活跃度过低（Vaidya 等，1998），这可能反映了低效率的代偿机制或者神经网络失调（Gatzke-Kopp & Beauchaine，2007）。

除前额叶 - 纹状体认知控制网络外，改变的 PFC- 边缘网络可能会导致 ADHD 中的动机受损，比如冲动、过分活跃和执行功能障碍（Cubillo 等，2012）。追求即刻的奖赏是 ADHD 的一个特别显著的特征。外侧眶额叶和腹内侧 PFC 区对腹侧纹状体和边缘区自上而下的控制受到损害，可与奖赏相关的决策任务的表现降低有关（Marco 等，2009；Rubia，2011）。除了自上而下的控制缺陷外，腹侧纹状体在预期将得到奖赏时的过度激活，可能是 ADHD 中寻求奖赏行为、冲动性和过分活跃倾向的一种代偿机制（Scheres 等，2007）。从生命历程视角看，ADHD 症状可能会部分缓解，这是由于青少年前额叶区域进行性白质髓鞘化以及持续的突触修剪所致，这两者都提高了神经沟通和自上而下的执行控制的效率（Durston & Casey，2006）。

精神分裂症

考虑到本章的重点是 PFC- 边缘网络的执行调节作用，精神分裂症一词的起源颇有启发性。E. 布鲁勒从希腊语 schizen（"split"，分裂）和 phren-（"mind"，心灵、精神）创造了该词，以强调该障碍特有的、执行注意力与感觉、知觉之间的脱节。精神分裂症通常出现在青少年晚期和成年早期，这是由 PFC 介导的、更高阶的执行能力的成熟期。如第 9 章所述的，精神分裂症的病因学很复杂，取决于基因易感性与环境风险因素的相互作用。据估计精神分裂症总体遗传度高达 70%（Jones & Cannon，1998；Kendler，1988）（表 9-1），具有很高的可遗传性，但它实属一种多因素遗传的障碍。这意味着，很有可能是几个基因的相互作用增加了精神分裂症的生物学风险。环境易感因素可能包括产前并发症（Dalman 等，1999）、母孕期的应激（King 等，2005）、流行性感冒（Brown 等，2004）、弓形虫感染（Brown 等，2005），以及脆弱个体的社会经济地位较低（Fox，1990）。

行为与神经影像学研究的证据表明，精神分裂症的早期症状（Cervellione 等，2007；Frangou 等，2008；Zanelli 等，2010），抑或是前驱期症状（Cannon 等，2006；Jahshan 等，2010），包括执行功能缺陷。在青少年和成年早期的发育以及逐渐建立功能独立性的过程中所出现的执行功能缺陷，可能会在为其居住安排、职业和人际关系做决定时暴露或者触发易感性（Eaton & Harrison，2001）。精神分裂症的发现与诊断展现了精神障碍的发展如何与脑发育相关的素质（易感性），以及成年独立过渡期的社会期望（如上大学、工作、做父母等）所产生的应激之间的相互作用有关（参见第 11 章）。各种神经影像学的横断面研究比较了对照组与精神分裂症患者的脑容量，观察到背外侧 PFC 的结构与功能在该障碍发作早期和后期的差异（Barch 等，2001；Berman 等，

1988；Davatzikos 等，2005；Frangou，2010；Weinberger 等，1992）。功能性影像学研究表明，发作前和发作期间 PFC 的活动较少，但海马体和皮质下区域活动过度（Gong 等，2016）。此外，与年轻的精神分裂症患者相比，患有精神分裂症的老年人表现出更大的执行功能缺陷（Fucetola 等，2000）。然而，到目前为止，尚不清楚精神分裂症患者是否随着年龄的增长而有执行力和其他认知能力加速下降的风险。

精神分裂症的执行功能和其他认知功能的缺陷，经常与精神病症状学共同发生，比如思维紊乱（妄想）和知觉紊乱（幻视或者幻听）等。目前认为，这些紊乱反映了抑制执行功能的缺陷，且会引起心境紊乱和退缩（Green，1996；Liddle，1987；Mueser & McGurk，2004）。功能神经网络中的这些变化可能代表了发展级联的一部分，其中一种发育缺陷导致了另一种发育缺陷，最终导致了精神分裂症中观察到的认知症状学。执行控制和情绪上的这些缺陷，强调了 PFC- 边缘网络在预防精神疾患中的关键作用，因其对内部与外部应激源的认知和情感反应进行自上而下的调节。这种观点最近被称为柔性轮毂理论（Cole 等，2014）。

HPA 轴是边缘网络中的重要区域，它比 PFC 网络更快成熟。像 PFC 一样，HPA 轴是对实际的和感知到的环境威胁作出反应的一种途径。HPA 轴包括下丘脑、垂体和肾上腺，它们共同响应应激源而产生皮质醇这一应激相关的激素（图 10-2）。皮质醇，一种糖皮质激素和类固醇皮质激素，被释放到血液中，激活交感神经系统，紧急为身体提供能量，以产生 "战斗或者逃跑" 反应。HPA 轴在急性情况下具有适应性，而该系统的长期激活可导致海马体受损，特点是树突分支和神经发生的减少（Osborne

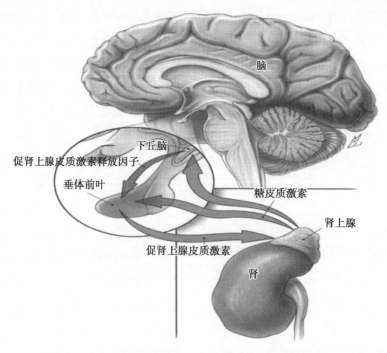

图 10-2　下丘脑 - 垂体 - 肾上腺轴（HPA）与应激反应

等，2015；McEwen 等，2015）。因为海马体
的作用是抑制下丘脑，所以持续的 HPA 激
活可能导致该网络的失调。这种失调似乎
增加了许多精神障碍的易感性，其中包括
抑郁症（Sheline 等，1996）、焦虑症（Meyer
等，2001）和精神分裂症（有关综述，参阅
Walker 等，2008）。在患有精神分裂症的
青少年中，HPA 失调被发现与（Muck-Seler
等，2004；Walsh 等，2005）海马体体积减小
（Geuze 等，2005；Steen 等，2006），以 及 中
脑边缘通路中多巴胺的改变（Marinelli 等，
2006）有关。在青少年期间，皮质醇这个
由 HPA 轴调节的应激激素的显著增加，被
认为与精神分裂症的发病有关（Walker 等，
2001）。HPA 中的兴奋通路受到负责处理重
要情绪信息的边缘结构的影响，而这些结构
又由 PFC 中情绪的认知控制进行上调和下
调（Ochsner 等，2004）。

　　在精神分裂症患者中见到的脑解剖结
构与功能的变化是复杂的，并且由于样本
量小及不可靠和 / 或无效的脑生物标记物
等原因而难以重复得到相同的结论。尽管
如此，对超高危人群的脑成像研究或许将
最终为预防提供新的可能。此外，在高危
人群中，结合临床症状的出现去研究精神
分裂症的结构性与功能性生物标记物之间
的关系，可能有助于识别可以预测疾病的
生物标记物，并且和起病后出现的标记物
相比，它们可能更容易被针对性的治疗所
影响。

心境障碍

　　患有心境障碍的人通常具有关注消极
而不是积极体验的素质，消极注意和回忆偏
倚都是该素质的例证（Clark & Beck，1999），

这些消极体验可能会使他们在面临应激源
时，在认知上更加易感（Abela & Hankin，
2008）。从神经认知视角看，抑郁症患者通
常表现出较少的自上而下的执行控制，以及
对事件和信息自下而上（以细节为导向）的
过度处理。对自下而上的信息的重视可能
会限制他们的调节能力，并导致他们更加倾
向于在情境中使用消极偏向（Beck，2008）。
与这种行为失调相一致的是，对抑郁症患
者的影像学研究经常会发现脑激活模式的
失调。例如，PFC 区域的活动不足，以及边
缘区的活动过度，比如杏仁核（Siegle 等，
2002；Siegle 等，2007）和脑岛（Mayberg 等，
1999）。再者，这些在行为与神经影像学方
面的发现，都表明了 PFC 对边缘系统自上
而下的控制失调。PFC- 边缘网络的中断导
致了前额叶对边缘系统情感处理中心自上
而下的控制减少，从而使情感失调。例如，
在没有抑郁症的个体中，对消极刺激的重新
评估涉及左侧腹内侧 PFC 的激活及杏仁核
的下调，而那些患有抑郁症的人则会启动双
侧 PFC 并出现杏仁核的兴奋，这表明在这
些个体中，尽管 PFC 活动增强了，但他们仍
不能有效地调节情绪（Johnstone 等，2007）。

　　与对照组相比，抑郁患者在自我参照任
务中还表现出了更高的背侧额内回和背外
侧 PFC 的激活程度（Lemogne 等，2009），
这可能代表了默认模式网络的失调，在
后文有描述（Sheline 等，2009）。研究还
发现，抑郁症患者的脑容量缩小，局部脑
血流量和次级 PFC 区域的新陈代谢下降
（Drevets 等，1997）。与没有抑郁症的人相
比，从中年至晚年，抑郁症患者的 PFC 体积
减小（Coffey 等，1993；Krishnan 等，1992）。

在晚年,抑郁症涉及背外侧 PFC 内白质的微结构变化,这些变化可能会破坏与负责情绪的边缘结构的连接性(Taylor 等,2004)。此外,患有抑郁症的老年人会出现执行功能失调(Lockwood 等,2002),这可能会对治疗反应和依从性产生不利影响(Alexopoulos 等,2000;Mohlman,2005;Morimoto 等,2014)。因此,认知行为疗法经常会采取提高执行性认知技能的策略(Mohlman 等,2010)。对 PFC 在情绪系统功能失调中的作用的理解日益加深,将可能增加潜在的、有效的非药物干预措施,这些措施可以改善患者的执行技能和相关的 PFC- 边缘网络(Seminowicz 等,2004)。

焦虑症与抑郁症一样,很可能涉及类似的神经网络,其失调相关的是担心症状和增强的恐惧反应。如前文所述的,PFC 通过下调负责情绪处理的边缘结构的活动,如杏仁核(Ochsner 等,2004)和脑岛(Goldin 等,2008)的活动,来进行认知控制。脑电图显示,前额叶区在担心和焦虑发作时活动明显(Carter 等,1986;Heller 等,1997;Hofmann 等,2005;Nitschke & Heller,2002)。此外,在原本不担忧的个体中诱发担心时,中侧眶额回活动会增加,而杏仁核和脑岛的活动会减少(Hoehn-Saric 等,2005)。同样,社交焦虑症的特征为"恐惧回路"区(如杏仁核、脑岛、眶额叶皮质)之间的功能连接性增加,而额叶 - 顶叶调节区(如背外侧 PFC、后扣带回皮质)之间的连接性降低(Brühl 等,2014)。情绪调节区的这种脱钩可能会减少自上而下的调节,并提高边缘驱动的、自下而上的注意力的优先次序,这可能会引发焦虑症的思绪反刍。

阿尔茨海默病

痴呆,以及阿尔茨海默病这种最常见的痴呆的患病率和发病率,在 65 岁之后将会随着年龄以每五年翻一倍的速度指数增长(Jorm & Jolley,1998;C. Qiu 等,2007;Ziegler-Graham 等,2008)。2010 年,全球范围内的阿尔茨海默病患病人数为 3 200 万例,而在接下来的 50 年中,患病人数预计将增加到现在的 4 倍(阿尔茨海默病协会,2017;Brookmeyer 等,2007)。确诊痴呆的条件包括:两个及以上认知领域的损伤迹象,以及既往正常智力功能的既往史。依据美国国家神经病、语言障碍和卒中研究院 - 阿尔茨海默病与相关疾病协会(National Institute of Neurological & Communicative Disorders & Stroke-Alzheimer Disease & Related Disorders Association)的标准,痴呆可进一步分类为基本确诊或者疑似阿尔茨海默病;或者依据美国加利福尼亚州阿尔茨海默病诊断和治疗中心(Alzheimer Disease Diagnostic & Treatment Center State of California)的标准,将痴呆症状分为伴或者不伴阿尔茨海默病的、基本确诊的或者疑似的血管性痴呆。阿尔茨海默病的病因尚不十分清楚,但已知其具有很长的、隐匿性的病理过程,且这一过程很可能在患者表现出认知症状的数十年前就已经开始(Jack 等,2013)。尽管目前认知能力评估仍然是诊断痴呆的主要手段,来自神经影像学(如海马体萎缩、默认模式网络),血液(如脂质、炎症)以及脑脊液(如 β 型淀粉样蛋白、tau 蛋白)中的生物标记物,也越来越多地用于预测罹患认知障碍或者痴呆症状的风险(Sperling 等,2011)。

与执行注意力和情绪网络有关的生物标记物

接下来,我们将要展现两个与前文所述的 PFC-边缘网络分别在机制上相关联的生物标记物示例。PFC-海马体这一执行注意力网络的失调十分复杂,受到许多因素的影响,包括与何时何处失调相关的因素,在整个生命历程中,从 ADHD 到阿尔茨海默病的许多精神障碍均可造成执行功能失调,但是,一个功能性生物标记物——默认模式网络——则因其对测量执行功能失调的可重复性和敏感性而获得了普及。另外一个激素类的候选生物标记物,是与 PFC-杏仁核情绪网络相关的催产素,它与社会亲和行为密切相关。在很多精神障碍中,亲社会反应难以被激活,我们可以在不同社会经历下动态地测量催产素,从而增加对这种现象的理解。接下来,本章将依次简要介绍这两种生物标记物。

默认模式网络

要了解脑的风险与复原力,通过对比两种网络:需要高强度注意的活动中通常被激活的网络,与进行不需要集中注意的活动时所激活的网络(即默认模式网络)。在静止状态时,可以使用功能性磁共振成像(fMRI)来测量默认模式网络,这时默认模式网络数据代表在完成需要注意的任务期间活动减少的区域。默认模式网络由不进行任务时活跃的区域组成,包括中侧、后扣带回皮质和海马体(Anticevic 等,

2012;Buckner 等,2008)。任务相关的激活(如 PFC-顶叶和背侧注意网络)与任务负激活或者默认激活之间具有反相关(或者负相关),这是人类神经影像学领域最为一致和可以复制的结果之一(Fox 等,2009;Greicius 等,2003;Gusnard & Raichle,2001;Mazoyer 等,2001;McKiernan 等,2003;Seeley 等,2007;Shulmanet 等,1997;Uddin 等,2009;Vemuri 等,2012)。默认模式网络的激活代表了自我参照过程,而在执行与目标导向的任务中,自我参照过程经常被抑制(Anticevic 等,2012)。

前文引用的成果主要来源于对健康的年轻人的研究,但更多新兴的、多元的、针对精神障碍患者和老年人的研究则发现这种激活方式有所紊乱。在精神分裂症患者中,认知任务的表现不佳被认为与默认模式网络抑制缺陷有关,这提示着执行缺陷的存在(Anticevic 等,2013;Metzak 等,2012;Whitfield-Gabrieli 等,2009)。即使匹配了精神分裂症患者的工作记忆任务表现,也观察到默认模式网络抑制缺陷,这表明缺陷可能与病理学机制相关,而不仅是任务表现不佳(Anticevic 等,2012)。此外,在重性抑郁症患者中,默认模式网络中侧 PFC 节点的过度活化可能会引起 PFC-边缘调节网络的激活不足,从而导致负性思维反刍(Hamilton 等,2011;Lemogne 等,2012)。在这一人群中,负性思维反刍和高默认模式网络活性与工作记忆能力受损有关(Rose 等,2006)。在患有阿尔茨海默病的个体中,由于需要调动认知功能时这两个网络的反应不同,它们之间的负相关似乎会减小(Andrews-Hanna 等,2007;Bai 等,

2009；Buckner 等，2005；Buckner 等，2009；Celone 等，2006；Fleisher 等，2009；Gili 等，2011；Greicius 等，2004；He 等，2007；Jones 等，2011；Lustig 等，2011；Sauer 等，2006；Seeley 等，2009；Sorg 等，2007；Supekar 等，2008；Wang 等，2006；Zhang 等，2010；Zhou 等，2010）。在阿尔茨海默病患者中，默认模式网络在执行任务时保持活跃，而注意任务网络则在没有任务时处于活动状态，这表明两个网络在任务执行过程中和静止时均保持开启状态。这种失调被认为会造成每个网络的低效率运转并且代价高昂。

催产素

研究消极与积极的社会经历，和与认知损害和情绪困扰有关脑的生物标记物之间的实时关系，有可能增进我们对能够影响 PFC 边缘通路的风险因素与修正因素的理解。例如，在社会纽带中释放催产素激素，可能是社交互动导致脑适应性变化的一种机制（Huffmeijer 等，2013；Veenema，2012）。同时，低水平的催产素也与不良的心理健康结局有关。例如，母亲抑郁的孩子，唾液中催产素水平也会偏低，发生轴 I 障碍的风险则较高（Apter-Levy 等，2013）。抑郁的母亲也更有可能携带 rs2254298 催产素受体基因的 GG 纯合基因型，这与唾液催产素水平降低和儿童精神病理学风险增高有关。

催产素在整个生命历程中的作用仍需进一步研究加以阐明。在年轻人中，催产素对于社会情感刺激的神经认知处理的作用，及其在整个一生中对亲子关系的作用业已研究充分。然而，在中、老年人中这些通路

受到的关注较少（Huffmeijer 等，2013），需要进一步研究，因为在社会性应激源产生情绪反应时，它可能对自上而下的情绪反应调控失调产生影响。此外，使用不同方式测量催产素的（如血浆、唾液和尿液）研究也会得出不一致的结果（Feldman 等，2011），这意味有必要针对不同人群的测量方式进行标准化。

对于先前概述的各种精神障碍，要确定和阐明 PFC 网络所牵涉的、与这些疾病相关的认知、情绪和功能缺陷，功能性与结构性神经影像学至关重要。然而，神经影像学方法尚无法被高效益地广泛用于早期发现、诊断和治疗，就像糖尿病和心血管疾病等其他疾病中用于辅助诊断的生物标记物那样。这些生物标记物经常直接与疾病的病理生理学及其机制相关。在精神障碍中，生物标记物如能更准确地反映与症状表达和治疗有关的潜在神经病理学，也将同样得到优化。对于理解某些精神障碍的病理学和进展过程，神经影像学生物标记物的价值愈发突出，尤其是对于那些进行性加重的神经病理疾病，可以随着症状进展而追踪其生物学变化。这些生物标记物有助于提高诊断的准确性，解释发病机制和病理生理学，并预测预后（Jack 等，2013；Sperling 等，2011）。在进行新的疗法时，它们还能有作为中间指标的功能，以评估治疗效果（Sperling 等，2014）。

整个生命历程中加强 PFC- 边缘网络的干预措施

本章所概述的整个生命历程中的几种

精神障碍,体现出与执行功能与情绪相关的两个主要的 PFC-边缘网络中,自上而下的调节异常。每一条神经通路都支撑着一系列复杂的行为,这些行为对社交互动和独立功能至关重要。了解这些网络通常如何在各种疾病中受到影响,为寻找共同的解决方案提供了机会。这些发现都支持,要设计和实施有效力和效果的认知健康项目,以促进 PFC-边缘网络调节执行功能的发展(在 ADHD 和精神分裂症中)和维持(抑郁症和阿尔茨海默病)。研究结果进一步表明,在一种疾病中被证明有效的认知和情感行为策略,可能同样适用于以执行功能和/或情绪调节缺陷为特征的其他疾病。

在青少年中的治疗目标是,在关键的脑-行为发育进程中,修复其发育延迟和缺陷(以及减少环境阻碍)。在晚年生活中,治疗的目标是延缓可能被正常衰老加剧的衰退速度。在人生的两端,个体在特定的发展窗口中对环境应激尤其易感,特别是当 PFC-边缘网络不太能有效区分和抑制杏仁核与 HPA 轴上的兴奋传导通路以评估情绪显著性和物体或者事件的威胁时。

成功的干预似乎是可能的。以下证据表明,当把生命历程两端有执行功能障碍与痴呆症高风险的个体,置于丰富、良好的环境之中,PFC-边缘网络仍具有持续的可塑性。文献表明,执行功能和支持该功能的神经通路,在一系列精神障碍中,对于社交互动和独立功能都很重要。这些发现共同论证了,要设计和实施有效的认知和功能健康项目,以促进执行功能以及支持该

功能的前额叶脑回路的发育和维持。在儿童,目标可以延伸到治疗发育迟缓的范围之外。专注于认知健康的项目可以利用对于丰富环境中脑发育的既有成果,比如提高儿童的读写能力,这是在脑行为发育的早期关键阶段中进行学习的重要工具。同样,在晚年生活中,目标不仅是缓解认知能力衰退与痴呆的风险,同时还要丰富与他人的生活。在年龄谱的两端,个体都具有社会动机去从事对自己和对他人有意义的活动。环境剥夺对童年及晚年的心理健康和发育产生不利影响的通路是可以改变的,且同样是认知、精神和功能健康得以丰富的通路。在下文中,我们将讨论两个成功的、学校项目示例,分别针对生命历程中的早期和晚期。

"好行为竞赛"(good behavior game, GBG)是一种基于课堂的不良行为管理方法,会奖励儿童在教学期间所表现出的适当的任务行为(参见第 18 章)。游戏中,首先将一个班级分为两个小组,每当某一组的一名成员表现出任何不当行为时,就给这组记一分。每天比赛结束时,得分最少的那组将获得团体奖励。如果两组的积分都保持在预设水平以下,那么两组将分享奖励。这个项目首次测试是在大约 50 年前(Barrish 等,1969)。一些研究文献已证实,这个竞赛可以有效提高课堂注意力集中度和任务行为,同时减少课堂干扰(Dolan 等,1993;Musci 等,2014;Petras 等,2011)。为研究其远期效果,Kellam 等报告了参与好行为竞赛的儿童在 19~20 岁时的反社会行为、暴力犯罪、药物滥用/依赖、高中毕业典礼和高风险性行为,发现好行为竞赛对他们有

着显著的、有益的影响（Kellam 等，2014；Poduska 等，2008）。最近，《美国医务总监报告》（2016）特别将好行为竞赛列为减少药物滥用的，成本 - 效果的有效[1]干预措施。

体验服务队（experience corps）是为 60 岁及以上的退休人士建立的、一种基于社区的代际健康促进模式，它促使老年人成为社会健康促进的代理人，以改善儿童的学业和行为结局。体验军团的初衷是增加小学里老年志愿者的数量，因而要求大量的志愿者服务时长（每周 15h），并通过团队培训和团队服务建立社会支持和社会网络。许多志愿者都住在他们所服务的学校附近，往返学校途中以及在学校内部的步行时间也给老年人提供了体育锻炼的机会。该模式会为志愿者提供认知活动，包括针对他们的职责进行培训，这些职责不仅要求他们具有机动性、解决问题和其他执行功能，还要求他们帮助儿童读写、发展数学技能和增加阅读的动力；以及协助学校图书馆工作并协助解决冲突。

在功能与结构神经影像学研究中，以及在巴尔的摩的体验军团项目的大规模试验中，我们观察到 PFC、海马体和杏仁核中的有益变化以及相应的认知和心理社会结局。具体而言，基于社区的体验军团的社会参与，改善了 PFC 和前扣带回皮质区域的执行功能和随之而来的功能性活动（Carlson 等，2009）。近期，我们在一项大型随机对照试验中延伸了这一发现，结果表明该项目进一步逆转了海马体和杏仁核（背外侧和眶额叶 PFC 回路的关键边缘枢纽）的衰退（Carlson 等，2015）。这些区域也代表了

阿尔茨海默病风险的生物标记物（Miller 等，2013），这些发现提供了与体力活动互补的、有益的社会干预途径。因此，面对更加丰富的环境，高危个体表现出了可测量的脑的可塑性，这提供了多种证据以支持该项目有希望促进和维持 PFC 及边缘区（海马体和杏仁核）并逆转认知缺陷。总之，我们的研究结果总体上表明，执行控制与情绪调节的 PFC 边缘通路都受益于环境的丰富，特别是对于那些受影响最大的易感人群（Carlson 等，2008；Carlson 等，2009；Carlson 等，2015）。

这些发现提供的初步证据表明，有高风险出现执行功能障碍的老年人，在脑可塑性与认知复原力方面仍具有巨大潜力。体验军团提供的丰富的体验，在短时间内就能够使易受老化影响的脑区获益。这样的项目提供了结构化的机会，可以同时缓冲（老年人）和增强（儿童）PFC- 边缘调节通路，该通路对于执行功能和记忆以及调节对环境中情绪和感知道的威胁的响应都很重要。尽管仍不清楚在环境丰富程度增加的情况下，脑能有多大程度的可塑性，可塑性是否有其限度，但这个项目能够作为新一代干预措施的跳板，最终实现重建或者扭转功能失调网络的自上而下的执行策略。

小结与总结

本章概述了在整个生命历程中，以 PFC- 边缘网络缺陷及相关的执行和情绪失调为特征的许多精神障碍。这些缺陷经常会在 PFC 较长的成熟期（0~25 岁）和衰退

期（>50 岁）的关键时期出现。尽管这些执行力缺陷的潜在病因有所不同，但它们都以某种方式破坏了这些前额叶 - 纹状体的回路（Bruhl 等，2014；Cole 等，2014；Cropley 等，2006；Tisserand & Jolles，2003）。充满前景的研究表明，对于存在执行和情绪失调风险的人而言，从生命早期到后期，这些复杂的网络仍然具有可塑性，并且可以适应旨在促进这些系统的发展和调节（年轻人）以及缓冲或者预防执行和情绪调节功能障碍（成年人）的行为干预。

PFC- 边缘网络中调节认知和情绪各区域具有不同的发展轨迹，对这一点的理解，可以提供新颖且交叉的公共卫生方法，从而促进对生命历程中执行与情绪控制的调节。本文总结的工作强调了神经影像学工具的效用，即评估这些新兴的干预设计对潜在的前额叶 - 边缘网络的影响。

（吕子韵译，徐凌子审校）

注释

［1］cost-effectiveness 译为成本 - 效果（分析），用于比较两种或者两种以上医疗干预措施的成本与效果。

参 考 文 献

Abela, J., & Hankin, B. L. (2008). Cognitive vulnerability to depression in children and adolescents: A developmental psychopathology perspective. In J. Abela (Ed.), *Handbook of depression in children and adolescents* (pp. 35–78). New York, NY: Guilford.

Addis, D. R., Leclerc, C. M., Muscatell, K. A., & Kensinger, E. A. (2010). There are age-related changes in neural connectivity during the encoding of positive, but not negative, information. *Cortex, 46*(4), 425–433.

Adleman, N. E., Menon, V., Blasey, C. M., White, C. D., Warsofsky, I. S., Glover, G. H., & Reiss, A. L. (2002). A developmental fMRI study of the Stroop color-word task. *Neuroimage, 16*(1), 61–75.

Alexopoulos, G. S., Meyers, B. S., Young, R. C., Kalayam, B., Kakuma, T., Gabrielle, M., . . . Hull, J. (2000). Executive dysfunction and long-term outcomes of geriatric depression. *Archives of General Psychiatry, 57*(3), 285–290.

Alzheimerof General Psychiatry-term outcomes of geriatric depressionlved in s*Alzheimerof General Ps*, 13(4), 325rot General Psychiatry-term outcomes of geriatric

Alzheimer's Association. (2017). 2017 Alzheimer's disease facts and figures. *Alzheimer's & Dementia*, 13(4), 325–373.

American Psychiatric Association. (2013). *Diagnostic and Statistical Manual of Mental Disorders* (Fifth Edition). American Psychiatric Association. https://doi.org/10.1176/appi.books.9780890425596

Andrews-Hanna, J. R., Snyder, A. Z., Vincent, J. L., Lustig, C., Head, D., Raichle, M. E., & Buckner, R. L. (2007). Disruption of large-scale brain systems in advanced aging. *Neuron, 56*(5), 924–935.

Anticevic, A., Cole, M. W., Murray, J. D., Corlett, P. R., Wang, X.-J., & Krystal, J. H. (2012). The role of default network deactivation in cognition and disease. *Trends in Cognitive Sciences, 16*(12), 584–592.

Apter-Levy, Y., Feldman, M., Vakart, A., Ebstein, R. P., & Feldman, R. (2013). Impact of maternal depression across the first 6 years of life on the child mental health, social engagement, and empathy: The moderating role of oxytocin. *American Journal of Psychiatry, 170*(10), 1161–1168.

Baddeley A. D., Bressi, S., Della Sala, S., Logie, R., & Spinnler, H. (1991). The decline of working memory in Alzheimer's disease: A longitudinal study. *Brain, 114*(Pt. 6), 2521–2542.

Baddeley, A., Logie, R., Bressi, S., Della Sala, S., & Spinnier, H. (1986). Dementia and working memory. *Quarterly Journal of Experimental Psychology A, 38*(4), 603–618.

Bai, F., Watson, D. R., Yu, H., Shi, Y., Yuan, Y., & Zhang, Z. (2009). Abnormal resting-state functional connectivity of posterior cingulate cortex in amnestic type mild cognitive impairment. *Brain Research, 1302*, 167–174.

Banich, M. T., Milham, M. P., Atchley, R., Cohen, N. J., Webb, A., Wszalek, T., . . . Magin, R. (2000). fMRI studies of Stroop tasks reveal unique roles of anterior and posterior brain systems in attentional selection. *Journal of Cognitive Neuroscience, 12*(6), 988–1000.

Banich, M. T., Milham, M. P., Jacobson, B. L., Webb, A., Wszalek, T., Cohen, N. J., & Kramer, A. F.

(2001). Attentional selection and the processing of task-irrelevant information: Insights from fMRI examinations of the Stroop task. *Progress in Brain Research, 134*, 459–470.

Barch, D. M., Carter, C. S., Braver, T. S., Sabb, F. W., MacDonald, A., 3rd, Noll, D. C., & Cohen, J. D. (2001). Selective deficits in prefrontal cortex function in medication-naive patients with schizophrenia. *Archives of General Psychiatry, 58*(3), 280–288.

Barkley, R. (1997). Behavioral inhibition, sustained attention, and executive functions: Constructing a unifying theory of ADHD. *Psychological Bulletin, 121*, 65–94.

Barrish, H. H., Saunders, M., & Wolf, M. M. (1969). Good behavior game: Effects of individual contingencies for group consequences on disruptive behavior in a classroom. *Journal of Applied Behavior Analysis, 2*(2), 119–124.

Beck, A. (2008). The evolution of the cognitive model of depression and its neurobiological correlates. *American Journal of Psychiatry, 165*(8), 969–977.

Benes, F. M., Turtle, M., Khan, Y., & Farol, P. (1994). Myelination of a key relay zone in the hippocampal formation occurs in the human brain during childhood, adolescence, and adulthood. *Archives of General Psychiatry, 51*(6), 477–484.

Berman, K. F., Illowsky, B. P., & Weinberger, D. R. (1988). Physiological dysfunction of dorsolateral prefrontal cortex in schizophrenia. IV. Further evidence for regional and behavioral specificity. *Archives of General Psychiatry, 45*(7), 616–622.

Biederman, J., Mick, E., & Faraone, S. V. (2000). Age-dependent decline of symptoms of attention deficit hyperactivity disorder: Impact of remission definition and symptom type. *American Journal of Psychiatry, 157*(5), 816–818.

Bleuler, M. (1963). Conception of schizophrenia within the last fifty years and today [abridged]. *Proceedings of the Royal Society of Medicine, 56*(10), 945–952.

Botvinick, M., Nystrom, L. E., Fissell, K., Carter, C. S., & Cohen J. D. (1999). Conflict monitoring versus selection-for-action in anterior cingulate cortex. *Nature, 402*(6758), 179–181.

Boyle, P. A., Malloy, P. F., Salloway, S., Cahn-Weiner, D. A., Cohen, R., & Cummings, J. L. (2003). Executive dysfunction and apathy predict functional impairment in Alzheimer disease. *American Journal of Geriatric Psychiatry, 11*(2), 214–221.

Brookmeyer, R., Johnson, E., Ziegler-Graham, K., & Arrighi, H. M. (2007). Forecasting the global burden of Alzheimer's disease. *Alzheimer's and Dementia, 3*(3), 186–191.

Brown, A. S., Begg, M. D., Gravenstein, S., Schaefer, C. A., Wyatt, R. J., Bresnahan, M., . . . Susser, E. S. (2004). Serologic evidence of prenatal influenza in the etiology of schizophrenia. *Archives of General Psychiatry, 61*(8), 774–780.

Brown, A. S., Schaefer, C. A., Quesenberry, C. P., Jr., Liu, L., Babulas, V. P., & Susser, E. S. (2005). Maternal exposure to toxoplasmosis and risk of schizophrenia in adult offspring. *American Journal of Psychiatry, 162*(4), 767–773.

Brühl, A. B., Delsignore, A., Komossa, K., & Weidt, S. (2014). Neuroimaging in social anxiety disorder—A meta-analytic review resulting in a new neurofunctional model. *Neuroscience & Biobehavioral Reviews, 47*(Supplement C), 260–280. https://doi.org/10.1016/j.neubiorev.2014.08.003

Buckner, R. L. (2004). Memory and executive function in aging and Alzheimer's disease: Multiple factors that cause decline and reserve factors that compensate. *Neuron, 44*(1), 195–208.

Buckner, R. L., Andrews-Hanna, J. R., & Schacter, D. L. (2008). The brain's default network. *Annals of the New York Academy of Sciences, 1124*(1), 1–38.

Buckner, R. L., Sepulcre, J., Talukdar, T., Krienen, F. M., Liu, H., Hedden, T., . . . Johnson, K. A. (2009). Cortical hubs revealed by intrinsic functional connectivity: Mapping, assessment of stability, and relation to Alzheimer's disease. *The Journal of Neuroscience, 29*(6), 1860–1873.

Buckner, R. L., Snyder, A. Z., Shannon, B. J., LaRossa, G., Sachs, R., Fotenos, A. F., . . . Mintun, M. A. (2005). Molecular, structural, and functional characterization of Alzheimer's disease: Evidence for a relationship between default activity, amyloid, and memory. *The Journal of Neuroscience, 25*(34), 7709–7717.

Bunge, S. A., Dudukovic, N. M., Thomason, M. E., Vaidya, C. J., & Gabrieli, J. D. (2002). Immature frontal lobe contributions to cognitive control in children: Evidence from fMRI. *Neuron, 33*(2), 301–311.

Bush, G., Whalen, P. J., Shin, L. M., & Rauch, S. L. (2006). The counting Stroop: A cognitive interference task. *Nature Protocols, 1*(1), 230–233.

Cabeza, R., Anderson, N. D., Locantore, J. K., & McIntosh, A. R. (2002). Aging gracefully: Compensatory brain activity in high-performing older adults. *NeuroImage, 17*(3), 1394e.

Cabib, S., & Puglisi-Allegra, S. (1996). Different effects of repeated stressful experiences on mesocortical and mesolimbic dopamine metabolism. *Neuroscience, 73*(2), 375–380.

Cahn-Weiner, D. A., Boyle, P. A., & Malloy, P. F. (2002). Tests of executive function predict instrumental activities of daily living in community-dwelling older individuals. *Applied Neuropsychology, 9*(3), 187–191.

Cahn-Weiner, D. A., Farias, S. T., Julian, L., Harvey, D. J., Kramer, J. H., Reed, B. R., . . . Chui, H. (2007). Cognitive and neuroimaging predictors of instrumental activities of daily living. *Journal of the International Neuropsychological Society, 13*(5), 747–757.

Cahn-Weiner, D. A., Ready, R. E., & Malloy, P. F. (2003). Neuropsychological predictors of everyday memory and everyday functioning in patients with mild Alzheimer's disease. *Journal of Geriatric Psychiatry and Neurology, 16*(2), 84–89.

Cannon, M., Moffitt, T. E., Caspi, A., Murray, R. M., Harrington, H., & Poulton, R. (2006). Neuropsychological performance at the age of 13 years and adult schizophreniform disorder: Prospective birth cohort study. *British Journal of Psychiatry, 189*, 463–464.

Cardno, A. G., & Gottesman, II. (2000). Twin studies of schizophrenia: from bow-and-arrow concordances to Star Wars Mx and functional genomics. *American Journal of Medical Genetics, 97*(1), 12–17.

Carlson, M. C., Erickson, K. I., Kramer, A. F., Voss, M. W., Bolea, N., Mielke, M., . . . Fried, L. P. (2009). Evidence for neurocognitive plasticity in at-risk older adults: The Experience Corps program. *Journals of Gerontology, Series A: Biological Sciences and Medical Sciences, 64*(12), 1275–1282.

Carlson, M. C., Kuo, J. H., Chuang, Y.-F., Varma, V., Harris, G., Albert, M., & Fried, L. (2015). Impact of the Baltimore Experience Corps Trial on cortical and hippocampal volumes. *Alzheimer's & Dementia: The Journal of the Alzheimer's Association, 11*(11), 1340–1348.

Carlson, M. C., Saczynski, J. S., Rebok, G. W., Seeman, T., Glass, T. A., McGill, S., . . . Fried, L. P. (2008). Exploring the effects of an "everyday" activity program on executive function and memory in older adults: Experience Corps. *Gerontologist, 48*(6), 793–801.

Carlson, M. C., Xue, Q. L., Zhou, J., & Fried, L. P. (2009). Executive decline and dysfunction precedes declines in memory: The Women's Health and Aging Study II. *Journals of Gerontology, Series A: Biological Science and Medical Sciences, 64*(1), 110–117.

Carter, C. S., Mintun, M., & Cohen, J. D. (1995). Interference and facilitation effects during selective attention: An H$_2$^{15}O PET study of Stroop task performance. *Neuroimage, 2*(4), 264–272.

Carter, W. R., Johnson, M. C., & Borkovec, T. D. (1986). Worry: An electrocortical analysis. *Advances in Behaviour Research and Therapy, 8*(4), 193–204.

Casey, B. J., Castellanos, F. X., Giedd, J. N., Marsh, W. L., Hamburger, S. D., Schubert, A. B., . . . Rapoport, J. L. (1997). Implication of right frontostriatal circuitry in response inhibition and attention-deficit/hyperactivity disorder. *Journal of the American Academy of Child and Adolescent Psychiatry, 36*(3), 374–383.

Casey, B. J., Getz, S., & Galvan, A. (2008). The adolescent brain. *Developmental Review, 28*(1), 62–77.

Casey, B. J., Giedd, J. N., & Thomas, K. M. (2000). Structural and functional brain development and its relation to cognitive development. *Biological Psychology, 54*(1–3), 241–257.

Casey, B. J., Thomas, K. M., Davidson, M. C., Kunz, K., & Franzen, P. L. (2002). Dissociating striatal and hippocampal function developmentally with a stimulus–response compatibility task. *Journal of Neuroscience, 22*(19), 8647–8652.

Castellanos, F. X., Giedd, J. N., Marsh, W. L., Hamburger, S. D., Vaituzis, A. C., Dickstein, D. P., . . . Rapoport, J. L. (1996). Quantitative brain magnetic resonance imaging in attention-deficit hyperactivity disorder. *Archives of General Psychiatry, 53*(7), 607–616.

Celone, K. A., Calhoun, V. D., Dickerson, B. C., Atri, A., Chua, E. F., Miller, S. L., . . . Sperling, R. A. (2006). Alterations in memory networks in mild cognitive impairment and Alzheimer's disease: an independent component analysis. *The Journal of Neuroscience, 26*(40), 10222–10231.

Cervellione, K. L., Burdick, K. E., Cottone, J. G., Rhinewine, J. P., & Kumra, S. (2007). Neurocognitive deficits in adolescents with schizophrenia: Longitudinal stability and predictive utility for short-term functional outcome. *Journal of the American Academy of Child and Adolescent Psychiatry, 46*(7), 867–878.

Chan, M. Y., Park, D. C., Savalia, N. K., Petersen, S. E., & Wig, G. S. (2014). Decreased segregation of brain systems across the healthy adult lifespan. *Proceedings of the National Academy of Sciences, 111*(46), E4997.

Chartier, M. J., Walker, J. R., & Naimark, B. (2010). Separate and cumulative effects of adverse childhood experiences in predicting adult health and health care utilization. *Child Abuse and Neglect, 34*, 454–464.

Choi, N. G., DiNitto, D. M., Marti, C. N., & Choi, B. Y. (2017). Association of adverse childhood experiences with lifetime mental and substance use disorders among men and women aged

50+ years. *International Psychogeriatrics*, *29*(3), 359–372.

Clark, D., & Beck, A. (1999). *Scientific foundations of cognitive theory and therapy of depression*. New York, NY: John Wiley & Sons.

Coffey, C., Wilkinson, W. E., Weiner, R. D., Parashos, I. A., Djang, W. T., Webb, M. C., ... Spritzer, C. E. (1993). Quantitative cerebral anatomy in depression: A controlled magnetic resonance imaging study. *Archives of General Psychiatry*, *50*(1), 7–16.

Cole, M. W., Repovš, G., & Anticevic, A. (2014). The frontoparietal control system: A central role in mental health. *Neuroscientist*, *20*(6), 652–664. https://doi.org/10.1177/1073858414525995.

Comijs, H. C., Beekman, A. T., Smit, F., Bremmer, M., van Tilburg, T. T., & Deeg, D. J. (2007). Childhood adversity, recent life events and depression in late life. *Journal of Affective Disorders*, *103*, 243–246.

Cropley, V. L., Fujita, M., Innis, R. B., & Nathan, P. J. (2006). Molecular imaging of the dopaminergic system and its association with human cognitive function. *Biological Psychiatry*, *59*(10), 898–907.

Cubillo, A., Halari, R., Smith, A., Taylor, E., & Rubia, K. (2012). A review of fronto-striatal and fronto-cortical brain abnormalities in children and adults with Attention Deficit Hyperactivity Disorder (ADHD) and new evidence for dysfunction in adults with ADHD during motivation and attention. *Cortex*, *48*(2), 194 A.

Cummings, J. L. (1993). Frontal–subcortical circuits and human behavior. *Archives of Neurology*, *50*(8), 873–880.

Dalman, C., Allebeck, P., Cullberg, J., Grunewald, C., & Koster, M. (1999). Obstetric complications and the risk of schizophrenia: A longitudinal study of a national birth cohort. *Archives of General Psychiatry*, *56*(3), 234–240.

Davatzikos, C., Shen, D., Gur, R. C., Wu, X., Liu, D., Fan, Y., ... Gur, R. E. (2005). Whole-brain morphometric study of schizophrenia revealing a spatially complex set of focal abnormalities. *Archives of General Psychiatry*, *62*(11), 1218–1227.

Diamond, A. (2002). Normal development of prefrontal cortex from birth to young adulthood: Cognitive functions, anatomy, and biochemistry. In D. T. Stuss & R. T. Knight (Eds.), *Principals of frontal lobe function* (pp. 466–503). New York, NY: Oxford University Press.

Diaz-Asper, C. M., Goldberg, T. E., Kolachana, B. S., Straub, R. E., Egan, M. F., & Weinberger, D. R. (2008). Genetic variation in catechol-*O*-methyltransferase: Effects on working memory in schizophrenic patients, their siblings, and healthy controls. *Biological Psychiatry*, *63*(1), 72–79.

Dickstein, S. G., Bannon, K., Xavier Castellanos, F., & Milham, M. P. (2006). The neural correlates of attention deficit hyperactivity disorder: An ALE meta-analysis. *Journal of Child Psychology and Psychiatry*, *47*(10), 1051–1062.

Dolan, L. J., Kellam, S. G., Brown, C. H., Werthamer-Larsson, L., Rebok, G. W., Mayer, L. S., ... Wheeler, L. (1993). The short-term impact of two classroom-based preventive interventions on aggressive and shy behaviors and poor achievement. *Journal of Applied Developmental Psychology*, *14*, 317–345.

Drevets, W. C., Price, J. L., Simpson, J. R., Jr., Todd, R. D., Reich, T., Vannier, M., & Raichle, M. E. (1997). Subgenual prefrontal cortex abnormalities in mood disorders. *Nature*, *386*(6627), 824–827.

Drewe, E. A. (1975). Go–no go learning after frontal lobe lesions in humans. *Cortex*, *11*(1), 8–16.

Dubois, B., Feldman, H. H., Jacova, C., Dekosky, S. T., Barberger-Gateau, P., Cummings, J., ... Scheltens, P. (2007). Research criteria for the diagnosis of Alzheimer's disease: Revising the NINCDS-ADRDA criteria. *Lancet Neurology*, *6*(8), 734–746.

Dugas, M., Buhr, K., & Ladouceur, R. (2004). The role of intolerance of uncertainty in etiology and maintenance of generalized anxiety disorder. In R. G. Heimberg, C. L. Turk, & D. S. Mennin (Eds.), *Generalized anxiety disorder: Advances in research and practice* (pp. 143–163). New York, NY: Guilford.

Dugas, M. J., Gosselin, P., & Ladouceur, R. (2001). Intolerance of uncertainty and worry: Investigating specificity in a nonclinical sample. *Cognitive Therapy and Research*, *25*(5), 551–558.

Durston, S., & Casey, B. J. (2006). What have we learned about cognitive development from neuroimaging? *Neuropsychologia*, *44*(11), 2149–2157.

Eaton, W. W., & Harrison, G. (2001). Life chances, life planning, and schizophrenia: A review and interpretation of research on social deprivation. *International Journal of Mental Health*, *30*, 58–81.

Eisch, A. J., & Petrik, D. (2012). Depression and hippocampal neurogenesis: A road to remission? *Science*, *338*(6103), 72–75.

Ernst, M., Kimes, A. S., London, E. D., Matochik, A. K., Eldreth, D., Tata, S., ... Bolla, K. (2003). Neural substrates of decision making in adults with attention deficit hyperactivity disorder. *American Journal of Psychiatry*, *160*(6), 1061–1070.

Feldman, R., Gordon, I., & Zagoory-Sharon, O. (2011). Maternal and paternal plasma, salivary, and urinary oxytocin and parentxytocin and parenterocial deprivationr achievementivity

Disorder (ADHD) and new evi *Developmental Science, 14*(4), 752–761.

Felitti, V. J., Anda, R. F., Nordenberg, D., Williamson, D. F., Spitz, A. M., Edwards, V. . . . Marks, J. S. (1998). Relationship of childhood abuse and household dysfunction to many of the leading causes of death in adults. The Adverse Childhood Experiences (ACE) Study. *American Journal of Preventive Medicine, 14*(4), 245–258.

Fleisher, A. S., Donohue, M., Chen, K., Brewer, J. B., & Alsen, P. S. (2009). Applications of neuroimaging to disease-modification trials in Alzheimer's disease. *Cognitive and Behavioral Neurology, 21*(1), 29–136.

Fleisher, A. S., Sherzai, A., Taylor, C., Langbaum, J., Chen, K., & Buxton, R. B. (2009). Resting-state BOLD networks versus task-associated functional MRI for distinguishing Alzheimer's disease risk groups. *Neuroimage, 47*(4), 1678–1690.

Fox, J. W. (1990). Social class, mental illness, and social mobility: The social selection-drift hypothesis for serious mental illness. *Journal of Health and Social Behavior, 31*(4), 344–353.

Fox, M. D., Zhang, D., Snyder, A. Z., & Raichle, M. E. (2009). The global signal and observed anticorrelated resting state brain networks. *Journal of Neurophysiology, 101*(6), 3270–3283.

Frangou, S. (2010). Cognitive function in early onset schizophrenia: A selective review. *Frontiers in Human Neuroscience, 3*, 79.

Frangou, S., Hadjulis, M., & Vourdas, A. (2008). The Maudsley early onset schizophrenia study: Cognitive function over a 4-year follow-up period. *Schizophrenia Bulletin, 34*(1), 52–59.

Freedman, M., & Fried, L. (1999). *Launching Experience Corps: Findings from a two-year pilot project mobilizing older Americans to help inner-city elementary schools.* Oakland, CA: Civic Ventures.

Fucetola, R., Seidman, L. J., Kremen, W. S., Faraone, S. V., Goldstein, J. M., & Tsuang, M. T. (2000). Age and neuropsychologic function in schizophrenia: A decline in executive abilities beyond that observed in healthy volunteers. *Biological Psychiatry, 48*(2), 137–146.

Fuster, J. M. (1989). *The prefrontal cortex: Anatomy, physiology, and neuropsychology of the frontal lobe* (2nd ed.). New York, NY: Raven Press.

Garon, N., Bryson, S. E., & Smith, I. M. (2008). Executive function in preschoolers: A review using an integrative framework. *Psychological Bulletin, 134*(1), 31–60.

Gatzke-Kopp, L. M., & Beauchaine, T. P. (2007). Direct and passive prenatal nicotine exposure and the development of externalizing psychopathology.

Child Psychiatry and Human Development, 38(4), 255–269.

Geuze, E., Vermetten, E., & Bremner, J. D. (2005). MR-based in vivo hippocampal volumetrics: 2. Findings in neuropsychiatric disorders. *Molecular Psychiatry, 10*(2), 160–184.

Giedd, J. N., Blumenthal, J., Jeffries, N. O., Castellanos, F. X., Liu, H., Zijdenbos, A., . . . Rapoport, J. L. (1999). Brain development during childhood and adolescence: A longitudinal MRI study. *Nature Neuroscience, 2*(10), 861–863.

Gili, T., Cercignani, M., Serra, L., Perri, R., Giove, F., Maraviglia, B., . . . Bozzali, M. (2011). Regional brain atrophy and functional disconnection across Alzheimer's disease evolution. *Journal of Neurology, Neurosurgery & Psychiatry, 82*(1), 58–66.

Gogtay, N., Giedd, J. N., Lusk, L., Hayashi, K. M., Greenstein, D., Vaituzis, A. C., . . . Thompson, P. M. (2004). Dynamic mapping of human cortical development during childhood through early adulthood. *Proceedings of the National Academy of Sciences of the United States of America, 101*(21), 8174–8179.

Goldin, P. R., McRae, K., Ramel, W., & Gross, J. J. (2008). The neural bases of emotion regulation: Reappraisal and suppression of negative emotion. *Biological Psychiatry, 63*(6), 577–586.

Gong, Q., Lui, S., & Sweeney, J. A. (2016). A selective review of cerebral abnormalities in patients with first-episode schizophrenia before and after treatment. *Am J Psychiatry, 173*(3), 232–243.

Green, M. F. (1996). What are the functional consequences of neurocognitive deficits in schizophrenia? *American Journal of Psychiatry, 153*(3), 321–330.

Greicius, M. D., Srivastava, G., Reiss, A. L., & Menon, V. (2004). Default-mode network activity distinguishes Alzheimer's disease from healthy aging: evidence from functional MRI. *Proceedings of the National Academy of Sciences of the United States of America, 101*(13), 4637–4642.

Grillon, C., Courchesne, E., Ameli, R., Geyer, M. A., & Braff, D. L. (1990). Increased distractibility in schizophrenic patients: Electrophysiologic and behavioral evidence. *Archives of General Psychiatry, 47*(2), 171–179.

Gunning-Dixon, F. M., & Raz, N. (2003). Neuroanatomical correlates of selected executive functions in middle-aged and older adults: A prospective MRI study. *Neuropsychologia, 41*(14), 1929–1941.

Gusnard, D. A., & Raichle, M. E. (2001). Searching for a baseline: functional imaging and the resting human brain. *Nature Reviews Neuroscience*, *2*(10), 685–694.

Hamilton, J. P., Furman, D. J., Chang, C., Thomason, M. E., Dennis, E., & Gotlib, I. H. (2011). Default-mode and task-positive network activity in Major Depressive Disorder: Implications for adaptive and maladaptive rumination. *Biological Psychiatry*, *70*(4), 327–333.

Hazeltine, E., Bunge, S. A., Scanlon, M. D., & Gabrieli, J. D. (2003). Material-dependent and material-independent selection processes in the frontal and parietal lobes: An event-related fMRI investigation of response competition. *Neuropsychologia*, *41*(9), 1208–1217.

Hazeltine, E., Poldrack, R., & Gabrieli, J. D. (2000). Neural activation during response competition. *Journal of Cognitive Neuroscience*, *12*(Suppl. 2), 118–129.

He, Y., Wang, L., Zang, Y., Tian, L., Zhang, X., Li, K., & Jiang, T. (2007). Regional coherence changes in the early stages of Alzheimer's disease: a combined structural and resting-state functional MRI study. *Neuroimage*, *35*(2), 488–500.

Heim, C., & Nemeroff, C. B. (2001). The role of childhood trauma in the neurobiology of mood and anxiety disorders: preclinical and clinical studies. *Biological Psychiatry*, *49*(12), 1023–1039.

Heller, W., Nitschke, J. B., Etienne, M. A., & Miller, G. A. (1997). Patterns of regional brain activity differentiate types of anxiety. *Journal of Abnormal Psychology*, *106*(3), 376–385.

Hoehn-Saric, R., Lee, J. S., McLeod, D. R., & Wong, D. F. (2005). Effect of worry on regional cerebral blood flow in nonanxious subjects. *Psychiatry Research*, *140*(3), 259–269.

Hoehn-Saric, R., Schlund, M. W., & Wong, S. H. (2004). Effects of citalopram on worry and brain activation in patients with generalized anxiety disorder. *Psychiatry Research: Neuroimaging*, *131*(1), 11–21.

Hofmann, S. G., Moscovitch, D., Litz, B., Kim, H.-J., Davis, L., & Pizzagalli, D. (2005). The worried mind: Autonomic and prefrontal activation during worrying. *Emotion*, *5*(4), 464–475.

Huffmeijer, R., IJzendoorn, M. H. van, & Bakermans-Kranenburg, M. J. (2013). Ageing and oxytocin: A call for extending human oxytocin research to ageing populations: a mini-review. *Gerontology*, *59*(1), 32–39.

Jack, C. R., Knopman, D. S., Jagust, W. J., Petersen, R. C., Weiner, M. W., Aisen, P. S., ... Trojanowski, J. Q. (2013). Tracking pathophysiological processes in Alzheimer's disease: an updated hypothetical model of dynamic biomarkers. *The Lancet Neurology*, *12*(2), 207–216.

Jack, C. R., Jr., Knopman, D. S., Jagust, W. J., Shaw, L. M., Alsen, P. S., Weiner, M. W., ... Trojanowski, J. Q. (2010). Hypothetical model of dynamic biomarkers of the Alzheimer's pathological cascade. *Lancet Neurology*, *9*(1), 119–128.

Jahshan, C., Heaton, R. K., Golshan, S., & Cadenhead, K. S. (2010). Course of neurocognitive deficits in the prodrome and first episode of schizophrenia. *Neuropsychology*, *24*(1), 109–120.

Jandl, M., Steyer, J., Weber, M., Linden, D. E., Rothmeier, J., Maurer, K., & Kaschka, W. P. (2006). Treating auditory hallucinations by transcranial magnetic stimulation: A randomized controlled cross-over trial. *Neuropsychobiology*, *53*(2), 63–69.

Jernigan, T. L., Archibald, S. L., Berhow, M. T., Sowell, E. R., Foster, D. S., & Hesselink, J. R. (1991). Cerebral structure on MRI, part I: Localization of age-related changes. *Biological Psychiatry*, *29*(1), 55–67.

Johansen, E. B., Aase, H., Meyer, A., & Sagvolden, T. (2002). Attention-deficit/hyperactivity disorder (ADHD) behaviour explained by dysfunctioning reinforcement and extinction processes. *Behavioural Brain Research*, *130*(1–2), 37–45.

Johnstone, T., van Reekum, C. M., Urry, H. L., Kalin, N. H., & Davidson, R. J. (2007). Failure to regulate: Counterproductive recruitment of top-down prefrontal–subcortical circuitry in major depression. *Journal of Neuroscience*, *27*(33), 8877–8884.

Jorm, A. (2000). Does old age reduce the risk of anxiety or depression? A review of epidemiological studies across the adult life span. *Psychological Medicine*, *30*(1), 11–22.

Jones, P., & Cannon, M. (1998). The new epidemiology of schizophrenia. *Psychiatric Clinics of North America*, *21*(1), 1–25.

Jorm, A. F., & Jolley, D. (1998). The incidence of dementia: A meta-analysis. *Neurology*, *51*(3), 728–733.

Jones, D. T., Machulda, M. M., Vemuri, P., McDade, E. M., Zeng, G., Senjem, M. L., ... Jack, C. R. (2011). Age-related changes in the default mode network are more advanced in Alzheimer disease. *Neurology*, *77*(16), 1524–1531.

Kellam, S. G., Wand, W., Mackenzie, A. C. L., Brown, C. H., Ompad, D. C., Or, F., ... Windham, A. (2014). The impact of the good behavior game, a universal classroom-based preventive intervention in first and second grades, on high-risk sexual behaviors and drug abuse and dependence disorders into young adulthood. *Prevention Science*, *15*, 6–18.

Kendler, K. S. (1988). The genetics of schizophrenia. In M. T. Tsuang & J. C. Simpson (Eds.),

Handbook of schizophrenia (Vol. 3, pp. 437–462). Amsterdam, Netherlands: Elsevier Science.

Kennedy, B., & Schwab, J. J. (1997). Utilization of medical specialists by anxiety disorder patients. *Psychosomatics*, 38(2), 109–112.

Kennedy, K. M., Erickson, K. I., Rodrigue, K. M., Voss, M. W., Colcombe, S. J., Kramer, A. F., . . . Raz, N. (2009). Age-related differences in regional brain volumes: A comparison of optimized voxel-based morphometry to manual volumetry. *Neurobiology of Aging*, 30(10), 1657–1676.

Kerchner, G. A., Hess, C. P., Hammond-Rosenbluth, K. E., Xu, D., Rabinovici, G. D., Kelley, D. A., . . . Miller, B. L. (2010). Hippocampal CA1 apical neuropil atrophy in mild Alzheimer disease visualized with 7-T MRI. *Neurology*, 75(15), 1381–1387.

Kessler, R. C., Chiu, W. T., Demler, O., Merikangas, K. R., & Walters, E. E. (2005). Prevalence, severity, and comorbidity of 12-month DSM-IV disorders in the National Comorbidity Survey Replication. *Archives of General Psychiatry*, 62(6), 617–627.

Kessler, R. C., & Wittchen, H. U. (2002). Patterns and correlates of generalized anxiety disorder in community samples. *Journal of Clinical Psychiatry*, 63(Suppl. 8), 4–10.

Kim, S. W., Kang, H. J., Kim, S. Y., Kim, J. M., Yoon, J. S., Jung, S. W. . . . Jun, T. Y. (2013). Impact of childhood adversity on the course and suicidality of depressive disorders: The CRESCEND study. *Depress Anxiety*, 30(10), 965–974.

King, S., Laplante, D., & Joober, R. (2005). Understanding putative risk factors for schizophrenia: Retrospective and prospective studies. *Journal of Psychiatry and Neuroscience*, 30(5), 342–348.

Kohn, N., Eickhoff, S. B., Scheller, M., Laird, A. R., Fox, P. T., & Habel, U. (2014). Neural network of cognitive emotion regulation—an ALE meta-analysis and MACM analysis. *NeuroImage*, 87, 345–355.

Kolb, B., & Whishaw, I. (2008). The frontal lobes. In *Fundamentals of Human neuropsychology* (pp. 429–460). New York: Worth Publishers.

Konrad, K., & Eickhoff, S. B. (2010). Is the ADHD brain wired differently? A review on structural and functional connectivity in attention deficit hyperactivity disorder. *Human Brain Mapping*, 31(6), 904–916.

Kramer, A. F., & Atchley, P. (2000). Age-related effects in the marking of old objects in visual search. *Psychology and Aging*, 15(2), 286–296.

Krishnan, K. R. R., McDonald, W. M., Escalona, P. R., Doraiswamy, P. M., Na, C., Husain, M. M., . . . Nemeroff, C. B. (1992). Magnetic resonance imaging of the caudate nuclei in depression. *Archives of General Psychiatry*, 49(7), 553–558.

Kubzansky, L. D., Kawachi, I., Spiro, A., Weiss, S. T., Vokonas, P. S., & Sparrow, D. (1997). Is worrying bad for your heart? A prospective study of worry and coronary heart disease in the Normative Aging study. *Circulation*, 95(4), 818–824.

Ladouceur, R., Dugas, M. J., Freeston, M. H., Rheaume, J., Blais, F., Boisvert, J. M., . . . Thibodeau, N. (1999). Specificity of generalized anxiety disorder symptoms and processes. *Behavior Therapy*, 30, 191–207.

Lambert, N. M., & Hartsough, C. S. (1998). Prospective study of tobacco smoking and substance dependencies among samples of ADHD and non-ADHD participants. *Journal of Learning Disabilities*, 31(6), 533–544.

Lemogne, C., le Bastard, G., Mayberg, H., Volle, E., Bergouignan, L., Lehéricy, S., . . . Fossati, P. (2009). In search of the depressive self: extended medial prefrontal network during self-referential processing in major depression. *Social Cognitive and Affective Neuroscience*, 4(3), 305–312.

Lemogne, C., Delaveau, P., Freton, M., Guionnet, S., & Fossati, P. (2012). Medial prefrontal cortex and the self in major depression. *Journal of Affective Disorders*, 136(1-2), e1–e11.

Levit Binnun, N., & Golland, Y. (2012). Finding behavioral and network indicators of brain vulnerability. *Frontiers in Human Neuroscience*, 6. https://doi.org/10.3389/fnhum.2012.00010.

Liddle, P. F. (1987). Schizophrenic syndromes, cognitive performance and neurological dysfunction. *Psychological Medicine*, 17(1), 49–57.

Lisman, J. E., Coyle, J. T., Green, R. W., Javitt, D. C., Benes, F. M., Heckers, S., & Grace, A. A. (2008). Circuit-based framework for understanding neurotransmitter and risk gene interactions in schizophrenia. *Trends in Neuroscience*, 31(5), 234–242.

Lockwood, K. A., Alexopoulos, G. S., & van Gorp, W. G. (2002). Executive dysfunction in geriatric depression. *American Journal of Psychiatry*, 159(7), 1119–1126.

Lupien, S. J., McEwen, B. S., Gunnar, M. R., & Heim, C. (2009). Effects of stress throughout the lifespan on the brain, behaviour and cognition. *Nature Reviews Neuroscience*, 10(6), 434–445.

Lustig, C., Snyder, A. Z., Bhakta, M., O'Brien, K. C., McAvoy, M., Raichle, M. E., . . . Buckner, R. L. (2003). Functional deactivations: change with age and dementia of the Alzheimer type. *Proceedings of the National Academy of Sciences*, 100(24), 14504–14509.

MacDonald, A. W., 3rd, Cohen, J. D., Stenger, V. A., & Carter, C. S. (2000). Dissociating the role of the dorsolateral prefrontal and anterior cingulate cortex in cognitive control. *Science, 288*(5472), 1835–1838.

MacLeod, C., & Rutherford, E. (2004). Information-processing approaches: Assessing the selective functioning of attention, interpretation, and retrieval. In R. G. Heimberg, C. L. Turk, & D. S. Mennin (Eds.), *Generalized anxiety disorder: Advances in research and practice* (pp. 109–142). New York, NY: Guilford.

Madden, D. J. (2000). Neuroimaging of memory: Introduction. *Microscopy Research and Technique, 51*(1), 1–5.

Madden, D. J., Whiting, W. L., Huettel, S. A., White, L. E., McFall, J. R., & Provenzale, J. M. (2004). Diffusion tensor imaging of adult age differences in cerebral white matter: Relation to response time. *Neuroimage, 2*(3), 1174–1181.

Marco, R., Miranda, A., Schlotz, W., Melia, A., Mulligan, A., Muller, U., ... (2009). Delay and reward choice in ADHD: an experimental test of the role of delay aversion. *Neuropsychology, 23*(3), 367–380.

Marinelli, M., Rudick, C. N., Hu, X. T., & White, F. J. (2006). Excitability of dopamine neurons: Modulation and physiological consequences. *CNS and Neurological Disorders—Drug Targets, 5*(1), 79–97.

Markowitz, C. E., Hernandez, M. W., Hedberg, E. C., & Silberglitt, B. (2014). *Impact evaluation of the Minnesota Reading Corps K-3 Program*. Chicago, IL: NORC at the University of Chicago.

Mayberg, H. S., Liotti, M., Brannan, S. K., McGinnis, S., Mahurin, R. K., Jerabek, P. A., . . . Fox, P. T. (1999). Reciprocal limbic–cortical function and negative mood: Converging PET findings in depression and normal sadness. *American Journal of Psychiatry, 156*(5), 675–682.

Mayberg, H. S. (2003). Modulating dysfunctional limbic-cortical circuits in depression: Towards development of brain-based algorithms for diagnosis and optimised treatment. *British Medical Bulletin, 65*(1), 193–207. https://doi.org/10.1093/bmb/65.1.193

Mazoyer, B., Zago, L., Mellet, E., Bricogne, S., Etard, O., Houde, O., . . . Tzourio-Mazoyer, N. (2001). Cortical networks for working memory and executive functions sustain the conscious resting state in man. *Brain Research Bulletin, 54*(3), 287–298.

McEwen, B. S., Gray, J. D., Nasca, C. (2015). Recognizing resilience: Learning from the effects of stress on the brain. *Neurobiology of Stress, 1*, 1–11

McEwen, B. S., & Gianaros, P. J. (2011). Stress- and allostasis-induced brain plasticity. *Annual Review of Medicine, 62*, 431-445. doi:10.1146/annurev-med-052209-100430.

McEwen, B. S. (2012). Brain on stress: How the social environment gets under the skin. *Proceedings of the National Academy of Sciences, 109*(Supplement 2), 17180–17185. https://doi.org/10.1073/pnas.1121254109.

McHugh, P. R., & Slavney, P. R. (1998). *The perspectives of psychiatry* (2nd ed.). Baltimore, MD: Johns Hopkins University Press.

McKiernan, K. A., Kaufman, J. N., Kucera-Thompson, J., & Binder, J. R. (2003). A parametric manipulation of factors affecting task-induced deactivation in functional neuroimaging. *Journal of Cognitive Neuroscience, 15*(3), 394–408.

Mennin, D. S., Heimberg, R. G., Turk, C. L., & Fresco, D. M. (2005). Preliminary evidence for an emotion dysregulation model of generalized anxiety disorder. *Behavior Research and Therapy, 43*(10), 1281–1310.

Metzak, P. D., Riley, J. D., Wang, L., Whitman, J. C., Ngan, E. T. C., & Woodward, T. S. (2012). Decreased efficiency of task-positive and task-negative networks during working memory in schizophrenia. *Schizophrenia Bulletin, 38*(4), 803–813.

Meyer, D. E., & Kleras, D. E. (1997). A computational theory of executive control processes and multiple-task performance: Basic mechanisms. *Psychological Review, 104*(1), 3–65.

Meyer, U., van Kampen, M., Isovich, E., Flugge, G., & Fuchs, E. (2001). Chronic psychosocial stress regulates the expression of both GR and MR mRNA in the hippocampal formation of tree shrews. *Hippocampus, 11*(3), 329–336.

Milham, M. P., Erickson, K. I., Banich, M. T., Kramer, A. F., Webb, A., Wszalek, T., & Cohen, N. J. (2002). Attentional control in the aging brain: Insights from an fMRI study of the Stroop task. *Brain and Cognition, 49*(3), 277–296.

Miller, M. I., Younes, L., Ratnanather, J. T., Brown, T., Trinh, H., Postell, E., . . . & BIOCARD Research Team. (2013). The diffeomorphometry of temporal lobe structures in preclinical Alzheimer's disease. *NeuroImage: Clinical, 3*, 352–360.

Mirsky, A. F., & Duncan, C. (1986). Etiology and expression of schizophrenia. *Annual Review of Psychology, 37*, 291–319.

Moffitt, T., Harrington, H. L., Caspi, A., Kim-Cohen, J., Goldberg, D., Gregory, A. M., & Poulton, R. (2007). Depression and generalized anxiety disorder cumulative and sequential comorbidity in a birth cohort followed prospectively to age 32 years. *Archives of General Psychiatry, 64*(6), 651–660.

Mohlman, J. (2005). Does executive dysfunction affect treatment outcome in late-life mood and anxiety disorders? *Geriatric Psychiatry and Neurology, 18*(2), 97–108.

Mohlman, J., Reel, D. H., Chazin, D., Ong, D., Georgescu, B., Tiu, J., & Dobkin, R. D. (2010). A novel approach to treating anxiety and enhancing executive skills in an older adult with Parkinson's disease. *Clinical Case Studies, 9*(1), 74–90.

Morimoto, S. S., Kanellopoulos, D., & Alexopoulos, G. S. (2014). Cognitive impairment in depressed older adults: Implications for prognosis and treatment. *Psychiatric Annals, 44*(3), 138–142.

Muck-Seler, D., Pivac, N., Mustapic, M., Crncevic, J., Jakovlevic, M., & Sagud, M. (2004). Platelet serotonin and plasma prolactin and cortisol in healthy, depressed and schizophrenic women. *Psychiatry Research, 127*(3), 217–226.

Mueser, K. T., & McGurk, S. R. (2004). Schizophrenia. *Lancet, 363*(9426), 2063–2072.

Musci, R. J., Bradshaw, C. P., Maher, B., Uhl, G. R., Kellam, S. G., & Ialongo, N. S. (2014). Reducing aggression and impulsivity through school-based prevention programs: A gene by intervention interaction. *Prevention Science, 15*(6), 831–840.

Nieuwenhuis, S., Ridderinkhof, K. R., de Jong, R., Kok, A., & van der Molen, M. W. (2000). Inhibitory inefficiency and failures of intention activation: Age-related decline in the control of saccadic eye movements. *Psychology and Aging, 15*(4), 635–647.

Nitschke, J. B., & Heller, W. (2002). The neuropsychology of anxiety disorders: Affect, cognition and neural circuitry. In H. D'Haenen, J. A. den Boer, H. Westenberg, & P. Willner (Eds.), *Textbook of biological psychiatry* (pp. 975–988). London, UK: Wiley.

Nnadi, C. U., & Malhotra, A. K. (2007). Individualizing antipsychotic drug therapy in schizophrenia: The promise of pharmacogenetics. *Current Psychiatry Reports, 9*(4), 313–318.

Norman, W., & Shallice, T. (1986). Attention to action. In R. J. Davidson, G. E. Schwartz, & D. Shapiro (Eds.), *Consciousness and self regulation: Advances in research and theory* (Vol. 4, pp. 1–18). New York, NY: Plenum.

Nuechterlein, K. H., Dawson, M. E., Ventura, J., Gitlin, M., Subotnik, K. L., Snyder, K. S., . . . Bartzokis, G. (1994). The vulnerability/stress model of schizophrenic relapse: A longitudinal study. *Acta Psychiatrica Scandinavica, 382*(Suppl)., 58–64.

Ochsner, K. N., Ray, R. D., Cooper, J. C., Robertson, E. R., Chopra, S., Gabrieli, J. D., Gross, J. J. (2004). For better or for worse: Neural systems supporting the cognitive down- and up-regulation of negative emotion. *Neuroimage, 23*(2), 483–499.

Osborne, D. M., Pearson-Leary, J., & McNay, E. C. (2015). The neuroenergetics of stress hormones in the hippocampus and implications for memory. *Frontiers in Neuroscience, 9*, 164, doi:10.3389.

Pardo, J. V., Pardo, P., Janer, K. W., & Raichle, M. E. (1990). The anterior cingulate cortex mediates processing selection in the Stroop attentional conflict paradigm. *Proceedings of the National Academy of Sciences of the United States of America, 87*(1), 256–259.

Paus, T., Zijdenbos, A., Worsley, K., Collins, D. L., Blumenthal, J., Giedd, J. N., . . . Evans, A. C. (1999). Structural maturation of neural pathways in children and adolescents: In vivo study. *Science, 283*(5409), 1908–1911.

Petras, H., Masyn, K., & Ialongo, N. (2011). The developmental impact of two first grade preventive interventions on aggressive/disruptive behavior in childhood and adolescence: an application of latent transition growth mixture modeling. *Prevention Science, 12*, 300–313.

Poduska, J. M., Kellam, S. G., Wang, W., Brown, C. H., Ialongo, N. S., & Toyinbo, P. (2008). Impact of the good behavior game, a universal classroom-based intervention, on young adult service use for problems with emotions, behavior, or drugs or alcohol. *Drug and Alcohol Dependence, 95* (Suppl. 1), S29–S44.

Polanczyk, G., deLima, M. S., Horta, B. L., Biederman, J., & Rohde, L. A. (2007). The worldwide prevalence of ADHD: A systematic review and metaregression analysis. *American Journal of Psychiatry, 164*(6), 942–948.

Pollux, P. M. (2004). Advance preparation of set-switches in Parkinson's disease. *Neuropsychologia, 42*(7), 912–919.

Pruessner, J. C., Collins, D. L., Pruessner, M., & Evans, A. C. (2001). Age and gender predict volume decline in the anterior and posterior hippocampus in early adulthood. *Journal of Neuroscience, 21*(1), 194–200

Qiu, C., De Ronchi, D., & Fratiglioni, L. (2007). The epidemiology of the dementias: An update. *Current Opinions in Psychiatry, 20*(4), 380–385.

Rafal, R., Gershberg, F., Egly, R., Ivry, R., Kingstone, A., & Ro, T. (1996). Response channel activation and the lateral prefrontal cortex. *Neuropsychologia, 34*(12), 1197–1202.

Ravasz, E., & Barabtivation and the lateral prefrontal cortexicit hyperactivity disor *Physical Review E, 67*(2), 026112.

Raz, N. (2000). Aging of the brain and its impact on cognitive performance: Integration of structural and functional findings. In F. I. M. Craik & T. A. Salthouse (Eds.), *Handbook of aging and cognition* (pp. 1–90). Hillsdale, NJ: Erlbaum.

Rebok, G. W. Carlson, M. C., Barron, J. S., Frick, K. D., McGill, S., Parisi, J., . . . Fried, L. P. (2011). Experience Corps®: A civic engagement–based public health intervention in the public schools. In E. Hartman-Stein & A. La Rue (Eds.), *Enhancing cognitive fitness in adults: A guide to the use and development of community-based programs* (pp. 469–487). New York: Springer.

Resnick, S. M., Pham, D. L., Kraut, M. A., Zonderman, A. B., & Davatzikos, C. (2003). Longitudinal magnetic resonance imaging studies of older adults: A shrinking brain. *Journal of Neuroscience, 23*(8), 3295–3301.

Reuter-Lorenz, P. A., & Cappell, K. A. (2008). Neurocognitive aging and the compensation hypothesis. *Current Directions in Psychological Science, 17*(3), 177–182.

Rose, E. J., Simonotto, E., & Ebmeier, K. P. (2006). Limbic over-activity in depression during preserved performance on the n-back task. *NeuroImage, 29*(1), 203–215.

Royall, D. R., Palmer, R., Chiodo, L. K., & Polk, M. J. (2004). Declining executive control in normal aging predicts change in functional status: The Freedom House study. *Journal of the American Geriatrics Society, 52*(3), 346–352.

Royall, D. R., Palmer, R., Chiodo, L. K., & Polk, M. J. (2005). Executive control mediates memory's association with change in instrumental activities of daily living: The Freedom House study. *Journal of the American Geriatrics Society, 53*(1), 11–17.

Rubia, K. 2011. "Cool" inferior frontostriatal dysfunction in attention-deficit/hyperactivity disorder versus "hot" ventromedial orbitofrontal-limbic dysfunction in conduct disorder: a review. *Biological Psychiatry, 69*(12), e69–87.

Rubia, K., Halari, R., Smith, A. B., Mohammad, M., Scott, S., & Brammer, M. J. (2009). Shared and disorder-specific prefrontal abnormalities in boys with pure attention-deficit/hyperactivity disorder compared to boys with pure CD during interference inhibition and attention allocation. *Journal of Child Psychology and Psychiatry, 50*(6), 669–678.

Rubia, K., Overmeyer, S., Taylor, E., Brammer, M., Williams, S. C., Simmons, A., . . . Bullmore, E. T. (2000). Functional frontalisation with age: Mapping neurodevelopmental trajectories with fMRI. *Neuroscience and Biobehavioral Reviews, 24*(1), 13–19.

Rubia, K., Smith, A. B., Taylor, E., & Brammer, M. (2007). Linear age-correlated functional development of right inferior fronto-striato-cerebellar networks during response inhibition and anterior cingulate during error-related processes. *Human Brain Mapping, 28*(11), 1163–1177.

Sala-Llonch, R., Bartres-Faz, D., & Junque, C. (2015). Reorganization of brain networks in aging: A review of functional connectivity studies. *Frontiers in Psychology* 6:663.

Sapolsky, R. M., & Meaney, M. J. (1986). Maturation of the adrenocortical stress response: Neuroendocrine control mechanisms and the stress hyporesponsive period. *Brain Research, 396*(1), 64–76.

Sauer, J., Ballard, C., Brown, R. G., & Howard, R. (2006). Differences between Alzheimer's disease and dementia with Lewy bodies: An fMRI study of task-related brain activity. *Brain, 129*(7), 1780–1788.

Scheres, A., Milham, M. P., Knutson, B., & Castellanos, F. X. (2007). Ventral striatal hyporesponsiveness during reward anticipation in attention-deficit/hyperactivity disorder. *Biological Psychiatry, 61*(5), 720–724.

Sheline, Y. I., Wang, P. W., Gado, M. H., Csernansky, J. G., & Vannier, M. W. (1996). Hippocampal atrophy in recurrent major depression. *Proceedings of the National Academy of Sciences of the United States of America, 93*(9), 3908–3913.

Schulz, K. P., Tang, C. Y., Fan, J., Marks, D. J., Newcorn, J. H., Cheung, A. M., & Halperin, J. M. (2005). Differential prefrontal cortex activation during inhibitory control in adolescents with and without childhood attention-deficit/hyperactivity disorder. *Neuropsychology, 19*(3), 390–402.

Seeley, W. W., Crawford, R. K., Zhou, J., Miller, B. L., & Greicius, M. D. (2009). Neurodegenerative diseases target large-scale human brain networks. *Neuron, 62*(1), 42–52.

Seminowicz, D. A., Mayberg, H. S., McIntosh, A. R., Goldapple, K., Kennedy, S., Segal, Z., & Rafi-Tari, S. (2004). Limbic–frontal circuitry in major depression: a path modeling metanalysis. *NeuroImage, 22*(1), 409–418. https://doi.org/10.1016/j.neuroimage.2004.01.015.

Shallice, T. (1994). Multiple levels of control processes. In C. Umilta & M. Moscovich (Eds.), *Attention and performance XV* (pp. 395–420). Cambridge, MA: MIT Press.

Shaw, P., Eckstrand, K., Sharp, W., Blumenthal, J., Lerch, J. P., Greenstein, D., . . . Rapoport, J.

L. (2007). Attention-deficit/hyperactivity disorder is characterized by a delay in cortical maturation. *Proceedings of the National Academy of Sciences of the United States of America, 104*(49), 19649–19654.

Sheikh, M. A., Abelsen, B., & Olsen, J. A. (2016). Clarifying associations between childhood adversity, social support, behavioral factors, and mental health, health, and well-being in adulthood: A population-based study. *Frontiers in Psychology, 7*, Article 727.

Shulman, G. L., Fiez, J. A., Corbetta, M., Buckner, R. L., Miezin, F. M., Raichle, M. E., & Petersen, S. E. (1997). Common blood flow changes across visual tasks: II. Decreases in cerebral cortex. *Journal of Cognitive Neuroscience, 9*(5), 648–663.

Siegle, G. J., Steinhauer, S. R., Thase, M. E., Stenger, V. A., & Carter, C. S. (2002). Can't shake that feeling: Event-related fMRI assessment of sustained amygdala activity in response to emotional information in depressed individuals. *Biological Psychiatry, 51*(9), 693–707.

Siegle, G. J., Thompson, W., Carter, C. S., Steinhauer, S. R., & Thase, M. E. (2007). Increased amygdala and decreased dorsolateral prefrontal BOLD responses in unipolar depression: Related and independent features. *Biological Psychiatry, 61*(2), 198–209.

Sorg, C., Riedl, V., Mühlau, M., Calhoun, V. D., Eichele, T., Läer, L., . . . Wohlschläger, A. M. (2007). Selective changes of resting-state networks in individuals at risk for Alzheimer's disease. *Proceedings of the National Academy of Sciences, 104*(47), 18760–18765.

Sowell, E. R., Thompson, P. M., Tessner, K. D., & Toga, A. W. (2001). Mapping continued brain growth and gray matter density reduction in dorsal frontal cortex: Inverse relationships during postadolescent brain maturation. *Journal of Neuroscience, 21*(22), 8819–8829.

Sperling, R. A., Aisen, P. S., Beckett, L. A., Bennett, D. A., Craft, S., Fagan, A. M., . . . Phelps, C. H. (2011). Toward defining the preclinical stages of Alzheimer's disease: Recommendations from the National Institute on Aging-Alzheimer's Association workgroups on diagnostic guidelines for Alzheimer's disease. *Alzheimer's & Dementia, 7*(3), 280–292.

Sperling, R. A., Rentz, D. M., Johnson, K. A., Karlawish, J., Donohue, M., Salmon, D. P., & Aisen, P. (2014). The A4 study: stopping AD before symptoms begin? *Science Translational Medicine, 6*(228):228fs13.

Sprengelmeyer, R., Lange, H., & Homberg, V. (1995). The pattern of attentional deficits in Huntington's disease. *Brain, 118*(Pt. 1), 145–152.

Steen, R. G., Mull, C., McClure, R., Hamer, R. M., & Lieberman, J. A. (2006). Brain volume in first-episode schizophrenia: Systematic review and meta-analysis of magnetic resonance imaging studies. *British Journal of Psychiatry, 188*, 510–518.

Straube, T., Glauer, M., Dilger, S., Mentzel, H. J., & Miltner, W. H. (2006). Effects of cognitive-behavioral therapy on brain activation in specific phobia. *Neuroimage, 29*(1), 125–135.

Studenski, S., Carlson, M. C., Fillit, H., Greenough, W. T., Kramer, A., & Rebok, G. W. (2006). From bedside to bench: Does mental and physical activity promote cognitive vitality in late life? *Science of Aging Knowledge Environment, 10*, pe21.

Stuss, D. T., & Knight, R. T. (2002). *Principles of frontal lobe function.* Oxford University Press.

Supekar, K., Menon, V., Rubin, D., Musen, M., & Greicius, M. D. (2008). Network analysis of intrinsic functional brain connectivity in Alzheimer's disease. *PLoS Computational Biology, 4*(6), e1000100.

Supekar, K., Musen, M., & Menon, V. (2009). Development of large-scale functional brain networks in children. *PLOS Biology, 7*(7), e1000157.

Tamm, L., Menon, V., & Reiss, A. L. (2002). Maturation of brain function associated with response inhibition. *Journal of the American Academy of Child and Adolescent Psychiatry, 41*(10), 1231–1238.

Taylor, W. D., MacFall, J. R., Payne, M. E., McQuoid, D. R., Provenzale, J. M., Steffens, D. C., & Krishnan, K. R. R. (2004). Late-life depression and microstructural abnormalities in dorsolateral prefrontal cortex white matter. *American Journal of Psychiatry, 161*(7), 1293–1296.

Tisserand, D. J., & Jolles, J. (2003). On the involvement of prefrontal networks in cognitive ageing. *Cortex, 39*(4–5), 1107–1128.

Tost, H., Champagne, F. A., Meyer-Lindenberg, A. (2015). Environmental influence in the brain, human welfare, and mental health. *Nature Neuroscience, 18*, 4121–4131.

Uddin, L. Q., Clare Kelly, A. M., Biswal, B. B., Xavier Castellanos, F., & Milham, M. P. (2009). Functional connectivity of default mode network components: correlation, anticorrelation, and causality. *Human Brain Mapping, 30*(2), 625–637.

US Department of Health and Human Services (HHS), Office of the Surgeon General. (2016). *Facing addiction in America: The surgeon general's report on alcohol, drugs, and health.* Washington, DC: HHS.

Ustün, T. B. Ayuso-Mateos, J., Chatterji, S., Mathers, C., & Murray, C. J. (2004). Global burden of depressive disorders in the year 2000. *British Journal of Psychiatry, 184,* 386–392.

Vaidya, C. J., Austin, G., Kirkorian, G., Ridlehuber, H. W., Desmond, J. E, Glover, G. H., & Gabrieli, J. D. (1998). Selective effects of methylphenidate in attention deficit hyperactivity disorder: A functional magnetic resonance study. *Proceedings of the National Academy of Sciences of the United States of America, 95*(24), 14494–14499.

Vaughan, L., & Giovanello, K. (2010). Executive function in daily life: Age-related influences of executive processes on instrumental activities of daily living. *Psychology and Aging, 25*(2), 343–355.

Veenema, A. H. (2012). Toward understanding how early-life social experiences alter oxytocin- and vasopressin-regulated social behaviors. *Hormones and Behavior, 61*(3), 304–312.

Vemuri, P., Jones, D. T., & Jack Jr, C. R. (2012). Resting state functional MRI in Alzheimer's disease. *Alzheimers Research & Therapy, 4*(1), 2.

Vloet, T. D., Gilsbach, S., Neufang, S., Fink, G. R., Herpertz-Dahlmann, B., & Konrad, K. (2010). Neural mechanisms of interference control and time discrimination in attention-deficit/ hyperactivity disorder. *Journal of the American Academy of Child & Adolescent Psychiatry, 49*(4), 356–367.

Wais, P. E., Kim, O., & Gazzaley. A. (2012). Distractibility during episodic retrieval is exacerbated by perturbation of left ventrolateral prefrontal cortex. *Cerebral Cortex, 22,* 717–724.

Walker, E., Mittal, V., & Tessner, K. (2008). Stress and the hypothalamic pituitary adrenal axis in the developmental course of schizophrenia. *Annual Review of Clinical Psychology, 4,* 189–216.

Walker, E. F., Walder, D. J., & Reynolds, F. (2001). Developmental changes in cortisol secretion in normal and at-risk youth. *Developmental Psychopathology, 13*(3), 721–732.

Walsh, P., Spelman, L., Sharifi, N., & Thakore, J. H. (2005). Male patients with paranoid schizophrenia have greater ACTH and cortisol secretion in response to metoclopramide-induced AVP release. *Psychoneuroendocrinology, 30*(5), 431–437.

Wang, L., Zang, Y., He, Y., Liang, M., Zhang, X., Tian, L., . . . Li, K. (2006). Changes in hippocampal connectivity in the early stages of Alzheimer's disease: Evidence from resting state fMRI. *Neuroimage, 31*(2), 496–504.

Waring, J. D., Addis, D. R., & Kensinger, E. A. (2013). Effects of aging on neural connectivity underlying selective memory for emotional scenes. *Neurobiology of Aging, 34*(2), 451–457.

Weinberger, D. R., Berman, K. F., Suddath, R., & Torrey, E. F. (1992). Evidence of dysfunction of a prefrontal–limbic network in schizophrenia: A magnetic resonance imaging and regional cerebral blood flow study of discordant monozygotic twins. *American Journal of Psychiatry, 149*(7), 890–897.

West, R. L. (1996). An application of prefrontal cortex function theory to cognitive aging. *Psychological Bulletin, 120*(2), 272–292.

Whitfield-Gabrieli, S., Thermenos, H. W., Milanovic, S., Tsuang, M. T., Faraone, S. V., & McCarley, R. W. (2009). Regional cerebral blood flow study of disorderconnectivity of the default network in schizophrenia and in first-degree relatives of persons with schizophrenia. *Proceedings of the National Academy of Sciences, 106*(4), 1279–1284.

Zanelli, J., Reichenberg, A., Morgan, K., Fearon, P., Kravariti, E., Dazzan, P., . . . Murray, R. M. (2010). Specific and generalized neuropsychological deficits: A comparison of patients with various first-episode psychosis presentations. *American Journal of Psychiatry, 167*(1), 78–85.

Ziegler-Graham, K., Brookmeyer, R., Johnson, E., & Arrighi, H. M. (2008). Worldwide variation in the doubling time of Alzheimer's disease incidence rates. *Alzheimer's and Dementia, 4*(5), 316–323.

Zhang, Z., Lu, G., Zhong, Y., Tan, Q., Liao, W., Wang, Z., . . . Liu, Y. (2010). Altered spontaneous neuronal activity of the default-mode network in mesial temporal lobe epilepsy. *Brain Research, 1323,* 152–160.

Zhou, J., Greicius, M. D., Gennatas, E. D., Growdon, M. E., Jang, J. Y., Rabinovici, G. D., . . . Seeley, W. W. (2010). Divergent network connectivity changes in behavioural variant frontotemporal dementia and Alzheimer's disease. *Brain, 133*(5), 1352–1367.

第 11 章

应激与适应风险模型：生命历程和发展的视角

GEORGE W. REBOK

CATHERINE P. BRADSHAW

HEATHER E. VOLK

TAMAR MENDELSON

WILLIAM W. EATON

ELIZABETH J. LETOURNEAU

SHEPPARD G. KELLAM

本章要点

● 应激经常在心理健康和精神与行为障碍的发展中起着至关重要的作用

● 生命历程视角有助于理解应激与精神卫生问题之间的联系，因为它显示出人类发展和社会情境的重要性，这两者在整个生命历程中都在不断演变

● 生物学、心理学和社会因素都会影响人们对应激的感知，以及应激和精神与行为障碍之间的联系

● 可以通过多种方式测量应激，包括自我报告清单、访谈和生理评估

● 应激与一些躯体健康问题有关，包括高血压病、冠心病和癌症以及生理系统的失调，如下丘脑-垂体-肾上腺轴失调

● 对于理解应激对精神与行为障碍病因学的影响，素质-应激模型为其提供了一个概念框架

● 复原力的概念，有助于理解为什么并非所有承受应激的个体都会发展出精神与行为障碍

引 言

适应应激与逆境的能力是人生发展中的重要组成部分。尽管适当的应激是正常的，且是生存所必需的，但是过大的应激会触发或者加剧一系列严重程度不等的精神问题。应激的定义有很多种（Cohen 等，

1995）。在本章中，应激的概念为：破坏维持个体生理、情绪和认知稳定性的生物学和行为机制的，重要或者轻微生活事件（Lazarus & Folkman, 1984; Luthar & Zigler, 1991; Monroe & Simons, 1991）。因为应激似乎具有重要的生理、心理和社会影响，所以这是公共精神卫生研究的共同焦点。人们提出了许多理论，将应激体验与整个生命历程中的精神卫生问题联系起来。这些理论聚焦于生物学、遗传的和社会因素的作用上，这些因素可能影响应激的体验或者感知，或者可能调节对应激的反应。理解和描述应激及其产生的精神卫生后果，对公共精神卫生领域是至关重要的。

本章将探讨应激在公共精神卫生研究与实践中的作用。首先讨论应激最重要的定义和理论，论述应激与精神问题体验的关联，然后探究与应激测量和研究有关的多种视角。鉴于应激无处不在的属性，以及与发展挑战的关联性，本综述从更广阔的生命历程视角进行探讨（Kellam & Rebok, 1992; Pearlin, 2010）。这种视角强调了人类的发展与社会情境，在研究应激与精神卫生问题关联上的重要性。我们识别出一系列跨越不同生命阶段的发展性应激源，并描述了它们对心理健康与适应问题的影响。

关于应激的视角

尽管长期以来科学界对应激颇感兴趣，但就其定义、测量和概念的效用一直争论不休（Cohen 等, 1995; Kopp 等, 2010; Pollock, 1988; Vingerhoets & Marcelissen, 1988）。在 Hans Selye（1956）对应激的经典描述中，他

提出应激源是那些会损害个体适应能力的事件，可导致日常功能或者习惯性功能的破坏。其他定义也认为，应激是对平衡的功能系统的一种威胁（Chrousos & Gold, 1992; Hinkle, 1987; McEwen, 2000）。因此，我们通常认为应激是对系统生理稳态和心理稳态的干扰（Ingram & Luxton, 2005）。然而，关于应激的各种理论在许多方面存在差异，包括在多大程度上强调生理学和心理学过程，以及在多大程度上强调对应激的主观评价。

关于应激的历史视角

应激的概念及其在精神问题中的作用，可以追溯到弗洛伊德 20 世纪初的著作中（J. P. Wilson, 1994）。当时，弗洛伊德与 Josef Breuer 合作研究一种障碍［目前该障碍称为创伤后应激障碍（posttraumatic stress disorder, PTSD）］，他最初认可用创伤后诱发理论（post-traumatic seduction theory）的方法来描述对创伤的反应（Breuer & Freud, 1895）。然而，他后来支持一个基于内心威胁或者冲突导致焦虑的模型。尽管弗洛伊德的职业生涯都集中在焦虑与无意识，而不是外在的应激源上，但他的著作反映出，他意识到威胁和冲突作为应激源的潜在意义。尽管精神分析在当代公共精神卫生的研究中并不常用，但这一视角为之后对人格与心理健康因素的心理学研究奠定了基础；它也强调童年早期经历对于随后出现的适应性问题的重要性。尽管"应激"（stress）一词在 19 和 20 世纪初被广泛提及，但当时的精神卫生文献很少探讨应激这个概念，直到第二次世界大战结束，人们

才越来越多地关注退伍战士表现出的 PTSD 症状。从那时起,应激的概念在精神障碍与躯体疾病方面广为流行(Ganzel 等,2010; Pollock,1988; Vingerhoets & Marcelissen, 1988)。

在行为科学中,应激的定义最初是根据工程学和物理学的概念改编而成的(Pollock,1988; Sapolsky,2004)。在早期,应激研究主要集中在生理学上。Walter Cannon 在 20 世纪 20 年代的工作,确定了情绪唤醒对生物体生理反应的影响,并强调了交感神经系统的作用(Cannon,1929; Vingerhoets & Marcelissen,1988)。作为应激研究的先驱,Selye 提出了"一般适应综合征"(general adaptation syndrome)模型,来描述长期暴露在应激刺激下,而增加患病风险的过程。根据 Selye(1956)的研究,应激反应存在三个连续阶段:警觉反应(alarm reaction)、抵抗(resistance)和衰竭(exhaustion)。随后的研究,集中在应激反应的生物学方面,以及长期暴露于应激状态下,会如何损耗人体的反应系统,进而增加躯体和精神卫生问题的风险(McEwen, 1998)。在此研究脉络中,应激经常被认为是反应过程,而应激源则是环境刺激(Hankin 等,2005)。

其他研究聚焦于心理学过程的作用,探究了人们对事件应激程度的评估会如何影响其生理学反应。Lazarus 和 Folkman (1984)阐述了应激过程的交互属性,即将其描述为以下两者的动态交互作用:环境事件,以及个体对这些事件的评估(有害性、威胁性或者挑战性)。他们提出,当一个人意识到,某种情境的需求超出了他/她的资源,或者超出他/她应对这些需求的能力时,就会产生应激。应对(coping)是个体对应激源作出反应的过程:尝试缓和应激情境(聚焦问题应对),或者管理他们内在的情绪反应(聚焦情绪应对)。应激评估是一个内部过程;其评估取决于个体的主观报告(Lazarus & Folkman,1984)。其他理论也将评估作为影响情绪和生理结局的关键因素(Blasovich,2008; Leventhal,1984; Leventhal & Scherer,1987)。

其他的研究者并没有把重点放在主观的评价上,而是强调"客观的"环境因素造成的应激(Holmes & Rahe,1967)。Grant 等(2003)采用了一种基于刺激的方法,将应激定义为"客观上威胁到……躯体和/或心理健康或者康宁的环境事件或者慢性问题"。这些情况包括各种消极的或者不利的生活事件,比如亲人的死亡,离婚或者自然灾害,以及长期处于逆境中,比如生活在充满暴力的社区或者与慢性躯体疾病作斗争。即使是积极的生活事件——比如结婚或者职业晋升——也会造成一定程度的应激,需要对现有的、生物的和心理的系统进行适应性改变(Brown & Harris,1989; Dohrenwend & Shrout,1985)。

应激的特征

情境性和发展性应激源

应激经常是由变化、适应变化的过程,以及发展性挑战引起的。即使是快速的、微小的变化,也会导致应激,并产生对躯体和精神卫生问题的易感性(Selye,1956)。应激源既可以描述为情境性的,又可以是发展性的(成熟性的)。情境性应激源来自威胁个体稳态或者平衡的意外事件，或者计划外事件，比如家庭成员患病、分居或者离婚、失业、搬迁、移民、自然或者人为灾难，以及有躯体的、行为的或者神经受损的孩子出生。发展性或者成熟性应激源则是正常生长和发育的一部分，是个体或者家庭从一个发展阶段转移到另一个发展阶段时产生的。发展性应激源也可能与发展任务的完成有关，比如断奶、如厕训练、建立明确的性别认同、学校生活的成败、选择职业和退休。家庭的发展性应激源包括，适应新的家庭成员、生育和家庭搬迁。无论发展性应激源是来自个体还是家庭，一般来说，家庭作为一个整体都会受到影响。

应激的维度

人们认为应激的许多维度都会影响其对调节的作用。事件的积极或者消极方面——其效价（valence）——可能会影响其导致痛苦的程度。大多数研究者一致认为，消极事件往往比积极事件更容易引起应激（Dohrenwend, 1998）。事件的可预测性，也可能会影响体验到的应激水平。例如，一个长期患病的祖父母的死亡，可能比配偶在车祸中意外死亡的应激要小。影响应激反应的另一个潜在因素，是个体在面对逆境时感到缺乏控制的程度——一种宿命感（Dohrenwend, 2000; Dohrenwend 等, 1993; Pearlin & Schooler, 1978）。其他可能缓和生活事件影响的因素包括，它们对身份认同和功能的中心性（即重要性），和它们的程度（即严重性）（Dohrenwend, 2000）。

应激源的类型

美国儿童发育科学委员会（2005）建议将应激概念化为：毒害性的、可承受的或者积极的。正如上一节中说明的，毒害性的应激是人体应激系统强烈或者频繁激活的结果，可能会持续很长一段时间，可能导致躯体的生理反应模式的失调。研究者认为，这种有毒的应激，会导致脑功能的长期变化，以及对环境刺激的敏感性。可承受的应激是小剂量、较低频率出现的；与有毒的应激相比，它是相对短暂的。如果可承受的应激得到良好的管理，且发生在一个支持性的环境中，它对个体是有益的。最后，积极的应激，经常是由短期的应激源引起的，这些应激在个体的生命历程中是可预期的，且没有消极含义。积极的应激可以包括：准备考试、会见新朋友，以及摸索恋爱关系的早期阶段。所有这些都提供了成长的机会，而不会持续或者频繁地激活人体对应激的生理反应［有关下丘脑 - 垂体 - 肾上腺系统（HPA）的信息，见下文］。

琐事与应激源

其他研究者将日常的轻微应激与严重的、相对罕见的生活事件区分开来（Pearlin & Skaff, 1995）。日常的逆境可以进一步细分为长期的应激源和日常琐事（Serido 等, 2004）。长期的应激源是持续不断的事件或者担忧，比如担心失去工作，或者与邻居的纷争。这些持续存在的困难，经常与许多因素有关，比如工作过度或者平衡多重社会角色（如作为父母、妻子以及雇员）之间的相互冲突的需求。与之相反，日常琐事是相对较小的挫折和痛苦经历，这些经历是由日常与环境的互动产生的，比如交通拥堵、不大的争论，以及意料之外的任务截止日期（Turner 等, 1995）。虽然看似微不足道，但研究者发现，日常琐事会对健康和康宁产生不利的影响（DeLongis 等, 1988; Eckenrode, 1984; Pett & Johnson, 2005）。应激的研究者还探究了可能会产生应激的, 与社会结构相关的普遍因素。因此, 举例来说, 从理论上讲, 应激是由偏见、歧视和结构性不平等导致的, 这些偏见、歧视和不平等可能使某些人和群体处于不利的境地, 比如第 7 章中讨论的社会经济地位（SES）低下的人、处境不利的种族和民族群体、性少数群体的状况（Berger & Sarnyai, 2015; Lick 等, 2013; Lucas 等, 2017; I. L. Meyer, 2003）。

应激反应的生理学机制

应激反应所涉及的具体生理学机制, 是一个日益受到关注的课题。生理应激可能发生在之前讨论的心理过程之外, 就像后面讨论的产科和围生期并发症一样。但主要关注的是个体对应激的觉察所产生的生理反应。HPA 轴是受到广泛关注的一个特殊的脑化学回路, 当觉察到威胁时, HPA 轴被激活, 以作出响应（Evans, 2003; Gunnar & Donzella, 2002; Gunnar 等, 2009）。HPA 轴包括下丘脑、垂体和肾上腺, 它们共同作用以产生应激激素皮质醇（图 10-2）。当系统被应激源激活时, 下丘脑的旁室核释放促肾上腺皮质激素释放因子（CRF）, 进而激活垂体前叶腺, 释放促肾上腺皮质激素。这会触发位于肾脏顶部的肾上腺释放雄激素, 并产生皮质醇。皮质醇, 一种糖皮质激素和皮质类固醇激素, 被释放到血液中, 激活交感神经系统, 为机体的战斗或者逃跑反应作好准备。皮质醇引起的即时生理变化包括瞳孔扩大, 以及心率加快、血压上升和呼吸加快（Gunnar & Donzella, 2002）。比如消化系统等次要功能被抑制, 从而为战斗或者逃跑反应提供更多能量。因为 HPA 轴是一个被高度管控的系统, 所以循环皮质醇水平的升高, 会逐步抑制下丘脑释放 CRF, 进而有效地停止释放额外的, 甚至可能是过量的皮质醇。

虽然 HPA 轴的急性激活是适应性的, 并且在调动应激反应中起重要作用, 但这个系统的长期慢性激活, 会引起海马体的损伤, 包括树突分支的减少和神经发生的减少（Kim 等, 2015; Osborne 等, 2015; Watanabe 等, 1992）。由于海马体在抑制下丘脑释放 CRF 中发挥一定作用, 所以持续的 HPA 激活可能导致 HPA 轴完全失调。而且, 交感神经系统的慢性激活, 会导致免疫系统受损（Littrell, 2008）, 从而将适应性过程, 转变为非适应性过程（Perry, 1997; Perry 等, 1995）。生理应激反应失调以及海马体的体积减小, 与一些精神障碍有关, 其中包括抑郁症（Sheline 等, 1996）, 焦虑症（U. Meyer 等, 2001）和 PTSD（Bremner 等, 1995）。

"稳态应变"（allostasis）一词用来描述一个复杂的, "动态的、高度互动的、由多个生理系统维持的平衡"（Evans, 2003; McEwen, 1998, 2009）。稳态应变是指躯体在遇到应激源, 或者一系列应激源时, 试图平衡自身, 从而不断调整其典型的运作范围或者设定值的过程（Evans, 2003）。这种过程的维持, 会增加躯体的非稳态负荷, 即在适应心理社会挑战和不利的环境刺激的过程中, 所积累的消极影响, 或者人体付出的代价（Seeman 等, 1997）。调动资源以应对应激, 可对躯体与脑造成长期的耗损, 进而对躯体产生不利影响, 这经常可用"瘢痕

化"模型来描述。在某些情况下,为了维持内部的稳定性,系统的向下调节是必要的。正如 Evans(2003)写道:

非稳态负荷(allostatic load)不仅是环境需求的结果。相反,它是一个复杂的、动态的,由多个系统组成的生理变化系统,是由对环境需求的反应所产生的,这种反应是由对应激源的先前经验,遗传易感性和生活方式的选择所调节的。

这种向下调节的生理体征包括血压、皮质醇、肾上腺素和去甲肾上腺素的升高;活动过度和难以从急性需求中恢复。在人体的神经生理系统中,发现了常见的非稳态负荷指标,特别是心率与兴奋、皮质醇功能和血压的测量(McEwen,1998)。随着时间的推移,非稳态负荷会累积,过度暴露于内分泌、神经和免疫介质,会对各种器官系统产生不利影响,从而导致疾病(图 11-1)。

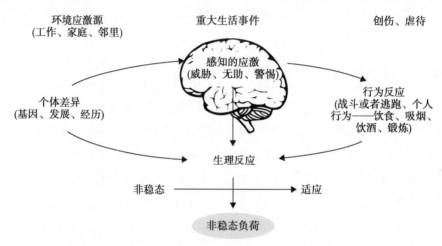

图 11-1　应激反应与非稳态负荷的发展(摘自 McEwen,1998。经新英格兰医学杂志许可转载)

Evans(2003)对农村儿童的一项研究,给出了风险暴露与非稳态负荷之间关系的一个典范。在 Rutter(1986,1987)累积风险理论的基础上,Evans 研究了一系列环境与社会情绪风险因素(如拥挤、噪声水平、暴力暴露和单亲家庭)与非稳态负荷指标之间的关系。他记录了累积风险暴露与一些生理变化之间的关联,包括自我调节行为的改变、习得性无助、心血管功能、神经内分泌功能、体重指数以及总体非稳态负荷的综合指数。这项工作还强调了,暴露于应激的发展时间,可能会对调节产生潜在的、心理的和生理的影响,包括短期的和整个生命历程中的影响(Danese & McEwen,2012)。

测量应激

虽然在临床和流行病学研究中时常评估 PTSD 的症状,但研究者经常对量化生活事件的暴露颇感兴趣,因为该方法能够捕捉暴露的客观特征,而不是对暴露的主观反应(Brown & Harris,1989;Dohrenwend & Shrout,1985)。生活事件的自我报告测量,是最广泛用于确定应激水平的方法(Kopp等,2010;Turner等,1995)。应激性生活事件清单(通常采用自我报告或者访谈收集)包含的事件与经历,在内容、范围以及具体性上各不相同。目前使用的生活事件量表，在测量应激生活事件的方法上相当一致，包括工作、家庭、人际关系、经济、邻里关系和与种族的相关问题。

　　研究者选择的应激概念或者定义，对测量的内容和工具的使用方式都有重大影响。例如，与应激的客观观点一致，清单通常评估在特定时间范围内（如 1 年内）经历的积极与消极事件的累积数量。对项目经常按照严重程度进行加权。这种方法假设参与者对事件的感知是相似的，而与个体人口学特征无关（Turner 等，1995）。Holmes 和 Rahe（1967）的社会再适应评定量表（Social Readjustment Rating Scale, SRRS）是最常用于测量潜在应激事件的生活事件清单之一。SRRS 精心制作了近期经历的时间表（Hawkins 等，1957），并将应激定义为，对积极与消极环境事件的反应所产生的累积变化或者调节。在为 SRRS 制定权重时，随机选取的评委组评估了适合每种经历的调整量，以客观地评定生活事件的权重。为反映特定年龄的应激源，SRRS 进行了修订，这使得该工具更适合不同年龄的参与者，包括从儿童和青少年再到老年人（Hankin 等，2005）。

　　生活事件的访谈测量，是一种自我报告清单的替代方法。在某些情况下，研究者可能会向参与者大声朗读清单项目，并使用追问或者结构化访谈问题，来询问特定的报告事件。访谈法经常可以提供对特定事件更丰富的描述，并提供关于所经历的应激，应激源和应激反应的发作 / 抵消，以及精神病理的发作 / 抵消的额外背景信息。不足为奇的是，与自我报告清单相比，这些方法

还更加强调参与者对事件的评估（Rudolph 等，2000）。研究还使用其他工具，比如日常事件记录和日记，来确定应激发生的时间，从而有助于将接触特定应激源与特定的行为或者心理问题联系起来（如将工作相关应激与物质滥用联系起来）。

　　尽管研究者广泛使用清单和访谈，并且可以有效地管理它们，但这两种方法都容易受到测量误差、回忆偏倚和社会期望偏倚的影响。应激的自我报告测量，可能不容易测量客观威胁，可能会排除事件发生的时期，也可能无法区分应激源是否独立于个人行为（Hankin 等，2005）。访谈测量耗时长、成本高，难以在大样本情况下实施，且可能偏向于不会披露某些事件比如性虐待。

　　由于自我报告测量的局限性，人们越来越有兴趣探索应激的生理学测量方法，比如唾液皮质醇水平。皮质醇通过 HPA 轴释放，对应激具有反应性；此外，长期较高的皮质醇水平，预示着不良的健康结局，比如胰岛素抵抗和其他糖尿病和心血管疾病的风险因素（Volkman & Weekes, 2006; Wolkowitz 等，2001）。皮质醇水平可以通过血液，尿液或者唾液样本来评估。容易收集的唾液激素浓度，被认为是测量血液中激素浓度的可靠的和有效的方法（Kirschbaum & Hellhammer, 1994）。皮质醇取样可以评估 HPA 活动的各个方面，包括基础皮质醇水平、昼夜变化和对急性应激源的反应（Nicolson, 2008）。

　　由于心血管反复处于兴奋，被认为是应激相关的、可增加疾病的风险的路径，所以研究者在评估应激的影响时，也常常依赖这种现象（Brunner 等，2002;

Schneiderman, 1987)。例如, 通过血压可以大致评估心脏的兴奋情况。而心血管功能的其他指标, 提供了更多有关兴奋性质, 交感和副交感神经系统相对参与情况的细微信息。例如, 心率变异性的高频功率成分(HF-HRV)是副交感神经控制的一个指标(Berntson 等, 1997); HF-HRV 的降低与心血管疾病和死亡率的增加有关(Liao 等, 1997; Thayer & Lane, 2007)。阻抗式心动描记法(impedance cardiography), 是另一种测量心血管反应的方法, 可分离出两种不同的兴奋成分: 心排出量(由心脏泵出的血液量)和总外周阻力(血管收缩)。慢性增加的总外周阻力, 与血管肥厚、高血压和其他不良心血管结局相关(McFetridge & Sherwood, 1999)。与威胁相关的应激(即需求超出感知的资源)可导致不良的心脏反应, 比如总外周阻力相对于心排出量的增加(Blascovich & Mendes, 2000)。基于已确立的指南, 可以使用特殊的分析软件从点电极记录的信号中获得相关测量值, 从而对这些心血管测量进行无创性评估(Sherwood 等, 1990)。

从应激到痛苦

尽管对应激的定义和衡量标准, 可能随着岁月的变化而不同, 但人们业已意识到, 应激与躯体和精神问题, 以及更普遍的社会适应问题之间的联系。强有力的证据显示, 充满应激的生活事件可以干扰日常功能, 并降低生活质量, 以至于达到精神障碍的程度。这些影响似乎因发展水平和其他易感性的存在, 而有所不同。

应激与精神障碍之间的联系

越来越多的研究记录了不良生活事件与各种精神问题之间的联系(Eaton, 1978; Jordanova 等, 2007; Kushner, 2015; Surtees 等, 1986)。对不良生活事件的横断面和纵向研究, 都表明其与精神障碍有关(Kessler, 1997; Paykel, 2003; Surtees 等, 1986)。研究发现, 大多数的抑郁症发作, 也许是 50%, 都是在重大生活事件之后发生的(Brown & Harris, 1978; Nazroo, 2001)。应激所引起的心理伤害, 也表现在其他精神障碍的病因中, 比如 PTSD 和焦虑症。

与 Lazarus 和 Folkman(1984)提出的应激定义一致, 有令人信服的证据表明, 主观评估的应激源, 与诸如抑郁症之类的精神障碍之间存在着关联(Surtees 等, 1986)。事实上, 在抑郁症研究中最具一致性的发现是, 应激性生活事件, 包括重大和轻微的应激源, 经常先于抑郁症的发生, 应激源的积累可以与抑郁障碍的严重程度有分级关系(Lewinson 等, 1988; Vinkers 等, 2014)。严重的生活事件——躯体攻击、近亲死亡、失业、婚姻问题、离婚或者终止恋爱关系——被发现与更严重的抑郁症有关。发病的最大风险, 似乎发生在应激源事件后的 1 个月内(Kendler 等, 1995; Lewinsohn 等, 1988)。

不足为奇的是, 应激与较低的整体生产率有关; 它还可能进一步加剧长远的不良结局, 如学习或者工作表现差、发生事故和受伤的风险, 以及社会经济地位低下(Giaconia 等, 1995; Swaen 等, 2004)。应激也会影响社会关系, 比如通过干扰社会环境和社会互动方式，反过来又可能造成更多身心痛苦，或者加剧现有应激的影响（Joiner，2000）。

围生期和环境毒物对心理健康的影响

在整个生命周期中，早期神经发育和心理健康的额外应激源，也可能来自围生期环境。父母年龄的增加、母孕期感染，以及其他围生期欠佳和分娩并发症的指标，都与早期发作的疾病有关，像孤独症谱系障碍（autism spectrum disorder，ASD），以及那些通常表现在成年早期的疾病，像精神分裂症（Janecka 等，2017；Sandin 等，2016）。母亲怀孕期间的疾病，尤其是感染，似乎对 ASD 和精神分裂症，都有一致的影响（Arias 等，2012；Benros 等，2016；Jiang 等，2016）。正如 Brown（2012）的一篇综述所强调的，流行病学研究表明，这两种疾病可能都有免疫学起源，并指向围生期风险中的广泛共性。然而，迄今为止的数据收集方式，都不能够支持精确定位具体的、共有感染源或者感染时机，该时期可能与启动机制串联（mechanistic cascade）朝一种或者另一种疾病发展相关。其他围生期欠佳的指标，比如先兆子痫、糖尿病和出血，由于与精神分裂症的关系而成为荟萃分析的对象，研究结论一致表明会增加风险（Meli 等，2012）。在独立的研究中，包括糖尿病和妊娠糖尿病、先兆子痫和剖宫产在内的若干因素，也与 ASD 和其他神经发育延迟的风险增加有关（Conde-Agudelo 等，2016；Connolly 等，2016；Krakowiak 等，2012；Li 等，2016；Walker 等，2015）。总而言之，这些数据提示，围生期环境中的应激，会对整个生命周期的心理健康产生影响。

还有研究探索了环境毒物，即，外源性环境化学品与心理健康的关系。在整个心理健康发展过程中，化学环境可能会带来额外的应激。城市居住与发育迟缓、抑郁、ASD 和精神分裂症的增加有关，这显示其影响了整个生命周期中的广泛表型（Paksarian 等，2018；Touloupoulou，2017；Vassos 等，2012）。尽管这些关联中的致病因素尚不清楚，但据推测，像空气污染和有毒金属这样的环境因素，更多地存在于城市环境中。在美国进行的许多研究表明，母孕期和生命早期，增加空气污染的暴露，会增加罹患 ASD 的风险，降低认知能力，甚至对脑结构有明显的影响（Flores-Pajot 等，2016；Genkinger 等，2015；Peterson 等，2015）。重金属是已知的神经毒物，经常存在于城市地区（Axelrad 等，2007；Canfield 等，2003；Ciesielski 等，2012；Rodriguez-Barranco，2013；Wanger，2001），并在空气污染物研究中被假设为潜在的致病因素（Roberts 等，2013；Windham 等，2006），但目前缺乏基于生物标记物的前瞻性研究，小样本病例对照研究的结果也尚无定论（Al-Ayadhi，2005；Blaurock-Busch 等，2011，2012；Cohen 等，1976，1982；Ip 等，2004；Lakshmi & Geetha，2011）。最近的报告表明，早期金属暴露和空气污染，也可能对重性精神病的发展产生影响，但仍需进一步研究（Modabbernia 等，2016a，b；Sugiyama & Oda，2016）。需要进行研究，评估化学因素与具有家庭特征的围生期因素，心理社会应激与虐待之间的相互作用，以进一步了解物理与社会环境对心理健康的交互影响。

应激与躯体健康之间的联系

应激对健康相关结局的影响是巨大而深远的。例如,应激似乎可导致躯体健康不佳(Jemmott & Locke, 1984),包括并发症,比如上呼吸道问题、过敏症、高血压病、冠心病和癌症(E. Chen & Miller, 2007; Chida 等, 2008; Figueredo, 2009; Smith & Nicholson, 2001; Turner Cobb & Steptoe, 1998)。此外,应激可以让生理系统失调,像 HPA 轴(Nemeroff 等, 2006; Sapolsky, 1999),并干扰睡眠和饮食模式,从而产生有害的生理效应。许多研究已经将高应激水平与一系列其他躯体健康问题联系起来,其中包括慢性疲劳、心脏病、头痛、肌肉紧张、胃部不适、头晕和肥胖。

由于躯体中的多种调节系统以非线性方式相互作用,应激可以通过直接和间接的生理路径,促使疾病的发展(Kamarck & Jennings, 1991; Kubzansky & Kawachi, 2000)。例如,心血管对应激的反应包括血管阻力增加的模式,这会对健康产生不利影响(Tomaka 等, 1993)。研究还表明,应激可能损害自主神经系统,尤其是与恢复功能相关的副交感(迷走神经)分支。迷走神经张力降低与焦虑、抑郁和敌意有关(Demaree & Everhart, 2004; Kawachi 等, 1995; Porges, 2003; Thayer 等, 1996),进一步与心血管疾病发病和死亡的增加有关(Thayer & Lane, 2007)。其他的工作已将应激和儿茶酚胺分泌或者 HPA 轴失调相关的痛苦,以及继发的代谢紊乱联系在一起(Stansfeld 等, 2002)。不出所料,有研究试图找出可能的生理学机制来调节应激对身

心康宁的影响。这样的生理学因素可能也会调节对环境应激的反应。这些路径将在后面详述。

应激的原因还是结果?

被认为会导致应激的生活事件,实际上可能是躯体疾病或者精神疾患未被发现的后果,因此必须进行更多的研究,来梳理应激与健康之间的关系(Thoits, 2010)。此外,迄今为止的研究通常没有控制先前存在的精神问题,尽管事实上,精神病理学的历史可能会影响未来的心理健康结局。例如,一项澳大利亚的纵向研究,对 1 947 名先前存在抑郁和焦虑症状的青少年进行了研究,发现早期不良生活事件与随后高出 8 倍的不良生活事件风险相关,这反过来又预示了之后的重性抑郁症(Patton 等, 2003)。

应激与适应理论

为什么有些人在应激状况下会产生精神问题,而另一些人却没有呢? 经验证据表明,先前的经验、应对技巧以及个人与社会应对资源(包括社会支持的可获得性)可以减轻不良生活事件的影响,并有助于降低精神问题的风险(Eaton, 1978)。在一项对成年异性双胞胎的纵向研究中,Kendler、Myers 和 Prescott(2005)报告,社会支持预测了女性随后发生重性抑郁症的风险,而男性则没有。至于这些性别差异是天生的(如由于特定性别的适应性进化策略所致)还是由不同的社会化经历造成的,是一个备受争议的问题。在处理不良事件时,女性比男性更有可能从社交网络上寻求情感支持

（Kendler 等，2005）。

虽然研究应激与应激反应的生物学机制和潜在的调节变量，有助于更好地理解精神问题的潜在原因，但许多环境应激源，也在应激反应过程中起着至关重要的作用。Brontenbrenner 的生态系统理论（1979）阐明了影响风险发展和调节的多种内外部系统或者层次，并描绘出整个生态系统中发生的交换过程（图 11-2）。Bronfenbrenner 描述了一组嵌套的影响力层次，每一个层次，都对整个生命历程的发展有重大影响

（Bronfenbrenner & Morris，2007）。例如，个体可以通过遗传、智力和气质等因素，在个体层面上经历风险和受到保护。影响力的下一个层次是在微系统（microsystem）内，其中包括家庭和同伴关系的组合。然而，暴露了更大的外系统（exosystem）周围的社会环境——也会影响微系统内的个人。最终的影响层次，即宏观系统（macrosystem），是由更大环境的内在价值和习俗组成的，可以包括政策和美国事件（Bronfenbrenner & Morris，2007）。

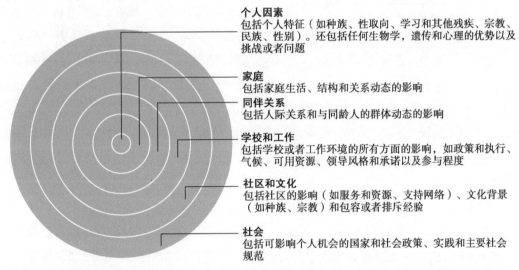

个人因素
包括个人特征（如种族、性取向、学习和其他残疾、宗教、民族、性别）。还包括任何生物学，遗传和心理的优势以及挑战或者问题

家庭
包括家庭生活、结构和关系动态的影响

同伴关系
包括人际关系和与同龄人的群体动态的影响

学校和工作
包括学校或者工作环境的所有方面的影响，如政策和执行、气候、可用资源、领导风格和承诺以及参与程度

社区和文化
包括社区的影响（如服务和资源、支持网络）、文化背景（如种族、宗教）和包容或者排斥经验

社会
包括可影响个人机会的国家和社会政策、实践和主要社会规范

图 11-2　Bronfenbrenner 的生态系统理论（摘自 Mishna，2012。经牛津大学出版社许可转载）

每个层次的因素都有可能对精神问题的风险产生直接或者间接的影响。一些因素，比如支持性的家庭环境，可以缓冲来自其他生态系统的风险，比如暴露在社区暴力中（Zielinski & Bradshaw，2006）。有许多理论描述了应激增加精神障碍风险的过程。以下是一些主要的理论，它们借鉴了生态学模型，并提供了生命历程中特定疾病的例子。

素质 - 应激模型

能最好地表征应激如何影响心理健康的是素质 - 应激（或者脆弱性 - 应激）模型（图 11-3）。该模型最初用于描述精神分裂症的病因学（Bleuler，1963；Rosenthal，1963），经过逐渐演变，包括了与环境动态相互作用的其他疾病（McKeever & Huff，2003；Monroe & Simons，1991；Zubin &

Spring，1977）。素质 - 应激模型为探讨应激对精神障碍病因学的影响提供了一个概念框架。

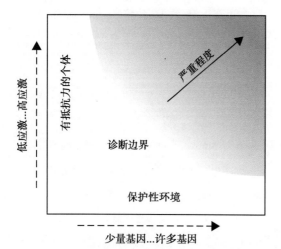

图 11-3　素质 - 应激模型（摘自约翰·霍普金斯大学）

素质 - 应激类型的模型，取决于生物脆弱性（素质）与环境影响（应激源）之间的关系。这两个因素的结合会增加个体发展出精神障碍的可能性。研究者已经开发了几个素质 - 应激模型，每个模型对这两个因素分配不同的相对权重。最基本的是阈值模型，其中，如果因子的和（加法模型）或者积（乘法模型）跨越一个预先人为指定的阈值，则因子的组合变得显著。这些模型，没有更多地强调易感性或者应激源中的某一个，因为一个大的应激源可能足以在生物脆弱性的最小数值下跨越阈值。同样，在存在生物易感性比如基因异常的情况下，可能只需要一个很小的（甚至没有）环境应激源，就足以跨越阈值，并表现出疾病。因此，在不考虑这两个因素的相对权重的情况下，如果超过了阈值，个体将表现出疾病；如果不超过阈值，疾病将不会显现。Zubin 和

Spring（1977）提出了最著名的阈值模型，来解释精神分裂症的病因学。Zubin 和 Spring认为每个人对精神分裂症的症状都有很小的生物脆弱性。根据他们的模型，精神分裂症症状发生的决定因素，是个体的环境是否有足够的有害影响，使个体超过阈值达到疾病。作为适应性模型的一种变体，自比型模型（ipsative model）假设生物易感性与环境应激源的影响之间可能存在反向关系（Hankin 等，2005）。Caspi 等（2003）的研究中发现了一个实例，他们确定神经递质多态性的变化，极大地降低了由应激导致明显抑郁的临界点。换言之，具有特殊生物脆弱性的个体，只要较少的不良事件即可表现出精神障碍的症状。McKeever 和 Huff（2003）提出，PTSD 遵循这样一种自比型（ipsative）的素质 - 应激模型，并假设这种障碍在应激和对疾病的脆弱性之间，呈现出反向关系（如应激增加降低了精神病理学的阈值）。第 12 章将更详细地讨论创伤应激和 PTSD。

风险 - 复原力（resilience）[1]连续型模型，是对自比型模型的一种扩展，在该模型中，先前存在的环境应激源增加了疾病表现的阈值（Ingram & Price，2001）。Betancourt 和 Khan（2008）研究了处于战争美国的儿童能够在多大程度上发展出心理复原力，因为他们能够在持续不断的创伤中生存。然而，Betancourt 等警告说，不良的心理健康结局同样或者更可能发生，在这种情况下，点燃模型（kindling model），即环境应激降低了疾病发生的阈值，可能更为适用（Post，1992）。

遗传易感性（susceptibility）[2]与环境风险

关于素质 - 应激模型的许多最新研究，都是在环境风险的情景下，研究精神问题的遗传易感性（vulnerabilities）。例如，Belsky 和 Pluess（2009）对文献的综述，提供了一个框架来评估支持易感性差异的证据。他们强调了在素质 - 应激范式中，考虑一系列精神障碍的表型、内表型、遗传和情绪标记的重要性。他们还强调了基因 - 环境相互作用观点，在未来精神卫生研究中的重要性。

当环境与个体的先天特征相互作用时，所形成的基因型 - 环境关联（Plomin 等，1977），可能有助于解释遗传因素与环境经验相互作用，或者在某些情况下与环境经验相关联的过程。通常会考虑三种常见的基因型与环境的关系——被动（passive）、反应（reactive）和主动（active）。被动相关，依赖于共同的遗传与环境条件，比如在家庭单元中父母与子女共享基因和环境。父母以他们自己的遗传密码来塑造家庭；父母的人格特征可以通过其言谈举止传递给孩子。因此，Kelley 和 Fals-Stewart（2004）确定，与非药物滥用者的子女相比，药物滥用者的子女更容易发展出精神障碍包括药物滥用。

反应（reactive）基因型 - 环境关系发生于以下情况：必须改变环境以适应个人的先天禀性，例如，当父母调整育儿方式以适应孩子与注意缺陷多动障碍（ADHD）相关的行为。同样，基于同一个孩子（ADHD 相关）的行为，他／她的同龄人可能需要改变他们之间的关系，这可能会损害孩子友谊

的质量（Gardner & Gerdes，2015；Normand，Schneider，& Robaey，2007）。最后，当一个人的先天禀性，引导他／她去寻求不同的环境时，他／她就会产生主动（active）的关系（也称之为唤起关联，evocative associations）。外向的个体寻求新的情景，并在社交上挑战自我，可能是这种主动关系最好的例子。同样，注重学业的个体，可能会在大学毕业后通过读研究生来继续挑战自我。

越来越多的文献正在研究易感因素与环境预测因素之间的相互作用，特别关注与精神病理学相关的遗传多态性（Rutter，2008）。许多关于应激的生物学风险因素的研究，都集中在与精神障碍相关的神经递质上。这些因素被认为是应激反应的潜在中介和调节因素。Caspi 等的一系列研究（2002，2003）调查了特定遗传易感性与环境应激源之间的相互作用。其中一项研究发现，5- 羟色胺多态性（5-HTT 基因的长与短等位基因）与不良生活事件后的精神病理学不良结局（即抑郁和自杀）之间存在着显著联系（Caspi 等，2003）。Caspi 等（2002）还发现，当一个人经历过童年虐待时，单胺氧化酶 A（MAOA）基因多态性的表征，与攻击行为阈值的降低有关。

自这些开创性的研究以来，其他一些研究单胺氧化酶 A 与儿童虐待或者逆境之间关系的研究普遍得出结论，精神障碍包括 ADHD，在具有短单胺氧化酶 A 等位基因，且经历过或者正在面临逆境的个体中，发生率更高（Kim-Cohen 等，2006）。同样，研究者（Arpawong 等，2016；Caspi 等，2003；Zalsman 等，2006）将另一种 5- 羟色胺多态性（5-HTTLPR）和应激性生活事件，

与抑郁症状联系起来。Risch 等（2009）的一篇荟萃分析未能证实这种关联，在荟萃分析中，他们汇集了 14 项单独的研究来调查这种特殊的基因 - 环境相互作用。然而，后来 Karg 等的荟萃分析（2011），纳入了 Risch 等（2009）的研究中未涉及的 11 项对应激性生活事件的研究。这篇荟萃分析发现了强有力的证据，支持了 5-HTTLPR 调节应激与抑郁之间关系的假设。与之相反，最近对 31 个数据集进行的合作性荟萃分析，未能找到应激与 5-HTTLPR 基因型之间相互作用导致抑郁的证据，尽管应激作为一个显著的风险因素，具有很强的主效应（Culverhouse 等，2018）。Cicchetti、Rogosch、Sturge-Apple 和 Toth（2010）研究了 5-HTTLPR 基因变异，是否调节在学龄儿童中，儿童虐待与自杀意念之间的关系。受虐待儿童的自杀意念高于未被虐待儿童；虐待与遗传多态性之间也存在着交互作用。同样，Kendler 等（1995）在一项关于成年人应激性生活事件的纵向研究中发现，虽然大多数参与者没有出现重性抑郁症，但遗传易感性高的人，患抑郁症的风险是遗传风险低的人的 2.4 倍。动物模型（使用雌性恒河猴）为生活性应激源的增加与神经递质之间的联系提供了更多的证据，表明脑脊液（5-HIAA）中皮质醇和主要 5-羟色胺代谢物水平的降低，与攻击性增加有关（Westergaard 等，2003）。总之，这些发现强调在探索精神障碍风险时，需要同时考虑遗传与环境因素，还需要用不同样本开展更多研究来探索这些复杂的关联（Karg 等，2011；Leighton 等，2017；Rutter，2008）。

社会 - 认知风险因素

如前所述，大量关于基因与环境相互作用的研究，已经对儿童期的风险因素进行了探讨，比如虐待。一些研究记录了躯体虐待，即虐待儿童的一种形式，与一系列精神问题之间的联系。这一领域的大多数研究，都考察了易受伤害的人格特质，比如高度的恐惧、冲动、害羞，以及愤怒倾向。当这些特质与父母因素（如父母的权威主张、父母的人品和教育效果）相结合时，会与心理困扰相关，这些困扰包括但不局限于外化和内化的行为问题。

父母与孩子之间的依恋强度，可以说是预测当前和未来的生活应激，最重要和最有说服力的因素之一。John Bowlby（1969）的开创性研究表明，儿童需要有一个依恋的人物来提供安全的基础，在这里孩子既可以探索世界，又能够获得始终如一、无微不至的照顾。如无数动物和人类的情景所示，缺乏这种关系会导致不良的生活事件。早期的探索之一是 Harry Harlow 的开创性工作，他研究了剥夺母亲，对年幼恒河猴的行为和社会 - 情感康宁的影响（Harlow & Harlow，1969）。该研究强调了早期依恋经历对应激调节和反应的重要影响。这项工作在其他动物研究中得到了扩展，以探索该过程涉及的生理系统，以及基因与环境之间的相互作用，这些相互作用，可能会增加某些个体对与忽视或者虐待相关应激的易感性（Belay 等，2011；Rutter，2008；Suomi，2006）。一些研究结果在人类中得到了复制，例如，针对发展中国家孤儿（Gunnar 等，2000）和与年轻母亲有不安全依恋的孩子的研究

（Chisholm，1998）。

虐待儿童，是不良生活事件和无法形成安全依恋相关因素中研究较多的一个（Bradshaw & Garbarino，2004；Cicchetti，1989；Dodge 等，1990）。反过来，安全依恋的缺失又与情感失调和人际功能受损有关，包括抑郁和行为问题（Cicchetti，2002；Cicchetti & Lynch，1995）。相比之下，一种安全的依恋会给心理健康带来好处，并促进整个生命周期的稳定和健康的成人关系（Cicchetti 等，1993；N. L. Collins & Read，1990；Waters 等，2000）。

社会经济地位低下是一个常见的应激源，如第 7 章所述的，已在文献中进行了广泛探讨。多达 1/4 的贫困年轻人，有社交和情绪方面的困难（Keenan 等，1997）。由于社会经济地位是一个复合性变量，因此难以轻易地将其概括为一个风险因素。相反，最好用风险因素的组合来表示，比如有限的资源、潜在的不良事件、父母的精神病理状况以及较低的受教育水平（Hollingshead，1965）。长期以来，理论学家一直认为，社会地位的影响超出了其物质方面的体现，比如获取资源的途径（Wilkinson，1997）。的确，业已发现，即使在控制了社会地位对物质方面的影响之后，对社会地位的主观觉察仍可以预测健康结局（Adler 等，2000；Ostrove 等，2000）。据假设，觉察到的较低社会地位会通过应激相关通路产生负面影响（Adler，2009）。与生态学观点一致，社会经济地位和其他风险因素不仅在个人和家庭层面起作用，也在社区层面起作用。例如，全社区的社会经济地位低下，可能导致家庭拥挤以及学校拥挤。在许多情况下，随着风险因素的累积，以及低社会经济地位家庭数量的整体增加，潜在的应激性生活事件可能会增加。William Julius Wilson（1991，1997）的开创性研究，强调了集中性的不利条件，对一系列结局（包括心理健康、教育和就业）的重大不利影响。

风险、保护和复原力模型

许多研究者认为，并非所有的应激都是坏的；相反，它可以在人类发展中发挥潜在的重要适应作用。在适当的情况下，积极和可以容忍的应激都有助于形成复原力（resilience）。事实上，这种情况可能会产生应激"接种"，通过接种，个体在承受了特定应激源的影响后，对类似应激源产生免疫。素质 - 应激模型适用于这些情况，特别是在世界上饱受战争蹂躏地区的研究中所发现的例子。一个有趣的例子来自 Alvarez 和 Hunt（2005）的研究，他们发现了工龄长的消防员对 PTSD 的抵御能力有所增强。据推测，对消防员工作站的集体感可提供保护作用，以缓冲不利的生活事件和与工作相关的急性应激情况。Werner（1995）识别出可以抵御应激环境的个人特征，比如能有效地解决问题和良好的沟通技巧，积极的自尊，高度的自主性，以及具有社会和学术能力。其他研究者则将保护作用（仅在面对风险时出现）与促进作用（在不考虑情境风险的情况下发生）之间进行了区分（Stouthamer-Loeber 等，2002）。

复原力的概念与任何关于风险和保护因素的讨论都相关。复原力是指在生命历程中，健康适应各种逆境的相对能力（Simeon 等，2007）。作为研究和临床调查的重要课题,复原力的生物心理社会基础正在得到更好的阐明(Charney, 2004)。许多因素与健康适应有关:气质、童年创伤、依恋风格、在基线和应激时的皮质醇指标,以及在应激下的认知表现。研究以多种方式定义和测量了复原力,包括评估整体心理社会功能,或者测量忍耐力和应对技能(Connor & Zhang, 2006)。至关重要的是,复原力本身缺乏主要的精神病理学基础,因而它尚无一个合适的指标衡量。尽管如此,对整个生命周期复原力的全面理解,对于促进心理健康非常重要,因为与疾病和脆弱性相比,人们对复原力的研究还远远不够。

大多数关于复原力的研究,都集中在确定为什么有些人克服了重大的生活逆境,而另一些人却无法抵抗艰难的生活事件。传统上,这类以儿童和青少年为研究对象的研究,试图寻找出那些尽管存在风险,但仍能成功的个体。很少有研究考虑年轻人、中年人和老年人,最初是如何获得这种复原力 的(Hildon 等, 2008; Rowe & Kahn, 2000)。Rutter(2006)认为,"因为与童年逆境相关的复原力可能源于积极的成年后经历,因此需要采用生命周期(life span)轨迹的方法"。

"复原力"一词可以用来描述这样的个体:尽管面临有可能导致严重不良后果的风险经历,但仍能保持相对较好的、心理结局。然而,复原力不仅是社会能力(Masten, 2006)或者积极心理健康的表现。虽然这两个概念都很重要,但它们都指的是与复原力不同的东西。从本质上讲,复原力是一个互动过程,尽管经历了严重的风险,但仍能产生一个相对积极的心理结果。正如素质-应激模型所提示的那样,虽然大多数个体可能具有一定的复原力(Tolan, 1996),但不同个体间的复原力水平可能存在很大差异(Fergus & Zimmerman, 2005)。

应对逆境或者不良事件的过程与复原力有关(Compas 等, 2004)。应对技能使个体适应生活中的挑战或者应激(Rutter, 2006)。应对过程可能涉及生理适应、心理习惯、效能意识、有效应对策略的获得,以及对经验积极的认知概念化。如 Rutter(2006)所述,

复原力的概念将重点放在应对机制,精神状态和个人能动性的行使上。换言之,它需要从关注外部风险,转向关注个体是如何处理这些外部风险的。

然而,至关重要的是,应对能力和复原力都有限度;如果一个人承受的应激大到一定程度,终究可能无法反弹。

研究者一致认为,健康、发展、收益、增长与恶化和损失之间保持着良好的平衡,这种平衡涉及保护性因素与风险因素之间的相互作用(Baltes & Graf, 1996; Breslow, 1999)。Luthar 和 Cicchetti(2000)得出的结论是,关于复原力的研究"应该针对在多层次上有影响的保护性和脆弱性力量"。事实上,在精神障碍预防领域,最近出现了一种朝向技能和优势提升的转变,因为这种努力,既可以缓冲应激的有害影响,又可以促进成功的应对(O'Connell 等, 2009)(关于这些理论方法应用于应激的几个例子,参见第 18 章)。

适应应激的生命历程视角

社会科学研究者在试图理解应激源与

精神病理学发展之间的动态互动时,有必要采用生命历程与发展的视角。生命历程,社会领域模型(图 11-4)是一个经常用以指导公共精神卫生研究的发展模型(Kellam 等, 1975; Kellam & Rebok, 1992)。例如,在生命的早期,儿童可能会面临着发展方面的挑战和问题,从创伤性生活事件(如父母死亡)和重大的慢性应激源(如贫困)到更为常见的困难(如同伴关系问题)和日常纠纷(如与兄弟姐妹的冲突)(Skinner &

Zimmer-Gembeck, 2007)。在青少年期和成年早期,形成自我意识——身份认同——和建立起浪漫关系,成为发展中的重要挑战。随着与向成年过渡有关的角色责任越来越大,要求越来越高,年轻人经历的应激也越来越多。其他的挑战和应激在整个成年期都会出现。个人必须协调婚姻与家庭、就业与退休、急性与慢性疾病,甚至死亡,以及与这些生活事件相关的发展性应激(Rebok 等, 2014)。

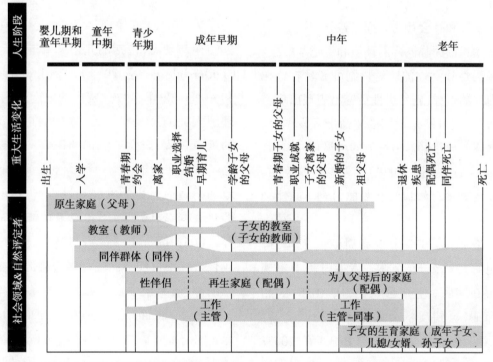

图 11-4　生命历程社会场模型(改编自 Kellam, SG, Branch, JD, Agrawal, KC, et al. Mental Health & going to school: the Woodlawn program of assessment, early intervention & intervention & evaluation。伊利诺伊州,芝加哥:芝加哥大学, 1975。©约翰·霍普金斯大学)

在整个生命历程中经历的应激源的频率和类型,是随着发展而变化。例如,从 13 岁左右,不可控的生活事件的绝对数量开始增加;沿着同样的轨迹,消极情绪的水平也在上升,导致抑郁症状在青少年早期和中期悄然发生(Ge 等, 1994; Larson 等,

2002)。

与生态系统理论相一致,在成长及对环境作出反应的过程中,儿童与社区内个体的相互作用(包括先前讨论的基因型 - 环境关系)塑造和引导了他们。大多数儿童会遵循一个典型的轨迹,经历与年龄相适应的事件,

包括发展的（如迈出第一步,说第一句话）和社会性里程碑（如第一天上学和第一次恋爱）。一个儿童如果没有达到这些里程碑,就有可能陷入适应不良的轨迹。此外,当社会性里程碑发生的时间早于预期（如早婚和早孕）时,在所有过渡期间发生的协商解决过程,会比正常情况下变得更具应激性。

青少年在适应日益增长的独立性和责任的同时,还必须面对和管理充满应激的生理变化,以及相伴而来的要求苛刻的、新的社会环境。不足为奇的是,鉴于男孩和女孩在发展和社会行为方面的差异,并非所有的青少年都面临同样的环境和生物学应激。青年男性和女性的应对机制可能具有外在与内在的差异,青年男性更容易表现出攻击性行为,这可能是他们的生命历程发展,以及暴露于异常和暴力行为的结果（Loeber & Stouthamer-Loeber, 1998）。这些差异表明,需要更好地理解应激和复原力对不同性别的影响。

最后,透过采用生命周期的视角,可以更好地认识到,个体在发展过程中出现的潜在问题。鉴于公认的,从 ADHD 到品行障碍,再到反社会人格障碍的演变,行为障碍便是主要的例子（Burke 等, 2005; Monuteaux 等, 2007）。Rutter（1989）引入了"异质型连续体"（heterotypic continuity）一词,用以描述:这种潜在问题的连续性作为一个常量,在生命周期内表现出不同但相似的障碍。另外,当相同的精神病理特性在生命历程中以相同的方式持续表现时,会产生同质型连续体（homotypic continuity）。Merikangas 等（2003）的纵向研究为这种现象提供了一个例子,即他们基于社区的队列,在长达 15 年内都具有稳定的抑郁和焦虑问题。

以下各节将探讨个体如何适应各个人生阶段不同的发展性挑战和应激,从童年和青少年早期的家庭、同伴和学校关系开始,到青少年后期和成年早期的浪漫和婚姻关系,最后讨论工作和退休作为成年期和老年期潜在应激源的社会情景。

家庭关系

与某些应激源可能出现的发展时期一样重要的,是它们产生的社会情境:家庭结构与动态,包括幼儿依恋和相关后果（Fuller-Iglesias 等, 2015）。Bowlby（1969）和 Ainsworth 等（1978）提出的依恋理论,对理解人类的发展和行为,尤其是儿童发展的规范过程,产生了深远的影响。研究者已经将依恋理论作为一种路径来理解非规范和不适应行为的发展和过程,包括不良的自我调节、同伴功能和浪漫功能（Davila 等, 2005; Hazan & Shaver, 1987）。儿童在成长过程中可能会面临许多应激源。在家庭内部,研究集中在比如婚姻冲突和离婚（Davies & Cumming, 1994; Ge 等, 2006）、父母之间的家庭暴力（Ireland & Smith, 2009）、父母死亡（Tennant, 1988; Tyrka 等, 2008）和虐待儿童,包括忽视和躯体上的虐待,以及性虐待（Arnow, 2004; Letourneau 等, 2014; Letourneau 等, 2017）。例如, Ge 等（2006）对中西部农村离异与未离异家庭的、儿童抑郁症状,进行了为期 11 年的纵向研究。与未离异家庭的儿童相比,在 15 岁以前经历父母离异的儿童,表现出更多的抑郁症状。离婚后不久,孩子们经历的应激性生活事件,是离婚影响抑郁症状的中介变量。总体而言，在青少年期和成年早期女性的抑郁症状多于男性。

对儿童的虐待和忽视，包括对儿童的躯体虐待、对儿童的性虐待、对生活必需品的忽视或剥夺、医疗上的疏忽以及心理上或者情感上的虐待，都是可预防的公共卫生问题，这些问题会加剧包括精神障碍在内的GBD。例如，在影响美国疾病负担可预防的风险因素中，儿童性虐待影响排在第 12 位（美国疾病负担合作者，2013），并被 WHO 确定为对 GBD 造成重大影响的 24 个可预防的风险因素之一（Mathers 等，2009）。

2016 年，向儿童保护机构提交的关于虐待儿童的正式报告，涉及 350 万儿童；在这些报告中，约有 17% 得到证实或者具有指征（即经过调查且结果支持虐待或者忽视儿童的结论），因而保守的、正式报告的虐待儿童率为，每 1000 名儿童中有 9 例（USDHHS，2018）。在报告的案例中，涉及某种形式忽视的案例占大多数（约 74%），其次是躯体虐待（约 18%）和性虐待（约 8%）。许多儿童（14%）经历了多重伤害，或者一种以上形式的虐待（IOM-NRC，2014；USDHHS，2018）。官方的记录低估了虐待儿童的真实规模（Brown 等，1998；Swahn 等，2006）。全美代表性的自我报告调查表明，大约 1/7 的人，在其 18 岁生日之前至少经历过一种形式的儿童虐待（Finkelhor 等，2010；Finkelhor 等，2015）。

男孩与女孩遭受虐待和忽视的总体比率大致相等；但是，女孩受到性虐待的比例尤其高（Finkelhor 等，2014），而男孩在与虐待和忽视有关的死亡中，所占比例过高

（IOM-NRC，2014）。婴儿和非常年幼的儿童，遭受躯体虐待和忽视的风险更大，一直到 17 岁时男孩和女孩遭受性虐待的风险都会有所增加，而女孩遭受性虐待的风险则会更高（IOM-NRC，2014；Finkelhor 等，2014）。虐待和忽视儿童，特别是对幼童的长期虐待，会对发育中的脑产生影响，进而可能干扰行为调节，增加一连串消极的附带后果的风险，这些后果都可以追溯到早期依恋、人际关系和学习问题（IOM-NRC，2014）。

虐待和忽视也会增加罹患各种精神障碍的风险，特别是 PTSD 和其他焦虑障碍、心境障碍和游离障碍（Anda 等，2006；Merrick 等，2017）。儿童期不良事件（adverse childhood events，ACE）（包括虐待和忽视儿童，父母相关的逆境，比如父母死亡或者药物滥用，以及其他同伴虐待，比如霸凌）引起的人群归因分值，占精神障碍中的 20%~32%（Afifi 等，2008）和重性精神病的 16%~47% 之间（Varese 等，2012）。

虐待和忽视也会增加各种行为问题的风险，包括自杀意念和自杀未遂（Afifi 等，2008），性剥削和青少年期意外怀孕（Widom & Kuhns，1996），与性相关的健康影响包括性传播感染（STI）和人类免疫缺陷病毒（HIV）的风险增加（Sommarin 等，2014），物质滥用（Widom 等，2007）和肥胖症（Rohde 等，2008）。暴露于儿童期不良事件，也与疾病发展加快（Bellis 等，2015；Felitti 等，1998）、残疾增加（Dominguez 等，2001）、生活质量下降（Corso 等，2008）和过早死亡有关（Bellis 等，2015；Cutajar 等，2010）。

不同类型的儿童虐待经常在家庭中同时发生；此外，儿童虐待是随后发生施暴行

为和再次被害的风险因素（Finkelhor 等，2009）。例如，据估计，卷入少年司法系统的年轻人中，有 2/3 的人在家遭受过虐待（Sickmund & Puzzanchera，2014）；有过儿童性虐待史的妇女，在成年后更可能成为亲密伴侣暴力的受害者（Trickett 等，2011）。与虐待和忽视儿童有关的财政费用是相当大的。最近的美国成本研究估计，虐待和忽视儿童的终生成本，总计约为 1 240 亿美元（Fang 等，2012），仅性虐待儿童的终生成本，就总计约为 93 亿美元（Letourneau 等，2018）。

尽管与虐待儿童相关的结局是负面的，但许多研究表明，虐待的影响具有很大的异质性，符合素质 - 应激模型（Zielinski & Bradshaw，2006）。例如，虽然在遭受过儿童期虐待的成年人中，抑郁症、物质使用、攻击性、犯罪行为和性问题，比那些没有受过虐待的成年人中更为普遍，但近 1/4 的受虐待儿童没有出现长期症状（McGloin & Widom，2001）。这种结果的异质性，归因于多种因素，包括虐待的类型、开始的年龄、长期性和严重程度，以及施虐者的特征。儿童的特征（如性别、年龄、心理健康状况和气质）也是影响之后结局的重要因素。

生态和环境变量如何影响受虐待儿童发展后果的问题，日益引起人们的关注（Zielinski & Bradshaw，2006），特别是因为这一领域的绝大多数研究，只关注儿童的直系亲属环境。急需扩大目前的研究范围，以包括同龄人群体、学校和社区对受虐待儿童的影响。

同伴和学校的关系

从童年中期到青少年期，同伴群体作为一种发展上突出的社会现象，影响着儿童的态度与行为（Rubin 等，2006）。研究表明，在许多情况下，在同伴关系上有困难的儿童（如在学校受到同伴的伤害或者霸凌，或者没有亲密朋友）可能有较高行为与情感障碍、物质滥用和犯罪的风险（Bradshaw，2017；Deater-Deckard，2001；La Greca & Harrison，2005；Kawabata 等，2014）。例如，成为负面同伴经历的受害者，与抑郁症的发展有关，特别是在女孩中。女孩的这种更大的易感性，与导致被动性和自信缺乏的社会化经历有关（Engle 等，2011；Keenan 等，2010）。此外，与拥有稳固友谊的儿童相比，拥有低质量或者不稳定友谊的儿童更容易遇到学业问题（Ladd 等，1996）、被霸凌（Hodges 等，1999）和感到孤独（Parker & Seal，1996）。

患有发育障碍的儿童，似乎特别容易受到同伴排斥和伤害。ADHD 的儿童，经常被同龄人拒绝（Hoza，2007；Kok 等，2016；McQuade & Hoza，2008）。尽管数据清楚地表明，这些孩子经常被排除在亲密的友谊之外，但无法维持现有友谊的根本原因，尚不完全清楚。同时患有对立违抗性障碍或者品行障碍，可能会加重他们的困难，导致可见的社会功能缺陷。研究者还研究了其他精神障碍对同伴关系的影响。Chen、Cohen、Johnson 和 Kasen（2009）对青少年精神障碍与同伴关系进行了调查，得出的结论是，青少年期的精神障碍，并不能预测成年早期同伴冲突的频率。然而，青少年抑郁症、破坏性障碍和物质滥用，在不考虑接触频率的情况下，确实预测了青少年期同伴冲突的增加。相比之下，有焦虑障碍的青少年，比没有焦虑障碍的青少年，报告出更少的同伴冲突，这一发现可能是高度焦虑的青少年回避冲突的结果。

其他发展环境，比如家庭，在多大程度上可以减轻负面同伴关系的影响呢？在 1 023 名青少年的样本中，Sentse 等（2010）发现，当同时分析父母和同伴的影响时，父母接纳的保护作用和同伴拒绝的不利影响都会减弱。相比之下，同伴接纳的保护作用和父母拒绝的风险效应仍然很强。因此，同伴接纳缓冲了父母拒绝，但父母接纳却没有缓冲同伴拒绝，这表明父母和同伴环境是相互独立的。

在一篇关于同伴关系对儿童青少年精神病理学发展影响的研究综述中，Deater-Deckard（2001）谈到了同伴排斥和伤害的长期负面影响，并指出，还需要从生命历程的视角，进行更多关于不良同伴经历的长期影响的研究。一些颇有前途的研究领域包括，生命历程发展过程的异质性、基于性别的规范、不同发展背景下的多层次建模，以及基因 - 环境过程模型的应用（Almquist & Brännström，2014；Bradshaw，2017；Deater-Deckard，2001）。

浪漫关系

从发展视角看，浪漫关系被广泛认为是青春期的标志性特征。然而，对于青少年浪漫关系的持续时间或者深度，是否以及如何影响他们的长期发展和康宁，人们所知甚少（W. A. Collins 等，2009）。青少年的浪漫关系取决于其持续时间、性质和质量，既与社交能力有关，又与适应问题的风险有关（Furman 等，2009；Furman & Shomaker，2008）。Furman 等（2009）报告说，10 年级学生中更多的浪漫经历与更高的社会接纳度、友谊和浪漫能力有关。然而，与此同时，浪漫体验的增加与更多的物质滥用、犯罪行

为和生殖器性行为有关。短时间内的多次不良关系，被发现与抑郁症状增加（Joyner & Udry，2000）和伴侣之间的问题行为有关（Zimmer-Gembeck 等，2001）。此外，步入早婚的青少年浪漫关系一直与早离婚和对婚姻高度不满有关（Karney & Bradbury，1995）。

性别差异在恋爱关系对心理健康的影响中，显得尤为突出。在一项研究中，Joyner 和 Udry（2000）使用了来自全美青少年健康纵向研究（$n=8\ 181$）的两波数据，发现在两次访谈之间，进入恋爱关系的男性和女性，比那些没有恋爱的男性和女性更容易患上抑郁症。然而，与男性相比，女性在卷入恋爱的过程中，抑郁增加得更为显著。Simon 和 Barrett（2010）在研究年轻人恋爱关系对心理健康影响的性别差异时，发现目前的恋爱和最近的分手与心理健康关系，在女性中更为密切。相反，在一段持续的关系中，所获得的支持和应激与康宁的关系，在男性中更为密切。这些发现强调了，为什么在理论上构筑了浪漫关系影响心理健康的性别差异时，生活历程中的特定时期和特定年龄组的经历尤为重要。

Bowlby（1969）的理论有关亲子间的依恋如何影响之后的发展，已经被应用于成年期和发展的亲密关系中。尽管成熟浪漫关系的认知和情感必备条件很少在青少年晚期之前出现，但发展过程却开始得很早，包括依恋功能的重新分布（如就近寻求），和依赖于父母以外的人来获得无条件接纳（W. A. Collins 等，2009）。早期的依恋理论主要研究亲子关系，但这些模型已经扩展到描述整个生命历程中的依恋。Hazan 和 Shaver（1994）认为依恋理论可以用来理解成人恋爱关系的本质和发展过程，且成人恋

爱关系与早期的依恋关系具有可比性,同样也影响内在与外在的人际功能。支持这一观点的研究发现,在恋爱关系中,成人依恋安全感与各个方面的功能呈正相关(Davila等,2005)。相反,依恋不安全感与关系障碍、适应问题和包括人格障碍在内的精神问题有关(Van Uzendoom等,1999)。依恋不安全感也与皮质醇应激反应有关,它提供了一条生理路径,使依恋相关的过程"钻进皮肤"(Pietromonaco等,2013)。

婚姻

对于许多成年人来说,婚姻也许是最重要的人际关系。婚姻康宁可以对心理健康产生有益的影响,然而,婚姻关系的质量越来越被认为是一个重要的应激源,可能会对健康产生有害的后果,比如抑郁症(Beach & O'Leary,1993)。Robles 和 Kiecolt-Glaser(2003)回顾的早期研究表明,不幸福的婚姻与更高的疾病发病率和死亡率相关。他们还回顾了其他关于婚姻功能影响心血管、内分泌和免疫系统健康的最新研究,发现在婚姻冲突和讨论中,消极、敌对的行为不仅与心血管活性增加有关,还与应激相关激素的变化和免疫功能失调有关。

在这项工作的基础上,Barnett、Steptoe和 Gareis(2005)估算了一个人婚姻角色的质量与心理生物应激的三个指标之间的关系——自我报告的应激、皮质醇水平和动态血压(ABP)。他们发现,在不考虑性别的情况下,对婚姻角色的忧虑(而不是婚姻角色的奖励)与所有三个应激指标都相关。婚姻问题越严重的参与者一天中的应激越大,醒来后皮质醇的增加越弱,一天中皮质

醇的斜率越平缓,工作日中间的动态舒张压升高,收缩压的趋势也相似。多年来已有明确证据显示工作应激进入家庭生活,而这些结果表明,家庭负担对工作日昼夜的生物功能也有影响。最近的研究表明,在刚刚描述的研究中,与婚姻功能相关的生理变化,可能会对长期健康结局产生影响(Robles 等,2014 年的综述)。Holt-Lunstad、Birmingham和 Jones(2008)在对已婚和单身男女进行动态血压检查时发现,婚姻状况和婚姻质量都会影响发病率。已婚个体比单身个体对生活的满意度更高,血压也更低;与未婚个体相比,较高的婚姻质量与较低的动态血压、较低的应激和抑郁,以及较高的生活满意度有关。然而,与低质量婚姻中的个体相比,单身个体的动态血压更低,这表明他们比婚姻不幸福的人生活得更好。支持性网络的存在,并不能调节(即缓冲)单身或者不幸婚姻的不利影响。这些结果凸显了社会关系之长期健康影响的复杂性质,并可能有助于阐明产生这种联系的生理路径。

婚姻对个体的发展影响不是孤立地发生的;它们与其他个体的发展影响密切相关,其中最重要的是配偶。Hoppmann 等(2011)通过西雅图纵向研究中 178 对已婚夫妇的 35 年纵向数据,发现配偶之间不仅在康宁水平上相似,并且在岁月中彼此康宁的起伏也颇为相似。与生命历程的视角相一致,这些发现补充了对个体康宁之年龄相关变化的早期研究,指出了探索以婚姻作为分析单元的价值。

工作

一般来说,带薪工作有益于心理健康,尽

管工作环境的某些条件与一系列精神障碍有关。Karasek（1979）定义的职业紧张，是指某些工作环境的特征，并与抑郁症风险增加相关（Madsen 等，2017）。各种形式的无业，包括失业会对心理健康产生不利影响（Matthews 等，1998；Thomas 等，2005）。从带薪工作到失业或者长期病假的转变，与男性和女性心理困扰的增加有关（Thomas 等，2005），但对其机制的理解尚不清楚。在女性中，类似的心理困扰与离开工作场所休产假，或者留在家中照顾家人有关。相反，从这些角色到正式就业的转变，带来了心理健康的改善，最显著的是在最初的 6 个月内。研究也发现失业与生理应激有关：Cohen 等（2007）研究了失业和再就业对自然杀伤细胞毒性（NKCC）的影响，较高水平的自然杀伤细胞毒性与更好的免疫功能有关。正如他们假设的那样，持续失业的人的自然杀伤细胞毒性水平明显低于与之匹配的就业者；失业参与者重新就业后，自然杀伤细胞毒性水平显著增加。

在研究就业与失业的长期影响时，考虑性别和种族是很重要的（Darity，2003；Mossakowski，2009）。虽然裁员可能会对女性的身心健康造成有害影响，但妇女大规模参与劳动大军提高了妇女的整体自评健康水平，这主要归功于妇女受教育程度的提高。然而，女性就业增加本身，也会产生一系列应激源，这缩小了出现危险行为的性别差异，比如酗酒和吸烟。据报道，增强女性的自信心和赋能，可能会缓和女性健康风险的上升（Wood & Eagly，2002）。

老年人可能特别容易被迫离开工作岗位，尤其是因为他们对各种健康相关问题有较高的易感性。鉴于与收入损失和医疗保险损失相关的额外困扰，工作不稳定有可能加剧老年人的这些问题（Mandal & Roe，2008）。老年人不仅比年轻人遭受更长时间的非自愿失业，而且他们的技能可能无法转移到新的职位上，这会导致收入严重缩水。数以百万计的美国老年人面临着生理上的限制，认知上的改变，以及各种与衰老有关的丧失比如丧亲。随着年龄的增长，失业会增加人们所面临的应激。

退休

尽管退休是晚年生活中最重要的转变之一（riault，1994；M. Wang 等，2011），但关于退休对心理健康的影响，充其量只有零碎的知识（Jokela 等，2010；van der Heide 等，2013）。对于许多老年人来说，退休是一个生活事件，标志着他们进入了人生的后期。因此，它具有远远超出个人的重要社会和经济影响。退休越来越是一个渐进的、而非突然的过渡，涉及工作模式、工作时长和工作类型的变化。不管是快速的还是长期的，退休不仅是一个客观的转折点；相反，它所具有的发展和社会心理学意义，可能影响到身心健康（Moen，2001）。对一些人来说，退休可能标志着他们摆脱了与工作相关的应激源，比如高工作要求和低决策自由度；因此，退休可能会带来更大的自主权和个人成就感。然而，对于退休，其他人可能会感受到失去了一个有价值的职业角色，失去了同事们的社交网络，以及个人认同感的降低，而这些都会引发心理康宁水平的降低（Kim & Moen，2002）。

关于退休的生理和心理后果的经验证据并不一致。Christ 等（2007）报告说，65 岁及以上的工人比同年龄段的没有工作的人,有更好的心理健康状况。这些研究者还发现,白领工人比服务业工人的抑郁程度更低。在一项关于退休的短期和长期影响的纵向研究中,Kim 和 Moen(2002)发现,虽然男性在进入退休期时会感到士气高涨,但他们在退休较长一段时间后,会表现出更多的抑郁症状。女性则没有表现出类似的模式。新近退休者心理健康状况的短期改善,可能反映了 Atchley(1976)提出的"蜜月期"。退休后,个人在追求之前被推迟的理想计划和尝试新的角色和活动时,可能会体验到精力、健康和生活满意度的提升。与此观点一致,一些研究报告称,更大的自主性,会导致退休人员有更好的心理健康和更低的应激水平(Drentea, 2002;Matthews 等,1998;Oksanen 等,2011)。

从生命历程视角看,退休既应被视为一个过程(新近退休者与长期退休者之间的康宁存在差异),也应被视为在特定情况下发生的一个生命事件(Kim & Moen, 2002)。退休对心理健康的影响,可能取决于先前的心理健康水平和应激经历。例如,退休前有抑郁症状的个体,在进入退休后可能更容易出现这种症状以及其他精神问题。报告退休前工作环境有更多应激的退休人员,比报告更少应激的退休人员,有更高的退休后饮酒水平(Richman 等, 2006)。另外,有报道说,对于工作场所的需求干扰了中年后期家庭生活的个体,其退休后抑郁症状则较少(Coursolle 等, 2010)。

因此,根据退休前的生活和工作经历,退休可能更多的是一种解脱,而不是一种应激源。这些发现,强调了情景的重要性,以及退休期间工作应激的潜在残余影响。婚姻状况似乎也对退休后的康宁起着重要作用。利用健康和退休调查的数据,Szinovacz 和 Davey(2004)发现,拥有一个已退休的配偶,对最近刚退休和退休时间较长的男性,会产生有利的影响。相比之下,配偶工作的有利影响,只有在退休女性刚退休的时候,才能表现出来。对退休女性来说,如果其配偶在她们退休前已经失业,那么她们会出现更多的抑郁症状。综上所述,这些关于退休影响的研究结果,强调了退休适应过程的复杂性,以及需要采用一种生活历程方法,来减轻应激及其对心理健康的潜在不利影响。

总结与展望

不良生活事件与精神卫生问题之间的关系,一直是大量实证研究的主题(Angst 等, 2014;Paykel, 2003),越来越多的证据表明,应激在精神障碍的发展中起着病因学上的作用。在生理层面上,慢性应激可能产生有害影响,导致海马体体积减小(Kim 等,2015;Osborne 等, 2015)和免疫系统缺乏抵抗力(Segerstrom & Miller, 2004)。为了从生态层面理解应激,有必要从个体应激激活模型,过渡到包含生活事件和经验的更全面的模型。尽管任何生活事件都可能激活 HPA 轴,但激活性应激源的背景非常重要,可以通过素质 - 应激模型来理解。虽然风险与保护因素有可能是生物因素和环境因素,但它们也可能反映出这两种因素的相互作用——这一研究脉络值得进一步探索。

一个颇有前途的研究领域是,早期的生活应激源在多大程度上可能成为后来的生活应激源(Grant & McMahon, 2005)。例如,童年期的虐待,可能会在青少年期和成年期引发额外的应激和痛苦。因此,童年经历的应激源,可能会预测适应不良的应对策略和精神病理学,这些策略和病理学又反过来成为后来生活中的其他应激性体验(Gibb, 2002; Monroe & Simons, 1991; Vinkers 等, 2014)。

不同类型的精神病理学和在不同发展阶段经历的应激源之间的联系,是另一个有前途的研究领域。随着脑的发育,特定类型的认知中介同时发展,在应激源与特定类型障碍出现的表现之间提供了中介联系(Mash & Barkeley, 2003)。发展对有潜在中介作用的认知能力进行抑制或者培养的方式,应激源在发展情景中促进或者抑制特定认知过程发展的程度,以及发展对认知中介的影响程度,可以解释精神病理学表现形式的发展变化。这是一个相互关联、颇有前途的研究途径。

复原力是另一个值得继续调查的主题。要全面掌握复原力的复杂性,就必须采用多层次分析方法,以包括生物学的、心理学的和环境情景(Masten, 2015)。尽管对于大多数研究者来说,在单一的实验设计中包含所有层次的分析是不切实际的,但是在神经科学和发展精神病理学的学科中,越来越多的跨学科合作研究,让人对多层次方法的日益普及感到乐观。采用这种观点可更精细和全面地描绘复原力,这不仅将促进对这一现象的科学认识,还有助于将有关逆境中积极适应的研究,转化为促进复原功能的干预措施(Chmortiz 等, 2018; Southwick & Charney, 2012)。同样,我们对 Belsky 和 Pluess(2009)的易感性差异模型和相关概念像表观遗传学(Albert, 2010)也有了更深入的理解,这有助于阐明对应激性事件反应性的差异及其与心理健康和康宁的关联。

(张月寒译,张睿审校)

注释

[1]复原力(resilience),又译为心理弹性,见本书第 3 章注释。

[2]susceptibility,译为易感性,是指个体对某种疾病的易感程度。但作者有时又与 vulnerability 一词混用,有时又译为脆弱性,其含义皆为易患某种疾病。

参 考 文 献

Adler, N. E. (2009). Health disparities through a psychological lens. *American Psychologist*, *64*(8), 663–672.

Adler, N. E., Epel, E. S., Castellazzo, G., & Ickovics, J. R. (2000). Relationship of subjective and objective social status with psychological and physiological functioning: Preliminary data in healthy white women. *Journal of Health Psychology*, *19*(6), 586–592.

Ainsworth, M. D., Blehar, M. C., Waters, E., & Wall, S. (1978). *Patterns of attachment: A psychological study of the strange situation*. Hillsdale, NJ: Erlbaum.

Al-Ayadhi, L. Y. (2005). Heavy metals and trace elements in hair samples of autistic children in central Saudi Arabia. *Neurosciences (Riyadh)*, *10*(3), 213–218.

Albert, P. R. (2010). Epigenetics in mental illness: Hope or hype? *Journal of Psychiatry and Neuroscience*, *35*(6), 366–368.

Almquist, Y. B., & Brännstrom, L. (2014). Childhood peer status and the clustering of social, economic, and health-related circumstances in adulthood. *Social Science and Medicine*, *105*, 67–75.

Alvarez, J., & Hunt., M. (2005). Risk and resilience in canine search and rescue handlers after 9/11. *Journal of Traumatic Stress*, *18*(5), 497–505.

Anda, R. F., Felitti, V. J., Bremner, J. D., Walker, J. D., Whitfield, C., Perry, B. D., Dube, S. R., & Giles, W. H. (2006). The enduring effects of abuse and related adverse experiences in childhood: A convergence of evidence from neurobiology and epidemiology. *European Archives of Psychiatry and Clinical Neuroscience*, *256*(3), 174–186.

Afifi, T. O., Enns, M. W., Cox, B. J., Asmundson, G. J. G., Stein, M. B., & Sareen, J. (2008). Population attributable fractions of psychosis disorders and suicide ideation and attempts associated with adverse childhood experiences. *American Journal of Public Health*, 98, 946–952.

Angst, J., Hengartner, M. P., Rogers, J., Schnyder, U., Steinhausen, H. C., Ajdacic-Gross, V., & Rössler, W. (2014). Suicidality in the prospective Zurich study: Prevalence, risk factors and gender. *European Archives of Psychiatry and Clinical Neuroscience*, 264(7), 557–565.

Arias, L., Soriozano, A., Villegas, E., de Dios Luna, J., McKenney, K., Cervilla, J., Gutierrez, B., & Gutierrez, J. (2012). Infectious agents associated with schizophrenia: A meta-analysis. *Schizophrenia Research*, 136(1–3), 128–136.

Arnow, B. A. (2004). Relationships between childhood maltreatment, adult health and psychiatric outcomes, and medical utilization. *Journal of Clinical Psychiatry*, 65(Suppl. 12), 10–15.

Arpawong, T. E., Lee, J., Phillips, D. F., Crimmins, E. M., Levine, M. E., & Prescott, C. A. (2016). Effects of recent stress and variation in the serotonin transporter polymorphism (5-HTTLPR) on depressive symptoms: A repeated-measures study of adults age 50 and older. *Behavior Genetics*, 46(1), 72–88.

Atchley, R. (1976). Selected social and psychological differences between men and women in later life. *Journal of Gerontology*, 31(2), 204–211.

Axelrad, D. A., Bellinger, D. C., Ryan, L. M., & Woodruff, T. J. (2007). Dose-response relationship of prenatal mercury exposure and IQ: An integrative analysis of epidemiological data. *Environmental Health Perspectives*, 115(4), 609–615.

Baltes, P. B., & Graf, P. (1996). Psychological aspects of aging: Facts and frontiers. In D. Magnusson (Ed.), *Life span development of individuals: Behavioral, neurobiological, and psychosocial perspectives* (pp. 427–460). Cambridge, UK: Cambridge University Press.

Barnett, R. C., Steptoe, A., & Gareis, K. C. (2005). Marital-role quality and stress-related psychobiological indicators. *Annals of Behavioral Medicine*, 30(1), 36–43.

Beach, S. R., & O'Leary, D. K. (1993). Marital discord and dysphoria: For whom does the marital relationship predict depressive symptomatology? *Journal of Social and Personal Relationships*, 10, 405–420.

Belay, H., Burton, C. L., Lovic, V., Meaney, M. J., Sokolowski, M., & Fleming, A. S. (2011). Early adversity and serotonin transporter genotype interact with hippocampal glucocorticoid receptor mRNA expression, corticosterone, and behavior in adult male rats. *Behavioral Neuroscience*, 125(2), 150–160.

Bellis, M. A., Hughes, K., Leckenby, N., Hardcastle, K. A., Perkins, C., & Lowey, H. (2015). Measuring mortality and the burden of adult disease associated with adverse childhood experiences in England: a national survey. *Journal of Public Health*, 37, 445–454.

Belsky, J., & Pluess, M. (2009). Beyond diathesis stress: Differential susceptibility to environmental influences. *Psychological Bulletin*, 135(6), 885–908.

Benros, M. E., Trabjerg, B. B., Meier, S., Mattheisen, M., Mortensen, P. B., Mors, O., . . . Agerbo, E. (2016). Influence of polygenic risk scores on the association between infections and schizophrenia. *Biological Psychiatry*, 80(8), 609–616.

Berger, M., & Sarnyai, Z. (2015). "More than skin deep": Stress neurobiology and mental health consequences of racial discrimination. *Stress*, 18, 1–10.

Berntson, G. G., Bigger, J. T., Eckberg, D. L., Grossman, P., Kaufmann, P. G., Malik, M, . . . Van Der Molen, M. W. (1997). Heart rate variability: Origins, methods, and interpretive caveats. *Psychophysiology*, 34(6), 623–648.

Betancourt, T. S., & Khan, K. T. (2008). The mental health of children affected by armed conflict: Protective processes and pathways to resilience. *International Review of Psychiatry*, 20(3), 317–328.

Blascovich, J. (2008). Challenges and threat. In A. J. Elliot (Ed.), *Handbook of approach and avoidance motivation* (pp. 431–445). New York, NY: Psychology Press.

Blascovich, J., & Mendes, W. B. (2000). Challenge and threat appraisals: The role of affective cues. In J. Forgas (Ed.), *Feeling and thinking: The role of affect in social cognition* (pp. 59–82). Cambridge, UK: Cambridge University Press.

Blaurock-Busch, E., Amin, O. R., Dessoki, H. H., & Rabah, T. (2012). Toxic metals and essential elements in hair and severity of symptoms among children with autism. *Maedica (Buchar)*, 7(1), 38–48.

Blaurock-Busch, E., Amin, O. R., & Rabah, T. (2011). Heavy metals and trace elements in hair and urine of a sample of Arab children with autistic spectrum disorder. *Maedica (Buchar)*, 6(4), 247–257.

Bleuler, M. (1963). Conception of schizophrenia within the last fifty years and today. *Proceedings of the Royal Society of Medicine*, 56, 945–952.

Bowlby, J. (1969). *Attachment and loss, Vol. 1: Attachment*. New York, NY: Basic Books.

Bradshaw, C. P. (Ed.). (2017). *Handbook on bullying prevention: A lifecourse perspective*. New York, NY: National Association of Social Workers Press.

Bradshaw, C. P., & Garbarino, J. (2004). Social cognition as a mediator of the influence of family and community violence on adolescent development: Implications for intervention. *Annals of the New York Academy of Sciences, 1036*, 85–105.

Bremner, J. D., Randall, P., Scott, T. M., Bronen, R. A., Seibyl, J. P., Southwick, S. M., . . . Innis, R. B. (1995). MRI-based measurement of hippocampal volume in patients with combat-related posttraumatic stress disorder. *American Journal of Psychiatry, 152*(7), 973–981.

Breslow, L. (1999). From disease prevention to health promotion. *Journal of the American Medical Association, 281*(11), 1030–1033.

Breuer, J., & Freud, S. (1895/1955). *Studies on hysteria* (Standard ed., Vol. 2). London, UK: Hogarth Press.

Bronfenbrenner, U. (1979). *The ecology of human development: Experiments by nature and design*. Cambridge, MA: Harvard University Press.

Bronfenbrenner, U., & Morris, P. A. (2007). The bioecological model of human development. In R. M. Lerner (Ed.), *Handbook of child psychology* (6th ed., Vol. 1, pp. 793–828). New York, NY: Wiley.

Brown, A. S. (2012). Epidemiologic studies of exposure to prenatal infection and risk of schizophrenia and autism. *Developmental Neurobiology, 72*(10), 1272–1276.

Brown, G. W., & Harris, T. O. (1978). *The social origins of depression: A study of psychiatric disorder in women*. London, UK: Tavistock.

Brown, G. W., & Harris, T. O. (1989). Depression. In G. W. Brown & T. O. Harris (Eds.), *Life events and illness* (pp. 49–93). New York, NY: Guilford.

Brown, J., Cohen, P., Johnson, J. G., & Salzinger, S. (1998). A longitudinal analysis of risk factors for child maltreatment: findings of a 17-year prospective study of officially recorded and self-reported child abuse and neglect. *Child Abuse and Neglect, 22*, 1065–1078.

Brunner, E. J., Hemingway, H., Walker, B. R., Page, M., Clarke, P., Juneia, M., . . . Marmot, M. G. (2002). Adrenocortical, autonomic, and inflammatory causes of the metabolic syndrome: Nested case–control study. *Circulation, 106*(21), 2659–2665.

Burke, J. D., Loeber, R., Lahey, B. B., & Rathouz, P. J. (2005). Developmental transitions among affective and behavioral disorders in adolescent boys. *Journal of Child Psychology and Psychiatry, 46*(11), 1200–1210.

Canfield, R. L., Henderson, C. R., Jr., Cory-Slechta, D. A., Cox, C., Jusko, T. A., & Lanphear, B. P. (2003). Intellectual impairment in children with blood lead concentrations below 10 microg per deciliter. *New England Journal of Medicine, 348*(16), 1517–1526.

Cannon, W. B. (1929). *Bodily changes in pain, hunger, fear, and rage* (2nd ed.). New York, NY: Appleton.

Caspi, A., McClay, J., Moffitt, T. E., Mill, J., Martin, J., Craig, I. W., . . . Poulton, R. (2002). Role of genotype in the cycle of violence in maltreated children. *Science, 297*(5582), 851–854.

Caspi, A., Sugden, K., Moffitt, T. E., Taylor, A., Craig, I. W., Harrington, H., . . . Poulton, R. (2003). Influence of life stress on depression: Moderation by a polymorphism in the 5-HTT gene. *Science, 301*(5631), 386–389.

Charney, D. S. (2004). Psychobiological mechanisms of resilience and vulnerability: Implications for successful adaptation to extreme stress. *American Journal of Psychiatry, 161*(2), 195–216.

Chen, E., & Miller, G. E. (2007). Stress and inflammation in exacerbations of asthma. *Brain, Behavior, and Immunity, 21*(8), 993–999.

Chen, H., Cohen, P., Johnson, J. G., & Kasen, S. (2009). Psychiatric disorders during adolescence and relationships with peers from age 17 to 27. *Social Psychiatry and Psychiatric Epidemiology, 44*(3), 223–230.

Chida, Y., Hamer, M., Wardle, J., & Steptoe, A. (2008). Do stress-related psychosocial factors contribute to cancer incidence and survival? *Nature Clinical Practice Oncology, 5*(8), 466–475.

Chisholm, K. (1998). A three year follow-up of attachment and indiscriminate friendliness in children adopted from Romanian orphanages. *Child Development, 69*(4), 1092–1106.

Christ, S., Lee, D., Flemings, L., LeBlanc, W., Arheart, K., Chung-Bridges, K., . . . McCollister, K. (2007). Employment and occupation effects on depressive symptoms in older Americans: Does working past age 65 protect against depression? *Journals of Gerontology, Series B: Social Sciences, 6*(6), s399–s403.

Chmitorz, A., Kunzler, A., Helmreich, I., Tüscher, O., Kalisch, R., Kubiak, T., Wessa, M., & Lieb, K. (2018). Intervention studies to foster resilience—A systematic review and proposal for a resilience framework in future intervention studies. *Clinical Psychology Review, 59*, 78–100.

Chrousos, G. P., & Gold, P. W. (1992). The concepts of stress systems disorders: Overview of physical and behavioral homeostasis. *Journal of the American Medical Association, 267*(9), 1244–1252.

Cicchetti, D. (1989). How research on child maltreatment has informed the study of child development. In D. Cicchetti & V. Carlson (Eds.), *Child maltreatment* (pp. 377–431). Cambridge, UK: Cambridge University Press.

Cicchetti, D. (2002). The impact of social experience on neurobiological systems: Illustrations from a constructivist view of child maltreatment. *Cognitive Development, 17*, 1407–1428.

Cicchetti, D., & Lynch, M. (1995). Failures in the expectable environment and their impact on individual development: The case of child maltreatment. In D. Cicchetti & D. J. Cohen (Eds.), *Developmental psychopathology* (Vol. 2, pp. 32–71). New York, NY: Wiley.

Cicchetti, D., Rogosch, F. A., Lynch, M., & Holt, K. D. (1993). Resilience in maltreated children: Processes leading to adaptive outcome. *Developmental Psychopathology, 5*, 629–648.

Cicchetti, D., Rogosch, F. A., Sturge-Apple, M., & Toth, S. L. (2010). Interaction of child maltreatment and *5-HTT* polymorphisms: Suicidal ideation among children from low-SES backgrounds. *Journal of Pediatric Psychology, 35*(5), 536–546.

Ciesielski, T., Weuve, J., Bellinger, D. C., Schwartz, J., Lanphear, B., & Wright, R. O. (2012). Cadmium exposure and neurodevelopmental outcomes in U.S. children. *Environmental Health Perspectives, 120*(5), 758–763.

Cohen, D. J., Johnson, W. T., & Caparulo, B. K. (1976). Pica and elevated blood level in autistic and atypical children. *American Journal of Diseases of Children, 130*(1), 47–48.

Cohen, D. J., Paul, R., Anderson, G. M., & Harcherik, D. F. (1982). Blood lead in autistic children. *Lancet, 2* (8289), 94–95.

Cohen, F., Kemeny, M. E., Zegans, L. S., Johnson, P., Kearney, K. A., & Stites, D. P. (2007). Immune function declines with unemployment and recovers after stressor termination. *Psychosomatic Medicine, 69*(3), 225–234.

Cohen, R. A., Grieve, S., Hoth, K. F., Paul, R. H., Sweet, L., Tate, D. . . . Williams, L. M. (2010). Early life stress and morphometry of the adult anterior cingulate cortex and caudate nuclei. *Biological Psychiatry, 59*, 975–982.

Cohen, S., Kessler, R. C., & Gordon, L. U. (1995). *Measuring stress.* New York, NY: Oxford University Press.

Collins, N. L., & Read, S. J. (1990). Adult attachment, working models, and relationship quality in dating couples. *Journal of Personality and Social Psychology, 58*(4), 644–663.

Collins, W. A., Welsh, D. P., & Furman, W. (2009). Adolescent romantic relationships. *Annual Review of Psychology, 60*, 631–652.

Compas, B. E., Connor-Smith, J., & Jaser, S. S. (2004). Temperament, stress reactivity and coping: Implications for depression in childhood and adolescence. *Journal of Clinical Child and Adolescent Psychology, 33*(1), 21–31.

Conde-Agudelo, A., Rosas-Bermudez, A., & Norton, M. H. (2016). Birth spacing and risk of autism and other neurodevelopmental disabilities: A systematic review. *Pediatrics, 137*(5), pii: e20152482.

Connolly, N., Anixt, J., Manning, P., Ping-I Lin, D., Marsolo, K. A., & Bowers, K. (2016). Maternal metabolic risk factors for autism spectrum disorder: An analysis of electronic medical records and linked birth data. *Autism Research, 9*(8), 829–837.

Connor, K. M., & Zhang, W. (2006). Resilience: Determinants, measurement and treatment responsiveness. *CNS Spectrums, 11*(10, Suppl. 12), 5–12.

Corso, P., Edwards, V., Fang X, & Mercy J. (2008). Health-related quality of life among adults who experienced maltreatment during childhood. *American Journal of Public Health, 98*, 1094–1100.

Coursolle, K. M., Sweeney, M. M., Raymo, J. M., & Ho, J. H. (2010). The association between retirement and emotional wellbeing: Does prior work–family conflict matter? *Journals of Gerontology, Series B: Psychological and Social Sciences, 69*(5), 609–620.

Culverhouse, R. C., Saccone, N. L., Horton, A. C., Ma, Y., Anstey, K. J., . . . Bierut, L. J. (2018). Collaborative meta-analysis finds no evidence of a strong interaction between stress and 5-HTTLPR genotype contributing to the development of depression. *Molecular Psychiatry, 23*(1), 133–142.

Cutajar, M. C., Mullen, P. E., Ogloff, J. R., Thomas, S. D., Wells, D. L., & Spataro J. (2010). Suicide and fatal drug overdose in child sexual abuse victims: A historical cohort study. *Medical Journal of Australia, 192*(4), 184–187.

Danese, A., & McEwen, B. S. (2012). Adverse childhood experiences, allostasis, allostatic load, and age-related disease. *Physiology and Behavior, 106*, 29–39.

Darity, W. A. (2003). Employment discrimination, segregation, and health. *American Journal of Health, 93*, 226–237.

Davies, P. T., & Cummings, E. M. (1994). Maternal conflict and child adjustment: An emotional security hypothesis. *Psychological Bulletin, 116*(3), 387–411.

Davila, J., Ramsay, M., Stroud, C. B., & Steinberg, S. J. (2005). Attachment as vulnerability to the development of psychopathology. In B. L. Hankin

& J. R. Z. Abela (Eds.), *Development of psychopathology: A vulnerability–stress perspective* (pp. 215–242). Thousand Oaks, CA: Sage.

Deater-Deckard, K. (2001). Annotation: Recent research examining the role of peer relationships in the development of psychopathology. *Journal of Child Psychology and Psychiatry, 42*(5), 565–579.

DeLongis, A., Folkman, S., & Lazarus, R. S. (1988). The impact of daily stress on health and mood: Psychological and social resources as mediators. *Journal of Personality and Social Psychology, 54*(3), 486–495.

Demaree, H. A., & Everhart, D. E. (2004). Reduced parasympathetic activity and decreased sympathovagal flexibility during negative emotional processing. *Personality and Individual Differences, 36*, 457–469.

Dodge, K. A., Bates, J. E., & Pettit, G. S. (1990). Mechanisms in the cycle of violence. *Science, 250*(4988), 1678–1683.

Dohrenwend, B. P. (1998). *Adversity, stress and psychopathology*. London, UK: Oxford University Press.

Dohrenwend, B. P. (2000). The role of adversity and stress in psychopathology: Some evidence and its implications for theory and research. *Journal of Health and Social Behavior, 41*(1), 1–19.

Dohrenwend, B. P., Raphael, K. G., Schwartz, S., Stueve, A., & Skodol, A. (1993). The Structured Event Probe and Narrative Rating method for measuring stressful life events. In L. Goldberger & S. Breznitz (Eds.), *Handbook of stress: Theoretical and clinical aspects* (pp. 174–199). New York, NY: Free Press.

Dohrenwend, B. P., & Shrout, P. (1985). "Hassles" in the conceptualization and measurement of life stress variables. *American Psychologist, 40*, 780–785.

Dominguez, T. E., Chalom, R., & Costarino, A. T. (2001). The severity and cost of child abuse in the pediatric intensive care unit. *Journal of Intensive Care Medicine, 16*, 35–41.

Drentea, P. (2002). Retirement and mental health. *Journal of Aging and Health, 14*(2), 167–194.

Eaton, W. W. (1978). Life events, social supports and psychiatric symptoms: A re-analysis of the New Haven data. *Journal of Health and Social Behavior, 19*(2), 230–234.

Eckenrode, J. (1984). Impact of chronic and acute stressors on daily reports of mood. *Journal of Personality and Social Psychology, 46*(4), 907–918.

Engle, J. M., McElwain, N. L., & Lasky, N. (2011). Presence and quality of kindergarten children's friendships: Concurrent and longitudinal associations with child adjustment in the early school years. *Infant and Child Development, 20*(4), 365–386

Evans, G. W. (2003). A multimethodological analysis of cumulative risk and allostatic load among rural children. *Developmental Psychology, 39*(5), 924–933.

Fang, X., Brown, D. S., Florence, C. S., & Mercy, J. A. (2012). The economic burden of child maltreatment in the United States and implications for prevention. *Child Abuse and Neglect, 36*(2), 156–165.

Felitti, V. J., Anda, R. F., Nordenberg, D., Williamson, D. F., Spitz, A. M., Edwards, V., . . . Marks, J. S. (1998). Relationship of childhood abuse and household dysfunction to many of the leading causes of death in adults: The Adverse Childhood Experiences (ACE) Study. *American Journal of Preventive Medicine, 14*(4), 245–258.

Fergus, S., & Zimmerman, M. A. (2005). Adolescent resilience: A framework for understanding healthy development in the face of risk. *Annual Review of Public Health, 26*, 399–419.

Figueredo, V. (2009). The time has come for physicians to take notice: The impact of psychosocial stressors on the heart. *American Journal of Medicine, 122*(8), 704–712.

Finkelhor, D., Ormrod, R. K., & Turner, H. A. (2009). The developmental epidemiology of childhood victimization. *Journal of Interpersonal Violence, 24*(5), 711–731.

Finkelhor, D., Shattuck, A., Turner, H. A., & Hamby, S. L. (2014). Trends in children's exposure to violence, 2003 to 2011. *JAMA Pediatrics, 168*(6), 540–546.

Finkelhor, D., Turner, H., Ormrod, R., & Hamby, S. L. (2010). Trends in childhood violence and abuse exposure: evidence from 2 national surveys. *Archives of Pediatrics and Adolescent Medicine, 164*(3), 238–242.

Finkelhor, D., Turner, H. A., Shattuck, A., & Hamby, S. (2015). Prevalence of childhood exposure to violence, crime, and abuse: Results from the National Survey of Children's Exposure to Violence. *JAMA Pediatrics, 169*(8), 746–754.

Flores-Pajot, M. C., Ofner, M., Do, M. T., Lavigne, E., & Villeneuve, P. J. (2016). Childhood autism spectrum disorders and exposure to nitrogen dioxide, and particulate matter air pollution: A review and meta-analysis. *Environmental Research, 151*, 763–776.

Fuller-Iglesias, H. R., Webster, N. J., & Antonucci, T. C. (2015). The complex nature of family support across the lifespan: Implications for psychological well-being. *Developmental Psychology, 51*(3), 277–288.

Furman, W., Low, S., & Ho, M. J. (2009). Romantic experience and psychosocial adjustment in middle adolescence. *Journal of Clinical Child and Adolescent Psychology, 38*(1), 75–90.

Furman, W., & Shomaker, L. B. (2008). Patterns of interaction in adolescent romantic relationships: Distinct features and links to other close relationships. *Journal of Adolescence, 31*(6), 771–788.

Ganzel, B. L., Morris, P. A., & Wethington, E. (2010). Allostasis and the human brain: Integrating models of stress from the social and behavioral sciences. *Psychological Review, 117*, 134–174.

Gardner, D. M., & Gerdes, A. C. (2015). A review of peer relationships and friendships in youth with ADHD. *Journal of Attention Disorders, 19*(10), 844–855.

Ge, X., Lorenz, F. O., Conger, R. D., Elder, G. H., & Simons, R. L. (1994). Trajectories of stressful life events and the emergence of gender differences in adolescent depressive symptoms. *Developmental Psychology, 30*(4), 467–483.

Ge, X., Natsuaki, M. N., & Conger, R. D. (2006). Trajectories of depressive symptoms and stressful life events among male and female adolescents in divorced and non-divorced families. *Developmental Psychopathology, 18*(1), 253–273.

Genkinger, J. M., Stigter, L., Jedrychowski, W., Huang, T. J., Wang, S., Roen, E. L., . . . Perera, F. P. (2015). Prenatal polycyclic aromatic hydrocarbon (PAH) exposure, antioxidant levels and behavioral development of children ages 6–9. *Environmental Research, 140*, 136–144.

Giaconia, R. M., Reinherz, H. Z., Silverman, A. B., Bilge, P., Frost, A. K., & Cohen, E. (1995). Traumas and posttraumatic stress disorder in a community population of older adolescents. *Journal of the American Academy of Child and Adolescent Psychiatry, 34*(10), 1369–1380.

Gibb, B. E. (2002). Childhood malnutrition and negative cognitive styles: A quantitative and qualitative review. *Clinical Psychology Review, 22*(2), 223–246.

Grant, K. E., Compas, B. E., Stuhlmacher, A. F., Thurm, A. E., McMahon, S. D., & Halpert, J. A. (2003). Stressors and child and adolescent psychopathology: Moving from markers to mechanisms of risk. *Psychological Bulletin, 129*(3), 447–466.

Grant, K. E., & McMahon, S. D. (2005). Conceptualizing the role of stressors in the development of psychopathology. In B. L. Hankin & J. R. Z. Abela (Eds.), *Development of psychopathology: A vulnerability–stress perspective* (pp. 3–31). Thousand Oaks, CA: Sage.

Gunnar, M. R., Bruce, J., & Grotevant, H. D. (2000). International adoption of institutionally reared children: Research and policy. *Development and Psychopathology, 12*(4), 677–693.

Gunnar, M. R., & Donzella, B. (2002). Social regulation of the cortisol levels in early human development. *Psychoneuroendocrinology, 27*(1–2), 199–220.

Gunnar, M. R., Talge, N. M., & Herrera, A. (2009). Stressor paradigms in developmental studies: What does and does not work to produce mean increases in salivary cortisol. *Psychoneuroendocrinology, 34*(7), 953–967.

Hankin, B. L., Abela, J. R. Z., Auerbach, R. P., McWhinnie, C. M., & Skitch, S. A. (2005). Development of behavioral problems over the life course. In B. L. Hankin & J. R. Z. Abela (Eds.), *Development of psychopathology: A vulnerability-stress perspective* (pp. 385–416). Thousand Oaks, CA: Sage.

Harlow, H. F., & Harlow, M. K. (1969). Effects of various mother–infant relationships on rhesus monkey behaviours. In B. M. Foss (Ed.), *Determinants of infant behavior,* (pp. 15–36). London, UK: Methuen.

Hawkins, N. G., Davies, R., & Holmes, T. H. (1957). Evidence of psychosocial factors in the development of pulmonary tuberculosis. *American Review of Tuberculosis, 75*(5), 768–780.

Hazan, C., & Shaver, P. R. (1987). Romantic love conceptualized as an attachment process. *Journal of Personality and Social Psychology, 52*(3), 511–524.

Hazan, C., & Shaver, P. R. (1994). Attachment as an organizational framework for research on close relationships. *Psychological Inquiry, 5*(1), 1–22.

Hildon, Z., Smith, G., Netuveli, G., & Blane, D. (2008). Understanding adversity and resilience at older ages. *Sociology of Health and Illness, 30*(5), 726–740.

Hinkle, L. E. (1987). Stress and disease: The concept after 50 years. *Social Science and Medicine, 25*(6), 561–566.

Hodges, E. V. E., Boivin, M., Vitaro, F., & Bukowski, W. M. (1999). The power of friendship: Protection against an escalating cycle of peer victimization. *Developmental Psychology, 35*(1), 94–101.

Hollingshead, A. B. (1965). *Two-factor index of social position.* Unpublished report, Yale University, New Haven, CT.

Holmes, T. H., & Rahe, R. H. (1967). The Social Readjustment Rating Scale. *Journal of Psychosomatic Research, 11*(2), 213–218.

Holt-Lunstad, J., Birmingham, W., & Jones, B. Q. (2008). Is there something unique about marriage? The relative impact of marital status, relationship quality, and network social support on ambulatory blood pressure and mental health. *Annals of Behavioral Medicine*, 35(2), 239–244.

Hoppmann, C. A., Gerstorf, D., Willis, S. L., & Schaie, K. W. (2011). Spousal interrelations in happiness in the Seattle Longitudinal Study. *Developmental Psychology*, 47(1), 1–8.

Hoza, B. (2007). Peer functioning in children with ADHD. *Ambulatory Pediatrics*, 7, 101–106.

Ingram, R. E., & Luxton, D. D. (2005). Vulnerability–stress models. In B. L. Hankin & J. R. Z. Abela (Eds.), *Development of psychopathology: A vulnerability–stress perspective* (pp. 32–46). Thousand Oaks, CA: Sage.

Ingram, R. E., & Price, J. M. (Eds.). (2001). *Vulnerability to psychopathology: Risk across the lifespan*. New York, NY: Guilford.

IOM & NRC. (2014). *New directions in child abuse and neglect research*. Washington, DC: National Academies Press.

Ip, P., Wong, V., Ho, M., Lee, J., & Wong, W. (2004). Mercury exposure in children with autistic spectrum disorder: Case-control study. *Journal of Child Neurology*, 19(6), 431–434.

Ireland, T. O., & Smith, C. A. (2009). Living in partner-violent families: Developmental links to antisocial behavior and relationship violence. *Journal of Youth and Adolescence*, 38(3), 323–339.

Janecka, M., Mill, J., Basson, M. A., Goriely, A., Spiers, H. Reichenberg, A., Schalkwyk, L., & Fernandes, C. (2017). Advanced paternal age effects in neurodevelopmental disorders: Review of potential underlying mechanisms. *Translational Psychiatry*, 7, e1019; doi:10.1038/tp.2016.294.

Jemmott, J. B., & Locke, S. E. (1984). Psychosocial factors, immunologic mediation and human susceptibility to infectious diseases: How much do we know? *Psychological Bulletin*, 95(1), 78–108.

Jiang, H. Y., Xu, L. L., Shao, L., Xia, R. M., Yu, Z. H., Ling, Z. X., . . . Ruan, B. (2016). Maternal infection during pregnancy and risk of autism spectrum disorders: A systematic review and meta-analysis. *Brain, Behavior, and Immunity*, 58, 165–172.

Joiner, T. E. (2000). Depression's vicious scree: Self-propagatory and erosive factors in depression chronicity. *Clinical Psychology: Science and Practice*, 7, 203–218.

Jokela, M., Ferrie, J. E., Gimeno, D., Chandola, T., Shipley, M. J., Head, J., . . . Kivimäki, M. (2010). From midlife to early old age: Health trajectories associated with retirement. *Epidemiology*, 21(3), 284–290.

Jordanova, V., Stewart, R., Goldberg, D., Bebbington, P. E., Brugha, T., Singleton, N., . . . Meltzer, H. (2007). Age variation in life events and their relationship with common mental disorder in a national survey population. *Social Psychiatry and Psychiatric Epidemiology*, 42(8), 611–616.

Joyner, K., & Udry, R. J. (2000). You don't bring me anything but down: Adolescent romance and depression. *Journal of Health and Social Behavior*, 41(4), 369–391.

Kamarck, T., & Jennings, J. R. (1991). Biobehavioral factors in sudden cardiac death. *Psychological Bulletin*, 109(1), 42–75.

Karasek, R. A., Jr. (1979). Job demands, job decision latitude, and mental strain: Implications for job redesign. *Administrative Science Quarterly*, 24, 285–308.

Karg, K., Burmeister, M., Shedden, K., & Sen, S. (2011). The serotonin transporter promoter variant (5-HTTLPR), stress, and depression meta-analysis revisited: Evidence of genetic moderation. *Archives of General Psychiatry*, 68, 444–454.

Karney, B. R., & Bradbury, I. N. (1995). The longitudinal course of marital quality and stability: A review of theory, method and research. *Psychological Bulletin*, 118(1), 3–34.

Kawabata, Y., Tseng, W. L., & Crick, N. R. (2014). Mechanisms and processes of relational and physical victimization, depressive symptoms, and children's relational-interdependent self-construals: implications for peer relationships and psychopathology. *Developmental Psychopathology*, 26(3), 619–634.

Kawachi, I., Sparrow, D., Vokonas, P. S., & Weiss, S. T. (1995). Decreased heart rate variability in men with phobic anxiety (data from the Normative Aging Study). *American Journal of Cardiology*, 75(14), 882–885.

Keenan, K., Hipwell, A., Feng, X., Rischall, M., Henneberger, A., & Klosterman, S. (2010). Lack of assertion, peer victimization and risk for depression in girls: Testing a diathesis–stress model. *Journal of Adolescent Health*, 47(5), 526–528.

Keenan, K., Shaw, D. S., Walsh, B., Delliquadri, E., & Giovannelli, J. (1997). DSM-III-R disorders in preschool children from very low-income families. *Journal of American Academy of Child and Adolescent Psychiatry*, 36(5), 620–627.

Kellam, S. G., Branch, J. D., Agrawal, K. C., & Ensminger, M. E. (1975). *Mental health and going to school: The Woodlawn program of assessment, early intervention and intervention and evaluation*. Chicago, IL: University of Chicago.

Kellam, S. G., & Rebok, G. W. (1992). Building developmental and etiological theory through epidemiologically based preventive intervention trials. In J. McCord & R. E. Tremblay (Eds.), *Preventing antisocial behavior: Interventions from birth through adolescence* (pp. 162–195). New York, NY: Guilford.

Kelley, M. L., & Fals-Stewart, W. (2004). Psychiatric disorders of children living with drug-abusing, alcohol-abusing, and non-substance-abusing fathers. *Journal of the American Academy of Child and Adolescent Psychiatry*, 43(5), 621–628.

Kendler, K. S., Bulik, C. M., Silberg, J., Hettema, J. M., Myers, J., & Prescott, C. A. (2000). Childhood sexual abuse and adult psychiatric and substance use disorders in women: An epidemiological and co-twin control analysis. *Archives of General Psychiatry*, 57(10), 953–959.

Kendler, K. S., Kessler, R. C., Walters, E. E., MacLean, C., Neale, M. C., Heath, A. C., & Eaves, L. J. (1995). Stressful life events, genetic liability, and onset of an episode of major depression in women. *American Journal of Psychiatry*, 152(6), 833–842.

Kendler, K. S., Myers, J., & Prescott, C. A. (2005). Sex differences in the relationship between social support and risk for major depression: A longitudinal study of opposite-sex twin pairs. *American Journal of Psychiatry*, 162(2), 250–256.

Kessler, R. C. (1997). The effects of stressful life events on depression. *Annual Review of Psychology*, 48, 191–214.

Kim, E. J., Pellman, B., & Kim, J. J. (2015). Stress effects on the hippocampus: A critical review. *Learning and Memory*, 22, 411–416.

Kim, J., & Moen, P. (2002). Retirement transitions, gender, and psychological wellbeing. *Journals of Gerontology, Series A: Psychological Science and Social Sciences*, 57(3), 212–222.

Kim-Cohen, J., Caspi, A., Taylor, A., Williams, B., Newcombe, R., Craig, I. W., & Moffitt, T. E. (2006). MAOA, maltreatment, and gene–environment interaction predicting children's mental health: New evidence and a meta-analysis. *Molecular Psychiatry*, 11(10), 903–913.

Kirschbaum, C., & Hellhammer, D. H. (1994). Salivary cortisol in psychoneuroendocrine research: Recent developments and applications. *Psychoneuroendocrinology*, 19(4), 313–333.

Kok, F. M., Groen, Y., Fuermaier, A. B. M., & Tucha, O. (2016). Problematic peer functioning in girls with ADHD: A systematic literature review. *PLoS ONE*, 11(11), e0165119. doi:10.1371/journal.pone.0165119.

Kopp, M. S., Konkolÿ Thege, B., Balog, P., Stauder, A., Salavecz, G., Rózsa, S., . . . Ádám, S. (2010). Measures of stress in epidemiological research. *Journal of Psychosomatic Research*, 69(2), 211–225.

Krakowiak, P., Walker, C. K., Bremer, A. A., Baker, A. S., Ozonoff, S., Hansen, R. L., & Hertz-Picciotto, I. (2012). Maternal metabolic conditions and risk for autism and other neurodevelopmental disorders. *Pediatrics*, 129(5), e1121–e1128.

Kubzansky, L. D., & Kawachi, I. (2000). Going to the heart of the matter: Do negative emotions cause coronary heart disease? *Journal of Psychosomatic Research*, 48(4–5), 323–337.

Kushner, S. C. (2015). A review of the direct and interactive effects of life stressors and dispositional traits on youth psychopathology. *Child Psychiatry and Human Development*, 46, 810–819.

Ladd, G. W., Kochenderfer, B. J., & Coleman, C. (1996). Friendship quality as a predictor of young children's early school adjustment. *Child Development*, 67(3), 1103–1118.

La Greca, A. M., & Harrison, H. M. (2005). Adolescent peer relations, friendships, and romantic relationships: Do they predict social anxiety and depression? *Journal of Clinical Child and Adolescent Psychology*, 34(1), 49–61.

Lakshmi, P., & Geetha, A. (2011). Level of trace elements (copper, zinc, magnesium and selenium) and toxic elements (lead and mercury) in the hair and nail of children with autism. *Biological Trace Element Research*, 142(2), 148–158.

Larson, R. W., Moneta, G., Maryse, H., & Wilson, S. (2002). Continuity, stability and change in daily emotional experience across adolescence. *Child Development*, 73(4), 1151–1165.

Lazarus, R. S., & Folkman, S. (1984). *Stress, appraisal, and coping*. New York, NY: Springer.

Leighton, C., Botto, A., Silva, J. R., Jiménez, J. P., & Luyten, P. (2017). Vulnerability or sensitivity to the environment? Methodological issues, trends, and recommendations in gene-environment interaction research in human behavior. *Frontiers in Psychiatry*, 8(106).

Letourneau, E. J., Brown, D. S., Fang, X., Hassan, A., & Mercy, J. A. (2018). The economic burden of child sexual abuse in the United States. *Child Abuse and Neglect*, 10(79), 413–422.

Letourneau, E. J., Eaton, W. W., Bass, J., Berlin, F. S., & Moore, S. G. (2014). The need for a comprehensive public health approach to preventing child sexual abuse. *Public Health Reports*, 129, 222–228.

Letourneau, E. J., Schaeffer, C. M., Bradshaw, C. P., & Feder, K. A. (2017). Preventing the onset of child sexual abuse by targeting young adolescents with universal prevention programming. *Child Maltreatment*, 22(2), 100–111.

Leventhal, H. (1984). A perceptual motor theory of emotion. In K. R. Scherer & P. Ekman (Eds.), *Approaches to emotion* (pp. 271–291). Hillsdale, NJ: Erlbaum.

Leventhal, H., & Scherer, K. (1987). The relationship of emotion to cognition: A functional approach to semantic controversy. *Cognition and Emotion*, *1*, 3–28.

Lewinsohn, P. M., Hoberman, H. M., & Rosenbaum, M. (1988). A prospective study of risk factors for unipolar depression. *Journal of Abnormal Psychology*, *97*(3), 251–264.

Li, M., Fallin, M. D., Riley, A., Landa, R., Walker, S. O., Silverstein, M., . . . Wang, X. (2016). The association of maternal obesity and diabetes with autism and other developmental disabilities. *Pediatrics*, *137*(2), e20152206. doi: 10.1542/peds.2015-2206

Liao, D., Cai, J., Rosamond, W. D., Barnes, R. W., Hutchinson, R. G., Whitsel, E. A., . . . Heiss, G. (1997). Cardiac autonomic function and incident coronary heart disease: A population-based case-cohort study: The ARIC Study. *American Journal of Epidemiology*, *145*(8), 696–706.

Lick, D. J., Durso, L. E., & Johnson, K. L. (2013). Minority stress and physical health among sexual minorities. *Perspectives on Psychological Science*, *8*(5), 521–548.

Littrell, J. (2008). The mind–body connection: Not just a theory anymore. *Social Work in Health Care*, *46*(4), 17–37.

Loeber, R., & Stoudhamer-Loeber, M. (1998). Development of juvenile aggression and violence: Some common misconceptions and controversies. *American Psychologist*, *53*(2), 242–259.

Lucas, T., Wegner, R., Pierce, J., Lumley, M. A., Laurent, H. K., & Granger, D. A. (2017). Perceived discrimination, racial identity, and multisystem stress response to social evaluative threat among African American men and women. *Psychosomatic Medicine*, *79*, 293–305.

Luthar, S. S., & Cicchetti, D. (2000). The construct of resilience: Implications for intervention and social policy. *Developmental Psychopathology*, *12*(4), 857–885.

Luthar, S. S., & Zigler, E. (1991). Vulnerability and competence: A review of research on resilience in childhood. *American Journal of Orthopsychiatry*, *61*(1), 6–22.

Madsen, I. E. H., Nyberg, S. T., Magnusson Hanson, L. L., Ferrie, J. E., Ahola, K., Alfredsson, L., . . . Kivimaki, M. (2017). Job strain as a risk factor for clinical depression: Systematic review and meta-analysis with additional individual participant data. *Psychological Medicine*, *47*(8), 1342–1356.

Mandal, B., & Roe, B. (2008). Job loss, retirement and the mental health of older Americans. *Journal of Mental Health Policy and Economics*, *11*(4), 167–176.

Mash, E. J., & Barkley, R. A. (2003). *Child psychopathology* (2nd ed.). New York, NY: Guilford.

Masten, A. S. (2006). Developmental psychopathology: Pathways to the future. *International Journal of Behavioral Development*, *30*(1), 47–54.

Masten, A. S. (2015). *Ordinary magic: Resilience in development*. New York, NY: Guilford Press.

Mathers, C., Stevens, G., & Mascarenhas, M. (2009). *Global health risks: mortality and burden of disease attributable to selected major risks*. Geneva: World Health Organization. Available at http://www.who.int/healthinfo/global_burden_disease/GlobalHealthRisks_report_full.pdf

Matthews, S., Hertzman, C., Ostry, A., & Power, C. (1998). Gender, work roles and psychosocial work characteristics as determinants of health. *Social Science and Medicine*, *46*(11), 1417–1424.

McEwen, B. S. (1998). Stress, adaptation, and disease: Allostasis and allostatic load. *Annals of the New York Academy of Sciences*, *840*, 33–44.

McEwen, B. (2000). Definitions and concepts of stress. In G. Fink (Ed.), *Encyclopedia of stress* (Vol. 3, pp. 508–509). San Diego, CA: Academic Press.

McEwen, B. S. (2009). Stress homeostasis, rheostasis, allostasis, and allostatic load. In L. R. Squire (Ed.), *Encyclopedia of neuroscience* (pp. 557–561). Oxford, UK: Academic Press.

McFetridge, J., & Sherwood, A. (1999). Impedance cardiography for noninvasive measurements of cardiovascular hemodynamics. *Nursing Research*, *48*(2), 109–113.

McGloin, J. M., & Widom, C. S. (2001). Resilience among abused and neglected children grown up. *Development and Psychopathology*, *13*(4), 1021–1038.

McKeever, V. M., & Huff, M. E. (2003). A diathesis–stress model of posttraumatic stress disorder: Ecological, biological, and residual stress pathways. *Review of General Psychology*, *7*(3), 237–250.

McQuade, J. D., & Hoza, B. (2008). Peer problems in attention deficit hyperactivity disorder: Current status and future directions. *Developmental Disabilities Research Reviews*, *14*, 320–324.

Meli, G., Ottl, B., Paladini, A., & Cataldi, L. (2012). Prenatal and perinatal risk factors of schizophrenia. *Journal of Maternal Fetal and Neonatal Medicine*, *25*(12), 2559–2563.

Merikangas, K. R., Zhang, H., Avenevoli, S., Acharyya, S., Neuenschwander, M., & Angst, J. (2003). Longitudinal trajectories of depression and anxiety in a prospective community study. *Archives of General Psychiatry, 60*(10), 993–1000.

Merrick, M. T., Ports, K. A., Ford, D. C., Afifi, T. O., Gershoff, E. T., & Groagan-Kaylor, A. (2017). Unpacking the impact of adverse childhood experiences on adult mental health. *Child Abuse and Neglect, 69*, 10–19.

Meyer, I. L. (2003). Prejudice, social stress and mental health in lesbian, gay and bisexual populations: Conceptual issues and research evidence. *Psychological Bulletin, 129*(5), 674–697.

Meyer, U., van Kampen, M., Isovich, E., Flugge, G., & Fuchs, E. (2001). Chronic psychosocial stress regulates the expression of both GR and MR mRNA in the hippocampal formation of tree shrews. *Hippocampus, 11*(3), 329–336.

Mishna, F. (2012). *Bullying: A guide to research, intervention, and prevention.* New York, NY: Oxford University Press.

Modabbernia, A., Arora, M., & Reichenberg, A. (2016a). Environmental exposure to metals, neurodevelopment, and psychosis. *Current Opinion in Pediatrics, 28*(2), 243–249.

Modabbernia, A., Velthorst, E., Gennings, C., De Haan, L., Austin, C., Sutterland, A., . . . Reichenberg, A. (2016b). Early-life metal exposure and schizophrenia: A proof-of-concept study using novel tooth-matrix biomarkers. *European Psychiatry, 36*, 1–6.

Moen, P. (2001). The gendered life course. In L. K. George & R. H. Binstock (Eds.), *Handbook of aging and social sciences* (5th ed., pp. 179–196). San Diego, CA: Academic Press.

Monroe, S. M., & Simons, A. D. (1991). Diathesis–stress theories in the context of life-stress research: Implications for the depressive disorders. *Psychological Bulletin, 110*(3), 406–425.

Monuteaux, M. C., Faraone, S. V., Michelle Gross, L., & Biederman, J. (2007). Predictors, clinical characteristics and outcome of conduct disorder in girls with attention-deficit/hyperactivity disorder: A longitudinal study. *Psychological Medicine, 37*(12), 1731–1741.

Mossakowski, K. N. (2009). The influence of past unemployment duration on symptoms of depression among young women and men in the United States. *American Journal of Public Health, 99*(10), 1826–1832.

National Scientific Council on the Developing Child. (2005). *Excessive stress disrupts the architecture of the developing brain* (NSCDC Working Paper No. 3). Waltham, MA: Brandeis University.

Nazroo, J. Y. (2001, March 1). Exploring gender difference in depression. *Psychiatric Times, 18*(3). Retrieved from http://www.psychiatrictimes.com/depression/content/article/10168/1158326?pageNumber=3

Nemeroff, C. B., Bremner, J. D., Foa, E. B., Mayberg, H. S., North, C. S., & Stein, M. B. (2006). Posttraumatic stress disorder: A state-of-the-science review. *Journal of Psychiatric Research, 40*(1), 1–21.

Nicolson, N. A. (2008). Measurement of cortisol. In L. J. Leucken & L. C. Gallo (Eds.), *Handbook of physiological research methods in health psychology* (pp. 37–74). Thousand Oaks, CA: Sage.

Normand, S., Schneider, B. H., & Robaey, P. (2007). Attention-deficit/hyperactivity disorder and the challenges of close friendship. *Journal of the Canadian Academy of Child and Adolescent Psychiatry, 16*(2), 67–73.

O'Connell, M. E., Boat, T., & Warner, K. E. (2009). *Preventing mental, emotional, and behavioral disorders among young people: Progress and possibilities.* Washington, DC: National Academies Press.

Oksanen, T., Vahtera, J., Westerlund, H., Pentti, J., Sjösten, N., Virtanen, M., & Kivimäki, M. (2011). Is retirement beneficial for mental health? Antidepressant use before and after retirement. *Epidemiology, 22*, 553–559.

Osborne, D. M., Pearson-Leary, J., & McNay, E. C. (2015). The neuroenergetics of stress hormones in the hippocampus and implications for memory. *Frontiers in Neuroscience, 9*, 164, doi:10.3389.

Ostrove, J. M., Adler, N. E., Kuppermann, M., & Washington, A. E. (2000). Objective and subjective assessments of socioeconomic status and their relationship to self-rated health in an ethnically diverse sample of pregnant women. *Journal of Health Psychology, 19*(6), 613–618.

Paksarian, D., Trabjerg, B. B., Merikangas, K. R., Mors, O., Børglum, A. D., Hougaard, D. M., . . . Agerbo, E. (2018). The role of genetic liability in the association of urbanicity at birth and during upbringing with schizophrenia in Denmark. *Psychological Medicine, 48*(2), 305–314.

Parker, J. G., & Seal, J. (1996). Forming, losing, renewing and replacing friendships: Applying temporal parameters to the assessment of children's friendship experiences. *Child Development, 67*, 2248–2268.

Patton, G. C., Coffey, C., Posterino, M., Carlin, J. B., & Bowes, G. (2003). Life events and early onset depression: Cause or consequence? *Psychological Medicine, 33*(7), 1203–1210.

Paykel, E. S. (2003). Life events and affective disorders. *Acta Psychiatrica Scandinavica, 108*, 61–66.

Pearlin, L. I. (2010). The life course and the stress process: Some conceptual comparisons. *Journal of Gerontology: Social Sciences, 65B*(2), 207–215.

Pearlin, L. I., & Schooler, C. (1978). The structure of coping. *Journal of Health and Social Behavior, 19*(1), 2–21.

Pearlin, L. I., & Skaff, M. M. (1995). Stressors and adaptation in late life. In M. Gatz (Ed.), *Emerging issues in mental health and aging* (pp. 97–123). Washington, DC: American Psychological Association.

Perry, B. (1997). Incubated in terror: Neurodevelopmental factors in the "cycle of violence." In J. D. Osofsky (Ed.), *Children in a violent society* (pp. 124–149). New York, NY: Guilford.

Perry, B. D., Pollard, R. A., Blakley, T. L., Baker, W. L., & Vigilante, D. (1995). Childhood trauma, the neurobiology of adaptation, and "use-dependent" development of the brain: How "states" become "traits." *Infant Mental Health Journal, 16*(4), 271–291.

Peterson, B. S., Rauh, V. A., Bansal, R., Hao, X., Toth, Z., Nati, G., . . . Perera, F. (2015). Effects of prenatal exposure to air pollutants (polycyclic aromatic hydrocarbons) on the development of brain white matter, cognition, and behavior in later childhood. *JAMA Psychiatry, 72*(6), 531–540.

Pett, M. A., & Johnson, M. J. M. (2005). Development and psychometric evaluation of the revised University Student Hassles Scale. *Educational and Psychological Measurement, 65*(6), 984–1010.

Pietromonaco, P. R., DeBuse, C. J., & Powers, S. I. (2013). Does attachment get under the skin? Adult romantic attachment and cortisol responses to stress. *Current Directions in Psychological Science, 22*, 63–68.

Plomin, R., DeFries, J. C., & Loehlin, J. C. (1977). Genotype–environment interaction and correlation in the analysis of human behavior. *Psychological Bulletin, 84*(2), 309–322.

Pollock, K. (1988). On the nature of social stress: Production of a modern mythology. *Social Science and Medicine, 26*(3), 381–392.

Porges, S. W. (2003). The polyvagal theory: Phylogenetic contributions to social behavior. *Physiology and Behavior, 79*(3), 503–513.

Post, R. M. (1992). Transduction of psychosocial stress into the neurobiology of recurrent affective disorder. *American Journal of Psychiatry, 149*(8), 999–1010.

Rebok, G. W., Parisi, J. M., & Kueider, A. M. (2014). Stressors and vulnerabilities in middle and old age: Opportunities for prevention. In Z. Sloboda & H. Petras (Eds.), *Advances in prevention science.* (pp. 113–133). New York, NY: Springer.

Richman, J. A., Zlatoper, K. W., Zackula Ehmke, J. L., & Rospenda, K. M. (2006). Retirement and drinking outcomes: Lingering effects of workplace stress? *Addictive Behaviors, 31*(5), 767–776.

Risch, N., Herrell, R., Lehner, T., Liang, K.-Y., Eaves, L., Hoh, J., . . . Merikangas, K. R. (2009). Interaction between the serotonin transporter gene (*5-HTTLPR*), stressful life events, and risk of depression: A meta-analysis. *Journal of the American Medical Association, 301*(23), 2462–2471.

Roberts, A. L., Lyall, K., Hart, J. E., Laden, F., Just, A. C., Bobb, J. F., . . . Weisskopf, M. G. (2013). Perinatal air pollutant exposures and autism spectrum disorder in the children of Nurses' Health Study II participants. *Environmental Health Perspectives, 121*(8), 978–984.

Robles, T. F., & Kiecolt-Glaser, J. K. (2003). The physiology of marriage: Pathways to health. *Physiological Behavior, 79*(3), 409–416.

Robles, T. F., Slatcher, R. B., Trombello, J. M., & McGinn, M. M. (2014). Marital quality and health: A meta-analytic review. *Psychological Bulletin, 140*(1), 140–187.

Rodriguez-Barranco, M., Lacasaña, M., Aguilar-Garduño, C., Alguacil, J., Gil, F., González-Alzaga, B., & Rojas-Garcia, A. (2013). Association of arsenic, cadmium and manganese exposure with neurodevelopmental and behavioural disorders in children: A systematic review and meta-analysis. *Science of the Total Environment*, June 1: *454–455*, 562–577.

Rohde, P., Ichikawa, L., Simon, G. E., Ludman, E. J., Linde, J. A., Jeffery, R. W., & Operskalski, B. H. (2008). Associations of child sexual and physical abuse with obesity and depression in middle-aged women. *Child Abuse and Neglect, 32*, 878–887.

Rosenthal, D. (1963). A suggested conceptual framework. In D. Rosenthal (Ed.), *The Genian quadruplets* (pp. 505–516). New York, NY: Basic Books.

Rowe, J. W., & Kahn, R. L. (2000). Successful aging and disease prevention. *Advances in Renal Replacement Therapy, 7*(1), 70–77.

Rubin, K. H., Bukowski, W. M., & Parker, J. G. (2006). Peer interactions, relationships and groups. In W. Damon, R. M. Lerner, & N. Eisenberg (Eds.), *Handbook of child psychology: Vol. 3. Social, emotional, and personality development* (6th ed., pp. 571–645). New York, NY: Wiley.

Rudolph, K. D., Hammen, C., Burge, D., Lindberg, N., Herzberg, D., & Daley, S. E. (2000). Toward an interpersonal life-stress model of depression: The developmental context of stress generation. *Development and Psychopathology, 12*(2), 215–234.

Rutter, M. (1986). Meyerian psychobiology, personality development and the role of life experiences. *American Journal of Psychiatry, 143*(9), 1077–1087.

Rutter, M. (1989). Pathways from childhood to adult life. *Journal of Child Psychology and Psychiatry, 30*(1), 23–51.

Rutter, M. (2006). Implications of resilience concepts for scientific understanding. *Annals of the New York Academy of Sciences, 1094*, 1–12.

Rutter, M. (2008). Biological implications of gene–environment interaction. *Journal of Abnormal Child Psychology, 36*(7), 969–975.

Sandin, S., Schendel, D., Magnusson, P., Hultman, C., Surén, P., Susser, E., . . . Reichenberg, A. (2016). Autism risk associated with parental age and with increasing difference in age between the parents. *Molecular Psychiatry, 21*, 693–700.

Sapolsky, R. M. (1999). Glucocorticoids, stress, and their adverse neurological effects: Relevance to aging. *Experimental Gerontology, 34*(6), 721–732.

Sapolsky, R. M. (2004). *Why zebras don't get ulcers: The acclaimed guide to stress, stress-related diseases and coping* (3rd ed.). New York, NY: Henry Holt.

Schneiderman, N. (1987). Psychophysiologic factors in atherogenesis and coronary artery disease. *Circulation, 76*(1, Pt. 2), 141–147.

Seeman, T. E., Singer, B., Rowe, J. W., Horowitz, R., & McEwen, B. S. (1997). The price of adaptation—allostatic load and its health consequences: McArthur Studies of Successful Aging. *Archives of Internal Medicine, 157*(11), 2259–2268.

Segerstrom, S. C., & Miller, G. E. (2004). Psychological stress and the human immune system: A meta-analytic study of 30 years of inquiry. *Psychological Bulletin, 130*, 601–630.

Selye, H. (1956). *The stress of life.* New York, NY: McGraw-Hill.

Sentse, M., Lindenberg, S., Omvlee, A., Ormel, J., & Veenstra, R. (2010). Rejection and acceptance across contexts: Parents and peers as risks and buffers for early adolescent psychopathology: The TRAILS study. *Journal of Abnormal Child Psychology, 38*(1), 119–130.

Serido, J., Almeida, D. M., & Wethington, E. (2004). Chronic stressors and daily hassles: Unique and interactive relationships with psychological distress. *Journal of Health and Social Behavior, 45*(1), 17–33.

Sheline, Y. I., Wang, P. W., Gado, M. H., Csernansky, J. G., & Vannier, M. W. (1996). Hippocampal atrophy in recurrent major depression. *Proceedings of the National Academy of Sciences of the United States of America, 93*(9), 3908–3913.

Sherwood, A., Allen, M. T., Fahrenberg, J., Kelsey, R. M., Lovallo, W. R., & van Doornen, L. J. (1990). Methodological guidelines for impedance cardiography. *Psychophysiology, 27*(1), 1–23.

Sickmund, M., & Puzzanchera, C. (eds.) (2014). *Juvenile offenders and victims: 2014 National Report.* Pittsburgh, PA: National Center for Juvenile Justice.

Simeon, D., Yehuda, R., Cunhill, R., Knutelska, M., Putnam, F. W., & Smith, L. M. (2007). Factors associated with resilience in healthy adults. *Psychoendocrinology, 32*(8–10), 1149–1152.

Simon, R. W., & Barrett, A. E. (2010). Nonmarital romantic relationships and mental health in early adulthood: Does the association differ for women and men? *Journal of Health and Social Behavior, 51*(2), 168–182.

Skinner, E. A., & Zimmer-Gembeck, M. J. (2007). The development of coping. *Annual Review of Psychology, 58*, 119–144.

Smith, A., & Nicholson, K. (2001). Psychosocial factors, respiratory viruses and exacerbation of asthma. *Psychoneuroendocrinology, 26*(4), 411–420.

Sommarin, C., Kilbane, T., Mercy, J. A., Maloney-Kitts, M., & Ligiero, D. P. (2014). Preventing sexual violence and HIV in children. *Journal of Acquired Immune Deficiency Syndrome, 66*, S217–S223.

Southwick, S. M., & Charney, D. S. (2012). The science of resilience: Implications for the prevention and treatment of depression. *Science, 338*(6103), 79–82.

Stansfeld, S. A., Fuhrer, R., Shipley, M. J., & Marmot, M. G. (2002). Psychological distress as a risk factor for coronary heart disease in the Whitehall II study. *International Journal of Epidemiology, 31*(1), 248–255.

Stouthamer-Loeber, M., Loeber, R., Wei, E., Rarrington, D. P., & Wikstroem, P. (2002). Risk and promotive effects in the explanation of persistent serious delinquency in boys. *Journal of Consulting and Clinical Psychology, 70*(1), 111–123.

Sugiyama, T., & Oda, H. (2016). Letter to the editor: Vitamin D deficiency and fractures in children: A mechanistic point of view. *Journal of*

Clinical Endocrinology and Metabolism, 101(10), L95–L96.

Suomi, S. J. (2006). Risk, resilience, and gene × environment interactions in rhesus monkeys. *Annals of the New York Academy of Sciences, 1094*, 52–62.

Surtees, P. G., Miller, P. M., Ingham, J. G., Kreitman, N. B., Rennie, D., & Sashidharan, S. P. (1986). Life events and the onset of affective disorder: A longitudinal general population study. *Journal of Affective Disorders, 10*(1), 37–50.

Swaen, G. M., van Amelsvoort, L. P., Bültmann, U., Slangen, J. J., & Kant, I. J. (2004). Psychosocial work characteristics as risk factors for being injured in an occupational accident. *Journal of Occupational and Environmental Medicine, 46*(6), 521–527.

Swahn, M. H., Whitaker, D. J., Pippen, C. B., Leeb, R. T., Teplin, L. A., Abram, K. M., & McClelland, G. M. (2006). Concordance between self-reported maltreatment and court records of abuse or neglect among high-risk youths. *American Journal of Public Health, 96*(10),1849–1853.

Szinovacz, M. E., & Davey, A. (2004). Honeymoons and joint lunches: Effects of retirement and spouse's employment on depressive symptoms. *Journals of Gerontology, Series B: Psychological Sciences and Social Sciences, 59*(5), 233–245.

Tennant, C. (1988). Parental loss in childhood: Its effect in adult life. *Archives of General Psychiatry, 45*(11), 1045–1050.

Thayer, J. F., Friedman, B. H., & Borkovec, T. D. (1996). Autonomic characteristics of generalized anxiety disorder and worry. *Biological Psychiatry, 39*(4), 255–266.

Thayer, J. F., & Lane, R. D. (2007). The role of vagal function in the risk for cardiovascular disease and mortality. *Biological Psychology, 74*(2), 224–242.

Theriault, J. (1994). Retirement as a psychosocial transition: Process of adaptation to change. *International Journal of Aging and Human Development, 38*(2), 153–170.

Thoits, P. A. (2010). Stress and health: Major findings and policy implications. *Journal of Health and Social Behavior, 51*, S41–S53.

Thomas, C., Benzeval, M., & Stansfeld, S. A. (2005). Employment transitions and mental health: An analysis from the British Household Panel survey. *Journal of Epidemiology and Community Health, 59*(3), 243–249.

Tolan, P. (1996). How resilient is the concept of resilience? *Community Psychologist, 29*(4), 12–15.

Tomaka, J., Blascovich, J., Kelsey, R. M., & Leitten, C. L. (1993). Subjective, physiological, and behavioral effects of threat and challenge appraisal. *Journal of Personality and Social Psychology, 65*(2), 248–260.

Toulopoulou, T., Picchioni, M., Mortensen, P. B., & Petersen, L. (2017). IQ, the urban environment, and their impact on future schizophrenic risk in men. *Schizophrenia Bulletin, 43*(5), 1056–1063.

Trickett, P. K., Noll, J. G., & Putnam, F. W. (2011). The impact of sexual abuse on female development: Lessons from a multigenerational longitudinal research study. *Developmental Psychopathology, 23*(2), 453–476.

Turner, R. J., Wheaton, B., & Lloyd, D. A. (1995). The epidemiology of social stress. *American Sociological Review, 60*(1), 104–125.

Turner Cobb, J. M., & Steptoe, A. (1998). Psychosocial influences on upper respiratory infectious illness in children. *Journal of Psychosomatic Research, 45*(4), 319–330.

Tyrka, A. R., Wier, L., Price, L. H., Ross, N. S., & Carpenter, L. L. (2008). Childhood parental loss and adult psychopathology: Effects of loss characteristics and contextual factors. *Journal of Psychiatry and Medicine, 38*(3), 329–344.

US Burden of Disease Collaborators (2013). The state of U.S. health, 1990–2010: Burden of diseases, injuries, and risk factors. *JAMA, 310*, 591–606.

US Department of Health a Human Services, Administration for Children and Families, Administration on Children, Youth, and Families, Children's Bureau. (2018). *Child maltreatment 2016.* Available from https://www.acf.hhs.gov/cb/research-data-technology/statistics-research/child-maltreatment

Van der Heide, I., van Rijn, R. M., Robroek, S. J. W., Burdorf, A., & Proper, K.I. (2013). Is retirement good for your health? A systematic review of longitudinal studies. *BMC Public Health, 13*, 1180.

Van Uzendoom, M. H., Schuengel, C., & Bakersman-Krannenburg, M. J. (1999). Disorganized attachment in early childhood: Meta-analysis of precursors, concomitants, and sequelae. *Development and Psychopathology, 11*(2), 225–249.

Varese, F., Smeets, F., Drukker, M., Lieverse, R., Lataster, T., Viechbauer, W., . . . Bentall, R. P. (2012). Childhood adversities increase the risk of psychosis: A meta-analysis of patient-control, prospective-, and cross-sectional cohort studies. *Schizophrenia Bulletin, 38*(4), 661–671.

Vassos, E., Pedersen, C. B., Murray, R. M., Collier, D. A., & Lewis, C. M. (2012). Meta-analysis of the association of urbanicity with schizophrenia. *Schizophrenia Bulletin, 38*(6), 1118–1123.

Vingerhoets, A. J. J. M., & Marcelissen, F. H. G. (1988). Stress research: Its present status and issues for future developments. *Social Science and Medicine, 26*(3), 279–291.

Vinkers, C. H., Joels, M., Milaneschi, Y., Kahn, R. S., Pennix, B. W. J. H., & Boks, M. P. M. (2014). Stress exposure across the life span cumulatively increases depression risk and is moderated by neuroticism. *Depression and Anxiety, 31*, 737–745.

Volkman, E. R., & Weekes, N. Y. (2006). Basal SIgA and cortisol levels predict stress-related health outcomes. *Stress and Health, 22*(1), 11–23.

Walker, C. K., Krakowiak, P., Baker, A., Hansen, R. L., Ozonoff, S., & Hertz-Picciotto, I. (2015). Preeclampsia, placental insufficiency, and autism spectrum disorder or developmental delay. *JAMA Pediatrics, 169*(2), 154–162.

Wang, M., Henkens, K., & van Solinge, H. (2011). Retirement adjustment: A review of theoretical and empirical advances. *American Psychologist, 66*(3), 204–213.

Watanabe, Y., Gould, E., & McEwen, B. S. (1992). Stress induces atrophy of apical dendrites of hippocampus CA3 pyramidal neurons. *Brain Research, 588*(2), 341–344.

Waters, E., Merrick, S., Treboux, D., Crowell, J., & Albersheim, L. (2000). Attachment security in infancy and early adulthood: A twenty-year longitudinal study. *Child Development, 71*(3), 684–689.

Werner, E. E. (1995). Resilience in development. *Current Directions in Psychological Science, 4*(3), 81–85.

Westergaard, G. C., Suomi, S. J., Chavanne, T. J., Houser, L., Hurley, A., Cleveland, A., . . . Higley, J. D. (2003). Physiological correlates of aggression and impulsivity in free-ranging female primates. *Neuropsychopharmacology, 28*(6), 1045–1055.

Whanger, P. D. (2001). Selenium and the brain: A review. *Nutritional Neuroscience, 4*(2), 81–97.

Widom, C. S., & Kuhns, J. B. (1996). Childhood victimization and subsequent risk for promiscuity, prostitution, and teenage pregnancy in a prospective study. *American Journal of Public Health, 86*, 1607–1612.

Widom, C. S., White, H. R., Czaja, S. J., & Marmorstein, N. R. (2007). Long-term effects of child abuse and neglect on alcohol use and excessive drinking in middle adulthood. *Journal of Studies on Alcohol and Drugs, 68*, 317–326.

Wilkinson, R. G. (1997). Socioeconomic determinants of health. Health inequalities: Relative or absolute material standards? *British Medical Journal, 314*(7080), 591–595.

Wilson, J. P. (1994). The historical evolution of PTSD diagnostic criteria: From Freud to DSM-IV. *Journal of Trauma and Stress, 7*(4), 681–698.

Wilson, W. J. (1991). Public policy research and "the truly disadvantaged." In C. Jencks & P. E. Peterson (Eds.), *The urban underclass* (pp. 460–481). Washington, DC: Brookings Institute.

Wilson, W. J. (1997). *When work disappears: The world of the new urban poor.* New York, NY: Random House.

Windham, G. C., Zhang, L., Gunier, R., Croen, L. A., & Grether, J. K. (2006). Autism spectrum disorders in relation to distribution of hazardous air pollutants in the San Francisco Bay Area. *Environmental Health Perspectives, 114*(9), 1438–1444.

Wolkowitz, O. M., Epel, E. S., & Reus, V. I. (2001). Stress hormone–related psychopathology: Pathophysiological and treatment implications. *World Journal of Biological Psychiatry, 2*(3), 115–143.

Wood, W., & Eagly, A. H. (2002). A cross-cultural analysis of the behavior of women and men: Implications for the origins of sex differences. *Psychological Bulletin, 128*(5), 699–727.

Zalsman, G., Huang, Y.-Y., Oquendo, M. A., Burke, A. K., Hu, X.-Z., Brent, D. A., . . . Mann, J. J. (2006). Association of a triallelic serotonin transporter gene promoter region (*5-HTTLPR*) polymorphism with stressful life events and severity of depression. *American Journal of Psychiatry, 163*(9), 1588–1593.

Zielinski, D. S., & Bradshaw, C. P. (2006). Ecological influences on the sequelae of child maltreatment: A review of the literature. *Child Maltreatment, 11*(1), 49–62.

Zimmer-Gembeck, M. J., Siebenbruner, J., & Collins, W. A. (2001). Diverse aspects of dating: Associations with psychosocial functioning from early to middle adolescence. *Journal of Adolescence, 24*(3), 313–336.

Zubin, J., & Spring, B. (1977). Vulnerability: A new view of schizophrenia. *Journal of Abnormal Psychology, 86*(2), 103–126.

第 12 章

适 应 危 机

CARLA L. STORR

DANIEL LAKIN

WIETSE A. TOL

本章要点

● 大部分人在一生中都会遭遇到某些形式的危机或者创伤。许多人会体验到短暂的心理困扰,而一定比例的人会因此经历长期的精神卫生问题

● 文化和情境[1]在塑造心理困扰的表达和发展轨迹中扮演着重要的角色

● 从常见的精神障碍到(先前存在的)严重的精神障碍、神经疾病以及物质使用障碍,广泛的精神卫生问题都受到公共精神卫生从业者的关注

● 精神卫生反应的后果取决于危机事件的类型与严重程度,个体层面的因素,以及一系列的情境因素(如持续的慢性应激源、社会经济状况、可获得的支持系统,以及受文化影响的应对方式),也包括危机事件后获得的医护照管

● 医疗服务的提供者经常难以识别出心理困扰和精神障碍,因为个体更容易为由危机事件造成的躯体疼痛和疾病求助

● 政策层面和个体层面的干预(如对常见精神障碍的心理干预和创伤知情关怀)有着鼓舞人心的实证基础,并且可以应用于帮助经历灾难、社区暴力以及其他潜在的创伤性事件的人们

引 言

对许多人来讲,危机是一场难以预料的悲剧,且可能对生活造成无法挽回的改变。一些危机是大型事件的产物,比如由自然因素(如飓风或者地震)、暴力行为或者危及生命的事故触发。其他的危机更多源于个人化的情景:亲密伴侣的暴力、儿童虐待及忽视、性侵犯、突然丧失亲人,以及其他情感的、人际关系的或者个体的不幸。遗憾的是,危机太过常见,每年全球都有数十亿的人口暴露于潜在的创伤性事件中。理解危机一系列潜在反应的需要,是至关重要的公

共卫生任务。本章以 DSM 分类为根基，来重点描述危机反应，当然，我们也同时参考了有关国际机构的其他资源。

并非每个人对同样的经历都会产生同样的反应方式——并且人们对于不同类型的危机会做出不同的反应。绝大多数人可以相当妥善地应对危机，并且在数月到一年的时间内，从短暂的功能失调恢复到正常的功能状态。然而，还是有一小部分人会经历持续的情绪问题。危机会增加精神卫生问题的风险，且放大了那些损害应对能力的因素。从个体层面讲，这些反应可以增加行为、生理、心理康宁，以及社会交往的变化。在家庭、社区和社会层面，社交关系的破坏、搬迁、基础设施的毁坏可能会弱化业已存在的社会支持系统，并降低个体的应对能力。

本章开头将描述个体在遭遇急性危机后做出的反应类型和反应过程。其中包括即刻的情绪以及潜在、持久的干扰正常功能的反应。对于危机下的情绪困扰和一系列相关精神卫生问题，理解其流行病学至关重要。我们会描述，反应方式会如何根据危机的不同性质以及个体特质的差异而有所不同。例如，与其他群体相比，直接暴露在危机中的个体更有可能遭受到情绪困扰。暴露的波及范围也会从危机发生的正中心扩散到包括目击危机事件的旁观者、现场一线人员、救援人员，以及受害者的家人和朋友。个体的躯体与心理脆弱性、个人资源以及社会支持系统，都可能成为不良反应的风险因素或者保护因素。因此，遭受危机事件长期影响的可能性存在异质性。理解复原力[2]（resilience，是指即使经历了重大不幸仍可维持心理健康与心理社会康宁），既是一个

发生在个体和社区层面的多层次过程，又是对危机的典型反应，这对于制定干预策略来缓解创伤事件后的即刻与长期精神卫生后果是至关重要的。

对危机一过性的常见反应

并非所有对危机的反应都会妨碍一个人的应对能力和功能，这些反应也并非预示着更严重的精神卫生问题。危机过后，许多人说，他们感觉情绪就像坐过山车一样，或者觉得自己"快疯了"，这实际上是他们在体验对于非常痛苦的事件的常见且短暂的反应。每个人的困扰和反应时间都不同；的确，同一个人对类似的经历在不同的时间段，可能会有不同的感受和反应。大多数人能够应对潜在的创伤性事件，且只会经历短暂的症状。对某些人来说，从危机中恢复的过程甚至可能会促进健康和对价值观与目标的重新定位，这一过程被称为创伤后的成长（Tedeschi 等，1998）。

面临危机时，人体会自动启动战斗或者逃跑反应——这是一种本能的、进化的反应，可以让人利用躯体保护自己或者逃离危险的处境。通过神经系统与激素信号的结合，下丘脑促使肾上腺迅速释放大量激素，其中最丰富的是肾上腺素和皮质醇。肾上腺素可增加血压和心率并向肌肉输送葡萄糖（糖）以帮助人加速逃跑。一旦眼前的危险消退，躯体就开始释放皮质醇帮助关闭应激反应。通常在危机中和危机过后会立即出现一系列的躯体、认知以及情绪症状。这些症状往往只出现在一段时间内，且会相对较快地消退。

人们对危机的情绪反应首先可能是恐惧和怀疑；此时更高层次的认知加工受阻，所以对危机的反应完全基于本能。这个阶段通常在触发事件后持续长达 72h，但反应也可能持续更久，或者有时会有强度的变化。个体会努力用现有的应对技能来处理危机引发的应激和不安，而其他强烈的情绪可能会在 24h 到数周后开始出现（框 12-1）。最终，在经历长时间的情绪和躯体刺激后，大多数人都会感到耗竭。与强烈的恐惧、愤怒、困惑和内疚交替出现的，可能还有否认和回避对任何跟危机相关的事情。愤怒是对不可预知事件的常见反应，即使它只能提供一种有限的控制感。

框 12-1　潜在创伤性事件数日后的常见的反应

- 害怕和焦虑自身或所爱他人面临的危险，孤独，身处其他可怕的情境，或者相似的事情可能再次发生。
- 离丧，对丧失的哀伤
- 愤怒以及不公平感
- 对未来感到担心及不确定
- 回避可能让人想起潜在创伤性事件的任何情境或者想法
- 易被响声或突然的动作惊吓
- 闪回或在头脑中重新体验事件
- 对日常活动兴趣较低，包括失去胃口
- 悲伤或者有丧失或孤独感
- 对发生的事情感到震惊或怀疑；感到麻木，不真实，孤立或者与他人隔离
- 认知困难；难以集中注意力或记起事物
- 对创伤思考的先占观念
- 因没有在创伤中用其他方式应对，或比他人处境更好而感到内疚与自我怀疑；感觉对他人的伤亡负有责任
- 对发生的事情、不公平或无意义感及对事件的促发因素，感到愤怒或易怒；会经常问，"为什么是我们？"

危机后伴有功能紊乱的长期反应

潜在的创伤性事件后的反应和适应可分成不同类型的发展轨迹（Bonanno & Mancini，2012）。在正常状况下大多数因单一应激源受到创伤的人，通常具有相当稳定的健康功能（复原力）轨迹。具有复原力的个体在经历危机后会产生轻度至中度的应激反应，并会在前几周或者几个月之内得到恢复。然而，也有相当一部分人持续体验到与创伤经历相关的困扰和不适症状。对许多人来说心理困扰会持续存在，因为危机仍在继续，或是危机后的一段时间充满了不确定性和持续的应激源，例如，生活在旷日持久的武装冲突中或者流离失所中。

对于在危机平息后仍持续受心理问题困扰的人群，症状以及日常功能紊乱的持续时间会依据个体差异、创伤自身的特性以及接受治疗的类型和质量而有所不同。在逐渐恢复的轨迹中，精神病理以及中度的日常功能紊乱会在创伤后的前几个月出现，但经常会在创伤后 1~2 年内逐渐消失，有时也

会突然消失。而其他人则会经历一个延迟的轨迹，个体在应激性生活事件后体验到轻度至中度的日常功能紊乱，或者仅有阈下症状，但随着时间的推移症状和损害会恶化。例如，延迟发作的创伤后应激障碍（post-traumatic stress disorder, PTSD）（Andrews 等，2007；Smid 等，2009）。对一些人来说，轨迹更为慢性，他们在没有帮助的情况下努力挣扎着恢复到正常的功能水平。当人们再次面临创伤事件相关的提示线索时，业已消失的症状会再次出现；新的生活事件或者创伤可能会重新激活或者加重症状。这样看来，与潜在的创伤性事件相关的精神卫生问题与其他具有复发期和缓解期的、慢性医学问题是类似的。

精神障碍和其他情绪与行为问题

潜在的创伤性体验可增加多种精神障碍的风险。一些在危机幸存者中常见的精神障碍和其他情绪与行为问题包括：创伤与应激相关的障碍、抑郁、愤怒和攻击性暴发，以及成瘾物质的使用，其中一些心理后遗症会同时出现。

创伤后应激障碍与复杂型创伤后应激障碍

创伤后应激障碍可能会出现在经历、目击或者遭遇涉及自身或者他人的死亡、重伤或者威胁人身安全的事件之后。对 PTSD 的诊断需基于对症状的评估，持续数月或者更久的时长，以及显著的心理困扰或者功能的损害（APA，2013）。一些 PTSD 患者会经受严重的人格解体以及游离症状。研究表明，PTSD 可造成旷工和工作低效，严重程度可与重性抑郁症对工作功能的损害相

比（Kessler & Frank，1997）。因此，举例来说，一个患有情感性精神障碍（如重性抑郁症）或者焦虑障碍的个体，平均旷工或者缩短工时的天数是没有患精神障碍的职工的 5 倍多（每 100 个员工中旷工的天数比为 11∶2，缩短工时的天数比为 66∶11）。

临床工作者和研究者都发现，PTSD 的诊断经常无法捕捉到慢性、持久以及重复性创伤造成的严重心理伤害（Brewin 等，2017；Bryant，2010）。在长期的创伤中，比如儿童时期的躯体虐待和性虐待、成为人质、遭遇绑架等，受害者会受到犯罪者的躯体上或者情绪上的控制。这样持久的创伤引发的症状可能会被误诊为人格障碍（Allen 等，1999）。五种具有临床意义的人格类型（疏远型、退缩型、攻击型、承受型和适应型）经常会出现在遭遇创伤的女性中，而不太会出现在其他患有 PTSD 的个体身上（S. Taylor 等，2006）。患有这类复杂型 PTSD 的人通常也符合 PTSD 的诊断标准，但他们也同时需要附加的、特殊的治疗考量。

人群调查显示仅有一小部分的个体在遭遇潜在的创伤性事件后符合 PTSD 的诊断。WMH 调查统计了全球 26 个国家中符合 DSM-Ⅳ 中 PTSD 诊断标准的患病率。这一跨国统计中 PTSD 的终生患病率以及 12 个月内的患病率分别为 5.6% 和 2.8%，其中半数的病例是持续性的（Koenen 等，2017）。冲突后地区的社区人群调查显示，PTSD 患病率要高很多，其中终生累计患病率为 12%~37%（de Jong 等，2001；Mugisha 等，2015）。

研究显示，高风险人群的 PTSD 患病

率高于一般人群样本。灾难之后,直接受害者群体中的PTSD患病率有30%~40%,救援人员中为10%~20%,一般人群中则为5%~10%(Galea 等,2005)。

急性应激反应

急性应激反应(又称急性应激障碍,acute stress disorder)的特征为:在暴露于极具创伤性的应激源后立即出现类似PTSD的症状(APA,2013)。这些包括侵入性症状、负性心境、游离症状、回避症状和唤起症状。通常起病于创伤后的1个月内,持续时间最少为2天,最长可达4周(如果症状持续超过1个月,那么便会被诊断为PTSD)。

有观点认为,急性应激反应有助于识别暴露在创伤后需要立即治疗的个体(Bryant,2011)。然而,持续的研究一直在试图厘清为何许多创伤后患有急性应激反应的人会继续发展到PTSD或其他精神障碍(Bryant 等,2015;Creamer 等,2004;Meiser-Stedman 等,2017)。在一篇针对几个前瞻性研究的综述中发现,在经历不同创伤后,至少有半数被诊断为急性应激反应的患者之后发展成了PTSD,但大多数PTSD患者并不符合急性应激反应的诊断标准,这表明急性应激反应并非PTSD的预测因子(Bryant,2011)。

急性应激反应在一般人群中的患病率尚未明确。然而在遭遇严重创伤应激源的人群中,患病率取决于创伤的暴露程度、创伤程度和持续时间。人为创伤导致的急性应激反应患病率高于自然灾害触发的患病率(Bryant,2000)。在遭遇暴力犯罪、创伤后受伤入院救治、被告知罹患癌症的个

体中,患病率在5%~30%(Brewin 等,1999;Bryant 等,2011;Kangas 等,2007)。

适应障碍

人们通常能随着时间的推移学会应对应激,然而,当你在应对应激性事件时承受了超过正常预期的应激,以及应激给你的生活造成了重大困难时,你可能会罹患适应障碍(adjustment disorder)。适应障碍症状会在应激性事件发生后3个月内出现,持续时间不超过应激源消除后的6个月。经常会出现情绪和行为紊乱,包括心境低落、哭泣、焦虑、自我伤害、退缩、愤怒和易激惹。如果适应障碍没有得到解决,最终可能会导致更加严重的精神卫生问题,比如焦虑障碍、抑郁症或者物质滥用。在人群中适应障碍的患病率估计低于1%。然而,此类诊断分类的障碍并没有得到很好的研究(Dowrick 等,1998;Maercker 等,2012)。

持久的哀伤

另一种对生命中重要他人的死亡或者其他类型的丧失(如失去肢体、失去工作或者地位)的反应是哀伤或者丧亲。这种情绪反应通常会持续2~6个月,且不需要治疗。然而,若应激性事件来得突然且意外,哀伤过程则会变得更为复杂。意外死亡、暴力性死亡与出现其他精神障碍存在关联(Keyes 等,2014;Kristensen 等,2012)。创伤与哀伤症状的结合可能会非常严重,以致任何关于逝者的想法或者提示,即便是愉快的,都可能导致出现有关死亡的、可怕的画面、回忆或者想法(Horowitz 等,1997)。悲痛欲绝的个体难以继续他们的生活。在儿童群体中,创伤性哀伤也会妨碍从学业到与朋友交往的日常活动。若个体的哀伤到

达了失能的程度,对生活中其他所有事物失去了兴趣和关心,则可能罹患复杂性哀伤,或者称持续性复杂丧亲障碍(persistent complex bereavement disorder)。如果在重要他人死亡后超过 12 个月(儿童则至少为 6 个月),个体在一半以上的天数仍然抱有对逝者死亡或者死亡情景的先占观念[3],且超出文化常规,则需要寻求临床帮助。

危机事件过后,长时间的哀伤反应是常见的。10%~15% 的丧亲者在亲友因自然原因死亡后会经受复杂性哀伤(Prigerson,2004)。所爱之人在监护病房去世后的 6 个月中,有 46% 家属会出现复杂性哀伤(Anderson 等,2008)。在 2001 年 "911 事件"后的 3 年内,43% 的成年丧亲者仍在经受复杂性哀伤(Neria 等,2007)。持久的哀伤症状经常出现在将近半数的 PTSD 患者中。

抑郁症与焦虑障碍

在一生中,心境的改变颇为常见;随着岁月的流逝,大多数人都会体验到心境的起起(快乐)伏伏(悲伤)。然而,在一场危机之后,有些情绪起伏超出了正常范围。它们并没有随着时间而轻易消解,且干扰了人的日常功能。丧失和创伤性伤害最常见的一种精神后遗症是抑郁性疾患(Bryant 等,2010)。心境障碍(mood disorder)的特征为持续感到悲伤以及对曾经喜爱的活动丧失兴趣或者愉悦感(框 12-2)。不像暂时性悲伤,重性抑郁症(major depressive disorder,MDD)是一种会改变睡眠模式、食欲以及个体对事物和自身思考方式的持续性问题(框 4-1;APA,2013)。

框 12-2　情绪障碍的症状特征

心境障碍
　感到悲伤或者难过
　减少兴趣或者减少曾经感到愉悦的活动
　哀伤
　疲劳
　头痛
　背痛
　肠胃问题(消化不良、便秘或者腹泻)
焦虑障碍
　担心
　非理性的恐惧、害怕或感到处于危险中
　紧张
　无助感或者不可控感

将近 50% 的个体遭遇潜在的创伤性事件后会罹患重性抑郁症以及与之共病的 PTSD(Kessler 等,1995)。两者相似的症状,共同的诱因以及序贯发生,可以体现出这两种障碍的重叠性。尽管如此,一些人在经历创伤后只会罹患上抑郁症或者 PTSD 之一(O'Donnell 等,2004;Shalev 等,1998)。

焦虑障碍(anxiety disorder)也很普遍。在某些情况下,焦虑是有益的。当面对陌生的挑战时,焦虑可以激励个体为即将来临的事件做准备,甚至可能帮助身体做准备,以逃离逼近的危险。然而,当焦虑水平与威胁程度不相称,且恐惧变得势不可挡、干扰了日常生活时,个体则可能罹患焦虑障碍(框 12-2)。

广泛性焦虑障碍(generalized anxiety disorder,GAD)的特征是慢性的、夸大的担心和紧张,通常没有明确原因。这种不切实际的痛苦,超过了个体通常可能体验到的正常焦虑水平。这些感觉中的危机和灾难是持续不断的,与金钱、健康、家庭以及工作问题有关。当个体对日常问题的过度担心至少持续 6 个月时，就有了诊断意义（APA，2013）。与他人相比，那些经历过威胁生命的事件、重伤或者严重疾病，或者家庭成员去世的人，在广泛性焦虑障碍上会有更高的患病率（Muhsen 等，2008）。

物质使用障碍

许多人会自行使用药物或者酒精来应对令人不安的事件，并尝试处理那些棘手的想法、感觉以及与创伤性体验相关的记忆（Leeise 等，2010）。尽管这些行为看起来能够提供快速的解决方式，但实际上可能会导致更显著的问题。事实上，大量饮酒或者使用药物可能会妨碍心理治疗和药物治疗，从而将对焦虑症与心境障碍共病的治疗复杂化。物质使用障碍（包括酒精或者药物滥用）经常与创伤和其他个人的应激源密切相关，比如与关系中的冲突或者亲密有关的问题（Chilcoat & Breslau，1998；Kessler 等，1995）。除了自我用药治疗假说以外，也有对于其他因果方向的假说，其中包括创伤前的物质使用问题可以增加创伤暴露的风险（Haller & Chassin，2014）。

对于创伤暴露和 PTSD 能否造成药物使用问题的风险，相关证据并不一致。一项对人们进行了 10 年追踪的前瞻性研究估计，PTSD 和创伤暴露都不会增加酒精使用障碍的发病率，但是在 PTSD 患者中出现药物使用障碍的概率是未患 PTSD 人群的 4 倍（Breslau 等，2003）。另外，研究发现，创伤暴露和 PTSD 与有害且过度的饮酒相关（Kachadourian 等，2014；Welch 等，2017），在女性群体中创伤暴露是各阶段饮酒问题的重要诱因（Werner 等，2016），并且酒精使

用障碍可能会导致军人参战后精神病理学的发展（Sampson 等，2015）。在一项对退伍军人的前瞻性队列研究中，并没有在 4 年的随访期内发现创伤暴露与处方药物使用问题的相关性（Kalapatapu 等，2017）。

文献表明，在曾经接触潜在的创伤性事件的人群中，吸烟率明显高于一般人群（Feldner 等，2007；Fu 等，2007）。暴露于潜在的创伤性事件似乎与吸烟率（包括开始吸烟、吸烟频率以及尼古丁依赖）的增加相关；而在 PTSD 患者中，增长最为显著。这种关系可能是双向的，因为尼古丁可能有助于降低情感症状；戒断可能会加剧过度觉醒的症状（Feldner 等，2007）。吸烟、PTSD，以及酒精使用障碍通常一起发生，并且这些问题的组合对健康问题以及功能损害的影响可能更为严重（Forbes 等，2015）。在美国的一般人群中，吸烟率为 22%。然而，大约 45% 现患 PTSD 的人群目前也同样是吸烟者。其中 70% 的人每天至少抽一包烟（20 根）（Feldner 等，2007）。一项追踪 10 年的前瞻性研究表明，尼古丁依赖问题在无创伤史人群中的比例约为 10%，在有创伤暴露但未患有 PTSD 人群中约有 20%，而在患有 PTSD 的人群中约有 32%（Breslau 等，2003）。

破坏行为，愤怒与功能损害

对潜在的创伤性事件的反应可能包括不可控的愤怒感或者悲伤感，从而导致注意力问题、攻击性以及冲动行为。愤怒通常是一种自然的、健康的情绪，它可以提供倍增的能量，能够帮助人们坚持不懈地面对困难和社会不公平，并处理生活中的不幸。然而，强烈的愤怒可能会引发攻击行为从而伤

害亲密关系、家庭成员、友谊和工作关系。这些也可能会影响到个体对自身及其社会角色的感受。与那些没有精神障碍的人相比，精神障碍（如 PTSD）患者的愤怒、敌意和攻击性都会更多（Barrett 等，2013；Lasko 等，1994；Orth & Wieland，2006；Silove 等，2017）。有些人的行为意在把责任推给别人。另一些应对行为失败的迹象包括经常发脾气、怨恨、欺负和威胁他人，破坏财物以及强烈地蔑视权威人物。如果这些行为变成长期行为模式的一部分，则这些人可能被诊断为破坏性行为障碍（disruptive behavior disorder）。这些严重创伤后出现的障碍所引发的功能损害可导致学业失败、青少年期怀孕或者涉及刑事司法系统的问题、婚姻问题以及失业。

经历了潜在的创伤性事件之后，儿童尤其可能出现行为改变（McLaughlin & Lambert，2017）。生活在加沙地带的儿童中，37% 有品行问题；23% 有多动问题；以及 60% 有同伴关系问题（Thabet 等，2008）。在美国，外化的障碍通常更多出现在曾经历过创伤的青少年中（Carliner 等，2017）。此外，童年创伤与 18 岁时的广泛功能损害相关，其中包括整体行为-情绪问题，人际关系问题以及学业失败的比率都会更高（Giaconia 等，1995）。虽然尚未有纵向研究探讨 PTSD 与品行障碍之间的联系，但在品行障碍的人群中创伤和 PTSD 的患病率更高（Bernard 等，2018），且发现在男孩和女孩中，PTSD 与暴力行为密切相关（Aebi 等，2017）。

自杀与自伤

早期创伤经验比如性虐待、情绪或者躯体虐待对于自杀行为具有较高归因危险度，包括想法（意念）和行动（自杀未遂和自杀死亡）（Brent 等，1999；Brown 等，1999；Fergusson 等，1996）。研究表明，生活事件可与基因易感性交互作用，增加个体的自杀未遂风险（Caspi 等，2003；Gibb 等，2006；Roy 等，2007）。与战争相关的 PTSD 病史会增加自杀行为的风险（Pompi 等，2013；Ramchand 等，2015）。

自杀意念和自杀未遂率会依据创伤类型与创伤数量而具有显著差异（LeBouthillier 等，2015），也会因性别和遭遇创伤的年龄而有所不同（Fujiwara 等，2017）。75%~85% 有自杀行为的人曾有创伤史（Belik 等，2007）。研究也表明，自杀未遂不仅与过往的创伤有关，同时也与 PTSD 的诊断相关。在一组从小学一年级开始追踪的、针对年轻人的大样本社区研究中发现，在研究参与者中，有 10% 的 PTSD 患者之后有自杀未遂，而非 PTSD 患者自杀未遂率则小于 5%（Wilcox 等，2009）。此外，在经历过攻击性暴力的群体中，PTSD 会将自杀风险提高至少 3 倍。相比之下，在虽有 PTSD 但未经历攻击性暴力的群体中，自杀风险并没有显著增长（Wilcox 等，2009）。

虽然对自伤尚无充分的理解或者广泛的研究，但常见的自伤风险因素包括一些应激体验，比如家庭冲突、性或者躯体虐待等（Boudewyn & Liem，1995；Bureau 等，2009；Turell & Armsworth，2000）。有报告称，蓄意自伤行为是 PTSD 患者试图控制或者降低症状严重程度的一种方式（Weierich & Nock，2008）。Linehan（1993）认为，以虐待、忽视和压抑情绪表达为特征的幼儿抚养环境会导致较差的人际沟通与情绪管理技能,而这些反而会导致之后适应不良的应对行为,比如自伤行为。对青少年和青年的研究估计,他们的终生自伤率在 12%~38% 之间,其中许多人通过自己造成的躯体伤害来应对让他们不知所措的局面或者情绪(Whitlock,2010)。一项丹麦的全国队列研究发现,出于多种原因,在儿童期经常因与创伤有关的伤害而住院的个体,在成年早期会有更多反复自伤的风险(Webb 等,2017)。研究发现,在寻求治疗的退伍军人中,在 8 年内患有 PTSD 的人比未患有 PTSD 的人更容易出现非致命性的自伤行为,且这种关联在同时患有 PTSD 和抑郁症的女性中更为明显(Gradus 等,2017)。

睡眠紊乱

人们很早就意识到,创伤经历后会出现梦魇以及有破坏性的夜间行为。对黑暗本身的恐惧反应会妨碍人们放松和入睡。应激会引起与交感神经系统激活有关的高水平生理唤起,并且,创伤事件的类型和其他个人因素,会增加个体对于睡眠紊乱的易感性,而睡眠紊乱则可能发展成睡眠障碍(Mollayeva 等,2017)。睡眠呼吸紊乱(sleep disordered breathing)、周期性四肢运动障碍(periodic leg movement disorder)以及其他异态睡眠在有创伤暴露的样本中十分常见(Krakow 等,2014;Mellman 等,1995)。有将近 80%~90% 的 PTSD 患者会出现失眠症状,50%~70% 则会经历梦魇(Neylan 等,1998;Leskin 等,2002)。虽然睡眠问题是 PTSD 的部分症状,但在没有 PTSD 的人群中慢性失眠以及梦魇也频繁出现。即使在地震所致流离失所近 2 年后,83% 的幸存者

仍报告有睡眠问题,虽然其中仅有 12% 的人患有 PTSD(Jiang 等,2016)。睡眠紊乱与 PTSD 之间可能的双向关系需要用更多的研究来检验(Cox 等,2017)。

共病

精神疾病共病是指一个人在特定时期内同时或者连续出现两种或者更多符合诊断标准的精神障碍。许多研究表明,经历了潜在的创伤性事件之后会有较高精神疾病共病率。表 12-1 中展示了在危机事件引发创伤后的 1 年内,最常共同出现的精神障碍之间的相关关系(Kessler 等,2005)。

表 12-1　创伤后精神障碍的共病

前 12 个月内各种精神障碍的四项相关			
	GAD	PTSD	AD	DD
MDD	0.62	0.50	0.37	0.40
GAD		0.44	0.31	0.35
PTSD			0.34	0.25
AD				0.71

数据摘自 Kessler 等,2005 年。

GAD,广泛性焦虑障碍;PTSD,创伤后应激障碍;AD,酒精依赖;DD,药物依赖;MDD,重性抑郁症。

关于精神卫生共病状况的研究主要集中在 PTSD,对于在潜在的创伤性事件背景下频繁出现的其他精神障碍,则所知甚少(Goldstein 等,2016;Gradus,2017)。据估计,多达 80% 的 PTSD 患者至少有一种同时出现的精神障碍。在患有 PTSD 的群体中情感性精神障碍的共病率在 26%~65% 之间,焦虑障碍有 30%~60%,人格障碍有 40%~60%,双相障碍有 6%~55%,而超过半数的人有酗酒或者药物滥用问题(60%~80%)(Brady 等,2000;Breslau 等,1998;Cerimele 等,2017;Creamer 等,2001;

Kulka 等，1990）。抑郁障碍是最常见的，它几乎出现在所有 PTSD 的个体中（高达70%）（Kessler 等，1999）。

因共病而加重的功能损害与困扰也相应地增加了精神障碍在个人与公共卫生层面的负担。多种严重症状的结合、较长的疾病持续期，以及较低的社会功能可能会导致较高的卫生服务利用和更多的危害健康行为（Bakken 等，2007；de Graaf 等，2004；Rauch 等，2008；Renouf 等，1997）。鉴于这些障碍的症状有广泛重叠，许多能够轻松识别并治疗焦虑症或者抑郁症症状的临床工作者可能难以识别出 PTSD（Samson 等，1999；Zimmerman & Mattia，1999）。

先前的精神障碍患病史可能是在创伤后出现另一种精神障碍的风险因素或者标记。先前存在的障碍可能使个体容易暴露于潜在的创伤性事件中，或者可能放大创伤后出现另一种障碍的风险。生物进程可能也在起作用。脑化学物质对慢性应激的适应性可能诱发人们罹患精神障碍、物质使用障碍，或两者兼具的脆弱性（Brady & Sinha，2005）。

躯体健康后遗症

对创伤的情绪反应可能会对人躯体以及认知、行为的康宁带来不利影响。PTSD 患者呈现出一种值得注意的病例模式。例如，这些人可能会因治疗肌肉骨骼、胃肠道、心血管、骨盆和神经系统疾病，以及肺部疾病、高血压病和消化性溃疡而寻求医疗帮助（Boscarino，1997；Davidson 等，1991；McLeay 等，2017；Samson 等，1999；Schnurr & Jankowski，1999；Spitzer 等，2009）。

Norman 等（2006）指出，创伤相关的表现可能会因性别而不同。遗憾的是，除性别问题外，PTSD 尽管在初级医疗机构中相当普遍（Spottswood 等，2017），但其在综合性医疗和精神科医疗的临床实践中均未得到有效的识别（Davidson 等，1991；Samson 等，1999）。于是，一些人虽然实际出现了 PTSD 的症状，但却被当作一般躯体疾病进行治疗。在其他躯体疾病与精神障碍共同出现时也会遇到类似的问题。

现已有多种解释创伤后同时出现精神与躯体问题的机制。最简单来讲，创伤可能是导致躯体疾病或者伤害以及后续病理性情绪反应的一种起因。于是，躯体与精神之间可能出现某种循环关系。在这种被称为"相互维持"的状况下，疼痛会提醒人们创伤的发生，促使人们尽力回避可能进一步带来痛苦和创伤回忆的情境（Asmundson 等，2002）。例如，目前认为 PTSD 与慢性疼痛之间的关联可能与相互维持有关（McWilliams 等，2003）。

此外，危及生命的疾患可能会促发一种情绪障碍作为对该疾患的反应。例如，许多研究发现，心脏病发作、卒中、癌症或者严重事故后康复的个体，可能会出现一些感知上或者实际发生的独立性丧失、身体意象的改变或者自我效能的改变，从而达到可诊断程度的抑郁症（Noyes 等，1990）。遭遇到威胁生命的状况并感到抑郁的个体，与那些并无抑郁感的个体相比，会出现更多躯体症状，且采用更多的药物治疗（Strik 等，2004）。因此，共病可能具有公共卫生和卫生经济上的双重意义。

鉴于创伤引起的精神障碍共病率甚高，

躯体疾病实际上可能与多种精神障碍共病有关。例如，PTSD 对躯体健康的影响可能部分归咎于抑郁和焦虑障碍的共病。

最后，精神障碍如 PTSD 中出现的下丘脑 - 垂体 - 肾上腺轴（HPA）的异常可能会引起躯体并发症的加重。HPA 轴是神经内分泌系统的主要部分，可在应激增加时维持人的体内平衡（Spencer & Deak, 2017）。在人类脑发育关键形成期中的应激体验，不仅塑造了个体对威胁性经验的解释，也影响了遇到威胁时应激反应的长度与强度。而且，应激的体验可能永久性地改变 HPA 轴对应激的反应，并在有过多的或者有慢性应激时会增加精神病理学的易感性（Gerritsen 等, 2017；Nemeroff, 2016；Nugent 等, 2016；Raymond 等, 2017）。此外，HPA 轴的失常和其他神经化学上的变化可能导致人易患高血压病和动脉粥样硬化性心脏病；它们也可能促发甲状腺和其他激素功能的异常，以及增加感染和免疫性障碍的易感性。

研究也证明了生活中不幸事件与肥胖症、神经性贪食之间的关联（Bartoli 等, 2015；Palmisano 等, 2016）。童年创伤以及在成年期遭遇创伤性事件似乎会增加不良饮食行为的风险，从而导致肥胖症。创伤与肥胖症之间关联的中介因素可能包括 PTSD、抑郁、游离以及应对应激时食物摄取量的改变。一篇荟萃分析表明了 PTSD 与体重指数（BMI）增长之间的关联（Suliman 等, 2016），一些纵向研究也支持了这样的关系，尤其是在女性群体中（Kubzansky 等, 2014；Mason 等, 2017）。

尽管许多研究表明，PTSD 患者罹患心血管疾病和糖尿病的风险会增加，但我们对其可能的生物学或者行为机制尚不了解（Koenen 等, 2017）。在 PTSD 的患者中，比如腹部肥胖、高血糖、高甘油三酯血症、高血压和低高密度脂蛋白胆固醇等新陈代谢因素会发生改变。一篇系统综述和荟萃分析发现，PTSD 的患者出现代谢综合征的风险几乎是匹配的正常人群的两倍（Rosenbaum 等, 2015）。

遗传和生理学变化

应激情景调动了许多脑区，其中包括杏仁核、海马体以及前额叶皮质。研究表明，慢性应激可能对脑功能产生有害影响。例如，某种脑内神经化学物质和神经肽系统的长期失调似乎与临床上的抑郁症和焦虑障碍相关（Neumeister 等, 2007；Reagan 等, 2008）。同时，PTSD 可能与先前存在的脑结构异常有关。例如，较小的海马体体积、透明隔的异常与 PTSD 和其他焦虑障碍较高的易感性有关（Gilbertson 等, 2002；Gross & Hen, 2004；May 等, 2004；Talbot, 2004）。

一些神经递质以及神经内分泌系统似乎参与了应激反应过程（Southwick 等, 2007），而我们对神经生物学因素的理解也在持续增加（Bandelow 等, 2017；Colyonen 等, 2017）。一些其他研究认为，免疫系统炎症和微生物群 - 肠 - 脑轴对心理健康的重要性日益凸显（Kuhlman 等, 2017；Malan-Muller 等, 2017；Rieder 等, 2017）。

对于创伤受害者来说，遗传基因可能在 PTSD 的易感性中扮演了一定角色（Banerjee 等, 2017）。PTSD 的基因研究滞后于其他精神障碍的研究，但最近的研究合作已经开始进行一个大规模的全基因组关联研究（genome-wide association studies, GWAS）联盟（Logue 等，2015）。数种基因正被当作 PTSD 的潜在靶点进行研究（Chitrala 等，2016；Duncan 等，2018）。理解与 PTSD 相关的基因通路将是一个挑战，但这会给未来识别和开创新型治疗方法提供机遇。

危机与精神卫生：历史与流行病学

早在创建比如 DSM 的正式疾病分类学之前，应激可导致出现精神障碍的观念就已经出现（Yehuda & McFarlane，1995）。早期分类术语中使用比如"严重应激反应"和"短暂情景的紊乱"来描述战争或其他灾难后遭受的强烈痛苦。具有轻微症状的个体被认为患有神经症。20 世纪 70 年代的研究表明，诸如虐待儿童综合征、强奸创伤综合征和受虐妇女综合征等这些对人际创伤的长期反应，与退伍军人的创伤反应症状相似。然而，当时的诊断系统尚无法对那种曾经健康但在遭遇潜在的创伤性事件后出现的慢性状况进行分类。直到 20 世纪 80 年代出版了 DSM 的第 3 版（APA，1980），PTSD 才成为分类学中的一部分，并且对创伤的精神性反应成为当代基础、临床以及流行病学研究中不可或缺的部分。

不仅精神障碍的诊断分类随着时间的推移而发展，对创伤事件的定义，以及包含在该定义下的事件范围也在不断进行完善（Friedman 等，2007；Monson 等，2007；Rechtman，2004；van der Kolk，2007）。最初 PTSD 是一种焦虑障碍，而创伤性经验被定义为一种压倒性的、令人不安的异常体验。在 DSM-Ⅳ 中，定义扩展到包括一切具有潜在临床意义，但伴有强烈恐惧、无助或者恐怖的条件反应的事件。据一些估计，这一定义使一般人群中与诊断相关的创伤性事件的比例从 68% 增加至 90%（Breslau & Kessler，2001）。DSM-5 现在认识到创伤或者不幸事件的重要性，即一个新的诊断类别——创伤与应激相关障碍（trauma & stressor related disorder，TSRD）的重要原因。DSM-5 将潜在的创伤性事件定义为：通过亲身经历或者亲眼目睹发生在他人的事件，而有生命危险或者受到死亡威胁，或者暴露于严重的伤害或者性暴力之中（APA，2013）。这个定义不再要求有主观的反应，也排除了因自然原因失去所爱之人，以及媒体反复披露的情况。同时对 PTSD 的症状和标注——即创伤与应激相关障碍分类的基础——进行了修订，并增加了一个儿童群体的 PTSD 的新亚型。尽管这些改变对 PTSD 患病率（DSM-Ⅳ 与 DSM-5 之间的总体一致性为 87%）的变化影响很小，但研究表明，使用 DSM-5 进行的诊断中 PTSD 的女性患病率有所增加（Carmassi 等，2013；Kilpatrick 等，2013）。

除了上述近年的分类学变化外，在对灾害和其他潜在的创伤性事件的反应进行流行病学评估时，还必须牢记其他研究方法论上的差异。其中抽样和研究设计的问题尤为重要（Galea 等，2008；Kessler 等，2008；Wittchen 等，2009）。测量的可比较性也很重要（如基于症状评估与基于诊断标准评估之间的差异）。例如，使用症状清单的评估，有过高估计 PTSD 患病率的倾向（Boals

& Hathaway, 2009; Charlson 等, 2016; Terhakopian 等, 2008)。最近一篇同样对受战乱影响群体、基于年龄建模的荟萃分析发现, PTSD 和抑郁症患病率的估计值明显更低(Charlson 等, 2016)。其他重要的因素包括: 评估时间(影响了研究是否涉及短期或者长期后果)和事件因素(如创伤类型、接近程度和在事件中的角色),以及潜在的社会或者文化影响。

如表 12-2 所示, 在世界各国, 较高比例的成年人在一生中至少经历过一次潜在的创伤性事件,许多人不止经历过一次。然而, 在暴露于潜在的创伤性事件的人中, 只有一小部分才会发展成 PTSD。在饱受战争蹂躏的国家, 冲突导致了被迫迁移和暴力(经常是在战争和恐怖主义的背景下),从而引发超高的心理困扰率。较新

的建模方法正在试图消除传统定量评估中的诸多局限,来推进我们对受冲突影响群体的心理健康研究。在受冲突影响地区的年龄标准化样本中, PTSD 和重性抑郁症的患病率估计(分别为 12.9% 和 7.6%)是另一项包括 188 个国家的 GBD 研究内重性抑郁症和焦虑障碍平均患病率的两倍(Charlson 等, 2016)。之前对全球受冲突影响群体的荟萃分析表明,方法论的问题(如非代表性样本、使用症状清单而非诊断性访谈)与被过高估计的精神障碍患病率有关(Steel 等, 2009)。此外, 在面临持续应激的群体中, 比如受冲突影响和流离失所的群体中, 对正常的心理困扰和精神障碍进行区分的难度非常之高(Tol 等, 2013)——这些都表明,需要严格评表 12-2 中提供的患病率。

表 12-2　在选定的大型社区或一般成人样本中创伤事件的暴露率以及 PTSD 的患病率

国家	创伤暴露率 [a]/%	PTSD 患病率 /%	
		终生	12 个月或者最近
非战争事件			
澳大利亚	50~76.2	9.6[c]	1.3~1.5; 5.8[c]
比利时	65.8	4.1[c]	1.2[c]
巴西	73.8~86	4.3~11.1[c]	2.1[c]
保加利亚	28.6	6.5[c]	4.0[c]
加拿大	76	9.2	
智利	40	4.4	
哥伦比亚	82.7/75.1	2.2[c]/4.9[c]	0.7[c]/1.3[c]
欧洲(六国)	64		1.1
法国	72.7	5.4[c]	3.2[c]
德国	17~67.3	1.3; 2.5[c]	0.7; 1.0[c]
伊拉克	56	4.4[c]	2.0[c]
以色列	36~74.8	9.0[b]; 2.1[c]	0.8[c]
意大利	56.1	4.3[c]	1.3[c]

续表 12-2

国家	创伤暴露率 [a]/%	PTSD 患病率 /%	
		终生	12 个月或者最近
日本	60.7	2.1[c]	1.2[c]
肯尼亚	48	10.6[b]；0.26[bc]	
黎巴嫩	81.1	4.2[c]	2.4[c]
墨西哥	68.8~77	1.5~11.2；2.1[c]	0.6；0.8[c]
尼德兰（荷兰）	65.6~81	7.4；6.7[c]	4.1[c]
新西兰	61~79.3	7.6[c]	3.8[c]
北爱尔兰	60.6	14.5[c]	8.4[c]
秘鲁	83.1	0.8[c]	0.2[c]
葡萄牙	69	7.7[c]	3.3[c]
中国大陆	52.5	0.5[c]	0.4[c]
罗马尼亚	41.5	2.8[c]	1.8[c]
南非	73.8	2.3/2.5~3.0[c]	0.7；1.0[c]
西班牙	54/62.4	4[c]/4.5[c]	1[c]/1.4[c]
瑞典	81	5.6	
瑞士	28		0
乌克兰	84.6	5.7[c]	3.4[c]
美国	50~90	6.1~12.2；8.3c	4.7；4.3c
受战争影响地区			
阿富汗	67，62（>3 个事件）		20.4~42.1[b]
阿尔及利亚	92	37.4	
柬埔寨	74	28.4	
埃塞俄比亚	78	15.8	
加沙地带	59	17.8	
科索沃	66	17.1[b]	
黎巴嫩	55	3.4	
乌干达北部	80.8	11.8	
卢旺达	75		24.8[b]
苏丹	92	36.2[b]	

[a] 事件类型各异，并且通常未报告任何事件暴露的累积百分比。因此使用了单个事件的最高估计值。

[b] 症状评估对比结构化的临床访谈。

[c] 创伤后应激障碍（PTSD）在创伤暴露人群中的条件性患病率。

澳大利亚	Rosenman, 2002；Creamer 等, 2001；Koenen 等, 2017
比利时	Koenen 等, 2017
巴西	Luz 等, 2016；Koenen 等, 2017
保加利亚	Koenen 等, 2017
加拿大	Van Ameringen, Mancini, Patterson, & Boyle, 2008
智利	Zlotnick 等, 2006
哥伦比亚	Koenen 等, 2017
欧洲	Darves-Bornoz 等, 2008
法国	Koenen 等, 2017
德国	Perkonigg, Kessler, Storz, & Wittchen, 2000；Koenen 等, 2017
伊拉克	Koenen 等, 2017
以色列	Bleich, Gelkopf, Melamed, & Solomon, 2006；Koenen 等, 2017
意大利	Koenen 等, 2017
日本	Koenen 等, 2017
肯尼亚	Jenkins 等, 2015
黎巴嫩	Koenen 等, 2017
墨西哥	Norris 等, 2003；Borges 等, 2014；Koenen 等, 2017
尼德兰（荷兰）	De Vries &Olff, 2009；Koenen 等, 2017
新西兰	Kazantzis 等, 2009；Koenen 等, 2017
北爱尔兰	Koenen 等, 2017
秘鲁	Koenen 等, 2017
葡萄牙	Koenen 等, 2017
中国大陆	Koenen 等, 2017
罗马尼亚	Koenen 等, 2017
南非	Atwoli, 等, 2013；Koenen 等, 2017
西班牙	Koenen 等, 2017
瑞典	Frans, Rimmo, Aberg, & Fredrikson, 2005
瑞士	Hepp 等, 2006
乌克兰	Koenen 等, 2017
美国	Kessler 等, 1995；Breslau 等, 1998；Goldstein 等, 2016；Koenen 等, 2017
阿富汗	Cardozo 等, 2004；Scholte 等, 2004
阿尔及利亚	de Jong 等, 2001
柬埔寨	de Jong 等, 2001
埃塞俄比亚	de Jong 等, 2001
加沙地带	de Jong 等, 2001
科索沃	Lopes Cardozo, Vergara, Agani, & Gotway, 2000
黎巴嫩	Karam 等, 2006
乌干达北部	Mugisha, Muyinda, Wandiembe, & Kinyanda, 2015
卢旺达	Rwanda Pham, Weinstein, & Longman, 2004
苏丹	B. Roberts, Damundu, Lomoro, & Sondorp, 2009

年轻人暴露于潜在的创伤性事件的状况并不罕见。在对美国青少年进行的全美抽样调查中,近2/3(61.8%)的人至少遭遇过一次潜在的创伤性事件,其中18.6%的人则在17岁之前经历过3次或者以上(McLaughlin等,2013)。最为常见的事件是,所爱之人的意外死亡、人为或者自然灾害,以及目睹死亡或者重伤。PTSD的终生患病率为4.7%。有证据表明,在城市环境中成长的年轻人可能经历更多的创伤(60%的人经历过4次或者以上创伤性事件),以及更多类型的攻击性暴力事件,这使PTSD的条件风险几近加倍(Breslau等,2004)。一个14~24岁的欧洲社区样本中,21.4%的参与者在他们的一生中至少经历过一次创伤性事件,PTSD的终生患病率为1.3%(Perkonigg等,2000)。其中最普遍的事件为躯体攻击和严重的事故。

创伤性事件的类型

尽管潜在的创伤性事件的分类并不简单直接,但本节提供了一些按照体验范围和“起因”划分的分类示例。直到最近,创伤性应激的历史和研究大多集中在特定创伤性事件或者特定人群样本上,比如执行战斗任务的军人以及灾民。对全球一般人群的社区调查结果开始让我们认识到,人群在应对创伤后应激时精神卫生需要的程度和范围。然而我们必须考虑到,使不同的文化群体感到高度不安的应激源可能各有不同,相应地对精神卫生也有不同的影响(Terheggen等,2001)。

人际暴力

遭受暴力与各种精神卫生问题相关,其中包括自杀、物质滥用、抑郁症和PTSD(Caetano & Cunradi,2003;Lambert等,2008;Rutherford等,2007)。犯罪事件的受害者中PTSD的患病率在19%~75%(Kilpatrick & Resnick,1993)。在创伤性事件中,侵犯性的暴力经历,比如强奸和其他性侵犯、酷刑、绑架和囚禁,最有可能导致精神障碍。在遭受过攻击性暴力的人中,将近半数会出现PTSD,而相比之下只有2%的人知道近亲曾经历过这类暴力(Breslau等,1998)。

遭受暴力或者虐待的影响因年龄和发育阶段而异。一篇包括来自22个国家的研究在内的荟萃分析估计,7%~8%的男性和19%~20%的女性在18岁之前曾受到某种形式的性虐待(Pereda等,2009)。毒害性应激可能会影响有可塑性的系统,且人的发展是循序渐进的(后面的发展取决于早期的成绩),因此暴露于危害性应激可能会产生贯穿整个生命历程的,重大且持久的心理的、生理的和社会问题(Shonkoff & Garner,2012)。童年时期的不良对待和虐待已被证明会干扰年轻人的情绪调节能力,转而可能导致极端或者失控的情绪,比如愤怒和暴怒(Chemtob等,1997);之后的人生中会有各种形式的自伤,其中包括自我饥饿,自残以及自杀未遂(van der Kolk等,1991);也会出现PTSD和一系列后续的心境、焦虑以及物质使用障碍(Breslau等,2014;Scott等,2012)。

儿童和青少年受到虐待或者生活在

有家庭暴力(现在也称为亲密伴侣暴力)的环境中,会有更多情绪和行为问题的风险(Holt 等,2008;Kerker 等,2015)。据估计,在美国有 9% 的青少年曾目睹父母间的暴力,而有 38% 的青少年目睹过社区暴力(Zinzow 等,2009)。上述两种形式暴力的目击者可能患有 PTSD 和重性抑郁症的概率,是从未目击过暴力的同龄人的两倍(Zinzow 等,2009)。

事故与伤害

"伤害"(injury)和"创伤"(trauma)这两个术语有时可以互换使用。车祸、火灾和烧伤、跌倒、溺水、中毒、窒息和动物咬伤都可造成意外伤害。人身伤害导致的情绪与行为并发症是一个日益引起关注的公共卫生问题,尤其是在当下,创伤医疗水平的提升增加了创伤后幸存个体的数量。在美国每年约有 200~250 万人因遭到伤害而需要紧急救护(Office of Statistics & Programming,2012)。严重躯体伤害的幸存者会经历与其他创伤类型幸存者类似的精神后遗症。据估计,受躯体伤害的个体中,急性应激反应的患病率为 12%~16%(Bryant & Harvey,1998;Harvey & Bryant,1999a,1999b;Mellman 等,2001)。战争中负伤的军人以及曾经严重受伤或者烧伤的个体,罹患 PTSD 以及抑郁症的风险极高(Grieger 等,2006;Laugharne 等,2011;O'Donnell 等,2003;Van Loey & Van Son,2003)。美国国家创伤成本与结局研究(US national study on the costs & outcomes of trauma)估计,受伤住院 1 年后的 PTSD 和抑郁症的患病率分别为 20% 和 7%(Zatzick 等,2008)。

战争老兵与战区受伤平民的经历也阐述了躯体疾病与精神障碍的相互关联。爆炸性弹药让士兵们在执行作战任务时有失去四肢的危险。此外,冲突地区还有多达 9 000 万至 1.1 亿枚仍未爆炸且未被标记的杀伤性地雷,这使得维和人员和居民都面临着被截肢和其他危及生命的风险(Aboutanos & Baker,1997)。在两项战后老兵长期追踪调查中发现,32%~52% 的截肢者需要精神卫生服务来治疗 PTSD、抑郁症以及冲动控制问题(Dougherty,2003;Ebrahimzadeh 等,2006)。在一项对地雷爆炸区的幸存儿童与青少年的调查中发现,半数青少年至少罹患一种精神障碍(Hemmati 等,2015)。

疾患

在慢性障碍或者潜在的致命性疾病比如癌症等患者中,情绪困扰非常普遍(Kross 等,2008;Mehnert & Koch,2007)。在严重急性疾患的死者或者甚至幸存者的家庭中,也发现了相似的情绪困扰(Kross 等,2008)。对重症监护病房幸存者的研究分析发现,平均 28% 的患者具有显著的抑郁临床症状,平均 22% 的患者具有显著的 PTSD 临床症状(Davydow 等,2009;Davydow 等,2008)。而 PTSD 在器官移植接受者中并不常见(Davydow 等,2015)。

潜在的创伤性事件的差异影响

从收集 PTSD 流行病学信息的研究中,我们获得了一个不同的视角,来评估更加个人化的创伤暴露与反应。WMH 调查倡议为全球一般人群的创伤后果,提供了更深刻的见解(表 12-3)。最常见的创伤暴露是被人用武器抢劫或者威胁,遭遇涉及躯体伤害的车祸,以及危及生命的疾病。上述事件类型中的 PTSD 患病率较低(2%)。而在遭受强奸、性侵犯和绑架的人群中,PTSD 的患病率较高(11%~17%)。同时美国一般人群的流行病学调查估计,15%~24% 的暴力接触者会出现 PTSD(Breslau 等, 1998)。在使用 DSM-5 定义的美国酒精与相关问题流行病学调查 Ⅲ(National Epidemiologic Survey on Alcohol & Related Conditions- Ⅲ)中发现,患有 PTSD 的参与者最常报告的创伤暴露按频率降序排列如下:18 岁之前的性虐待,看到完整尸体或者某些部位,受到亲密伴侣暴力的伤害,自身遭遇的严重或者危及生命的伤害以及疾病(Goldstein 等, 2016)。

表 12-3 全球范围社区调查中创伤经历
以及 PTSD 患病率

暴露情景	终生暴露率	PTSD
身体或性暴力的经验		
强奸	3.2	17.4
性侵犯	5.5	11
绑架	1.2	11.3
被人用武器劫持或威胁	15.5	2
被伴侣或者殴打	4.6	9.4
被他人殴打	5.9	2.8
目睹家庭内的斗殴	7.9	4
被养育者殴打	8.2	5.3
事故 & 受伤		
汽车事故	14.1	2.1
其他危及生命的事故	6.3	5.1
疾病		
危及生命的疾病	11.3	2.4
有严重疾病的儿童	7.9	4.8

数据摘自 Liu, Petukhova, Sampson,等, 2017 年。

战争

战斗经历

在军队中服兵役不仅增加了目睹伤亡的可能性,也增加了被囚禁或者遭遇生命威胁的概率。与平民和没有战斗经历的军人相比,参与战斗的美国退伍官兵的 PTSD、自杀、攻击行为以及过度饮酒或者药物滥用的发生率更高(Connorton 等, 2011; Elbogen 等, 2014; MacManus 等, 2015; Pompili 等, 2013),而一篇荟萃分析发现,英国服役人员仅心理困扰有所增加(Rona 等, 2016)。在美国陆军和国民警卫队调查(Surveys of US Army & National Guard)中发现,士兵们在战斗部署后 3 个月,(伴有一些功能损害的)抑郁症或者 PTSD 患病率为 23%~25%,12 个月后仍持续高达 27%~31%,且与酒精滥用和攻击行为高度共病(Thomas 等, 2010)。个体在战区的应激暴露则取决于战斗性质以及每项部署任务的要求(Hoge 等, 2004; Kang 等, 2003; Richardson 等, 2010; Sareen 等, 2007; Schlenger 等, 1992)。此外,一些退伍军人的精神卫生问题在战斗结束后仍会持续数年。一项对越南战争的澳大利亚男性退伍军人的研究发现,半数曾经患有 PTSD 的退伍军人在回国 36 年后仍然符合此障碍的诊断标准(O' Toole & Catts, 2017)。全美越南战争退伍军人纵向研究(national vietnam veterans longitudinal study)估计,4.5% 的男性和 6.1% 的女性战区退伍军人目前患有 PTSD,其中 1/3 的人在战后 40 年仍同时患有抑郁症(Marmar 等, 2015)。

战俘罹患 PTSD 的风险最高;甚至在被释放 40 年后其患病率仍然居高不下

（Goldstein 等，1987；Kluznick 等，1986）。业已发现，躯体折磨是预测长期出现 PTSD 症状的因子（Park 等，2012）。然而，尽管战俘经历了极端负面的经历或者重大的不幸，但对他们适应状况的纵向研究仍为其恢复功能健康的可能性提供了发展性视角（King 等，2015）。

大多数维和人员都能很好地应对服役的应激，不会出现心理上的困扰（Laukkala 等，2016；Sareen 等，2007）。维和行动的心理影响基于使命要求而不同，其任务范围包括从良性观察或者人道主义行动，到维持战火平息或者与平民和战斗员接洽等更危险的工作。尽管如此，有些人仍会经历 PTSD 和其他形式的心理困扰，如抑郁症和酗酒（Forbes 等，2016；Souza 等，2011）。

2017 年，仍有 50 个国家允许征募儿童入伍。仍有 100 多个军团在积极招募儿童，其中至少有 58 个军团在战争冲突中使用儿童兵（https：//www.child-soldiers.org/）。儿童兵可能被要求埋地雷、收情报、当警卫、做助手和性伴侣。在塞拉利昂，26%~28% 的前儿童兵杀害过一名陌生人或者亲人（Betancourt 等，2010）。研究发现，这些年幼士兵有极高程度的创伤暴露和 PTSD 症状（Betancourt 等，2013；Derluyn 等，2004；Kohert 等，2008；Somasundaram，2002），且这样的影响在 50 年之后仍然显著（Kuwert 等，2008）。

虽然许多研究的焦点是退伍军人的精神卫生问题，但研究也探讨了退伍军人的心理健康对其重要他人的影响。一篇系统综述发现，0~51% 的退伍军人伴侣出现了继发性创伤应激，但很少有证据表明他们的孩子或者父母受到影响（Diehle 等，2017）。

受战争冲突影响的平民

在战争时期，平民可能会遭遇多种暴力事件（武装冲突、炸弹或者地雷的危害、肢体残毁以及其他残暴行为）。比如食物和医疗资源短缺、居无定所等隐蔽却又持续存在的困境也预测了更为糟糕的精神卫生状况（Miller & Rasmussen，2017）。研究记载了在遭受战争与酷刑创伤的平民中存在诸多战争相关的精神卫生问题（Johnson & Thompson，2008；Karam 等，2008；Steel 等，2009）。例如，在 1980—1988 年伊拉克与伊朗之间的战争结束后的至少 15 年内，在曾遭受化学武器和其他高强度战争冲突的城镇生活的居民，其焦虑症、抑郁症和 PTSD 患病率明显高于只经历了低强度战争的城镇的居民（分别为 65% 与 18%，41% 与 6%，以及 33% 与 2%）（Hashemian 等，2006）。此外，研究也调查了代际影响。在卢旺达种族大屠杀中，种族灭绝幸存者后代的心理健康状况（抑郁症和焦虑症）比种族灭绝罪犯的后代更为糟糕（Rieder & Elbert，2013）。

不足为奇的是，与战争期间未被囚禁的个体相比，集中营幸存者罹患 PTSD 的情况更为常见（Kuch & Cox，1992）。因集中营经历而导致的情绪困扰可至少持续数十年。而在犹太人大屠杀的幸存者（Eaton 等，1982；Trappler 等，2007）与耶路撒冷（Levav & Abramson，1984）、肯尼亚（Atwoli 等，2006）集中营的幸存者中也发现了与精神医学问题相关的长期后果。

与集中营幸存者类似的难民群体也经常遭受多种与战争相关的创伤性事

件（Ibrahim & Hassin, 2017；Marshall 等, 2005；Onyut 等, 2009；Sabin 等, 2003；Sigvardsdorrer 等, 2016）。研究发现, 成年难民的 PTSD 患病率在 4%~86% 之间, 而抑郁症的患病率在 5%~31% 之间（Hollifield 等, 2009）。大约有 11% 的儿童难民符合 PTSD 的诊断标准（Fazel 等, 2005）。对 13 个系统综述的伞形评价[4]发现, 尽管患病率有差异, 但抑郁症、焦虑症和 PTSD 一样常见, 可出现在 40% 的寻求庇护者与难民中（Turrini 等, 2017）。难民卫生诊所发现, 与本地居民的匹配样本相比, 难民对心理健康的筛查有更多的需要（Shawyer 等, 2017）。由于越来越多的人因人权侵犯、迫害和战争冲突而离开出生国并成为寻求庇护者与难民, 当前急需除 PTSD 以外的精神卫生流行病学数据。通常, 且不足为奇的是, 流离失所者明显比非流离失所者表现出更大的痛苦, 即使后者曾经历过相当大的战争应激。卫生需要评估发现, 环境的结局（财政、住房和就业）以及心理社会的结局（失去社会角色和社会支持、缺乏工作活动）会加剧痛苦（Wells 等, 2016）。还有研究发现, 即使在收容国永久安置多年后, 受过创伤的难民依然能感受到精神卫生方面的影响（Marshall 等, 2005；Steel 等, 2009）。

援助流离失所人群的人道主义工作者也可能经受严重的心理困扰。例如, 在欧洲难民危机期间向莱斯沃斯岛的难民和移民提供帮助的人道主义工作者就遭受了重大的心理困扰（Sifaki-Pistolla 等, 2017）。

社区调查中冲突与战争的创伤类事件以及 PTSD 的患病率

战争冲突使公民和士兵持续面临潜在的创伤性事件。据 WMH 调查倡议估计, 3%~5% 的参与者曾经历过与冲突或者战争有关的创伤性事件（表 12-4）。值得注意的是, 虽然这项调查收集了全球范围的数据, 但它并不能代表所有的国家。因为许多低收入或者政治不稳定的国家的样本并未包含在内。

表 12-4　全球多国社区调查中冲突或战争相关的创伤经历以及 PTSD 的患病率

暴露情景	终生暴露率 /%	PSTD
参与战斗的经验	3.3	1.9
战区的救助人员	0.9	0
战区平民	4.6	0.7
恐怖主义地区的平民	3.5	1.4
难民	2.2	5
曾目击暴行	3.7	8.7
曾故意伤害、折磨, 或者杀害他人	0.9	6.9

恐怖主义

恐怖主义（terrorism）是指对人或者财产使用武力或者暴力, 从而在目标人群中制造恐惧和其他负面的心理影响。它包括暗杀、绑架、劫持、炸弹威胁和爆炸, 以及使用化学的、生物的、核与放射性武器。尤为关键的是, 这些恐怖主义行为不仅包括实际发生的暴力, 也包括威胁使用这些暴力的行为。恐怖分子通过威胁来向公众逐渐灌输恐惧, 或者试图使公民认为他们的政府在恐怖威胁下无能为力, 从而赢得公众的注意。

多项对恐怖主义后果的研究表明, 在恐怖袭击发生后的 1 周内, 人们的心理困扰,尤其是 PTSD 有 所 加 剧(DiMaggio & Galea,2006；Galea 等,2005；Gidron,2002；Laugharne 等,2007)。据一篇集合了 35 项研究结果的、针对 PTSD 的系统综述估计,发生恐怖袭击后的 1 年内有 33%~39% 的直接受害者罹患 PTSD(Paz Garcia-Vera 等,2016)。并且,PTSD 的患病率在伤者或者死者的亲友中也有所升高(17%~29%)。一线人员和救援人员的患病率(5%~6%)与并未直接接触创伤的社区人员的患病率(4%)非常相似。另一篇包含 11 项研究的系统综述则发现,20%~30% 的直接受害者在恐怖袭击后的前几个月罹患了重性抑郁症,而救援人员中的重性抑郁症患病率低于一般人群(Salguero 等,2011)。恐怖袭击之后的惊恐发作现象也有所增多,并且之后的一年内惊恐发作与惊恐障碍之间的高度相关性也引起了人们的注意(Wood 等,2013)。此外,PTSD 及其他包括外显行为在内的临床结局也是恐怖主义对青少年群体造成的后果(Pereda,2013)。

自然或者工业危害引发的灾害

灾害(灾难)是一种群体性的创伤性事件,它对人与环境具有广泛的负面影响。灾害的起因可能会影响个人与社区如何对创伤做出躯体上与情绪上的反应。无论起因如何,每一个遭受躯体伤害的灾民都更加可能有巨大的精神卫生需要。重大灾害除了会造成患病和死亡外,也经常导致逃难甚至永久性的迁移,这同时严重干扰了医疗服务系统中的患者与医护人员(Weisler 等,2006)。

自然灾害通过破坏商业、摧毁社区、重要基础设施和毁掉生计,导致成千上万的人死亡,并造成数十亿美元的损失。破坏的程度取决于事件的强度、事件发源中心的人口密度,以及准备程度比如预警系统与实物防护等。

一篇关于全球自然灾害的详尽综述与分析已被纳入国际减灾战略(international strategy for disaster reduction)中(United Nations International Strategy for Disaster Reduction Secretariat,2009)。图 12-1 列出了在 2005—2014 年灾害最多的前 10 位国家。而许多排在前 10 位的最严重灾害发生在亚洲(Udomratn,2008)。地震和地震引发的洋底运动经常造成海啸,导致大量的死亡和破坏,正如在 2011 年日本海啸中所见,海啸进一步发展成复杂的辐射灾难(Ando 等,2017)。从全球范围来看,自然灾害的终生发生率约为 7.1%,灾后的 PTSD 患病率为 0.2%(Lui 等,2017)。

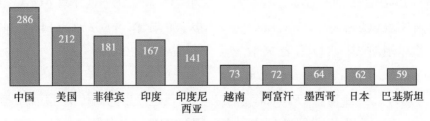

图 12-1　2005—2014 年灾害最多的前 10 位国家的灾难总数
(摘自 https://www.unisdr.org/we/inform/disaster-statistics)

美国的自然灾害似乎是随机发生的，但有些地区比其他地区更容易发生某种类型的自然灾害。例如，飓风会更频繁地袭击东南部和中大西洋地区（Bourque 等，2006）。龙卷风则频繁出现在美国的中心地带，其中最为著名的是被称为"龙卷风巷"的地区，而西海岸经历的地震和山火次数最多。这些事件经常会演变成一系列的危害，并使本具有摧毁性的灾难进一步加大破坏力（Shultz 等，2016）。

评估地震后（Chou 等，2007；Fergusson 等，2014；Kane 等，2017）和飓风后（Caldera 等，2001；Office of Applied Studies，2008；Kessler 等，2008；Chan 等，2015）的短期与长期精神卫生结局的研究已相当普遍，但人们对气候相关的创伤性事件，比如火灾和旱灾导致的情绪上的与行为上的后果却知之甚少。例如，系统综述表明，关于洪水对精神卫生造成影响的纵向研究较为缺乏（Fernandez 等，2015；Stanke 等，2012），然而，这些研究还有其他研究发现，洪水对人们造成的巨大且持久的精神卫生影响，并不仅仅局限于那些房屋被洪水淹没的灾民（Waite 等，2017）。

工业事故和其他类型的灾难是由技术故障引起的，如工程故障（Green 等，1990），工厂爆炸（Rivière 等，2008；Yzermans 等，2005），交通灾难（Clarner 等，2015；Huh 等，2017）或者环境灾难，如核或者辐射灾难（Havenaar 等，1996；Bromet 等，2002；Yoshida 等，2016），石油泄漏（Palinkas 等，1993；Song 等，2009）以及老旧桥梁和大坝的结构性损坏。此类事故不仅直接给人们造成躯体的危险，也在某种程度上分裂

了整个社区，因此其后果可能会影响受害者数年。全球此类灾害的终生发生率约为3.9%，明显的 PTSD 患病率约为 2.7%（Liu 等，2017）。在灾难中失去孩子的父母，尤其是哀伤的母亲罹患精神卫生问题的风险相当高（Xu 等，2013）。在一艘韩国渡轮沉没事故发生的 18 个月后（该渡轮曾运送学生和教师进行研学旅行），孩子父母的复杂性哀伤（94%）、严重的抑郁（50%）、自杀意念（38%）和创伤后症状（70%）的发生率仍然很高。

灾害也会对现场一线人员和救援人员产生巨大的影响（Benedek 等，2007；Bills 等，2008；Briggs 等，2010；Galea 等，2005；Laugharn 等，2011）。公共安全和健康服务工作者亦可能产生负面情绪，因为他们直接暴露于创伤性事件，与遭到破坏的系统和应激群体一起工作，承担额外的工作量与工作需求的同时，还要牵挂自己的家人状况。预备培训以及回归正常工作的状态，有助于增加他们的复原力（Sakuma 等，2015）。与 PTSD 相关的因素除了参与救灾工作以外，也包括缺乏休息与交流。据一篇对全球 40 个样本、20 424 名救援人员的系统综述估计，他们当前的 PTSD 患病率为 10%。消防员和警察的患病率（分别为 7.3% 和 4.7%）低于救护车队和其他救援队的工作者（分别为 14.6% 和 13.50%）（Berger 等，2012）。

流行病

最近发生的高传染性病毒和流行性感冒（如 H1N1），使人们对疾病暴发的心理影响和生物恐怖主义袭击后的发展态势重新燃起了兴趣（North 等，2009）。当公共

卫生官员和临床工作者们努力控制疫情暴发带来的威胁之时,新型传染性病原体和病程的不可预测性则会加剧公众的不确定感。感染这种疾病的个体可能会面临着强制隔离和试验性治疗。在中东呼吸综合征(Middle East respiratory syndrome, MERS)流行期间,被隔离的患者中出现了一些精神卫生问题(Jeong 等, 2016)。因为健康服务工作者和其他一线人员也有患致死性疾病的潜在风险,因此他们面临着更多的焦虑和应激。

一篇回顾 10 项观察性研究的综述发现,急性呼吸窘迫综合征(ARDS)的康复者具有较高的、达到显著临床症状水平的患病率:包括抑郁症(17%~43%)、PTSD (21%~35%)以及非特定的焦虑(23%~48%)(Davydow 等, 2008)。在对中国香港特别行政区医院内急性呼吸窘迫综合征患者的回顾性研究中发现,符合 DSM-Ⅳ 诊断标准的精神障碍,累积发病率为 59%;高达 1/3 的患者在接受治疗后的 30 个月内仍患有精神障碍(Mak 等, 2009)。在 30 个月的随访中,PTSD 在健康服务工作者(占总研究样本的 30%)的患病率是其余样本的两倍。在马流感的感染区内,居民产生心理困扰的状况(34%)也比一般人群(12%)更为常见(M. R. Taylor 等, 2008)。在美国应对埃博拉等传染病暴发时所派遣的服役人员中,抑郁症也是颇具临床意义的问题之一(Vyas 等, 2016)。

风险与保护因素

并非所有暴露于潜在的创伤性事件中的人都会患上比如抑郁症或者 PTSD 等精神障碍——的确,具备复原力似乎是人类遵循的一般规律而非例外。人们发现,巨大的差异不仅存在于所经历的症状和所罹患的障碍,以及它们发生的时间点(立即或者延迟发作),而且尤其在于哪类人最有可能因危机产生不良精神卫生反应。面对危机,情绪的、行为的反应部分取决于个人因素,比如当前和过去的心理健康状况、应对风格、行为以及社会和情绪支持的可获得性。特定事件因素(危机类型和严重程度),以及危机过后可获得医疗与服务程度,也会影响应激反应(Bonanno 等, 2007; Bonanno & Mancini, 2008; Walsh, 2007)。此外,越来越多的证据表明,使人罹患持续性、慢性的 PTSD 的风险因素,与使人患上 PTSD 的风险因素可能并不相同。我们以下对可增加或者减少创伤后精神障碍风险的因素进行讨论。

性别

男性接触潜在的创伤性事件和经历不同创伤类型的可能性比女性更高(Breslau 等, 1998; Kessler 等, 1995)。例如,尽管女性一生中遭受强奸的经历更多,而男性受到持械威胁则更为常见(Kessler 等, 1995)。与创伤暴露率的研究结果相反,一般人群中女性的 PTSD 的终生患病率显著地高于男性,大约为后者的两倍(Breslau 等, 1998; Kessler 等, 1995)。一些研究者认为,引起差异的原因是女性比男性遭受严重创伤(如强奸和性侵犯)的可能性更大,以及女性抑郁症或其他情绪障碍史的患病率普遍更高(Breslau 等, 1997; Bromet

等,1998)。

女性在社会中的角色地位与她们在危机期间及之后具有的易感性相关,这些都使女性比男性更有可能死于创伤经历或者长期遭受创伤带来的后果(Raphael等,2008)。女性在处于困难甚至危及生命的情况下仍需担负起家庭和照顾儿童的责任,这可能会让她们承受额外的精神应激。虽然女孩和妇女能通过她们的文化连接与身份认同获得支持,但她们也会因为社会文化要求她们坚强、对个人问题保持沉默、禁止在家庭之外讨论遇到的困难而倍感压力。

年龄与经历

年龄在15~24岁遭遇潜在的创伤性事件的风险最高;之后随着年龄的增长风险会降低(Breslau, 2009; Breslau等,1998; Bromet等,1998; Norris, 1992)。然而,鲜有研究能提供年龄与PTSD风险之间关系的确切信息(Breslau等,1999; Brewin等,2000; Cherniack, 2008; Kessler等,1995)。

童年期遭遇创伤与精神病理学多种形式的风险的升高有关(Comer, 2016)。儿童特别容易受到伤害,因为他们仍然依赖成年人帮助他们发展安全感和幸福感。有四种对威胁的加工机制能够将儿童创伤、精神病理学及可缓冲风险通路的保护因素这三者之间建立起连接。这些机制包括:可使人快速识别环境威胁的信息处理偏差、感到恐惧时的学习机制紊乱、因潜在的威胁而增强的情绪反应,以及难以从

消极情绪内容中摆脱出来(McLaughlin & Lambert, 2017)。

老年人患创伤相关情绪障碍的可能性较小,这或许是因为他们在处理痛苦或者应激性事件方面有更多的经验。然而,与此同时,有创伤后经历且衰弱的老年人经常在处理日常生活事务的能力方面表现出严重的缺陷。更为关键的是,尽管经常去医疗机构寻求躯体疾病的治疗,但他们经常得不到针对PTSD的最理想治疗(van Zelst等,2006)。健康服务工作者、家属甚至是老年人自己都很难区分与老化相关的问题和与精神疾患相关的问题。

种族与民族

在美国,潜在的创伤性事件的暴露率和PTSD的患病率也存在种族和民族差异。非裔美国人、美洲印第安人和阿拉斯加原住民中暴力的暴露率高于其他群体(Jenkins & Bell, 1997;美国卫生与公众服务部,2001)。目前只能将PTSD患病的民族差异部分解释为:个体遭遇潜在的创伤性事件之前就具有较差的心理健康功能(Alexander等,2017)。近期到美国的移民者可能在移民前曾暴露于战争相关的创伤,因而可能具有罹患PTSD的风险(Farias, 1994)。然而,要了解文化因素(如耻感、涵化、民族认同、种族隔离和歧视)如何影响PTSD和抑郁症状的发展,还需要更多的研究(Asnaani & Hall-Clark, 2017)。

创伤既往史与精神病史

与具有更积极的生活观、不会将创伤

作个人化归因的个体相比，那些会不恰当地感到自己应为潜在的创伤性事件负责，认为该事件是对自己错误行为的惩罚，或者通常具有消极或者悲观世界观的人，更可能因潜在的创伤性事件而产生病理性反应。创伤接触史可能会增加之后遇到创伤时产生不良精神反应的概率（Breslau 等，1999；Caramanica 等，2015；Dunn 等，2017），虽然有些研究却提出创伤接触史能帮助个体抵抗之后遇到的创伤（Norris & Murrell，1988；Shrira 等，2014）。研究发现，美国青少年的精神卫生问题和物质使用障碍，与多种儿童时期的虐待（躯体、性和情绪方面）以及攻击性暴力的创伤（抢劫、躯体攻击和性侵犯）有关（Andrews 2015；Bender 2015）。

精神疾患史，尤其抑郁症，是 PTSD 潜在的风险因素（Breslau 等，1998；Chang 等，2017）。在灾难或者其他潜在的创伤性事件发生之后，慢性精神疾患的患者尤其容易出现 PTSD 和自杀未遂与自杀死亡。患有最严重精神障碍的患者可能会缺乏药物和所需的精神卫生服务，并由此产生潜在的不良结果（Wang 等，2008）。

在创伤接触人群中，具有精神病理学的家族史也是罹患 PTSD 的风险因素（Breslau 等，1991；Bromet 等，1998；Davidson 等，1985）。双生子研究表明，脑激素水平与脑结构的某些遗传异常可能会增加个体在创伤后对各种应激障碍的易感性。

社会支持

与那些少有社会支持的个体相比，具有亲密朋友和亲属的人在遭遇潜在的创伤性事件后出现不良情绪反应的可能性更低（Brewin 等，2000；Morris & Deterding，2016；Moscardino 等，2010；S. Solomon & Smith，1994）。与人际关系的作用方式相同，支持性环境也可作为对抗 PTSD 和其他创伤导致的不良情绪反应的保护因素，并能促进更为健康的预后（Ozer & Weinstein，2004）。这种充满理解的人际网络既有助于减轻创伤，又可提升康复的概率。尽管提供情感支持有时意味着要反复倾听个人创伤的故事，但分享对事件的情绪感受可以帮助情感受创者减少孤独感。

环境

全球半数以上的人口居住在城市地区。仅在北美，城市人口与总人口的比就高达 82%，而世界其他地区的快速城市化往往导致人口定居在危险易发的地区，比如沿海低地、洪水泛滥平原或者不稳定的陡坡地带。因为城市经常是美国的经济、教育和文化中心，所以城市化促进了可持续发展，但它同时也增加了精神障碍的易感性和风险。城市扩张对生态系统有不利的影响（如毁坏森林，用沥青和水泥覆盖土地）。越来越多的人被置于危险之中，因而灾难暴发不再是曾经那样单纯的自然事件。人们可以制定提供安全、公平、有复原力，且可持续的城市发展战略与政策（Gencer，2017）。

社会状况也会增加接触潜在的创伤性事件的可能性，以及在获得帮助过程中遇到的不平等。政府和儿童福利机构有责任识别出那些居住稳定性低（如寄养）、有出现情绪和行为问题风险的年轻人（Keane 等，2016）。稳定的照料环境对改善童年早期破坏性体验（包括心理创伤暴露、虐待以及忽视）带来的冲击至关重要。目前急需进一步研究以了解生活在社区暴力高发地区（Gaviria 等，2016；Gilikin 等，2016）以及战争和经济困难地区青少年的社会状况（Foster & Brooks-Gunn，2015）。

对应激源的累积暴露似乎会恶化 PTSD 和抑郁症的预后（Breslau & Davis，1987；Catani 等，2008）更广泛的环境和社会因素（如难民营中的酷刑和饥饿、有限的资源和流离失所）都可能通过与个人因素的相互作用，进而形成个体对创伤事件的精神卫生反应（Steel 等，2009）。

差异化暴露

创伤的冲击力可依据其起因、影响范围和持续时间来衡量。对大多数人来说，由自然或者工业危害引发的灾害往往比人类蓄意残暴或者恐怖主义行为造成的创伤要小。恐怖分子造成的创伤似乎在幸存者和旁观者中造成了相当高的 PTSD 与急性应激反应（acute stress disorder）的患病率。研究表明，事件的严重性（有时指威胁生命的经历）与 PTSD 之间存在中等强度的相关性（Brewin 等，2000；Ozer 等，2003）。

许多研究业已发现，接近潜在的创伤性事件的程度和病理性反应比如 PTSD 之间存在"量效"关系。与远离创伤中心的人群相比，接近创伤中心的人群中精神障碍的患病率始终较高（Hashemian 等，2006；van Griensven 等，2006）。同样，个体在创伤事件期间和之后所扮演的角色（一线人员、卫生专业工作者等）也会影响其随后的情绪健康和病理性反应。参加救援的工作者所受到的情绪冲击是不容忽视的（Berger 等，2012；Sifaki-Pistolla 等，2017；Wilson，2015）。一些研究评估了同一创伤事件对不同组群的影响，这有助于直接比较暴露程度对精神状态的影响（Gabriel 等，2007；Schlenger 等，2002）。

预防与治疗策略

人们日益认识到，潜在的创伤经历对精神卫生的影响，于是也越来越重视不良情绪反应的预防和治疗。虽然对危机干预与治疗的回顾超出了本章的讨论范围，但下一节将提供对干预措施的概述，这些干预在潜在的创伤性事件发生即刻与随后数周内皆有帮助。在国际上，各机构通过机构间常设委员会[5]（Inter-Agency Standing Committee）就紧急情况下的精神卫生和心理社会支持发表了共识（2007）（框 12-3 中其他资源与信息源的链接）。国际人道主义援助从公共卫生角度强调，干预措施也应聚焦在这些能够决定精神卫生和心理社会康宁的社会因素（如减少贫困和亲密伴侣的暴力，加强家庭和社区层面的社会支持系统），而非只侧重于疾病出现后的治疗（Tol 等，2015）。

框 12-3　其他信息资源

美国儿童创伤应激网站：www.nctsn.org

美国危机管理中心：http://www.schoolcrisisresponse.com/

美国儿童与青少年精神医学灾害资源中心学会：

http://www.aacap.org/cs/DisasterTrauma.ResourceCenter

美国创伤后应激障碍中心：www.ptsd.va.gov

美国创伤知情关怀中心：http://mentalhealth.samhsa.gov/nctic/

致力于灾害准备、响应和恢复管理工作的 SAMHSA：https://www.samhsa.gov/disaster-preparedness/samhsas-efforts

职业安全卫生管理局：https://www.osha.gov/SLTC/emergencypreparedness/

加州大学洛杉矶分校公共卫生与灾害中心：http://www.cphd.ucla.edu/

疾病控制急救准备与反应中心：http://emergency.cdc.gov/

灾害精神医学：http://www.psych.org/Resources/DisasterPsychiatry.aspx

SAMHSA 出版社：https://store.samhsa.gov/product/SMA11-DISASTER

https://store.samhsa.gov/product/Disaster-Behavioral-Health-Preparedness-and-Response-Resources/DTAC11-CATALOG

机构间常设委员会关于紧急情况下精神卫生与心理社会支助的准则 https://interagencystandingcommittee.org/mental-health-and-psychosocial-support-emergency-settings

精神卫生与心理社会支持网站：https://mhpss.net/

丹麦红十字会心理社会支持参考中心：http://pscentre.org/

世界卫生组织精神卫生与应急：http://www.who.int/mediacentre/factsheets/fs383/en/

在实施干预措施之前，必须要了解危机情况下的精神卫生需要和资源。例如，这些需要和资源评估应旨在了解当地的精神卫生概念、愿意接受哪类支持、现有的卫生和社会支持系统，以及急需外部援助的首选需要。WHO 及联合国难民事务高级专员署（United Nations High Commissioner for Refugees，UNHCR）曾发布了一个可用于需要和资源评估的工具包（WHO & UNHCR，2012）。

心理急救

心理急救（psychological first aid，PFA）是在危机、社区暴力或其他潜在的创伤性事件发生后立即对人们提供支持和帮助的一种循证干预。虽然在严格的评估研究中尚无直接证据支持心理急救（PFA），但有证据支持其基本前提。心理急救的发展，部分是由于灾后心理状况评估显示的消极结果。经常与物理急救相比，心理急救引入危机干预的原则，帮助"减少潜在的创伤性事件造成的初期痛苦，并增强短期和长期的适应性功能"（Brymer 等，2006）。心理急救可提供信息、支持，帮助获取必要的资源，并且识别出谁可能因情绪困扰而需要获得正规的帮助（Everly & Flynn，2006；WHO，2011）。

虽然在应用中有多种心理急救的模式，但它们往往遵循着类似的程序（Brymer 等，2006；Everly & Flynn，2006）。一旦参与，个体的即时需要就会得到评估，其中包括躯体安全、医疗需要和情绪健康。如本章之前所述的，一个潜在的创伤性事件可能会引起广泛的正常与异常反应。一些人可能只会经历轻微的困扰，而另一些人的反应却可能会严重到影响他们的功能，这些严重反应包括：从冒险行为增加到定向障碍，以及从躯体的休克样反应到情绪失控（Brymer 等，2006）。

稳定化是心理急救的核心组成部分之一，它很早就被用来帮助那些产生最严重即刻反应的人进行调适。心理急救的另一个关键组成部分是评估潜在的创伤性事件经历者的即时需要；并在之后确定进一步的需要。这种活动经常在一个私密的、安全的地方进行，以便个体在那里谈论他们的经历。正如心理疏导一样，不愿分享其遭遇的人无须被迫讨论这件事。心理急救工作者所做的不仅是提供一双倾听的耳朵和给予支持；他们也能够帮助人们了解对创伤事件的常见躯体、情绪反应以及应对机制，并提供可用资源的信息。也许最重要的是，心理急救可以帮助幸存者制定一个心理健康行动计划，将他们与当地资源和支持连接起来，帮助他们确定个人支持系统，并根据需要针对潜在情绪问题进一步地转介治疗。

在适应发展水平和文化实践后，心理急救可成为一种在遭受大规模创伤后供所有年龄段、文化和族群使用的有价值的工具（Brymer 等，2006；WHO，2014）。最后，虽然心理急救已成为在灾难及其他大规模创伤性事件发生后的标准操作，但进一步持续和严格地评估其有效性，仍有裨益。

心理急救和其他即刻服务可以帮助人们更好地理解他们对创伤性事件的情绪反应。正如本章之前所述的，好消息是，绝大多数遭受此类创伤危机的人之后并不需要正式的精神卫生服务。然而，毫无疑问的

是，潜在的创伤性事件后的几周内，各年龄段的一些儿童、女性和男性将出现需要治疗的症状。

政策层面的倡议和社会干预

鉴于潜在的创伤性事件发生后的经历和体验具有异质性与不可预测性，似乎很难提出政策倡议以减轻由潜在的创伤性事件带来心理问题风险。心理急救是改变一线人员和医院工作者态度的强有力的第一步，它鼓励人们对潜在的创伤性事件亲历者即刻的特殊需要保持敏感。然而，在许多情况下，当一个事件发生后，旁观者也受到了影响，但并没有一线人员为他们提供帮助（如目睹枪支暴力或者经历儿童虐待）。围观者通常通过随后与警察、教师或者家长的互动，才接触到响应人员。

不平等会深刻影响人们出生前和发育期中的生物、心理风险的暴露（Walker 等，2011）。这些风险包括更容易暴露于潜在的创伤性事件。的确，在一些研究中发现，贫困儿童之间的"成就差距"，更准确地来说，是一种风险差距——在这种差距中，一些学生在学业上不太可能获得成功，因为他们更容易遭遇环境和心理上的不幸，而这些不幸反过来会影响他们的健康、学业表现和其发展。为了顾及这些风险，政策倡议和新的预防性干预措施，都侧重于更加透明地提出这一事实：一些人比其他人更容易遭遇潜在的创伤性事件。创伤知情关怀（trauma-informed care）作为一种实践操作，旨在让人们更多地意识到，不平等造成的影响，以及指导其他潜在的响应者（如警察、教师等）在处理破坏性或者反社会行为、学习成绩糟

糕或其他创伤暴露后遗症时要将创伤性事件当作一个考量因素。

创伤知情关怀不是最狭义层面上的干预,但其在医疗机构中的价值是毋庸置疑的。现有研究证实了创伤事件与严重负面后果的关联,基于这些实证基础,创伤知情关怀的工作方法要求在某些情景中更加尊重创伤的潜在可能性,并且在提供精神卫生或者医疗服务时,以及考虑改变政策或者制定课堂规则时,应对患者或者社区进行更仔细的评估(Muskett,2014)。

鉴于创伤知情关怀的解释特性,它并不像人们所期望的那样,可对影响深远的公共卫生问题提供更具体、指令性的干预。此外,这种方式的有效程度也受限于广泛长期存在的机构(从执法机构到医院、公立学校等)对它的接纳,那些机构可能难以应对此种改变。的确,预防创伤的政策举措也反映了创伤本身的多面性——欲减少此类事件发生的可能性,需要在根本上改善整个社会的各个方面。

关于治疗的简要概述

创伤特异性治疗的发展水平和可获得性已经取得了相当大的进步,可广泛用于多种机构比如诊所、家庭或者学校中。治疗通常聚焦于事件直接引发的行为和情绪变化。其中基于循证的治疗是安全、有效的干预措施,具有更为正规的治疗程序,通常会在临床试验或者类似研究中验证其在不同机构中的效力或者效果[6]。

对于旨在管理 PTSD 症状的药物治疗(如文拉法辛或者氟西汀等选择性 5- 羟色胺再摄取抑制剂),其疗效的证据并不一致(Cusack 等,2016;Schneier 等,2015), 然

而,在 WHO 的一份独立综述表明,并不鼓励将一些药物用于与应激有关的几种疾病的治疗中,包括 PTSD(Tol 等,2013;WHO,2013)。新型药物治疗,如氯胺酮,在最近的临床试验中已证明其对症状强度有显著改善(Feder 等,2014),并可能成为治疗急性应激反应更为可靠的药物。

WHO 报告(2013)始终推荐使用认知 行 为 疗 法(cognitive behavioral therapy,CBT)治疗急性应激及其共病,且已有大量证据支持其有效性。从认知行为疗法的框架到注重创伤叙述,再到通过控制暴露等级来处理创伤后 PTSD 的症状,更加具有特异性的治疗模式业已逐步形成。认知加工疗 法(cognitive processing therapy)(Cusack 等,2016;Forbes 等,2012;Kaysen 等,2013;Bass 等,2013)以及叙事暴露疗法(Mørkved 等,2014;Robjant & Fazel,2010)都是基于认知行为疗法的干预,它们已在各种文化环境的应用中取得了积极效果。两种疗法都依赖于来访者对创伤性事件的重构,并且不断产生出更具适应性的想法和情绪。

总结与推荐

在生命历程中,人类会不可避免地经历某种危机或者潜在的创伤性事件。要减少或者消除危机发生频率与严重程度的唯一途径,就是在当地、美国和世界范围内进行协调一致的社会变革,旨在减少不同群体中人们不平等地遭遇不幸的概率。个体和社区努力做出的准备或者应对,可以帮助他们减轻躯体与情绪的伤痛。然而遗憾的是,当地方和联邦危机管理团队提供应急响应时,他们经常忽

视了对危机长期后遗症的规划或者应对。

相关研究让我们进一步认识到，人类如何在高度应激或者创伤性体验中做出反应，并加深了我们对此类破坏性事件长期影响的理解。众所周知，针对同一创伤事件，人们可能会产生许多不同的反应，有些人很少或者不会受到情绪上的不良影响，而另一些人却无法忘记他们的创伤性经历，并产生严重的情绪后遗症。而且，正如创伤性体验非常个人化，疗愈过程也是如此。能够获得资源且认可服务能够带来帮助，可能决定了在遭遇危机后，个体或者社区何时以及如何获得真正的痊愈。

（张睿译，张月寒审校）

注释

[1] context 在此译为情境，与背景（background）略有不同，前者侧重于事物之间的动，如 2020 年新冠肺炎对全球经济的影响；后者侧重于事物背景的静，如一个成年人的教育背景（education background）一般是不会变的。

[2] resilience 一词，译为复原力，又译为心理弹性，见第 3 章注释。

[3] preoccupation 译为先占观念，即过多或者极端的、占据主导、让人无法自拔的思考。

[4] 伞形评价（umbrella review）是一种新的循证医学分析方法，是继系统评价和荟萃分析之后的更高层级的医疗证据分析方法。

[5] 机构间常设委员会（Inter-Agency Standing Committee）属于联合国系统，负责领导和任命人道主义援助机构开展特定工作，其主要任务为针对具体的紧急情况明确联合国和非联合国合作伙伴的角色和责任，并与当地政府沟通。

[6] 效力（efficacy），是指某种医学干预方法、措施和服务能够为人群带来益处的程度。效果（effectiveness），是指某种医学干预方法、措施和服务能在实际工作中应用于某特定人群时所产生的预期结果。前者是在理想的条件下开展的干预如随机对照临床试验（RCT），后者是在"真实世界"中提供的干预。也可参见第 5 章。

参 考 文 献

Aboutanos, M. B., & Baker, S. P. (1997). Wartime civilian injuries: Epidemiology and intervention strategies. *Journal of Trauma*, 43(4), 719–726.

Aebi, M., Mohler-Kuo, M., Barra, S., Schnyder, U., Maier, T., & Landolt, M. A. (2017). Posttraumatic stress and youth violence perpetration: A population-based cross-sectional study. *European Psychiatry*, 40, 88–95. doi: 10.1016/j.eurpsy.2016.08.007.

Alexander, A. C., Ali, J., McDevitt-Murphy, M. E., Forde, D. R., Stockton, M., Read, M., & Ward, K. D. (2017). Racial differences in posttraumatic stress disorder vulnerability following Hurricane Katrina among a sample of adult cigarette smokers from New Orleans. *J Racial Ethn Health Disparities*, 4(1), 94–103.

Allen, J. G., Huntoon, J., & Evans, R. B. (1999). Complexities in complex posttraumatic stress disorder in inpatient women: Evidence from cluster analysis of MCMI-III personality disorder scales. *Journal of Personality Assessment*, 73(3), 449–471.

American Psychiatric Association (APA). (1980). *Diagnostic and statistical manual of mental disorders* (3rd ed.). Washington, DC: Author.

American Psychiatric Association (APA). (2013). *Diagnostic and statistical manual of mental disorders* (5th ed.). Washington, DC: Author.

Anderson, W. G., Arnold, R. M., Angus, D. C., & Bryce, C. L. (2008). Posttraumatic stress and complicated grief in family members of patients in the intensive care unit. *Journal of General Internal Medicine*, 23(11), 1871–1876.

Ando, S., Kuwabara, H., Araki, T., Kanehara, A., Tanaka, S., Morishima, R., Kondo, S., & Kasai, K. (2017). Mental health problems in a community after the Great East Japan Earthquake in 2011: A systematic review. *Harvard Review of Psychiatry*, 25(1), 15–28.

Andrews, A. R., 3rd, Jobe-Shields, L., López, C. M., Metzger, I. W., de Arellano, M. A., Saunders, B., & Kilpatrick, D. G. (2015). Polyvictimization, income, and ethnic differences in trauma-related mental health during adolescence. *Social Psychiatry and Psychiatric Epidemiology*, *50*(8), 1223–1234.

Andrews, B., Brewin, C. R., Philpott, R., & Stewart, L. (2007). Delayed-onset posttraumatic stress disorder: A systematic review of the evidence. *American Journal of Psychiatry*, *164*(9), 1319–1326.

Asmundson, G. J. G., Coons, M. J., Taylor, S., & Katz, J. (2002). PTSD and the experience of pain: Research and clinical implications of shared vulnerability and mutual maintenance models. *Canadian Journal of Psychiatry*, *47*(10), 930–937.

Asnaani, A., & Hall-Clark, B. (2017). Recent developments in understanding ethnocultural and race differences in trauma exposure and PTSD. *Current Opinion in Psychology, 14*, 96–101.

Atwoli, L., Kathuku, D. M., Ndetei, D. M. (2006). Post traumatic stress disorder among Mau Mau concentration camp survivors in Kenya. *East African Medical Journal*, *83*(7), 352–359.

Atwoli, L., Stein, D. J., Williams, D. R., Mclaughlin, K. A., Petukhova, M., Kessler, R. C., & Koenen, K. C. (2013). Trauma and posttraumatic stress disorder in South Africa: analysis from the South African Stress and Health Study. *BMC Psychiatry. Jul 3, 13*, 182.

Bakken, K., Landheim, A. S., & Vaglum, P. (2007). Axis I and II disorders as long-term predictors of mental distress: A 6-year prospective follow-up of substance-dependent patients. *BMC Psychiatry, 7*, 29–41.

Bandelow, B., Baldwin, D., Abelli, M., Bolea-Alamanac, B., Bourin, M., Chamberlain, S. R., . . . Riederer, P. (2017). Biological markers for anxiety disorders, OCD and PTSD: A consensus statement. Part II: Neurochemistry, neurophysiology and neurocognition. *World Journal of Biological Psychiatry*, *18*(3), 162–214.

Banerjee, S. B., Morrison, F. G., & Ressler, K. J. (2017). Genetic approaches for the study of PTSD: Advances and challenges. *Neuroscience Letters, 649*, 139–146.

Barrett, E. L., Mills, K. L., & Teesson, M. (2013). Mental health correlates of anger in the general population: Findings from the 2007 National Survey of Mental Health and Wellbeing. *Australian New Zealand Journal of Psychiatry*, *47*(5), 470–476. doi: 10.1177/0004867413476752.

Bartoli, F., Crocamo, C., Alamia, A., Amidani, F., Paggi, E., Pini, E., Clerici, M., & Carrà, G. (2015). Posttraumatic stress disorder and risk of obesity: systematic review and meta-analysis. *Journal Clinical Psychiatry*, *76*(10), e1253–e1261.

Bass, J. K., Annan, J., McIvor Murray, S., Kaysen, D., Griffiths, S., Cetinoglu, T., . . . Bolton, P. (2013). Controlled trial of psychotherapy for Congolese survivors of sexual violence. *New England Journal of Medicine, 368*(23), 2182–2191.

Belik, S. L., Cox, B. J., Stein, M. B., Asmundson, G. J., & Sareen, J. (2007). Traumatic events and suicidal behavior: Results from a national mental health survey. *Journal of Nervous and Mental Disease*, *195*(4), 342–349.

Bender, K., Brown, S. M., Thompson, S. J., Ferguson, K. M., & Langenderfer, L. (2015). Multiple victimizations before and after leaving home associated with PTSD, depression, and substance use disorder among homeless youth. *Child Maltreatment*, *20*(2), 115–124.

Benedek, D. M., Fullerton, C., & Ursano, R. J. (2007). First responders: Mental health consequences of natural and human-made disasters for public health and public safety workers. *Annual Review of Public Health, 28*, 55–68.

Berger, W., Coutinho, E. S., Figueira, I., Marques-Portella, C., Luz, M. P., Neylan, T. C., Marmar CR, . . . Mendlowicz, M. V. (2012). Rescuers at risk: A systematic review and meta-regression analysis of the worldwide current prevalence and correlates of PTSD in rescue workers. *Social Psychiatry and Psychiatric Epidemiology, 47*(6), 1001–1011.

Bernhard, A., Martinelli, A., Ackermann, K., Saure, D., & Freitag, C. M. (2018). Association of trauma, posttraumatic stress disorder and conduct disorder: A systematic review and meta-analysis. *Neuroscience and Biobehavioral Reviews, 91*, 153–169.

Betancourt, T. S., Borisova, I. I., Williams, T. P., Brennan, R. T., Whitfield, T. H., de la Soudiere, M., Williamson, J., . . . Gilman, S. E. (2010). Sierra Leone's former child soldiers: A follow-up study of psychosocial adjustment and community reintegration. *Child Development, 81*, 1077–1095.

Betancourt, T. S., Borisova, I., Williams, T. P., Meyers-Ohki, S. E., Rubin-Smith, J. E., Annan, J., & Kohrt, B. A. (2013). Psychosocial adjustment and mental health in former child soldiers--: Systematic review of the literature and recommendations for future research. *Journal of Child Psychology and Psychiatry*, *54*(1), 17–36.

Bills, C. B., Levy, N. A., Sharma, V., Charney, D. S., Herbert, R., Moline, J., & Katz, C. L. (2008).

Mental health of workers and volunteers responding to events of 9/11: Review of the literature. *Mount Sinai Journal of Medicine, 75*(2), 115–127.

Bleich, A., Gelkopf, M., Melamed, Y., & Solomon, Z. (2006). Mental health and resiliency following 44 months of terrorism: A survey of an Israeli national representative sample. *BMC Medicine, 4*, 21–32.

Boals, A., & Hathaway, L. M. (2009). The importance of the DSM-IV E and F criteria in self-report assessments of PTSD. *Journal of Anxiety Disorders, 24*(1), 161–166.

Bonanno, G. A., Galea, S., Bucciarelli, A., & Vlahov, D. (2007). What predicts psychological resilience after disaster? The role of demographics, resources and life stress. *Journal of Consulting and Clinical Psychology, 75*(5), 671–682.

Bonanno, G. A., & Mancini, A. D. (2008). The human capacity to thrive in the face of potential trauma. *Pediatrics, 121*(2), 369–375.

Bonanno, G. A., & Mancini, A. D. (2012). Beyond resilience and PTSD: Mapping the heterogeneity of responses to potential trauma. *Psychological Trauma Theory, Research, Practice and Policy, 4*(1), 74–83.

Borges, G., Benjet, C., Petukhova, M., & Medina-Mora, M. E. (2014). Posttraumatic stress disorder in a nationally representative Mexican community sample. *Journal of Trauma and Stress, .27*(3), 323–330.

Boscarino, J. A. (1997). Diseases among men 20 years after exposure to severe stress: Implications for clinical research and medical care. *Psychosomatic Medicine, 59*(6), 605–614.

Boudewyn, A. C., & Liem, J. H. (1995). Childhood sexual abuse as a precursor to depression and self-destructive behavior in adulthood. *Journal of Traumatic Stress, 8*(3), 445–459.

Bourque, L. B., Siegel, J. M., Kano, M., & Wood, M. M. (2006). Weathering the storm: The impact of hurricanes on physical and mental health. *Annals of the American Academy of Political and Social Science, 604*, 129–151.

Brady, K. T., Killeen, T. K., Brewerton, T., & Lucerini, S. (2000). Comorbidity of psychiatric disorders and posttraumatic stress disorder. *Journal of Clinical Psychiatry, 61*(Suppl. 7), 22–32.

Brady, K. T., & Sinha, S. (2005). Co-occurring mental and substance use disorders: The neurobiological effects of chronic stress. *American Journal of Psychiatry, 162*(8), 1483–1493.

Brent, D. A., Baugher, M., Bridge, J., Chen, T., & Chiappetta, L. (1999). Age- and sex-related risk factors for adolescent suicide. *Journal of the American Academy of Child and Adolescent Psychiatry, 38*(12), 1497–1505.

Breslau, N. (2009). The epidemiology of trauma, PTSD, and other post-trauma disorders. *Trauma, Violence & and Abuse, 10*(3), 198–210.

Breslau, N., Chilcoat, H. D., Kessler, R. C., & Davis, G. C. (1999). Previous exposure to trauma and PTSD effects of subsequent trauma: Results from the Detroit Area Survey of Trauma. *American Journal of Psychiatry, 156*(6), 902–907.

Breslau, N., & Davis, G. C. (1987). Posttraumatic stress disorder: The etiologic specificity of wartime stressors. *American Journal of Psychiatry, 144*(5), 578–583.

Breslau, N., Davis, G. C., & Schultz, L. R. (2003). Posttraumatic stress disorder and the incidence of nicotine, alcohol, and other drug disorders in persons who have experienced trauma. *Archives of General Psychiatry, 60*(3), 289–294.

Breslau, N., Davis, G. C., Andreski, P., & Peterson, E. (1991). Traumatic events and posttraumatic stress disorder in an urban population of young adults. *Archives of General Psychiatry, 48*(3), 216–222.

Breslau, N., Davis, G. C., Andreski, P., Federman, B., & Anthony, J. C. (1998). Epidemiological findings on posttraumatic stress disorder and co-morbid disorders in the general population. In B. P. Dohrenwend (Ed.), *Adversity, stress, and psychopathology* (pp. 319–328). London, UK: University Press.

Breslau, N., Davis, G. C., Andreski, P., Peterson, E. L., & Schultz, L. R. (1997). Sex differences in posttraumatic stress disorder. *Archives of General Psychiatry, 54*(11), 1044–1048.

Breslau, N., & Kessler, R. (2001). The stressor criterion in DSM-IV posttraumatic stress disorder: An epidemiological investigation. *Biological Psychiatry, 50*(9), 699–704.

Breslau, N., Kessler, R. C., Chilcoat, H. D., Schultz, L. R., Davis, G. C., & Andreski, P. (1998). Trauma and posttraumatic stress disorder in the community: The 1996 Detroit Area Survey of Trauma. *Archives of General Psychiatry, 55*(7), 626–632.

Breslau, N., Koenen, K. C., Luo, Z., Agnew-Blais, J., Swanson, S., Houts, R. M., Poulton, R., & Moffitt, T. E. (2014). Childhood maltreatment, juvenile disorders and adult post-traumatic stress disorder: A prospective investigation. *Psychological Medicine, 44*(9), 1937–1945.

Breslau, N., Wilcox, H. C., Storr, C. L., Lucia, V. C., & Anthony, J. C. (2004). Trauma exposure and posttraumatic stress disorder: a study of youths in urban America. *Journal Urban Health: Bull N Y Acad Med, 2004; 81*, 530–544.

Brewin, C. R., Andrews, B., Rose, S., & Kirk, M. (1999). Acute stress disorder and posttraumatic stress disorder in victims of violent crime. *American Journal of Psychiatry, 156*(3), 360–366.

Brewin, C. R., Andrews, B., & Valentine, J. D. (2000). Meta-analysis of risk factors for posttraumatic stress disorder in trauma-exposed adults. *Journal of Consulting and Clinical Psychology, 68*(5), 748–766.

Brewin, C. R., Cloitre, M., Hyland, P., Shevlin, M., Maercker, A., Bryant, R. A., . . . Reed, G. M. (2017). A review of current evidence regarding the ICD-11 proposals for diagnosing PTSD and complex PTSD. *Clinical Psychology Review, 58*, 1–15.

Briggs, Q. M., Fullerton, C. S., Reeves, J. J., Grieger, T. A., Reissman, D., & Ursano, R. J. (2010). Acute stress disorder, depression, and tobacco use in disaster workers following 9/11. *American Journal of Orthopsychiatry, 80*(4), 586–592.

Bromet, E. J., Gluzman, S., Schwartz, J. E., & Goldgaber, D. (2002). Somatic symptoms in women 11 years after the Chornobyl accident: Prevalence and risk factors. *Environmental Health Perspectives, 110*(Suppl. 4), 625–629.

Bromet, E., Sonnega, A., & Kessler, R. C. (1998). Risk factors for DSM-III-R posttraumatic stress disorder: Findings from the National Comorbidity Survey. *American Journal of Epidemiology, 147*(4), 353–361.

Brown, J., Cohen, P., Johnson, J. G., & Smailes, E. M. (1999). Childhood abuse and neglect: Specificity of effects on adolescent and young adult depression and suicidality. *Journal of the American Academy of Child and Adolescent Psychiatry, 38*(12), 1490–1496.

Bryant, R. A. (2000). Acute stress disorder. *PTSD Research Quarterlly, 11*(2), 1–7.

Bryant, R. A. (2010). The complexity of complex PTSD. *American Journal of Psychiatry, 167*(8), 879–881.

Bryant, R. A. (2011). Acute stress disorder as a predictor of posttraumatic stress disorder: A systematic review. *Journal of Clinical Psychiatry, 72*, 233–239.

Bryant, R. A., Creamer, M., O'Donnell, M., Silove, D., McFarlane, A. C., & Forbes, D. (2015). A comparison of the capacity of DSM-IV and DSM-5 acute stress disorder definitions to predict posttraumatic stress disorder and related disorders. *Journal of Clinical Psychiatry, 76*(4), 391–397. doi: 10.4088/JCP.13m08731.

Bryant, R. A., & Harvey, A. G. (1998). Relationship between acute stress disorder and posttraumatic stress disorder following mild traumatic brain injury. *American Journal of Psychiatry, 155*(5), 625–629.

Bryant, R. A., O'Donnell, M. L., Creamer, M., McFarlane, A. C., Clark, C. R., & Silove, D. (2010). The psychiatric sequelae of traumatic injury. *American Journal of Psychiatry, 67*(3), 312–320.

Brymer, M., Jacobs, A., Layne, C., Pynoos, R., Ruzek, J., Steinberg, A., . . . Watson, P. (2006). *Psychological first aid: Field operations guide* (2nd ed.). Rockville, MD: Substance Abuse and Mental Health Services Administration, US Department of Health and Human Services.

Bureau, J. F., Martin, J., Freynet, N., Poirier, A. A., Lafontaine, M. F., & Cloutier, P. (2009). Perceived dimensions of parenting and non-suicidal self-injury in young adults. *Journal of Youth and Adolescence, 39*(5), 484–494.

Caetano, R., & Cunradi, C. (2003). Intimate partner violence and depression among Whites, Blacks, and Hispanics. *Annals of Epidemiology, 13*(10), 661–665.

Caldera, T., Palma, L., Penayo, U., & Kullgren, G. (2001). Psychological impact of the hurricane Mitch in Nicaragua in a 1-year perspective. *Social Psychiatry and Psychiatric Epidemiology, 36*(3), 108–114.

Caramanica, K., Brackbill, R. M., Stellman, S. D., & Farfel, M. R. (2015). Posttraumatic stress disorder after Hurricane Sandy among persons exposed to the 9/11 disaster. *International Journal of Emergency Mental Health, 17*(1), 356–362.

Cardozo, B. L., Bilukha, O. O., Crawford, C. A., Shaikh, I., Wolfe, M. I., Gerber, M. L., & Anderson, M. (2004). Mental health, social functioning and disability in postwar Afghanistan. *Journal of the American Medical Association, 292*(5), 575–584.

Carliner, H., Gary, D., McLaughlin, K. A., & Keyes, K. M. (2017). Trauma exposure and externalizing disorders in adolescents: Results from the national comorbidity survey adolescent supplement. *Journal of American Academy of Child and Adolescent Psychiatry, 56*(9), 755–764.e3.

Carmassi, C., Akiskal, H. S., Yong, S. S., Stratta, P., Calderani, E., Massimetti, E., . . . Dell'Osso, L. (2013). Post-traumatic stress disorder in DSM-5: Estimates of prevalence and criteria comparison versus DSM-IV-TR in a non-clinical sample of earthquake survivors. *Journal of Affective Disorders, 151*, 843–848.

Caspi, A., Sugden, K., Moffitt, T. E., Taylor, A., Craig, I. W., Harrington, H., . . . Poulton, R. (2003). Influence of life stress on depression: Moderation by a polymorphism in the *5-HTT* gene. *Science, 301*(5631), 386–389.

Catani, C., Jacob, N, Schauer, E., Kohila, M., & Neuner, F. (2008). Family violence, war, and natural disasters: A study of the effect of extreme stress on children's mental health in Sri Lanka. *BMC Psychiatry*, 8, 33.

Cerimele, J. M., Bauer, A. M., Fortney, J. C., & Bauer, M. S. (2017). Patients with co-occurring bipolar disorder and posttraumatic stress disorder: A rapid review of the literature. *Journal Clinical Psychiatry*, 78(5), e506–e514. doi: 10.4088/JCP.16r10897.

Chan, C. S., Lowe, S. R., Weber, E., & Rhodes, J. E. (2015). The contribution of pre- and postdisaster social support to short- and long-term mental health after Hurricanes Katrina: A longitudinal study of low-income survivors. *Social Science and Medicine*, 138, 38–43.

Chang, J. C., Yen, A. M., Chen, H. H., Chen, S. L., Chiu, S. Y., Fann, J. C., & Lee, C. S. (2017). Comorbid diseases as risk factors for incident posttraumatic stress disorder (PTSD) in a large community cohort (KCIS no.PSY4). *Scientific Reports*, 7, 41276.

Charlson, F. J., Flaxman, A., Ferrari, A. J., Vos, T., Steel, Z., Whiteford, H. A. (2016). Post-traumatic stress disorder and major depression in conflict-affected populations: an epidemiological model and predictor analysis. *Global Mental Health*, Feb 10; 3, e4.

Chemtob, C. M., Novaco, R. W., Hamada, R. S., Gross, D. M., & Smith, G. (1997). Anger regulation deficits in combat-related posttraumatic stress disorder. *Journal of Traumatic Stress*, 10(1), 17–35.

Cherniack, E. P. (2008). The impact of natural disasters on the elderly. *American Journal of Disaster Medicine*, 3(3), 133–139.

Chilcoat, H. D., & Breslau, N. (1998). Investigations of causal pathways between PTSD and drug use disorders. *Addictive Behaviors*, 23(6), 827–840.

Chitrala, K. N., Nagarkatti, P., & Nagarkatti, M. (2016). Prediction of possible biomarkers and novel pathways conferring risk to post-traumatic stress disorder. *PLoS One*, 11(12), e0168404.

Chou, F. H., Wu, H. C., Chou, P., Su, C. Y., Tsai, K. Y., Chao, S. S., . . . Ou-Yang, W. C. (2007). Epidemiologic psychiatric studies on post-disaster impact among Chi-Chi earthquake survivors in Yu-Chi, Taiwan. *Psychiatry and Clinical Neurosciences*, 61(4), 370–378.

Clarner, A., Graessel, E., Scholz, J., Niedermeier, A., Uter, W., & Drexler, H. (2015). Work-related posttraumatic stress disorder (PTSD) and other emotional diseases as consequence of traumatic events in public transportation: A systematic review. *International Archives of Occupational and Environmental Health*, 88(5), 549–564.

Colvonen, P. J., Glassman, L. H., Crocker, L. D., Buttner, M. M., Orff, H., Schiehser, D. M., . . . Afari, N. (2017). Pretreatment biomarkers predicting PTSD psychotherapy outcomes: A systematic review. *Neuroscience & Biobehavioral Review*, 75, 140–156.

Comer, J. S., Bry, L. J., Poznanski, B., & Golik, A. M. (2016). Children's mental health in the context of terrorist attacks, ongoing threats, and possibilities of future terrorism. *Current Psychiatry Reports*, 18(9), 79.

Connorton, E., Perry, M. J., Hemenway, D., & Miller, M. (2011). Occupational trauma and mental illness: Combat, peacekeeping, or relief work and the national co-morbidity survey replication. *Journal of Occupational and Environmental Medicine*, 53(12), 1360–1363.

Cox, R. C., Tuck, B. M., & Olatunji, B. O. (2017). Sleep disturbance in posttraumatic stress disorder: Epiphenomenon or causal factor? *Current Psychiatry Reports*, 19(4), 22. doi: 10.1007/s11920-017-0773-y.

Creamer, M., Burgess, P., & McFarlane, A. C. (2001). Post-traumatic stress disorder: Findings from the Australian National Survey of Mental Health and Well-Being. *Psychological Medicine*, 31(7), 1237–1247.

Creamer, M., O'Donnell, M. L., & Pattison, P. (2004). The relationship between acute stress disorder and posttraumatic stress disorder in severely injured trauma survivors. *Behavior, Research and Therapy*, 42(3), 315–328.

Cusack, K., Jonas, D. E., Forneris, C. A., Wines, C., Sonis, J., & Middleton, J. C., . . . Gaynes, B. N. (2016). Psychological treatments for adults with posttraumatic stress disorder: A systematic review and meta-analysis. *Clinical Psychology Review*, 43, 128–141.

Darves-Bornoz, J. M., Alonso, J., de Girolamo, G., de Graaf, R., Haro, J. M., Kovess-Masfety, V., . . . Gasquet, I. (2008). Main traumatic events in Europe: PTSD in the European Study of the Epidemiology of Mental Disorders survey. *Journal of Traumatic Stress*, 21(5), 455–462.

Davidson, J. R. T., Hughes, D., Blazer, D. G., & George, L. K. (1991). Post-traumatic stress disorder in the community: An epidemiological study. *Psychological Medicine*, 3, 713–721.

Davidson, J., Swartz, M., Storck, M., Krishnan, R. R., & Hammett, E. (1985). A diagnostic and family study of posttraumatic stress disorder. *American Journal of Psychiatry*, 142(1), 90–93.

Davydow, D. S., Desai, S. V., Needham, D. M., & Bienvenu, O. J. (2008). Psychiatric morbidity in survivors of the acute respiratory distress syndrome: A systematic review. *Psychosomatic Medicine, 70*(4), 512–519.

Davydow, D. S., Gifford, J. M., Desai, S. V., Bienvenu, O. J., & Needham, D. M. (2009). Depression in general intensive care unit survivors: A systematic review. *Intensive Care Medicine, 35*(5), 796–809.

Davydow, D. S., Gifford, J. M., Desai, S. V., Needham, D. M., & Bienvenu, O. J. (2008). Posttraumatic stress disorder in general intensive care unit survivors: A systematic review. *General Hospital Psychiatry, 30*(5), 421–434.

Davydow, D. S., Lease, E. D., & Reyes, J. D. (2015). Posttraumatic stress disorder in organ transplant recipients: A systematic review. *General Hospital Psychiatry, 37*(5), 387–398.

de Graaf, R., Bijl, R. V., ten Have, M., Beekman, A. T., & Vollebergh, W. A. (2004). Pathways to comorbidity: The transition of pure mood, anxiety and substance use disorders into comorbid conditions in a longitudinal population-based study. *Journal of Affective Disorders, 82*(3), 461–467.

de Jong, J. T., Komproe, I. H., Van, O. M., El, M. M., Araya, M., Khaled, N., . . . Somasundaram, D. (2001). Lifetime events and posttraumatic stress disorder in 4 postconflict settings. *Journal of the American Medical Association, 286*(5), 555–562.

de Vries, G. J., & Olff, M. (2009). The lifetime prevalence of traumatic events and posttraumatic stress disorder in the Netherlands. *Journal of Traumatic Stress, 22*(4), 259–267.

Derluyn, I., Broekaert, E., Schuyten, G., & De Temmerman, E. (2004). Post-traumatic stress in former Ugandan child soldiers. *Lancet, 363*(9412), 861–863.

Diehle, J., Brooks, S. K., & Greenberg, N. (2017). Veterans are not the only ones suffering from posttraumatic stress symptoms: What do we know about dependents' secondary traumatic stress? *Social Psychiatry and Psychiatric Epidemiology, 52*(1), 35–44.

DiMaggio, C., & Galea, S. (2006). The behavioral consequences of terrorism: A meta-analysis. *Academic Emergency Medicine, 13*(5), 559–566.

Dougherty, P. J. (2003). Long-term follow-up of unilateral transfemoral amputees from the Vietnam war. *Journal of Trauma, 54*(4), 718–723.

Dowrick, C., Casey, .P., Dalgard, O., Hosman, C., Lehtinen, V., Vázquez-Barquero, J. L., & Wilkinson, G. (1998). Outcomes of Depression International Network (ODIN). Background, methods and field trials. ODIN Group. *British Journal of Psychiatry, 172,* 359–363.

Duncan, L. E., Ratanatharathorn, A., Aiello, A.E., Almli, L.M., Amstadter, A.B., Ashley-Koch, A.E., . . . Koenen, K. C. (2018). Largest GWAS of PTSD (N = 20 070) yields genetic overlap with schizophrenia and sex differences in heritability. *Molecular Psychiatry, 23*(3), 666–673.

Dunn, E. C., Nishimi, K., Powers, A., & Bradley, B. (2017). Is developmental timing of trauma exposure associated with depressive and post-traumatic stress disorder symptoms in adulthood? *Joournal of Psychiatry Research, 84,*119–127.

Eaton, W. W., Sigal, J. J., & Weinfeld, M. (1982). Impairment in Holocaust survivors after 33 years: Data from an unbiased community sample. *American Journal of Psychiatry, 139*(6), 773–777.

Ebrahimzadeh, M. H., Fattahi, A. S., & Nejad, A. B. (2006). Long-term follow-up of Iranian veteran upper extremity amputees from the Iran–Iraq war (1980–1988). *Trauma, 61*(4), 886–888.

Elbogen, E. B., Johnson, S. C., Wagner, H. R., Sullivan, C., Taft, C. T., & Beckham, J. C. (2014). Violent behaviour and post-traumatic stress disorder in US Iraq and Afghanistan veterans. *The British Journal of Psychiatry, 204,* 368–375.

Everly, G. S., Jr., & Flynn, B. W. (2006). Principles and practical procedures for acute psychological first aid training for personnel without mental health experience. *International Journal of Emergency Mental Health, 8*(2), 93–100.

Farias, P. (1994). Central and South American refugees: Some mental health challenges. In A. J. Marsella, T. Bornemann, S. Ekblad, & J. Orley (Eds.), *Amidst peril and pain: The mental health and well-being of the world's refugees* (pp. 101–113). Washington, DC: American Psychological Association.

Fazel, M., Wheeler, J., & Danesh, J. (2005). Prevalence of serious mental disorder in 7000 refugees resettled in Western countries: A systematic review. *Lancet, 365*(9467), 1309–1314.

Feder, A., Parides, M. K., Murrough, J. W., Perez, A.M., Morgan, J.E., Saxena, S., . . . Charney, D. S. (2014). Efficacy of intravenous ketamine for treatment of chronic posttraumatic stress disorder: A randomized clinical trial. *JAMA Psychiatry, 71*(6), 681–688.

Feldner, M. T., Babson, K. A., & Zvolensky, M. J. (2007). Smoking, traumatic event exposure, and post-traumatic stress: A critical review of the empirical literature. *Clinical Psychology Review, 27*(1), 14–45.

Feldner, M., Babson, K., Zvolensky, M. J., Vujanovic, A. A., Lewis, S. F., Gibson, L. E., . . . Bernstein, A. (2007). Posttraumatic stress symptoms and smoking to reduce negative affect: An investigation of trauma-exposed daily smokers. *Addictive Behaviors, 32*(2), 214–227.

Fergusson, D. M., Horwood, L. J., Boden, J. M., & Mulder, R. T. (2014). Impact of a major disaster on the mental health of a well-studied cohort. *JAMA Psychiatry, 71*(9), 1025–1031.

Fergusson, D. M., Horwood, L. J., & Lynskey, M. T. (1996). Childhood sexual abuse and psychiatric disorder in young adulthood: . II. Psychiatric outcomes of childhood sexual abuse. *Journal of the American Academy of Child and Adolescent Psychiatry, 35*(10), 1365–1374.

Fernandez, A., Black, J., Jones, M., Wilson, L., Salvador-Carulla, L., Astell-Burt, T., & Black, D. (2015). Flooding and mental health: A systematic mapping review. *PLoS One, 10*(4), e0119929.

Forbes, D., Lloyd, D., Nixon, R., Elliott, P., Varker, T., Perry, D., . . . Creamer, M., (2012). A multisite randomized controlled effectiveness trial of cognitive processing therapy for military-related posttraumatic stress disorder. *Journal of Anxiety Disorders, 26*(3), 442–452.

Forbes, D., O'Donnell, M., Brand, R. M., Korn, S., Creamer, M., McFarlane, A. C., . . . Hawthorne, G. (2016). The long-term mental health impact of peacekeeping: Prevalence and predictors of psychiatric disorder. *British Journal of Psychiatry Open, 2*(1), 32–37.

Forbes, M. K., Flanagan, J. C., Barrett, E. L., Crome, E., Baillie, A. J., Mills, K. L., & Teesson, M. (2015). Smoking, posttraumatic stress disorder, and alcohol use disorders in a nationally representative sample of Australian men and women. *Drug Alcohol Dependeence, 156*, 176–183. doi: 10.1016/j.drugalcdep.2015.09.007.

Foster, H., & Brooks-Gunn, J. (2015). Children's exposure to community and war violence and mental health in four African countries. *Social Science and Medicine, 146*, 292–299.

Frans, O., Rimmo, P. A., Aberg, L., & Fredrikson, M. (2005). Trauma exposure and post-traumatic stress disorder in the general population. *Acta Psychiatrica Scandinavica, 111*(4), 291–299.

Friedman, M. J., Resick, P. A., & Keane, T. M. (2007). PTSD: Twenty-five years of progress and challenges. In M. J. Friedman, T. M. Keane, & P. A. Resick (Eds.), *Handbook of PTSD: Science and practice* (pp. 3–18). New York, NY: Guilford.

Fu, S. S., McFall, M., Saxon, A. J., Beckham, J. C., Carmody, T. P., Baker, D. G., & Joseph, A. M. (2007). Post-traumatic stress disorder and smoking: A systematic review. *Nicotine and Tobacco Research, 9*(11), 1071–1084.

Fujiwara, T., Yagi, J., Homma, H., Mashiko, H., Nagao, K., Okuyama, M.; Great East Japan Earthquake Follow-up for Children Study Team. (2017) Suicide risk among young children after the Great East Japan Earthquake: A follow-up study. *Psychiatry Research, 253*, 318–324.

Gabriel, R., Ferrando, L., Cortón, E. S., Mingote, C., García-Camba, E., Liria, A. F., & Galea, S. (2007). Psychopathological consequences after a terrorist attack: An epidemiological study among victims, the general population, and police officers. *European Psychiatry, 22*(6), 339–346.

Galea, S., Maxwell, A. R., & Norris, F. (2008). Sampling and design challenges in studying the mental health consequences of disasters. *International Journal of Methods in Psychiatric Research, 17*(Suppl. 2), s21–s28.

Galea, S., Nandi, A., & Vlahov, D. (2005). The epidemiology of post-traumatic stress disorder after disasters. *Epidemiologic Reviews, 27*, 78–91.

Gaviria, S. L., Alarcón, R. D., Espinola, M., Restrepo, D., Lotero, J., Berbesi, D. Y., . . . Shultz, J. M. (2016). Socio-demographic patterns of posttraumatic stress disorder in Medellin, Colombia and the context of lifetime trauma exposure. *Disaster Health, 3*(4), 139–150.

Gencer, E. A. (2017). *How to make cities more resilient: A handbook for local government leaders.* United Nations Office for Disaster Risk Reduction (UNISDR). http://www.unisdr.org/we/inform/publications/54256

Gerritsen, L., Milaneschi, Y., Vinkers, C. H., van Hemert, A. M., van Velzen, L., Schmaal, L., & Penninx, B. W. (2017). HPA axis genes, and their interaction with childhood maltreatment, are related to cortisol levels and stress-related phenotypes. *Neuropsychopharmacology, 42*(12), 2446–2455.

Giaconia, R. M., Reinherz, H. Z., Silverman, A. B., Pakiz, B., Frost, A. K., & Cohen, E. (1995). Traumas and posttraumatic stress disorder in a community population of older adolescents. *Journal of the American Academy of Child and Adolescent Psychiatry, 34*(10), 1369–1380.

Gibb, B. E., McGeary, J. E., Beevers, C. G., & Miller, I. W. (2006). Serotonin transporter (*5-HTTLPR*) genotype, childhood abuse and suicide attempts in adult psychiatric inpatients. *Suicide and Life-Threatening Behavior, 36*(6), 687–693.

Gidron, Y. (2002). Posttraumatic stress disorder after terrorist attacks: A review. *Journal of Nervous and Mental Disease, 190*(2), 118–121.

Gilbertson, M. W., Shenton, M. E., Ciszewski, A., Kasai, K., Lasko, N. B., Orr, S. P., & Pitman R. K. (2002). Smaller hippocampal volume predicts pathologic vulnerability to psychological trauma. *Nature Neuroscience, 5*(11), 1242–1247.

Gillikin, C., Habib, L., Evces, M., Bradley, B., Ressler, K. J., & Sanders, J. (2016). Trauma exposure and PTSD symptoms associate with violence in inner city civilians. *Journal of Psychiatric Research, 83*, 1–7.

Goldstein, G., van Kammen, W., Shelly, C., Miller, D. J., & van Kammen, D. P. (1987). Survivors of imprisonment in the Pacific theater during World War II. *American Journal of Psychiatry, 144*(9), 1210–1213.

Goldstein, R. B., Smith, S. M., Chou, S. P., Saha, T. D., Jung, J., Zhang, H., . . . Grant, B. F. (2016). The epidemiology of DSM-5 posttraumatic stress disorder in the United States: Results from the National Epidemiologic Survey on Alcohol and Related Conditions-III. *Social Psychiatry and Psychiatric Epidemiology, 51*(8), 1137–1148.

Gradus, J. L. (2017). Prevalence and prognosis of stress disorders: A review of the epidemiologic literature. *Clinical Epidemiology, 9*, 251–260.

Gradus, J. L., Leatherman, S., Curreri, A., Myers, L. G., Ferguson, R., & Miller, M. (2017). Gender differences in substance abuse, PTSD and intentional self-harm among Veterans Health Administration patients. *Drug Alcohol Dependence, 171*, 66–69. doi: 10.1016/j.drugalcdep.2016.11.012.

Green, B. L., Lindy, J. D., Grace, M. C., Gleser, G. C., Leonard, A. C., Korol, M., & Winget, C. (1990). Buffalo Creek survivors in the second decade: Stability of stress symptoms. *American Journal of Orthopsychiatry, 60*(1), 43–54.

Grieger, T. A., Cozza, S. J., Ursano, R. J., Hoge, C., Martinez, P. E., Engel, C. C., & Wain, H. J. (2006). Posttraumatic stress disorder and depression in battle-injured soldiers. *American Journal of Psychiatry, 163*(10), 1777–1783.

Gross, C., & Hen, R. (2004). Genetic and environmental factors interact to influence anxiety. *Neurotoxicity Research, 6*(6), 493–501.

Haller, M., & Chassin, L. (2014). Risk pathways among traumatic stress, posttraumatic stress disorder symptoms, and alcohol and drug problems: A test of four hypotheses. *Psychol Addictive Behavior, 28*(3), 841–851. doi: 10.1037/a0035878.

Harvey, A. G., & Bryant, R. A. (1999a). Acute stress disorder across trauma populations. *Journal of Nervous and Mental Disease, 187*(7), 443–446.

Harvey, A. G., & Bryant, R. A. (1999b). Predictors of acute stress following motor vehicle accidents. *Journal of Traumatic Stress, 12*(3), 519–525.

Hashemian, F., Khoshnood, K., Desai, M. M., Falahati, F., Kasl, S., & Southwick, S. (2006). Anxiety, depression and posttraumatic stress in Iranian survivors of chemical warfare. *Journal of the American Medical Association, 296*(5), 560–566.

Havenaar, J. M., Van den Brink, W., Van den Bout, J., Kasyanenko, A. P., Poelijoe, N. W., Wholfarth, T., & Meijler-Iljina, L. I. (1996). Mental health problems in the Gomel region (Belarus): An analysis of risk factors in an area affected by the Chernobyl disaster. *Psychological Medicine, 26*(4), 845–855.

Heeke, C., Stammel, N., Heinrich, M., Knaevelsrud, C. (2017). Conflict-related trauma and bereavement: Exploring differential symptom profiles of prolonged grief and posttraumatic stress disorder. *BMC Psychiatry, 29*, 17(1), 118. doi: 10.1186/s12888-017-1286-2.

Hemmati, M. A., Shokoohi, H., Masoumi, M., Khateri, S., Soroush, M., Modirian, E., . . . Mousavi, B. (2015). Mental health disorders in child and adolescent survivors of post-war landmine explosions. *Military Medical Research*, 2015 Nov 13;(2), :30.

Hepp, U., Gamma, A., Milos, G., Eich, D., Ajdacic-Gross, V., Rössler, W., . . . Schnyder, U. (2006). Prevalence of exposure to potentially traumatic events and PTSD: The Zurich Cohort Study. *European Archives of Psychiatry and Clinical Neuroscience, 256*(3), 151–158.

Hoge, C. W., Castro, C. A, Messer, S. C., McGurk, D., Cotting, D. I., & Koffman, R. L. (2004). Combat duty in Iraq and Afghanistan, mental health problems and barriers to care. *New England Journal of Medicine, 351*(1), 13–22.

Hollifield, M., Warner, T. D., Lian, N., Krakow, B., Jenkins, J. H., Kesler, J., . . . Westermeyer, J. (2009). Measuring trauma and health status in refugees: A critical review. *Journal of the American Medical Association, 288*(5), 611–621.

Holt, S., Buckley, H., & Whelan, S. (2008). The impact of exposure to domestic violence on children and young people: A review of the literature. *Child Abuse and Neglect, 32*(8), 797–810.

Horowitz, M. J., Siegel, B., Holen, A., Bonanno, G. A., Milbrath, C., & Stinson, C. H. (1997). Diagnostic criteria for complicated grief disorder. *American Journal of Psychiatry, 154*(7), 904–910.

Huh, H. J., Huh, S., Lee, S. H., & Chae, J. H. (2017). Unresolved bereavement and other mental health problems in parents of the Sewol ferry accident after 18 months. *Psychiatry Investigation*, *14*(3), 231–239.

Huh, H. J., Kim, K. H., Lee, H. K., & Chae, J. H.(2017). The relationship between childhood trauma and the severity of adulthood depression and anxiety symptoms in a clinical sample: The mediating role of cognitive emotion regulation strategies. *Journal of Affective Disorders*, *213*, 44–50.

Ibrahim, H., & Hassan, C. Q. (2017). Post-traumatic stress disorder symptoms resulting from torture and other traumatic events among Syrian Kurdish refugees in Kurdistan region, Iraq. *Frontiers in Psychology, 8*, 241.

Inter-Agency Standing Committee Task Force on Mental Health and Psychosocial Support in Emergency Settings, van Ommeren, M., & Wessells, M. (2007). Inter-agency agreement on mental health and psychosocial support in emergency settings. *Bulletin of the World Health Organization*, *85*(11), 822.

Jenkins, E. J., & Bell, C. C. (1997). Exposure and response to community violence among children and adolescents. In J. Osofsky (Ed.), *Children in a violent society* (pp. 9–31). New York, NY: Guilford.

Jenkins, R., Othieno, C., Omollo, R., Ongeri, L., Sifuna, P., Mboroki, J. K., Kiima, D., . . . Ogutu, B. (2015). Probable post traumatic stress disorder in Kenya and its associated risk factors: A cross-sectional household survey. *International Journal of Environmental Research in Public Health*, *12*(10), 13494–13509.

Jeong, H., Yim, H. W., Song, Y. J., Ki, M., Min, J. A., Cho, J., & Chae, J. H. (2016). Mental health status of people isolated due to Middle East Respiratory Syndrome. *Epidemiology and Health*, Nov 5;38, e2016048.

Jiang, S., Yan, Z., Jing, P., Li, C., Zheng, T., & He, J. (2016). Relationships between sleep problems and psychiatric comorbidities among China's Wenchuan earthquake survivors remaining in temporary housing camps. *Frontiers in Psychology*, 7, 1552.

Johnson, H., & Thompson, A. (2008). The development and maintenance of post-traumatic stress disorder (PTSD) in civilian adult survivors of war trauma and torture: A review. *Clinical Psychology Review*, *28*(1), 36–47.

Kachadourian, L. K., Pilver, C. E., & Potenza, M. N. (2014). Trauma, PTSD, and binge and hazardous drinking among women and men: Findings from a national study. *Psychiatric Research*, *55*, 35–43. doi: 10.1016/j.jpsychires.2014.04.018.

Kalapatapu, R. K., Dannenbaum, T. P., Harbison, J. D., & Cohen, B. E. (2017). Does trauma exposure predict prescription drug problems beyond the contribution of post-traumatic stress disorder and depression? An analysis of the Mind Your Heart cohort study. *Journal Addictive Disease*, 7, 1–10. doi: 10.1080/10550887.2017.1314697

Kane, J. C., Luitel, N. P., Jordans, M. J., Kohrt, B. A., Weissbecker, I., & Tol, W. A. (2017). Mental health and psychosocial problems in the aftermath of the Nepal earthquakes: Findings from a representative cluster sample survey. *Epidemiology and Psychiatric Sciences, Jan 9*, 1–10.

Kang, H. K., Natelson, B. H., Mahan, C. M., Lee, K. Y., & Murphy, F. M. (2003). Post-traumatic stress disorder and chronic fatigue syndrome–like illness among Gulf War veterans: A population-based survey of 30,000 veterans. *American Journal of Epidemiology*, *157*(2), 141–148.

Kangas, M., Henry, J. L., & Bryant, R. A. (2007). Correlates of acute stress disorder in cancer patients. *Journal of Traumatic Stress*, *20*(3), 325–334.

Karam, E. G., Mneimneh, Z. N., Dimassi, H., Fayyad, J. A., Karam, A. N., Nasser, S. C., . . . Kessler, R. C. (2008). Lifetime prevalence of mental disorders in Lebanon: first onset, treatment, and exposure to war. *PLoS Medicine*, Apr 1;5(4), e61.

Karam, E. G., Mneimneh, Z. N., Karam, A. N., Fayyad, J. A., Nasser, S. C., Chatterji, S., & Kessler, R. C. (2006). Prevalence and treatment of mental disorders in Lebanon: A national epidemiological survey. *Lancet*, *367*(9515), 1000–1006.

Kaysen, D., Lindgren, K., Zangana, G. A. S., Murray, L., Bass, J., & Bolton, P. (2013). Adaptation of cognitive processing therapy for treatment of torture victims: Experience in Kurdistan, Iraq. *Psychological Trauma: Theory, Research, Practice, and Policy*, *5*(2), 184.

Kazantzis, N., Flett, R. A., Long, N. R., MacDonald, C., Miller, M. &., & Clark, B. (2009). Traumatic events and mental health in the community: A New Zealand study. *International Journal of Social Psychiatry*, *56*(1), 35–49.

Keane, C. A., Magee, C. A., & Kelly, P. J. (2016). Is there complex trauma experience typology for Australian's experiencing extreme social disadvantage and low housing stability? *Child Abuse and Neglect*, *61*, 43–54.

Kerker, B. D., Zhang, J., Nadeem, E., Stein, R. E., Hurlburt, M. S., Heneghan, A., . . . McCue Horwitz, S. (2015). Adverse childhood experiences and mental health, chronic medical conditions, and development in young children. *Academic Pediatrics*, *15*(5), 510–517.

Kessler, R. C., Chiu, W. T., Demler, O., Merikangas, K. R., & Walters, E. E. (2005). Prevalence, severity and comorbidity of 12-month DSM-IV disorders in the National Comorbidity Survey replication. *Archives of General Psychiatry*, 62(6), 617–627.

Kessler, R. C., DuPont, R. L., Berglund, P., & Wittchen, H.-U. (1999). Impairment in pure and comorbid generalized anxiety disorder and major depression at 12 months in two national surveys. *American Journal of Psychiatry*, 156(12), 1915–1923.

Kessler, R. C., & Frank, R. G. (1997). The impact of psychiatric disorders on work loss days. *Psychological Medicine*, 27(4), 861–873.

Kessler, R. C., Galea, S., Gruber, M. J., Sampson, N. A., Ursano, R. J., & Wessely, S. (2008). Trends in mental illness and suicidality after Hurricane Katrina. *Molecular Psychiatry*, 13(4), 374–384.

Kessler, R. C., Keane, T. M., Ursano, R. J., Mokdad, A., & Zaslavsky, A. M. (2008). Sample and design considerations in post-disaster mental health needs assessment tracking surveys. *International Journal of Methods in Psychiatric Research*, 17(Suppl. 2), s6–s20.

Kessler, R. C., Sonnega, A., Bromet, E., Hughes, M., & Nelson, C. B. (1995). Posttraumatic stress disorder in the National Comorbidity Survey. *Archives of General Psychiatry*, 52(12), 1048–1060.

Keyes, K. M., Pratt, C., Galea, S., McLaughlin, K. A., Koenen, K. C., & Shear, M. K. (2014). The burden of loss: unexpected death of a loved one and psychiatric disorders across the life course in a national study. *American Journal of Psychiatry*, 171, 864–871.

Kilpatrick, D. G., & Resnick, H. S. (1993). PTSD associated with exposure to criminal victimization in clinical and community populations. In J. R. T. Davidson & E. B. Foa (Eds.), *Posttraumatic stress disorder: DSM-IV and beyond* (pp. 113–143). Washington, DC: American Psychiatric Press.

Kilpatrick, D. G., Resnick, H. S., Milanak, M. E., Miller, M. W., Keyes, K. M., & Friedman, M. J. (2013). National estimates of exposure to traumatic events and PTSD prevalence using *DSM-IV* and *DSM-5* criteria. *Journal of Traumatic Stress*, 26, 537–547.

King, D. W., King, L. A., Park, C. L., Lee, L. O., Kaiser, A. P., Spiro, A., 3rd, . . . Keane, T. M. (2015). Positive adjustment among American repatriated prisoners of the Vietnam War: Modeling the long-term effects of captivity. *Clinical Psychological Science*, 3(6), 861–876.

Kluznick, J. C., Speed, N., VanValkenburg, C., & Magraw, R. (1986). Forty-year follow-up of United States prisoners of war. *American Journal of Psychiatry*, 143(11), 1443–1446.

Koenen, K. C., Ratanatharathorn, A., Ng, L., McLaughlin, K. A., Bromet, E. J., Stein, D., . . . Kessler, R. C. (2017). Posttraumatic stress disorder in the World Mental Health Surveys. *Psychological Medicine*, 47(13), 2260–2274.

Koenen, K. C., Sumner, J. A., Gilsanz, P., Glymour, M. M., Ratanatharathorn, A., Rimm, E. B., . . . Kubzansky, L. D. (2017). Post-traumatic stress disorder and cardiometabolic disease: Improving causal inference to inform practice. *Psychological Medicine*, 47(2), 209–225.

Kohert, B. A., Jordans, M. J., Tol, W. A., Speckman, R. A., Maharjan, S. M., Worthman, C. M., & Komproe, I. H. (2008). Comparison of mental health between former child soldiers and children never conscripted by armed groups in Nepal. *Journal of the American Medical Association*, 300(6), 691–702.

Krakow, B. J., Ulibarri, V. A., Moore, B. A., & McIver, N. D. (2014). Posttraumatic stress disorder and sleep-disordered breathing: A review of comorbidity research. *Sleep Medicines Reviews*, 24C, 37–45.

Kristensen, P., Weisæth, L., & Heir, T. (2012). Bereavement and mental health after sudden and violent losses: A review. *Psychiatry*, 75(1), 76–97. doi: 10.1521/psyc.2012.75.1.76.

Kross, E. K., Gries, C. J., & Curtis, J. R. (2008). Posttraumatic stress disorder following critical illness. *Critical Care Clinics*, 24(4), 875–887.

Kubzansky, L. D., Bordelois, P., Jun, H. J., Roberts, A. L., Cerda, M., Bluestone, N., & Koenen, K. C. (2014). The weight of traumatic stress: A prospective study of posttraumatic stress disorder symptoms and weight status in women. *JAMA Psychiatry*, 71(1), 44–51.

Kuch, K., & Cox, B. J. (1992). Symptoms of PTSD in 124 survivors of the Holocaust. *American Journal of Psychiatry*, 149(3), 337–340.

Kuhlman, K. R., Chiang, J. J., Horn, S., & Bower, J. E. (2017). Developmental psychoneuroendocrine and psychoneuroimmune pathways from childhood adversity to disease. *Neuroscience & and Biobehavioral Review*, 80, 166–184

Kulka, R. A., Schlenger, W. E., Fairbank, J. A., Hough, R. L., Jordan, B. K., Marmar, C. R., & Weiss, D. S. (1990). *Trauma and the Vietnam War generation: Report of findings from the National Vietnam Veterans Readjustment Study*. New York, NY: Brunner/Mazel.

Kuwert, P., Spitzer, C., Rosenthal, J., & Freyberger, H. J. (2008). Trauma and post-traumatic stress symptoms in former German child soldiers of World War II. *International Psychogeriatrics*, 20(5), 1014–1018.

Lambert, S. F., Copeland-Linder, N., & Ialongo, N. S. (2008). Longitudinal associations between community violence exposure and suicidality. *Journal of Adolescent Health*, 43(4), 380–386.

Lasko, N. B., Gurvits, T. V., Kuhne, A. A., Orr, S. P., & Pitman, R. K. (1994). Aggression and its correlates in Vietnam veterans with and without chronic posttraumatic stress disorder. *Comprehensive Psychiatry*, 35(5), 373–381.

Laugharne, J., Janca, A., & Widiger, T. (2007). Posttraumatic stress disorder and terrorism: Five years after 9/11. *Current Opinion in Psychiatry*, 20(1), 36–41.

Laugharne, J., van de Watt, G., & Janca, A. (2011). After the fire: The mental health consequences of fire disasters. *Current Opinion in Psychiatry*, 24(1), 72–77.

Laukkala, T., Parkkola, K., Henriksson, M., Pirkola, S., Kaikkonen, N., Pukkala, E., & Jousilahti, P. (2016). Total and cause-specific mortality of Finnish military personnel following service in international peacekeeping operations 1990–2010: A comprehensive register-based cohort study. *BMJ Open, 6*(10), e012146.

LeBouthillier, D. M., McMillan, K. A., Thibodeau, M. A., & Asmundson, G. J. (2015). Types and number of traumas associated with suicidal ideation and suicide attempts in PTSD: Findings from a U.S. nationally representative sample. *Journal of Traumatic Stress*, 28(3), 183–190. doi: 10.1002/jts.22010.

Leeise, M., Pagura, J., Sareen, J., & Bolton, J. M. (2010). The use of alcohol and drugs to self-medicate symptoms of posttraumatic stress disorder. *Depression and Anxiety*, 27(8), 731–736.

Leskin, G. A., Woodward, S. H., Young, H. E., & Sheikh, J. I. (2002). Effects of comorbid diagnoses on sleep disturbance in PTSD. *Journal of Psychiatric Research*, 36(6), 449–452.

Levav, I., & Abramson, J. H. (1984). Emotional distress among concentration camp survivors--: A community study in Jerusalem. *Psychological Medicine*, 14(1), 215–218.

Linehan, M. M. (1993). *Cognitive–behavioral treatment of borderline personality disorder*. New York, NY: Guilford.

Liu, H., Petukhova, M. V., Sampson, N. A., Aguilar-Gaxiola, S., Alonso, J., Andrade, L. H., . . . Kessler, R.C. (2017). Association of DSM-IV posttraumatic stress disorder with traumatic experience type and history in the World Health Organization World Mental Health Surveys. *JAMA Psychiatry*, 74(3), 270–281.

Logue, M. W., Amstadter, A. B., Baker, D. G., Duncan, L., Koenen, K. C., Liberzon, I., . . . Uddin, M. (2015). The Psychiatric Genomics Consortium Posttraumatic Stress Disorder Workgroup: Posttraumatic stress disorder enters the age of large-scale genomic collaboration. *Neuropsychopharmacology*, 40(10), 2287–2297.

Lopes Cardozo, B., Vergara, A., Agani, F., & Gotway, C. A. (2000). Mental health, social functioning and attitudes of Kosovar Albanians following the war in Kosovo. *Journal of the American Medical Association*, 284(5), 569–577.

Luz, M. P., Coutinho, E. S., Berger, W., Mendlowicz, M. V., Vilete, L. M., Mello, M. F., . . . Figueira, I. (2016). Conditional risk for posttraumatic stress disorder in an epidemiological study of a Brazilian urban population. *Journal of Psychiatric Research, 72*, 51–57.

MacManus, D., Rona, R., Dickson, H., Somaini, G., Fear, N., & Wessely, S. (2015). Aggressive and violent behavior among military personnel deployed to Iraq and Afghanistan: Prevalence and link with deployment and combat exposure. *Epidemiologic Reviews, 37*, 196–212.

Maercker, A., Forstmeier, S., Pielmaier, L., Spangenberg, L., Brähler, E., & Glaesmer, H. (2012). Adjustment disorders: Prevalence in a representative nationwide survey in Germany. *Social Psychiatry Psychiatric Epidemiology*, 47, 1745–1752.

Mak, I. W., Chu, C. M., Pan, P. C., Yiu, M. G., & Chan, V. L. (2009). Long-term psychiatric morbidities among SARS survivors. *General Hospital Psychiatry, 31*(4), 318–326.

Malan-Muller, S., Valles-Colomer, M., Raes, J., Lowry, C. A., Seedat, S., & Hemmings, S. M. J. (2017). The gut microbiome and mental health: Implications for anxiety- and trauma-related disorders. *OMICS, Aug 2*. doi: 10.1089/omi.2017.0077. [Epub ahead of print]

Marmar, C. R., Schlenger, W., Henn-Haase, C., Qian, M., Purchia, E., Li, M., . . . Kulka, R. A. (2015). Course of posttraumatic stress disorder 40 years after the Vietnam War: Findings from the National Vietnam Veterans Longitudinal Study. *JAMA Psychiatry*, 72(9), 875–881. doi: 10.1001/jamapsychiatry.2015.0803

Marshall, G. N., Schell, T. L., Elliott, M. N., Berthold, S. M., & Chun, C. A. (2005). Mental health of Cambodian refugees 2 decades after resettlement in the United States. *Journal of the American Medical Association*, 294(5), 571–579.

Mason, S. M., Frazier, P. A., Austin, S. B., Harlow, B. L., Jackson, B., Raymond, N. C., & Rich-Edwards, J. W. (2017). Posttraumatic stress disorder symptoms and problematic overeating behaviors in young men and women. *Annuals of Behavioral Medicine, 51*(6), 822–832.

May, F. S, Chen, Q. C., Gilbertson, M. W., Shenton, M. E., & Pitman, R. K. (2004). Cavum septum pellucidum in monozygotic twins discordant for combat exposure: Relationship to posttraumatic stress disorder. *Biological Psychiatry, 55*(6), 656–658.

McLaughlin, K. A., Koenen, K. C., Hill, E. D., Petukhova, M., Sampson, N. A., Zaslavsky, A. M., & Kessler, R. C. (2013). Trauma exposure and posttraumatic stress disorder in a national sample of adolescents. *Journal of the American Academy Child Adolescent Psychiatry, 52*(8), 815–830.

McLaughlin, K. A., & Lambert, H. K. (2017). Child trauma exposure and psychopathology: Mechanisms of risk and resilience. *Current Opinion in Psychology, 14*, 29–34.

McLeay, S. C., Harvey, W. M., Romaniuk, M. N., Crawford, D. H., Colquhoun, D. M., Young, R. M., . . . Lawford, B. R. (2017). Physical comorbidities of post-traumatic stress disorder in Australian Vietnam War veterans. *Medical Journal of Australia, 206*(6), 251–257.

McWilliams, L. A., Cox, B. J., & Enns, M. W. (2003). Mood and anxiety disorders associated with chronic pain: An examination in a nationally representative sample. *Pain, 106*(1–2), 127–133.

Mehnert, A., & Koch, U. (2007). Prevalence of acute and posttraumatic stress disorder and comorbid mental disorders in breast cancer patients during primary cancer care: A prospective study. *Psycho-oncology, 16*(3), 181–188.

Meiser-Stedman, R., McKinnon, A., Dixon, C., Boyle, A., Smith, P, & Dalgleish, T. (2017). Acute stress disorder and the transition to posttraumatic stress disorder in children and adolescents: Prevalence, course, prognosis, diagnostic suitability, and risk markers. *Depress Anxiety, 34*(4), 348–355. doi: 10.1002/da.22602.

Mellman, T. A., David, D., Bustamante, V., Fins, A. I., & Esposito, K. (2001). Predictors of posttraumatic stress disorder following severe injury. *Depression and Anxiety, 14*(4), 226–231.

Mellman, T. A., Kulick-Bel, l R., Ashlock, L. E., & Nolan, B. (1995). Sleep events among veterans with combat-related posttraumatic stress disorder. *American Journal of Psychiatry,y, 152*(1), 110–115.

Miller, K. E., & Rasmussen, A. (2017). The mental health of civilians displaced by armed conflict: An ecological model of refugee distress. *Epidemiology and Psychiatric Science, 26*(2), 129–138.

Mollayeva, T., D'Souza, A., Mollayeva, S., & Colantonio, A. (2017). Post-traumatic sleep-wake disorders. *Current Neurological Neuroscience Reporrt, 17*(4), 38. doi: 10.1007/s11910-017-0744-z

Monson, C. M., Friedman, M. J., & La Bash, H. A. J. (2007). A psychological history of PTSD. In M. J. Friedman, T. M. Keane, & P. A. Resick (Eds.), *Handbook of PTSD: Science and practice* (pp. 3–18). New York, NY: Guilford.

Mørkved, N., Hartmann, K., Aarsheim, L. M., Holen, D., Milde, A. M., Bomyea, J., & Thorp, S. R. (2014). A comparison of narrative exposure therapy and prolonged exposure therapy for PTSD. *Clinical Psychology Review, 34*(6), 453–467.

Morris, K. A., & Deterding, N. M. (2016). The emotional cost of distance: Geographic social network dispersion and post-traumatic stress among survivors of Hurricane Katrina. *Social Science and Medicine, 165*, 56–65.

Moscardino, U., Scrimin, S., Capello, F., & Altoè, G. (2010). Social support, sense of community, collectivistic values and depressive symptoms in adolescent survivors of the 2004 Beslan terrorist attack. *Social Science and Medicine, 70*(1), 27–34.

Mugisha, J., Muyinda, H., Wandiembe, P., & Kinyanda, E. (2015). Prevalence and factors associated with posttraumatic stress disorder seven years after the conflict in three districts in northern Uganda (The Wayo-Nero Study). *BMC Psychiatry, Jul 24* (15), 170.

Muhsen, K., Lipsitz, J., Garty-Sandalon, N., Gross, R., & Green, M. S. (2008). Correlates of generalized anxiety disorder, independent of co-morbidity with depression: Findings from the first Israeli National Health Interview Survey (2003–2004). *Social Psychiatry and Psychiatric Epidemiology, 43*(11), 898–904.

Muskett, C. (2014). Trauma-informed care in inpatient mental health settings: A review of the literature. *International Journal of Mental Health Nursing, 23*(1), 51–59.

Nemeroff, C. B. (2016). Paradise lost: The neurobiological and clinical consequences of child abuse and neglect. *Neuron, 89*(5), 892–909. doi: 10.1016/j.neuron.2016.01.019.

Neria, Y., Gross, R., Litz, B., Maguen, S., Insel, B., Seirmarco, G., . . . Marshall, R. D. (2007). Prevalence and psychological correlates of complicated grief among bereaved adults 2.5–3.5 years after September 11th attacks. *Journal of Traumatic Stress, 20*(3), 251–262.

Neumeister, A., Henry, S., & Krystal, J. H. (2007). Neurocircuitry and neuroplasticity in PTSD. In M. J. Friedman, T. M. Keane, & P. A. Resick (Eds.), *Handbook of PTSD: Science and practice* (pp. 151–165). New York, NY: Guilford.

Neylan, T. C., Marmar, C. R., Metzler, T. J., Weiss, D. S., Zatzick, D. F., Delucchi, K. L., . . . Schoenfeld, F. B. (1998). Sleep disturbances in the Vietnam generation: Findings from a nationally representative sample of male Vietnam veterans. *American Journal of Psychiatry*, 155(7), 929–933.

Nickerson, A., Liddell, B. J., Maccallum, F., Steel, Z., Silove, D., & Bryant, R. A. (2014). Posttraumatic stress disorder and prolonged grief in refugees exposed to trauma and loss. *BMC Psychiatry*, 9(14), 106. doi: 10.1186/1471-244X-14-106.

Norman, S. B., Means-Christensen, A. J., Craske, M. G., Sherbourne, C. D., Roy-Byrne, P. P., & Stein, M. B. (2006). Associations between psychological trauma and physical illness in primary care. *Journal of Traumatic Stress*, 19(4), 461–470.

Norris, F. H. (1992). Epidemiology of trauma: Frequency and impact of different potentially traumatic events on different demographic groups. *Journal of Consulting and Clinical Psychology*, 60(3), 409–418.

Norris, F. H., Murphy, A. D., Baker, C. K., Perilla, J. L., Rodriguez, F. G., & Rodriguez Jde, J. (2003). Epidemiology of trauma and posttraumatic stress disorder in Mexico. *Journal of Abnormal Psychology*, 112(4), 646–656.

Norris, F. H., & Murrell, S. A. (1988). Prior experience as a moderator of disaster impact on anxiety symptoms in older adults. *American Journal of Community Psychology*, 16(5), 665–683.

North, C. S., Pfefferbaum, B., Vythilingam, M., Martin, G. J., Schorr, J. K., Boudreaux, A. S., . . . Hong, B. A. (2009). Exposure to bioterrorism and mental health response among staff on Capitol Hill. *Biosecurity and Bioterrorism*, (4), 379–388.

Noyes, R., Jr., Kathol, R. G., Debelius-Enemark, P., Williams, J., Mutgi, A., Suelzer, M. T., & Clamon, G. H. (1990). Distress associated with cancer as measured by the Illness Distress Scale. *Psychosomatics*, 31(3), 321–330.

Nugent, N. R., Goldberg, A., & Uddin, M. (2016). Topical review: The emerging field of epigenetics: Informing models of pediatric trauma and physical health. *Journal Pediatric Psychology*, 41(1), 55–64.

O'Donnell, M. L., Creamer, M., Bryant, R. A., Schnyder, U., & Shalev, A. (2003). Posttraumatic disorders following injury: An empirical and methodological review. *Clinical Psychology Review*, 23(4), 587–603.

O'Donnell, M. L., Creamer, M., & Pattison, P. (2004). Posttraumatic stress disorder and depression following trauma: Understanding comorbidity. *American Journal of Psychiatry*, 161(8), 1390–1396.

O'Toole, B. I., & Catts, S. V. (2017). The course and correlates of combat-related PTSD in Australian Vietnam veterans in the three decades after the war. *Journal of Traumatic Stress*, 30(1), 27–35.

Office of Applied Studies. (2008). *Impact of hurricanes Katrina and Rita on substance use and mental health*. Rockville, MD: Substance Abuse and Mental Health Services Administration, US Department of Health and Human Services.

Office of Statistics and Programming. (Ed.). (2012). *National Center for Injury Prevention: CDC 2012*. Atlanta, GA: Center for Disease Control and Prevention.

Onyut, L. P., Neuner, F., Ertl, V., Schauer, E., Odenwald, M., & Elbert, T. (2009). Trauma, poverty and mental health among Somali and Rwandese refugees living in an African refugee settlement: An epidemiological study. *Conflict and Health*, 26(3), 6.

Orth, U., & Wieland, E. (2006). Anger, hostility, and posttraumatic stress disorder in trauma-exposed adults: A meta-analysis. *Journal of Consulting and Clinical Psychology*, 74(4), 698–706.

Ozer, E. J., Best, S. R., Lipsey, T. L., & Weiss, D. S. (2003). Predictors of posttraumatic stress disorder and symptoms in adults: A meta-analysis. *Psychological Bulletin*, 129(1), 52–73.

Ozer, E. J., & Weinstein, R. S. (2004). Urban adolescents' exposure to community violence: The role of support, school safety, and social constraints in a school-based sample of boys and girls. *Journal of Clinical Child and Adolescent Psychology*, 33(3), 463–476.

Palinkas, L. A., Petterson, J. S., Russell, J., & Downs, M. A. (1993). Community patterns of psychiatric disorders after the *Exxon Valdez* oil spill. *American Journal of Psychiatry*, 150(10), 1517–1523.

Palmisano, G. L., Innamorati, M., & Vanderlinden, J. (2016). Life adverse experiences in relation with obesity and binge eating disorder: A systematic review. *Journal of Behavioral Addiction*, 5(1), 11–31.

Park, C. L., Kaiser, A. P., Spiro, A., 3rd, King, D. W., King, L. A. (2012). Does wartime captivity affect late-life mental health? A study of Vietnam-era repatriated prisoners of war. *Research in Human Development*, 9(3), 191–209.

Paz García-Vera, M., Sanz, J., & Gutiérrez, S. (2016). A systematic review of the literature on posttraumatic stress disorder in victims of terrorist attacks. *Psychological Reports*, 119(1), 328–359.

Pereda, N. (2013). Systematic review of the psychological consequences of terrorism among child victims. *International Review of Victimology, 19*(2) 181–199.

Pereda, N., Guilera, G., Forns, M., Gómez-Benito, J. (2009). The prevalence of child sexual abuse in community and student samples: a meta-analysis. *Clinical Psychological Review, 29*(4), 328–338.

Perkonigg, A., Kessler, R. C., Storz, S., & Wittchen, H. U. (2000). Traumatic events and posttraumatic stress disorder in the community: Prevalence, risk factors and comorbidity. *Acta Psychiatrica Scandinavica, 101*(1), 46–59.

Pham, P. N., Weinstein, H. M., & Longman, T. (2004). Trauma and PTSD symptoms in Rwanda: Implications for attitudes toward justice and reconciliation. *Journal of the American Medical Association, 292*(5), 602–612.

Pompili, M., Sher, L., Serafini, G., Forte, A., Innamorati, M., Dominici, G., . . . Girardi, P. (2013). Posttraumatic stress disorder and suicide risk among veterans: A literature review. *Journal of Nervous and Mental Disease, 201*(9), 802–812.

Prigerson, H. G. (2004). Complicated grief: When the path of adjustment leads to a dead end. *Bereavement Care, 23*, 38–40.

Ramchand, R., Rudavsky, R., Grant, S., Tanielian, T., & Jaycox, L. (2015). Prevalence of, risk factors for, and consequences of posttraumatic stress disorder and other mental health problems in military populations deployed to Iraq and Afghanistan. *Current Psychiatry Reports, 17*(5), 37. doi: 10.1007/s11920-015-0575-z

Raphael, B., Taylor, M., & McAndrew, V. (2008). Women, catastrophe and mental health. *Australian and New Zealand Journal of Psychiatry, 42*(1), 13–23.

Rauch, S. A., Grunfeld, T. E., Yadin, E., Cahill, S. P., Hembree, E., & Foa, E. B. (2008). Changes in reported physical health symptoms and social function with prolonged exposure therapy for chronic posttraumatic stress disorder. *Depression and Anxiety, 26*(8), 732–738.

Raymond, C., Marin, M. F., Majeur, D., & Lupien, S. (2107). Early child adversity and psychopathology in adulthood: HPA axis and cognitive dysregulations as potential mechanisms. *Progress in Neuropsychopharmacology and Biological Psychiatry, 85*, 152–160.

Reagan, L. P., Grillo, C. A., & Piroli, G. G. (2008). The As and Ds of stress: Metabolic, morphological and behavioral consequences. *European Journal of Pharmacology, 585*(1), 64–75.

Rechtman, R. (2004). The rebirth of PTSD: The rise of a new paradigm in psychiatry. *Social Psychiatry and Psychiatric Epidemiology, 39*(11), 913–915.

Renouf, A. G., Kovacs, M., & Mukerji, P. (1997). Relationship of depressive, conduct and co-morbid disorders and social functioning in childhood. *Journal of the American Academy of Child and Adolescent Psychiatry, 36*(7), 998–1004.

Richardson, L. K., Frueh, B. C., & Acierno, R. (2010). Prevalence estimates of combat-related posttraumatic stress disorder: Critical review. *Australian and New Zealand Journal of Psychiatry, 44*(1), 4–19.

Rieder, H., & Elbert, T. (2013). Rwanda—lasting imprints of a genocide: Trauma, mental health and psychosocial conditions in survivors, former prisoners and their children. *Conflict and Health, 7*(1), 6.

Rieder, R., Wisniewski, P. J., Alderman, B. L., & Campbell, S. C. (2017). Microbes and mental health: A review. *Brain, Behavior and Immunity, 66*, 9–17.

Risk/Protective

Rivière, S., Schwoebel, V., Lapierre-Duval, K., Guinard, A., Gardette, V., & Lang, T. (2008). Predictors of symptoms of post-traumatic stress disorder after the AZF chemical factory explosion on 21 September 2001, in Toulouse, France. *Journal of Epidemiology and Community Health, 62*(5), 455–460.

Roberts, B., Damundu, E. Y., Lomoro, O., & Sondorp, E. (2009). Post-conflict mental health needs: A cross-sectional survey of trauma, depression and associated factors in Juba, Southern Sudan. *BMC Psychiatry, 9*, 7.

Robjant, K., & Fazel, M. (2010). The emerging evidence for narrative exposure therapy: A review. *Clinical Psychology Review, 30*(8), 1030–1039.

Rona, R. J., Burdett, H., Bull, S., Jones, M., Jones, N., Greenberg, N., Wessely, S., . . . Fear, N. T. (2016). Prevalence of PTSD and other mental disorders in UK service personnel by time since end of deployment: a meta-analysis. *BMC Psychiatry. 22, 16*(1), 333.

Rosenbaum, S., Stubbs, B., Ward, P. B., Steel, Z., Lederman, O., & Vancampfort, D. (2015). The prevalence and risk of metabolic syndrome and its components among people with posttraumatic stress disorder: A systematic review and meta-analysis. *Metabolism, 64*(8), 926–933.

Rosenman, S. (2002). Trauma and posttraumatic stress disorder in Australia: Findings in the population sample of the Australian National Survey of

Mental Health and Wellbeing. *Australian and New Zealand Journal of Psychiatry, 36*(4), 515–520.

Roy, A., Hu, X. Z., Janal, M. N., & Goldman, D. (2007). Interaction between childhood trauma and serotonin transporter gene variation in suicide. *Neuropsychopharmacology, 32*(9), 2046–2052.

Rutherford, A., Zwi, A. B., Grove, N. J., & Butchart, A. (2007). Violence: A priority for public health? (Part 2). *Journal of Epidemiology and Community Health, 61*(9), 764–770.

Sabin, M., Lopes Cardozo, B., Nackerud, L., Kaiser, R., & Varese, L. (2003). Factors associated with poor mental health among Guatemalan refugees living in Mexico 20 years after civil conflict. *Journal of the American Medical Association, 290*(5), 635–642.

Sakuma, A., Takahashi, Y., Ueda, I., Sato, H., Katsura, M., Abe, M., . . . Matsumoto, K. (2015). Post-traumatic stress disorder and depression prevalence and associated risk factors among local disaster relief and reconstruction workers fourteen months after the Great East Japan Earthquake: A cross-sectional study. *BMC Psychiatry*, Mar 24;15, 58.

Salguero, J. M., Fernández-Berrocal, P., Iruarrizaga, I., Cano-Vindel, A., & Galea, S. (2011). Major depressive disorder following terrorist attacks: A systematic review of prevalence, course and correlates. *BMC Psychiatry, 11*, :96.

Sampson, L., Cohen, G. H., Calabrese, J. R., Fink, D. S., Tamburrino, M., Liberzon, I., Chan, P., & Galea, S. (2015). Mental health over time in a military sample: The impact of alcohol use disorder on trajectories of psychopathology after deployment. *Trauma Stress, 28*(6), 547–555.

Samson, A. Y., Bensen, S., Beck, A., Price, D., & Nimmer, C. (1999). Posttraumatic stress disorder in primary care. *Journal of Family Practice, 48*(3), 222–227.

Sareen, J., Cox, B. J., Afifi, T. O., Stein, M. B., Belik, S. L., Meadows, G., & Asmundson, G. J. (2007). Combat and peacekeeping operations in relation to prevalence of mental disorders and perceived need for mental health care: Findings from a large representative sample of military personnel. *Archives of General Psychiatry, 64*(7), 843–852.

Schlenger, W. E., Caddell, J. M., Ebert, L., Jordan, B. K., Rourke, K. M., Wilson, D., . . . Kulka, R. A. (2002). Psychological reactions to terrorist attacks: Findings from the National Study of Americans' Reactions to September 11. *Journal of the American Medical Association, 288*(5), 581–588.

Schlenger, W. E., Kulka, R. A., Fairbank, J. A., Hough, R. L., Jordan, B. K., Marmar, C. R., & Weiss, D. S. (1992). The prevalence of post-traumatic stress disorder in the Vietnam generation: A multimethod, multisource assessment of psychiatric disorder. *Journal of Traumatic Stress, 5*(3), 333–363.

Schneier, F. R., Campeas, R., Carcamo, J., Glass, A., Lewis-Fernandez, R., Neria, Y., . . . Wall, M. M. (2015). Combined Mirtazapine and SSRI treatment of PTSD: A placebo-controlled trial. *Depression and Anxiety, 32*(8), 570–579.

Schnurr, P. P., & Jankowski, M. K. (1999). Physical health and post-traumatic stress disorder: A review and synthesis. *Seminars in Clinical Neuropsychiatry, 4*(4), 295–304.

Scholte, W. F., Olff, M., Ventevogel, P., de Vries, G. J., Jansveld, E., & Cardozo, B. L. (2004). Mental health symptoms following war and repression in eastern Afghanistan. *Journal of the American Medical Association, 292*(5), 585–593.

Scott, K. M., McLaughlin, K. A., Smith, D. A., Ellis, P. M. (2012). Childhood maltreatment and DSM-IV adult mental disorders: Comparison of prospective and retrospective findings. *British Journal of Psychiatry, 200*(6), 469–475.

Shalev, A. Y., Freedman, S., Peri, T., Brandes, D., Sahar, T., Orr, S. P., & Pitman, R. K. (1998). Prospective study of posttraumatic stress disorder and depression following trauma. *American Journal of Psychiatry, 155*(5), 630–637.

Shawyer, F., Enticott, J. C., Block, A. A., Cheng, I. H., & Meadows, G. N. (2017). The mental health status of refugees and asylum seekers attending a refugee health clinic including comparisons with a matched sample of Australian-born residents. *BMC Psychiatry, 17*(1), 76.

Shonkoff, J. P., Garner, A. S.; Committee on Psychosocial Aspects of Child and Family Health; Committee on Early Childhood, Adoption, and Dependent Care; Section on Developmental and Behavioral Pediatrics. (2012). The lifelong effects of early childhood adversity and toxic stress. *Pediatrics, 129*(1), e232–e246.

Shrira, A., Palgi, Y., Hamama-Raz, Y., Goodwin, R., & Ben-Ezra, M. (2014). Previous exposure to the World Trade Center terrorist attack and posttraumatic symptoms among older adults following Hurricane Sandy. *Psychiatry, 77*(4), 374–385.

Shultz, J. M., Cela, T., Marcelin, L. H., Espinola, M., Heitmann, I., Sanchez, C., . . . Rechkemmer, A. (2016). The trauma signature of 2016 Hurricane Matthew and the psychosocial impact on Haiti. *Disaster Health, 28*;3(4), 121–138.

Sifaki-Pistolla, D., Chatzea, V. E., Vlachaki, S. A., Melidoniotis, E., & Pistolla, G. (2017). Who is going to rescue the rescuers? Post-traumatic stress disorder among rescue workers operating in Greece during the European refugee crisis. *Social Psychiatry and Psychiatric Epidemiology*, 52(1), 45–54.

Sigvardsdotter, E., Vaez, M., Rydholm Hedman, A. M., & Saboonchi, F. (2016). Prevalence of torture and other war related traumatic events in forced migrants: A systematic review. *Torture*, 6(2), 41–73.

Silove, D., Mohsin, M., Tay, A. K., Steel, Z., Tam, N., Savio, E., . . .Da Costa ZM, Rees, S. (2017). Six-year longitudinal study of pathways leading to explosive anger involving the traumas of recurrent conflict and the cumulative sense of injustice in Timor-Leste. *Social Psychiatry and Psychiatric Epidemiology*, 52(10), 1281–1294.

Smid, G. E., Mooren, T. T., van der Mast, R. C., Gersons, B. P., & Kleber, R. J. (2009). Delayed posttraumatic stress disorder: Systematic review, meta-analysis, and meta-regression analysis of prospective studies. *Journal of Clinical Psychiatry*, 70(11), 1572–1582.

Solomon, S., & Smith, E. (1994). Social support and perceived controls as moderators of responses to dioxin and flood exposure. In R. J. Ursano, B. G. McCaughey, & C. S. Fullerton (Eds.), *Individual and community responses to trauma and disaster: The structure of human chaos* (pp. 179–200). New York, NY: Cambridge University Press.

Somasundaram, D. (2002). Child soldiers: Understanding the context. *British Medical Journal*, 324(7348), 1268–1271.

Song, M., Hong, Y. C., Cheong, H. K., Ha, M., Kwon, H., Ha, E. H., . . . Kim, E. J. (2009). Psychological health in residents participating in clean-up works of *Hebei Spirit* oil spill. *Journal of Preventive Medicine and Public Health*, 42(2), 82–88.

Southwick, S. M., Davis, L. L., Aikins, A. R., Rasmusson, A., Barron, J., & Morgan, C. A. (2007). Neurobiological alterations associated with PTSD. In M. J. Friedman, T. M. Keane, & P. A. Resick (Eds.), *Handbook of PTSD: Science and practice* (pp. 166–189). New York: NY: Guilford.

Souza, W. F., Figueira, I., Mendlowicz, M. V., Volchan, E., Portella, C. M., Mendonça-de-Souza, A. C., & Coutinho, E. S. (2011). Posttraumatic stress disorder in peacekeepers: A meta-analysis. *Journal of Nervous and Mental Disease*, 199(5), 309–312.

Spencer, R. L., & Deak, T. (2017). A users guide to HPA axis research. *Physiology & and Behavior*, 178, 43–65.

Spitzer, C., Barnow, S., Völzke, H., John, U., Freyberger, H. J., & Grabe, H. J. (2009). Trauma, posttraumatic stress disorder and physical illness: Findings from the general population. *Psychosomatic Medicine*, 71(9), 1012–1017.

Spottswood, M., Davydow, D. S., & Huang, H. (2017). The prevalence of posttraumatic stress disorder in primary care: A systematic review. *Harvard Review Psychiatry*, doi: 10.1097/HRP.0000000000000136.

Stanke, C., Murray, V., Amlôt, R., Nurse, J., & Williams, R. (2012). The effects of flooding on mental health: Outcomes and recommendations from a review of the literature. *May 30*, 4, e4f9f1fa9c3cae.

Steel, Z., Chey, T., Silove, D., Marnane, C., Bryant, R. A., & van Ommeren, M. (2009). Association of torture and other potentially traumatic events with mental health outcomes among populations exposed to mass conflict and displacement: A systematic review and meta-analysis. *Journal of the American Medical Association*, 302(5), 537–549.

Strik, J. J., Lousberg, R., Cheriex, E. C., & Honig, A. (2004). One-year cumulative incidence of depression following myocardial infarction and impact on cardiac outcome. *Journal of Psychosomatic Research*, 56(1), 59–66.

Suliman, S., Anthonissen, L., Carr, J., du Plessis, S., Emsley, R., Hemmings, S. M., . . . Seedat, S. (2016). Posttraumatic stress disorder, overweight, and obesity: A systematic review and meta-analysis. *Harvard Review Psychiatry*, 24(4), 271–293.

Talbot, P. S. (2004). The molecular neuroimaging of anxiety disorders. *Current Psychiatry Reports*, 6(4), 274–279.

Taylor, M. R., Agho, K. E., Stevens, G. J., & Raphael, B. (2008). Factors influencing psychological distress during a disease epidemic: Data from Australia's first outbreak of equine influenza. *BMC Public Health*, 8, 347.

Taylor, S., Asmundson, G. J. G., & Carleton, R. N. (2006). Simple versus complex PTSD: A cluster analytic investigation. *Journal of Anxiety Disorders*, 20(4), 459–472.

Tedeschi, R. G., Park, C. L., & Calhoun, L. G. (Eds.). (1998). *Posttraumatic growth: Positive changes in the aftermath of crisis*. Mahwah, NJ: Lawrence Erlbaum.

Terhakopian, A., Sinaii, N., Engel, C. C., Schnurr, P. P., & Hoge, C. W. (2008). Estimating population prevalence of posttraumatic stress disorder: An example using the PTSD checklist. *Journal of Traumatic Stress*, 21(3), 290–300.

Terheggen, M. A., Stroebe, M. S., & Kleber, R. J. (2001). Western conceptualizations and Eastern experience: A cross-cultural study of traumatic stress reactions among Tibetan refugees in India. *Journal of Traumatic Stress*, 14(2), 391–403.

Thabet, A. A., Abu Tawahina, A., El Sarraj, E., & Vostanis, P. (2008). Exposure to war trauma and PTSD among parents and children in the Gaza Strip. *European Child and Adolescent Psychiatry*, *17*(4), 191–199.

Thomas, J. L., Wilk, J. E., Riviere, L. A., McGurk, D., Castro, C. A., & Hoge, C. W. (2010). Prevalence of mental health problems and functional impairment among active component and National Guard soldiers 3 and 12 months following combat in Iraq. *Archives of General Psychiatry*, *67*(6), 614–623.

Tol, W. A., Barbui, C., & Van Ommeren, M., (2013). Management of acute stress, PTSD, and bereavement. *Journal of the American Medical Association*, *310*(5), 477–478.

Tol, W. A., Purgato, M., Bass, J. K., Galappatti, A., & Eaton, W. (2015). Mental health and psychosocial support in humanitarian settings: A public mental health perspective. *Epidemiology and Psychiatric Sciences*, *24*(6), 484–494.

Tol, W. A., Rees, S. J., Silove, D. M. (2013). Broadening the scope of epidemiology in conflict-affected settings: opportunities for mental health prevention and promotion. *Epidemiology and Psychiatric Sciences*, *22*(3), 197–203

Trappler, B., Cohen, C. I., & Tulloo, R. (2007). Impact of early lifetime trauma in later life: Depression among Holocaust survivors 60 years after the liberation of Auschwitz. *American Journal of Geriatric Psychiatry*, *15*(1), 79–83.

Turell, S. C., & Armsworth, M. W. (2000). Differentiating incest survivors who self-mutilate. *Child Abuse and Neglect*, *24*(2), 237–249.

Turrini, G., Purgato, M., Ballette, F., Nosè, M., Ostuzzi, G., & Barbui, C. (2017). Common mental disorders in asylum seekers and refugees: Umbrella review of prevalence and intervention studies. *International Journal of Mental Health Systems*, *25*(11), 51.

Udomratn, P. (2008). Mental health and the psychosocial consequences of natural disasters in Asia. *International Review of Psychiatry*, *20*(5), 441–444.

United Nations International Strategy for Disaster Reduction Secretariat. (2009). *Global assessment report on disaster risk reduction*. Geneva, Switzerland: United Nations.

US Department of Health and Human Services. (2001). *Mental health: Culture, race, ethnicity. A supplement to "Mental health: Report of the surgeon general."* Rockville, MD: Substance Abuse and Mental Health Services Administration, US Department of Health and Human Services.

Van Ameringen, M., Mancini, C., Patterson, B., & Boyle, M. H. (2008). Post-traumatic stress disorder in Canada. *CNS Neuroscience and Therapeutics*, *14*(3), 171–181.

van der Kolk, B. A. (2007). The history of trauma in psychiatry. In M. J. Friedman, T. M. Keane, & P. A. Resick (Eds.), *Handbook of PTSD: Science and practice* (pp. 19–36). New York, NY: Guilford.

van der Kolk, B. A., Perry, J. C., & Herman, J. L. (1991). Childhood origins of self-destructive behavior. *American Journal of Psychiatry*, *148*(12), 1665–1671.

van Griensven, F., Chakkraband, M. L., Thienkrua, W., Pengjuntr, W., Lopes Cardozo, B., Tantipiwatanaskul, P., . . . Tappero, J. W. (2006). Mental health problems among adults in tsunami-affected areas in southern Thailand. *Journal of the American Medical Association*, *296*(5), 537–548.

Van Loey, N. E., & Van Son, M. J. (2003). Psychopathology and psychological problems in patients with burn scars: Epidemiology and management. *American Journal of Clinical Dermatology*, *4*(4), 245–272.

van Zelst, W. H., de Beurs, E., Beekman, A. T., van Dyck, R., & Deeg, D. D. (2006). Well-being, physical functioning and use of health services in the elderly with PTSD and subthreshold PTSD. *International Journal of Geriatric Psychiatry*, *21*(2), 180–188.

Vyas, K. J., Delaney, E. M., Webb-Murphy, J. A., & Johnston, S. L. (2016). Psychological impact of deploying in support of the U.S. response to Ebola: A systematic review and meta-analysis of past outbreaks. *Military Medicine*, Nov;*181*(11), e1515–e1531.

Waite, T. D., Chaintarli, K., Beck, C. R., Bone, A., Amlôt, R., Kovats, S., . . . Oliver, I. (2017). The English national cohort study of flooding and health: Cross-sectional analysis of mental health outcomes at year one. *BMC Public Health*, *17*(1), 129.

Walker, S. P., Wachs, T. D., Grantham-McGregor, S., Black, M. M., Nelson, C. A., Huffman, S. L., . . . Richter, L. (2011). Inequality in early childhood: Risk and protective factors for early child development. *The Lancet*, *378*(9799), 1325–1338.

Walsh, F. (2007). Traumatic loss and major disasters: Strengthening family and community resilience. *Family Process*, *46*(2), 207–227.

Wang, P. S., Gruber, M. J., Powers, R. E., Schoenbaum, M., Speier, A. H., Wells, K. B., & Kessler, R. C. (2008). Disruption in existing mental health treatments and failure to initiate new treatment after Hurricane Katrina. *American Journal of Psychiatry*, *165*(1), 34–41.

Webb, R. T., Antonsen, S., Carr, M. J., Appleby, L., Pedersen, C. B., & Mok, P. L. H. (2017). Self-harm and violent criminality among young people who experienced trauma-related hospital admission during childhood: a Danish national cohort study. *Lancet Public Health*, 1;2(7), e314–e322. doi: 10.1016/S2468-2667(17)30094-4.

Weierich, M. R., & Nock, M. K. (2008). Posttraumatic stress symptoms mediate the relation between childhood sexual abuse and nonsuicidal self-injury. *Journal of Consulting and Clinical Psychology*, 76(1), 39–44.

Weisler, R. H., Barbee, J. G., 4th, & Townsend, M. H. (2006). Mental health and recovery in the Gulf Coast after hurricanes Katrina and Rita. *Journal of the American Medical Association*, 296(5), 585–588.

Welch, A. E., Caramanica Zweig, K., McAteer, J. M., & Brackbill, R. M. (2017). Intensity of binge drinking a decade after the September 11th terror attacks among exposed individuals. *American Journal of Preventive Medicine*, 52(2), 192–198. doi: 10.1016/j.amepre.2016.10.034.

Wells, R., Steel, Z., Abo-Hilal, M., Hassan, A. H., & Lawsin, C. (2016). Psychosocial concerns reported by Syrian refugees living in Jordan: Systematic review of unpublished needs assessments. *British Journal of Psychiatry*, 209(2), 99–106.

Werner, K. B., Sartor, C. E., McCutcheon, V. V., Grant, J. D., Nelson, E. C., Heath, A. C., & Bucholz, K. K. (2016). Association of specific traumatic experiences with alcohol initiation and transitions to problem use in European American and African American women. *Alcohol Clinical Experimental Research*, 40(11), 2401–2408. doi: 10.1111/acer.13220.

Whitlock, J. (2010). Self-injurious behavior in adolescents. *PLoS Medicine*, 7(5). Retrieved from http://www.plosmedicine.org/article/info%3Adoi%2F10.1371%2Fjournal.pmed.1000240

WHO and UNHCR. (2012). *Assessing mental health and psychosocial needs and resources.: Toolkit for humanitarian settings*. http://www.who.int/mental_health/resources/toolkit_mh_emergencies/en/

WHO, War Trauma Foundation and World Vision International. (2011). *Psychological first aid: Guide for field workers*. http://www.who.int/mental_health/publications/guide_field_workers/en/

WHO. (2013). *Guidelines for the management of conditions specifically related to stress*. http://apps.who.int/iris/bitstream/10665/85119/1/9789241505406_eng.pdf?ua=1

WHO. (2014). *Psychological first aid during Ebola virus disease outbreaks*. http://apps.who.int/iris/bitstream/10665/131682/1/9789241548847_eng.pdf

Wilcox, H. C., Storr, C. L., & Breslau, N. (2009). Posttraumatic stress disorder and suicide attempts in a community sample of urban American young adults. *Archives of General Psychiatry*, 66(3), 305–311.

Wilson, L. C. (2015). A systematic review of probable posttraumatic stress disorder in first responders following man-made mass violence. *Psychiatry Research*, 229(1-–2), 21–26.

Wittchen, H. U., Gloster, A., Beesdo, K., Schönfeld, S., & Peronigg, A. (2009). Posttraumatic stress disorder: Diagnostic and epidemiological perspectives. *CNS Spectrums*, 14(1 Suppl. 1), 5–12.

Wood, C. M., Salguero, J. M., Cano-Vindel, A., & Galea, S. (2013). Perievent panic attacks and panic disorder after mass trauma: A 12-month longitudinal study. *Journal of Trauma and Stress*, 2013 Jun;26(3), 338–344.

Xu, Y., Herrman, H., Tsutsumi, A., & Fisher, J. (2013). Psychological and social consequences of losing a child in a natural or human-made disaster: A review of the evidence. *Asia Pacific Psychiatry*, 2013 Dec;5(4), 237–248.

Yehuda, R., & McFarlane, A. C. (1995). Conflict between current knowledge about posttraumatic stress disorder and its original conceptual basis. *American Journal of Psychiatry*, 152(12), 1705–1713.

Yoshida, K., Shinkawa, T., Urata, H., Nakashima, K., Orita, M., Yasui, K., . . . Takamura, N. (2016). Psychological distress of residents in Kawauchi village, Fukushima Prefecture after the accident at Fukushima Daiichi Nuclear Power Station: The Fukushima Health Management Survey. *PeerJ*, Aug 31;4, e2353.

Yzermans, C. J., Donker, G. A., Kerssens, J. J., Dirkzwager, A. J., Soeteman, R. J., & Ten Veen, P. M. (2005). Health problems of victims before and after disaster: A longitudinal study in general practice. *International Journal of Epidemiology*, 34(4), 820–826.

Zatzick, D., Jurkovich, G. J., Rivara, F. P., Wang, J., Fan, M. Y., Joesch, J., & Mackenzie, E. (2008). A national US study of posttraumatic stress disorder, depression, and work and functional outcomes after hospitalization for traumatic injury. *Annals of Surgery*, 248(3), 429–437.

Zimmerman, M., & Mattia, J. I. (1999). Is posttraumatic stress disorder underdiagnosed in routine clinical settings? *Journal of Nervous and Mental Disease*, 187(7), 420–428.

Zinzow, H. M., Ruggiero, K. J., Resnick, H.,

Hanson, R., Smith, D., Saunders, B., & Kilpatrick, D. (2009). Prevalence and mental health correlates of witnessed parental and community violence in a national sample of adolescents. *Journal of Child Psychology and Psychiatry, 50*(4), 441–450.

Zlotnick, C., Johnson, J., Kohn, R., Vicente, B., Rioseco, P., & Saldivia, S. (2006). Epidemiology of trauma, post-traumatic stress disorder (PTSD) and co-morbid disorders in Chile. *Psychological Medicine, 36*(11), 1523–1533.

第五部分

行为健康医疗服务体系

第 13 章

精神卫生与法律

DEBORAH AGUS

KRISTIN E. SCHNEIDER

本章要点

● 本章内容仅供感兴趣的读者了解美国司法程序和美国法律,不能作为在中国境内执法或诉讼的依据。我国境内的一切行为必须遵守中华人民共和国颁布的现行法律

● 美国法律对精神卫生专业者的操作规范提出了要求

● 美国宪法确定了个人权利,同时限制了政府对个人自由进行不合理干涉的权力

● 精神障碍患者有权获得法律的全面保护,不能在没有正当理由和程序的情况下限制其个人权利

● 同意治疗和拒绝治疗的权利都是宪法权利的延伸

● 司法精神医学处理精神疾患与犯罪行为的交叉领域,相关问题包括行为能力(competency),精神障碍患者的刑事责任,以及不断增长的有精神疾患的囚犯问题

● 法律与精神医学的相互作用是影响公共卫生和发展精神疾患防治体系的重要因素

引　言

唯有法律,方可自由。

——西塞罗,罗马哲学家(公元前 106~前 43)

理解法律和司法系统对公共精神卫生的有效运作非常重要。法律是公共道德和公共政策的体现,两者都是建立一个有效的卫生服务体系的基础。法律是动态发展的。随着法律的变化,它既反映又指导政策和实践。法律指导日常行为,并且为从事公共行为健康的专业者提供可依赖的规范机制。在与公共精神卫生特别相关的领域,比如获得治疗与拒绝治疗的权利问题上,许多影响深远的法律案例依据的是宪法理论,这些案例改变了临床实践的要求与个人权利之间的平衡,进而推动了临床体系的进步。

因此,现代公共行为健康体系的进化从根本上就伴随着法律原则的发展。

本章介绍了美国的一些与目前精神卫生和物质使用治疗服务政策相关的法律概念。全面了解法律体系、现行美国法律以及如何影响和改变法律,对发展高效的行为健康服务体系非常重要。

第一部分探究美国法律的渊源与精神卫生和药物使用相关的法律基础概念。然后,介绍一些深刻影响这些相关法律的争议和案件。第三部分则介绍精神卫生、公共卫生和刑事司法问题的交叉领域,即司法精神医学。最后,在先前所介绍的法律情境之下,本章还会对当下行为健康法律的相关议题进行讨论。

法 律 基 础

法律是一套动态的、可执行的规则,随着时间的推移,由法院、立法官员与撰写、解释和执行法律的行政人员创建。本章将重点介绍美国的最高法律,主要是美国最高法院的判例法和联邦立法。

法律渊源

美国的联邦和州法律都主要来自四个法律渊源:

● 为美国统治提供首要框架和原则的美国宪法。

● 作为选民代表的立法机关所通过的法律法规。

● 由法院根据先前相关的法律判决,对个案进行法律解释所建立起的司法普通法,这种对先例的尊重被称为"遵循先例",意指让类似案件的判决一致。

● 由行政机关就如何执行法律法规的具体事项而制定的政策。政策一般在接受公共意见之后才颁布。

在地方层面,市长和城市议会负责制定与当地社区和日常管理相关的条例和法规,比如分区规划,警察和地方商业法规。

影响立法和法院结构的一般规则

美国宪法是美国的最高法律。美国所有法律必须符合宪法规定,任何制定和施行中的法律如果与宪法有冲突,可被判定为无效。源于宪法的至上主义与联邦制乃是根本。至上主义体现了法律权力和效力的等级。宪法位于联邦法律的顶点,其他联邦法律在其之下。联邦法律是美国的高级法律,其他州和地方法律不可与联邦法律相冲突,但可作为联邦法律的补充。联邦法律的至上主义和来源于宪法的联邦制相互制衡。"联邦制"是指联邦政府与州政府之间的权力共享。美国宪法第十修正案确定了联邦制,规定了所有没有明确由宪法赋予联邦政府的权力属于州政府的自治范畴。因此,联邦法律的至上主义和各州权力的交互制衡,影响着各个领域法律的发展变化,包括与公共卫生和公共行为健康相关的法律,本章随后将进一步解释。

联邦法律优先于州法律和地方法律,而美国宪法优先于国内其他所有法律。因此,如果与美国宪法产生冲突,联邦法律、州法律或者法院判决都将无法成立生效。美国最高法院对决定某一部州法律或者联邦法律是否违反宪法有最终决定权。

全美和各州的司法机关(即法院)都

分为三个层级：初审、上诉和终审。在联邦司法系统里，地区法院是第一层级，除了少数例外，所有案件都必须从地区法院开始审理。整个国家共有 94 个联邦地区法院。区域性上诉法院是第一层上诉机关，全美共有 11 个区域性上诉法院，再加上哥伦比亚特区法院和联邦巡回上诉法院。诉讼的最终阶段是联邦最高法院，美国联邦最高法院审理下级法院作出的决定，并对涉及宪法的争议有最终决定权（框 13-1）。联邦最高法院的决定必须在全美范围内贯彻执行。各个州也有着相似的司法体系。

框 13-1　司法审查的等级

> 1803 年的马伯里诉麦迪逊案（Marbury 诉 Madison 案，1803）是最高法院创设司法审查层级的经典案件。本案中法院就总统的一个任命意见是否有效做出了巧妙的判决。该任命意见由前总统签署，但在前总统离任之时，没有送达到被任命人手中。因为心中有其他人选，新总统上任之后和议会试图阻止前任总统的任命意见。
>
> 法院首先宣布"美国政府是一个法治政府，而非人治"，然后接着说明"法律指导行动，无论是行政机关的领袖或者立法机关都不能违反法律"。继而解释道"宪法是美国的最高法律，超越所有立法机关创设的法律，美国最高法院有解释宪法的权利，并且无论是否和任何议会法律相冲突，必须根据美国最高法院的解释来执行宪法"。
>
> 因此，毋庸置疑地建立起了美国宪法的至上主义和司法审查的效力。

法院根据对现有法律和判例的解释，对个案进行审理判决。由于每一项裁决都会受到所审理案件的事实和诉求的限制，法院判例只对有类似的事实和法律问题的案件具有明确的约束力。在非常罕见的情况下，法院才会基于假设性事实或者咨询性问题，作出决定或者有法律效力的判决。

基于先例，不断引入的新案件拓展或者改变了法律，这种由法院创设发展的法律——被称为普通法——与立法机关制定的成文法非常不同。成文法通常是由立法机关对重大问题经过长期调研，召开听证会而形成一套系统性解决方案，并编入法典之中。当成文法完成时，如果总统允许其生效时，这部法律会立即产生效力。如果总统否决了这部法律，立法机关可以通过一个特别投票程序来否决总统的反对票，而后法律将依然生效。

美国宪法概述

虽然本章主要关注和精神卫生和物质使用障碍相关的法律问题，但会提供一些基础性法律概念，以帮助读者理解。由于法院的判决会伴随着案件不断更新，主要的法律概念也会随之变化。本节简要概述这些法律的概念、起源以及它们与有效公共精神卫生的关系。

正当程序

正当程序源于这样一个古老的概念：所有人，包括美国的最高元首，都是法律的统治对象。简言之，正当程序意味着公平，是宪法的首要原则，规定了政府和被统治者之间的社会契约（框 13-2）。

框 13-2　引自大法官布兰迪斯

> 我们可以就提高社会某个部门法律参与度的好处进行辩论。但是，几乎没有人怀疑，对精神病患者合法权利的承认促成了社会观念和精神卫生系统的深远变化。
>
> ——美国最高法院大法官路易斯 D. 布兰迪斯（Louis D. Brandeis）
>
> （写于某个关于精神障碍患者权利的案件判决）

美国宪法的正当法律程序同时强调公平和平衡。公平是指程序规则（某件事怎么做？）和理由（做了什么以及为什么要做？）（框 13-3）。因此，宪法第五修正案写道："未经正当程序，任何人不得被剥夺生命、自由或财产"。同样，宪法第十四修正案规定：

框 13-3　正当程序：史密斯案

程序性正当程序

假设一个叫史密斯的男士在街头全裸，和自己想象中的绿色火星人说话，还拿着一把塑料剑恐吓行人。一般来说这种紧急情况下，政府有权对其进行控制，并转送到附近医院接受非自愿医疗。

但是，整个过程必须要求公平。各个地区具体的实施过程不同，但都要确保具有有效的，合理的程序来尽可能地保护史密斯的自由权，并且尽可能地避免剥夺他的自由。美国有权限制史密斯的自由，但同时史密斯拥有申诉权与行使该权利的机会和程序。程序在多大程度上是"合理"或者"必要"的，很大程度上取决于涉及争议的权利和剥夺权利的方式。对于人身自由，言论自由和宗教自由等基本权利的剥夺需要满足最高程序标准，并且美国必须证明是出于重大公共利益来限制这些权利。

实质性正常程序

对某人是否采取非自愿住院措施，以及用什么理由，则涉及实质性的正当程序。公平正义涉及个人权利和公共利益之间的平衡。宪法中虽然只明确规定了某些权利，但其他一些权利可以从其法条用语或者权利交集中推论出来。在史密斯的案件中，实质性的问题是否可以基于精神疾患而剥夺某个人的自由。当美国有合理且重大的理由时，有权力在紧急情况下采取此种措施。

"所有在美利坚合众国出生或者归化合众国并受其管辖的人，都是合众国及其居住州的公民。任何一州，都不得制定或者实施限制合众国公民的特权或者豁免权的法律；

不经正当程序，不得剥夺任何人的生命、自由或者财产；在州管辖范围内，也不得拒绝给予任何人以平等法律保护。"

在里程碑案例"高特尔"案中 In reGault（1967），美国最高法院宣布：

正当程序是个人自由首要且不可缺少的基础，是社会契约中界定个人权利和美国权力的基本概念和必要术语。

正如大法官弗兰克·福特（Justice Frankfurter）所言："美国自由的历史在很大程度上是遵守正当程序的历史。"

法律面前的平等保护

美国宪法第十四修正案规定："在州管辖范围内，不得拒绝给予任何人平等法律保护"。此原则通常被称为平等保护原则。虽然第十四修正案的用辞对象指向的是各州而非联邦政府，目前的广泛共识是，宪法第五修正案所确立的正当法律原则和第十四宪法修正案的平等保护原则同时适用于联邦政府和州政府。如今法院将正当程序解释为包括法律面前的平等保护。因此，州政府和联邦政府的行为必须遵守平等保护原则。

平等保护原则的含义是"除非有合理目的，且没有其他更有效的方式来达到这个目的"，任何州不得对其公民进行区别对待。比如一个州可以规定 16 岁的年轻人通过训练并拿到执照后方可开车，但 12 岁则不行。同样的年龄限制也常见于签订合同，同意发生性行为，医学治疗和结婚等事项上。这种区别对待是合乎宪法的，因为它们定义清晰并且出于合理目的。大多数区别对待的情况可被归入"有合理目的"名下。

然而，当区别对待涉及所谓的可疑分类或者某个基本权利时，美国需要满足更高的法律要求并受到更严格的审查。美国必须证明这种区别对待涉及一个显著美国利益，且不能被其他措施所替代。这个标准更严格，更难被满足。例如，因为种族已经被最高法院认定为是一种可疑分类的借口（Loving 诉 Virginia 案，1967），如果一部美国法律专门针对黑人和白人制定和实施一个规则，美国就要满足更严苛的标准去证明这部法律是可行有效的。同样，如果争议涉及基本权利，比如投票权，言论自由或者宗教自由，美国要接受更加严格的审查（Murdock 诉 Pennsylvania 案，1943）。

最后，还有一种合理化区别对待的中间标准，介于严格审查标准与合理理由标准之间。当有证据证明某个群体是特殊的、需要保护的，但又不涉及对人群进行可疑分类。目前的区分标准有性别、年龄和残疾。例如，精神障碍患者是一个受保护的群体，但不是需要适用严格审查标准的可疑分类。比起基于种族理由的区别对待，如果某部法律对精神障碍患者、老年人或其他受保护群体造成了区别对待的效果，美国证明该法律合理合宪的责任则较轻。因此，当一部州法律专门为 70 岁以上老人创设了一种标准，而其他人适用另一种标准时，如果该州能提供合理理由，并证明没有其他替代措施，这种区别对待就可能通过合宪性审查。然而，正当程序的审查可以被延伸扩展，在议会要求提高对某个群体的保护时，可以开展一个类似于严格审查标准的审查程序。这种更严格的审查程序通常由法院进行，因为议会的行动证明了需要更强烈的保护。

1990 年，美国议会通过了《美国残疾人法案》（the Americans with Disabilities Act，ADA），特别强调对残疾人士的保护。因此，如果有针对残疾人士的歧视或者区分，各州需要满足更高的证明标准。《美国残疾人法案》为精神障碍患者在就业、公共福利、住房公平、医疗条件和监狱条件等领域的成功诉讼提供了坚实的基础。《美国残疾人法案》能提升社会对患有长期的、致残性精神疾患的个人的包容和关注。

自由权

美国宪法明确强调："任何人不得未经正当法律程序被剥夺生命，自由或者财产"。这是获得最高程序性保护标准的基本权利，保护个人不因政府行为而被剥夺生命或者自由。自由权对精神卫生法的发展和治疗程序本身都至关重要。

隐私权的创设

1965 年的 Griswold 诉 Connecticut 案关涉计划生育专业人员向已婚夫妇提供节育建议的权利。美国最高法院废除了对这些行为进行定罪的州法律，因为违反了已婚夫妇的隐私权。道格拉斯大法官这样写道："宪法的各种权利保障为隐私权创设了空间。第一、第三、第四和第九宪法修正案，创设了一个新的宪法权利——婚姻关系中的隐私权"。

这种隐私权与涉及精神疾患治疗的案件十分相关。Griswold 案的判决成为涉及身体自主权和完整性的法律议题的基础，包括治疗的知情同意权和拒绝治疗的权利。当自由权和隐私权相结合起来，形成了一种影响个人身体的决策自主权。这种受宪法保护的自决概念加强了对治疗知情同意的普通法原则。

保留权力：宪法第十修正案

宪法关于特殊权力分配的部分限制了联邦政府的立法权。为了发展联邦制，宪法第十修正案规定"所有没有明确授予联邦政府和明确禁止州政府行使的权力，都归于州政府"。这种宪法授权使得各州在本区的安全、健康、福利和道德领域，可以构建和实施自己的法律和政策。宪法第十修正案为各州保留了权力，并且确认了各州的责任范围，这些被统称为州的治安权力。

尽管宪法第十修正案为各州保留了权力并委以治安重任，许多争议却是因权力保留而起。对于任何联邦政府和州政府都有管辖权的争议，联邦法律优于州法律。这种语言上的模糊规定让联邦政府有权威介入某些可能是州管辖的领域，比如教育和卫生。由于联邦法律优于州法律，当出现法律争议时，各州会试图强调该争议，因为属于第十修正案的保护范围而受州法律管辖。管辖权问题通常非常复杂，需要全面的解释，并且也处于不断变化之中。请参见本章通过大麻法解释联邦与州争议冲突的部分。

治安权

治安权是指政府为了公民福祉而创设法律政策的基本权力。宪法第十修正案赋予了美国各州政府治安权。相应的，各州政府对其治安权再进行细分，委任地方政府采纳措施来保护本区的安全、健康、福利和道德。虽然治安权包括组建警察队伍来保护公共安全和道德，但其权力内涵不仅局限于

此。例如，治安权包括了为了保护公共卫生而要求个人进行结核病检疫。刑事法律、卫生政策、色情作品法规和禁止卖淫的法律都是各州治安权的体现。各州运用治安权开展各种公共项目，包括各式各样的公共卫生事业。重要的是，治安权让各州有机会探索和创新公共事业，并试验和规范的不同模式，这些模式最后也可能被其他州或者全美所借鉴。

家长制（parens patriae，或称家长权）

美国家长制（parent of the country）是指政府监管和保护个体或者社区的能力和行为。反映了政府保护法律上无法代表自己的个体的权力和权威。在本章中，涉及家长制的法律法规主要是关于儿童治疗和法律上被认为无法管理自身的成人。家长制的概念被广泛运用于授权政府站在父母立场上行事：它不涉及对具体个体能力相关的决策，而是涉及类似像合法饮酒年龄之类的事项。

行为健康治疗的法律争议

保密性

美国最高法院通过普通法发展出了一系列关于隐私权的理论，包括身体自主权、医疗自决权和医学信息隐私权。基于这些隐私权和对各种利益冲突的平衡，某些谈话受法律保护，不能被非法揭露。因此，例如，在没有足够理由的情况下，促进治疗这一社会利益就足以使医生免于被迫就患者的治疗情况作证。保护患者隐私能够促进患者对治疗的参与度，基于这样的公共卫生

理论,联邦和州政府进一步发展了特定情况下针对医疗记录的保密责任,比如精神疾患和物质使用(如 1987 年的《酒精与药物滥用患者治疗记录保密条例》)。各州的保密法为哪些信息需要保密、哪些信息可以被分享提供了结构性解决方案。违反这些法律的医学从业者可能会面临民事甚至刑事责任。

然而,信息共享对建立具有服务连续性的卫生服务系统非常有必要。身心健康问题的总体服务质量很大程度上取决于服务的连续性。为了实现整合而协调的卫生服务,各个服务机构、各州和各领域的服务提供者需要能够自由分享相关信息。然而根据一些卫生服务提供者的反馈,保护患者隐私的法律在某种程度上造成了分享信息的不便,妨碍了治疗。因此,要用创新的方法来解决问题,来提升整个卫生服务系统,以达到尊重合理隐私和允许必要信息分享交流的双重目标。一个卓有成效的公共卫生领导者必须对法律条文和最佳医学实践进行平衡,从而达成有效合理的妥协和合作。

卫生服务提供者共享信息对急救工作特别重要,因为当患者到达急诊室时,临床工作者需要医疗记录来快速获取信息。在需要对伤员进行紧急分诊和治疗的急救领域,患者隐私和信息共享的冲突更为复杂严重。寻求这些情况下的解决方法,需要熟悉相关保密法律,理解其逻辑依据和动用创造性思维。

知情同意

若没有知情同意,非紧急状况下的医学治疗被认为是对个人完整性的侵犯(框 13-4)。治疗的合法性要求获得知情同意(见 Schloendorff 诉纽约医院协会案)。普通法的知情同意权历史上源于侵权案件和伤害案件。

框 13-4　谢伦多夫诉纽约医院协会
(Schloendorff v. Society of New York Hospitals)

> 本案中,卡多佐法官判决道:"本案所争议的错误不仅仅是过失,而是非法侵入。任何具有完整意识的成年人对如何对待自身身体有决定权;未经患者同意而开展手术的医生构成侵权,因此需要对损害负责……但患者已经失去意识且有必要在获得知情同意之前进行医学操作的紧急情况下除外。"

普通法的过失责任是指当一个人不慎伤害了他人并造成了损害后果,该人要承担赔偿责任。过失责任也强调知情同意的重要性。过失责任也适用于未经患者允许的治疗,这意味着医生要为任何未经知情同意的治疗带来的不利后果负责。

随着法院扩大宪法性隐私权和个人身体决策自主权的范围,对医疗的知情同意权也被上升到宪法性的层次。知情同意权限制政府创设可能会影响个人隐私和自主的医学法律,因此这种限制是宪法性的限制。

与侵权法和宪法性隐私权一致,只有在紧急情况下才允许非自愿治疗,比如面临急迫的危险时。除此之外的任何情形都需要知情同意。并且,知情同意必须是自愿且"知情"(基于对相关治疗的知识和了解,包括其潜在的风险和收益)。在患者与医生的关系中,很难让患者有能力通过有效的提问,来确认自己真实的知情同意。虽然现实并不完美,但知情同意权的确赋予患者一些筹码,并且推动了医生与患者之间的沟通。

为了达成知情同意,个人需要有能力做出理性决策,能理解所被告知的医疗选择。而没有此种能力的人无法做出知情同意,在这种情况下需要指定监护人或者其他替代决策者,来帮助患者做出医疗知情同意。

做出同意的能力

虽然患有精神疾患和药物使用障碍的人享有知情同意权,除非有证据表明他们做出特定决定的能力受到了损害。即使是非自愿住院的人也被预设是有能力做出知情同意的。法院对知情同意权也非常慎重,往往采取保护的立场。事实上,Zinermon 诉 Burch 案(1990)的判决明确申明,如果医疗服务提供者明知某个患者没有能力理解某件事,即使取得患者的同意也违反了患者的知情同意权。在 Zinermon 案之后,一系列改革更好地平衡了两方面的需要:一是保护患者同意权的需要,二是当患者不符合非自愿入院的危险程度标准时,将他们送往医院接受治疗的需要。APA(APA,1993)开发了相关准则来评估一个患者对住院做出同意的能力,使有严重精神疾患的人也有资格做出同意。

基于美国最高法院对同意权和决策能力评估程序的相关判决,多数州已经制定了本州的相关法律。各州之间大致规则相同,但具体程序和定义略有差异。

只有具有知情同意能力的人才能做出知情同意,这一要求经常给社区公共精神卫生服务带来难题(框 13-5)。例如,一些进步性的、有创意的、以用户为导向的项目只接受自愿并且做出知情同意的客户。然而这些项目需要面对患有最严重精神疾患的客户,他们的情况经常处于有知情同意能力与没有知情同意能力之间的模糊之处。在这种情况下,做出同意的标准会降低,经常被称作是"眨眼就算同意",使严重精神障碍患者可以获得社区自愿精神卫生服务,即使他们的知情同意能力处于一个边缘模糊地带。

框 13-5　同意 / 参与假设

> 假设在某种情况下,一个积极社区治疗(assertive community treatment, ACT)项目向一位处于知情同意能力边缘的住院患者提供出院和参与该社区项目的机会。作为学生,你不是一个公共精神卫生部门的职员,也不是医学专业这,但需要在这种情况下判断该患者知情同意的有效性。
>
> 问题:一面是让患者能加入一个极好的积极社区治疗项目,另一面是需要该患者提供有效知情同意才能加入该项目,而这有可能意味着患者无法完成而需要继续住院;有没有可能来平衡这样的利益冲突?法律的限制是有助于还是有害于这种情况,还是更加凸显了其中的冲突?

参与研究的知情同意

鉴于历史上在研究领域发生的不幸和虐待,美国创设了许多法律来避免严重精神障碍患者和其他弱势群体在不知情的情况下成为研究对象。研究历史上最臭名昭著的虐待案是塔斯基吉市的公共卫生服务机构在没有告知和同意的情况下,在黑人男性身上开展梅毒研究。类似实验被曝光后,社会大众对此进行了强烈的批判,催生了对研究领域进行立法和规范(Jones, 1981)。如今,研究提案受到机构审查委员会(Institutional review boards)的密切监督。机构审查委员的正式职责是审查涉及人类的生物医学和行为研究，以确保研究对象的个人权利和隐私。参与研究的知情同意是研究方案本身严格且重要的组成部分。

遗憾的是，这种值得赞誉的审查要求却限制了对最严重的精神疾患的研究，因为这些受到疾病严重影响的患者无法做出知情同意。这些被边缘化的个体对参与研究项目非常谨慎，这使得少有研究来探索新的临床诊疗方法，以服务于这些最需要循证医学服务的人们。考虑到需要保护个体免于不符合伦理的医疗操作，这个问题仍然需要更精细的解决方法，来平衡各种利益冲突并探寻有效途径。有人可能会说，政策制定者选择了最简单、最严格的途径，而不是采取一种更灵活、合理的"同意研究"的方式。这种方式虽然严格遵守法律条文，但却在研究伦理道德的大旗下，为发展创新有效的医疗选择设置了不必要的障碍。

拒绝治疗的权利

获得有效且人道的治疗是一项宪法性权利，关于拒绝治疗权的相关诉讼为其打下了理论发展的基础。精神障碍患者获得公民权利主要归功于法院对拒绝治疗案件的判决。20 世纪 60—70 年代的司法判例确定了精神障碍患者的自由权利。在这些案件中，宪法性的自由权为最少限制的治疗原则、基于社区的服务、康复期望、消费者导向的服务和针对治疗的知情同意打下了理性基础。这些核心理念伴随着康复运动，铭刻在最先进的社区服务体系之中。

非自愿住院

"对自己或者他人危险"这句话描述的是对精神障碍患者是否进行非自愿住院治疗的判断标准（框 13-6）。该标准确立于 1975 年最高法院的判例 O'Connor 诉 Donaldson 案，此案中法院认定美国不能对没有危险性的个人实施非自愿住院。在列举了其他情形之后，法院判决道："毋庸置疑，和基于其他理由的非自愿关押一样，精神病医院中的非自愿住院也是对自由的剥夺，美国不能在未经正当法律程序情况下实施"（O'Connor, 1975；Addington 诉 Texas 案，1979）。

框 13-6　非自愿收治的标准总结

> 标准：对他人或者自己危险
>
> 程序：由一名医学治疗专业者决定，如果非自愿收治超过"即刻且短暂"的时限，需要通过一个后续听证程序。
>
> 证据标准：若满足刑事案件的合理怀疑原则，则无须证明该人具有危险性。只需要"清楚且有说服力"的证据。

当然，如果存在重大的国家利益，即使是最根本的权利也可被限制。这个问题要求在保护个人权利与保护公共利益之间进行平衡。例如，1905 年，美国最高法院认定，强制疫苗接种是对于州治安权的合理使用，以保护公众的健康、福利和安全（Jacobson 诉 Massachusetts 案，1905）。同样，需要有证据证明确实有必要进行非自愿收治。因此，在个人案件中，剥夺个人权利需要经过正当程序。在 1972 年 Jackson 诉 Indiana 案中，最高法院法官一致认为在非自愿收治案中，"至少，正当程序原则要求非自愿收治的性质、期限和理由之间要具有合理联系"。

美国保护公民的责任是限制个人自由

的最重要理由。美国最高法院认为美国必须保护其公民，但是同时也认为宪法要求应该尽可能缩小对自由的限制，只允许在有紧急且严重的危险时进行。在 1975 年 O'Connor 诉 Donaldson 案中，法院一致决定仅有精神疾患不能构成关押个人的足够理由。法院认为对个人实施非自愿住院必须要求有紧迫的危险（框 13-7）。

框 13-7　门诊患者非自愿住院治疗练习

　　许多州采用了一种门诊患者非自愿收治的机制，适用于拒绝治疗但尚未面临紧迫危险的严重精神障碍患者，以在限制最少的替代方案与强制治疗方案之间取得平衡。

　　这些法规带来的法律和医学问题至今还在引发争议和诉讼，包括在非住院机构中限制自由的权力问题；非自愿时间的长短以及如何审查；试图"强制"治疗的效力；以及影响效果的后勤障碍。最后，如果个人拒绝服从治疗要怎么办？是否要举行一场听证，还是像某些州所设想的采用非自愿住院治疗？法院已经开始质疑因为拒绝服从治疗而采取非自愿住院的必要性，理由是什么？你是否有与之相反法律理由？

　　因此，非自愿住院要求有精神疾患和危险性的证据——即实质性正当程序。并且，由于涉及剥夺一项根本权利，必须由最高级别的机关作出是否对某人实施非自愿住院的决定。据此，最高法院的一系列判例确定了非自愿住院的实质性正当程序，要求至少有一次独立的听证程序和一次针对听证决定的上诉机会，来决定非自愿收治措施是否必要（Addington 诉 Texas 案，1979；Kansas 诉 Hendricks 案，1997）。

　　精神疾患实际上是唯一的仅仅基于诊断，而非犯罪行为，就可以对患者实施非自愿收治的疾病。除了短时间的检疫隔离，仅

仅基于一种疾病而剥夺个人自由的做法和宪法框架以及保护个人自由的精神相违背。因此，仅基于疾病的理由而剥夺个人自由所要满足的条件要尽可能地限缩，并受到严格审查。基于这种理由，即使有大量诉讼案件，危险性原则的标准至今未变。

拒绝住院治疗的权利

　　如今，美国的判例法明确了非自愿住院的个人仍然保有一些自由权，在没有正当听证程序（详见上文）的情况下，不得强迫个人接受任何具体治疗措施。例如，不顾患者的拒绝而实施治疗，违反了自由权中免于身体限制的部分。因此在治疗开始之前，需要通过相关程序来确保自由权。例如，举行听证会和提供足够医学证据来证明治疗是正当的。仅仅有精神疾患不足以证明某人没有足够能力决定拒绝治疗。

　　美国最高法院 20 世纪 70 年代的一系列判决出现之前，人们通常预设所有关于治疗的决定都属于医务人员的权限（Melton等，1977）。在 1982 年的 Mills 诉 Rogers 案中，美国最高法院批准了一次听证，来决定一个非自愿住院的人是否享有宪法权利来拒绝抗精神病药物治疗。在 1980 年的 Rogers 诉 Okin 案中，第一巡回上诉法院认定非自愿住院患者仍然保有拒绝治疗的权利，非自愿住院并不意味着该患者做出该决定的能力不足。然而，这个案件被最高法院发回重审，并要求遵循马萨诸塞州的一个判例，这个判例中要求法院需要先判断个人的决策能力，此人如果被认定为决策能力不够，法院才对是否治疗做出判决。唯一的例外情形是案件涉及生与死的紧急情况。

1981 年的 Rennie 诉 Klein 案是另一个对拒绝治疗权做出了相似判决的联邦上诉案件。1982 年的 Youngberg 诉 Romeo 案中，最高法院判定非自愿住院的精神障碍患者享有安全权和免于身体限制的自由。虽然 Youngberg 判决涉及的是身体限制，而不是非自愿的抗精神病药物治疗，但是结合下级法院的其他判例和最高法院的 Youngberg 判决之后，一个令人信服的论点产生了：自由权意味着在精神病医院中非自愿住院的个人也享有拒绝治疗的权利。进一步地，Youngberg 案的判决认为，住院治疗本身并不会使患者无法做出医疗决定，尽管也要协调治疗方面的专业判断。因此，它提出了一个标准，我们需要接受宪法所规定的拒绝治疗的权利，但要在这一权利与由医学专业判断所确定的公认治疗标准之间取得平衡（Youngberg 诉 Romeo 案，1982；Rennie 诉 Klein 案，重审，1981/1983）（框 13-8）。

框 13-8　与非自愿住院有关的正当程序

> 总结：为了保护自由权，除在紧急情况下，非自愿住院的患者在拒绝治疗时有权获得正当程序的保护。正当程序可能包括一个决策能力听证会，后续的司法判决或者一个对医疗决策的审查程序。

在安全人道的环境中获得治疗的权利

宪法中缺乏对医疗权的承认，这对美国公共卫生领域有着决定性的影响。然而在精神卫生领域，法律承认了有限的医疗权。美国议会在 1964 年首先解决了住院精神病患者的医疗权，认定住院精神障碍患者同时享有精神和身体上的医疗权（1964 年《民权法案》）。后续立法强化了医疗权和在最少限制的环境中接受治疗的权利（如 1990 年的《美国残疾人法案》、1980 年《住院患者权利法案》（Civil Rights of Institutionalized Persons Act）和一些关于 Medicaid 支付机构服务的法规）。

虽然 1975 年 O'Connor 诉 Donaldson 案将医疗权议题带到了美国最高法院，但是法院并没有专门处理这点。因为法院判定该案的非自愿住院决定无效，因此无须解决其他更宽泛的争议。然而，O'Connor 案的确创设了同时涉及非自愿住院和治疗两者关系的先例，指出在非自愿住院中，对限制自由的允许是明确服务于治疗目标的。

非自愿住院者的权利

基于这些理念，法院为住院患者获得安全和人道的治疗条件创设了一个权利。上诉法院的 Wyatt 诉 Stickney 案（1971, 1972）揭露了亚拉巴马州（被告）长期住院的精神发育迟滞（智力残疾）患者的悲惨医疗条件和不当待遇。该案要求亚拉巴马州对其机构实施新的操作标准，以确保安全且人道的医疗设施和治疗水平。

亚拉巴马州没有执行这个标准。在亚拉巴马州未能针对医疗机构制定"最低医疗合宪性标准"之后，地区法院建立了怀亚特标准（Wyatt standards），为有精神疾患和精神发育迟滞（智力残疾）人士接受合理医疗待遇设定了一些标准。前第五巡回上诉法庭随后确认了地区法院的决定。案件双方同意采纳一系列原则和标准，来指导州政府未来的相关行动。和解协议是原被告之间的一项协议，通常目的是解决一个冗长复杂的案件；和解协议还包含后续的行动，并且通过法院正式的批准,因此具有执行力。地区法院因此确立了司法监督来确保阿拉巴马州的行动要尊重符合所定下的协议。怀亚特标准关涉适当和安全的治疗,包含以下方面:

- 人道的心理和物理环境
- 具有资质的职员,且数量应足以开展适当治疗
- 个人化的治疗方案
- 在最低限制的环境中提供服务

2003年12月阿拉巴马州才达到了这个标准,在33年之后终于满足了曾经的和解协议的要求。

最高法院1982年的Youngberg诉Romeo案也与这个问题有关。该案涉及一个具有重度精神发育迟滞的男子多年被关押在精神病医院中,没有获得任何治疗,还遭受着非人道待遇。法院审查了宪法第14条修正案的正当程序保护自由权是否包括:①安全环境;②免于身体限制;③最低限度的适当训练或者康复治疗(Youngberg诉Romeo案,1982)。

法院重申了关于安全环境和免于身体限制的宪法性权利,并且进一步确认了下级法院判决中有关最低限度和适当的治疗是一项"权利"的观点。法院随后阐明,为了厘清治疗权的边界,需要尊重专业的判断来根据每个个案的情况,来确认什么是合理的治疗。

这个案件令人震惊的事实迫使一个原本保守的法庭至少阐明了"合理安全的治疗条件"和"最低限度的康复训练"是一种宪法性权利。尽管最高法院通过对"合理性"添加尽可能多的限定词,缩小了裁决的范围,事实上是继续支持了州的政策、专业判断和预算限制的。尽管如此,这一个有限裁决也推动了精神病医院和其他类似设施中非自愿住院人士的法律权利的发展。

1972—1982年,法院为严重精神障碍患者的权利和保护建立了基础。法院确立了关于治疗权和治疗中其他权利的基本原则。但是随后,相对较少有最高法院的案子继续关注精神障碍患者的议题。相反,联邦立法开始参与进来,采用早期的Wyatt案和Youngberg案中确立的司法标准,订立了与治疗、权利倡导以及平等保护相关的法律。在联邦领域,1990年的《美国残疾人法案》,1982年的《住院患者权利法案》和关于Medicaid支付机构服务的法规都包含了获得人道治疗权的相关内容。

并且,各州的立法机构也开始采取行动保护精神障碍患者权利。如今,50个州都出台了患者权利法案,以及一些在医院和住宿治疗机构中确保符合人道标准医疗条件的措施。当州政府减少财政预算的时候,现实情况经常无法达到所期待的标准。需要有长期的监督,来确保预算压力不会造成过度拥挤和不安全的公立医院和照管机构。

因为没有涉及虐待的立法,法院开始为住院患者确认和实施相关的保护性权利。司法部在某种程度上通过检察官提起的诉讼,来实施相应的法规。法律系统所提供的保护和监察可以发现实践中存在的问题,但是还有更多事情需要去做。例如,乔治亚州的当地报纸报道了一个14岁患者在州立精神病医院中去世的事情(Judd & Miller,2007):

在黑暗的州立精神病医院中,14岁的

莎拉科瑞挣扎地去世了。她躺在自己的呕吐物中,因为医院员工完全忽略了她,甚至没有监测她的健康状况。

当该机构接受调查的时候,人们发现过去 5 年内至少有 115 名患者在该州的精神病医院中死于可疑的情况下,这意味着成规模的长期忽视和虐待。美国司法部开展的一项调查揭露了许多违法行为,因此司法部通知州政府需要采取改革措施,否则将面临司法诉讼。

类似的虐待事件至今还在发生,尽管增加非自愿住院的呼声日益高涨。当治疗开始之时,法律明确规定了患者有权获得人道待遇。实施对患者权利的保护不仅困难,而且经常在事后进行。因此,在实施强制治疗的时候有必要考虑到这些现实情况。(https://www.newyorker.com/magazine/2016/05/02/the-torturing-of-mentally-ill-prisoners)

关键问题在于可以怎样通过法律武器来积极主动地保护患者的权利?或者,在州财政预算的限制下,大型机构里提供人道且适当的治疗是可能的吗?

获得社区治疗的权利

社区治疗权的主张来源于最高法院确立的最小限制替代措施的概念。获得"最小限制替代措施"的权利,支持了一种"获得社区服务的权利"的主张。这个主张具体来说,是作为住院治疗的替代措施,如果没有基于社区的治疗,那么事实上也就不存在最小限制的替代措施,因此需要确保在社区中提供治疗服务。通过权利的延伸,社区服务的存在催化了次生的权利——社区治疗权。

遗憾的是,这样的说法至今未被接受。在宪法性权力上,美国还没有正式确认获得社区治疗权的存在。但是《美国残疾人法案》相对来说较为进步。在 1999 年的 Olmstead 诉 LC 这一里程碑案例中,美国最高法院审查了《美国残疾人法案》的平等治疗权是否要求各州提供有效的基于社区的服务,从而使需要治疗的人士可以在社区中接受服务而不是必须住院。法院判决认为《美国残疾人法案》也适用于精神障碍患者,并且建议各州要基于最小限制和最合理的方式来提供服务。然而,法院同时也认为,只要一个州已经做出了合理的努力来为个人提供基于社区的服务,法院就无法再要求该州针对社区体系进行全面改革,或者要求该州投入资金去建立一个全面的基于社区的服务系统(框 13-9)。

框 13-9　Olmstead 案判决简述

- 如果因为精神疾患而非自愿住院,这个人则享有在安全和人道的环境中获得治疗的权利。
- 出于自由权利,个人有权在最小限制模式下获得治疗。
- 《美国残疾人法案》要求各州要付出合理努力来创造基于社区的服务,满足不愿意住院、更希望接受社区服务的人的需求。
- 至今,尚未有判例确认未住院人士是否享有治疗权;尚未有案例确认社区治疗权的绝对性。

Ginsburg 大法官对此举例解释道,如果一个州能用合理的速度去处理等待服务的用户名单,这就足够证明该州正在努力提供最小限制的服务,因此符合《美国残疾人法案》的要求。有些人认为这样的观点过于政治性和实用主义,在创设社区治疗权的同时也限制了该权利。虽然如此,Olmstead 案的确是在历史上首次基于平等保护原则创设了基于社区的服务治疗权利,虽然该权利的内涵边界仍然需要进一步界定。

儿童和青少年:拒绝治疗权和知情同意权

历史上普通法曾认定超过 21 岁生日才视为成年人,如今普遍接受的年龄则是18 岁。

美国最高法院认定儿童有权享受法律保护,但与宪法提供给成年人的整体性保护有所区别(Board 诉 Barnette 案,1943;Tinker 诉 DesMonines 案,1969)。后续有判例法明确了儿童和青少年在学校和少年司法监狱系统的权利(In re Gault, 1967)。考虑到本章的主题,在此仅需要说明美国在对儿童的个人权利进行限制时,其所享有的裁量权远远超过针对成年人进行权利限制的情况。

对儿童权利的限制同时强化了家长权以及"美国需要增加治疗机会来缓解家长负担"的预设。因此,16 岁或者年龄更大的青少年可以对精神卫生服务表达知情同意,但是没有权利拒绝治疗。16 岁的少年可以走进诊所,要求精神状况评估,并获得后续治疗。根据各州的定义,"自愿治疗"和父母是否同意相关;即使孩子反对,父母如果坚信治疗是必要的,就可以将孩子送去相关医疗机构。类似的住院被认为是"自愿"决定,因为父母已经做出了同意。

父母替孩子做出自愿的治疗决定是基于这样的法律理论——父母有责任和能力发现孩子的疾病症状,并且寻求医学帮助。父母这么做的权利来源于法律上家庭的概念,认为父母拥有小孩所缺乏的成熟经验以及对人生做出艰难决定的能力。法律同样预设,父母与孩子之间天然的联系使得父母的行动是出于孩子的利益最大化(布拉克斯东,引用于 Parham 诉 J. R. 案,1979;康德,引用于 Parham 诉 J. R. 案,1979)。

有些未满 18 岁的孩子被称为脱离父母独立生活的未成年人(emancipated minor),在决策时可以被视为成年人。多数州规定超过 16 岁并且已经拥有自己孩子的青少年是脱离父母独立生活的未成年人。除此之外还有一些其他的情形,因为各州的规定不相同,法律必须根据具体情况具体考虑。

儿童的治疗权

作为一个社会群体,儿童所需的医学治疗由公共财政予以保障。如今,Medicaid 覆盖的儿童人数随着医疗改革的进展不断增加。对儿童医疗的财政支持基于"未成年人有权获得政府支持"的理念,不需要法院来专门强调这个权利。目前社会正不断意识到在各州的辖区内,儿童有权利获得精神卫生服务。加利福尼亚州的一系列寄养服务案件反映了这个趋势。

许多寄养家庭中的孩子有显著的未被满足的精神卫生服务需要。2002 年,巴兹龙精神卫生法中心(Bazelon Center for Mental Health Law)起诉加利福尼亚州政府未能为寄养体系或者可能从原生家庭中被带走的孩子提供基于家庭和社区的精神卫生服务。州政府同意关闭条件恶劣的居家机构,并且建立基于社区的服务。然而,直到 2005 年仍然缺少相关服务。最终,法官命令案件双方会面并讨论加利福尼亚州的 Medicaid 项目如何覆盖社区精神卫生服务，以确保服务提供者在为寄养家庭的孩子提供不可或缺的服务之后可以获得经费报销。2009 年，双方终于达成了一个协议，在寄养系统中的孩子终于有权接受社区治疗。未来几年中，观察这个案件在全美层面的影响将会非常有意义，特别是关于寄养儿童在美国医疗项目（如 Medicaid）支持下能否获得适当的社区精神卫生服务的权利。

各州社会服务或者人力资源机构承担着保护寄养儿童的责任。寄养儿童是无辜的，多数是家暴或者遗弃等行为的受害者。相反，未成年罪犯则由各州未成年犯罪司法机关管辖。在许多案件中，这些孩子同时受各州和青少年司法机构的监管。并且，其中许多人正面临严重的情绪困扰或者物质滥用问题，需要公共医疗服务。

未成年人司法和儿童权利

多数情况下，贫困或者寄养儿童的情绪或者物质使用问题的第一接触者经常是警察，而非精神卫生专业者。作为成人监狱的温和替代版本，未成年人司法制度的目的是替代家长，帮助这些青少年找回正确的道路。提出"仁慈的家长"这一概念是为了最终替代对抗式的犯罪司法系统，包括证据规则和获得律师代表的宪法权利。两者措辞上的不同体现了这种意图。青少年会被"安置"于惩教环境中，而非"关押"。他们不会被判定"有罪"，而是会被认为有"过失"，相关记录会被保密。

在 1967 年的 In re Gault 案中，最高法院明确了因犯罪被逮捕的未成年人在司法程序中享有正当程序保护。在此案中，15 岁的男孩 Gerald Gault 因为打骚扰电话，在父母不在的情况下，被警察从家中逮捕带走。警察没有通知他父母，也没有允许他联系家长。Gerald 被判定作为未成年犯，被送往州立工厂学校，直到他成年。Gerald 明显没有获得任何成年犯罪嫌疑人都具有的司法保护，比如在被讯问的时候有律师陪同的权利。

首先，最高法院认为毫无疑问，未成年人在被关押之前有权获得正当程序的保护。随后问题出现了，在未成年人的诉讼中，什么样的程序才足以满足宪法标准？法院解释道，成年人与未成年人的诉讼权利之间一直存在巨大差距。在几乎所有的司法管辖区，成年人的某些权利都尚未授予青少年。法院同时也说明未成年人可以从非正式的、家长式的司法程序中受益，帮助他们找回正确的路径。因此，像是家长一样的法官可以指导青少年迷途知返。

在 In re Gault 案中，法院也谴责了披着家长制的外衣，事实上剥夺了未成年人权利和保护的未成年人司法系统。法院引用了相关研究，明确指出未成年人司法系统的现实和其理论相距甚远。法院随后解释道，"如果我们的宪法不要求'正当程序'的内涵包括规律性和严谨性，那就太不寻常了。"（In re Gault）

法院认为未成年人至少有权获得宪法第五和第十四修正案规定下的正当程序保护。Gault 案判决明确了政府即使出于良好意图，也不能越过个人自由和宪法所规定的正当程序。

司法精神医学：精神卫生、物质使用障碍与刑法的关系

司法精神医学是精神卫生与法律的交界点[1]。与其他疾病的患者不同，精神疾患介入刑事司法系统、受到刑事司法系统影响的情况特别严重。事实上，监狱和看守所已经成为实际上的精神卫生机构（司法部 2006 年 数 据；Butterfield 案，1998；Cox，Morschauser，Banks，& Stone 案，2001；2002 年司法中心）。

因此，能否建立有效的社区精神卫生服务体系，不仅要求精神卫生领域的知识和经验，也需要对刑事司法系统有全面的理解。事实上，目前许多本该接受有效社区服务的精神疾患被安置在监狱和看守所中，背后的原因就是精神卫生体系与刑事司法系统在历史上的割裂。

刑事法律

民事关押和刑事关押有着显著的区别。一旦这种区分不复存在，刑法的规则和程序以及惩教系统就会取代以"公共卫生"为理由的规则与程序。惩教系统的任务是确保公共安全，惩罚或者纠正违法行为。强迫治疗和惩罚相冲突时会引发一系列公共卫生政策和司法正义相关的问题。这些问题包含：是否可以对因为疾患影响而犯罪的人实施监禁，监禁对寻求治疗的影响，监禁时不提供循证治疗的道德问题，监禁精神障碍患者会如何影响寻求治疗，以及和所引发的"监禁 - 复发 - 再监禁"循环所带来的问题。对于物质使用障碍来说，类似问题更多、更复杂，因为使用非法或者受控药物本身在定义上就是一种犯罪。

刑法概述

犯罪行为被认为是危害美国的行为。民事法律处理政府与政府，政府与个体，或者个体或者群体之间的事务。现实中不会出现用民事诉讼起诉犯罪行为的情况。如果某人被抢劫了并且向政府报警，是政府向法院起诉抢劫，受害者则是证人。犯罪行为会导致美国的惩罚，包括罚金或者恢复原状的义务甚至监禁。

被起诉犯罪的人是被告，享有美国宪法第五修正案和第十四修正案规定的一系列程序性保护措施（图 13-1）。包括获得律师代理的权利、拒绝作证的权利、和无罪推定原则。以下简述的是逮捕到庭审之间的各种程序。如果被告不认罪，案件将会进入庭

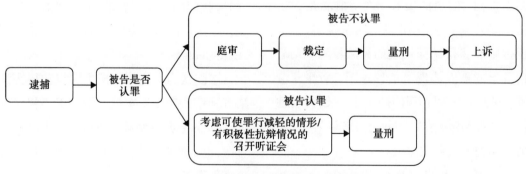

图 13-1　从逮捕到监禁的程序

审阶段，美国要以"排除合理怀疑"的标准去证明有犯罪事实和被告实施了该项犯罪。被告只需要证明证据不足，或者向法庭提供能免除或减缓其罪行的辩护。庭审中会审查案件事实并听取被告意见。随后，会有法官或陪审团做出是否有罪和责任如何的决定。然后，如果被告被认为有罪，法院则决定其相应的罪行。案件可以向联邦和州法院上诉。

精神失常的抗辩理由

被告对被指控的犯罪有承认或者否认的权利。承认犯罪行为的被告有权提供一系列无罪的辩护，基于像自卫这样的免罪理由。同样，当某人被认为有罪后，被告可以用特殊情形作为辩护，来影响刑罚的类型、时长和范围。在普通法系中，被告可以用精神失常的理由作为无罪辩护的理由。这是基于这样的一个预设：如果一个人要为某行为负责，这个人就必须怀有某种意图，能认识到自己正在做什么，并且要意识到这个行为是错的（M' Naghten 案，1843）。

1843 年，丹尼尔·奈特（Daniel M' Naghten）坚信自己是教皇和英国首相罗伯特·皮尔（Robert Peel）一项密谋行动的目标，于是他跑到唐宁街 10 号伏击首相，却错误地射杀了首相的秘书。在他的庭审中多个精神科医生作证认为丹尼尔·奈特患有妄想。陪审团同意并采用精神失常的抗辩理由判决其无罪。为了应对公众的愤怒，相关司法机关确立了一个法律标准，成为被沿用至今的精神失常的抗辩理由。这所谓的奈特法则，是指嫌疑人只有因为"心灵的疾病而引起的缺陷"，不能意识到自己的行为

以及为什么该行为属于犯罪，才可能被无罪释放。

美国联邦和州的普通法系都采取了这个规则。随着时间的推移，有些州增加了行为因素方面的要求，需要被告证明精神疾患造成了实施该行为"无法抵御的冲动"。从那之后，美国对精神失常的抗辩理由的适用时严时松。

1962 年，美国法律中心发布了一个替代的复合标准，将奈特规则修改得更加利于被告一方。在此标准之下，如果因为"精神疾病或者缺陷的影响，被告在行为发生之时缺乏相应的能力，意识不到行为的犯罪性，并无法确认行为是否符合法律规定，被告则不用承担刑事法律责任"（美国法律中心，1962）。因此，被告如果能证明对其行为缺乏理解力和控制力，就能够胜诉。许多州后续采用了这个标准，但是今天只有 18 个州还继续沿用这个标准。

1981 年发生了一个与丹尼尔·奈特类似的案件，约翰·辛克里（John Hinckley）试图刺杀总统里根。在关于蓄意谋杀的庭审中，辛克里用精神失常来做无罪辩护，陪审团接受了这个抗辩。同样，公众对此也非常愤怒，要求废除精神失常的抗辩理由。因此立法机关做出了相对的妥协。1984 年的《精神失常的抗辩理由改革法》采取了一个更严格的标准，再次增加了被告主张该抗辩的难度。法案要求必须是严重的精神疾病，取消了仅仅基于行为因素就能援引该抗辩的做法。许多州也跟进出台了类似的严格标准。

后来出现了一个新的概念叫做"有罪但是同时患有精神疾患"（guilty but mentally

ill, GBMI），随之创设了新的标准：犯罪嫌疑人承认有罪并就其精神疾患接受相关治疗（相关例子见 1986 年的马里兰一般法典）。在精神失常的抗辩理由下，检察机关需要证明精神疾患是引发犯罪行为的要素之一，与此不同的是，在 GBMI 标准下是犯罪嫌疑人承担精神疾患是其犯罪原因的举证责任。并且，一个基于 GBMI 的裁决意味着不考虑被告作为精神疾患的身份而判定其有罪。如果治疗成功，被告可能仍然会被要求在监狱服刑。

最高法院在 Roper 诉 Simmons 案（2005）的判决中表明不能对青少年适用死刑，因为他们的头脑尚未完全发育，因而对法律和道德的判断还不成熟，这让司法精神医学的相关议题更加复杂。观察这个判决如何影响未来有精神疾患的罪犯的定罪和量刑将非常有意义。

涉及精神失常的抗辩理由的案件实际数量相对较少。实际上，对马里兰州巴尔的摩城巡回法庭的一项案例研究表明（Janofsky 等，1996），该法院接收的 60 432 个案件中，只有 190 个案件中被告用精神失常作为理由要求免除刑事责任。其中 182 例在庭审前又撤回了这项抗辩理由。在剩余 8 例案件中，因为检察官和被告都同意被告要因精神失常而免除刑事责任，因此法院没有审理抗辩理由。其他研究显示出了类似的结果。因此，在数据上显示，精神失常的抗辩理由被滥用是一个误解。

认罪和最轻惩罚

触发刑期在 1 年以下的轻罪或者不法行为的人有时会被建议采用 GBMI 标准辩护。即使他们的行为或者精神状态在采用"危险性标准"的民事收治程序下不需要被关押那么久，但在 GBMI 标准下，如果被认为尚未"治愈"，本来只要短期服刑的个人可能会在精神病医院中关押很多年。公设辩护律师往往缺乏足够的时间和资源，经常会为这样的犯罪嫌疑人简单地选用 GBMI 标准来辩护。遗憾的是，犯罪嫌疑人可能会因此永久住院。

1983 年 Jones 诉美国案中最高法院判决如下：

当刑事被告有足够证据能证明其因精神病的原因而免于承担刑事责任，宪法允许政府将其关押至精神病医院实施强制治疗，直到此人痊愈或不再对其自身或社会有危险性。

这意味着即使一个人没有危险性也会被适用非自愿住院，直至被认为恢复了"理智"。在 Jones 案中，被告在精神病医院中住院的时间，大大超过了因其不法行为可能入狱的时间。在多数类似案件中，事实上初犯都不会被判决监禁如此长的时间。在多数州，轻盗窃罪意味着不使用威胁和暴力行为来偷盗少于 500 美元的现金或者物品。或者说，这种轻盗窃罪可能包括偷一个面包或者在商店内顺手牵羊。但是 Jones 因此住院治疗远远超过 1 年。相反，在 1984 年的 Foucha 诉 Louisiana 案中，最高院认为被告虽然具有危险性但不能对其实施非自愿住院，因为被告只是具有反社会人格，而非精神疾患。

参与庭审的能力

美国宪法赋予了每一个被告人参与庭审和质证的权利。更进一步地，第六修正案所保障的参与庭审权,意味着被告人享有有效地参与辩护的权利。虽然这意味着被告人需要有能力理解自己所面临的指控和法庭程序。然而这种能力是个相对模糊的概念。有法律评论家认为参与庭审的能力标准之低,以至于只要是具有生动外部表情的石膏像都能达到。

撇开讽刺,经常有被告在被充分评估后,被认为参与庭审的能力不足,无法理解庭审。在此情形下,被告会进入一个庭前程序,被送去精神病医院治疗会导致其无庭审能力的疾病。

在 1972 年 Jackson 诉 Indiana 案中,最高法院解决了无效治疗的问题。法院判决道:"只是为了因为缺乏参与庭审的能力,对刑事被告进行长时间的非自愿住院治疗违反了正当程序"。因此,被告非自愿住院的时间仅能用来判断他们是否有可能具有参与庭审的能力。如果答案为否,美国就必须启动可适用的民事收治程序或者释放被告,条件是只要被告恢复了相关能力,就必须再次恢复刑事庭审。

Jackson 判决引发的问题是能不能对被告实施强制治疗,使其恢复参与庭审的能力? 因为任何涉及强制治疗的情况都必须适用正当程序。政府需要证明它代表着某种重大的公共利益,在有听证程序保障被告的自由权,并且只有在不具备更少侵入性的替代治疗措施情况下,才能使用药物治疗。在 2003 年的 Sell 诉美国案中。最高法院认为使被告恢复参与庭审的能力和保持在一个具有能力的状态使其能够被审判,能够构成政府所宣称的"重大公共利益"。因此法院判决,如果听证程序决定这在医学上是适当的,没有其他侵入性更低的治疗措施,并且药物不会显著损害被告的庭审表现的情况下,可以允许药物治疗。这个判决体现了(法院)在危险性、犯罪严重性、药物治疗有效的可能性及是否存有替代措施之间掌握平衡的努力。

保护义务:医务人员对患者潜在犯罪行为的责任

尽管隐私权在法律信条与医学伦理之中都是神圣不可侵犯的,但有时医务人员对患者的这项专业责任会让位于公共卫生或者政策利益。在 1976 年塔拉索夫诉加利福尼亚大学案(Tarasoff v. Regents of the University of California)中,加利福尼亚高院确立了塔拉索夫信条。在此案中,一个接受精神卫生服务的学生宣称他意图购买枪支并杀害一位同学。主治精神科医生随后通报了校园安保部,校园安保部随后警告了该同学并要求他和潜在受害人保持距离。但是,在随后审查材料的时候,另一位精神科医生不赞同这种做法,并且销毁了之前那位医生的警告函。不久之后,该学生就射杀了同学。州高院的判决认为当治疗师认为一个患者"显示出了对他人严重的暴力倾向"时,治疗师就有义务采取合理的步骤来保护潜在的受害者,包括通知警方,警告受害者和其他一切可能需要的措施(Tarasoff v. Regents of the University of California, 1976)。塔拉索夫信条后来成为治疗中的一部分。当有确定的危险信号出现时,警告和保护公众的专业责任将优先于患者的权利。

机构化转型

相较于精神病医院,更多精神疾患住在监狱和看守所。因此有研究认为,关闭州立精神病医院的措施造成了这一局面,但实际的情况更为复杂。监禁是在无法提供良好的社区治疗情况下的最后手段。关闭精神病医院节省下来的经费被州政府转移他用,而社区治疗服务也并未得到支持。许多地区甚至缺乏最基础的服务,比如没有24h的心理危机干预中心,也缺乏积极的社区治疗团队。作为行为健康治疗黄金标准的共病障碍治疗仍然非常少见。最后,多年来对"毒品战争"信条的坚持也制造了一条让许多人从贫困到监狱的直接通道。

通往监禁之路:对成瘾问题的刑事化

如今的美国,根据1970年的《管制物质法》和相关立法,如果你购买、出售或者使用一系列受管制的麻醉品中的一种,就是在从事犯罪活动。然而,与可以追溯到古代法典的谋杀或者偷盗等犯罪不同,将使用药物定罪是一种相对现代的现象,既不普遍,也非一成不变。还记得美国宪法第十八修正案所规定的贩卖酒精非法吗?现在正在享用葡萄酒的你可能很难想象这点。伴随着越来越多的帮派和暴徒的非法交易,禁酒令越来越不受欢迎,也很难被执行。随着宪法第二十一条修正案带来的落锤之音,第十八条修正案被正式废除。

1909年所通过的第一部限制阿片使用的联邦法律《反阿片法》开创了一种延续至今的趋势。许多人认为这项法律是专门针对中国移民大潮而设立的,并且基于带有种族歧视的预设,即,这些移民吸食阿片引发了阿片馆里的不道德行为。

该法设置了一个例外情形,允许饮用和注射阿片混合物作为"药用"。巧合的是,当时"白人"的圈子里流行将阿片作为"酊剂"服用。

美利坚合众国的参众两院通过立法,1909年4月1日之后除了以进口药为目的,以任何其他形式或者任何意图向美国进口非法阿片及其衍生品都违反了法律,包括吸食阿片或者为吸食准备的阿片,该规定由财政部长授权实施。

对大麻、可卡因和海洛因贸易的进一步限制奠定了1914年《麻醉品法》的基础。这是一项税收法案,目标是确保药物交易中的收入能被纳入征税范围。尽管打着税收的旗号,其真正目的是限制麻醉品的生产、销售和使用。每一种被禁药物都被大众媒体赋予了一个"不受欢迎的替罪羊"。报纸文章中带有种族歧视的标题将可卡因与黑人的暴力、反社会行为联系在一起。1914年《纽约时报》的一篇文章宣称:"黑人可卡因'恶魔'是一种新的南方威胁:谋杀和精神错乱在下层黑人中越来越多,因为他们已经开始'吸毒'"。同年,《文学文摘》的一篇文章称:"南方地区对妇女的大多数侵犯行为是因为黑人大脑对可卡因上瘾。"

即使是采用阿片类药物治疗毒瘾的医生也会受到惩罚。这种惩罚在最高法院的一系列案件中得到证实。其中一个重要的案例是韦伯诉美国政府案(Webb诉美国案,249U. S.96 1919)。韦伯是一名医生,他给有毒瘾的患者开具吗啡,使其免于戒断症状。吗啡被用作缓解某种非成瘾性疾病所引起疼痛的替代性药品,而非治愈或者治疗的手段。法院表示,将此案中韦伯所开具的吗啡称为"医师处方"是对这一措辞含义的曲解。

不断演变中的法律:1970 年《管制物质法》

《管制物质法》(Controlled Substances Act, CSA)将如今被任何联邦法律以某种方式管制的药物列入五类管制清单。这种分类基于药物的医疗作用、滥用潜力、安全性和依赖性(表 13-1)。更多信息详见美国法典第二十一篇管制物质法(USC)。

表 13-1 药物管制法分类管制清单

清单	内容	例子
I	高滥用风险且无医用价值的物质	海洛因、LSD 致幻剂、大麻、摇头丸、麦司卡林
II	高滥用风险和高依赖性的物质	可卡因、羟考酮、哌甲酯、芬太尼
III	中等/较低滥用风险和依赖性的物质	氯胺酮、合成类固醇、睾丸激素
IV	低滥用风险和依赖性的物质	阿普唑仑、安必恩、地西泮、丙氧酚
V	比 IV 分类更低滥用风险和依赖性的物质	惠菲宁、普瑞巴林、地芬诺辛

用正式机制来管制药物或其他物质

《管制物质法》还提供了一种对物质进行管制(增加至管制清单或转移到另外的管制清单)和取消管制(从管制清单中移除)的工作机制。相关程序详见《美国法典》第 201 条(21U.S.C。§ 811)。药物或其他物质的添加、删除或者更改相关管制类别的程序可由美国毒品管理局(Drug Enforcement Administration, DEA)、美国卫生与公众服务部(the Department of Health & Human Services, HHS)或者任何利害关系方发起。

受管制物质是一种会对人的健康和福利产生有害影响的非法药物。因此,州政府和联邦政府认为应该对这些物质进行监管。被发现持有受管制物质的人可能会被当地、州和联邦执法部门罚款和监禁。

然而,并非在所有情况下受管制物质都是非法的——许多管制物质作为处方药被开给大众并通过药房出售,以供合法医疗使用。确定一种药物是否合法应该参考联邦管制药物清单。以下是关于不同管制类别以及各州和联邦政府如何执行物质管制法律的更多信息。

确切地说,持有清单上列出的任何一种药物都是违法的。但是,如果你持有正确的处方并合法购买了其中某种药品,就没有违反法律并可以免于起诉。

法律所规定的对毒品犯罪的惩罚,因毒品和数量的不同而有所不同。例如,某人被控持有 500~4 999g 混合可卡因(II 类毒品),将面临 5~40 年的监禁和少于 500 万美元的罚款。若罪行中还涉及死亡或者严重的躯体伤害,刑罚会增至 20 年至终身监禁,外加少于 500 万元的罚款。同样的处罚也适用于若干其他毒品和持有数量,即使这些毒品可能出于不同分类清单之中。美国缉毒部门提供了毒品走私所对应的处罚的图表(表 13-2)。

表 13-2 毒品走私的联邦刑罚

物质	分类清单	数量	刑罚	数量	刑罚
可卡因（粉末）	Ⅱ	0.5~4.99kg	初犯：5~40年；如涉及死亡/重伤，可判20年监禁。个人罚款≤200万美元，团体罚款≤500万美元 再犯：10年-终身监禁；如涉及死亡/重伤，终身监禁。个人罚款≤400万美元，团体罚款≤1000万美元	≥5kg	初犯：10年-终身；如涉及死亡/重伤，可判20年监禁。个人罚款≤400万美元，团体罚款≤1000万美元 再犯：20年-终身监禁；如涉及死亡/重伤，终身监禁。个人罚款≤800万美元，团体罚款≤2000万美元 2项以上前科：终身监禁
可卡因碱（快克）	Ⅱ	5~49kg		≥50g	
芬太尼	Ⅱ	40~399g		≥400g	
芬太尼类似物	Ⅰ	10~99g		≥100g	
海洛因	Ⅰ	0.1~0.99kg		≥1kg	
LSD致幻剂	Ⅰ	1~9g		≥10g	
甲基安非他命	Ⅱ	5~49g 纯净 50~499g 混合		≥50g 纯净 ≥500g 混合	
苯环利定	Ⅱ	10~99g 纯净 0.1~0.99kg 混合		≥100g 纯净 ≥1kg 混合	
Ⅰ&Ⅱ表中其他物质	Ⅰ&Ⅱ	不限	初犯：≤20年；如涉及死亡/重伤，可判20年监禁。个人罚款100万美元，团体罚款500万美元 再犯：≤30年；如涉及死亡/重伤，终身监禁。个人罚款200万美元，团体罚款1000万美元		
氟硝西泮	Ⅳ	≥1g			
Ⅲ表中其他物质	Ⅲ	不限	初犯：≤5年。个人罚款≤25万美元，团体罚款100万美元 再犯：≤10年。个人罚款≤50万美元，团体罚款200万美元		
氟硝西泮	Ⅳ	30~999mg			
Ⅳ表中其他物质	Ⅳ	不限	初犯：≤3年。个人罚款≤25万美元，团体罚款100万美元 再犯：≤6年。个人罚款≤50万美元，团体罚款200万美元		
氟硝西泮	Ⅳ	>30mg			
Ⅴ表中其他物质	Ⅴ	不限	初犯：≤1年。个人罚款≤10万美元，团体罚款25万美元 再犯：≤2年。个人罚款≤20万美元，团体罚款50万美元		
大麻走私刑罚					
大麻	Ⅰ	≥1000株 ≥1000kg	初犯：10年-终身；如涉及死亡/重伤，可判20年监禁。个人罚款≤400万美元，团体罚款≤1000万美元 再犯：20年-终身监禁；如涉及死亡/重伤，终身监禁。个人罚款≤800万美元，团体罚款≤2000万美元		
大麻	Ⅰ	100~999株，100~999kg	初犯：5~40年；如涉及死亡/重伤，可判20年监禁。个人罚款≤200万美元，团体罚款≤500万美元 再犯：10年-终身监禁；如涉及死亡/重伤，终身监禁。个人罚款≤400万美元，团体罚款≤1000万美元		

物质	分类清单	数量	刑罚	数量	刑罚
大麻 / 大麻制剂 / 大麻油	I	>10kg 大麻制剂；50~99kg 混合；>1kg 大麻油；50~99 株	初犯：≤ 20 年；如涉及死亡 / 重伤,可判 20 年监禁。个人罚款 100 万美元,团体罚款 500 万美元 再犯：≤ 30 年；如涉及死亡 / 重伤,终身监禁。个人罚款 ≤ 200 万美元,团体罚款 ≤ 1 000 万美元		
大麻 / 大麻制剂 / 大麻油	I	1~49 株；≤ 50kg 混合；≤ 10kg 大麻制剂；≤ 1kg 大麻油	初犯：≤ 5 年。个人罚款 ≤ 25 万美元,团体罚款 100 万美元 再犯：≤ 10 年。个人罚款 ≤ 50 万美元,团体罚款 200 万美元		

这便是问题所在。

案例分析：可卡因处罚法的种族效果

无论是有意还是无意,对可卡因的处罚催生了一套种族歧视的做法。多年来,可卡因粉末一直是美国白人聚会上的首选毒品,是富人和名人的魅力毒品。直至 2010 年,根据《管制物质法》中关于使用或者持有可卡因的强制量刑规定,1g 强效可卡因和 100g 可卡因粉末的处罚是相同的:持有 1g 强效可卡因的处罚等于持有 100g 可卡因粉末的处罚。这种量刑规定不是基于研究证据,而是基于错误的假设和偏见,即与等量的粉末可卡因相比,使用强效可卡因会造成 100 倍的有害和危险后果。这种带有偏见的量刑规则导致了令人震惊的监禁率差异,造成监狱和看守所中黑人和穷人越来越多。

2003 年的一篇文章"美国毒品战争中固有的歧视"中,Kathleen R. Sandy 报道说,美国黑人约占了美国人口 12% 和吸毒者的 13%。然而,黑人在所有涉及毒品的逮捕中占比 33%,在与毒品有关的定罪中占比 62%,在与毒品有关的监禁中占比 70%。这种人口学统计数据一直持续到

今天。

2010 年的《公平量刑法》旨在减少量刑不公平及其后果,并对许多法律条款进行了追溯适用。由此,对可卡因持有的量刑比例从 100g：1g 改变到 18g：1g。这个新标准是一种进步,但很难说是一种解决方案。它仍然出于不公平的、带有偏见的和缺乏证据的基础,继续带来对目标人群具有毁灭性的监禁率(http://www. sentencingproject. org/publications/federalcrack-cocaine-sentencing)。美国国会继续致力于两党合作来解决这一问题,但是进展缓慢,到目前为止相关努力都没有获得通过。《更进步的量刑法案》已经搁置了好几年。该法案于 2017 年 10 月重新启动,但在 2018 年通过的可能性尚不确定(注：截至 2020 年 8 月该法案仍未通过)。与此同时,许多人被监禁的现实和"毒品战争"造成的破坏仍在延续。

分化(diversion)：精神卫生法庭和毒品法庭

为了回应越来越多精神障碍或者物质使用障碍患者被监禁的问题,各州和地方创设了将这些人从刑罚机构中转移出来的

替代办法。一种常见的模式是建立专门法庭,使被告能够自愿接受法庭的管辖,自愿认罪和接受强制治疗的方案,而不是被判入狱。专门法庭最早出现在 20 世纪 80 年代,目的是帮助加快解决由毒品战争所造成的沉重涉毒案件负担(Boldt, 2017)。至 2017 年,美国出现了 3 000 多个针对精神疾患和物质使用问题的专门法庭(Boldt, 2017)。

毫无疑问,从监狱转向治疗的做法是值得称赞的,但仍有一些潜在的问题值得关注。如果被告必须认罪才有资格在这些专门法庭上审判,部分程度上,被告就被迫放弃了获得审理和事实判定的权利。此外,治疗计划的持续时间可能比任何监狱服刑期限都要长。第三个问题是,如果违反了治疗计划,法院可以选择将被告送回监狱或者看守所。由于启动分化程序进入专门法院审理的条件是认罪,被告就没有权利要求重新审判。

有些法官会判决采取长期的治疗计划,并且把没能遵守治疗计划的人长期投入监狱,哪怕他们仅仅违反了治疗计划中很小的一部分,这种做法引发了争议。例如,一个被判 6 个月刑罚的轻罪被告,可能会接受法庭命令的为期 6 个月的药物治疗计划,该计划包括 28 天的住宿戒毒康复项目,和后续 6~9 个月每天都要参与的社区项目。这种计划还可能需要参加一系列的匿名戒毒小组和每周 3 次尿检。对于一些社区项目,任何出勤率的波动或者暗示患者不依从的负面报告都会送向法院。而负面报告会导致需要参加一个更严格的项目甚至被送回监狱。物质使用障碍是一种慢性的、毁灭性的疾病,并且会经常复发。每次复发后重新进入惩教系统不是有效的治疗策略,事实上还具有相反效果。考虑到青少年毒品法庭的情况,这一点尤其令人担忧(关于精神卫生法庭的回顾和分析,Bernstein & Seltzer, 2003)。

尽管设立精神卫生和毒品法庭的初衷是好的,但一些初步研究表明,它们可能会增加精神障碍患者受到的刑事制裁。研究者比较了宾夕法尼亚州伊利县刑事和精神卫生法庭中个人所受到的判决。这些研究者发现,与同时期在普通刑事法院就类似罪名受审的嫌疑人相比,精神卫生法庭的受审者更有可能获得较长的监管期和连续服刑(Johnson & Flynn, 2017)。

许多州的毒品法庭法官对循证治疗的研究现状一无所知,因此一些州继续采纳基于戒断模式的治疗项目。2015 年的罗伯特·雷波尔斯基案(Robert Repolszki)是一个令人悲伤的例证。罗伯特在美沙酮项目中表现很好,但由于前 1 年的指控而被带去毒品法庭。他被要求参加遵循严格戒断模式的,不能使用美沙酮的项目。最后,他复吸并且离开了人世(https://www.nytimes.com/2015/07/20/opinion/every-drug-court should-allow-methadone-treatment.html)。

罕有住房项目允许住户使用药物治疗阿片类物质使用障碍,这使得毒品法庭的影响进一步恶化。康复屋是和 12 步戒断模式同步开发的,一直以来变革缓慢。这意味着服用药物治疗阿片类物质使用障碍的患者,以及使用处方药物的精神障碍患者,经常会被禁止入住康复屋。也就是说,使用循证处方药物治疗的人必须在住房与治疗之间做出选择。即使还有患者被强制要求住在拒绝药物治疗的康复屋中,但随着越来越多的证据表明,药物治疗是治疗的金标准,这个问题正在逐步解决。

疾病还是犯罪?

尽管包括海洛因在内的阿片类药物仍然是非法的,但是有些法律诉讼已经试图探索成瘾是否能作为拥有或使用阿片类药物犯罪的积极辩护。迄今为止,这一论点尚未成功。在 Powell 诉 Texas 案中[392U. S.514（1968）],最高法院确认了下级法院的一项裁决,即酒精成瘾不能作为对公共场合醉酒指控的辩护。审理 Powell 案的法院认为,"以现有的记录和医学知识,不能得出以下结论:上诉人是出于一种不可抗拒的冲动而在公共场合饮酒并醉酒,因此无法制止自己在公共场合醉酒"。无论在任何情况下,最高法院从未阐明过关于犯罪意图的一般宪法原则,因为该原则的发展及其变化调整属于各州的事务。

然而,在另一个备受争议的案件中,马萨诸塞州最高法院于 2018 年 7 月裁定,"在某些情况下,法官可能会裁决用戒毒作为吸毒成瘾被告的缓刑条件……如果被告的违禁药物检测呈阳性,则可能因违规行为而被送回看守所。"事实上该案被告是因偷窃而被判缓刑。被告还患有海洛因使用障碍并正在诊所接受药物治疗。然而缓刑考验期中,一次尿液测试显示她有复吸行为。毒品法院的法官立即裁决她回到监狱服刑两年半。这个案件是因此而起诉的。一方认为海洛因使用障碍是被告正在接受治疗

的一种疾病,复发是康复过程中的一部分,因此将其送回监狱是不合法的。这种论点体现了公共卫生概念与"上瘾是一种需要被惩罚的个人选择"观念之间的冲突。在庭审辩论环节中,法官询问道:既然复吸在治疗过程较为常见,对被告违反缓刑要求的行为施加两年半的惩教院刑期是否合理（Martin 等,2018）。该案已被上诉至马萨诸塞州最高法院。该案的裁决将会在全美范围内产生影响,因为许多州正在重新审视类似政策。这个问题仍在快速发展变化之中,因为许多公共卫生研究主张基于证据的观点,比如《初级保健年鉴》（*Annals of Primary Care*）中的最新文章。这也是非常艰难的问题。只要使用毒品的行为仍然属于犯罪,成瘾与监禁之间就会保持强烈的关联。一个可能的解决办法对其进行合法化或者非罪化。

解决方法:非罪化和合法化

美国目前正试图通过立法将管制物质合法化或者非罪化,将与物质使用障碍有关的问题从刑事管辖权领域转移到公共卫生管辖权领域。合法化是指对特定行为不采取法律行动或者制裁,该行为可能会受到监管,但不会造成刑事后果。非罪化是一种不同的方法。例如,某种麻醉品还是属于非法物质的范畴,但将不会对其设置刑事处罚。更多的区别尚不明确,但在实践中社会对非罪化的抵制较少,而且随着法律的发展可以采取更微妙的方法调整。在这两种情况下,都有可能建立一种不用担心复吸患者面临监禁风险的公共卫生系统。

除大麻外,目前美国没有任何使管制

毒品合法化或者非罪化的例子。然而这种做法在其他国家比比皆是。例如，葡萄牙在 2001 年将包括海洛因和可卡因在内的所有毒品的使用合法化，并同时发起了一项重大的公共卫生运动来应对成瘾问题。葡萄牙现在将吸毒成瘾视为一种医学挑战，因此从公共卫生视角出发，建立了安全注射场所，使其使用人和管理者不必担心受到刑事处罚。

特 殊 议 题

前面几节专题讲述了与行为健康服务最为相关的特定法律领域。在实践中，这些法律原则为公共精神卫生专业者面临的各种实际问题提供了基础指引。本节将为这些主题提供一些示例。

预先指示

预先指示是让精神障碍患者在其自身治疗方面有更大发言权的一种途径。预先指示是指当患者有能力时，就对特定的治疗方法预先做出选择，以及预先指定自己没有能力做出决定时的代理决策者（Appelbaum，2004）。因此，在生病或者不能自理之前，个人可以立一份关于生命支持和治疗选择的遗嘱或者指示。

有人认为应该在预先指示中允许本人对后期发作的精神病拒绝药物治疗。Hargrave 诉 Vermont 案（2003）中，南希·哈格雷夫（Nancy Hargrave）曾做过类似的预先指示，但医院和州政府试图推翻这一指示。哈格雷夫因偏执型精神分裂症病史而

多次住院治疗，并且提前做出了拒绝药物治疗的指示。随后，当她非自愿住院时，州政府试图推翻这一预先指示的效力。她的律师认为，政府允许撤销该预先指示的法令违反了《美国残疾人法案》，因为针对精神疾患的预先指示所设置的撤销权比其他疾病更为广泛。

第二巡回上诉法院同意了哈格雷夫的意见，其裁决未被上诉。问题的另一方面是，美国能否以危险为理由对个人实施非自愿住院，但却因为有效的预先指示而不提供治疗。这个案例将回答一系列公共精神卫生中关于预先指示作用的问题。

大麻在州层面的合法化运动

根据联邦法律规定，大麻是一种受管制物质。根据宪法规定的"至上"原则，各州不能将大麻合法化。联邦法律凌驾于州法律之上，并且在任何时候联邦政府都可以执行法律。尽管如此，在州层面的大麻合法化运动仍在进行，目前为止已有 8 个州将娱乐和医疗用大麻合法化，22 个州采纳了医用大麻项目。由此引发的公众争议与禁酒时期一样激烈。奥巴马总统指示司法部暂停对大麻的起诉，从而让各州即使在法律上没有空间，也能在实践中享有更大的自由。然而，这种行政命令是暂时的，在特朗普总统的领导下正逐渐被取消。即使在任何一个有大麻合法化规定的州，使用大麻仍然有风险，因为如果司法部采取行动实施法律制裁的话，人们将毫无防御能力。考虑到现在许多人生活在大麻合法

的州,观察特朗普政府的政策能实施到什么程度将会很有意义。这可能是至上主义和联邦制的关键时刻,并且目前很难确定答案将会是什么。

领取公共福利要求尿检

截至 2017 年春季,至少有 15 个州要求在领取残疾保障金和食品券等公共福利之前先进行尿检。他们的理由是吸毒的人不应该利用公共资金资助他们的非法"习惯"或者活动。反对这种要求的理由包括:如果没有合理理由和其他正当程序,尿检违反了宪法第四修正案中福利是一种权利的规定;用检测结果或者疾病理由克扣福利则违反了宪法第五修正案所规定的财产权;而且检测费用昂贵,与任何公共卫生或者公共安全利益无关。2011 年,美国第十一联邦巡回上诉法院,推翻了当时佛罗里达州的法律。该法律要求所有福利申请者都要通过尿检。州长为这项法律辩护道,这部法律可以"通过确保申请人不购买和使用毒品,来保护申请人的孩子"。法院不同意此点,认为"作为全美最严格的法律之一,佛罗里达的官员未能证明对所有申请福利救济的人进行检查乃'实质必要',因此该法所规定的检查是不合理的"(Lebron v. Secretary of the Florida Department of Children & Families No.14-0322, December 3, 2014)。

尽管如此,许多州仍在继续起草类似法案,一些州还试图将这种做法扩大到 Medicaid 福利。根据《芝加哥论坛报》2017 年 6 月 7 日的一篇文章,"威斯康星州周三提交了一份联邦申请,申请成为美国第一个

对 Medicaid 健康福利申请人进行药物测试的州。"

这些测试会为需要联邦福利的物质使用障碍患者带来沉重负担。随着类似案件在州立法机构和联邦法院的进展,对其进行追踪观察将非常重要。

总结性思考

公共卫生视角支持一种促进预防、连续性、整合性且注重康复的卫生服务体系。许多具有里程碑意义的法律案件聚焦于精神障碍患者的公民权利,在尊重个人自由的同时促进公共卫生事业。由于公共与个人的利益经常发生冲突,法律制度有责任审查这种冲突并解释相关选择。这些问题和如今的物质使用障碍领域特别相关,因为从本质上来看,公共卫生系统与刑罚矫正制度就是相冲突的。在不久的将来,一个重要的问题是,我们要保留刑罚矫正系统,还是走向毒品非罪化或合法化。对相关法律演变的研究揭示了多年来平衡这种冲突的努力,为精神疾患发展出一种有效的、人道的照管制度。

本章探讨了许多塑造现代公共精神卫生的概念、案例和法律。当我们迈向未来时,古老的普通法原则将继续作为影响公共卫生的决定的基础。因此,对这些原则的基本理解以及平衡个人权利与公众需要的重要程度,将会增强我们塑造公共精神卫生未来的能力。

(黄洁莹译,陈博审校)

注释

[1]从事司法工作的精神卫生专业者

经常游走于"mad"（疾患）与"bad"（犯罪）之间，前者属于医疗服务的对象，后者属于社会管控的人员，不过，随着本章"GBMI"概念的涌现，打破了这种机械的二元划分。

参 考 文 献

Addington v. Texas, 441 U.S. 418 (1979).

American Law Institute Model Penal Code § 101 *et seq.* (1962).

American Psychiatric Association. (1993). *Consent to voluntary hospitalization* (Task Force Report 34). Washington, DC: Author.

Americans with Disabilities Act, 42 U.S.C. § 12132 (1990).

Appelbaum, P. S. (2004). Psychiatric advance directives and the treatment of committed patients. *Psychiatric Services*, 55(7), 751–763.

Bernstein, B., & Seltzer, T. (2003, Spring). Criminalization of people with mental illnesses: The role of mental health courts in system reform. *University of the District of Columbia Law Review*, 143–160.

Blackstone, W., Commentaries *447, as cited in Parham v. J. R., 442 U.S. 584 (1979).

Board v. Barnette, 319 U.S. 624 (1943).

Boldt, R. C. (2017). Problem-solving courts. In E. Luna (Ed.), *Academy for justice, a report on scholarship and criminal justice reform* (vol. 3, pp. 273–304).

Bosman, J., (2009, February 20). Suit progresses on housing for mentally ill. *New York Times*. Retrieved from http://www.nytimes.com/2009/02/20/nyregion/20adult.html?partner+rss&emc=rss

Bureau of Justice Statistics. (2006). *Special report: Mental health problems of prison and jail inmates*. Washington, DC: US Department of Justice.

Butterfield, F. (1998, March 5). ASYLUMS BEHIND BARS: A special report: Prisons replace hospitals for the nation's mentally ill. *New York Times*,. Retrieved from https://www.nytimes.com/1998/03/05/us/asylums-behind-bars-special-report-prisons-replace-hospitals-for-nation-s.html

Capriccioso, R. (2006, March 13). Counseling crisis. *Inside Higher Education*. Retrieved from http://www.insidehighered.com/news/2006/03/13/counseling

Civil Rights Act, 42 U.S.C. § 2000 *et seq.* (1964).

Civil Rights of Institutionalized Persons Act, 42 U.S.C. § 1997 (1980).

Confidentiality of Alcohol and Drug Abuse Patient Records Regulation, 42 C.F.R. Pt. 2 (1987).

Cox, J. F., Morschauser, P. C., Banks, S., & Stone, J. L. (2001). A five-year population study of persons involved in the mental health and local correctional systems. *Journal of Behavioral Health Services and Research*, 28(2), 177–187.

Foucha v. Louisiana, 504 U.S. 71 (1984).

Griswold v. Connecticut, 381 U.S. 429 (1965).

Hargrave v. Vermont, 340 F.3d 27 (2d Cir. 2003).

Hartocollis, A. (2009, February 5). Abuse is found at psychiatric unit run by the City. *New York Times*. Retrieved from http://www.nytimes.com/2009/02/06/nyregion/06kings.html

In re Gault, 387 U.S. 1 (1967).

Insanity Defense Reform Act, 18 U.S.C. § 17 (1984).

Jackson v. Indiana, 406 U.S. 715 (1972).

Jacobson v. Massachusetts, 197 U.S. 11 (1905).

Janofsky, J. S., Dunn, M. H., Roskes, E. J., Briskin, J. K., & Rudolph, M. S. (1996). Insanity defense pleas in Baltimore City: An analysis of outcome. *American Journal of Psychiatry*, 153(11), 1464–1468.

Johnson, C.A., & Conor, F. Mental Health Courts and Sentencing Disparities 62 Vill. L. Rev 685 (2017) University of Florida Levin College of Law Research Paper No. 18-4.

Jones, J. (1981). *Bad blood: The Tuskegee syphilis experiment. A tragedy of race and medicine*. New York, NY: Free Press.

Jones v. U.S., 463 U.S. 354 (1983).

Judd, A., & Miller, A. (2007, January 7). A hidden shame: Death in Georgia's mental hospitals. *Atlanta Journal-Constitution*, A1. Retrieved from http://psychrights.org/Stories/GeorgiaHiddenShame.htm

Justice Center. (2002). *Fact sheet: The criminal justice and mental health consensus project*. Washington, DC: Council of State Governments.

Kansas v. Hendricks, 521 U.S. 346 (1997).

Kent, J., Commentaries on American Law *190, as cited in Parham v. J. R., 442 U.S. 584 (1979).

Lebron v. Secretary of the Florida Department of Children & Families No. 14-10322, December 3, 2014.

Levy, C. (2003, July 3). U.S. indicts doctor in fraud at state homes for mentally ill. *New York Times*. Retrieved from http://www.nytimes.com/2003/01/07/nyregion/us-indicts-doctor-in-fraud-at-state-homes-for-mentally-ill.html

Loving v. Virginia, 388 U.S. 1 (1967).

Marbury v. Madison, 5 U.S. 137 (1803).

Martin, S. A., Chiodo, L. M., Bosse, J. D., & Wilson, A. (2018). The next stage of buprenorphine care for opioid use disorder Special Issue, Annals of Internal Medicine, 169(9), 628–635

Maryland General Code Ann. §§ 12–108(a) (Supp. 1986).

Melton, G., Petrila, J., & Poythress, N. G. (1997). *Psychological evaluations for the courts: A handbook for mental health professionals and lawyers* (2nd ed.). New York, NY: Guilford.

Mills v. Rogers, 457 U.S. 291 (1982).

M'Naghten's Case, 10 C&F 200 (1843).

Murdock v. Pennsylvania, 319 U.S. 105 (1943).

O'Connor v. Donaldson, 422 U.S. 563 (1975).

Olmstead v. LC, 527 U.S. 581 (1999).

Powell v. Texas, 392 U.S. 514 (1968).

Rennie v. Klein, 653 F.2d 836 (1981), on remand, 722 F.2d 266 (1983).

Rogers v. Okin, 478 F. Supp. 1342 (D. Mass. 1979), 634 F.2d 650 (1st Cir. 1980).

Roper v. Simmons, 543 U.S. 551 (2005).

Mary E. Schloendorff, Appellant, v. The Society of the New York Hospital, Respondent, 211 N.Y. 125; 105 N.E. 92 (1914).

Sell v. U.S., 539 U.S. 166 (2003).

Tarasoff v. Regents of the University of California, 551 P.2d 334 (1976).

Teifion, D. (2001). Informed consent in psychiatric research: A conversation with Donald Steinwachs. *British Journal of Psychiatry, 178,* 297–298.

Tinker v. Des Moines, 393 U.S. 503 (1969).

Wyatt v. Stickney, 325 F. Supp. 781 (M.D. Ala. 1971).

Wyatt v. Stickney, 344 F. Supp. 373–386 (M.D. Ala. 1972) (Bryce and Searcy Hospitals); 344 F. Supp. 387–407 (M.D. Ala. 1972) (Partlow State School and Hospital).

Youngberg v. Romeo, 457 U.S. 307 (1982).

Zinermon v. Burch, 494 U.S. 113 (1990).

第 14 章

《患者保护与平价医疗法案》之后美国精神卫生服务的机构、服务和费用估计百例

RONALD W. MANDERSCHEID

VICTORIA R. GREEN

ANITA EVERETT

PHILIP J. LEAF

COLLEEN BARRY

本章要点

- 美国的精神卫生服务在传统上由以下四个部门提供：专科部门、综合性医疗部门、社会服务部门和自助部门。司法部门作为当前新增的第五个部门正在涌现出来

- 美国有超过 13 000 家精神卫生专科机构

- 2014 年，美国有超过 106 000 张住院病床和 76 000 张住宿治疗病床为精神卫生服务开放

- 9 000 多家社区卫生服务中心的 8 560 万门诊量中约有 7% 是因为精神障碍而就医的

- 在随机抽样的 100 个美国成年人中，有 32 人在一年中会经历某种精神或者物质使用障碍

- 在一年中罹患精神或者物质使用障碍的 32 人中，少于 1/5 的人在《患者保护与平价医疗法案》实施后仍然没有医疗保险，这个比例在该法案实施前为 1/3

- 在《患者保护与平价医疗法案》实施之后，在这 100 个成年人中，据估计有 24 人在一年中接受过某种形式的行为健康服务，比法案实施前的 20 人有所上升

- 在 2014 年，据估计精神卫生服务相关费用达到 2 150 亿美元

引　言

由于美国的精神卫生服务由不同的服务体系所提供，这些体系不仅复杂且难以描述（Manderscheid 等，2000；Manderscheid 等，2012；Schulberg & Manderscheid，1989 这些更早的回顾）。而且，精神卫生服务的

能力难以满足在许多流行病学研究中所显示的精神卫生服务需要（Kessler 等，2005）。因此，为了简化对于美国精神卫生服务利用模式的描述，这一章以随机抽样的 100 个美国成年人为例，描述了精神疾病流行病学和服务提供的现况。这 100 个成年人的例子也被用来说明《患者保护与平价医疗法案》（以下简称 ACA）实施前后的情况。当然这一章也描述了精神卫生机构、其所提供的服务和总体收入以及费用的情况。

关键的公共卫生概念比如患病率（基于病例的总数）与发病率（基于新发病例的数量）可以被用来描述接受服务的人群和社区人群。在分析服务的时候，我们可以讨论每天和每年有多少人接受了治疗，每天和每年接受治疗的人有多少罹患某种疾病，每天和每年有多少新发病例开始接受治疗，以及每天和每年在针对某种疾病的治疗中有多少新病例。这一章余下的部分应用了这些公共卫生概念来描述人群中的 100 个成年人和精神卫生服务体系本身。

美国精神卫生服务简介

当前的精神卫生服务主要由以下四个部门提供（Regier 等，1993）。司法系统是新近涌现的第五方。

● 专科部门是指任何专门为提供精神卫生服务开设的场所，这些场所中服务的提供者通常拥有高级的临床精神卫生训练（如由精神科医生和具有博士水准的临床心理学工作者提供服务的社区精神卫生中心）。

● 综合性医疗部门是指任何专门为提供初级卫生保健开设的场所，这些场所中服务的提供者通常是初级保健医生或者执业护士（如由家庭医生和执业护士提供服务的社区卫生服务中心）。

● 社会服务部门是指任何提供社会服务的场所，这些场所中的精神卫生服务通常由社会服务专家来提供，最常见的是具有社会工作硕士学位的社工（如配备个案工作者的多功能老年中心和配备外展工作者的儿童福利机构）。

● 自助部门是指任何由精神卫生服务的消费者参与自助的场所，除了同辈支持专员或其他消费者，这些场所通常不会提供其他的协助（如俱乐部或者消费者支持小组）。

● 司法部门是指提供精神卫生服务的司法场所。这些服务覆盖了从住院到门诊的各项服务，通常由各类精神卫生专业者提供。

自殖民时代以来，美国的精神卫生专科部门发生了很大的变化。最初，提供精神卫生服务的只有地方上的救济院和患者的家庭。救济院逐渐演变成为州立精神病医院，到现在仍然存在（Stroup & Manderscheid，1988）。图 14-1 显示了 1831—2016 近 200 年间全美州立精神病医院入院和住院的患者的趋势。在 1831—1955 年间，住院患者的数量大幅度上升。1955 年后，在去住院化[1]的过程中，住院患者大幅度下降的趋势一直延续到 2003 年。在 2003~2005 年间，住院患者的数量有略微的上升。州立精神病医院入院人数的趋势也遵从类似的规律，1831—1971 年间一直上升，1971—2003 年间则一直呈下降趋势。2003—2005 年

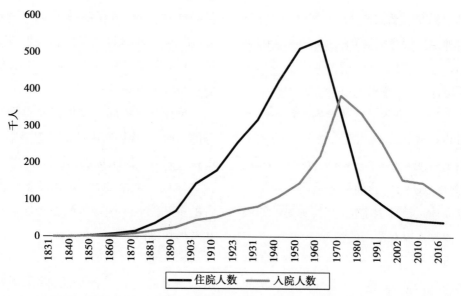

图 14-1　州立和郡立精神病医院入院和住院患者人数，1831—2016 年期间部分年份的美国数据

间，入院人数上升了约 20%，从 150 000 增长到 190 000。2005 年之后，住院人数和入院人数都持续下降，截至 2016 年，住院人数为 40 085，而入院人数为 109 269。

20 世纪 30~50 年代，有更多类型的医院开始提供精神卫生服务：退伍军人管理局［Veterans Administration（VA），即现在的退伍军人事务部］医院于 20 世纪 30 年代开始提供精神卫生服务，综合性医院于 20 世纪 40 年代开始提供精神卫生服务，私立精神病医院于 20 世纪 50 年代开始提供精神卫生服务。在前面已经提及，针对州立精神病医院患者的去住院化运动真正始于 1955 年，并伴随着氯丙嗪和氟哌啶醇等药物的先后问世。1963 年社区精神卫生中心和精神发育迟滞法案获得立法，该法案推动了全美范围内社区精神卫生服务的扩展，其目的就是照顾从州立精神病医院中出院的患者。遗憾的是，这个法律所预期的目标并未被完全实现，部分原因是因为精神卫生中心只能依赖严重不足的医保报销额度来支撑他们

的服务。因此，10 年之后，在 20 世纪 70 年代，社区支持项目问世了，其目标是填补为那些需要公立服务的人们所提供的社区精神卫生服务的很多缺口。20 世纪 80 年代这个时期开始逐渐强调针对有严重情绪紊乱儿童的服务，直到现在这依然是精神卫生工作的重点。到了 20 世纪 90 年代，住宿治疗服务开始增长，以充当个人从住院成功转向基于社区服务的桥梁。和这 100 年精神卫生服务发展相并行的是基于雇主的医疗保险和私立部门的精神卫生服务，这个系统一直在公立系统之外平行地运行（Grob，1994；Schulberg & Manderscheid，1989）。

在 21 世纪之交，从精神疾患和物质使用障碍中康复的可能，给人们带来了很大的希望。从自身疾患中康复的消费者凭借基于自省的自述，将这种理念带到了这个领域。在过去 20 年中，一项主要的倡议致力于发展以康复为导向的服务系统，康复服务以及相关的同伴支持系统。这些努力在未

来有很大的发展希望。

在同期,大量精神障碍患者在社区居住,但由于社区精神卫生服务的能力有限,无家可归的精神障碍患者的人数增加了。同时,被市和郡的看守所监禁的精神障碍患者人数在 20 世纪 90 年代也增多了,这个趋势一直延续到现在。虽然没有精确的统计,但据推测,当前 744 600 在监人员中,患有一种精神疾患的比率至少占 1/4(Minton & Zeng, 2015),且半数为物质使用障碍,同时患有精神疾患和物质使用障碍的比例也很高。因此,难怪许多警察局长和县警长在地方看守所系统中提供了住院和门诊形式的精神卫生服务。这个重大改变使司法系统成为第五个提供精神卫生服务的部门。

2011—2012 年美国司法部的调查结果支持了以上推测(Bronson & Berzofsky, 2017)。这个调查结果显示,26.4% 的在监人员具有严重心理困扰,且 44.3% 有过精神卫生问题史。严重心理困扰是衡量严重精神疾患的一个近似指标,在有严重心理困扰的在监人员中,29.7% 正在看守所接受治疗,35.0% 在入监后曾接受过治疗,72.7% 曾经接受过精神卫生服务。对于有过精神卫生问题史的在监人员,正在接受治疗,入监后接受过治疗和曾经接受过精神卫生服务的比例分别为 37.8%、44.5% 和 90.3%。关于这些服务更多的细节可见表 14-1。

表 14-1 2011—2012 年有严重心理困扰或者有精神卫生问题史的在监人员获得精神卫生服务的情况

时期与治疗	严重心理困扰		精神卫生问题史	
	百分比 [a]	N[b]	百分比 [a]	N[b]
有精神疾患的在监人员	26.4	196 574	44.3	329 857
在监人员获得精神卫生服务的比例				
曾经接受过治疗	72.7	142 909	90.3	297 861
入监以来因为精神卫生问题接受治疗	35.0	68 801	44.5	146 786
药物	30.0	58 972	38.3	126 335
心理咨询 / 治疗	17.8	34 990	23.5	77 516
药物和心理咨询	12.9	25 358	17.5	57 725
正因为精神卫生问题接受治疗	29.7	58 383	37.8	124 686
药物	25.7	50 520	33.0	108 853
心理咨询 / 治疗	12.6	24 768	16.4	54 097
药物和心理咨询	8.7	17 102	11.8	38 923

[a] 百分比的数据来源是美国司法部司法统计局在 2011 年 2 月至 2012 年 5 月期间开展的一项调查。

[b] 此处提供的人数估计(n)是依据各市和郡看守所的单日在监人数 744 600 计算的(Minton &Zeng, 2015)。

新近还发生了两件堪称分水岭的事件。美国国会在 2008 年通过了《精神卫生平权和成瘾平等法案》(Mental Health Parity & Addiction Equity Act),在 2010 年通过了《患者保护与平价医疗法案》(Patient Protection & Affordable Care Act, ACA)。这两个法案都在很大程度上提高了精神障碍患者拥有医疗保险的比例,许多患者因此首次获得医保。平等法案要求某些医保为精神疾患和物质使用障碍提供与躯体疾病相平等的医疗保障（Bartlett & Manderscheid, 2016）。ACA 则为扩大 Medicaid 覆盖面提供了联邦财政资源，并为收入在 400% 联邦贫困线以下的人群提供财政补贴，以帮助他们在州立医保市场上购买私立医疗保险。关于 ACA 的总结可以见参考文献（Manderscheid, 2014）。

表 14-2 呈现了 2014 年专科精神卫生机构的情况，这是本书写作时可获得的最新数据（SAMHSA, 2016）。在这一年，有 13 176 家机构（不同的服务场所）在运营。大部分机构为门诊机构和社区精神卫生中心，这些机构约占所有机构总量的 3/5。

表 14-2 2014 年精神卫生机构和部分机构的特点

机构类型（场所）[a]	n=13 176		各机构来访者数量的中位数	
	百分比	门诊[a]	住宿治疗[b]	住院[b]
门诊机构	34	188	11	14
社区精神卫生中心	24	265	21	15
成年人 RTC[c]	9	23	10	18
综合性医院	9	60	14	19
儿童 / 青少年 RTC	5	49	20	24
精神病医院（公立；私立）	5	238；48	31；28	114；47
其他 RTC[c]	4	70	28	15
提供多种服务的机构	4	92	20	11
VA 医疗中心	3	364	34	22
其他	2	67	13	18
总计	99	188	14	24

注：数据来源是 2014 年全美精神卫生服务调查（N-MHSS）（SAMHSA, 2016）。
[a] 机构是指服务场所而不是组织实体。
[b] 各机构来访者数量的中位数只包含了有开展该项业务的机构。
[c] RTC 指住宿治疗中心。

表中还显示了当年各机构门诊、住宿和住院人数的中位数。目前，门诊机构、社区精神卫生中心、公立精神病医院和 VA 医疗中心所服务的门诊人数中位数是最大的，分别是 188、265、238 和 364 人。提供住宿治疗和住院服务的机构并没有在服务人数上呈现类似的差异。提供住宿治疗服务的机构中，明显高于其他机构的机构类型包括 VA 医疗中心、公立和私立精神病医院和其他住宿治疗中心（RTC），这些机构服务人数中位数分别为 34、31、28 和 28。对于住院服务来说，只有公立和私立精神病医院是离群值，每家机构服务的人数中位数为 114 和 47。

表 14-3 显示了 2014 年住院和住宿治疗的床位数和提供这些服务的机构平均拥

有床位的数量。在 2014 年,共有 106 236 张住院病床和 76 280 张住宿治疗病床为精神卫生服务而开设。超过九成的住院病床开设在综合性医院、公立和私立精神病医院中。VA 医疗中心排名第四,但与前三差距较大。略少于 2/3 的住宿治疗病床开设在成人 RTC 和儿童 / 青少年 RTC。提供多种服务的机构,其他 RTC、VA 医疗中心、公立和私立精神病医院都开设有较大数量的住宿治疗病床。公立和私立精神病医院平均分别拥有 168 和 57 张住院病床,其他机构的住院病床数都很小。住院治疗床位的数量分布也类似,只有公立精神病医院和 VA 医疗中心病床相对较多,平均分别有 122 和 71 张床位。

表 14-3　2014 年精神卫生病床的分布

机构类型（场所）[a]	n=13 176	床位总数		各机构平均床位数	
	百分比	住院[b]	住宿治疗[b]	住院[b]	住宿治疗[b]
门诊机构	34	795	821	27	22
社区精神卫生中心	24	1 031	1 851	27	23
成年人 RTC[c]	9	1 394	22 082	40	19
综合性医院	9	36 070	722	33	24
儿童 / 青少年 RTC3	5	526	23 029	38	35
精神病医院（公立；私立）	5	33 928；27 932	4 025；3 986	168；67	122；43
其他 RTC[c]	4	248	6 612	28	44
提供多种服务的机构	4	988	8 173	25	33
VA 医疗中心	3	3 029	4 848	33	71
其他	2	295	131	30	16
总计	99	106 236	76 280	54	30

注:数据来源是 2014 年全美精神卫生服务调查（N-MHSS）（SAMHSA,2016）。

[a] 机构是指服务场所而不是组织实体。

[b] 各机构来访者数量的中位数只包含了有开展该项业务的机构。

[c] RTC 指住宿治疗中心。

综合性医疗机构中的服务模式则非常不同。2013 年,9 170 家接受联邦资助的社区卫生服务中心为 2 170 万人提供了门诊服务。这些患者的 8 560 万次门诊中大约 600 万次（约 7%）是为了寻求精神卫生服务,60 万次是为了寻求物质滥用服务（Shin 等,2015）。

精神障碍患病率和治疗的数据来源

理论上,接下来的描述中提到的 100 个成年人,反映了在美国人口中抽样 100 个成年人的精神障碍、医疗保险和精神卫生服务利用的情况。然而,实际上并没有进行这么一个抽样。这一章所展示的情况是由以下许多数据来源所整合形成的。

对于社区中 100 个成年人的描述是基于美国共病调查-复查(NCS-R)(Kessler 等,2005;Kessler 等,2005),并根据 ACA 之后的情况进行了适当的更新。最初由 NIMH 资助的 NCS 在 1990—1992 年之间对全美的一般人群进行了概率抽样,在 15~54 岁这一年龄区间内抽取了超过 8 000 名个体。这项调查,由非精神卫生专业调查者开展,是第一个通过全美概率抽样来评估精神疾病的调查,也是第一个使用 WHO CIDI 的调查,而 CIDI 则是基于 DSM-Ⅲ(APA,1987)而开发的。该调查评估了 14 种明确的精神障碍及其治疗情况。遗憾的是,NCS 并没有包含精神分裂症的量表,也没有收集任何精神障碍的发病信息。尽管如此,自从这个调查完成以来,向公众开放的 NCS 数据仍向研究者提供了丰富的数据资料以探索众多精神卫生问题,并由此发表了众多科学论文。

一项名为 NCS-2 的研究则在 2001—2002 年间重新访谈了最初参与 NCS 的受访者。NIMH 和 SAMHSA 资助了这项研究,其检验了精神障碍的病程,与主要精神障碍与继发物质滥用障碍之间的关系。这些重复访谈获得了 10 年间的发病率数据。这项随访研究发展了机会窗这个概念:在主要精神障碍发作和继发物质滥用障碍发作期间,存在预防后者发生并减轻前者严重程度的可能性。

同一时期还开展了一项名为 NCS-R 的新研究,用以调查精神障碍的患病率及其治疗情况,这项研究也面向全美人群进行了概率抽样,抽取了 10 000 名 18 岁以上的个人,该项研究所采用的 CIDI 是基于第 4 版的 DSM 修订而来的(APA,1994)。与此同时,一个名为 NCS-A(A 代表青少年)的年度患病率调查抽样了 10 000 名 12~17 岁 之 间 的 青 少 年(Merikangas 等,2010;Merikangas 等,2011)。这个最新的研究基于全美青少年概率抽样的样本,提供了精神障碍年度患病率及其治疗情况。

本章接下来的部分,基于 NCS-R 的结果描述了在 100 个成年人中精神与物质使用障碍的患病率及其治疗的情况。这些结果也根据 ACA 所带来的变化进行了更新。

精神与物质使用障碍的社区患病率

基于 NCS-R 的结果,100 个成年人样本中的 32 人在一年中会经历一种精神或者物质使用障碍(图 14-2)。在他们当中,19 人会有焦虑障碍,10 人会有心境障碍(如抑郁症),10 人会有冲动控制障碍,还有 13 人会有物质滥用障碍。虽然 NCS-R 中没有测量精神分裂症,但其他数据显示,100 人中会有 1 人会经历精神分裂症(Regier 等,1993)。其他 NCS-R 相关的结果显示,32 个有精神与物质滥用障碍的人中,有 7 人会在同一年中患上第 2 种障碍,而另外 7 人会患上 3 种或者更多的障碍(Kessler 等,2005)。因此,精神与物质滥用障碍的共病更多的是一种意料之中而非意料之外的情况。

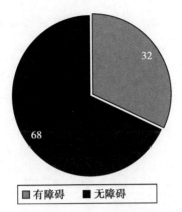

图 14-2　100 个成年人中精神与物质使用障碍的年患病率

与年患病率不同,当观察时间扩大到终生,100 个人中有 57 人,也就是超过半数的人会经历一种或者多种精神与物质滥用障碍(结果没有显示在图表中)。最初的 NCS 发现超过 29 人会有至少 3 种精神与物质滥用障碍同时存在的病史(Kessler 等,1994)。

总体来看,这些结果令人震惊而不安。在一年中,美国的每一个成年人都有约 1/3 的概率经历一种精神或者物质使用障碍。

更令人不安的是,在人的一生中,这个概率大幅提高,达到了 2/3。总的来说,在美国精神与物质使用障碍显然是在广泛流行的水平,与癌症和心血管疾病等其他慢性且容易复发的疾病类似。

精神与物质滥用的医疗保险和治疗情况

在 12 个月里有精神或者物质使用障碍的 32 个人中,11 人(超过 1/3)在 ACA 之前没有医疗保险(图 14-3),在 ACA 实施之后,这个数字降低了一半,变成了 5 人。与之相对的是,没有任何精神或者物质使用障碍的 68 个人中只有 12 人在 ACA 之前缺乏医疗保险,而在 ACA 之后,这个数字也降到了 5 人。因而,有意思的是,不论在 ACA 之前还是之后,有精神或者物质使用障碍的人缺乏医疗保险的概率差不多是其他人的两倍。然而,这两个人群没有保险的比例都在 ACA 之后降低了超过一半。

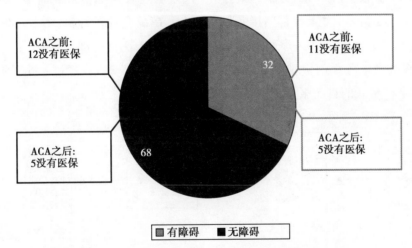

图 14-3　在 ACA 实施前 100 个成年人的医保年覆盖率

在最初的 100 个成年人中,在 ACA 之前有 20 人在一年中接受了某种形式的行为健康服务,尽管这 20 人中只有 13 人在当年达到诊断标准的精神与物质使用障碍(图 14-4)。剩余的 7 人是因为亚临床症状而寻求服务的,也就是说他们的症状的严重程度尚没有达到可以被诊断为某种疾病的水平（Wang 等，2005）。更重要的是，在有任一精神与物质使用障碍的32人中，也就是罹患具有临床意义的精神与物质使用障碍的人群中，有一部分人显然没有寻求服务。在 ACA 实施之后，寻求服务的总人数从20人增长到了24人，其中16人有精神或者物质使用障碍，另外8个人则未被诊断为患有某种障碍（Saloner 等，2017）。

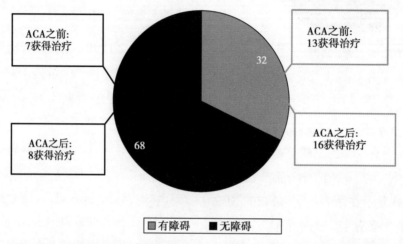

图 14-4　ACA 实施前后 100 个成年人中精神与物质使用障碍的年患病率

在一年中会经历某种精神或者物质使用障碍的那32人的服务利用情况又是怎样的呢？在 ACA 实施前，有13人寻求过某种服务，其中7人在精神卫生专科部门接受服务（图14-5）。7人在综合性医疗部门接受服务，3人在社会服务部门接受服务，还有2个参与了某些形式的自助服务。很显然，这13人中有一部分人在超过两种场所寻求过服务。在 ACA 实施后，这32人中有16人寻求过服务：8人在精神卫生专科部门，11人在综合性医疗部门，3人在社会服务部门，2人在自助部门，还有1人在看守所中。同样，部分人在超过一种场所中寻求过服务。

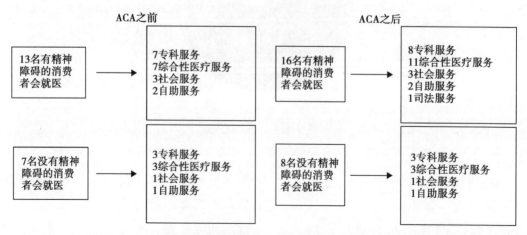

图 14-5　100 个成年人利用精神卫生与物质使用相关服务涉及的部门

就像之前提及的那样,社区中100人中有68人不会在一年中罹患某种精神或者物质使用障碍。尽管如此,在ACA实施之前,这部分人中仍有7人会寻求某种形式的精神卫生服务,其中3人在精神卫生专科部门,3人在综合性医疗部门,1人在社会服务部门,1人参与了自助服务。只有一个人在超过一种场所中寻求了服务。在ACA实施之后,这部分人中有8个人寻求过精神卫生服务,即使他们没有精神与物质使用障碍。然而,不同机构中服务的分布和之前保持一致。

更深入地来看,这11个在ACA之后寻求过精神卫生专科服务的人(8个有诊断而3个有亚临床症状),其中7个很可能是从精神卫生专科服务机构获得服务的。事实上,这7人中的2个会在某一时刻接受住院治疗。剩余的5人则会从单独或者集体执业的私人医生处接受门诊治疗。

公立的或者非营利的系统会接纳至少6个在精神卫生专科机构治疗过的患者;而剩下的1人会从营利性机构获得服务。在精神卫生专科机构接受服务的7人中至少有1个在50岁及以上并处于由未治疗的长期躯体疾病所造成早逝风险之中(Colton & Manderscheid,2006)。另外,据Ronald Kessler(私人交流,2009年9月20日)介绍,在这11个寻求精神卫生专科服务的人中,有6人可能会过早地终止治疗,大部分是因为经济原因。

这些关于治疗情况的发现,与精神障碍患病率数据一样令人不安。数据显示,在一年中,一个有精神或者物质使用障碍的人只有1/4的概率可以从受过训练的临床专家那里获得精神卫生服务,并且大约有半数的概率可以获得不限形式的治疗。因此,一年内经历精神或者物质滥用障碍的人中大约半数不会获得任何专业的精神卫生服务。

解读100个成年人所代表的情况

基于这100个成年人的抽样,最令人震惊的发现是,有许多人患有精神障碍,但只有很少的人接受了治疗。造成这种结果的原因非常明显,我们可以通过更仔细的研究来了解。在一年中经历过精神或者物质使用障碍的32人中,只有6人有相当严重的症状,而被认为患有严重精神疾患(Kessler等,2004)。SAMHSA(精神卫生服务中心;n.d.)将严重精神障碍患者人群定义为:

这些个体不仅有可以诊断的障碍,还有严重的功能受限,这种功能受限会影响他们在家庭、社区或者工作场所履行责任的能力。由各州运行的公立精神卫生系统为这个群体贡献了他们绝大多数的资源,这保证了这部分人中的绝大多数全年都可能接受治疗。

关于这100个成年人样本接受治疗的模式,第二个重要考虑是一个人是否有医疗保险,以及如果有的话,医疗保险的性质是什么。在ACA实施之后,15%有精神或者物质使用障碍的患者,也就是32人中的5人——仍然没有任何医疗保险(Barnett & Berchick,2017)。另外有11人被以Medicaid或者Medicare为代表的公共医疗保险所覆盖,而16人有商业医疗保险。没有医保的人有很大可能性既无法获得治疗亦无法在医院急诊获得危机干预。Medicaid或者Medicare覆盖的人群主要在公立或者非营利服务提供者那里获取治疗。而有私营保险的人则更容易从单独或者集体执业的私人医生处获得治疗。

另一个重要考虑是这 100 个成年人样本中的 32 个有精神或者物质使用障碍的患者是否可能从早期干预和预防性服务中获益。换句话说，预防一部分人发生这些障碍是否有可能？由于在预防和早期干预领域的工作很少，这个问题目前还不能回答。然而，似乎清楚的是，要预防并减轻常见的精

神障碍如抑郁性疾患和焦虑症，许多事情可以做，也需要去做。

经费来源和费用种类

对于精神卫生服务提供系统来说，必不可少的是治疗的经费。有两方面必须要考虑：经费的来源和用这些经费购买的服务。表 14-4 和表 14-5 显示了 2015 年的这些信息。

表 14-4　2015 年卫生总费用以及精神卫生费用的估计

来源	总费用 /10 亿美元	精神卫生	
		百分比	费用 /10 亿美元
总计	3 205	6.7	215.2
Medicare	646	4.6	29.7
Medicaid	545	9.0	49.1
商业医保	1 072	5.1	54.7
自付费用	338	5.6	18.9
其他联邦项目	198	9.3	18.4
其他第三方支付者	170	16.8	28.6
政府公共卫生	81	6.7	5.4
其他投资	155	6.7	10.4

表 14-5　2015 年精神卫生费用的种类分布

费用种类	百分比	费用 /10 亿美元
医保管理	8	17.2
零售处方药	26	56.0
物质滥用专科中心	1	2.2
精神卫生专科中心	16	34.4
长期照管	8	17.2
提供门诊服务的专业者	18	38.7
医院	23	49.5
总计	100	215.2

注：精神卫生相关费用所占的比例来自 SAMHSA 对 2014 年数据的估计（Levit 等，2008）；总计费用来自表 14-4。

表 14-4 显示了 2015 年美国的卫生总费用,这些费用的来源分布,以及每种来源的经费用在精神卫生上的金额和所占比例。2015 年,美国卫生总费用为 3.205 万亿美元,其中 2 152 亿美元用于精神卫生服务。占总经费的 6.7%。

精神卫生相关费用的主要来源包括商业医保、Medicaid、Medicare 和其他的第三方支付者(主要是各州和当地政府),分别贡献了 547 亿美元、491 亿美元、297 亿美元和 286 亿美元。值得注意的是,这四类来源的经费占到了美国全部精神卫生费用的 3/4。

相比之下,来源于其他联邦项目和患者自费的经费对精神卫生服务的贡献最少,分别为 184 亿美元和 189 亿美元。花在精神卫生服务上的费用中只有不到 10% 来自患者自费。

我们首次涵盖了公共卫生中用于精神卫生的经费和精神卫生基础设施投资这两个方面的临时估算。由于缺乏更细节的信息,我们假设精神卫生的费用在这两个方面均占 6.7%,也就是与精神卫生占卫生总费用的比例一致。通过这种方法的计算,对精神卫生费用的基础设施投资大约为 104 亿美元,而公共卫生经费中用于精神卫生的部分大约为 54 亿美元。

表 14-5 显示了 2015 年精神卫生费用的分布。目前最大的支出是零售的处方药,占到精神卫生费用的 26%(560 亿美元),另外是医院相关费用,占到 23%(495 亿美元)。其他较大的开支为提供门诊服务的专业者,占到 18%(387 亿美元),以及精神卫生专科中心,占到 16%(344 亿美元)。

总　结

目前,需要明确的是,与世界上许多其他国家不同,美国没有一个单一的精神卫生体系。更准确地说,在多年的曲折发展之后,美国的精神卫生体系仍然由五个平行的系统来提供服务,这些系统分属于公立和私立部门。因而,许多人没有得到应有的治疗,许多接受治疗的人没有得到他们想得到的结果(美国医学研究院,2006)。这一章通过描述随机抽样的 100 个美国成年人的精神卫生和治疗状况,清楚地显示了许多需要服务的人没能在这个漏洞百出的医疗体系中得到妥善的服务,抑或在开始接受服务后过早地退出。而费用——包括那些仅有的少量的服务费用——则非常之高。毋庸置疑的是,这个国家公众健康的现状可危,我们需要在未来做更多的努力。

ACA 的立法有很大的希望可以促成改善服务的愿景。这一项全美性的医疗改革已经扩大了医保的覆盖面,并且还将通过整合服务提供体系来提升服务质量和绩效,需要整合的服务体系包括精神卫生、物质滥用和初级卫生保健,ACA 还将继续促进信息系统的更好利用。这一里程碑式的立法为精神卫生的倡导社群注入了对于未来的巨大希望。ACA 有潜能继续为有精神障碍但目前缺乏医疗保险的人群提供医保覆盖，并且提高已接受服务的人群所接受的服务的质量。

（梁笛译，吕菁喆审校）

注释

［1］去住院化（deinstitutionalization），又称去机构化。自20世纪50年代起，欧美不少国家"基于社会、药物、管理和法律的变迁将大量长期住院患者从大型精神病医院转移至社区"（Thornicroft G & Tansella M，著.李洁，译.追求优质的精神卫生服务.北京：人民卫生出版社，2012）。

参 考 文 献

American Psychiatric Association. (1987). *Diagnostic and statistical manual of mental disorders* (3rd ed., rev.). Washington, DC: Author.

American Psychiatric Association. (1994). *Diagnostic and statistical manual of mental disorders* (4th ed.). Washington, DC: Author.

Barnett, J. C., & Berchick, E. R. (2017). *Health insurance coverage in the United States: 2016*. Current Population Reports, P60-260. Washington, DC: US Government Printing Office.

Bartlett, J., & Manderscheid, R. (2016). What does mental health parity really mean for the care of people with serious mental illness? *Psychiatric Clinics of North America*, 39(2), 331–342.

Bronson, J., & Bezofsky, M. (2017). *Special report: Indicators of mental health problems reported by prisoners and jail inmates, 2011–12*. Washington, DC: Bureau of Justice Statistics, Office of Justice Programs, US Department of Justice.

Centers for Medicare and Medicaid Services (CMMS). (2015). *National health expenditure data: 2015*. Baltimore, MD: Centers for Medicare and Medicaid Services (CMMS), US Department of Health and Human Services.

Center for Mental Health Services. (n.d.). Unpublished data report. Rockville, MD: Substance Abuse and Mental Health Services Administration, US Department of Health and Human Services.

Colton, C. W., & Manderscheid, R. W. (2006). Congruencies in increased mortality rates, years of potential life lost, and causes of death among public mental health clients in eight states. *Prevention of Chronic Disease*, 3(2), A42. Retrieved from http://www.cdc.gov/pcd/issues/2006/apr/05_0180.html.

Community Mental Health Centers and Mental Retardation Act, Pub. L. No. 88-164 (1963).

Grob, G. N. (1994). *The mad among us: A history of the care of America's mentally ill*. New York, NY: Free Press.

Institute of Medicine. (2006). *Improving the quality of health care for mental and substance use conditions*. Washington, DC: National Academies Press.

Kessler, R. C., Berglund, P. A., Demler, O., Jin, R., Merikangas, K. R., & Walters, E. E. (2005). Lifetime prevalence and age-of-onset distributions of DSM-IV disorders in the National Comorbidity Survey Replication (NCS-R). *Archives of General Psychiatry*, 62(6), 593–602.

Kessler, R. C., Chiu, W. T., Colpe, L., Demler, O., Merikangas, K. R., Walters, E. E., & Wang, P. S. (2004). The prevalence and correlates of serious mental illness (SMI) in the National Comorbidity Survey Replication (NCS-R). In R. W. Manderscheid & J. T. Berry (Eds.), *Mental health, United States, 2004* (pp. 34–148). Rockville, MD: Substance Abuse and Mental Health Services Administration, US Department of Health and Human Services.

Kessler, R. C., Demler, O., Frank, R. G., Olfson, M., Pincus, H. A., Walters, E. E., . . . Zaslavsky, A. M. (2005). Prevalence and treatment of mental disorders, 1990 to 2003. *New England Journal of Medicine*, 352(24), 2515–2523.

Kessler, R. C., McGonagle, K. A., Zhao, S., Nelson, C. B., Hughes, M., Eshleman, S., . . . Kendler, K. S. (1994). Lifetime and 12-month prevalence of DSM-III-R psychiatric disorders in the United States: Results from the National Comorbidity Survey. *Archives of General Psychiatry*, 51(1), 8–19.

Levit, K. R., Kassed, C. A., Coffey, R. M., Mark, T. L., McKusick, D. R., . . . Stranges E. *Projections of national expenditures for mental health services and substance abuse treatment, 2004–2014*. SAMHSA Publication No. SMA 08-4326. Rockville, MD: Substance Abuse and Mental Health Services Administration, 2008.

Manderscheid, R. (2014). The Affordable Care Act: overview and implications for county and city behavioral health and intellectual/developmental disability programs. *Journal of Social Work and Disability Rehabilitation*, 13(1-2), 87–96.

Manderscheid, R. W., Alexandre, P., Everett, A., Leaf, P., & Zablotsky, B. (2012). American Mental Health Services: Perspective through care patterns for 100 adults, with aggregate facility, service, and cost estimates. In W. W. Eaton (Ed.), *Public mental health*. New York: Oxford University Press.

Manderscheid, R. W., Henderson, M. J., Witkin, M. J., & Atay, J. E. (2000). Contemporary mental health systems and managed care. In E. A. Dragomirecka & H. Papezova (Eds.), *Social psychiatry in changing times* (pp. 174–187). Prague, Czech Republic: Psychiatric Center.

Merikangas, K. R., He, J., Burstein, M., Swanson, S. A., Avenevoli, S., Cui, L., . . . Swendsen, J. (2010). Lifetime prevalence of mental disorders in US adolescents: Results from the National Comorbidity Study-Adolescent Supplement (NCS-A). *Journal of the American Academy of Child and Adolescent Psychiatry*, 49(10), 980–989.

Merikangas, K. R., He, J., Burstein, M., Swendsen, J., Avenevoli, S., Case, B., . . . Olfson, M. (2011). Service utilization for lifetime mental disorders in U.S. adolescents: Results of the National Comorbidity Survey-Adolescent Supplement (NCS-A). *Journal of the American Academy of Child and Adolescent Psychiatry*, 50(1), 32–45.

Minton, T. D., & Zeng, Z. (2015). *Jail inmates at midyear 2014*. Washington, DC: Bureau of Justice Statistics, Office of Justice Programs, US Department of Justice.

Patient Protection and Affordable Care Act, Pub. L. No. 111-148 (2010).

Regier, D. A., Narrow, W. E., Rae, D. S., Manderscheid, R. W., Locke, B. Z., & Goodwin, F. K. (1993). The de facto U.S. mental and addictive disorders service system: ECA prospective one-year prevalence rates of disorders and services. *Archives of General Psychiatry*, 50(2), 85–94.

Saloner, B., Bandara, S., Bachhuber, M., & Barry, C. L. (2017). Insurance coverage and treatment use under the Affordable Care Act among adults with mental and substance use disorders. *Psychiatric Services*, 68(6), 542–548.

Schulberg, H. C., & Manderscheid, R. W. (1989). The changing network of mental health service delivery. In C. A. Taube, D. Mechanic, & A. A. Hohmann (Eds.), *The future of mental health services research*. Rockville, MD: US Department of Health and Human Services.

Shin, P., Sharac, J., Barber, Z., Rosenbaum, S., & Paradise, J. (2015). *Issue brief: Community health centers: A 2013 profile and prospects as ACA implementation proceeds*. The Kaiser Commission on Medicaid and the Uninsured. The Kaiser Family Foundation.

Stroup, A. L., & Manderscheid, R. W. (1988). The development of the state mental hospital system in the United States: 1840–1980. *Journal of the Washington Academy of Sciences*, 76(1), 59–68.

Substance Abuse and Mental Health Services Administration (SAMHSA), National Mental Health Services Survey (N-MHSS). (2014). *Data on mental health treatment facilities*. BHSIS Series S-87, HHS Publication No. (SMA) 16-5000. Rockville, MD: Substance Abuse and Mental Health Services Administration (SAMHSA).

Wang, P. S., Lane, M., Kessler, R. C., Olfson, M., Pincus, H. A., & Wells, K. B. (2005). Twelve-month use of mental health services in the U.S.: Results from the National Comorbidity Survey replication (NCS-R). *Archives of General Psychiatry*, 62(6), 629–640.

第15章

美国社区与公共精神卫生服务：历史和项目

ANITA EVERETT

SU YEON LEE-TAULER

TANNER BOMMERSBACH

本章要点

● 到 1890 年，美国每个州都会为一个或者多个公立精神病医院提供资金、建设和人员，并且其官方统计总数随着美国整体人口的增长而增长

● 20 世纪 50 年代州立精神病医院的糟糕状况和氯丙嗪的发现，为需要长期生活在福利机构的个人，开启了一个有希望能够在社区环境更加成功地生活的时代

● 在过去 50 年里，精神活性药物、心理治疗和社区支持性工具被密集地研发出来

● 当前，社区行为健康组织在为美国精神与行为障碍患者提供治疗和康复服务方面，扮演着非常重要的角色

● 社区行为健康组织提供的服务涵盖了不同的年龄段和服务的全程：从预防性干预、诊断和治疗，再到长期康复和康复支持

● 社区行为健康组织的工作人员大致囊括了专业人士、准专业人士和行政管理者

● 社区行为健康组织一般提供的重要干预措施包括了一系列的康复支持服务以及药物治疗和心理治疗

引　言

社区行为健康组织（community behavioral health organizations, CBHO）是美国传递精神卫生服务的基石，在前 1 年，它服务于约 4 500 万 18 岁及以上的精神障碍患者，其中 1 040 万患有严重精神障碍（SAMHSA，2017）。如

在第 14 章中所讨论的那样，现在绝大多数个体是在社区门诊接受行为健康服务的；仅有一小部分的个体在住院机构接受服务。本章旨在帮助我们理解 CBHO 在为美国最为弱势的群体提供治疗和康复服务中，所扮演的关键角色。本章列出了 CBHO 在美国公共资助的健康卫生服务体系中的起源，举例说明可获得的项目和服务，并描绘出当代

CBHO 在致力于满足严重精神障碍患者的需要时所面临的挑战。

当代的 CBHO 为不同年龄段的精神与行为障碍患者提供了多种类型的行为健康服务——从预防与筛查，再到治疗与康复。在第 14 章，Manderscheid 等描述了个体一般可以从四类部门接受针对其精神障碍的治疗：①综合性医疗部门；②精神卫生专科服务部门；③社会服务部门；④自助（同伴支持）部门。

CBHO 作为主要的精神卫生专科服务提供者，他们的服务经常与其他部门的机构和提供者的活动有所重叠，比如说初级保健、社会和其他支持性服务、当地慈善机构、自助小组、惩教机构和学校。而且，CBHO 经常服务于物质使用障碍患者与精神障碍患者这两类人群，部分原因是在设立专门的物质使用障碍项目和经费之前，精神卫生体系已经建立好了。大体上，物质使用障碍的治疗是在传统的精神卫生照管与服务之外独立发展出来的。然而，随着人们开始意识到，精神与行为障碍多半会同时发生，正如第 6 章所讨论的，治疗也开始倾向于同时开展，而不是分开或者逐一进行治疗（SAMHSA，2009）。因此，"行为健康服务"这一术语，现已被更多地用来指代同时提供精神障碍与物质使用障碍治疗的项目。本章使用的术语为"社区行为健康组织"（CBHO），而不是更加传统的术语"社区精神卫生中心"（community mental health center，CMHC），后者首次出现在肯尼迪政府 1963 年颁发的《精神迟滞机构和社区精神卫生中心建设法案》（Mental Retardation Facilities & Community Mental Health Centers Construction Act）中（美国医务总监，1999）。

大多数 CBHO 不是基于单一办公地点的诊所。他们大多会向许多有组织的附属——或者合作——项目提供一个统一的管理框架，而这些项目位于遍布社区的多个网点。因此，现有的 CBHO 在服务患者人数、可获得的服务的规模和类型，以及提供服务的专业人员方面差异很大。像之前的 CMHC 那样，许多 CBHO 只服务由郡或者市的分界线所划分的特定区域，大多在一个州内运营。

针对所有年龄段，无论是否已患有精神疾患、物质使用障碍，或者两种疾病兼而有之，还是具有相关的风险，社区行为健康组织都会为其提供个性化的干预、诊断、治疗和康复支持服务。在传统意义上，CBHO 主要服务于有长期（慢性）严重精神障碍的患者，比如精神分裂症、双相障碍和精神病性抑郁患者。第二类被服务的人群同时包括低收入人群和缺少由雇主提供的医疗保险的人群。因此，像之前的 CMHC 那样，在基于社区的健康与社会安全网中，CBHO 业已成为服务提供者中的中坚力量。

从历史上看，精神卫生与物质滥用服务并没有广泛地被私立医疗保险所覆盖（SAMHSA，2011）。因此，针对精神卫生与物质滥用服务的资助——尤其对最为严重的、致残的慢性行为障碍的患者来说——主要是由公共部门提供。其中，最主要的资助方包括联邦心理健康分类拨款（Mental Health Block Grant，MHBG）[1]、由 SAMHSA 监管的物质滥用预防与治疗分类拨款（Substance Abuse Prevention & Treatment Block Grant，SAPTBG），甚至还有 Medicaid

项目[2]。许多 CBHO 也会接收州和当地公共部门为特别优先项目，或者 Medicaid 和 SAMHSA 分类拨款未能提供的项目，所提供的拨款。值得一提的是，Medicaid 所提供的资助在许多方面影响了 CBHO 的发展和扩张，本章也会进一步讨论该部分内容。

近些年，CBHO 研发了许多针对儿童和青少年的早期干预和治疗服务，这些服务经常会与学校和儿童服务项目联手，以促进社区范围内服务系统的发展。而且，根据美国的人口学变化——即所谓的美国银发浪潮——许多 CBHO 也提供专为老年人设计的服务。此外，CBHO 服务于同时被诊断患有精神疾患与智力残疾、急性和长期躯体障碍，或之前提及的物质使用障碍患者。作为向有长期严重行为障碍患者提供服务的主要机构，CBHO 还将服务范围拓宽至为无家可归的人（他们中很多人都患有精神障碍和物质使用障碍）、在惩教机构的个体或者被法庭要求接受社区治疗的个体，以及遭受创伤的个体（如自然或者人为灾害、人际暴力或者战争）。

社区行为健康组织提供的服务囊括了不同的年龄谱和照管的全过程，从预防性干预到诊断，从治疗到长期的康复和康复支持。服务可以包括精神科诊断和评估、用药管理、危机项目、个体与团体治疗、强化的个案管理（intensive case management）、就业培训、日间治疗，以及社会与住房支持。提供服务的机构也非常地广泛：从与医疗相关的诊室到社区机构比如学校、流浪者庇护所、看守所、社区中心，以及私营住所。一般来讲，每个 CBHO 都会提供一系列结构化的临床服务，这些服务主要由其所在州的 Medicaid 所覆盖。另外，对于更为专业化的，针对特定社区的服务，当地或者州政府或者基金会提供资助，但资助经常是有时限的。

CBHO 的员工通常包含了专业人士、准专业人士和行政管理者。尽管接受过临床培训的社会工作者在 CBHO 的所有雇员中占有很大比例，雇员中还包括以下方面的专业人士：精神科医生、心理学工作者、精神科护士、婚姻和家庭咨询师，以及宗教咨询师。准专业人士一般都有社会服务方面的教育背景，他们可以担任个案管理员、康复专员以及外展人员。在一些州，准专业人士必须是大学学历；在另外一些州，该岗位的最低资格要求是高中学历。最近，CBHO 员工方面的重要发展是在其雇员中纳入了同伴支持专员或者同伴咨询师——那些有精神疾患"生活经历"但现在状态平稳（在恢复期）的人——他们被雇来负责社区外展，以及支持当前处在特定治疗和康复阶段的患者。行政管理者主要负责管理员工、财政、预约，以及项目的整体搭建——他们经常具有提供服务的专业临床背景，或者在卫生服务管理方面拥有高级学位。最后，CBHO 也逐渐雇用了许多健康评估科学领域的专业人士，他们主要负责研发、分析，以及管理与质量和绩效改善相关的统计数据。他们的作用非常关键，可以将效力和效果数据提供给投资人、行政官员和政策制定者，以证明 CBHO 向个体所提供的照管和服务具有积极作用。评估也有助于确保资金被用于支持能够反映个体与整个社区的服务需要的循证实践。

历 史 视 角

为了更好地理解当代 CBHO 所扮演的角色和职责，将其起源作为美国不断发展的精神卫生服务系统不可或缺的一部分，颇具启发意义。这样的认识不仅可以帮助我们理解 CBHO 现有的形态，而且还指明了它们在将来会如何被科学和卫生政策的改变和进步所影响。在本章，公共精神卫生服务史可以按时间的顺序划分为四个历史时代，分别是：①黑暗时代；②机构时代；③社区工具发展时代；④康复时代。我们会在历史 - 政治情境下讨论每个时代，并会探索每个时代的服务、体系结构、劳动力、临床服务状况，以及特定时期可以获得资助的渠道和机制。

黑暗时代

按照传统的西方历史叙事，黑暗时代（Dark Ages）是指大约从公元 500 年至公元 1000 年的这段时期，也就是罗马帝国的衰落至启蒙运动的伊始。之所以命名这段时间为黑暗时代是因为它以萧条和愚昧为特征，而不是以具有洞察力和创造性的思考著称。遗憾的是，黑暗时代也可能确切地形容了 19 世纪之前、在美国乃至世界范围内的精神卫生照管与服务——无论是针对个人的医疗，还是一般性的公共卫生服务。

在这些黑暗的岁月里，人们平均预期寿命相对较短——或许是当今美国平均预期寿命的一半。当时既没有受过良好培训的医生和其他专业人士，也没有抗生素、卫生设施和疫苗，常见的传染性疾病经常是致命的。天花、流行性感冒、结核病、白喉和百日咳——这些传染性疾病的地方性流行，宛如疾风暴雨横扫整个社区。精神障碍患者通常会有内化的症状（所谓的阴性症状）或者是社交缺陷，比如抑郁、智力残疾、焦虑，以及精神分裂症的一些类型，这些患者可能只能过着一种被动的、不被周围社区所知晓的生活。因为这些人没有构成危害他人的证据，他们很可能被社区接纳，并在家接受家庭成员的照管，而他们的家庭成员或多或少地承受着疾病相关的负担与病耻感。

相比之下，当精神障碍患者的症状显得很吵闹，具有侵犯性和外显表现时，社区环境很可能不会接纳他们。严重精神病性障碍——就像精神分裂症的许多形式（如夸大妄想、命令性幻听、精神病性激越、易激惹、偏执和情绪不稳定）——相关的行为很可能会被家庭和其他社区成员充分觉察，而被视为一种威胁。这类患者经常会被送入专门进行强制监禁的机构里去，比如那些由当地政府运营的监狱。在美国和欧洲的一些相对比较富裕的社区里，社区运营的救济院或者养老院，也会被用来收留那些被认定为难以独立生活的个体，其中包括精神分裂症或者其他严重精神障碍患者。

专门为严重精神障碍患者设立的收容院（asylum），这一观念似乎是在 11 世纪伊斯兰阿拔斯时期被创造出来的。人们普遍认为，在 15 世纪——也就是文艺复兴的初期——这一概念经由北非逐渐地传入欧洲（Mora，1985）。或许并不意外的是，美国为精神障碍患者建立的公共资助的收容院，在时间上要早于 13 个殖民地脱离英格兰和随后于 1776 年签署的《独立宣言》。事实上,1770 年 6 月 4 日,弗吉尼亚殖民议会专门拨出公共资金去建设致力于帮助精神障碍患者的机构。1773 年,美国的第一个公立精神病院[3],位于弗吉尼亚州威廉斯堡市的精神错乱与心灵失常患者的公立医院(Public Hospital for Persons of Insane & Disordered Minds),开始正式接收患者(Eastern State Hospital Archives, n.d.)。

从 18 世纪下半叶开始——贯穿整个 19 世纪,直至 20 世纪早期——基本上没有任何临床或者药物工具,可用来治疗患者症状背后的精神障碍。因此,当患者变得激越(或者被机构员工视为"难以控制")时,收容这些患者的机构会用笼子、铁链、监禁箱和禁闭室等方式来限制他们的活动。监狱、救济院和收治严重精神疾患个体的医院也会采用类似的方法。这些机构有时地处偏远,比如位于地下室和附属建筑里。有时,机构收取小额的入场费后,会为外来者提供观察被收治个体的机会,就像是去参观马戏团中穿插的杂耍那样。这种举措不但放大了机构中患者所经历的羞辱和惩罚,而且还令公众对精神疾患个体的态度更加恶化,加剧了病耻感和对其破坏行为的恐惧。

精神卫生黑暗时代的特征就是监狱和救济院的惨无人道,在 19 世纪早期,Dorothea Dix 发布的一系列报道让这些情况开始变得广为人知。她对美国这些被收容人群的关注是受到关于英国约克疗养院的报道的影响,该疗养院是由一个贵格会社区于 1796 年资助建立的,它被描述为一个"不幸之人可以获得庇护之地"(Gollaher, 1995)。Dix 在参观当地运营的收容精神疾患个体的看守所或者救济院后,

把她在这些机构亲眼所见的情况写了下来(称为"回忆录")。

Gollaher(1995)在他关于 Dix 的传记中写道,在马萨诸塞州议会所举行的听证会上所公开的名为"纪念马萨诸塞州立法"的报告中,Dix 描述了联邦州机构的情况:"我接着说,各位先生,我希望你们可以了解到联邦州拘禁精神错乱之人的现状,他们被关在笼子里、橱柜里、小隔间、畜生圈!被捆着、赤裸着、被棍棒打、被鞭子抽,直到顺从!"据 Gollaher 描述,"她继续如实还原了那些语无伦次的男人和女人们是怎么被残忍地对待,如何浑身沾满自己的粪便,像动物一样被圈养。"

毫无疑问,Dix 在为精神疾患群体争取权益方面扮演了关键的角色,她提出,他们应享有在整洁、有序和人性化的环境中接受服务的权利。她的这些倡导恰逢一个特殊的时期,此时年轻的美国联邦政府、州政府,以及当地政府都在尝试去明晰政府在民众的生活中——包括他们的健康和社会福利——应该扮演着什么角色。Dix 经常提出,一个开明政府的真正考验在于,对于那些因为精神障碍不能充分参与社会活动的人,政府如何满足他们的服务与治疗需要。

在反复重申精神疾患个体所处的境遇之后,她成功地在全美的州立法机关论证了:对于精神障碍患者给予人道的对待是一个文明政府的道德责任。她坚称一个有序的、管理完善的收容院可以帮助个体恢复,同时她还督促州政府承担起责任,来保障精神障碍患者的治疗和福祉。她深思熟虑后指出,当地政府经常规模很小且经济不稳定,难以建设和持续支持最适宜治疗精神疾

患个体的机构。她认为州政府这一级别的政府最适合承担治疗精神障碍患者的责任。通过她和其他倡导者不屈不挠的工作，后续的政策重心开始从由看守所和救济院收容精神疾患个体，转变为由专门的地方和州运营的收容院提供照管与治疗。该进展标志着行为健康黑暗时期的结束，预示着公共精神卫生机构时代的到来。

机构时代（1825—1960）

美国机构时代的诞生基于这样一个信念：精神障碍患者——与有躯体和智力残疾的个体也一样——最好可以在一个整洁的、妥善管理的机构里接受治疗，在该机构里，个体不需要应对日常生活的各种需求。其目的是建立一个治疗性环境，以收容并同情地照管生活难以自理的个体。对于创造一个具有治疗性的物理环境的重视，使得人们格外关注精神病医院外部建筑和内部空间组织的细节。

19 世纪早期和中期，美国的联邦和州政府就他们应在管理公共卫生、社会福利，以及教育方面扮演怎样的角色，展开了激烈的、纠缠不清的争论。1812 年的战争证实，组织和支持国防事业对年轻的联邦政府来说，似乎远比支持当地民众的需要更为重要。同一时期，Dix 和其他倡导者提出，州政府应该在州一级收容院庇护和照管精神障碍或者智力残疾患者，并负责为其提供人道的对待。讽刺的是，在联邦和州层面对奴隶制相关人权侵犯的激烈讨论，某种程度上推动了州层面精神卫生改革的进程。为精神障碍患者建立实体性的救济院，可以被视为同情与人道主义文明的象征。救济院的建设为有关奴隶制废与留的讨论提供了稳定的基石，后者充斥着远多于前者的非人道现象和人权问题。

1825—1900 年，全美精神收容院[4]的数量和规模得到了显著的增长。1844 年，每家收容院的患者平均在 200 左右，全美的收容院大约有 4 800 名患者。到了 1900 年，全美的收容院的患者数量增加到了近 70 000 名（参见第 14 章，图 14-1）。1844 年，全美一共有 24 位收容院主管，他们中的 13 位一起举办了一个论坛，并交流讨论了有关治疗与收容院管理的想法。这个组织后来成为 APA——历史最悠久的全美医生专业组织之一（APA，n.d.；Deutsch，1937）。该组织在界定收容院收容人员的生活和治疗标准方面起到很大作用，包括最佳的人数容量和建筑设计。1890 年，每个州都出资建设了一家或者多家公立精神病院，并配备了人员，收容人数也随着全美总人口的增长而增多。虽然也有少数几家著名的私人收容院，但其主要为最富裕的患有精神障碍的公民服务，严重精神障碍患者通常还是会被送往由各州出资建立和维护的机构，并在那里接受服务。

在 Grob（1983）记载的美国精神卫生服务发展史上，他指出，基本上这些公立机构所提供的治疗主要是为了维护秩序、结构、稳定和整洁。出于这个考虑，被收容院收容的人们被期待参与的工作，不仅需要有助于维护秩序和整洁，而且需要达到假定的治疗价值。机构员工和政策制定者都坚信这种结构化的环境具有治疗作用，那些接受过治疗的人们最终能够恢复到神志清醒的状态并回归到他们所在的社区。成为一名随和的收容院居住者就意味着遵守该机构的规则。随和的患者会服从病房的项目和时间表；在这种环境中，他们几乎无法控制生活的大部分方面。严重精神障碍群体在美国的生存状况，直到 20 世纪中叶也都是这样。

20 世纪 50 年代早期标志了全美精神病治疗机构化的高峰。在那时，将近有 500 000 人是精神病治疗机构里的永久居住者。尽管有一些治愈或者临床治愈的个体回归社区，但绝大多数患者仍长年累月滞留在机构里，那些看起来似乎无法被治愈的患者经常被关在长期治疗的病房里，很难获得批准离开。

20 世纪 40 年代后期至 50 年代早期，就像一个世纪前 Dix 的报道引发的关注那样，两个重要的事件开始重塑公共政策和公众对机构服务的思考。第一个是 Albert Deutsch 的开创性论文的发表；第二个是 1952 年首个治疗精神分裂症症状的药物的引入。Deutsch 在 "国之耻辱"（Shame of the States, 1948）一文中毫无掩饰地描述了人们在州立精神病医院所处的生活条件和现状。他的描述激发了大量支持，来为精神疾患个体提供更加人性化的待遇。Deutsch 坦诚的描述与 Dix 在 100 多年前所写的回忆录的风格一样。在接下来的数十年里，多个标志性的研究探索了当机构可以完全控制生活在其中的居住者时，为其所带来的心理的和社会的影响。这其中包含了 Barton（1959）提出的 "机构神经症"（institutional neurosis），Goffman（1961）提出的 "总控机构"（total institution）[5]，以及 Gruenberg、Brandon 和 Kasius（1966）提出的 "社交崩溃综合征"（social breakdown syndrome）这些概念。这些著作增强了推动改变的动力。

然而，仅有耻辱和谴责的话语是不足以改变现状的。更迫切的需求是：更加深入地了解精神疾患病理机制，以及识别对于特定严重精神障碍切实可行的治疗工具。因而在对州立医院系统的描述之外，改变的动力和希望来自一种可以缓解精神分裂症最严重症状的药物。氯丙嗪，这种药物最早在欧洲被用于麻醉，随后它被发现可以减轻精神分裂症患者的幻觉与妄想。在 1952 年，它开始被专门用于治疗精神分裂症患者。结果，随着州立法机构开始分配资源去支付抗精神病药的费用，包括被广泛使用的氯丙嗪和其他之后被引入的抗精神病药，州立精神病医院的药品预算开始慢慢由少到多（Swazey, 1974）。许多精神病治疗机构里过度拥挤和糟糕的情况，伴随着新药的普及，以及可以在一些社区中不断发展的公共卫生组织所提供的家访护士和个案管理者，一起开启了一个新的时代：希望之前长期在机构中接受治疗的个体或许能够在社区环境中，而不是在精神病医院，更加成功地生活。

社区工具的发展（1960—2000）

约翰·肯尼迪总统（1963）在他最后一次国情咨文演讲中说道："我相信，把患有精神疾患和智力障碍的人弃置于监护机构任人摆布，会使这些患者和他们的家人时刻忍受不必要的煎熬，这样的残酷不是这个国家的公民所应该经受的。" 同年，在该演讲发表后 9 个月，美国总统签署了《精神迟滞机构和社区精神卫生中心建设法案》（《CMHC 法案》）。该法律的第 2 章不仅为在全美范围内建立 CMHC 提供了资金，并且清晰地规定了在治疗精神疾患个体时联邦政府应该扮演的角色。因此，这部法律使得 20 世纪 60 年代——一个社会变革和注重人权的时代——也同时标志着美国社区行为健康运动的诞生（Goode, 1992）。

在《CMHC 法案》指导下，美国被划分为不同的责任区（catchment areas），每个责任区大约有 75 000~200 000 人，在理想状况下，每个责任区会设立一个 CMHC 来服务那些有需要的人。通过竞争性拨款向当地政府提供用于建设和组织 CMHC 的联邦经费。其中不乏一些 CMHC 成为当地或者郡的卫生部门的分支。这些组织服务的人群不仅包括需要进行精神障碍评估、诊断和治疗的低收入人群，还包括那些从州立精神病医院返回社区的人们。为了满足申请联邦拨款经费的资格，CMHC 需要提供五项基本服务：①住院服务；②门诊服务；③日间治疗；④急诊服务；⑤咨询和教育（预防）服务。许多作为当地政府一部分的 CMHC 有能力提供广泛的服务——这在今天可能会被描述为从预防至康复以及恢复期支持的一系列服务。而且，CMHC 经常会承担起当地社区行为健康促进和疾病预防相关的工作（Caplan, 1961, 1964）。

在 CMHC 发展的早些年，相当多的精力投入于研发临床和社会支持工具，从而尽可能为罹患严重精神疾患的人们提供在社区中生活所需要的工具、治疗和技巧。这些工具被划分为以下三个类型：

- 生物制剂和药物
- 心理学和心理治疗性干预
- 康复和社区支持

精神活性药物

常见的用于治疗精神疾患的药物有几大类；其中最常用的是抗精神病药、抗抑郁药、心境稳定剂和抗焦虑药。20 世纪 50 年代，自氯丙嗪被引入后，在社区工具时代，药物的数量和治疗范围也呈指数级增长。

1975 年，洛沙平作为一种抗精神病药在美国开始使用，同时期，大约 15 种不同的抗精神病药也在常规使用，其中包括硫利达嗪、氯丙嗪、替沃噻吨和氟哌啶醇。这些药物的界定和分级是基于其对脑中多巴胺受体的亲和程度而定。如今这一类药被称为第一代抗精神病药（FGA），也称为典型抗精神病药。

用于治疗精神分裂症征兆和症状的药物于 1990 年开始发生了显著的变化，这一年氯氮平开始被投入使用。尽管与之前的药物相比，氯氮平的疗效更为显著，但它因为显著的不良副作用而被限制使用（Crilly, 2007）。然而，自 1992 年开始，第二代抗精神病药——包括利培酮、奥氮平、喹硫平在内，开始进入市场（Shen, 1999）。这些药物经常被称为第二代抗精神病药，或者称为 SGA。前一代药物，或者第一代抗精神病药主要是通过其对多巴胺受体的作用来界定的，与其相比，这些新的第二代抗精神病药可以与脑中更多不同种类的神经受体相互作用，也会引发不同系列的作用和副作用。既往的理论认为，多巴胺在精神病发展过程中是唯一起主导作用的影响因素，而上述药物与多种受体相互作用的多样性和相对活性引发了对这一理论的质疑。治疗抑郁症药物的飞速发展也发生于同一时期。在社区工具时代的开始阶段,最常用的抗抑郁药物是三环类药,它有很强的镇定功效,但也会造成许多难以忍受的副作用。氟西汀(1985 年以"百优解"为商标名发布)是最先被使用的一种新型抗抑郁药,这类药物属于选择性 5- 羟色胺再摄取抑制剂(selective serotonin reuptake inhibitors,SSRI)。自从那时起,许多耐受良好的 SSRI 和相似的药物开始普及。

在社区工具时代早期,锂盐常被用来治疗双相障碍,特别被用于稳定其躁狂症状。随后,许多心境稳定剂类的药物开始普及。这类药物中很多也可以被用作抗癫痫药,其中包括丙戊酸钠、卡马西平和拉莫三嗪。苯二氮䓬类药物——地西泮、阿普唑仑和其他药物——常被用来治疗焦虑障碍,尽管这类药物成瘾的特性和滥用的潜在风险限制了他们在长期治疗焦虑方面的价值。当代治疗焦虑障碍的最佳方案中,SSRI 抗抑郁药和心理治疗被纳入一线,而对苯二氮䓬类药的使用变得谨慎。这些新的抗精神病药、抗焦虑药和抗抑郁药,尽管比前代的药物更有效,但也相对更昂贵。CBHO 及其当地、州和联邦政府的出资方也因此需要面对一个两难的问题。从历史上看,出院后回归社区的患者的药物费用,经常由州政府作为州立医院院后服务预算的一部分来承担。但随着更新、更贵的药物问世,由州政府来为药物费用持续提供资金,已然成为一个日益严峻的挑战。

心理治疗

心理治疗——最初被称为"谈话治疗"——是用于帮助精神障碍患者的第二类关键服务,其在社区工具发展时代经历了

重大的改进。最先由弗洛伊德定义的心理治疗,在它的属性、范围和实践方面都被明显地拓宽。事实上,各种各样的学派都在发展并从弗洛伊德的学派中分化出来,这些学派也被证实对治疗严重精神障碍患者颇有助益。心理治疗有时单独使用,有时配合躯体治疗一起使用。

被证实对治疗严重精神障碍患者有效的心理治疗是认知行为疗法(cognitive behavioral therapy,CBT)、人际关系疗法(interpersonal psychotherapy,IPT)、辩证行为疗法(dialectical behavioral therapy,DBT)及行为激活疗法(behavioral activation therapy,BAT)(Dewan 等,2004)。许多心理治疗性干预,都在指导性手册中有详细的描述,以规范在个体或者团体情景中对它们的使用。与此同时,它们在服务中也能通过个体化以满足不同个体的特殊需要。

在工具发展时代,对特定物质使用障碍的治疗也取得了切实的进展。在 20 世纪 80 年代早期,许多社区都会至少配备一个住院成瘾治疗中心,并提供基于"28 天模式"的密集性治疗。之后,物质使用障碍治疗的选项有所拓展,包括个体门诊咨询和密集性多次的团体项目,这些团体项目可以同时提供治疗和教育。许多这些项目被沿用到现在,并与日渐常用的药物——包括美沙酮和丁丙诺啡——一起用来对抗成瘾渴求。

社区支持工具

在这个时代,人们还研发了可以在社区中使用的第三类工具:社区支持工具,也经常被称为康复服务。这类工具通过向精神障碍患者提供他们所需要的支持,来帮助他们在社区环境中过上有意义的、有成就感

的和有参与感的生活。一系列的社区支持项目在工具发展时代被投入使用，其中包括会所（一个可以让人们在社区中"待着"的地方）和个案管理（提供外展和服务支持）。这两类项目随后都会在本章中更一步地详细描述。

随着 CBHO 不断扩张并且变得更加专业，CBHO 服务对象可获得的项目种类和干预措施同样也发生了变化。逐渐地，CBHO 开始提供除了药物和心理治疗之外的服务，包括危机稳定项目、密集性门诊和部分住院项目、支持性居住、庇护工场和支持性就业，以及还包括各种形式的个案管理和身边支持性团队。针对儿童的社区行为健康服务也随之得到了发展，经常包括校外项目、居家照顾和其他身边支持性服务在内的所有项目，一起为满足儿童在家庭、学校和社区情境下的特殊需要提供了保障。

康复服务在这个时期也得到了广泛的发展和改进。20 世纪 50 年代，几乎没有社区精神卫生服务可以满足从州立医院出院的患者的需要。不过在新千年之际，在全美范围内已有许多专门的社区行为健康服务和项目提供相关服务。直至今日，自去机构化时期就存在的社区服务体系的能力（图 14-1），仍难以跟上从监护时代的精神病医院出院回归至社区的患者的增长速度，这导致了很多问题，比如有精神疾患的群体中有很大比例的患者无家可归（Fischer & Breakey，1986；Koegel 等，1988）。在机构化时代可预测的监护环境所带来的问题，现在去机构化时代，被难以预测的环境所带来的不确定性所取代，有时会与无家可归甚至监

禁有关（Sharfstein，2000）。

改变的动因

工具发展时代颁布的三个联邦项目在很大程度上影响了行为健康服务的传递和 CBHO 的进一步发展：社会保障、Medicare 和 Medicaid（最后一项是联邦与州合作的项目）。最初版本的《社会保障法案》由富兰克林·罗斯福总统于 1935 年签署，这项法案让那些在工作期间向该项目交费的人们可以在退休后享受福利，其配偶和子女也可以获益。此外，最初的社会保障框架中有两个项目，为那些因残疾而不能实现"实质性有偿雇用"的个体提供保障。补充保障残疾人收入（supplemental security disability income，SSDI）项目为那些有工作的残疾人提供支持，具体的金额和之前的工作收入成比例。对于因残疾而完全无法工作的低收入（经常是无收入）残疾人群，补充保障收入（supplemental security income，SSI）项目将提供少量现金资助。精神状况是认定残疾资格中会考虑的一种情况。Frank 和 Glied（2006）指出，这些联邦项目是为精神障碍患者提供基本经济支持的生命线，在社会保障体系的残疾保障金面世之前，这些患者往往处于极端贫困中，这些项目则将他们的生活水平提升到了联邦贫困水平线上。

林登·约翰逊总统在 1965 年将 Medicare 签署为法律，为年过 65 岁或者所有符合 SSDI 申请条件的个体提供医疗保障。SSDI 项目中被认定有残疾的人们，可以在领取 SSDI 两年后申请 Medicare。Medicare 涵盖了精神障碍患者在住院、门诊和药物治疗中的各种费用。

对于社区精神卫生服务的形式、内容和

发展影响最大的联邦医疗项目是 Medicaid，这是一个联邦与州之间的合作项目。于1965年7月30日被签署为法律之后，这个项目为满足特定收入要求的、低收入儿童和成年人提供医疗保险。作为参与 Medicaid 的条件，每个州都必须提供一些基础的服务，但是，各州可以选择提供更大范围的卫生与支持服务，其中包括精神卫生康复服务。与支持社区服务的努力相一致的是，Medicaid 特别强调社区中可以替代护理之家和其他机构所提供长期照管的资源。

Medicaid 的资金由联邦与州共同提供。联邦基于每个州的整体个人收入水平，来确定与各州注资配套的联邦注资比例。因此，贫困程度低的州会得到一比一的，或者50%的联邦注资比例；贫困程度更高的州会获得更大的联邦注资比例。举例来讲，2018年密西西比州的联邦注资比例是最高的，Medicaid 每花费100美元，联邦会分摊75.7%，州政府会分摊24.3%（Kaiser Family Foundation, n.d.）。 到20世纪末，50个州都为满足 Medicaid 申请条件的各年龄层的人们提供了某种形式的精神卫生保障。2010年实施的《患者保护与平价医疗法案》（Affordable Care Act, ACA）显著扩展了 Medicaid 的适用性。ACA 规定所有65岁以下收入未达到联邦贫困线138%的个体均满足申请 Medicaid 的条件。对于那些选择扩展 Medicaid 的州，联邦政府会覆盖从2014—2016年期间与扩展相关100%的费用。对于扩展相关的费用，联邦资金的配套比例在2020年及之后会降至90%。在2018年1月，33个州包括哥伦比亚特区参与了 Medicaid 扩展（Kaiser Family Foundation, 2018）。

在社区精神卫生服务的发展和改进过程中，社区工具发展时代是一个重要且活跃的阶段。发展了许多工具、政策和项目，来帮助支持精神障碍患者在社区过上安全和满意的生活。这些进步为当代行为健康服务和项目的发展奠定了基础。

康复时代

在20世纪末的美国，在一份给乔治·布什总统的中期报告里（Hogan, 2002），总统心理健康新自由委员会主席将美国的精神卫生体系比喻为"一块拼接布——脱节的改革和政策所导致的结果"。在次年给总统递送最终报告的那封信中（心理健康新自由委员会，2003），Dr. Hogan 写道："这个体系没能普及高质量的服务，反而存在许多阻碍，经常给精神障碍患者及其家人和我们的社区带来额外的负担。"该委员会呼吁，美国应高度重视为精神障碍患者或者有患病风险的人群提供服务和医疗。然而，最重要的是，该报告将康复作为一个必不可少的目标，纳入所有行为健康服务和项目之中。

康复是一种观念，它提倡：被赋权的消费者，即那些可以有效参与管理自己生活的消费者，应在自己选择的社区中过上更好的生活。这与早前的观点形成了鲜明对比——即将精神障碍患者视为社会的依赖者以及患病和脆弱的个体，认为他们可能无限期地依赖社会或者家庭。康复这一概念和美国当代有关残疾的政策是一致的，都致力于接纳和主流化残疾人群，而不是将他们隔离在专门的机构和项目里。康复的目标是支持残疾人生活、工作并参与到自己选择的社区中。对精神障碍患者而言，与患有其他可缓解的慢性疾病的人们一样，康复不仅包括对特定症状的管理，也包括相应的社会支持机制，以促进他们融入其所在环境的社交、行为和经济结构。为了支持康复，社区和工作场所需要做出一些必要的调整以适应精神疾患的某些特征，就像为使用轮椅或者有视觉或者听觉损害之人的特殊需要作出相应调整一样。

康复时代的行为健康服务受到了 2008 年颁布的联邦《精神卫生平权和成瘾平等法案》的支持，该法案致力于缩小行为与躯体健康之间保险覆盖范围的差异。2010 年奥巴马执政时期实施的医疗改革法案，即 ACA，进一步推进了该平权运动。该法案中，精神卫生服务被归入个体和团体保险中必须涵盖的十类"必要的医疗福利"之一（Huskamp & Iglehart，2016）。

除了完善精神卫生平权法律，ACA 通过扩展 Medicaid 和为低收入人群提供购买保险的补贴金，扩大了医保覆盖范围，让数百万有精神疾患和成瘾障碍患者获得了保障（Huskamp & Iglehart，2016）。对 ACA 改革早期成效的分析表明，严重心理困扰患者的无保险比例在 2012—2015 年期间从 28.1% 下降至 19.5%（Cohen & Zammitti，2016）。这些作用在进行 Medicaid 扩展和未进行扩展的州都有所体现，这一现象表明，不仅医疗保险的可及性得到了改善，医疗保险的质量也得到了促进（Thomas 等，2017）。

除了提高精神障碍患者的保险覆盖水平，ACA 也在尝试弥合精神卫生服务与其他医疗服务在筹资和传递上历史性的割裂。ACA 还有促进心理与躯体健康服务整合的相关规定，包括为在同一个场所提供心理与躯体健康服务提供基金，以整合初级保健服务提供者与社区精神卫生中心，并为患有慢性身心健康问题的 Medicaid 获益人建立"健康之家"，从而提高服务的协调性（Huskamp & Iglehart，2016）。这些 ACA 旨在扩展精神疾患与物质成瘾患者的保险覆盖范围和改善其服务质量，为康复时期当代行为健康服务的传递奠定了基础。

随着越来越多的人可以获得精神卫生服务，当前这个时代的临床工具强调要提供这样的服务：既有效力证据，也鼓励个体积极参与自身的治疗计划。随着新药物如 SGA 开始普遍使用，新的传递体系与机制也备受关注，比如通过长效针剂，可以促进依从性以达到有效药物剂量。

康复这一概念促进了消费者以合作者的身份参与到治疗和疾病管理中来，进而减少了与精神疾患相关的病耻感。确实，越来越多的 CBHO 将精神卫生服务的消费者囊括到他们的专业和准专业的员工队伍中来。这些个体可以提供义务或者有偿的同伴支持和其他服务，包括提供外展服务和社区整合促进。康复，这一观念相信，患有各类精神障碍的患者都会去选择和积极地参与那些有助于他们自身康宁的服务，因而，它也成为当代行为健康服务传递的重要基础。我们不再把精神障碍患者视为被动的社会依赖者。我们的新愿景，是将康复中的个体视为他们自身照顾和治疗的主动参与者，并且有能力在自己选择的环境和社区中去追求富有意义和目标的生活。

CBHO 提供的服务范例

这个部分探索了美国当代 CBHO 为严重精神障碍患者提供的不同类型的服务（框 15-1）。该信息旨在帮助尚未成为临床工作者和之前没有见过这类服务的精神卫生专业的学生。对这些项目全方位的介绍和背景信息对临床工作者可能也有助益。

框 15-1　一个 CBHO 案例

Maryanne 是一个 35 岁的女性，具有 15 年的精神分裂症病史。她在大学期间开始出现偏执妄想，坚信她正在为自己的数学教授执行一个秘密使命，而且可以通过微积分方程式接收与该任务相关的加密信息。她刚开始发病的头几年，曾多次辗转于精神病医院住院治疗和无家可归的境地之中。在此期间，她还遭遇过两次强奸和一次抢劫。渐渐的，她与家人和朋友的关系也越来越疏远。27 岁那年，她被转介到 CBHO，在那里，她接受了评估、诊断，并在之后的 5 年里接受了密集性服务。这些服务包括积极社区治疗和集中在社会支持服务和支持性居住方面的精神科服务。作为她康复历程的一部分，她在当地社区学院上了好几门课，她最后参加了一个培训项目成为一个同伴支持专员。最近，她作为同伴支持专员的资质得到了所在州的认证，该认证允许她为其他刚刚开始接受 CBHO 服务的人们提供社区支持服务。她最近的目标是帮助其他人康复，进而使他们不需要经历她早期所经历的那些困难。她也正在积极地努力，来重新发展与家人和之前朋友们的关系。

个案管理

个案管理最重要的一个目标是，帮助需要精神卫生服务的人去了解那些复杂的、经常是碎片化的服务体系，进而确保他们可以获得他们所需要的卫生服务、精神卫生服务和其他支持性和社会性服务（Kersbergen，1996）。事实上，个案管理这一概念和实践可以追溯到 1863 年，当时的护士和社会工作者在努力地应对由美国城市地区贫困和移民人口的增多引发的公共卫生危机。个案管理最初被设计用来改善传统意义上相互平行且未整合的医疗服务以及社会服务部门之间的合作和协调（Kersbergen，1996）。在它的最早期，个案管理专注于倡导这样一种服务：既可以满足患者家庭的各类需要，又可以回应社区和邻里所关切的问题（Kersbergen，1996）。

为了服务 20 世纪 40 年代回国的第二次世界大战退伍军人，为了响应约翰逊政府消除贫困的号召，也为了满足 20 世纪 60 年代及之后推进公民权利和去机构化运动所带来的挑战，社会服务项目日益增加，个案管理的价值和需要也相应增长。个案管理致力于改变对待患者的方式，当人们需要或者寻求服务时，个案管理会为他们对接可以自主利用的服务，而不是那些只能被动接收的服务。将服务对象视为愿意接受"赠予"的人，而不是接受"施舍"的人，这一用词的改变很好地概括了这一观点。这种以消费者为中心的积极心态，对改善消费者与服务提供者之间的关系颇有助益（Kersbergen，1996）。

个案管理要求专业人士为需要行为健康和支持性服务的人们主动提供外展，以识别每个人所需要的服务，并对接相应的服务提供者、项目和服务体系一起去满足个体的需要。20 世纪 60 年代州立精神病医院的长期住院患者开始进入社区环境，他们经常会面对复杂的社会服务和医疗服务体系，而这些服务体系不仅可及性差，而且缺乏协调性，因而不能充分满足个体多样化的需要。正是因为意识到这个问题，在 20 世纪 70 年代早期，美国卫生、教育和福利部（现在被称为卫生与公众服务部）希望可以通过评估多种在当地和州层面的协调模式，来改善健康和支持性服务项目之间的协调性（Vincent, 2005）。通过这些对协调服务的早期探索，美国卫生与公众服务部下属的 NIMH 发展出了社区支持系统的概念，以促进针对精神障碍患者的服务整合。随后，1975 年的《发展性残疾辅助法案》（Developmentally Disabled Assistance）和 1978 年的《人权法案》（Bill of Rights Acts）都要求进行服务整合。前者规定每个客户都需要配备一个项目协调员，后者进一步地规定了个案管理服务应在协调各项服务中扮演重要角色。

如今，CBHO 个案管理者经常是组织和促进各类项目间联系的焦点，包括行为健康、康复、躯体健康、社会服务，甚至也还包括住所、就业和教育。CBHO 一般会基于三个模式来提供个案管理服务，三个模式都很强调个性化的服务：

● 经纪人式的个案管理模式：个案管理者会联系患者与服务（Intagliata, 1982; Rohland 等, 2004）

● 临床个案管理模式：个案管理者扮演一个混合角色，一方面提供有限的临床和治疗支持，另一方面联系患者与其所需的服务（Kanter, 1989）

● 优势模式：个案管理者会倡导和支持患者的优势和偏好（Brun & Rapp, 2001）

个案管理者都是亲力亲为的，且有明确的职责。对于一系列有助于个体成功融入社区生活的特定服务来说，要确保其可及性和正常运作都离不开个案管理者。

积极社区治疗

在 20 世纪 70 年代早期，位于威斯康星州麦迪逊的门多萨州立医院有一群富有创新精神的调查者，他们发现社区日间医院和心理社会康复中心的患者具有很高的脱落率和失访率，他们因而致力于建立可以满足社区机构里患者需要的项目。这些研究者最开始创办了一个称为"完全社区内治疗"的项目，在项目中教授患者社区生活的应对技能以及减少再次住院的可能性的方法，还通过建立各种机构间密切的合作关系以保障客户的稳定居住和支持性服务（Stein 等, 1975）。这个项目逐渐演变成了积极社区治疗（assertive community treatment, ACT）项目（Stein & Santos, 1998; Stein & Test, 1980）。研究者认为，难以出院的患者，无论其诊断如何，他们面临的最为显著的问题包括：较差的问题解决能力、对应激的脆弱性和对照料者的依赖（Stein & Santos, 1998）。20 世纪 70 年代中期，门多萨州立医院开始运营首个被正式命名和管理的积极社区治疗项目（program for assertive community treatment, PACT）。这个项目既认同精神疾患具有长期性这一属性，也很强调人际关系的发展，日常问题的协商和解决，就业保障性住房，以及对精神科药物处方良好的依从性。1980 年，这个项目得到了进一步的发展，第一个正式的 ACT 项目是威斯康星州戴恩县精神卫生中心的一个移动社区治疗（mobile community treatment, MCT）项目。如今，ACT 业已成为最著名的严重精神障碍患者社区治疗模式之一。积极社区治疗是一个针对严重精神障碍患者的成熟干预项目，它还有改编的版本以适用于有额外特殊需要的人群，比如共病物质使用障碍的患者（Stein & Santos, 1998）和涉及刑事司法问题的精神障碍患者（Lamberti 等, 2004）。

ACT 的核心结构类似于一个住院治疗团队，不过这个团队是在门诊和社区环境中工作的。因此，ACT 经常被称为"没有围墙的医院"。治疗团队每天都会开会讨论每个患者的状态和需要，并为其制定当天的活动和干预计划。一个典型的团队包括一个精神科医生、一个治疗师、几个精神科护士、若干个案管理者和服务协调员，所有的人会一起负责治疗特定数量的患者。ACT 团队也越来越多地把服务消费者纳为雇员，作为同伴支持专员。ACT 治疗团队会为个体多个不同的康复目标提供支持，而且经常会直接处理和药物相关的问题（McGrew & Bond, 1995）。这种互动通常发生在社区的某个地点、患者的家里，或者偶尔在诊室里。在既定的一天，ACT 的团队最少会见患者一次，具体的次数会视患者的情况而定，情况越糟糕，会面就会越频繁。

几个随机对照试验用临床、社会和经济测量指标，对比了 ACT 与标准社区服务对于严重精神障碍患者的有效性。20 世纪 80~90 年代开展的多个针对 ACT 的研究一致表明，参与 ACT 的患者住院次数相对较少，且每次住院时间也相对较短。与那些接受标准服务的人们相比，他们长期参与

精神卫生服务的概率也比较高（Marshall & Lockwood, 2000）。而且，ACT 提高了居住稳定性，居住稳定性体现在更大可能以及更长时间的独立居住（Latimer, 1999）。参与了 ACT 的患者在临床和社会层面的测量指标——比如就业和患者满意程度——显著好于接受标准社区服务的人们。与标准社区服务或者单纯个案管理相比，ACT 在服务无家可归和大量利用服务的人群方面，更具成本 - 效果。在那些无家可归的精神障碍患者中间，Wolff 等（1997）报道，ACT 在联系服务、控制症状和提供令人满意的服务方面，比经纪人医疗模式，更具成本 - 效果。进一步来讲，ACT 的成功应用可以帮助患者在长期治疗过程中减少许多服务的开销（Chark & Samnaliev, 2005）。

ACT 的临床有效性在许多，虽然不是全部评估中得到了证实（Killaspy 等, 2009），尤其对于长期多次住院的患者来说（Burns & Santos, 1995; Lehman 等, 1997）。遗憾的是，与个案管理相比，ACT 的初期建设费用相对较高，它在社区中的普及也因此受限。但由于会减少对其他精神卫生、社会和医院医疗服务的利用，它的成本 - 效果会随着时间的推移而提高（Salkever 等, 1999）。但无论怎样，ACT 还是逐渐成为 CBHO 所提供的众多服务的一个重要基础。

ACT 延伸出了许多可促进脆弱患者群体参与的治疗模式，包括密集性初级保健治疗团队和协同性专科医疗（coordinated specialty care, CSC）。自 ACA 以来，密集性初级保健治疗团队越来越多地被用于应对服务大量使用者的医疗需要，以及那些在

短暂的初级保健就诊中难以满足其复杂医疗需要的个体。2003 年，Jeffrey Brenner 医生发展了第一个密集性初级保健治疗项目或者说热点项目，名为卡姆登医疗服务提供者联盟（Camden Coalition of Healthcare Providers）。与 ACT 类似的是，在社区里传递综合性服务的是跨学科的治疗团队，经常包括医生、高级实践提供者、护士、社会工作者、社区卫生外展工作者、物理治疗师、行为健康专家和药剂师（Glaseroff & Lindsay，2017）。同样，CSC 也由 ACT 衍生而来，是一个基于团队和以康复为导向的服务模式，它为美国各地的首发精神病患者提供服务。这些服务包括药物管理、心理治疗、个案管理、家庭支持，以及就业和教育支持。与典型的首发精神病治疗相比，CSC 在症状管理、就业和教育参与和生活质量方面显示出更优异的结局（NIMH, n.d. ）。

会所模式

会所（clubhouse）是精神障碍患者一起社交和工作的社区中心。会所是一个有意设计的治疗性社区，旨在帮助精神障碍患者重获自信、改善权益，以及战胜病耻感。

这个模式起源于一个名为"我们并不孤单"的项目，该项目的前身是一个支持小组，面向曾就诊于纽约罗克兰州立医院的患者。尽管患者想要留在社区，但社交孤立、缺乏独立居所和有限的就业机会让这一愿望很难实现。1948 年，在志愿者和全美犹太妇女理事会（National Council of Jewish Women）的捐款帮助下，这个项目在曼哈顿中城买下了一个带有小花园和喷泉的房子，自此，泉屋诞生了（Fountain House，

1999 ）。

自诞生起，泉屋和之后的会所由成员以俱乐部的形式开设和运营。为了避免潜在的病耻感，参与者被称为会员。会所模式强调成员与员工之间健康的、客气的和支持的关系。这个模式是基于"工作分配日"（work-ordered day），致力于为成员们提供富有意义的工作机会，并以此支持所有成员。尽管一些会所隶属于临床机构，这个模式不提供行为或者躯体健康治疗。享有终生会员资格的成员，可以参与会所运营相关的工作，有选择参与何种类型工作和帮助挑选雇员的权利。

会所模式营造了一个支持性的环境，成员在其中会感到被需要和欣赏。这种归属感和潜在的工作机会，鼓励每个成员去成为值得尊重的合作者、邻里和朋友。无论会员有着什么样的精神科诊断或者症状，他们都会被接纳，而且即使他们的症状没有任何的改善，他们仍能保有会员资格。将会所模式与其他心理社会项目区分开来的是会员的参与时限，无论成员处于什么样的状态，会所模式允许成员一直参与其活动。一日是会员，终生便是会员。

泉屋不仅成为美国也是全球范围内精神疾病的康复模式。如今，国际会所发展中心（ICCD）不仅负责维持会所模式的标准，还负责向员工提供培训以确保该项目的政策和理念可以被一致地贯彻下来。ICCD 通过与精神障碍患者、精神卫生专业者、家庭成员、志愿者和当地政府进行合作，来广泛地宣传会所模式的相关信息。当前，在全球 33 个国家和美国 36 个州一共有 326 个会所（McKay 等，2018）。

基于 1996 年 ICCD 的国际调查报告（Macias 等，1999）。在美国，典型会所的成立年限介于 4~123 年之久，现有成员介于 65~150 人之间。大约有 40% 的会员会每天参加会所的活动。员工与会员的平均比例是 1∶12.8。平均来看，半数员工是本科水平，10% 的员工是患有严重精神障碍的消费者。ICCD 会为员工提供为期 3 周的针对会所模式的培训。会所的工作人员流动率很低，这从一个侧面反映了其较高的工作满意度。大多数（77%）的会所也提供个案管理服务，这在确保会员获得会所里没有的社区资源方面发挥着非常重要的作用（Fountain House，1999）。

会所项目的核心是"工作分配日"，其鼓励会员在会所的建设过程中与员工并肩工作。所有的任务一般分为三个模块。维护模块的工作主要与建筑相关，也有与场地维护和维修相关的工作。办公室模块主要负责接听电话和其他沟通，经常还包括为会员撰写内部通讯。厨房模块通常会计划和准备每天的午餐。工作分配日的目的并不在于培训特定的技能，而是，帮助参与者通过做出贡献来收获自我价值感和自信心。

自泉屋诞生以来，会所项目就扎根于基层。1999 年，泉屋和 ICCD 开展了一个针对该方法更为正式的评估和研究。尽管大部分仍然是质性和描述性的，但近期的许多研究使用了更为严谨的方法，并开展了多个针对会所模式的随机临床试验（McKay 等，2018）。几个研究比较了 ACT 与会所模式的职业和社会结局。Stein、Barry、Van Dien、Hollingsworth 和 Sweeney（1999）发现，ACT

与会所参与者在职业活动、社会康复、社交网络和社区整合方面都有很高的相似性。一个长程的随机对照试验比较了一个 ACT 项目与一个位于美国东北部、ICCD 认证的会所项目中参与者的就业状况，发现这两个项目在提供就业机会方面都很成功（Macias 等，2006）。ACT 项目在客户参与度和留住客户方面做得稍好一些。这个结果很可能反映了 ACT 项目积极的属性及其有力的外展，然而会所是依靠成员自身的动力去参加活动。即便 ACT 初始的就业表现更高，两者之间的差距在研究期间逐渐消失。会所会员的总工作天数更多，且时薪也更高。而且，会所会员很少去做基本的体力活；他们获得的是相对持久和以职业发展为导向的工作。第一篇关于会所项目的系统综述发表于 2018 年，其综合了 52 篇有关会所项目研究文章中的证据。这篇综述发现，随机对照试验的结果支持了会所模式在减少住院、改善生活质量和促进就业方面的效力，同时准试验和观察性研究支持了其在教育结局、社会融入和社会关系方面的效力（McKay 等，2018）。

在发展人性化的精神疾病康复模式中，会所模式扮演着极其重要的角色。如果没有会所，那些精神障碍患者可能会被置身于长期住院或者是社交隔离的境地。然而，近些年来，会所模式在心理社会康复服务的维度中所扮演的角色，因为不同的原因遭到了许多质疑。举例来说，一个重要的问题是，自愿出席和参与对于这个模式的优先级。毕竟，精神疾患往往伴随着社交隔离、人际交往困难、缺乏动力、易气馁和容易使用非法药物（药物滥用），这些症状会降低人们去参加任何项目的动力，进而致使规律地参加活动变成了一个巨大的挑战。在会所模式中，人们很容易就缺席、退出和脱离。外展和强制要求参加并不是会所模式的传统做法。相反，ACT 的员工通常会非常积极地去客户家里访视，并密切地亲自跟进。

另外一个阻碍会所模式普及的原因是当今消费者对于就业的重视。会所模式的核心是在会所内部提供一天的工作分配，并不一定能够帮助客户进入竞争激烈的外部就业市场。尽管在那些难以提供充足的康复服务的社区，会所模式也有它的一席之地，但在其他社区，会所模式可能会被比如支持性就业项目所取代，这些项目可以为客户提供直接的就业服务（见后讨论），而 ACT 更擅长联系不能稳定参与的个体。

支持性就业

20 世纪 70 年代中期，另外一项促进在社区生活的成就是职业康复服务的发展，其旨在更好地将有严重残疾的人整合到不同类型的社区就业中来。当时，职业服务的重点对象是患有躯体和智力残疾的人群（Wehman & Kregel，1985），并没有什么人关注患有严重精神疾患的人群。这种对精神障碍患者在公众意识和支持上的不平衡，进一步边缘化了与这些障碍有关的就业机会，而因为对这些障碍本身的恐惧和病耻感，这些机会本来就很少。尽管，由于这些倡议，残疾人群的整体就业率提高了，但同期精神障碍患者的就业率反而下降了 3%（Skelley，1980）。

为了应对严重精神障碍患者就业机会的缺乏，几个心理社会康复项目开始发展成过渡性的就业项目。与传统的职业康复项目不同，这些项目只面向精神障碍患者，并且还提供在实际工作场景下的现场就业培训（Becker 等，2007）。

在过去 25 年里，制定成功的策略这一方面业已取得巨大进步，比如支持性就业项目，也能帮助甚至是最严重的精神障碍患者获得一定程度的竞争性就业。过渡性就业项目会先帮助患者获得短期工作，然后患者在与不同雇主工作的过程中，逐渐找到一个更加稳定的长期工作，而支持性就业项目主要是通过快速工作搜索，来协助患者找到竞争性就业。一旦患者获得了竞争性就业，在工作场所会提供个性化的、长期的支持，且患者的就业和精神卫生治疗计划也将得到充分的整合。治疗团队经常会包括一个专门负责就业的专家（National Alliance on Mental Illness，2014）。尽管人们已经开发了若干支持性就业的模式，通过实证验证的、最有效的模式称为"个人安置和支持"（Individual Placement & Support，IPS），该模式是由 Robert Drake 和 Deborah Becker 于 1993 年在达特茅斯发展出来的（Becker & Drake，1993）。至少有 18 个随机对照试验比较了 IPS 与其他职业康复项目，其结果证实了 IPS 在提高精神障碍患者短期和长期就业方面的有效性（Mueser & McGurk，2014）。这些研究发现，在比如 IPS 这样的就业支持项目中约有 60% 的人就业，而没有参与这些项目的人群中只有 24% 的人就业（Marhsall 等，2014）。2017 年的一篇荟萃分析研究表明，与传统的就业和就职前培训项目相比,支持性就业项目在支持精神障碍患者维持就业方面更有效(Suijkerbuijk等,2017)。尽管近20年来支持性项目得到了更多的证据支持和传播,人们仍就什么是促进就业的最好方法争论不休。答案可能暗含在基于个体因素以区分服务级别的能力中,这些个体因素包括教育程度、先前的工作经历、精神状态和精神病首次发作时的年龄。

数十年来,就业服务得到了密切的关注和审视,这是从工具发展时代向当前康复时代过渡的一个基本要素。如今的严重精神障碍消费者,不会满足于仅仅在非机构化情景下保持安静和没有症状的状态,他们正积极地参加工作,并以越来越有意义的方式参与到他们自己选择的社区中去。

总　结

在美国的历史上,精神卫生服务的发展经历了四个不同时代。其演变的伊始被我们称之为黑暗时代,在这个时代,很少有特定的治疗,并且由于个体被觉察为社区的不稳定因素,对他们的控制便是最主要的考量。第二个时代,机构时代,它所包含的美好的人道主义观念部分体现在专门的地区机构的建设上,这些机构被用于为那些患有严重精神障碍,且没有社会独立能力的个体提供治疗和恢复健康的收容院。第三个时代,社区工具时代,它与一系列新增的临床和康复服务的发展有关,这些服务旨在帮助严重精神障碍患者成功地适应社区生活。目前处于的第四个时代——康复时代——建立在社区工具时代大幅进步的基础之上,该时代着

重强调为有严重精神障碍的人们提供长期的、支持性的康复,并帮助他们过上充实的、富有意义的和有创造性的生活。促进康复的特定服务包括个案管理、ACT、心理社会康复项目,比如会所和支持性就业项目。

如今,人们比以前更多地知晓了精神疾患的成因及其有效的治疗和服务。更多地知晓了个性化服务的需要,和为有并发的精神障碍与物质使用障碍或者躯体疾病的个体,同时提供整合治疗的重要性。直到精神疾患可以全部被预防为止,相关的服务会发展得越来越复杂精妙,也会越来越有能力来减少长期疾病对个体及其家人、社区和美国带来的不利影响。社区行为健康组织代表了为长期患有严重精神疾患的人们提供必要的社区支持和康复服务的基石。

（吕菁喆译,谈晓轶审校）

注释

[1]分类拨款(block grant)是指上级拨款政府对于接受拨款的下级政府规定了拨款的使用方向,但不具体指明款项的用途。

[2]Medicare是一项联邦医保项目,主要为65岁及以上的老年人保障其医疗服务,其经费主要由联邦政府承担,参保人也必须承担部分费用。而Medicaid则主要为贫困者提供医疗服务。其经费主要由各州政府与联邦政府共同承担。

[3]严格意义上讲,精神病院(mental hospital)与精神病医院(psychiatric hospital)还是有所区别的,前者见于20世纪中期以前,以监管为主;后者见于20世纪中期

以后，以药物治疗、心理治疗和照管为主（Thornicroft G & Tansella M，著 . 李洁，译 . 追求优质的精神卫生服务 . 北京：人民卫生出版社，2012 ）。

　　［4］mental asylum，译为精神收容院，就是所谓的"疯人院"，主要收治精神或者行为上有明显问题的人。当时社会建立"疯人院"的目的主要有二：①处于城市管理的需要；②处于仁慈的考虑。

　　［5］欧文·高夫曼（Erving Goffman，1922—1982），美国当代著名社会学家。他提出了"总控机构"（total institution）的概念，是指为了便于社会管理或者发展的机构：比如养老院、精神病院、监狱、寄宿学校和寺院等。

参 考 文 献

American Psychiatric Association. (n.d.). *APA history*. Retrieved from http://psych.org/MainMenu/EducationCareerDevelopment/Library/APAHistory.aspx

Barton, R. (1959). *Institutional neurosis*. Bristol, UK: John Wright and Sons.

Becker, D. R., & Drake, R. E. (1993). *A working life: The Individual Placement and Support (IPS) program*. Concord, NH: New Hampshire-Dartmouth Psychiatric Research Center.

Becker, D., Whitley, R., Bailey, E. L., & Drake, R. E. (2007). Long-term employment trajectories among participants with severe mental illness in supported employment. *Psychiatric Services*, 58(7), 922–928.

Brun, C., & Rapp, R. C. (2001). Strengths-based case management: Individuals' perspectives on strengths and the case manager relationship. *Social Work*, 46(3), 278–288.

Burns, B. J., & Santos, A.B. (1995). Assertive community treatment: An update of randomized trials. *Psychiatric Services*, 46(7), 669–675.

Caplan, G. (1961). *An approach to community mental health*. New York, NY: Grune and Stratton.

Caplan, G. (1964). *Principles of preventive psychiatry*. New York, NY: Basic Books.

Clark, R. E., & Samnaliev, M. (2005). Psychosocial treatment in the 21st century. *International Journal of Law and Psychiatry*, 28(5), 532–544.

Cohen, R. A. & Zammitti, E. . (2016). *Access to care among adults aged 18–64 with serious psychological distress: Early release of estimates from the National Health Interview Survey, 2012–September 2015*. US Department of Health and Human Services, Centers for Disease Control and Prevention, National Center for Health Statistics.

Crilly, J. (2007). The history of clozapine in the U.S. and its emergence in the U.S. market: A review and analysis. *History of Psychiatry*, 18(1), 39–60.

Deutsch, A. (1937). *The mentally ill in America: A history of their care and treatment from colonial times*. New York, NY: Columbia University Press.

Deutsch, A. (1948). *Shame of the states. Mental illness and social policy: The American experience*. North Stratford, NH: Ayer.

Developmentally Disabled Assistance and Bill of Rights Act, Pub. L. No. 94-103 (1975).

Developmentally Disabled Assistance and Bill Of Rights Act, Pub. L. No. 95-602 (1978).

Dewan, M. J., Steenbarger, B. N., & Greenberg, R. P. (Eds.). (2004). *The art and science of brief psychotherapies: A practitioner's guide*. Arlington, VA: American Psychiatric Publishing.

Eastern State Hospital Archives. (n.d.). *The history of Eastern State*. Retrieved from http://www.esh.dmhmrsas.virginia.gov/

Fischer, P. J., & Breakey, W. R. (1986). Homelessness and mental health: An overview. *International Journal of Mental Health*, 14, 6–41.

Frank, R. G., & Glied, S. A. (2006). *Better but not well: Mental health policy in the United States since 1950*. Baltimore, MD: Johns Hopkins University Press.

Fountain House. (1999). Gold award: The wellspring of the clubhouse model for social and vocational adjustment of persons with serious mental illness. *Psychiatric Services*, 50(11), 1473–1476.

Gaumond, P., & Whitter, M. (2009). *Access to Recovery (ATR) approaches to recovery-oriented systems of care: Three case studies*. HHS Publication No. (SMA) 09-4440. Rockville, MD: Center for Substance Abuse Treatment, Substance Abuse and Mental Health Services Administration, 2009.

Glaseroff & Lindsay. (2017). *Building an intensive primary care practice*. American Medical Association Steps Forward. Retrieved from https://www.stepsforward.org/modules/intensive-primary-care.

Goffman, E. (1961). *Asylums: Essays on the social situation of mental patients and other inmates*. New York, NY: Anchor.

Gollaher, D. (1995). *Voice for the mad: The life of Dorothea Dix*. New York, NY: Free Press.

Goode, E. (1992). *Collective behavior*. Fort Worth, TX: Harcourt-Brace-Jovanovich.

Grob, G. N. (1983). *Mental illness in American society, 1875 to 1940*. Princeton, NJ: Princeton University Press.

Gruenberg, E. M., Brandon, S., & Kasius, R. V. (1966). Identifying cases of the social breakdown syndrome. *Milbank Memorial Fund Quarterly*, 44(1), 150–155.

Hogan, M. (2002) *Interim report of the President's New Freedom Commission on Mental Health*. Rockville, MD: Substance Abuse and Mental Health Services Administration, US Department of Health and Human Services.

Huskamp, H. A., & Iglehart, J. K. (2016). Mental health and substance-use reforms—milestones reached, challenges ahead. *New England Journal of Medicine*, 375, 688–695.

Intagliata, J. (1982). Improving the quality of community care for the chronically mentally disabled: The role of case management. *Schizophrenia Bulletin*, 8(4), 655–674.

Kaiser Family Foundation. (n.d.). *State health facts: Federal Medical Assistance Percentage (FMAP) for Medicaid and Multiplier*. Retrieved March 1, 2018, from http://www.kff.org

Kaiser Family Foundation. (2018). *Current status of state Medicaid expansion decisions*. Retrieved March 1, 2018, from https://www.kff.org

Kanter, J. (1989). Clinical case management: Definition, principles, components. *Hospital and Community Psychiatry*, 40(1), 361–368.

Kennedy, J. F. (1963, January 14). *State of the Union address*. Boston, MA: John F. Kennedy Presidential Library and Museum. Retrieved from http://www.jfklibrary.org/Historical+Resources/Archives/Reference+Desk/Speeches

Kersbergen, A. (1996). Case management: A rich history of coordinating care to control costs. *Nursing Outlook*, 44(4), 169–172.

Killaspy, H., Kingett, S., Bebbington, P., Blizard, R., Johnson, S., Nolan, F., . . . King, M. (2009). Randomised evaluation of assertive community treatment: Three-year outcomes. *British Journal of Psychiatry*, 195, 81–82.

Koegel, P., Burnam, M. A., & Farr, R. K. (1988). The prevalence of specific psychiatric disorders among homeless individuals in the inner-city of Los Angeles. *Archives of General Psychiatry*, 45(12), 1085–1092.

Lamberti, J. S., Weisman, R., & Faden, D. (2004). Forensic assertive community treatment: Preventing incarceration of adults with severe mental illness. *Psychiatric Services, 55*, 1285–1293.

Latimer, E. (1999). Economic impacts of assertive community treatment: A review of the literature. *Canadian Journal of Psychiatry*, 44(5), 443–454.

Lehman, A. F., Dixon, L. B., Kernan, E., DeForge, B. R., & Postrado, L. T. (1997). A randomized trial of assertive community treatment for homeless persons with severe mental illness. *Archives of General Psychiatry*, 54(11), 1038–1043.

Macias, C., Jackson, R., Schroeder, C., & Wang, Q. (1999). What is a clubhouse? Report on the ICCD 1996 survey of USA clubhouses. *Community Mental Health Journal*, 35(2), 181–190.

Macias, C., Rodican, C. F., Hargreaves, W. A., Jones, D. R., Barreira, P. J., & Wang, Q. (2006). Supported employment outcomes of a randomized controlled trial of ACT and clubhouse models. *Psychiatric Services*, 57(10), 1406–1415.

Marshall, M., & Lockwood, A. (2000). Assertive community treatment for people with severe mental disorders. *Cochrane Database Systematic Reviews*, 2000(2):CD001089.

Marshall, T., Goldberg, R. W., Braude, L., Dougherty, R. H., Daniels, A. S., Ghose, S. S., . . . Delphin-Rittmon, M. (2014). Supported employment: Assessing the evidence. *Psychiatric Services*, 65(1), 16–23.

McKay, C., Nugent, K. L., Johnsen, M., Eaton, W. W., & Lidz, C. W. (2018). A systematic review of evidence for the clubhouse model of psychosocial rehabilitation. *Administration and Policy in Mental Health and Mental Health Services Research*, 45(1), 28–47.

McGrew, J. H., & Bond, G. R. (1995). Critical ingredients of assertive community treatment: Judgments of the experts. *Journal of Mental Health Administration*, 22(2), 113–125.

Mental Health Parity and Addiction Equity Act of 2008, Public Law No. 110-343, 122 Stat. 3765 (2008).

Mental Retardation Facilities and Community Mental Health Centers Construction Act of 1963, Public Law No. 88-184, 42 U.S.C. § 2689-2689e (1963).

Mora, G. (1985). History of psychiatry. In H. I. Kaplan & B. J. Sadock (Eds.), *Comprehensive textbook of psychiatry* (4th ed., pp. 2034–2054). Baltimore, MD: Williams & Wilkins.

Mueser, K. T., & McGurk, S. R. (2014). Supported employment for persons with serious mental illness: Current status and future directions. *Encephale*, 40(Suppl 2), S45–S56.

National Alliance on Mental Illness. (2014). *Road to recovery: Employment and mental illness.* Arlington, VA: National Alliance on Mental Illness.

National Institute of Mental Health. (n.d.). *Coordinated specialty care fact sheet and checklist.* NIH Publication No. OM 16-4304.

New Freedom Commission on Mental Health. (2003). *Achieving the promise: Transforming mental health care in America. Final report.* Rockville, MD: Substance Abuse and Mental Health Services Administration, US Department of Health and Human Services.

Patient Protection and Affordable Care Act, Public Law No. 111–148, 124 Stat. 119–124 (2010).

Rohland, B. M., Rohrer, J. E., & Tzou, H. (2004). Broker model of case management for persons with serious mental illness in rural areas. *Administration and Policy in Mental Health and Mental Health Services Research, 25*(5), 549–553.

Salkever, D., Domino, M. E., Burns, B. J., Santos, A. B., Deci, P. A., Dias, J., . . . Paolone, J. (1999). Assertive community treatment for people with severe mental illness: The effect on hospital use and costs. *Health Services Research, 34*(2), 577–601.

Sharfstein, S. S. (2000). Whatever happened to community mental health? *Psychiatric Services, 51*(5), 616–620.

Shen, W. W. (1999). A history of antipsychotic drug development. *Comprehensive Psychiatry, 40*(6), 407–414.

Skelley, T. J. (1980). National developments in rehabilitation: A rehabilitation services perspective. *Rehabilitation Counseling Bulletin, 24,* 22–23.

Stein, L. I., Barry, K. K., Van Dien, G., Hollingsworth, E. J., & Sweeney, J. K. (1999). Work and social support: A comparison of consumers who have stability in ACT and clubhouse programs. *Community Mental Health Journal, 35*(2), 193–204.

Stein, L., & Santos, A. (1998). *Assertive community treatment of persons with severe mental illness.* New York, NY: W. W. Norton.

Stein, L. I., & Test, M. A. (1980). Alternative to mental hospital treatment: I. Conceptual model, treatment program, and clinical evaluation. *Archives of General Psychiatry, 37*(4), 392–397.

Stein, L. I., Test, M. A., & Marx, A. J. (1975). Alternative to the hospital: A controlled study. *American Journal of Psychiatry, 132*(5), 517–522.

Substance Abuse and Mental Health Services Administration. (2009). *Integrated treatment for co-occurring disorders: The evidence.* DHHS Pub. No. SMA-08-4366, Rockville, MD: Center for Mental Health Services, Substance Abuse and Mental Health Services Administration, U.S. Department of Health and Human Services.

Substance Abuse and Mental Health Services Administration. (2017). *Key substance use and mental health indicators in the United States: Results from the 2016 National Survey on Drug Use and Health* (HHS Publication No. SMA 17-5044, NSDUH Series H-52). Rockville, MD: Center for Behavioral Health Statistics and Quality, Substance Abuse and Mental Health Services Administration.

Substance Abuse and Mental Health Services Administration. (2011). *National expenditures for mental health services and substance abuse treatment, 1986–2005.* Rockville, MD: Substance Abuse and Mental Health Services Administration, US Department of Health and Human Services.

Suijkerbuijk, Y. B., Schaafsma, F. G., Mechelen, J. C., Ojajarvi, A., Corbiere, M., & Anema, J. R. (2017). Interventions for obtaining and maintaining employment in adults with severe mental illness, a network meta-analysis. *Cochrane Database of Systematic Reviews, 12*(9), CD011867.

Surgeon General of the United States. (1999). *Mental health: A report of the surgeon general.* Rockville, MD: Substance Abuse and Mental Health Services Administration, US Department of Health and Human Services.

Swazey, J. P. (1974). *Chlorpromazine in psychiatry: A study of therapeutic innovation.* Cambridge, MA: MIT Press.

Thomas, K. C., Shartzer, A., Kurth, N. K., & Hall, J. P. (2017). Impact of ACA health reforms for people with mental health conditions. *Psychiatric Services, 69*(2), 231–234.

Vincent, C. (2005). *The "superwaiver" proposal and service integration: A history of federal initiatives.* Washington, DC: Congressional Research Service, US Library of Congress.

Wehman, P., & Kregel, J. (1985). A supported work approach to competitive employment of individuals with moderate and severe handicaps, *Journal of the Association for Persons with Severe Handicaps, 10*(1), 3–11.

Wolff, N., Helminiak, T., Morse, G., Calsyn, R., Klinkenberg, W., & Trusty, M. (1997). Cost-effectiveness evaluation of three approaches to case management for homeless mentally ill clients. *American Journal of Psychiatry, 154*(3), 341–348.

第 16 章

通往服务之路：需要、态度和阻碍

RAMIN MOJTABAI

SARAH MURRAY

WILLIAM W. EATON

本章要点

- 治疗缺口通常被定义为大量的精神障碍患者与少数寻求治疗的患者之间的差值
- 近年来，现代化国家的治疗缺口业已缩小，但始终是一个公共卫生挑战
- 要应对未满足的精神卫生服务需要，须更好地理解寻求该服务的过程
- 寻求精神卫生治疗可被理解为——对于精神卫生服务被觉察到的需要与阻碍之间的决策平衡
- 病耻感和经济困难是寻求服务的主要阻碍
- 反对病耻感的公众行动和卫生筹资的立法倡议在一定程度上减少了这些阻碍

为什么要研究求治行为？

在美国，公众有可能是在 20 世纪 50 年代曼哈顿中城研究发表之际，才第一次高度关注到未经治疗的精神障碍具有高患病率（Srole & Fischer, 1975）。该研究发现，25%的人群经历过由精神疾患引起的显著或者严重残损，超过 50% 的人群患有中度至轻度的精神问题。这些意料之外的研究结果提示了巨大的精神卫生服务需要。一个更令人担忧的结果是，受损最严重的人群也有最低的治疗率。那些经历显著或者严重精

神受损的人中略超过 1/4（26.7%）在其生命中的某一时刻接受过治疗（Srole & Fischer, 1975）。

由于该研究距今已有 50 多年，美国精神卫生领域在科学、项目发展和政策上已经发生了诸多变化。精神卫生服务体系的服务能力急速提升，尤其是在从业人员的人数、培训及其服务范围方面。美国的精神科医生数量显著增加，从 1950 年的 5 500 人（精神疾患和健康联合委员会，1961）增长至 2002 年的 41 000 人（Duffy 等，2004），尽管调整了人口因素后发现近年来（2003—2013）精神科医生估计值有所下降，而每 10

万服务人口的执业医师总数量却有所增加（Bishop 等，2016）。此外，自 20 世纪 50 年代以来，成千上万的心理学工作者、社会工作者和咨询师也加入了精神卫生临床服务的队伍中。

比精神卫生专业者的增长更为引人注意的是，越来越多的人向综合性医疗部门中的临床医生，而非专科医生寻求精神卫生服务。2001—2003 年美国共病调查 - 复查（National Comorbidity Survey-Replication，NCS-R）发现，罹患常见精神障碍的患者向综合性医疗提供者（包括初级保健医生和其他非精神科的内科医生）寻求治疗的人数比向精神卫生服务提供者寻求治疗的人数稍多一些（23% 比 22%）（Wang 等，2005）。这种对于综合性医疗部门服务的倚重不仅会增加精神卫生专业者的等级，也反映出精神卫生服务自身属性的转变。与专科部门的精神卫生服务提供者相比，综合性医疗服务提供者主要依靠药物治疗，而不是精神动力学或者行为疗法。这一趋势也随着脑化学影响行为与精神疾患相关知识的剧增，而日益加强。

在曼哈顿中城研究后的几十年中，相关知识的日积月累带来了精神障碍治疗技术（包括新药）的重要革新。短程和行为取向的新型心理疗法的引入，为满足门诊患者的治疗需要提供了更有效率的工具，与此同时，尤其对大多数严重精神障碍患者而言，药物扮演的角色却愈发重要。氯丙嗪，第一个抗精神病药，不仅在很大程度上改变了对精神分裂症患者的照管方式，也被广泛认为促进了大多数严重精神障碍患者的去机构化（精神疾患和健康联合委员会，1961）。

在 20 世纪 60 年代后期引入的三环类抗抑郁药，对抑郁症和焦虑障碍患者的门诊治疗产生了同样巨大的影响。20 世纪 80 年代后期与 90 年代早期出现的选择性 5- 羟色胺再摄取抑制剂，使得更多初级保健机构参与到抑郁症和其他常见精神障碍的治疗中来。在 21 世纪早期，美国超过 70% 的抗抑郁药处方是由综合性医疗提供者开具的（Mojtabai & Olfson，2008）。

精神障碍治疗在药物和行为干预方面取得的重要进步，使得患者的服务需要与所接受的治疗之间持续存在的差距更加引人注目。很明显，这个领域在为精神障碍创造出更有效的治疗方法上，而不是在减少或者移除多层面的寻求服务的阻碍上，取得了更大的成功。基于 1992—1993 年美国共病调查（NCS）数据，只有 20% 符合精神障碍诊断标准的个体在接受访谈前 1 年寻求过任何形式的服务（Kessler 等，2005）。这个数字在 10 年后的 2001—2003 年 NCS-R 中上升到了 32%（Kessler 等，2005）。即使在有严重精神疾患的人群中（受访者占比 5%~6%），也只有 24%（1992—1993）和 41%（2001—2003）的人寻求过治疗。这些数据表明，一大部分原本可能从治疗中获益的患者从未寻求或者接受过服务。因此，精神卫生治疗技术所取得的进步并未惠及迫切需要治疗的绝大多数个体，而这些人的疾病在个体、社区和国家层面上造成了沉重的社会、经济和卫生负担。

这种治疗缺口（treatment gap）并非美国特有。在 21 世纪早期进行的、关于精神障碍及其治疗的一项国际调查（WMH 调查）中，WHO 发现，发达国家只有 1/3~1/2，发展中国家只有 1/7~1/4 有严重精神障碍的个体在前1年接受过精神卫生治疗（Demyttenaere 等，2004；各国的具体情况罗列在表 16-1）。对于那些严重程度稍轻的患者来说，治疗缺口在不同区域和收入水平之间差异更为显著。甚至在那些最终获得治疗的人群中，起病与初次接受治疗之间的时间跨度也非常长：在许多常见的、具有致残性的心境或者焦虑障碍（如重性抑郁症或者惊恐障碍）中，这一时间跨度在 6~10 年不等（Wang 等，2004；Wang 等，2005）。

表 16-1 世界卫生组织关于重度、中度和轻度精神障碍受访者在前 1 年接受治疗的百分比

国家	重度 /%（95%CI）	中度 /%（95%CI）	轻度 /%（95%CI）
美洲			
哥伦比亚	23.7（15.2~32.3）	11.5（6.6~16.5）	8.4（4.5~12.4）
墨西哥	20.2（12.7~27.8）	18.6（12.5~24.8）	10.2（5.5~14.9）
美国	52.3（48.5~56.1）	34.1（30.9~37.4）	22.5（19.0~26.1）
欧洲			
比利时	53.9（25.2~82.5）	50.0（35.8~64.2）	28.2（14.9~41.4）
法国	63.3（38.6~88.1）	35.7（21.4~49.9）	22.3（15.8~28.9）
德国	49.7（26.6~72.8）	30.5（18.5~42.5）	27.9（14.5~41.3）
意大利	.	30.5（19.3~41.7）	18.9（11.3~26.6）
尼德兰	50.2（29.5~70.8）	35.0（15.7~54.2）	26.5（15.6~37.4）
西班牙	64.5（49.2~79.7）	37.9（26.8~49.0）	35.2（23.8~46.6）
乌克兰	19.7（13.9~25.6）	17.1（9.7~24.4）	7.1（1.2~13.0）
中东和非洲			
黎巴嫩	14.6（5.8~23.4）	9.7（2.6~16.7）	4.5（0.6~8.5）
尼日利亚	…	…	10.3（3.7~17.0）
亚洲			
日本	…	16.7（4.5~28.9）	11.2（0.1~22.3）
中华人民共和国			
北京	…	11.9（0.0~26.2）	2.0（0.0~4.8）
上海	…	…	0.5（0.0~1.7）

摘自 Demyttenaere 等，表 5，2004 年。

根据 DSM-Ⅳ（APA，1994）界定的疾病严重程度。…，缺少足够数据未上报（各疾病严重程度 <30 人）。

在解决精神卫生服务未满足的需要时，需要对求治（treatment seeking）与服务利用的阻碍有更好的了解。随着人们越来越深入地认识到，对于有效的、高质量的精神卫生治疗未被满足的需要具有深远的公共卫生和人类影响，人们不断尝试解决这一问题并增加对常见精神障碍的求治。这些努力主要是针对求治过程中的两大阻碍：服务费用和病耻感（stigma）[1]。本章首先概述在社区机构中寻求精神卫生治疗的过程，并简

要讨论精神卫生服务的病耻感和经济阻碍。多年以来，克服这些阻碍的努力一直是公共精神卫生最重要的议程，但相关进展参差不齐。本章随后探讨，以精神疾患和求治相关病耻感为干预目标、最为重要的一些公共卫生行动。最后，本章考察了一系列政策倡议，这些政策倡议致力于消除或者减少横亘在治疗需要与治疗获取中的经济阻碍。

求治行为模型

寻求治疗是一种复杂的现象，涉及动机、认知、社会和文化因素。而且，寻求正规的治疗还涉及个体与治疗系统之间的互动。多年来，人们提出了许多理论模型来解释求治行为并确定其影响因素。本节回顾了一些较为熟知的精神卫生求治行为理论模型，并讨论它们的优缺点。

"病患角色"与"疾患行为"

对于求治行为的关注并不仅限于精神卫生领域。其他卫生服务领域的从业者业已考察求治行为在常见躯体疾病相关社区卫生服务中的重要作用（Dankner 等，2009；Petrella & Campbell，2005）。最早评估求治行为概念的是健康与疾患的社会学研究。本领域的先驱，社会学家 Talcott Parsons 认为，患病个体会充当一种社会角色，而个体所处的"病患角色"和他 / 她所在的社交圈对于这种社会角色有一系列期望的行为。因而，Parsons 并未将疾患（illness）看成单纯的医学问题，也将其视为一种社会角色，这个角色赋予了处于病患角色的个体和周遭社会相应的权利与责任（Parsons，1951）。

在这个模型中，患者会被免除常规的社会义务与责任，且不必为他们的健康状态负责。但是，按照期待，患者应积极改善其健康状况，因而他们也应承担寻求治疗的责任。

在 Parsons 看来，病患角色代表了一种有动机的社会偏离；提供治疗的专业人士则被视为进行社会控制的代理人（Parsons，1951）。Parsons 认为，疾患"被激发到一定高度，就可能被视为一种具有合法性的偏离行为"（Parsons，1951）。这种疾患概念主要以病程较短的急性躯体疾病为模型，该类疾病会在合适的医疗服务之后完全恢复。然而，质疑这种模型的人认为，它过于依赖传统的医患关系，可能并不适用于慢性疾病，比如永远不可能痊愈的一些精神障碍（Crossley，1998）。尽管如此，Parsons 提出的病患角色概念既影响了之后理论学家的研究，也使人们关注到可能影响求治行为的社会因素。

20 世纪 60 年代早期，社会学家 David Mechanic（1962）描述了一系列的行为，并将其称为"疾患行为"，这一概念能够解释求治行为的差异。他将疾患行为定义为：

不同的人群对具体症状的觉察、评估和行动（或者不行动）会有所区别。无论是因为对疾患的早期经历，还是对症状的不同培训或者其他什么原因，一些人会轻视症状，对疾患不予理会，并回避寻求医疗服务；而其他人则会对最轻程度的疼痛或者不适做出反应，并迅速地寻求可获得的医疗服务，在医学检查和治疗前，但在病因学过程启动后，影响疾患行为的变量就开始起作用了。从这个意义上来说，疾患行为甚至能够决定诊断和治疗是否会开始。

Mechanic 所确定的影响因素——用以界定某个问题是否作为一种需要治疗的疾患的因素——归结如下：

- 症状的明显程度、频率和长期性
- 可觉察到的问题严重性
- 角色功能紊乱
- 知识、文化假设以及问题的替代性解释
- 竞争性需要
- 治疗的可获得性[2]

因而，疾患行为框架有助于通过阐述社会因素、态度和许多个人评价在求治过程中的作用，来解释个体在应对常见精神障碍相关痛苦上的差异。

社会网络视角

虽然家庭和其他社会网络在 Mechanic 的疾患行为模型中也有一席之地（Mechanic，1962），但其重要性在社会网络视角主张者的著作中尤为显著，比如 Charles Kadushin。作为早期的主张者，Kadushin（1969）发现了，个人社交圈——他称为"心理治疗的朋友和支持者"——对于纽约市精神分析门诊的患者在寻求治疗中的作用。

社会网络的作用在社会学家 Bernice

Pescosolido 的著作中也占据重要的地位，他提出了动态的、网状 - 阶段性的求治模型。这个模型在采纳了许多其他求治模型元素后，提出"健康问题的处理是一个社会过程，要完成这个过程有赖于个体在社区、治疗系统和社会服务机构中的联系（或者社会网络）"（Pescosolido & Boyer，1999）。不像其他模型，该模型认为利用精神卫生服务这一动态过程包括下列因素：社会人口和社会经济因素、疾病特征、社会网络和社会支持、应对技巧、对精神疾患的态度和需要评估，以及治疗系统相关因素，比如质量、可及性[2]、公平性和之前的服务利用经历。这个模型纳入了持续互相影响并随时间演变的多重因素，因而比之前单阶段、单向的精神卫生求治行为模型有所进步。

Andersen 的社会行为模型

Ronald Andersen 在 20 世纪 60 年代引入了社会行为模型，或许没有任何一个求治模型能企及它受欢迎的程度（Andersen，1968；Andersen & Newman，1973）。这个模型详述了求治中的三组因素（图 16-1）：

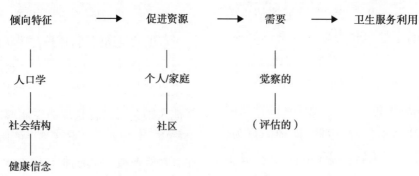

图 16-1　Andersen 最初的卫生服务利用的社会行为模型（摘自 Andersen，图 1，1995。授权重印）

- 需要因素（need factors）是指感到不适，需要专业帮助（如痛苦或者疼痛）

- 倾向因素（predisposing factors），表示社会和文化（如性别、种族、教育和健康信

念）对于决定寻求专业帮助的影响

● 促进因素（enabling factors），是指促进或者阻碍服务可及性的因素（如地理距离和保险覆盖）（Andersen，1995）

尽管有批评和进一步的阐述（Andersen，1995），但最初的 Andersen 模型通常被当作梳理求治过程影响因素的模板。"需要因素""倾向因素""促进因素"这些术语已渗透到对求治的研究中，这充分证明该模型颇受欢迎。

理性行为理论

前面提及的理论模型主要来自社会学。然而，一些心理学家和其他精神卫生专家同样也为求治行为模型的发展做出了贡献。例如，Fishbein 关于理性行为的知名理论被广泛应用于健康行为中（Ajzen，1980；Albarracin 等，2001；Bayer & Peay，1997；Fishbein 等，2007；Lierman 等，1990）。就像"理性行为"这个术语表达的那样，这个理论假定人类行为合理地（尽管不一定合乎理性）遵循有关执行该行为的信念，与那些信念相关的态度和可预期的结局（图 16-2）。在此模型下，行为信念影响了关于行为的态度，包括成本、效益和结局预期。规范信念会影响可觉察的规范（如社会期望和社会压力），而控制信念会影响自我效能。这些态度会共同影响到行为的意向（Fishbein，2008；Fishbein & Ajzen，1975；Fishbein 等，2007）。

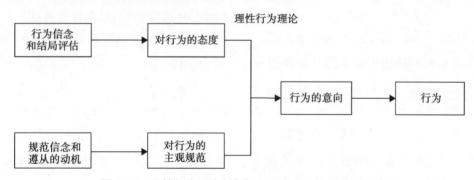

图 16-2　理性行为理论（摘自 Fishbein & Ajzen，1975）

不像一些求治的社会学理论，理性行为理论关注个体的信念、态度和期望，并将其作为求治抉择中的决定因素（Mechanic 的疾患行为模型中也包括了其中一些评估因素）。理性行为理论并不否认服务可及性和社会因素在求治行为中的影响；更准确地说，它囊括了那些因素，并将它们作为个体态度、评估和信念体系中的要素。

总之，理性行为理论为理解和预测个人健康行为提供了一个强有力的情境（如避孕套的使用，或是预防性卫生服务如结肠镜和乳房 X 线摄影的使用）（Fishbein，2008）。尽管已被广泛使用，但该模型对于为疾患寻求帮助的解释效力仍然有限，这主要归咎于它忽略了会影响觉察需要的一些因素，如疼痛、痛苦和残疾。不像选择使用预防性服务或者采取某种保健行为的个体，那些因患有精神或者躯体疾病而寻求帮助的人，经常感到苦恼且有功能受损，而这是精神卫生求治的两个最有力的预测因素。的确，这两个因素经常会驱动觉察到的、对服务的需要，而可能会深刻影响或者改变对精神卫生求治行为的态度（Mojtabai 等，2002）。然而，尽管有其不足，理性行为理论为求治决策提供了详细的表述。

寻求精神卫生服务作为一种决策平衡

试图解释求治的模型的多样性，或许很好地说明了求治过程本身的模糊属性。作为一种行为，寻求精神卫生治疗受到一系列因素的影响，包括个体精神病理因素，对他/她精神状态的自我评估，对精神卫生服务体系的态度，先前与该体系打交道的经历，最亲密的和更大社交圈的反应和态度，以及对求治的经济、个人成本和效益评估。许多模型都在试图容纳这些因素。一些模型把随时间的变化作为一个要素包含进了求治阶段、历次服务或者整个病程（Pescosolido & Boyer，1999）。Pescosolido 和 Boyer 的网状-阶段性模型尤其适用于表示随时间和服务次数变化的求助行为，这在行为健康问题的求治中很常见。

然而，根据行为障碍的严重程度和属性以及所处的生命阶段，治疗途径会有显著差异。试图囊括所有这些因素的模型通常会缺乏简洁性——这是解释性模型的重要品质。相反，十分简洁的模型，必然又会因为过于简化而不能充分体现出过程或者随时间和服务次数变化的过程的复杂性。

过去 30 年来，针对求治率、对服务的觉察需要、对治疗的态度和对服务的觉察阻碍，基于大规模一般人群研究的发现为求治过程提供了新的观点（Leaf 等，1987；Mojtabai，2005，2009b；Regier 等，1993）。美国和其他国家的研究一致发现，对精神卫生服务的觉察需要在寻求服务中起到重要作用。通过分析 WHO 的 WMH 调查中来自 24 个国家的数据发现，缺乏觉察需要是不求治最常见的原因（Andrade 等，2014）。痛苦的严重程度，治疗资源的信息以及对精神卫生治疗的态度，都会影响到治疗的觉察需要（Edlund 等，2006；Mojtabai 等，2002；Van Voorhees 等，2006）。同样，对获得精神卫生服务阻碍的觉察，则是基于对可能损害服务可及性的因素的评估（如地理距离、服务费用或者服务的限制，医保保障不足或者没有医保，或者财力资源有限），以及对规范、社会态度和病耻感的认知。WMH 调查中表明，意识到治疗需要的人群中，超过 2/3 希望靠自己解决问题。然而，必须注意到的是，与态度相关的阻碍在有轻中度精神卫生问题的个体中非常重要，结构性阻碍在严重精神障碍患者中则是最为重要的阻碍（Andrade 等，2014）。

个体是否决定求治是对治疗的觉察需要与阻止求医的觉察阻碍进行平衡后的产物（图 16-3）。因此，寻求精神卫生服务的决定经常是这些彼此对抗的影响的结果。

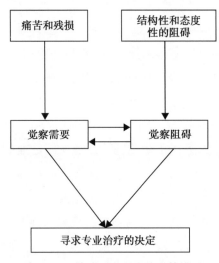

图 16-3　精神卫生求治的决策模型

这个精神卫生求治模型将心理因素（态度和期望）以及社会和结构因素（社会病耻感、服务可获得性和经济可及性）与觉察需要这一重要的附加维度结合在了一起。

通往精神卫生服务[3]之路

精神卫生求治模型通常不会区分不同服务来源。在一些国家，比如英国，初级保健医生是包括精神卫生在内的所有专科服务的守门人（Goldberg & Huxley, 1992; Issakidis & Andrews, 2006）。美国的一些管理式医疗机构采用了类似的模式，要求患者在接受专科服务前必须获得批准。在这样的机构中，患者很少能选择正规医疗服务的来源。而在患者对医疗服务资源拥有更多选择权的机构中，对医疗服务提供者的选择又会受到许多因素的影响，包括性别、年龄和疾病严重程度（Ettner & Herman, 1997; Frank & Kamlet, 1989; Leaf 等, 1988; Mainous & Reed, 1993; Sturm 等, 1996）。许多过往的研究关注在精神卫生专科部门（如心理学工作者或者精神科医生）与初级保健部门之间的求医选择，越来越多的有精神卫生问题的人在后一种机构接受治疗。一些研究发现，女性、老年人以及患有躯体疾病的个体更愿意在综合性医疗提供者那里就医（Leaf 等, 1988; Wang 等, 2006），而不选择精神卫生专业者的帮助，这可能是因为他们比其他人群更容易接触到综合性医疗提供者。潜在服务提供者的多样性为先前讨论过的求治行为增添了一个新的维度。随着服务提供者和治疗机构的日益多元化（Frank & Glied, 2007; Wang 等, 2006），之后的求治行为模型必须考虑到对服务提供者和治疗机构的选择，以及其他会影响这些选择的因素。

通往服务的阻碍

这些年来，人们已经意识到通往精神卫生服务的许多阻碍。这些阻碍可以分为态度性阻碍（如内化病耻感以及对于精神卫生治疗有效性的消极信念）与结构性阻碍（如地理距离、精神卫生服务和提供者在物理上不可及，或者医保不涵盖这些服务）进行描述。

从全球视角看，与态度和经济上的阻碍相比，服务及提供者的可获得性是阻挡精神卫生服务利用更为重要的因素。WHO 地图集项目（WHO, 2011）的数据显示，服务和提供者的可获得性在全球范围内有着显著区别。例如，精神科医生的中位数，从非洲地区的每 10 万人中 0.05 个至欧洲地区的每 10 万人中 8.6 个不等。其他精神卫生专业者（如心理学工作者、精神科护士和社会工作者）的数量同样也基于国家、收入分组而呈现显著差异。在容易获得服务和提供者的高收入国家，一些因素比如病耻感，治疗的觉察需要率低，保险涵盖范围不足，可能扮演着更为重要角色。本章余下的部分会探讨病耻感和经济负担，这两种获取医疗服务的阻碍日益受到关注，且是近期公共卫生政策倡议的干预对象。

精神疾患病耻感与求治行为

大量证据表明，许多罹患精神疾患的人，在其生活的许多方面会感受到病耻感与歧视（Chong 等, 2007; Corrigan 等, 2006; Crisp,

Gleder 等，2000；Gaebel 等，2002；Kleinman & Hall-Clifford，2009；Link & Phelan，1999；Link 等，2004；Phelan & Link，1998；Saravanan 等，2008；Thara & Srinivasan，2000）。社会学家欧文·高夫曼（1963）把污名化（病耻感）定义为"一种令人大大丢脸的特征"，并将其描述为"从一个健全而平常之人向一个沾上污点、受到轻视之人"的转变过程。与精神疾患相关的病耻感是普遍的、多方面的，且可以被精神障碍患者预期、觉察、通过歧视行为直接体验或者内化。病耻感的这些形式，都会伴有经济、社会和健康后果，包括对求治行为的影响。

从本质上来说，病耻感的经历是全球化的；在一项 27 个国家的研究中，精神分裂症患者表示，他们在不同的方面和环境中都经历了不利的歧视（Thornicroft 等，2009）。几乎有半数患者表示，他们在朋友和家庭关系中感到有病耻感，约有 30% 的人在亲密关系、工作场所或者寻求工作中受到歧视。这些患者并没有错误地感知周围人的态度；大多数关于公众对于精神障碍患者态度的研究也印证了这些报告。例如，2006 年欧盟国家进行的一项针对一般人群的欧盟民意调查显示，大部分社区居民认为，精神障碍患者是难以预测的，或者是危险的［卫生和消费者保护总司（SANCO）- 欧洲委员会，2006］（图 16-4）。在英国进行的另一项成年人调查中，Crisp 等（2000）发现，公众认为患有精神分裂症、酒精中毒或者药物成瘾的人是危险的。当德国人群在调查中被问及描述精神分裂症的患者时，也得出了类似的结果（Angermeyer & Matschinger，2003）。

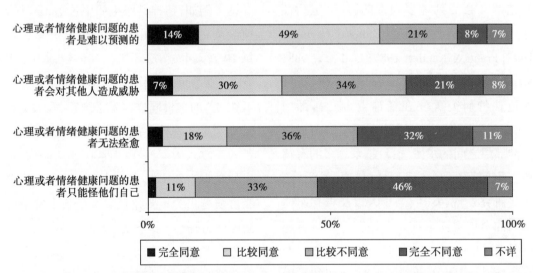

图 16-4　欧盟国家精神疾患病耻感（摘自卫生和消费者保护总司 SANCO—欧洲委员会授权重印，2006）

围绕在精神疾患周围的病耻感并不局限于被认为是严重或者致残的精神障碍，比如精神分裂症。公众对于被认为严重程度稍轻的精神障碍，也存在消极态度，比如抑郁症和焦虑症（Alonso 等，2009；Alonso 等，2009）。一项关于病耻感与抑郁症的研究纳入了来自 35 个国家的超过 1 000 名受访者，该研究发现在重性抑郁症患者中有接近

80% 的人在寻求精神卫生专科服务时，报告他们曾在某个生活领域遭遇过歧视。如果有失业、离婚、分居、丧偶，曾接受过住院治疗或者曾有多次抑郁发作，则更有可能报告病耻感（Lasalvia，2013）。

与高收入国家（HIC）相比，中低收入国家（LMIC）是否存在更为显著的病耻感，目前尚无定论。在一项跨国研究中发现，中低收入国家由于心境和焦虑障碍而觉察到的病耻感差不多是高收入国家的两倍（Alonso 等，2008）。此外，我们也需要注意到，对精神障碍患者人权的侵犯是全球性的问题，尤其在中低收入国家，治疗选择较少，而人权侵犯则更为常见且更加严重（Drew 等，2011）。对于其他的障碍和病耻感的形式，在中低收入和高收入国家的暴露情况则类似；例如，与精神分裂症相关的病耻感（Thornicroft 等，2009）和与抑郁症相关的歧视（Lasalvia 等，2013；Lasalvia 等，2015）。不过，中低收入国家抑郁症相关的预期病耻感平均比高收入国家要低（Lasalvia 等，2015）。

十分值得注意的是，不考虑不同国家病耻感经历的相对频率，病耻感的本质在不同情境和文化背景下具有差异。例如，印度（Thara & Srinivasan，2000）、埃塞俄比亚（Shibre 等，2001）和中国（Phillips 等，2002）的研究发现，精神疾患的病耻感会超出患病个体以外。精神障碍患者的家庭成员可能会在就业，为子女寻找伴侣，融入社区方面遇到困难，即便这些家庭成员自身没有精神障碍。Pescosolido 等（2013）为了探索不同国家的病耻感是否由共同的态度与理解构成，让来自 16 个不同国家、代表不同收入群体和地区的受访者，在阅读描述精神分裂症或者抑郁症的案例（vignettes）之后，回答有关治疗、病程和求治行为的问题。不同国家的受访者在接受病耻化的态度上是相似的。例如，不同国家的受访者都不愿意让精神分裂症患者照顾自己的孩子，但却没有那么多受访者认为精神分裂症患者智力低下。

有证据表明，病耻化态度会对求治行为产生影响。在一篇近期的系统综述中，Clement 等（2015）筛选出总计纳入逾 90 000 名受访者的 144 篇研究，试图描述病耻感与精神障碍患者寻求服务之间的关系。这种关系的中位数效应值（Cohen D）是 −0.27（值域：−2.73~0.36），大多数研究发现，病耻感经历的增多与求治行为的减少显著相关。病耻感内化和接受精神疾患治疗相关的病耻感所产生的消极影响在研究发现中最为一致。对于经历过的、预期的以及可觉察的病耻感，研究结论则不够明确。此外，通过分析 44 个获取精神卫生服务阻碍相关研究的数据，发现精神障碍患者把病耻感列为影响求治行为的第四位重要因素，有 1/5~1/3 的受访者认为，病耻感是寻求服务的阻碍。然而，对于两者之间的关系，研究结果并不一致。在一项研究中，认为精神障碍患者难以预测或者应为自己的疾病负责，以及生活在一个有强烈责备信念的社区，都与较低的寻求专业帮助的意愿有关（Mojtabai，2010）。但也有研究发现求治与以下情况有反向的关联：普遍认可精神障碍患者是危险的或者是难以痊愈的，以及生活在广泛抱持这些想法的社区。

对于服务提供者和机构的选择也会影

响病耻感与求治行为之间的关系。通常情况下，从精神卫生专科服务提供者那里求医，会比在综合性医疗服务提供者那里体验到更多的病耻感。一项针对儿童精神障碍病耻感的全美性研究发现，即使是在那些正确识别出严重儿童精神障碍（如注意缺陷多动障碍）的人群中，多数人倾向从全科医生、教师、家人、朋友和非医学咨询师处寻求服务，而不愿意找精神科医生、心理学工作者或者专科机构求医（Pescosolido 等，2008）。在智利的一项大规模研究中，仅有 6% 的精神障碍患者接受精神卫生专科治疗；44% 的患者寻求其他治疗提供者的帮助（Vicente 等，2005）。研究发现，病耻感是寻求精神卫生专业者帮助的关键阻碍之一。

其他研究业已发现，在接受服务的个体中，病耻感对治疗依从性有消极作用。虽然研究结果不一致，病耻感内化会导致多重精神障碍的患者治疗依从性降低（Livingston & Boyd, 2010）。觉察到的病耻感尤其与老年患者治疗中断以及抑郁症患者治疗依从性差有关（Sirey 等，2001a; Sirey 等，2001b）。

反对病耻感的公共精神卫生行动

2003 年美国总统心理健康新自由委员会的第一条建议是"推进与实施美国行动以减少求医病耻感"。这不是第一次行动号召，也不是第一次意识到需要对抗病耻感。事实上，多年来，精神卫生服务的迫切需要与服务机构低下的利用水平之间存在着巨大鸿沟，已经引发了许多公众行动（Aseltine 等，2008; Buist 等，2007; Hickie, 2004; Jacobs, 1995; Jorm 等，2005, 2006a; Morgan

& Jorm, 2007; Olfson 等，2002; Paykel 等，1998; Paykel 等，1997; Rix 等，1999）。这些倡议旨在增加公众对精神疾患的认识和理解，提供现有的社区治疗资源信息，以及消除与精神疾患及其治疗相关的常见误区与病耻感。

在美国，其中有一个项目称为"全美焦虑障碍筛查日"（Olfson 等，2002）。该项目在 1993 年启动，由包括 APA、美国心理学学会和 NIMH 在内的机构主办，该项目旨在进行常见焦虑障碍的症状筛查。该项目会在每年 5 月的第 1 周在全美 50 个州和哥伦比亚特区的筛查点进行。在指定的筛查日之前，每个筛查点都会收到一个资料包，写有推荐的筛查步骤以及如何推广活动的建议（Olfson 等，2002）。筛查日当天，参与者会被邀请观看常见焦虑障碍和重性抑郁症的教育视频；然后让他们完成一张筛查问卷。由一位精神卫生专业者审阅每一个参与者的反馈，收集关于症状的进一步信息并确定是否有治疗转诊的指征。大部分被发现符合常见心境和焦虑障碍诊断标准的参与者都会接到转介。然而，该项目既没有研究随访率，也没有对公众认知、态度和求治方面的效果进行调查。

"战胜抑郁行动"（defeat depression campaign），由英国皇家精神科医学院和皇家全科医师学院主办，是另一个主要的公众精神卫生行动（Paykel 等，1998; Paykel 等，1997）。这个为期 5 年（1992—1996）的行动，作为英国促进抑郁症的预防、筛查和治疗倡议的一部分，旨在提升对抑郁症疾病属性、病程和治疗的公众意识，并提高全科医生在发现和治疗抑郁症方面的技能（Paykel

等，1998；Paykel 等，1997；Rix 等，1999）。该行动的公关元素包括英语和其他语言写成的书籍、录像带、传单和资料页的分发；杂志和报纸文章的发表；以及精神卫生专业者参与教育性电视节目录制、电台采访和新闻发布会。全科医生收到的实践指南、其他出版物和录像带可以加强他们识别和管理抑郁症患者的能力。1991 年、1995 年和 1997 年进行的一般人群调查发现，越来越多的人报告自己或者亲密的朋友有过抑郁的经历，两者的比例从 1991 年项目启动前的 22% 和 13% 分别上升至 1997 年的 25% 和 18%（Paykel 等，1998；Paykel 等，1997；Rix 等，1999）。调查同时也显示，人群中有下列想法的比例在增高：

● "抑郁症像其他疾病一样是医学问题"（从 1991 年的 73% 增加至 1997 年 81%）

● 应该为抑郁症患者提供抗抑郁药（16% 增长至 24%）

● 抗抑郁药是一种有效的治疗手段（从 46% 增长至 60%）（Paykel 等，1998）

一个稍早的、类似的国家公共卫生行动，同样关注抑郁症，被称为"抑郁症知晓、识别与治疗项目"（简称为 D/ART），由 NIMH 在 20 世纪 80 年代主办（Regier 等，1988）。D/ART 包括了一个多阶段的信息和教育行动，用以增加卫生专业者和普通大众对抑郁障碍的知识，并提高社区治疗选择的可获得性。在之后几年中，其他公私部门的倡议紧随其后。一个最近的例子是 2003—2005 年发起的"真实的男人，真实的抑郁症"（real men，real depression）行动，包括一系列电视和电台的公共服务公告，以及在平面媒体特写男性讲述抑郁症如何影响他们

生活。在行动的整个阶段，NIMH 向个人和组织分发了将近一百万份英语和西班牙语的多种印刷资料。此外，官方网站的点击量也达到了 1 400 万次，超过 15 万资料的拷贝被下载。此外还接到了将近 5 000 封电子邮件和打进信息热线的电话（NIMH，2009）。

目前仍在进行的全国性精神卫生知晓行动中，澳大利亚的"远离抑郁"（beyondblue）或许是范围最广的行动（Jorm 等，2005）（图 16-5）。2000 年由澳大利亚联邦政府、各州政府和地方政府发起，"远离抑郁"获得了广泛支持，包括澳大利亚商界和个人自发的大量捐款（Beyondblue，2008）。行动旨在提升公众对精神疾患及其治疗的知晓以及去病耻化。借助传统与非传统的平面和电子媒体，行动尤其惠及了学生和居住在乡村的个体，而这些都是较少获得精神卫生服务的群体。2008 年，"远离抑郁"官方网站（http：//www.beyondblue.org）是澳大利亚非专业或者专业的健康相关网站中被浏览最多的网站（Beyondblue，2008）。许多调查显示，公众对精神障碍和"远离抑郁"倡议本身的知晓，在澳大利亚全国范围都有提升（Beyondblue，2008；Jorm 等，2005，2006a；Morgan & Jorm，2007）。例如，在 2007—2008 年的调查中，有 56% 的受访者自发提及抑郁症是一个重要的精神卫生问题，这比 5 年前的调查数据（49%）有所上升（Beyondblue，2008）。同样，在 2007—2008 年的调查中，10% 的受访者提到双相障碍是一个重要的精神卫生问题，而这个概率在 2002 年时为 0。公众对"远离抑郁"行动的知晓也在逐年增加。2002 年不

到 1/3（31%）的受访者表示知道这个行动；2007—2008 年，这一数据超过 3/4（76%）（Beyondblue，2008）。尽管有这些积极的结果，在澳大利亚，认为精神障碍是重要的健康问题的比例还是很低。在 2007—2008 年的调查中，只有 8% 的人认为心理健康是一个重要的健康问题。相比之下，59% 的受访者认为重要的健康问题有肥胖，46% 认为有肿瘤，35% 认为有心脏疾病，以及 24% 认为有糖尿病（Beyondblue，2008）。

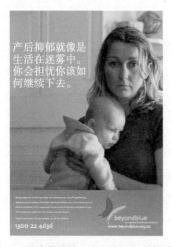

图 16-5　远离抑郁（beyond blue）行动的抗病耻感海报（摘自 http://www.beyondblue.org.au/index.aspx?link_id=105.903）

除了这些和其他旨在促进识别和治疗常见精神障碍的全国性公众行动外，许多国际性的倡议都以减少精神障碍相关病耻感为目标。1996 年，WHO 在超过 20 个国家发起过一个项目，旨在战胜与精神分裂症相关的病耻感［Sartorius，Schulze 和世界精神医学协会（WPA）全球项目，2005］。项目的具体内容在各国有所不同，大多数项目点都调查了公众的知识和态度，通过报纸、杂志文章，以及基于学校项目开展公众教育，以及对卫生服务提供者进行培训和继续教育（Sartorius & Schulze，2005）。

随着互联网规模的扩大，互联网这种电子媒介越来越多地被用作健康信息的来源，这为宣传行动提供了一种可惠及更多受众的新手段。在美国，大批公共与私立机构资助了大量基于网络的、精神卫生相关公共教育项目，许多项目正在如火如荼地进行中，比如"抑郁是真实存在的"（www.depressionisreal.org）和"CBS 服务照管"（www.cbs.com/cbs_cares/topics/?sec=5；http://wwwapps.nimh.nih.gov/health/publications/real-men-depression.shtml）。在未来，类似资源的数量可能会呈现指数级增长。

公众对精神卫生求治行为态度的转变

2007 年美国的一项研究基于 NCS 和 NCS-R 的数据发现，对于因精神障碍而求治，公众的态度发生了中等强度但显著的积极改变（Mojtabai，2007）。例如，NCS-R 中 41.4% 的受访者表示他们肯定会寻求专业帮助，这一比例在 1990—1992 年仅有 35.6%。同时，更多的 NCS-R 受访者表示，对于和专业者谈论个人问题感到舒适（与 1990—1992 年的 27.1% 相比，这一比例达到了 32.4%）；当其他人发现他们这么做时，他们也更不易感到尴尬（与 1990—1992 年的 33.7% 相比，这一比例达到 40.3%）（Mojtabai，2007）。这些态度的改变在年轻人中更为明显。

其他国家的研究也发现了类似的态度转变（Angermeyer & Matschinger，2005；Jorm 等，2006b）。例如，基于两项调查数据，Angermeyer 和 Matschinger 发现在 1990—2001 年，德国大众越来越倾向于推荐精神分裂症或者重性抑郁症患者去寻求精神科医生或者心理治疗师的帮助。我们不禁想把这些态度转变归功于如前所述的公共精神卫生行动。美国的研究发现，年轻一代出现了显著的态度转变，这一结果提示，年轻人高度参与的教育体系或者大众媒体可能会对公众态度的转变有部分作用。

要厘清近年来对精神卫生服务利用的态度改变的原因绝非易事。个体态度不仅仅受到公众教育行动，正规的教育体系或者媒体的影响。个体社交网络中其他人的态度，关于精神障碍病因学的观念转变以及社会经济学因素，都有可能起作用。有一些证据表明，大众媒体教育行动可有效减少偏见，提高知识水平（Clement 等，2013；Thornicroft 等，2016），但偏见的减少是否能转化为歧视行为和实践的转变，相关证据则较为有限。目前有个广泛接受的理论假设是，行为的改变必然经由态度的改变（Thornicroft 等，2016），但只有有限的证据支持态度会影响今后的求治行为（Mojtabai 等，2016）。教育是减少病耻感最常用的方法，在成年人群中，基于接触的干预措施，相较于其他干预类型，有较好的短期效果（Thornicroft 等，2016），虽然其长期效果的相对优势仍缺乏证据（Mehta 等，2015）。2012 年的荟萃分析通过比较多种干预方式对公众态度和行为的影响后发现，以下两种目的的干预都能改善人们的态度：教育公众了解精神障碍，以及促进有潜在可能污名化他者的个体，接触患有被污名化精神卫生问题的个体（Corrgan 等，2012）。然而，教育干预在青少年人群中，比在成年人群中更为有效（Corrgan 等，2012）。

精神疾患公众态度的逐渐医学化

归功于数十年的基础与临床研究，公众日益相信精神疾患是有生物学基础的（Blumner & Marcus，2009）。例如，2006 年美国综合社会调查数据显示，88% 的受访者相信抑郁症是有生物学原因的，而 10 年前的这一数字为 77%（Blumner & Marcus，2009）。同样，对于抑郁症治疗的态度也越来越积极。2006 年，同一研究中，60% 受访者认为去看全科医生或者精神科医生或者使用处方药作为精神障碍的首选治疗是合适的，高于 1996 年的 48%；41% 受访者认为首次治疗选择与治疗师、咨询师、神职人员或者其他宗教领袖倾诉，或者加入自助小组是合适的，低于 1996 年的 52%（Blumner & Marcus，2009）。

上述研究和其他在美国（Mojtabai，2009a）、德国（Angermeyer & Matschinger，2005）和澳大利亚（Jorm 等，2006b）进行的关于精神疾患的公众态度研究发现，从 20 世纪 90 年代至 21 世纪，对于用以治疗一系列精神障碍的药物，相关的积极评价也有所上升。根据 2006 年美国综合社会调查，76% 的受访者同意或者强烈同意服用精神科药物会让处理家人和朋友关系更加容易，高于 8 年前的 68%。研究也发现，与 1998 年相比（41.2%），在 2006 年人们更愿意使用精神科药物（49.1%）（Mojtabai，2009a）。同样，2001 年一项在德国进行的研究中发现，40% 的公众推荐精神科药物治疗抑郁症，高于 10 年前的 29%（Angermeyer & Matschinger，2005）。

对使用药物的观点和态度的转变，原因

依然不明确。许多之前讨论过的公众宣传和教育行动都强调,绝大多数精神障碍具有生物学基础。在20世纪90年代井喷式的研究中,当时的总统乔治 H. W. 布什(1990)宣告了20世纪90年代是"脑的十年"(decade of the brain),大众媒体上广泛报道了精神障碍基因和生理学基础的相关证据的重大发现。与此同时,越来越多的文献聚焦于心理和社会应激源的器质基础(Grassi-Oliveira 等,2008;Shea 等,2005),以及精神障碍心理社会治疗的器质相关因素(de Lange 等,2008;McClure 等,2007;Siegle 等,2006;Straube 等,2006)。精神障碍的日益医学化很可能是精神障碍药物治疗广受欢迎的一个原因。

精神科药物治疗以及直销药品广告的趋势

对精神疾患公众态度的改变似乎与精神科药物使用的增加相一致。例如,在美国,2001—2003 年抗抑郁药的使用是 1990—1992 年的 4 倍,主要是因为选择性 5- 羟色胺再摄取抑制剂使用的增加(Mojtabai,2008)。在 2001—2003 年这个时间段,美国成年人中超过 1/10 的人表示,在前 1 年服用过一种抗抑郁药。一份近期美国药物营销数据显示,2007 年,抗抑郁药是最常开具的处方药类别(Jorm & Wright,2007)。超过 70% 的抗抑郁药是由初级保健机构或者其他综合性医疗服务提供者开具的,而不是由精神科医生开的(Mojtabai & Olfson,2008)。

近年来,美国激进的药品营销和随处可见的精神科药物直销(direct-to-consumer,

DTC)广告[4],让公众对待这些药物的态度更加积极,并增加了他们对这类药物的使用。2005 年,美国处方药 DTC 广告经费超过了 40 亿美元,而 1996 年的金额不到 10 亿(Donohue 等,2007)。药品 DTC 广告频繁地以公共服务公告的形式出现,强调精神疾患是医学障碍,观看广告的人应该与自己的医生讨论自己的症状,以及由制药工业研发的特定药物应当被视为一种治疗选择(图 16-6)。

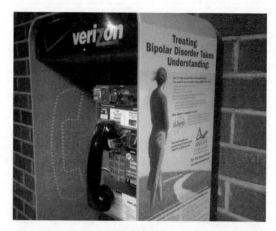

图 16-6　药品直销广告(摘自 http://picasaweb.google.com/ShrinkRapRoy/BlogPics#5066145849910761794)

在美国,药物的 DTC 广告常常铺天盖地。暴露于 DTC 广告中的人比暴露于本章之前讨论过的精神卫生公众行动的还要多。例如,2001—2002 年对具有全美代表性的 3 000 名成年人样本进行的电话调查发现,86% 的受访者在前 1 年听到或者看到过一则药物广告,大约有 35% 的人收到过一则广告提示自己和医生讨论广告中出现的药物或者其他健康问题。而在和医生讨论过 DTC 广告的门诊中,43% 的医生开具了广告上出现的药物(Weissman 等,2003)。

在美国，精神科药物，尤其是抗抑郁药，是最常出现的广告——和最常开具的——药物。在 2000 年早期进行的一项大规模电话调查中，300 个受访者中有 79% 的人记得在之前的 6 个月中看到或者听到过某一种抗抑郁药的广告；25% 的人记得不止一种药物名称（An，2008）。暴露于 DTC 抗抑郁药广告的个体，对人群中临床抑郁症的患病率估计显著高于未暴露于这些广告的人（An，2008）。

在 Kravitz 等（2005）让标准化患者（即让演员排练抱怨）访视家庭医生和内科医生的研究中，DTC 营销效果显著。每位医生只接诊一位伴有腕关节疼痛的重性抑郁症标准化患者或者伴有背痛的适应障碍的标准化患者。在 1/3 的访视中，患者演员要求开具特定商品名的药品，并说："那天我在电视上看到这个广告。是关于帕罗西汀的广告。广告的某些内容真的让我很触动。我很想知道您是否认为帕罗西汀会有帮助。"在另外 1/3 的访视中，患者演员对药品没有特别指定，并说"我那天看到一个有关抑郁症的电视节目。我真的开始思考，您是否觉得药物可能会帮助我。"还有 1/3 的访视，患者演员没要求开具药物。

在 101 次针对抑郁症状的访视中，患者要求开具特定商品名的药物或提出一般性的药物治疗要求，结果医生为 65% 的患者演员开了某一种抗抑郁药。相比之下，在 48 位没有要求医生开具抗抑郁药的患者演员中，不到 1/3（31%）的人被开了处方药。这个结果与表现出适应障碍症状的患者演员组有可比性（Kravitz 等，2005）。总而言之，研究发现，主动要求开药比表现出症状更容易获得处方。

从治疗与卫生经济学视角看，由 DTC 广告带来的、抗抑郁药的使用增加是一把双刃剑。这些处方实践可能有助于减少严重精神障碍患者未满足的治疗需要（Block，2017），同样也会使更多的、有轻度至中度精神病理学问题的人受到药物副作用的影响。与此同时，在过去的 10 多年，精神科药物占精神卫生服务总费用的比例显著增加。一群精神卫生经济学家和研究者指出"处方药的费用是精神卫生服务费用增长的主要驱动力"（Frank 等，2009）。治疗许多传统上未治疗的精神障碍患者的收益，是否会比增加精神科药物使用引起的人力与经济成本更多，结论尚不明确（Block，2007；Jureidini 等，2008）。

精神卫生求治行为的经济阻碍

多中心的兰德医疗保险研究，很好地阐述了精神卫生服务利用中经济阻碍的影响（Wells 等，1984），这是美国研究患者共付额如何影响服务利用的唯一大规模随机试验。探索保险覆盖如何影响服务利用的观察性研究较难解读，尤其是考虑到逆向选择（即有更多卫生服务需要的个体会选择性地投保更慷慨的医疗保险项目）。遗憾的是，逆向选择所导致的随机研究组别的缺失，使得研究者无法从共付额对医保项目选择和对服务利用的影响中，梳理出疾患严重性的作用。

兰德研究发现，与没有患者共付额的情况相比，征收 95% 患者共付额与精神卫生门诊服务下降 47%，以及与综合性医疗门诊服务下降 33% 有关（Wells 等，1984）。服务利用减少并不仅发生在精神卫生领域,只是在这个领域的减少比其他卫生领域更明显。研究的核心发现是,减少服务的经济抑制因素——起付线,共付额和封底线——与医疗和精神卫生服务的使用增加有关,并对精神卫生服务具有较大的影响。

经济阻碍的趋势

过去 20 多年,在美国各州和联邦的平等法以及保险公司的自愿平等倡议上的进步,在一定程度上减少了全美精神卫生服务的自付费用。1996—2003 年,精神卫生服务门诊的自费比例从 39% 下降到 35%

（Zuvekas & Meyerhoefer, 2006）。然而,躯体健康服务门诊的自费比例减少幅度更大,从 31% 下降至 26%。尽管有一些进步,精神卫生服务的自付比例仍显著高于躯体健康服务。

而且,精神卫生服务门诊自付费用的小幅下降,被精神卫生总体自付费用的增加所超越（Frank 等, 2009）。在 1996—2006 年,精神科药物费用的增加尤其明显,2006 年是 1996 年的 3 倍,而同一时间段药物的自付费用并没有明显减少（Zuvekas & Meyerhoefer, 2006）（图 16-7）。

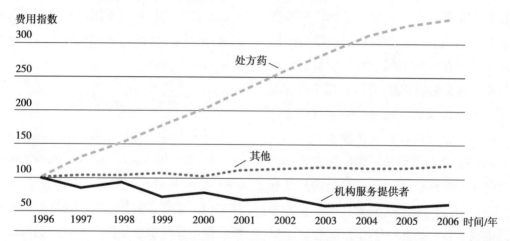

图 16-7　1996—2006 年美国精神卫生花费的增长情况。数据索引至 2006 年（摘自 Frank 等, 2009）

这些逐渐增大的费用,会对不断增多的、需要这些服务的精神障碍患者产生严重的经济阻碍（Mojatabai, 2015）。根据一项精神卫生求治和未满足服务需要研究,1997—2002 年,与精神卫生专业者联系的百分比从 29.1% 增长至 35.5%,但同一阶段费用相关的未满足的服务需要也在增加（Mojtabai, 2005）。

近年来,与费用相关的服务阻碍的影响已变得越来越重要,这与服务费用和自付费用的增长相一致。2005—2006 年,同时报告有重性抑郁症和治疗需要的个体,最常将经费阻碍视为不寻求所需服务的原因（Mojtabai, 2009b）（图 16-8）。费用作为获取服务阻碍的比重不断增加,这种情况并不只是美国才有。一项横跨西班牙、以色列、澳大利亚、巴西、俄罗斯和美国的研究发现,自付费用是抑郁症患者获取服务最常见的阻碍（Simon 等, 2004）。虽然,其现患率从西班牙的 24%~ 俄罗斯的 75% 不等。

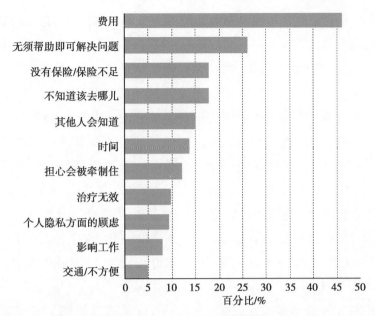

图 16-8　重性抑郁症成年患者寻求精神卫生治疗的阻碍(摘自 Mojtaba,授权重印)

虽然,有保险的美国人面临着显著的、与费用相关的服务阻碍,但是与另外一个或许更为紧迫的问题——无保险的精神障碍患者面临的经济阻碍——相比,就显得小巫见大巫。2007—2008 年统计显示,65 岁以下的人有 1/3 至少在 2 年内没有医疗保险(Baily,2009)。在大多数有关精神卫生服务利用的研究中,没有保险的人,比那些有最有限公共或者私立保险覆盖的人对服务的利用更少(Karaoka 等,2002;Landerman 等,1994;McAlpine & Mechanic,2000)。

应对精神卫生服务经济阻碍的立法措施

美国和世界其他国家,在过去的数十年中经历了与精神卫生有关的法律与法规的重大进步。地图集项目(Project Atlas 等,2011)发现,在总体上,有 71% 的国家制定了与精神卫生有关的法律,或者在福利,残疾人权益以及精神障碍患者就业机会领域的法律。不过,这些福利的获取仍然存在显著的地域差异。超过 75% 的高收入国家有专门的精神卫生立法,但在低收入国家这一数字低于 40%。而且,精神卫生相关法律的出现并不会缓解与精神障碍求治和接受服务相关的经济负担。在全球范围内精神卫生服务的自付费用依然显著,在全球最贫穷地区占到总支出的 30%~40%,包括一些非洲和东南亚国家(WHO,2005)。在一些人口众多的国家,像印度和巴基斯坦,由公共部门提供补助性服务,这些机构中的治疗方法经常都很初级;只有自付大笔额外费用后,才可能获得私立部门的服务。加拿大、英国和其他欧洲国家将精神卫生服务整合到有公共资金的综合性医疗卫生服务,这经常被誉为是超越精神卫生服务费用阻碍和医保对心理与躯体健康服务覆盖面差异的一种良策。即便在那些国家,服务的可及性依然是个挑战,部分原因是定量分配和长时间等待,这导致某些国家逐渐出现私立卫生服务的选择。在某种程度上,获得精神卫生服务也受到精神卫生劳动力短缺的影响。与精神疾患相关的、普遍存在的病耻感,有可能阻碍了从事卫生服务的实习生将精神卫生作为自己的专科。

在美国,未能在联邦层面强制要求医保平等地报销精神障碍治疗的历史(Daly,2018b),催生了很多州自己制定的平等法律。结果产生了不同平等法律的混合体,其中许多都没能实现医保覆盖的完全平等(Daly,2016)。所有这些都随着标志性的 2008 年《精神卫生平权和成瘾平等法案》的颁布而改变了(Daly 2008a;Edwards,2008;Siploff,2008)。

心理和躯体健康平等的缺乏可溯源至卫生服务政策的漫长历史,治疗项目的结构,以及将身体与心灵人为分开的研究。当住院医疗保险在 20 世纪 30 年代首次出现时,患有严重精神障碍的患者常常被安置在州立机构中,这些机构充其量只能提供有限的有效治疗。随着 20 世纪 40—50 年代躯体和心理的治疗有了新进展,精神卫生服务的重心逐步转移至门诊,并开始吸纳轻中度的精神障碍患者。随着抗精神病药的出现和去机构化运动的发展,向门诊服务发展的趋势在 20 世纪 50 年代末与 60 年代初获得了动力。但是,精神卫生服务的保险覆盖则拖了后腿(Sharfstein 等,1984)。

有各种因素作用于这种持续存在的差异。在出版 DSM-Ⅲ(APA,1980)之前的时代,由于缺乏可诊断的精神疾患与短暂的、亚临床的情绪问题之间的明确界限,导致无法明确疾病是否需要治疗。与治疗躯体疾病相比,对精神卫生服务的需求具有更大的费用弹性,这带来了无法控制的医疗费用(Wells 等,1984)。与精神疾患相关的社会和机构耻感,加上对治疗效力的悲观情绪进一步加剧了这种差距。然而,随着时间的推移,倡导工作,日益认识到精神障碍是真实、可治疗的疾病,以及不断增长的服务需求,使得精神障碍的医保覆盖——虽然不平等——有所增加。20 世纪 70—80 年代各州通过立法延续了精神卫生覆盖面逐渐增加这一趋势(Barry 等,2010)。1977 年,约有 87% 拥有私立医疗保险的人,其保险也涵盖了某些精神卫生保险。

肯尼迪总统在 1961 年曾为联邦雇员精神卫生保险平等权而呼吁,这是针对平等权最早的努力之一(Hustead 等,1985)。然而,即使在公共保险项目中,心理与躯体健康服务间依然存在保险覆盖的鸿沟。1965 年生效的 Medicare B 部分规定,每年精神障碍治疗的门诊费用最多报销 500 美元,另外还有 50% 的共付额,这为精神疾患的门诊治疗制造了一个年度上限。2008 年的法规取消了心理与躯体健康服务的保险覆盖差异,其潜在影响将会在未来几年变得更加明显。

美国在 2010 年颁布的《患者保护与平价医疗法案》(Affordable Care Act,ACA)是21 世纪第一个 10 年的重要立法成就。虽然 ACA 对精神障碍患者医疗可及性的全面影响在几年内尚未可知,但是有越来越多的证据表明,立法会促使更多的人获得保险(Lusczakoski 等,2016;Ali 等,2016)。初步的研究结果同样提示,对精神卫生服务的利用也有小幅增长(Saloner 等,2017),一些成瘾服务机构的经济阻碍有所减少(Feder

等，2017）。而且，其他 ACA 的条款，如让 Medicaid 惠及贫困边缘者以及维持现有的儿童医疗保险计划，都会对严重的和持续的精神障碍患者，以及有显著精神卫生需要的儿童产生积极的影响（Mechanic 等，2016）。在写本章之际，因为一些政治因素，ACA 的命运仍在风中摇曳。

展　望

寻求精神卫生服务是一个复杂的过程，并不完全取决于个体的痛苦经历以及和精神疾患有关的功能损害。准确地说，做出寻求治疗的决定常常是态度、社会和结构因素的复合产物。在这之中，病耻感和经济阻碍扮演着重要的角色。为了促进人群精神卫生求治行为，抗病耻感行动和减少精神卫生服务经济阻碍的政策倡议是公共卫生行动中的最前沿，在未来也会如此。其他因素，例如，觉察需要、地理距离、觉察效益与治疗风险，对精神科药物副作用的畏惧，以及先前接触精神卫生服务体系的经历，都会影响个体寻求帮助的决定。个体的社会网络是求治行为中另外一个复杂因素（Maulik 等，2010）。

毋庸置疑，在没有深入探究服务传递的前提下，是无法完全理解求治的。简单来说，当服务与服务提供者压根不存在的情境下，减少病耻感与改善经济可及性的努力都是徒劳的。事实上，在许多资源贫瘠的国家，服务提供者和服务的缺乏很可能是精神障碍未能获得有效治疗的最显著阻碍。而且，贫困和较差的躯体健康影响着这些国家的大部分人群，导致心理健康在这些国家不是首要的问题。提高这些国家求治能力不仅需要增加投入，还需要改善在初级保健层面的行为健康服务的可获得性。

整合心理与躯体健康服务有着较好的实际和政策意义。在资源贫瘠的国家，将精神卫生服务与常见的躯体疾病——艾滋病、疟疾、结核病和肝炎联系到一起，也许可能有效解决精神卫生服务的低可及性（Prince 等，2007）。这种类型的整合服务在慢性疾病和精神障碍共病持续增加的高收入国家也同样有价值（Felker 等，1996）。心理与躯体健康服务的联系——也就是心灵与身体的再次统一——都具有帮助减轻病耻感的潜力，而病耻感经常与精神卫生服务的利用相关。处理精神卫生服务需要与治疗缺口需要协调一致的努力，以根除寻求服务的态度、知识和经济阻碍，并在美国和其他国家的社区创建积极响应的、可及的、可负担的和有效的服务。

（谈晓轶译，袁漪审校）

注释

［1］stigma 可译为污名，最初有美国社会学家欧文·高夫曼（1963）提出。也可译为耻感、病耻感。在精神卫生领域，研究与精神障碍相关病耻感的著名学者有欧洲的 Sartorius N（瑞士）、Thornicroft G（英国）和北美的 Link BG（美国）、Corrigan PW（美国），这些欧洲与北美的学者在此领域分庭抗礼。此外，Thornicroft G（2006）进一步将 stigma 区分为知识上的忽视、态度上的偏见和行为上的歧视。

［2］在精神医学，目前很注重精神卫生服务的可获得性（availability）和可及性

（accessibility）等要素。前者是指精神障碍患者能够获得精神卫生服务。例如，严重精神障碍患者无论在综合医院还是精神病专科医院，都可获得常用的抗精神病药。后者是指精神障碍患者在很短的距离或者时间内获得精神卫生服务。

［3］care 一词可译为照料、照管、护理和关怀等。在公共／社区精神卫生领域有时会译为广义上的服务，不过这个服务的含义与以往的服务（service）含义略有不同，care 是含有更多关怀的服务。这好比 hygiene 与 health 的区别，后者对健康促进含有积极的意思。

［4］在这段时间，仅在美国和新西兰直销广告是合法的。

参 考 文 献

Ajzen, I. (1980). *Understanding attitudes and predicting social behavior*. Englewood Cliffs, NJ: Prentice-Hall.

Albarracin, D., Johnson, B. T., Fishbein, M., & Muellerleile, P. A. (2001). Theories of reasoned action and planned behavior as models of condom use: A meta-analysis. *Psychological Bulletin*, 127(1), 142–161.

Ali, M. M., Teich, J., Woodward, A., & Han, B. (2016). The implications of the Affordable Care Act for behavioral health services utilization. *Administration and Policy in Mental Health and Mental Health Services Research*, 43(1), 11–22.

Alonso, J., Buron, A., Bruffaerts, R., He, Y., Posada-Villa, J., Lepine, J. P., . . . Von Korff, M. (2008). Association of perceived stigma and mood and anxiety disorders: Results from the World Mental Health Surveys. *Acta Psychiatrica Scandinavica*, 118(4), 305–314.

Alonso, J., Buron, A., Rojas-Farreras, S., de Graaf, R., Haro, J. M., de Girolamo, G., . . . the ESEMeD/MHEDEA 2000 Investigators. (2009). Perceived stigma among individuals with common mental disorders. *Journal of Affective Disorders*, 118(1–3), 180–186.

American Psychiatric Association. (1980). *Diagnostic and statistical manual of mental disorders* (3rd ed.). Washington, DC: Author.

American Psychiatric Association. (1994). *Diagnostic and statistical manual of mental disorders* (4th ed.). Washington, DC: Author.

An, S. (2008). Antidepressant direct-to-consumer advertising and social perception of the prevalence of depression: Application of the availability heuristic. *Health Communications*, 23(6), 499–505.

Andersen, R. (1968). *A behavioral model of families' use of health services*. Center for Health Administration Studies Research Series. Chicago, IL: University of Chicago Press.

Andersen, R. M. (1995). Revisiting the behavioral model and access to medical care: Does it matter? *Journal of Health and Social Behavior*, 36(1), 1–10.

Andersen, R., & Newman, J. F. (1973). Societal and individual determinants of medical care utilization in the United States. *Milbank Quarterly*, 51(1), 95–124.

Andrade, L. H., Alonso, J., Mneimneh, Z., Wells, J. E., Al-Hamzawi, A., Borges, G., . . . Kessler, R. C. (2014). Barriers to mental health treatment: Results from the WHO World Mental Health Surveys. *Psychological Medicine*, 44(6), 1303–1317.

Angermeyer, M. C., & Matschinger, H. (2003). The stigma of mental illness: Effects of labelling on public attitudes towards people with mental disorder. *Acta Psychiatrica Scandinavica*, 108(4), 304–309.

Angermeyer, M. C., & Matschinger, H. (2005). Have there been any changes in the public's attitudes towards psychiatric treatment? Results from representative population surveys in Germany in the years 1990 and 2001. *Acta Psychiatrica Scandinavica*, 111(1), 68–73.

Aseltine, R. H., Jr., Schilling, E. A., James, A., Murray, M., & Jacobs, D. G. (2008). An evaluation of National Alcohol Screening Day. *Alcohol and Alcoholism*, 43(1), 97–103.

Baily, K. (2009). *Americans at risk: One in three uninsured*. Washington, DC: Families USA. Retrieved from http://www.familiesusa.org/assets/pdfs/americans-at-risk.pdf

Barry, C. L., Huskamp, H. A., & Goldman, H. H. (2010). A political history of federal mental health and addiction insurance parity. *Milbank Quarterly*, 88(3), 404–433.

Bayer, J. K., & Peay, M. Y. (1997). Predicting intentions to seek help from professional mental health services. *Australian and New Zealand Journal of Psychiatry*, 31(4), 504–513.

Beyondblue. (2008). *2007/2008 annual report. Beyondblue: The national depression initiative.*

Retrieved from http://www.beyondblue.org.au/index.aspx?link_id=2.24

Bishop, T. F., Seirup, J. K., Pincus, H. A., & Ross, J. S. (2016). Population of US practicing psychiatrists declined, 2003–13, which may help explain poor access to mental health care. *Health Affairs*, 35(7), 1271–1277.

Block, A. E. (2007). Costs and benefits of direct-to-consumer advertising: The case of depression. *Pharmacoeconomics*, 25(6), 511–521.

Blumner, K. H., & Marcus, S. C. (2009). Changing perceptions of depression: Ten-year trends from the General Social Survey. *Psychiatric Services*, 60(3), 306–312.

Buist, A., Ellwood, D., Brooks, J., Milgram, J., Hayes, B. A., Sved-Williams, A., . . . Bilszta, J. (2007). National program for depression associated with childbirth: The Australian experience. *Best Practices and Research in Clinical Obstetrics and Gynaecology*, 21(2), 193–206.

Bush, G. H. W. (1990, July 17). *Presidential proclamation 6158*. Retrieved March 23, 2011, from http://www.loc.gov/loc/brain/proclaim.html

Chong, S. A., Verma, S., Vaingankar, J. A., Chan, Y. H., Wong, L. Y., & Heng, B. H. (2007). Perception of the public towards the mentally ill in developed Asian country. *Social Psychiatry and Psychiatric Epidemiology*, 42(9), 734–739.

Clement, S., Lassman, F., Barley, E., Evans-Lacko, S., Williams, P., Yamaguchi, S., . . . Thornicroft, G. (2013). Mass media interventions for reducing mental health-related stigma. *Cochrane Database Systematic Review*, 7, CD009453. doi: 10.1002/14651858.CD009453.pub2.

Corrigan, P. W., Morris, S. B., Michaels, P. J., Rafacz, J. D., & Rusch, N. (2012). Challenging the public stigma of mental illness: A meta-analysis of outcome studies. *Psychiatric Services*, 63(10), 963–973.

Corrigan, P. W., Watson, A. C., & Miller, F. E. (2006). Blame, shame, and contamination: The impact of mental illness and drug dependence stigma on family members. *Journal of Family Psychology*, 20(2), 239–246.

Crisp, A. H., Gelder, M. G., Rix, S., Meltzer, H. I., & Rowlands, O. J. (2000). Stigmatisation of people with mental illnesses. *British Journal of Psychiatry*, 177, 4–7.

Crossley, M. (1998)."Sick role" or "empowerment"? The ambiguities of life with an HIV positive diagnosis. *Sociology of Health and Illness*, 20(4), 507–531.

Daly, R. (2006). Several states take action on insurance parity. *Psychiatric News*, 41, 4.

Daly, R. (2008a). Parity advocates gather to celebrate victory. *Psychiatric News*, 43, 7.

Daly, R. (2008b). Parity victory was long, winding road. *Psychiatric News*, 43, 7.

Dankner, R., Geulayov, G., Olmer, L., & Kaplan, G. (2009). Undetected type 2 diabetes in older adults. *Age and Ageing*, 30(1), 56–62.

de Lange, F. P., Koers, A., Kalkman, J. S., Bleijenberg, G., Hagoort, P., van der Meer, J. W. M., & Toni, I. (2008). Increase in prefrontal cortical volume following cognitive behavioural therapy in patients with chronic fatigue syndrome. *Brain*, 131(8), 2172–2180.

Demyttenaere, K., Bruffaerts, R., Posada-Villa, J., Gasquet, I., Kovess, V., Lepine, J. P., . . . Chatterji, S. (2004). Prevalence, severity, and unmet need for treatment of mental disorders in the World Health Organization World Mental Health Surveys. *Journal of the American Medical Association*, 291(21), 2581–2590.

Directorate-General of Health and Consumer Protection (SANCO)–European Union. (2006). *Special Eurobarometer 248, Wave 64.4. Eurobarometer survey on mental well-being*. Brussels, Belgium: European Union. Retrieved from http://ec.europa.eu/health/ph_information/documents/ebs_248_en.pdf

Donohue, J. M., Cevasco, M., & Rosenthal, M. B. (2007). A decade of direct-to-consumer advertising of prescription drugs. *New England Journal of Medicine*, 357(7), 673–681.

Drew, N., Funk, M., Tang, S., Lamichhane, J., Chavez, E., Katontoka, S., . . . Saraceno, B. (2011). Human rights violations of people with mental and psychosocial disabilities: An unresolved global crisis. *Lancet*, 378(9803), 1664–1675.

Duffy, F. F., Wilk, J., West, J. C., Narrow, W. E., Rae, D. S., Hall, R., . . . Manderscheid, R. W. (2004). Chapter 22. Mental health practitioners and trainees. In R. W. Manderscheid & J. T. Berry (Eds.), *Mental health, United States, 2004* (pp. 256–309). Rockville, MD: Substance Abuse and Mental Health Services Administration, US Department of Health and Human Services.

Edlund, M. J., Unutzer, J., & Curran, G. M. (2006). Perceived need for alcohol, drug, and mental health treatment. *Social Psychiatry and Psychiatric Epidemiology*, 41(6), 480–487.

Edwards, D. J. (2008). Parity at last: Business and insurance groups' support was key to its passage. *Behavioral Healthcare*, 28(11), 12–17.

Ettner, S. L., & Hermann, R. C. (1997). Provider specialty choice among Medicare beneficiaries treated for psychiatric disorders. *Health Care Financing Review*, 18(3), 43–59.

Feder, K. A., Mojtabai, R., Krawczyk, N., Young, A. S., Kealhofer, M., Tormohlen, K. N., & Crum, R. M.

(2017). Trends in insurance coverage and treatment among persons with opioid use disorders following the Affordable Care Act. *Drug and Alcohol Dependence,* 179, 271–274.

Felker, B., Yazel, J. J., & Short, D. (1996). Mortality and medical comorbidity among psychiatric patients: A review. *Psychiatric Services,* 47(12), 1356–1363.

Fishbein, M. (2008). A reasoned action approach to health promotion. *Medical Decision Making,* 28(6), 834–844.

Fishbein, M., & Ajzen, I. (1975). *Belief, attitude, intention, and behavior: An introduction to theory and research.* Reading, MA: Addison-Wesley.

Fishbein, M., Ajzen, I., & Hornik, R. C. (2007). *Prediction and change of health behavior: Applying the reasoned action approach.* Mahwah, NJ: Erlbaum.

Frank, R. G., & Glied, S. (2007). *Better, but not well.* Baltimore, MD: Johns Hopkins University Press.

Frank, R. G., Goldman, H. H., & McGuire, T. G. (2009). Trends in mental health cost growth: An expanded role for management? *Health Affairs,* 28(3), 649–659.

Frank, R. G., & Kamlet, M. S. (1989). Determining provider choice for the treatment of mental disorder: The role of health and mental health status. *Health Services Research,* 24(1), 83–103.

Gaebel, W., Baumann, A., Witte, A. M., & Zaeske, H. (2002). Public attitudes towards people with mental illness in six German cities: Results of a public survey under special consideration of schizophrenia. *European Archives of Psychiatry and Clinical Neuroscience,* 252(6), 278–287.

Goffman, E. (1963). *Stigma: Notes on the management of spoiled identity.* New York: Simon and Schuster.

Goldberg, D. P., & Huxley, P. (1992). *Common mental disorders: A bio-social model.* London, UK: Tavistock/Routledge.

Grassi-Oliveira, R., Ashy, R. M., & Stein, L. M. (2008). Psychobiology of childhood maltreatment: Effects of allostatic load? *Revista Brasileira de Psiquiatria,* 30(1), 60–68.

Hickie, I. (2004). Can we reduce the burden of depression? The Australian experience with Beyondblue: The national depression initiative. *Australasian Psychiatry,* 12(Suppl.), s38–s46.

Hustead, E., Sharfstein, S. S., Muszynski, S., Brady, J., & Cahill, J. (1985). Reductions in coverage for mental and nervous illness in the Federal Employees Health Benefits Program, 1980–1984. *American Journal of Psychiatry,* 142(2), 181–186.

Issakidis, C., & Andrews, G. (2006). Who treats whom? An application of the Pathways to Care model in Australia. *Australian and New Zealand Journal of Psychiatry,* 40(1), 74–86.

Jacobs, D. G. (1995). National Depression Screening Day: Educating the public, reaching those in need of treatment, and broadening professional understanding. *Harvard Review of Psychiatry,* 3(3), 156–159.

Joint Commission on Mental Illness and Health. (1961). *Action for mental health: Final report.* New York, NY: Basic Books.

Jorm, A. F., Christensen, H., & Griffiths, K. M. (2005). The impact of Beyondblue: The national depression initiative on the Australian public's recognition of depression and beliefs about treatments. *Australian and New Zealand Journal of Psychiatry,* 39(4), 248–254.

Jorm, A. F., Christensen, H., & Griffiths, K. M. (2006a). Changes in depression awareness and attitudes in Australia: The impact of Beyondblue, the national depression initiative. *Australian and New Zealand Journal of Psychiatry,* 40(1), 42–46.

Jorm, A. F., Christensen, H., & Griffiths K. M. (2006b). The public's ability to recognize mental disorders and their beliefs about treatment: Changes in Australia over 8 years. *Australian and New Zealand Journal of Psychiatry,* 40(1), 36–41.

Jorm, A. F., & Wright, A. (2007). Beliefs of young people and their parents about the effectiveness of interventions for mental disorders. *Australian and New Zealand Journal of Psychiatry,* 41(8), 656–666.

Jureidini, J., Mintzes, B., & Raven, M. (2008). Does direct-to-consumer advertising of antidepressants lead to a net social benefit? *Pharmacoeconomics,* 26(7), 557–568.

Kadushin, C. (1969). *Why people go to psychiatrists.* New York, NY: Atherton Press.

Kataoka, S. H., Zhang, L., & Wells, K. B. (2002). Unmet need for mental health care among U.S. children: Variation by ethnicity and insurance status. *American Journal of Psychiatry,* 159(9), 1548–1555.

Kessler, R. C., Demler, O., Frank, R. G., Olfson, M., Pincus, H. A., Walters, E. E., . . . Zaslavsky, A. M. (2005). Prevalence and treatment of mental disorders, 1990 to 2003. *New England Journal of Medicine,* 352(24), 2515–2523.

Kleinman, A., & Hall-Clifford, R. (2009). Stigma: A social, cultural and moral process. *Journal of Epidemiology and Community Health,* 63(6), 418–419.

Kravitz, R. L., Epstein, R. M., Feldman, M. D., Franz, C. E., Azari, R., Wilkes, M. S., . . . Franks, P. (2005). Influence of patients' requests for direct-to-consumer advertised antidepressants: A randomized controlled trial. *Journal of the American Medical Association*, *293*(16), 1995–2002.

Landerman, L. R., Burns, B. J., Swarz, M. S., Wagner, H. R., & George, L. K. (1994). The relationship between insurance coverage and psychiatric disorder in predicting use of mental health services. *American Journal of Psychiatry*, *151*(12), 1785–1790.

Lasalvia, A., Van Bortel, T., Bonetto, C., Jayaram, G., van Weeghel, J., Zoppei, S., . . . Thornicroft, G. (2015). Cross-national variations in reported discrimination among people treated for major depression worldwide: The ASPEN/INDIGO international study. *British Journal of Psychiatry*, *207*(6), 507–514.

Lasalvia, A., Zoppei, S., Van Bortel, T., Bonetto, C., Cristofalo, D., Wahlbeck, K., . . . Thornicroft, G. (2013). Global pattern of experienced and anticipated discrimination reported by people with major depressive disorder: a cross-sectional survey. *Lancet*, *381*(9860), 55–62.

Leaf, P. J., Bruce, M. L., Tischler, G. L., Freeman, D. H., Weissman, M. M., & Myers, J. K. (1988). Factors affecting the utilization of specialty and general medical mental health services. *Medical Care*, *26*(1), 9–26.

Leaf, P. J., Livingston-Bruce, M., Tischler, G. L., & Holzer, C. E. (1987). The relationship between demographic factors and attitudes toward mental health services. *Journal of Community Psychology*, *15*(2), 275–284.

Lierman, L. M., Young, H. M., Kasprzyk, D., & Benoleil, J. Q. (1990). Predicting breast self-examination using the theory of reasoned action. *Nursing Research*, *39*(2), 97–101.

Link, B. G., & Phelan, J. C. (1999) The labeling theory of mental disorder (II): The consequences of labeling. In A. V. Horwitz & T. L. L. Scheid (Eds.), *A handbook for the study of mental health* (pp. 361–376). New York, NY: Cambridge University Press.

Link, B. G., Yang, L. H., Phelan, J. C., & Collins, P. Y. (2004). Measuring mental illness stigma. *Schizophrenia Bulletin*, *30*(3), 511–541.

Livingston, J. D., & Boyd, J. E. (2010). Correlates and consequences of internalized stigma for people living with mental illness: A systematic review and meta-analysis. *Social Science and Medicine*, *71*, 2150–2161.

Lusczakoski, K. K., Olmos-Gallo, P. A., Milnor, W., & McKinney, C. J. (2016). Thanks to the Affordable Care Act and Mental Health Parity and Addiction Equity Act, more people have access to addiction treatment, and investors are taking notice. But as new players enter this field, we must ensure that they invest in evidence-based treatment. *Journal of Behavioral Health Services and Research*, *43*(1), 116–126.

Mainous, A. G., & Reed, E. L. (1993). Choice of provider. *Hospital and Community Psychiatry*, *44*(3), 289.

Maulik, P. K., Eaton, W. W., & Bradshaw, C. P. (2010). The effect of social networks and social support on mental health services use, following a life event, among the Baltimore Epidemiologic Catchment Area cohort. *Journal of Behavioral Health Services*, *38*(1), 29–50.

McAlpine, D. D., & Mechanic, D. (2000). Utilization of specialty mental health care among persons with severe mental illness: The roles of demographics, need, insurance, and risk. *Health Services Research*, *35*(1, Pt. 2), 277–292.

McClure, E. B., Adler, A., Monk, C., Cameron, J., Smith, J., Nelson, S., . . . Pine, D. (2007). fMRI predictors of treatment outcome in pediatric anxiety disorders. *Psychopharmacology*, *191*(1), 97–105.

Mechanic, D. (1962). The concept of illness behavior. *Journal of Chronic Disease*, *15*, 189–194.

Mechanic, D., & Olfson, M. (2016). The relevance of the Affordable Care Act for improving mental health care. *Annual Review of Clinical Psychology*, *12*, 515–542.

Mehta, N., Clement, S., Marcus, E., Stona, A. C., Bezborodovs, N., Evans-Lacko, S., . . . Koschorke, M. (2015). Evidence for effective interventions to reduce mental health-related stigma and discrimination in the medium and long term: Systematic review. *British Journal of Psychiatry*, *207*(5), 377–384.

Mental Health Parity and Addiction Equity Act, Pub. L. No. 110-343 (2008).

Mojtabai, R. (2005). Trends in contacts with mental health professionals and cost barriers to mental health care among adults with significant psychological distress in the United States: 1997–2002. *American Journal of Public Health*, *95*(11), 2009–2014.

Mojtabai, R. (2007). Americans' attitudes toward mental health treatment seeking: 1990–2003. *Psychiatric Services*, *58*(5), 642–651.

Mojtabai, R. (2008). Increase in antidepressant medication in the U.S. adult population between 1990 and 2003. *Psychotherapy and Psychosomatics*, *77*(2), 83–92.

Mojtabai, R. (2009a). Americans' attitudes towards psychiatric medications: 1998–2006. *Psychiatric Services*, *60*(8), 1015–1023.

Mojtabai, R. (2009b). Unmet need for treatment of major depression in the United States. *Psychiatric Services, 60*(3), 297–305.

Mojtabai, R. (2010). Mental illness stigma and willingness to seek mental health care in the European Union. *Social Psychiatry and Psychiatric Epidemiology, 45*(7), 705–712.

Mojtabai, R., Evans-Lacko, S., Schomerus, G., & Thornicroft, G. (2016). Attitudes toward mental health help seeking as predictors of future help-seeking behavior and use of mental health treatments. *Psychiatric Services, 67*(6), 650–657.

Mojtabai, R., & Olfson, M. (2008). National patterns in antidepressant treatment by psychiatrists and general medical providers: Results from the National Comorbidity Survey replication. *Journal of Clinical Psychiatry, 69*(7), 1064–1074.

Mojtabai, R., Olfson, M., & Mechanic, D. (2002). Perceived need and help-seeking in adults with mood, anxiety, or substance use disorders. *Archives of General Psychiatry, 59*(1), 77–84.

Morgan, A., & Jorm, A. (2007). Awareness of Beyondblue: The national depression initiative in Australian young people. *Australasian Psychiatry, 15*(4), 329–333.

National Institute of Mental Health. (2009). *Background on education materials.* Bethesda, MD: Author. Retrieved on March 31, 2009, from http://www.nimh.nih.gov/health/topics/de-pression/men-and-depression/background-on-education-materials.shtml

Olfson, M., Marcus, S. C., Druss, B., Elinson, L., Tanielian, T., & Pincus, H. A. (2002). National trends in the outpatient treatment of depression. *Journal of the American Medical Association, 287*(2), 203–209.

Parsons, T. (1951). Illness and the role of the physician: A sociological perspective. *American Journal of Orthopsychiatry, 21*(3), 452–460.

Patient Protection and Affordable Care Act, Publ. L. No. 111-148 (2010).

Paykel, E. S., Hart, D., & Priest, R. G. (1998). Changes in public attitudes to depression during the Defeat Depression campaign. *British Journal of Psychiatry, 173*, 519–522.

Paykel, E. S., Tylee, A., Wright, A., Priest, R. G., Rix, S, & Hart D. (1997). The Defeat Depression campaign: Psychiatry in the public arena. *American Journal of Psychiatry, 154*(6, Suppl.), 59–65.

Pescosolido, B., & Boyer, C. A. (1999). How do people come to use mental health services? Current knowledge and changing perspectives. In A. V. Horwitz & T. L. Scheid (Eds.), *A handbook for the study of mental health* (pp. 392–411). New York, NY: Cambridge University Press.

Pescosolido, B. A., Jensen, P. S., Martink, J. K., Perry, B. L., Olafsdottir, S., & Fettes, D. (2008). Public knowledge and assessment of child mental health problems: Findings from the National Stigma Study–Children. *Journal of the American Academy of Child and Adolescent Psychiatry, 47*(3), 339–349.

Pescosolido, B. A., Medina, T. R., Martin, J. K., & Long, J. S. (2013). The "backbone" of stigma: Identifying the global core of public prejudice associated with mental illness. *American Journal of Public Health, 103*(5), 853–860.

Petrella, R. J., & Campbell, N. R. (2005). Awareness and misconception of hypertension in Canada: Results of a national survey. *Canadian Journal of Cardiology, 21*(7), 589–593.

Phelan, J. C., & Link, B. G. (1998). The growing belief that people with mental illnesses are violent: The role of the dangerousness criterion for civil commitment. *Social Psychiatry and Psychiatric Epidemiology, 33*(Suppl. 1), s7–s12.

Phillips, M. R., Pearson, V., Li, F., Xu, M., & Yang, L. (2002). Stigma and expressed emotion: A study of people with schizophrenia and their family members in China. *British Journal of Psychiatry, 181*, 488–493.

President's New Freedom Commission on Mental Health. (2003). *Achieving the promise: Transforming mental health care in America. Final report.* Rockville, MD: Substance Abuse and Mental Health Services Administration, US Department of Health and Human Services.

Prince, M., Patel, V., Saxena, S., Maj, M., Maselko, J., Phillips, M. R., & Rahman, A. (2007). No health without mental health. *Lancet, 370*(9590), 859–877.

Regier, D. A., Hirschfeld, R. M., Goodwin, F. K., Burke, J. D., Lazar, J. B., & Judd, L. L. (1988). The NIMH depression awareness, recognition, and treatment program: Structure, aims, and scientific basis. *American Journal of Psychiatry, 145*(11), 1351–1357.

Regier, D. A., Narrow, W. E., Rae, D. S., Manderscheid, R. M., Locke, B. Z., & Goodwin, F. K. (1993). The de facto US mental and addictive disorders service system: Epidemiologic catchment area prospective 1-year prevalence rates of disorders and services. *Archives of General Psychiatry, 50*(2), 85–94.

Rix, S., Paykel, E. S., Lelliott, P., Tylee, A., Freeling, P., Gask, L., & Hart, D. (1999). Impact of a national campaign on GP education: An evaluation of the Defeat Depression campaign. *British Journal of General Practice, 49*(439), 99–102.

Saloner, B., Bandara, S., Bachhuber, M., & Barry, C. L. (2017). Insurance coverage and treatment use under the Affordable Care Act among adults with mental and substance use disorders. *Psychiatric Services*. https://doi.org/10.1176/appi.ps.201600182

Saravanan, B., Jacob, K. S., Deepak, M. G., Prince, M., David, A., & Bhugra, D. (2008). Perceptions about psychosis and psychiatric services: A qualitative study from Vellore, India. *Social Psychiatry and Psychiatric Epidemiology*, 43(3), 231–238.

Sartorius, N., Schulze, H., & Global Programme of the World Psychiatric Association. (2005). *Reducing the stigma of mental illness: A report from a global programme of the World Psychiatric Association*. New York, NY: Cambridge University Press.

Sharfstein, S. S., Muszynski, S., & Myers, E. (1984). *Health insurance and psychiatric care: Update and appraisal*. Washington, DC: American Psychiatric Press.

Shea, A., Walsh, C., MacMillan, H., & Steiner, M. (2005). Child maltreatment and HPA axis dysregulation: Relationship to major depressive disorder and post traumatic stress disorder in females. *Psychoneuroendocrinology*, 30(2), 162–178.

Shibre, T., Negash, A., Kullgren, G., Kedebe, D., Alem, A., Fekadu, A., . . . Jacobsson, L. (2001). Perception of stigma among family members of individuals with schizophrenia and major affective disorders in rural Ethiopia. *Social Psychiatry and Psychiatric Epidemiology*, 36(6), 299–303.

Siegle, G. J., Carter, C. S., & Thase, M. E. (2006). Use of fMRI to predict recovery from unipolar depression with cognitive behavior therapy. *American Journal of Psychiatry*, 163(4), 735–738.

Simon, G. E., Fleck, M., Lucas, R., & Bushnell, D. M. (2004). Prevalence and predictors of depression treatment in an international primary care study. *American Journal of Psychiatry*, 161(9), 1626–1634.

Sipkoff, M. (2008). Mental health parity at long last? *Managed Care*, 17(4), 14–16, 25–27.

Sirey, J. A., Bruce, M. L., Alexopoulos, G. S., Perlick, D. A., Friedman, S. J., & Meyers, B. S. (2001a). Stigma as a barrier to recovery: Perceived stigma and patient-rated severity of illness as predictors of antidepressant drug adherence. *Psychiatric Services*, 52(12), 1615–1620.

Sirey, J. A., Bruce, M. L., Alexopoulos, G. S., Perlick, D. A., Raue, P., Friedman, S. J., & Meyers, B. S. (2001b). Perceived stigma as a predictor of treatment discontinuation in young and older outpatients with depression. *American Journal of Psychiatry*, 158(3), 479–481.

Srole, L., & Fischer, A. K. (1975). *Mental health in the metropolis: The Midtown Manhattan study* (rev., enlarged ed.). New York, NY: Harper & Row.

Straube, T., Glauer, M., Dilger, S., Mentzel, H.-J., & Miltner, W. H. R. (2006). Effects of cognitive–behavioral therapy on brain activation in specific phobia. *NeuroImage*, 29(1), 125–135.

Sturm, R., Meredith, L. S., & Wells, K. B. (1996). Provider choice and continuity for the treatment of depression. *Medical Care*, 34(7), 723–734.

Thara, R., & Srinivasan, T. N. (2000). How stigmatising is schizophrenia in India? *International Journal of Social Psychiatry*, 46(2), 135–141.

Thornicroft, G., Brohan, E., Rose, D., Sartorius, N., Leese, M., & INDIGO Study Group. (2009). Global pattern of experienced and anticipated discrimination against people with schizophrenia: A cross-sectional survey. *Lancet*, 373(9661), 408–415.

Thornicroft, G., Mehta, N., Clement, S., Evans-Lacko, S., Doherty, M., Rose, D., . . . Henderson, C. (2016). Evidence for effective interventions to reduce mental-health-related stigma and discrimination. *Lancet*, 387(10023), 1123–1132.

Van Voorhees, B. W., Fogel, J., Houston, T. K., Cooper, L. A., Wang, N.-Y., & Ford, D. E. (2005). Beliefs and attitudes associated with the intention to not accept the diagnosis of depression among young adults. *Annals of Family Medicine*, 3(1), 38–46.

Van Voorhees, B. W., Fogel, J., Houston, T. K., Cooper, L. A., Wang, N.-Y., & Ford, D. E. (2006). Attitudes and illness factors associated with low perceived need for depression treatment among young adults. *Social Psychiatry and Psychiatric Epidemiology*, 41(9), 746–754.

Vicente, B., Kohn, R., Saldivia, S., Rioseco, P., & Torres, S. (2005). Service use patterns among adults with mental health problems in Chile. *Revista Panamerica Salud Publica*, 18(4–5), 263–270.

Wang, P. S., Berglund, P. A., Olfson, M., & Kessler, R. C. (2004). Delays in initial treatment contact after first onset of a mental disorder. *Health Services Research*, 39(2), 393–415.

Wang, P. S., Berglund, P., Olfson, M., Pincus, H. A., Wells, K. B., & Kessler, R. C. (2005). Failure and delay in initial treatment contact after first onset of mental disorders in the National Comorbidity Survey replication. *Archives of General Psychiatry*, 62(6), 603–613.

Wang, P. S., Demler, O., Olfson, M., Pincus, H. A., Wells, K. B., & Kessler, R. C. (2006). Changing profiles of service sectors used for mental health care in the United States. *American Journal of*

Psychiatry, 163(7), 1187–1198.

Wang, P. S., Lane, M., Olfson, M., Pincus, H. A., Wells, K. B., & Kessler, R. C. (2005). Twelve-month use of mental health services in the United States: Results from the National Comorbidity Survey replication. *Archives of General Psychiatry, 62*(6), 629–640.

Weissman, J. S., Blumenthal, D., Silk, A. J., Zapert, K., Newman, M., & Leitman, R. (2003). Consumers' reports on the health effects of direct-to-consumer drug advertising. *Health Affairs*, Suppl. Web Exclusives, W3-82–95. Retrieved from http://content.healthaffairs.org/cgi/content/abstract/hlthaff.w3.82v1

Wells, K. B., Manning, W. G., Jr., Duan, N., Newhouse, J. P., Ware, J. E., & Benjamin, B. (1984). The sensitivity of mental health care use and cost estimates to methods effects. *Medical Care, 22*(9), 783–788.

World Health Organization. (2001). *The world health report 2001—Mental health: New understanding, new hope*. Geneva, Switzerland: Author.

World Health Organization. (2011). *Mental health atlas 2011*. Geneva, Switzerland: Author.

Zuvekas, S. H., & Meyerhoefer, C. D. (2006). Coverage for mental health treatment: Do the gaps still persist? *Journal of Mental Health Policy and Economics, 9*(3), 155–163.

第 17 章

全球精神卫生体系

SHEKHAR SAXENA

JEREMY KANE

NOA KRAWCZYK

JUDITH K. BASS

本章要点

- 全球范围内系统且可比的关于精神卫生体系的信息非常有限
- 在过去的 10 年内,中低收入国家的精神卫生研究在流行病学、干预效果分析等方面取得了显著进展。最近,在当地层面实施循证治疗方面也有了不小的发展,然而,完善精神卫生体系方面的研究却始终未能获得足够重视
- 大多数中低收入国家的精神卫生体系发展落后、资源不足
- 中低收入国家的精神卫生体系倾向于垂直建构,与整个卫生体系的整合不足,且以住院治疗为导向
- 近年来,WHO 执行了《精神卫生地图集》、《精神卫生体系评估工具》等项目,公开发表了全球范围内精神卫生体系的关键指标
- 将精神卫生服务整合到初级卫生服务系统已被公认为提升中低收入国家精神卫生体系的最迫切需要

引　言

在全球范围内,精神障碍危及相当大的一部分人群。基于 DALY 的计算方法,由精神障碍所导致的疾病负担约占 GBD 的 13%(参见第 1 章)。然而,大部分精神障碍患者却没有接受精神卫生服务(Demyttenaere 等,2004;Kohn 等,2004),而且,用于诊疗精神障碍的资源稀缺、分配不均、利用效率低(Saxena 等,2007)。在中低收入国家,投入精神卫生预防和治疗的预算不足卫生预算的 2%(Jacob 等,2007),且在许多地区人均每年用于精神卫生服务的费用不足 2 美元(WHO,2018)。最近,一篇综述指出了几大卫生体系层面与严重精神障碍患者过

高死亡率相关的风险因素包括：①领导力、政策与指南的缺失；②精神卫生服务筹资不足；③相关卫生信息系统非常有限；④服务的合作与管理落后导致服务利用不足；⑤合格的精神卫生服务人力缺乏；⑥药物治疗使用不当（包括过度使用与使用不足）（Liu等，2017）。同时，精神障碍的全球患病率、服务的显著缺口以及精神障碍对个人和社区造成的严重影响，也凸显了应该从公共精神卫生视角探索全球精神卫生体系的需要。

本章第一节将讨论与全球精神卫生以及精神疾患相关的概念、定义、评估工具以及数据来源。这些信息揭示了系统层面评估工具的使用不足，并展示了容易比较的全球数据，从而为讨论提供了背景，以引导全球公共精神卫生政策。随后，本章将呈现对全球范围内精神卫生体系部分数据的探究。最后，本章将简要总结由主要的国际机构进行的精神卫生相关活动。

精神卫生体系：概念与定义

精神卫生体系的概念与卫生体系的整体概念类似，WHO将卫生体系定义为：以促进、恢复或者维护健康为主要目的的组织、人员和活动（WHO，2000）。卫生体系的目的是促进健康和健康的公平性，且促进的方式应具有反应性，筹资相对公平，最优（或者最有效率）地利用可获得的资源。基于同样的框架，精神卫生体系的定义是以促进、恢复或者维护人群心理健康为主要目的的组织、人员和活动。下一节将简要介绍一个成功卫生体系的六个主要模块（WHO，2010），它们同样适用于精神卫生体系。

服务传递

服务传递是指在任何时间或者地点对任何有需要的对象提供有效的、有效率的、合适的、高质量的医疗干预。从公共卫生视角看，精神卫生体系的服务传递包括重在促进心理健康、预防与治疗精神障碍的个体干预和公共卫生干预。对于建设一个完善的精神卫生体系来说，促进和预防的方法是不可或缺的。干预的范围涵盖了政策、心理社会和药物干预。

卫生人力

考虑到可获得的资源和环境，精神卫生人力应具有反应性、公平、效率并保证足够的人力数量以满足服务的需要。为达到这个目的，提供精神卫生干预的人力应该包括专业与非专业人士。因此，在低收入国家或者地区，大部分的精神卫生服务应由一般卫生人员来提供，而其他国家可以通过使用同伴服务、准专业人士和经过培训的家属参与等方式扩充专业服务，这些都是完整的精神卫生体系必需的部分。而且，尽管许多重要的精神卫生促进、预防的活动是由卫生系统之外的人员执行的，他们对精神卫生体系的贡献却经常得不到恰当的认可。

卫生信息

一个运作良好的卫生或者精神卫生服务体系涉及生成、分析、传播和使用可靠且及时的信息，这些信息涉及健康决定因素、卫生系统绩效和健康状态等。为了确保精神卫生服务体系运作良好，符合服务使用者的最佳利益，数据收集的途径应具有系统性和可靠性。信息系统收集的信息应该不仅限于社区的精神卫生情况,还应包括精神卫生问题及其障碍的发病率、患病率、疾病特征以及决定因素。信息系统还应该监测精神卫生资源——包括治疗和其他服务——的可获得性、利用情况和有效性。而且,为了确保各系统与服务体系内部以及之间的可靠性和可比性,所有的指标都应基于清晰、统一的定义,并使用严谨的、基于循证的方法进行评估。

医疗技术

医疗技术包括能确保质量、安全性和效力的产品和方案,它们在科学上是合理的,在服务利用上也具有成本 - 效果上的优势。尽管精神卫生服务依赖技术的程度并不高,但用于诊断与管理的药物与设备的可获得性,对于一个有效的精神卫生体系来说至关重要。近来,远程医疗的发展提供了新的契机,来为远离现有服务设施的人群提供精神卫生服务,并加强对宝贵的、专科化精神卫生专门知识的有效利用。同样,生物标记测试的发展也具有一定的潜力,来提高诊断特定精神卫生问题(如皮质醇是应激的一个标记物)以及评估干预的准确性。

卫生系统筹资

资金短缺经常影响着需要卫生服务的人获得服务及其所获服务的质量。卫生系统的筹资显著影响到人群是否能够利用所需的服务,以及是否能够免于灾难性的支出以及因病致贫。历史上,为精神卫生服务筹资一直是全球各个社区的挑战。由于公众和政策决策者对于精神疾患导致的疾病负担缺乏认识,以及与这些情况所造成的病耻感普遍存在,精神疾患仍处于卫生资源分配的边缘地位。从公共卫生视角看,精神卫生服务所需的资金不仅应包括服务的直接成本,也应包括对受精神疾患所累的个人及其家庭提供支持性服务的费用。而且,既然许多精神障碍都是慢性的,那么所需的服务经常也是长期的、有必要持续进行的、有可靠资金来源的。

领导力与管理

为了建立一个有战略性的卫生政策框架,我们需要领导力与管理,还需要有效的监管、建立联盟、问责机制、法规、激励机制及对于体系建设的关注。同样,精神卫生服务体系也需要清晰的政策与立法基础,这些政策与立法应承认精神疾患是一类可以治疗的障碍,受其所累的人们有望康复。而且,治理精神卫生服务必须响应法律与人权问题,遵守国际上为精神障碍患者及其家庭建立的人权标准。

尽管上述每一个模块对于精神卫生体系来说都是必不可少的,但是仅仅依靠任何一个模块都无法确保体系运作良好并满足精神卫生服务的需要。这些模块之间的协同作用、多重关系决定了整个体系的运作情况和有效性,也决定了体系成功实现目标的能力。只有通过这些关键部分的协同作用,一个成功体系的关键属性——可及、质量、覆盖和安全——才可能实现,从而改善公共精神卫生结局。

精神卫生政策、规划和立法

纵观全球,精神卫生的基本结构是建

立于精神卫生政策、规划和立法三方基础之上的。

精神卫生政策是致力于促进人群心理健康、减轻由精神障碍所致疾病负担的一套有组织的价值观、原则和目标。成文的精神卫生政策通常是为了跨越多年的活动和计划而制定的,它具备多种重要功能。首先,它为指导精神卫生服务实现其所描绘的未来愿景,而制定了具体的行动模式,提供了整体蓝图,并描述了要实现的目标。政策视角同时有助于将精神障碍的疾病负担与可用于治疗这些障碍的有效干预措施相结合。政策也能够在其他卫生与社会政策情景中改善程序以发展精神卫生服务,并提升其优先级。政策指明了精神卫生问题的主要利益相关方,明确了他们的角色与责任,并促进了不同利益相关者之间的合作与活动。全美性精神卫生政策的一系列重要活动范围已经得到认可:从协调社区与服务机构到人力资源及其培训;从充足的经费、倡导和质量改进,再到研究、合作与精神卫生服务自身的范围。

精神卫生规划是指为了实施着重于促进心理健康以及精神障碍的预防、治疗和康复的战略性行动的具体既定方案。这样的规划可以促进实施精神卫生政策所明确列出的愿景、价值观、原则和目标。规划通常包括实用的、可逐步实现的策略,及其时间框架、所需资源、需实现的目标、评估指标和具体行动。最为常见的情况是,精神卫生规划与精神卫生政策中相似的重要节点、组织结构相对应。规划通常基于构成政策基础的知识库,比如人群的需要、目前的服务、循证、与其他国家的信息交换、咨询和协商。

规划中的每一个行动部分都必须根植于优先级的确立,而确立优先级应基于人群需要的紧迫性以及现有实践的优势、劣势、机遇和挑战。如何、何时以及由谁进行管理和筹资的细节共同描绘出可实现每项策略的步骤。目标和指标不仅仅为规划制定了清晰的方针,也保障了每项策略可以被监督和评估。对实现每项策略所需的费用和资源,应根据相应的规划进行计算。

精神卫生法律与法规为实现政策目标和保障精神障碍患者的健康与安全提供了法律基础。罹患精神障碍的人群受制于一系列独特的脆弱性。精神障碍会影响到患者的思考与行为,也会影响到他们保护自己利益的能力,甚至在极少数情况下,他们的决策能力也会受到影响。而且,患有精神障碍的人群在大部分社会中都会面临着病耻感、歧视和边缘化。精神障碍本身的复杂性以及与精神疾患、物质使用障碍相关的病耻感,降低了患者获得所需服务的可能性,而且,边缘化与歧视增加了个体的民事、政治、经济、社会和文化权利受侵犯的风险。

在少数情况下,精神障碍患者可能会因其决策能力受损而对他们自己或者他人带来风险,其家庭成员、邻居、同事和所处的整个社会都可能受到潜在的影响。然而,与精神障碍相关的暴力或者伤害的风险相对来说是很小的。重要的是,我们不应让精神障碍患者具有危险性这种常见的误解影响到精神卫生政策、条例或者法规。

WHO 的精神卫生地图集(WHO,2018)要求世界各国报告其精神卫生体系的情况(根据要求汇报的数据不同,应答率不同)。这些数据表明,许多国家甚至尚未建立最基本的精神卫生政策或者规划（表 17-1 ），只有 79% 的国家表示他们在 2017 年有此类的精神卫生政策或者规划。这个比例在不同区域略有不同，东南亚地区 90% 的国家表示有精神卫生政策或者规划，而只有 72% 的非洲国家有此类政策或者规划。而且，所有国家中只有 72% 在过去 5 年内更新过他们的精神卫生政策或者规划。值得指出的是，即使存在此类规划，也并不能保证规划的正确执行。例如，所有在 2017 年有成文政策的国家中，只有半数的国家分配了资源以实施这些政策。

表 17-1　2017 年精神卫生政策 / 规划的存在和修订情况

	申明有独立精神卫生政策 / 规划的国家（*n*=175）		申明在过去 5 年内修订过其精神卫生政策 / 规划的国家（*n*=167）	
	国家数量	所占百分比	国家数量	所占百分比
全球	139	79%	120	72%
按世界卫生组织分区				
非洲	31	72%	23	58%
美洲	27	82%	20	65%
东地中海地区	14	78%	13	76%
欧洲	39	81%	37	79%
东南亚	9	90%	8	80%
西太平洋地区	19	83%	19	83%

改编自世界卫生组织精神卫生地图集，2018 年。

对精神卫生进行立法也是保护精神障碍患者权利的重要方面。根据 2017 年的精神卫生地图集，63% 的国家报告专门的精神卫生法律已经就位，尽管只有 40% 的国家在过去 5 年内修订过他们的法律（表 17-2 ）。即便如此，各个国家立法的内容差异很大。在报告具有精神卫生法律的国家中，只有 75% 的国家的法律在精神卫生立法的伦理方面完全合乎世界人权措施（WHO，2018 ）。

表 17-2　是否进行精神卫生立法和修订情况（根据世界卫生组织分区划分）

	申明有独立精神卫生立法的国家（*n*=175）		申明在过去 5 年内修订过其精神卫生立法的国家（*n*=164）	
	国家数量	所占百分比	国家数量	所占百分比
全球	111	63%	66	40%
按世界卫生组织分区				
非洲	19	44%	8	21%
美洲	20	61%	8	27%
东地中海地区	11	61%	6	33%
欧洲	37	77%	29	64%
东南亚	5	50%	5	50%
西太平洋地区	19	83%	10	45%

改编自世界卫生组织精神卫生地图集，2018 年。

而且,许多现存的精神卫生政策与法律是在去机构化运动之前实施的,而在那段时期,严重精神障碍患者的人权问题得到的关注非常少。尽管91%的国家报告已经立法以促进转向基于社区的精神卫生服务(在2014年该比例为62%,与此相比,已经取得了显著的改善),对精神障碍患者的歧视仍普遍存在,包括儿童在内的许多精神障碍患者,仍在接受机构化的服务(WHO和Gulbenkian全球精神卫生平台,2015)。残疾补贴的问题提供了另一个例证:患有精神疾患的人经常被政府排除在通常可以获得福利的残疾人之外。另外一个精神障碍患者面临系统性歧视的例子是,在一些国家他们无法获得或者只能获得有限的社会或者商业保险。以美国为例,在2008年《精神卫生平权和成瘾平等法案》和随后2010年《患者保护与平价医疗法案》(Affordable Care Act)通过之前,精神障碍的保险覆盖率非常有限,且不受到法律的强制保护。WHO发布的2013—2020年精神卫生行动计划(Mental Health Action Plan 2013—2020),指出了在政策、规划和立法上距离确保精神障碍患者的需要尚存在不足,并提议将加强精神卫生政策及立法列为首要目标(WHO,2013)。

精神卫生人力资源

在大多数情况下,精神卫生服务既不需要高端的科技也不需要昂贵的医疗设备。精神卫生专业者构成了精神卫生服务体系的主干,他们包括精神科医生、心理学工作者、精神科护士、社会工作者以及各种在心理社会方面受过培训的人士(如职业治疗师和同伴咨询员)。然而,在许多环境中,缺乏能够传递精神卫生干预的人力资源,这对精神卫生治疗和服务而言,是一个持续存在的明显阻碍,在中低收入国家中尤为突出。事实上,据估计,中低收入国家精神卫生工作者的缺口超过100万人(Kakuma等,2011)。低收入国家每10万人所拥有的精神科医生仅为0.05人,与此形成鲜明对比的是,高收入国家每10万人拥有8.59名精神科医生。在精神科护士方面也存在着巨大的差异,据估计,低收入国家每10万人拥有0.42名精神科护士,而高收入国家则达到29.15人。这些数据证实了全球精神卫生服务人力资源分布上的巨大差异。

WHO最近的数据进一步证明了精神卫生专业者的巨大缺口,全球范围内任何种类精神卫生专业者的中位数为每10万人9名,而低收入国家低于每10万人2名;该数值的范围低至非洲的每10万人1名高至欧洲每10万人50名(表17-3,WHO,2018)。一项研究估计了58个参与研究的中低收入国家的精神卫生专业者缺口,发现67%的中低收入国家缺少精神科医生,95%的国家缺少精神科护士,79%的国家缺少心理社会服务提供者(Bruckner,2011)。几项在非洲国家进行的研究也确定了缺乏专业者是限制精神科服务的主要因素(Jacob等,2007;Saxena等,2007)。以利比里亚为例,这个拥有440万人口的国家仅有1名在本国工作的精神科医生,拥有1680万人口的马拉维也仅有两名在提供服务的精神科医生(WHO,2015)。在传递物质使用治疗方面,受过培训的人员也同样存在着严重短缺(Odejide,2006)。

表 17-3　精神卫生服务的资金和人力

	人均支出		人力	
	国家数量	中位数 / 美元	国家数量	每 10 万人口人力的中位数
全球	80	2.5	149	9
按世界卫生组织分区				
非洲	10	0.1	37	0.9
美洲	18	11.8	29	10.9
东地中海地区	4	2.0	16	7.7
欧洲	31	21.7	38	50
东南亚	5	0.1	10	2.5
西太平洋地区	12	1.1	19	10

改编自世界卫生组织精神卫生地图集, 2018 年。

精神卫生专业者从较低收入国家向更富裕的国家移民,以及在同一个国家内从相对贫穷的地区或者机构向更富裕的地区或者机构流动,也同样令人担忧(Patel 2009;Saxena 等, 2007)。该现象在卫生人员总体上的流动趋势中并不特殊,但考虑到中低收入国家已经较为落后的精神卫生体系,精神卫生专业者的这种流动就特别具有破坏性。一篇对普通卫生专业者进行精神卫生教学及培训的综述反映,全球只有 2% 的内科医生或者护士在既往 2 年内参与过精神卫生培训(WHO, 2018)。因此,即使没有由移民造成的损耗,培训的可获得性和范围也远远不足以应对精神卫生专业者已有的短缺。

精神卫生筹资

一个国家公共的卫生服务体系中含有精神卫生专属预算,反映出实现该国人口所需精神卫生目标的机会。遗憾的是,许多国家只分配了非常少部分的卫生支出用于精神卫生。尽管不同收入组国家一般用于精神卫生上的花费都小于全部政府卫生支出的 2%(WHO, 2018),精神卫生支出也与国民总收入相关。例如,非洲与东南亚地区人均精神卫生支出的中位数低于 10 美分,而美洲人均支出超过 10 美元,欧洲人均支出超过 20 美元(表 17-3)。中低收入国家人均精神卫生支出的中位数为 1.53 美元,相比之下,高收入国家为 58.73 美元(未显示于表中)。这些数据反应了中低收入国家在面临精神卫生问题时的双重困境:与经济发达的国家相比,经济困难国家资源匮乏,在其匮乏的资源中用于精神卫生支出的比例也更低(Saxena 等, 2007)。

比较精神障碍引起的相对疾病负担与用于精神卫生的相对预算,是富有启发性的。中低收入国家中感染性疾病造成的疾病负担较高,所以精神障碍造成的疾病负担的比例相对低于高收入国家(Whiteford 等, 2013)。然而,与高收入国家相比,中等收入国家的精神卫生预算更少。鉴于已存在有效且可负担的干预方案,我们应该力求缩小疾病负担与预算之间的差距。

在全球的大部分国家(83%),大部分人不用支付或者仅支付很小比例的精神卫生服务费用,而在一些国家(17%),尤其是非洲与东南亚国家,个人需要支付大部分甚至是所有的精神卫生服务费用(WHO,2018)。然而,在大多数国家,即使是少量用于精神卫生的经费也没有得到高效利用。精神卫生预算的大部分被用于支持精神病医院和其他住院和日间照料服务,只有微不足道的部分用于门诊和初级卫生保健机构。与高收入国家相比,低收入国家将精神卫生预算分配至门诊和初级卫生保健的比例更低,基于低收入国家用于精神卫生的预算本来就非常稀缺的事实(WHO,2018),这就更令人担忧。精神卫生专家在指出这一问题的同时断言,从医院服务妥当地转变为基于社区的精神卫生服务,经常需要大量的财政投入与监督,大多数中低收入国家并不具备这两项条件。

尽管中低收入国家迫切地需要进一步的投资,但许多投资是可以用相对小额的经济投入来实现的。例如,一项对撒哈拉以南非洲地区和南亚地区的44项单一或者综合的干预进行的成本-效果分析估计,仅为每人花费3~4美元就可以提供有效且大规模的服务传递,以治疗主要的神经精神疾病。这样的投入花费并不是很大,尤其与大规模治疗其他引起GBD的主要疾病的花费相比(Chisholm & Saxena,2012;柳叶刀全球精神卫生工作组,2007)。

初级卫生保健中的精神卫生服务

鉴于大多数中低收入国家中严重缺乏专科的精神卫生专业者,向需要服务的人员提供服务最可行的方案就是将精神卫生服务与初级卫生保健整合起来。然而,绝大多数的欠发达国家尚未这么做。将精神卫生与初级卫生保健进行整合,同样凸显了基于社区的服务,相对于住院,对精神障碍患者来说在经济和人权上的益处。正如后面几节的讨论所言,将行为健康与初级卫生保健进行整合,可同时促进人权并提升经济效益。

整合服务改善了服务的可及性。当精神卫生服务与初级卫生保健合并之后,人们可以在离家更近的地方获得精神卫生服务,有助于顾及家庭和维持日常活动。整合服务也有助于社区外展服务和心理健康促进,同时它提升了对患有慢性精神、躯体障碍的个体进行长期监督和管理的能力。

整合服务可以促进对人权的保护。在初级卫生保健场所中提供精神卫生服务可以减轻精神疾患相关的病耻感和歧视,鼓励更多有服务需要的人们寻求帮助。整合服务也可以帮助控制在一些国家中出现的、与精神病住院治疗相关的不当实践与人权侵犯。

整合服务不仅是可负担的,也具有较高的成本-效果。在基于社区的场所中所提供的精神卫生与初级卫生相整合的服务,远比在精神科医院内提供的服务便宜且有效,不仅对患者来说如此,对社区和政府来说亦是如此。

　　整合服务改善了总体的卫生结局。在初级卫生保健机构中,大部分因精神障碍而接受服务的患者,在其行为与躯体健康方面都获得了比较积极的结局。当整合服务与基于社区的支持网络相衔接后,积极的结局可以长期维持,且与其他疾病的共病率也有望下降。

　　遗憾的是,在初级保健场所中为精神障碍患者提供高质量、有效的整合服务,对政策与项目提出了许多挑战。我们需要对很多问题进行仔细的思考,以增加创造出成功整合服务项目的可能性(WHO,2008a)。

　　精神卫生政策与规划需要采纳整合服务这个概念。应该通过正式的立法程序,将政府对于整合精神卫生服务的承诺纳入法律,以保证体系的成功。要促成整合服务的实现,不仅可以将其纳入精神卫生政策,还可以在总体卫生政策中,强调在初级卫生保健层面和初级卫生保健部门中提供精神卫生服务的重要性,无论是在医疗机构中还是在社区中。

　　倡导(advocacy)有助于转变人们的态度和行为。在向整合初级卫生保健与精神卫生服务的方向发展的过程中,倡导是一个重要的部分。用深思熟虑的、有策略的方法使用信息可以促进改革的发生——从向公众和普通卫生服务提供者解释治疗精神障碍的有效性,到阐述整合服务可以节省多少支出。需要花费时间和精力来让国家和地方的政策制定者、卫生部门负责人及管理者、初级卫生保健提供者意识到整合精神卫生服务的重要性。重要的论据包括:对精神

障碍患病率的估计,对因未治疗的精神障碍所造成的人员与经济负担的描述,在精神病医院经常发生的人权侵犯,存在有效的基于初级卫生保健的治疗模式等。

　　向初级卫生保健提供者给予足够的培训是必需的。对初级卫生保健提供者进行精神疾患的预防、诊断、治疗方面的临床教育和培训,是整合精神卫生服务的必要先决条件。然而,初级卫生保健提供者也必须实际操练行为健康服务技能,必须持续参与培训并接受专业者的督导。在这种合作或者共享服务的模式下,咨询与治疗是由初级卫生保健提供者和精神卫生与物质使用专业者协同提供的,这也反映出在接受持续培训与支持的同时,这种模式对于提供高质量的服务来说是一种颇有前景的方式。

　　初级卫生保健提供者在精神卫生服务中承担的角色必须是独立且受到限制的。一般来说,初级卫生保健提供者在诊断和治疗精神问题方面的角色有限制且可操作时,他们才能发挥出最佳的作用。在决定初级卫生保健提供者具体的责任范围之前,须向社区进行咨询,评估人力和财力资源的情况,并仔细核查目前卫生体系处理精神卫生问题能力的优势和劣势。初级卫生提供者在获得实施精神卫生服务的技能和信心之后,可以扩大其职能范围。

　　精神卫生专业者和机构必须为初级卫生保健提供支持。只有在初级卫生保健提供者可以从专业服务者处获得转诊建议、支持和督导的情况下,我们才能将精神卫生服务整合到初级卫生保健工作中。这种支持来自社区精神卫生中心、二级医院或者专门在社区中工作的精神卫生从业者——精神

科医生、心理学工作者、社会工作者、精神科护士和专业的成瘾治疗师。

患者必须有获得精神活性药物的途径。尽管被诊断为精神障碍的个体并不一定总是需要精神活性药物的治疗，这些新一代药物能够让大多数人获益。正是初级卫生保健提供者处方并监管那些药物的能力——且要预防精神药物与其他药物之间的相互作用——对精神卫生服务成功地整合到初级卫生保健来说，是至关重要的原因。我们需要审阅法律、法规、行医规范，并在需要的时候修订它们，以给予初级卫生保健提供者处方、配发精神药物的权限，尤其在那些精神卫生专业者不足的地区。

整合是一个过程，而非一个事件。即使促进精神卫生服务与初级卫生保健整合的政策和流程就位，整合仍然需要时间，并会涉及一系列的阶段与步骤。例如，与一系列利益相关方会面是至关重要的，尤其考虑到可能会需要克服相当的质疑声和反对声。不仅卫生服务提供者需要接受培训，也许还需要雇用额外的工作人员。非常重要的是，预算也需要进行调整、拨付和分配。

精神卫生服务的协调员非常关键。将精神卫生服务整合入初级卫生保健可能只会带来一些量变而不能起到质变的作用，可能只是一种机会主义的做法，也可能会遭到颠覆或者方向上的修改。预期之外的问题有时会威胁到整个项目的结局与存亡。现场的精神卫生服务协调员可以在这些挑战中，把控整个项目和整合的过程。

我们需要与卫生体系之外的机构、非政府组织、社区卫生工作者和志愿者合作。各种类型的政府组织可以有效地与初级卫生保健共同协作，以帮助精神障碍患者获得教育、社交、就业机会，这些机会能够促进他们的康复和社区融入。对这一点来说，与卫生体系之外的机构、非政府组织和志愿者合作是很不可或缺的。我们可以给予当地卫生工作者所需的工具和知识，以帮助识别并向初级卫生保健机构转诊精神障碍患者。

整合需要财政和人力资源。建立和维持具有成本-效果的整合服务，需要财政资源来覆盖培训成本，还需雇用额外的初级卫生保健与社区卫生工作者。我们也应该给予提供支持和督导的精神卫生专业者专门的时间以进行这些活动。

研究基础建设

研究带来的效益涵盖了为了促进服务公平性的科学与技术的发展，以及从根本上改善预防、诊断、治疗全球各年龄段人类的疾患。尽管研究可以带来的益处在精神卫生领域并不存在特异性，它对政策发展、项目策划、提供恰当有效的服务来说都是非常重要的。

尽管基础与应用研究在爆炸式地发展，精神卫生领域仍然存在着巨大的、特殊的研究缺口。大多数现有的精神疾患、精神卫生研究证据大都是基于欧洲或者北美的文化规范（柳叶刀全球精神卫生工作组，2007）。事实上，几项研究发现，中低收入国家发表的文献远远少于发达国家（Patel & Sumathipala, 2001; Saxena 等, 2006; Sharan 等, 2009）。在一些国家，精神卫生问题的重要性与用于处理精神卫生问题的资源并不相称。

中低收入国家有其自身特定的阻碍,其中最显著的是财政资源不足以及合格的卫生工作者稀缺,难以应对国家所面临的行为健康问题的挑战。此外,研究资助政策的改变,在拥有资源时低效使用资源,都使研究计划更难实施(Saxena 等,2007)。大多数中低收入国家投入研究与研发的经费不足国民生产总值的 1%(El Tayeb,2005)。研究者向研究资金和机会充足的国家移民,也对中低收入国家开展合格的研究计划构成了挑战(卫生研究与 WHO 全球论坛,2007;Sharan 等,2006)。

为了帮助中低收入国家弥补在研究和运用研究发现上的缺口,柳叶刀全球精神卫生工作组(2007)的成员为研究资助指定了四大优先类别:精神分裂症与其他重性精神病性障碍、重性抑郁症及其他常见精神障碍、酒精使用障碍和其他物质使用障碍、儿童与青少年精神障碍(柳叶刀全球精神卫生工作组,2007;Razzouk 等,2010)。在之后的 2011 年柳叶刀全球精神卫生系列文章中,作者们指出,加强精神卫生体系建设、扩大循证服务是重中之重(Patel 等,2011)。同样,Tomlinson 等(2009)进行的一项研究发现,研究资助的最优先重点应在于卫生政策与体系、流行病学和加强传递具有成本-效果的干预。为此,NIMH 与美国 Fogarty 国际中心近期的倡议已将在中低收入国家开展精神卫生能力建设和研究培训列为优先事项(Collins & Pringle,2016)。这些研究倡议包括成立位于亚洲、非洲、拉丁美洲的五个精神卫生国际研究合作中心,这些中心以区域性研究负责人与高收入国家的研究者相互合作为特色。这些研究倡议同时致力于进行独创的精神卫生服务研究和建设当地研究能力(Collins 等,2014)。在此之后,NIMH 在 2016 年提出了“扩大中低收入国家精神卫生干预的研究合作关系倡议”,从而创建了更多的合作中心以通过国际合作与能力建设改善干预的实施、传递和可持续性(Collins & Pringle,2016)。

精神卫生体系:指标与信息系统

精神卫生体系具有多种特征和维度,以至于很难评估体系的结构和功能。然而,这种评估在比较不同体系,以及发现单个体系在不同时间段中的变化时至关重要。为此,我们发展了替代测量——指标——以收集卫生相关变量的信息,这些变量可以用来评估特定的行动后或者随着时间而产生的改变。这些指标在不同的体系和情境中往往非常不同,因为处理精神卫生问题的准则是多样的。然而,从公共卫生视角看,一套特殊的指标体系具有特殊的价值。Saxena、van Ommeren、Lora 和 Saraceno(2006)定义了一套公共精神卫生指标体系,对于可能受到精神卫生体系、项目或者服务影响或者与之相关的变量,这个指标体系成系统地汇总了可概括这些变量信息的简要替代测量。

需要指出的是,根据 WHO(2005c)的定义,精神卫生信息系统“是指一个收集、处理、分析、利用有关人群精神卫生服务信息和人群精神卫生需要信息的系统”,这样的精神卫生指标体系并不是精神卫生信息系统。尽管如此,这样的信息系统对于公共精神卫生指标体系也有相当的价值。如果精神卫生信息系统保存了详尽的数据,比如何人获得了何人的医治、在何地医治、估计的费用是多少、估计的结局如何,那么精神卫生信息系统可以提供任何公共精神卫生指标方案所需要的信息种类。例如,精神卫生信息系统可以提供一个特定地理区域内每家医院每位出院且再入院患者的详细信息。这样的信息可以被合并为反映该地区所有出院患者的再入院率的概括信息,即一项指标。反之,这一指标可以追踪某项旨在降低再入院率的政策的影响,并提供关键信息。同样,精神卫生信息系统可以对一个特定地理区域或者卫生管理区域内住院和门诊患者精神卫生服务总费用提供数据。从这个数据出发,我们可以建立一个指标以监测一个特定地区在某一段时间内精神卫生服务费用中用于住院的相对比例。因此,尽管在理想情况下,公共精神卫生指标体系的设计应早于精神卫生信息系统,但从现有的精神卫生信息系统中提取关于单个的精神卫生指标的数据也是可行的。

许多公共精神卫生信息系统并没有与特定的公共卫生指标相互衔接,因此,这些信息系统的结构并不能用于监测关键政策、规划和项目指标。即使如此,这种尚未衔接的精神卫生信息系统也有其价值。事实上,它们所提供的数据偶尔也有助于追踪政策变化的影响。例如,通过回顾性地分析美国国家精神卫生统计数据(US national reporting program for mental health),这是全球最早的连续性精神卫生数据收集项目(罗列了从 1840 年开始的精神障碍患者的数据),对于监测不同时间段内的政策变化很有价值(Manderscheid 等,1986)。

其他重要的公共精神卫生指标体系包括:

● 英格兰精神卫生信托业绩指标(performance indicators for mental health trusts in England)(健康促进委员会,2003)

● 美国精神卫生报告卡(mental health report card in the United States)〔精神卫生统计促进项目(MHSIP),以消费者导向的精神卫生报告卡任务组,1996〕

● 美国健康国民 2010 年全美精神卫生评估数据(healthy people 2010 to assess national mental health in the United States)(美国卫生与公众服务部,2000)

● 欧洲社区健康指标(欧洲社区健康指标项目,2001)

Saxena、van Ommeren 等对这些指标体系的特点和局限性曾进行过阐述与对比(2006)。

全球范围内的精神卫生体系数据源

尽管全球范围内可比较的、精神卫生体系的相关数据非常有限,但仍在增加之中。WHO 作为这个领域的先导,发展了精神卫生地图集(mental health atlas)(WHO,2001a,2005b,2011,2015,2018)和精神卫生体系评估工具(the assessment instrument for mental health systems,WHO-AIMS)(WHO,2005d)两个项目,有助于全球范围内精神卫生数据的整合与获取。我们将随后对这两个及其他几个最新的倡议计划作简要描述。

精神卫生地图集

WHO 于 2000 年启动精神卫生地图集

项目,旨在收集精神卫生资源的必要信息,特别在中低收入国家中的信息,包括:①核心精神卫生指标;②精神卫生系统管理;③精神卫生的财务与人力资源;④精神卫生服务可获得性和使用情况;⑤精神卫生促进与预防。第 1 版的地图集(WHO,2001a)出版于 2001 年,随后在 2005 年(WHO,2005b)、2011 年(WHO,2011)、2014 年(WHO,2015)和 2017 年(WHO,2018)进行了修订。地图集项目的目标是,运用明确的定义和方案收集一段时期内可供比较的各国精神卫生数据。地图集覆盖了多个方面的信息,包括国家基本信息、流行病学数据(尤其是中低收入国家);精神卫生政策、项目和立法;筹资、设施和床位;精神卫生专业者和其他提供者的信息,以及参与精神卫生的非政府组织的信息等。其他地图集感兴趣的方面包括收集数据的方法和为特殊群体服务的项目类型和可获得性。数据是通过向全球的卫生部邮寄或者发送电子问卷和指导语的方式收集的。收集到的数据随后与通过其他途径获取的数据相互比对。

最近一版的 2017 年精神卫生地图集从 194 个 WHO 成员国或者地区中的 177 个(91%)获取了数据。此外,除了更新既往精神卫生地图集报告过的关键指标数据外,2017 年版本的数据还充当了追踪 2013—2020 WHO 精神卫生行动计划(WHO's Mental Health Action Plan 2013-2020)(WHO,2013)执行进展的基线。精神卫生行动计划包含了由各成员国达成一致的四个目标(http://www.who.int/mental_health/publications/action_plan):

1. 加强精神卫生的有效领导和管理

2. 在基于社区的场所中提供全面的、整合的并具有反应性的精神卫生与社会照管服务

3. 实施精神卫生促进和预防战略

4. 加强精神卫生信息系统、证据和研究。

2017 年地图集中包括的精神卫生体系指标将作为评估之后几年上述目标是否实现的主要机制。地图集的纸质版(WHO,2018)和在线版(http://www.who.int/mental_health/evidence/atlas/mental_health_atlas_2017/en/)均已开放。

WHO 精神卫生体系评估工具

考虑到评估和监测精神卫生体系的重要性以及适用指标体系的缺乏,尤其是在中低收入国家,WHO 在 2004 年制定了精神卫生体系评估工具(WHO assessment instrument for mental health system,WHO-AIMS)(WHO,2005d)。WHO-AIMS 的建立是在低收入国家反复寻求恰当和可行的精神卫生体系评估指标的成果。2001 年世界卫生报告中的 10 项建议成为 WHO-AIMS 的基石(WHO,2001b)。

如今,更新过的版本(WHO-AIMS 2.2)被用于采集和报告全球以下六个模块的数据:

1. 政策和立法框架

2. 精神卫生服务

3. 初级卫生保健中的精神卫生服务

4. 人力资源

5. 公共信息及与其他部门的衔接

6. 监测与研究

须对上述六个模块中 28 个方面的 155 个条目进行评估，以获得一个国家精神卫生体系基本而全面的情况，尤其是卫生部门的活动。目前的评估工具包括支持性文档（如常见问题的回答、数据收集的指南、常用术语的定义等）、数据录入软件和撰写本国报告的模板。

此外，WHO-AIMS2.2 版本包含了一个更简短的评估工具（WHO-AIMS-Brief），在需要对一个或者多个精神卫生体系进行快速评估时能够使用。

WHO-AIMS 是为了帮助中低收入国家评估精神卫生体系而创建的，并可用于评估整个国家或者比如印度、巴西、中国等大国的一个地区、州或者省。而且，评估工具的大部分内容，对其他高收入国家中资源匮乏的地区也是相关并适用的。这个评估工具对高收入国家来说，也有助于提供精神卫生体系的全景描述，这比单独从专门的精神卫生服务角度进行的评估更为全面。

在大多数情况下，国家调查员是由本国卫生部指定和 / 或批准的。依靠明确的路径和定义，每个国家调查团队使用所有可获得的数据来源，反复推敲，并同时使用多种方法收集 WHO-AIMS 中的数据相互比对，以确保其可靠性。国家调查团队与 WHO 在数据收集和汇编方面紧密合作。很多时候，数据在正式定稿前需要经过数轮审阅。

WHO-AIMS 是为评估精神卫生体系的关键部分而创建的，它提供了改善单个精神卫生体系的必要信息。因为 WHO-AIMS 是为了满足中低收入国家建设精神卫生体系

的需要而设计的，其范围、目的、结构、内容和数据收集方法都有别于其他现存的指标体系。例如，大多数监测体系都很局限于关注精神科服务部门，而 WHO-AIMS 对精神卫生体系提供了全面的评估，包括评估精神科服务部门之外的场所（如初级卫生保健中的精神卫生服务）向精神障碍患者提供的服务和支持。

WHO-AIMS 的目的也是不同于其他精神卫生指标方案。WHO-AIMS 是为了指导一个国家如何部署必要的、正式的精神卫生资源而设计的，而其他大多数评估工具测量的是精神卫生服务或者某一特定服务设施的绩效。事实上，WHO-AIMS 的结构与其他常见的指标体系截然不同。许多指标体系包括了大量的结局测量。与此相反是，因为许多中低收入国家缺乏必要的精神卫生基础设施（如基于社区的服务）和功能完好的信息系统，所以收集结局数据非常困难，而结局数据对评估效果来说至关重要。正因为如此，WHO-AIMS 囊括了投入与过程指标。（投入指标是指发展和调整精神卫生体系与服务所用的资源；过程指标是指评估服务利用情况和项目质量。）

至今已经有超过 100 个国家参与了 WHO-AIMS。2009 年，WHO 发表了对 42 个使用 WHO-AIMS 工具的中低收入国家的精神卫生体系指标进行的跨国分析（WHO，2009）。这份报告与各个国家的单独报告以及最新版本的 WHO-AIMS 工具（2.2 版）都可以从网络上获取（http：//www.who.int/mental_health/evidence/WHO-AIMS/en/)。

其他数据来源

欧洲基线调查

WHO 欧洲办公室根据一项由 WHO 和欧盟共同资助的、在 42 个国家进行的项目——基线调查项目——发表了一份欧洲精神卫生政策和执行情况的报告（WHO 等，2008）。这份报告了收集了如下议题的情况：精神卫生政策与立法、心理健康促进与疾患预防、初级卫生保健中的精神卫生、精神卫生服务与人力资源。此外，该报告也累积了精神卫生服务资金、社会融入与福利、服务使用者与就业、人权与精神卫生、精神卫生信息与研究等数据。数据是通过使用一份有 90 个条目的问卷而收集的，这个问卷着重关注欧洲精神卫生行动计划的 12 个里程碑事件（WHO 等，2005）。每个参与国家的精神卫生协调员负责回答此问卷，在某些情况下，跨省的数据根据清晰的规则而进行合计。这个基线调查项目的报告为现有的精神卫生地图集补充了数据。它具有一个特殊的优势，即包括了心理健康促进和疾患预防行动上的数据。

联合国难民事务高级专员署健康信息系统

联合国难民事务高级专员署（United Nations High Commissioner for Refugees，UNHCR，见本章之后的部分）在 2005 年建立了卫生信息系统（health information system，HIS），以追踪难民营中难民的健康情况，监督并评估进行中的公共卫生项目（Haskew 等，2010）。这个系统成立的初衷是，为了追踪和监测疾病的暴发，为了资源分配提供信息，以及为了协助实施新的或者经过调整的现有服务，从而解决难民人群中高风险的感染性疾病、营养不良和腹泻问题。意识到难民营中难民在精神疾患、神经疾病和物质使用问题上也具有相似的高疾病负担，2009 年 UNHCR 将精神卫生指标加入了卫生信息系统。这个系统在精神疾患、神经疾病和物质使用的几个方面追踪了难民营中初级卫生保健中心的服务利用情况，这些方面包括情绪障碍、精神病性障碍、癫痫和酒精使用障碍（Kane 等，2014）。目前，HIS 已经系统地采集了 25 个国家超过 150 个难民营的这些指标。HIS 数据收集工具和报告可通过 UNHCR 的网站获取（http：// twine. unhcr.org/app/）。

已发表的文献

许多科学期刊都发表了全国性的精神卫生体系数据。《国际精神医学》（International Psychiatry）期刊在此方面有着特别丰富的数据和信息，它有一个专门的栏目刊登这些信息，在创立这个部分最开始的 7 年内刊登了超过 80 个国家的全国报告。遗憾的是，这些报告中的数据难以进行跨国比较。《国际精神卫生体系期刊》（International Journal of Mental Health Systems）是一本最近创立的期刊，它完全致力于刊登精神卫生体系方面的文章。2014 年，一本国际化的期刊《全球精神卫生》（Global Mental Health）创刊，其编委会将政策和体系作为其首要关注的话题。

为加强精神卫生体系建设的国际组织项目

包括联合国下属机构、非政府组织、专业协会在内的许多国际组织都活跃在精神卫生领域。我们将在这一节总结一些有代表的机构。

WHO

WHO 成立于 1948 年，是联合国之下的专业机构，以国际卫生问题和公共卫生为主要职责。194 个国家或地区的卫生专家通过 WHO 交换知识和经验，其目标是使全球卫生达到一定的水平，从而使全球公民可以实现并维护社会和经济上的高效生活。

WHO 下设的精神卫生与物质滥用司为帮助实现两个广泛的目标提供领导和指引：①缩小所需服务与可获服务之间的距离以减少全球精神障碍的疾病负担；②促进心理健康。最近发起的《精神卫生全球行动项目》强调建立并保持战略合作关系以提高每个国家对抗病耻感、减轻精神障碍负担、促进心理健康的能力。这个项目的目标是加强政府、国际组织和其他相关机构的投入，以增加分配用于精神卫生服务的财政和人力资源，其更深层的目标是，在收入较低、精神障碍引起的疾病负担较重的国家拓宽关键干预措施的可获得性。该项目基于现有最好的科学和流行病学证据而确定了优先内容，试图在考虑到当前和潜在的、关于推广服务的阻碍之情况下，传递整合性干预包。

要通过 WHO 内部的紧密联系，通过地区与国家 WHO 办公室同全球超过 60 个中心之间的合作，通过教育、社会福利、司法、农村发展、妇女事务方面的协同工作，这些目标才能实现。WHO 2013—2020 年精神卫生行动计划是专门为了提供行动指南而进行汇编的，这些行动指南与促进心理健康、提升精神障碍的预防、治疗和康复的服务、政策、立法、规划、策略、项目相关。为了全面弥补精神卫生体系中已经发现的缺口，行动计划参考了现有的 WHO 区域规划以及其他在精神卫生领域工作的合作机构、组织建立的规划。这个计划依托六个主要的原则和途径：

1. 全民健康覆盖
2. 人权
3. 循证实践
4. 生命历程方法
5. 多部门的方法
6. 赋权于精神障碍和心理社会残疾患者

该计划提出了独特的关键指标和目标，这些指标和目标也可以用于评估实现之前所述的原则和计划目标的进度（WHO，2013）。

联合国非传染性疾病预防控制跨部门工作组：精神卫生工作组

针对预防和控制非传染性疾病的联合国跨部门工作组（United Nations Interagency Task Force，UNIATF）协调了多个联合国和其他的跨政府机构的力量，致力于应对全球范围内的非传染性疾病。最近，UNIATF 建立了一个精神卫生专题工作组，目标是提升满足精神卫生需要的关注度、协调各参与组织精神卫生相关的力量与行动。关于成员组织最新的精神卫生相关行动的信息见以下网址：http://www.who.int/ncds/un-task-force/en/。

联合国国际儿童教育基金

联合国国际儿童教育基金（United Nations International Children's Educational Fund，UNICEF）有着从事儿童工作的悠久传统，它强调心理健康促进和健康教育。基于技能的心理健康教育可以被囊括为更广泛的行动的一部分，以创建校园中健康的心理社会环境，从而有助于降低情绪不良和精神障碍的风险因素。一个健康的校园环境业已显示出，可以增进学生的心理社会和情绪康宁，并促进其学习效果。而健康的校园环境体现在：倡导合作而不是竞争，可促成支持性和开放性的交流，认同提供创造性机会的重要性，以及能预防体罚、霸凌、骚扰和暴力。例如，澳大利亚的 Gatehouse 项目（http://www.rch.org.au/gatehouseproject/）从 1996 年起开始开发与评估一项基于学校的心理健康促进策略。

UNHCR

联合国大会于 1950 年成立了 UNHCR，负责引领并协调全球范围内保护难民、解决难民问题的国际行动。它的主要目标是保护难民的人权和健康。为此，它力争保障每个人寻求庇护、获得安全避难所的人权，且每个人应有自愿返回、融入当地或者去第三国定居的选项。它也获得了授权以帮助无国籍人群。为了解决难民人群中的精神卫生问题，UNHCR 提供了发展、实施相关心理社会与精神卫生项目的指南。

国际研究联合会（International Research Consortia）

从 2012—2017 年，欧盟任命了 Emerald 项目（www.emerald-project.eu），其目的是通过加强精神卫生体系建设以促进中低收入国家居民的心理健康结局。项目涵盖了六个中低收入国家，包括：埃塞俄比亚、印度、尼泊尔、尼日利亚、南非和乌干达。项目的首要目标是发现系统层面上对传递充足精神卫生服务的阻碍，继而找到解决这些阻碍的措施。为了实现这些目标，项目关注以下方面：①卫生体系投入（即公平且充分的精神卫生资源）；②卫生体系过程（即精神卫生服务传递的整合）；③卫生体系产出（即提高精神卫生治疗的可及性）（Semrau 等，2015）。

精神卫生服务促进项目（the program for improving mental health care，PRIME）是英国政府国际发展部（Department of International Development，DFID）在 2011—2017 年进行的一系列研究（http://www.prime.uct.ac.za/）。参与 PRIME 项目的国家与参与 Emerald 项目的国家有重合，包括乌干达、尼泊尔、南非、印度和埃塞俄比亚。PRIME 项目在中低收入国家中探索如何在常规服务路径之内高效地传递循证的精神卫生服务，强调在不同层面包括区、社区、诊所的初级卫生保健、妇女保健中整合和扩大精神卫生服务（Lund 等，2012）。PRIME 项目是 Emerald 项目的补充，Emerald 项目试图在国家和地区层面加强精神卫生体系建设，在此基础上，PRIME 项目中精神卫生服务的扩大才得以实施（Semrau 等，2015）。

在撰写本书之际,Emerald 和 PRIME 研究的最终报告还没有发布,但是在它们各自的网站上目前已发布了宣传活动的信息。

基督教盲人教会与基本需要组织

作为一个国际发展组织,基督教盲人教会(Christian Blind Mission, CBM)致力于提高全球最贫穷国家中躯体残疾或者行为残疾的人群的生活质量。它与其合作组织共同为发展中国家的上述人群提供可负担的、全面的卫生服务和康复项目、素质教育项目和谋生机会。CBM 的愿景是,在一个包容的世界中,所有的残疾人都享有人权并实现自己的全部潜能。这个组织已经有超过100 年的历史,成为全球服务残疾人方面一流的专业机构。这个组织的工作包括对躯体、心理社会、智力残疾者提供教育、康复和社会融入。

CBM 在非洲、亚洲、拉丁美洲和其他地区的 100 多个国家有超过 1 000 个项目,其资金资源、专门技能和人员支持,使其在发展中国家的合作伙伴逐渐在不依靠国外支持的情况下可持续地进行这些项目。CBM 最近与基本需要(Basic Needs)组织合并(http://www.basicneeds.org/),基本需要组织是一个致力于在许多国家为精神障碍患者的生活带来长期改变的国际非政府组织。通过与精神障碍患者进行合作,而不仅是为其提供服务,其目标是通过基于社区的服务体系帮助精神障碍患者在工作中学习,从而逐渐实现康复。基本需要组织的核心工作根植于帮助精神障碍患者解决他们的问题,促进他们康复并成为他们所在社区中具有生产力的、活跃的成员。CBM 与基本需要组织的合并将通过整合其专长和资源对双方进行强化,从而成为发展精神卫生和残疾人工作这个专业领域的引领者。

WPA

WPA(http://www.wpanet.org/)是全球各国精神医学学会/协会的联盟,它致力于提升医学知识和技能以满足对全球精神障碍患者进行诊断、治疗和康复的需要。它包括了 117 个国家中 135 个成员协会,代表了 20 余万名精神科医生。WPA 每 3 年召开一次全球精神医学大会,也组织其他国际或者地区会议以及主题会议。它有 65 个科学小组发布特定精神医学领域的信息并促进合作。除了成立一些教育项目和撰写书籍,WPA 也制定了精神科执业中的伦理指南。

为了遵照其使命,WPA 也定期重新评估其首要任务和行动。WPA 2017—2020 年行动计划(the WPA Action Plan 2017—2020)勾勒出最新的、扩展精神医学贡献的策略以改善全球的精神卫生,该计划通过三个主要的倡议来进行:继续保持 WPA 对发展精神医学专业的贡献;发展项目工作,关注重要的精神卫生议题;吸引新的投资以支持这项工作。该计划呼吁关注下列行动,增强精神科医生在以下方面的直接作用,包括促进心理健康、促进服务能力的提升,以及扩展与组织、专业者和所服务的社区之间的合作关系及合作的有效程度。最新版本的计划建立了一个称为"突发状况和冲突的精神卫生应对联盟（Alliance for Mental Health Responses to Emergencies & Conflicts）"的项目，这是一个为了增加精神科医生在应对冲突、紧急状况和不利情况中的作用而成立的专业小组（World Psychiatric Association，2017）。

从上述简要总结中可以看出，包括专业团体、非政府组织在内的许多国际组织正积极投身于加强全球精神卫生体系建设。

总　结

全球精神卫生体系的差异很大，虽然主要是因为经济和社会资源的差异，但也与卫生体系、精神卫生服务既往发展的特点和优先发展的方向不同有关。大多数中低收入国家的体系相对落后，其特点是资源稀缺、分布不均衡、利用效率低。它们的体系经常以医院为基础，在发展基于社区的服务方面缓慢且并不平顺。

能够指导精神卫生体系行动和政策的信息和证据，尽管在过去的 10 年里快速增加，但仍然非常有限。全球精神卫生[1]已经被确认为一个学科，且获得了信誉。我们面临的挑战是，进一步增加信息和证据的可获得性并保证其利用，尤其在那些需要很大、且颇为急迫的国家中。

（邓斐译，马骁骁审校）

注释

［1］全球精神卫生（global mental health），目前从"一些问题的集合"变成了一门学科。自 20 世纪 90 年代伊始，它是在不同跨国情境下逐渐出现的多学科（如精神医学、公共卫生、人类学、心理学、社会学和经济学等）研究与实践的产物，尤其是在英国知名医学期刊《柳叶刀》2007 年刊登有关"全球精神卫生"的系列文章之后（Patel 等，2018；http://dx.doi.org/10.1016/S0140-6736（18）31612-x）。目前在全球精神卫生领域以英美等国领先，尤其以美国哈佛大学（Farmer P 等．重新想象全球卫生．奥克兰，美国：加州大学出版社，2013）、耶鲁大学（Jacobe SC 等．耶鲁公共精神医学教科书．纽约：牛津大学出版社，2016）、约翰·霍普金斯大学（Eaton WW 等．公共精神卫生．纽约：牛津大学出版社，2012/2019）和英国伦敦国王学院（Thornicroft G 等．牛津社区精神卫生教科书．纽约：牛津大学出版社，2011）等著称于世。

参 考 文 献

Bruckner, T. A., Scheffler, R. M., Shen, G., Yoon, J., Chisholm, D., Morris, J., . . . Saxena, S. (2011). The mental health workforce gap in low-and middle-income countries: A needs-based approach. *Bulletin of the World Health Organization, 89*(3), 184–194.

Chisholm, D., & Saxena, S. (2012). Cost effectiveness of strategies to combat neuropsychiatric conditions in sub-Saharan Africa and South East Asia: mathematical modelling study. *BMJ, 344*, e609.

Collins, P., Price, L., & Pringle, B. (2014). Developing and implementing collaborative research in global mental health: The NIMH hubs. *Consortium for Universities of Global Health 5th Annual Meeting; Lancet Global Health.*

Collins, P., & Pringle, B. (2016). Building a global mental health research workforce: Perspectives from the National Institute of Mental Health. *Academic Psychiatry, 40*(4), 723–726.

Commission for Health Improvement. (2003). *Final performance indicators for mental health trusts, 2002/2003.* London, UK: Author. Retrieved from http://www.chi.nhs.uk/Ratings/Trust/Indicator/indicators.asp?trustType=3

Demyttenaere, K., Bruffaerts, R., Posada-Villa, J., Gasquet, I., Kovess, V., Lepine, J. P., . . .

Chatterji, S. (2004). Prevalence, severity, and unmet need for treatment of mental disorders in the World Health Organization World Mental Health Surveys. *Journal of the American Medical Association, 291*(21), 2581–2590.

El Tayeb, M. (Ed.). (2005). *UNESCO science report 2005*. Paris, France: United Nations Education, Science and Cultural Organization. Retrieved from http://www.unesco.org/new/fileadmin/MULTIMEDIA/HQ/SC/pdf/sc_usr05_full_en.pdf

European Community Health Indicator Project. (2001). *Minimum data set of European mental health indicators*. Helsinki, Finland: Stakes. Retrieved from http://groups.stakes.fi/NR/rdonlyres/6FB78EA1-C444-4396-90F5-3672754700F5/0/minimum.pdf

Global Forum for Health Research and World Health Organization. (2007). *Research capacity for mental health in low- and middle-income countries: Results of a mapping project*. Geneva, Switzerland: Global Forum for Health Research.

Haskew, C., Spiegel, P., Tomczyk, B., Cornier, N., & Hering, H. (2010). A standardized health information system for refugee settings: Rationale, challenges and the way forward. *Bulletin of the World Health Organization, 88*, 792–794.

International Union of Psychological Science. (2011). *Aims of the IUPsyS*. Retrieved from http://www.iupsys.net/index.php/about/aims

Jacob, K. S., Sharan, P., Mirza, I., Garrido-Cumbrera, M., Seedat, S., Mari, J. J., . . . Saxena, S. (2007). Mental health systems in countries: Where are we now? *Lancet, 370*(9592), 1061–1077.

Kakuma, R., Minas, H., van Ginneken, N., Dal Poz, M. R., Desiraju, K., Morris, J. E., . . . Scheffler, R. M. (2011). Human resources for mental health care: Current situation and strategies for action. *Lancet, 378*(9803), 1654–1663.

Kane, J. C., Ventevogel, P., Spiegel, P., Bass, J. K., van Ommeren, M., & Tol, W. A. (2014). Mental, neurological, and substance use problems among refugees in primary health care: Analysis of the Health Information System in 90 refugee camps. *BMC Medicine, 12*, 228.

Kohn, R., Saxena, S., Levav, I., & Saraceno, B. (2004). Treatment gap in mental health care. *Bulletin of the World Health Organization, 82*(11), 858–866.

Lancet Global Mental Health Group. (2007). Scale-up services for mental disorders: A call for action. *Lancet, 370*(9594), 1241–1252.

Liu, N. H., Daumit, G. L., Dua, T., Aquila, R., Charlson, F., Cuijpers, P., . , . . Saxena, S. (2017). Excess mortality in persons with severe mental disorders: A multilevel intervention framework and priorities for clinical practice, policy and research agendas. *World Psychiatry, 16*, 30–40.

Lund, C., Tomlinson, M., De Silva, M., Fekadu, A., Shidhaye, R., Jordans, M., . . . Patel, V. (2012). PRIME: A programme to reduce the treatment gap for mental disorders in five low- and middle-income countries. *Plos Medicine, 9*(12), e1001359.

Manderscheid, R. W., Witkin, M. J., Rosenstein, M. J., & Bass, R. D. (1986). The National Reporting Program for Mental Health Statistics: History and findings. *Public Health Reports, 101*(5), 532–539.

Mental Health Statistics Improvement Program (MHSIP) Task Force on a Consumer-Oriented Mental Health Report Card. (1996). *Consumer-oriented report card: Final report of the Mental Health Statistics Improvement Program*. Rockville, MD: Substance Abuse and Mental Health Services Administration, US Department of Health and Human Services.

Odejide, A. O. (2006). Status of drug use/abuse in Africa: A review. *International Journal of Mental Health and Addiction, 4*(2), 87–102.

Patel, V., & Sumathipala, A. (2001). International representation in psychiatric literature: Survey of six leading journals. *British Journal of Psychiatry, 178*, 406–409.

Patel, V. (2009). The future of psychiatry in low-and middle-income countries. *Psychological Medicine, 39*(11), 1759–1762.

Patel, V., Boyce, N., Collins, P. Y., Saxena, S., & Horton, R. (2011). A renewed agenda for global mental health. *Lancet, 378*(9801), 1441–1442.

Razzouk, D., Sharan, P., Gallo, C., Gureje, O., Lamberte, E., Mari, J., . . . Saxena, S. (2010). Scarcity and inequity of mental health research resources in low and middle income countries: A global survey. *Health Policy, 94*(3), 211–220.

Saxena, S., Paraje, G., Sharan, P., Karam, G., & Sadana, R. (2006). The 10/90 divide in mental health research: Trends over a 10-year period. *British Journal of Psychiatry, 188*, 81–82.

Saxena, S., Thornicroft, G., Knapp, M., & Whiteford, H. (2007). Resources for mental health: Scarcity, inequity, and inefficiency. *Lancet, 370*(9590), 878–889.

Saxena, S., van Ommeren, M., Lora, A., & Saraceno, B. (2006). Monitoring of mental health systems and services: Comparison of four existing indicator schemes. *Social Psychiatry and Psychiatric Epidemiology, 41*(6), 488–497.

Semrau, M., Evans-Lacko, S., Alem, A., Ayuso-Mateos, J. L., Chisholm, D., Gureje, O., . . . Thornicroft, G. (2015). Strengthening mental health systems in low- and middle-income countries: the Emerald programme. *BMC Medicine, 13*, 79.

Sharan, P., Gallo, C., Gureje, O., Lamberte, E., Mari, J., Mazzotti, G., . . . Saxena, S. (2009). Mental health research priorities in low and middle income countries of Africa, Asia, Latin America and the Caribbean. *British Journal of Psychiatry, 195*(4), 354–363.

Tomlinson, M., Rudan, I., Saxena, S., Swartz, L., Tsai, A., & Patel, V. (2009). Setting priorities for global mental health research. *Bulletin of the World Health Organization, 87*(6), 438–446.

US Department of Health and Human Services. (2000). *Healthy people 2010: Understanding and improving health* (2nd ed.). Washington, DC: Government Printing Office.

Vigo, D., Thornicroft, G., & Atun, R. (2016). Estimating the true global burden of mental illness. *Lancet Psychiatry, 3*(2), 171–178.

Whiteford, H. A., Degenhardt, L., Rehm, J., Baxter, A. J., Ferrari, A. J., Erskine, H. E., . . . Burstein, R. (2013). Global burden of disease attributable to mental and substance use disorders: findings from the Global Burden of Disease Study 2010. *Lancet, 382*(9904), 1575–1586.

World Health Organization (WHO). (2000). *World health report. Health systems: Improving performance.* Geneva, Switzerland: Author.

World Health Organization (WHO). (2001a). *Mental health atlas.* Geneva, Switzerland: Author.

World Health Organization (WHO). (2001b). *Mental health: New understanding, new hope.* Geneva, Switzerland: Author.

World Health Organization (WHO). (2005b). *Mental health atlas.* Geneva, Switzerland: Author.

World Health Organization (WHO). (2005d). *World Health Organization Assessment Instrument for Mental Health Systems (WHO-AIMS).* Geneva, Switzerland: Author.

World Health Organization (WHO). (2008a). *Integrating mental health into primary care: A global perspective.* Geneva, Switzerland: Author.

World Health Organization (WHO). (2009). *Mental health systems in selected low and middle income countries: A WHO-AIMS cross national analysis.* Geneva, Switzerland: Author.

World Health Organization (WHO). (2010). *Key components of a well functioning health system.* Geneva, Switzerland: Author.

World Health Organization (WHO). (2011). *Mental health atlas 2011.* Geneva, Switzerland.

World Health Organization (WHO). (2013). *Mental health action plan 2013–2020.* Geneva, Switzerland.

World Health Organization (WHO). (2014). Innovation in deinstitutionalization: A WHO expert survey.

World Health Organization (WHO). (2015). *Mental health atlas 2014.* Geneva, Switzerland.

World Health Organization (WHO). (2018). *Mental health atlas 2017.* Geneva, Switzerland.

World Health Organization (WHO) and the Gulbenkian Global Mental Health Platform. (2015). *Promoting rights and community living for children with psychosocial disabilities.* Geneva, Switzerland: Author.

World Health Organization (WHO), European Office. (2005). *Mental health action plan for Europe.* Copenhagen, Denmark: World Health Organization.

World Health Organization (WHO), European Office. (2008). *Policies and practices for mental health in Europe.* Copenhagen, Denmark: World Health Organization.

World Psychiatric Association (WPA). (2017). *World Psychiatric Association action plan, 2017–20.* http://www.wpanet.org/uploads/Action_Plan/WPA_Action_Plan_2017-2020.pdf

第六部分

预防与未来

第18章

精神障碍预防的逻辑与实践

TAMAR MENDELSON

ELISE T. PAS

ANGELA E. LEE-WINN

CATHERINE P. BRADSHAW

GEORGE W. REBOK

JULIE A. LEIS

WALLACE MANDELL

本章要点

- 越来越多的证据表明,预防工作能够对精神与行为障碍的发生产生影响

- 在精神障碍的预防方面,历史上存有引人注目的成功范例

- 自1994年医学研究院发表专著《减少精神障碍的风险》以来,该领域致力于推进三级预防框架,该框架包括一般性、选择性和指征性的预防项目,该框架可适用于多种环境(如学校、社区)

- 流行病学研究、生命历程发展和干预试验构成了以公共卫生方法进行预防的基础

- 自过去30多年以来,在试验设计和严格评估预防项目方面产生了重要的方法学发展

- 在个体、小群体、家庭、学校、工作场所、社区和社会层面都有预防工作成功开展的记载

- 几乎所有的精神与行为障碍都有预防工作成功开展的记载

- 互联网为旨在预防精神与行为障碍的项目提供了一个传播载体

- 方兴未艾的新兴工作包括,对预防性试验结果进行长期随访,以及对成本-效益分析进行研究,并将研究结果与遗传学和生物学预测指标及结局相整合

- 尽管有大量研究表明,预防性试验取得了积极成果,但仍缺乏广泛的传播与实施

引　言

公共卫生领域在健康促进和疾病预防方面有着悠久而成功的历史，包括致力于精神卫生问题的有关努力。近几十年来，预防精神障碍发病的方法在开发、实施和评估方面都有了显著的提高。公共卫生和行为健康领域的科学家们正在探索一系列精神、情绪和行为障碍的预防策略，这些障碍以具有多种风险因素与复杂因果关系为特征。本章探讨了预防的因由，影响预防科学的理论和方法，并探讨了跨越不同发展阶段和多个生态层次的预防策略，以及预防领域的新兴方向。

预防的因由

美国的流行病学调查显示了一般人群中精神障碍的高患病率。在 20 世纪 90 年代，美国共病调查中有超过 1/4 的人群样本报告了与精神障碍相符的征兆和症状（Kessler 等，1997）；大约 10 年后，近 1/3 的人群样本在美国共病调查 - 复查中报告了与精神障碍相符的征兆和症状（Kessler 等，2005）。最近，NSDUH（SAMHSA，2017）发现，4 470 万（占总人口的 18.3%）美国成年人在接受调查的前 1 年，曾患有精神疾患。其中，1 040 万人（占总人口的 4.2%）患有严重精神疾患——即严重干扰或者限制一项或者多项重要生命活动的、可诊断的精神障碍。世界上许多国家都报告了类似的患病率。

正如第 1 章所述的，因为精神障碍会导致严重的残损和残疾，所以这些障碍引起了巨大的疾病负担（Albee，1985；Muñoz 等，

2002）。遗憾的是，缺乏训练有素的精神卫生专业者来满足服务需求，再加上许多其他阻碍——经济的、社会的和文化的——损害了患者获得治疗的机会。因此，正如第 14、第 16 和第 17 章中更为详尽的讨论，在美国和世界范围内，只有一小部分患有精神、情绪与行为障碍的人获得了治疗。2016 年 NSDUH（SAMHSA，2017）发现，在前 1 年中，美国患有精神疾患的成年人中不到 5/10（43.1%）得到了实际的服务。此外，在那些接受治疗的人中，许多人或是未能坚持治疗，或是未能获益。例如，多达 1/3 的抑郁症患者接受治疗后并没有好转（抑郁症指南专家组，1993b）。澳大利亚的研究发现，即使在最佳情况下，行为和药物治疗也无法将抑郁症的负担减轻 35% 以上（G. Andrews 等，2004；G. Andrews & Wilkinson，2002）。

因为许多精神障碍都伴随着病症加重和缓解的长期病程，所以一旦开始发作，就有可能再次出现治疗需要。例如，重性抑郁症的复发率，在单次发作后约为 50%，两次发作后约 70%，三次发作后约 90%（抑郁症指南专家组，1993 年 a；Judd，1997）。一项基于美国人群的研究发现，在重性抑郁症首次发作的个体中，有 38% 在随后的 10 年中复发；另有 15% 的人在抑郁发作后的 20 年内从未康复（Eaton 等，2008）。因此，预防抑郁的首次发作，甚至只是延缓其发作，或许可以显著减少终生精神卫生服务需要（Cuijpers 等，2008）。

精神障碍的负担甚至比单单患病率所显示的影响还要严重，部分原因是比如抑郁症等障碍会增加营养不良、危险的性行为，以及卷入刑事司法系统的风险（Muñoz，

2001）。研究表明，预防一种精神障碍或许能延缓或者预防第二种共患障碍的继发。例如，焦虑问题往往会在生命早期出现，先发于其他障碍，且能预测其他障碍，比如抑郁症（Davies 等，2016；Wittchen 等，2003）。预防焦虑问题可以预先阻止后续抑郁症的发病，降低潜在的患病率和死亡率，并促进多个功能领域的健康状况。

从伦理视角看，预防既是直观的，也是能令人信服的。正如流行病学家 Geoffrey Rose（1992）所说，"健康胜过生病或者死亡。这是预防医学唯一真正论点的起点与终点。这就足够了"。在人群层面减轻潜在的苦难，既符合公共卫生目标又符合人道主义价值观［医学研究院（IOM），1994；O'Connell 等，2009；Rose，1992］。预防也可能带来巨大的经济效益（Aos 等，2004；Crowley 等，2018）。鉴于精神障碍不仅对受病痛折磨的人，而且对他们的家庭和社会其他成员都有影响，有效的预防项目可以节省大量成本（Anderson 等，2009；Cuijpers 等，2008；Zechmeister 等，2008）。这些节省可能体现在与医疗保健相关的支出、工作场所生产力的降低和工作日请假、刑事司法和少年司法系统的费用，以及与失去教育机会和特殊教育需要的相关成本。

从历史视角看精神障碍的预防

公共卫生在预防可能影响或者改变心理健康功能的疾病与障碍方面有着成功的历史。示例如下。

维生素 C 缺乏症

维生素 C 缺乏症（scurvy）是维生素 C 缺乏引起的一种疾病，会导致抑郁和腿部变色、黏膜出血、海绵状牙龈和部分活动受限。在 18 世纪，维生素 C 缺乏症在海上远航的水手中长期流行；这种疾病成为英国海军关切的要务（Carpenter，1988）。基于先前的假设，维生素 C 缺乏症可能与新鲜水果和蔬菜摄入不足有关，James Lind 爵士进行了医学史上最早的临床试验之一。1747 年，他随机分配了 12 名患维生素 C 缺乏症的水手，在其日常饮食外，再加上以下六种选择之一：苹果酒、硫酸盐、醋、海水、两个橘子和一个柠檬、大麦水。6 天后，只有被分配食用苹果酒或者新鲜水果的人，其症状有所改善。这项研究和随后的其他研究表明，通过在饮食中添加维生素 C 不仅可以治疗维生素 C 缺乏症，还可以预防维生素 C 缺乏症。因此，英国海军规定，海员的饮食必须包括新鲜柠檬或者其他含有维生素 C 来源的食物。这项政策和采用富含酸橙汁的饮食使英国水手因此被称为 limeys（柠檬佬，意指英国人），这个绰号沿用至今（Jukes，1989）。

震颤性谵妄

震颤性谵妄（delirium tremens）——是严重酒精戒断综合征——可表现为多种症状：震颤、意识障碍、发热、易激惹、高血压、心率加快、急性和严重精神功能丧失、失眠、情绪不稳定、兴奋、恐惧、幻觉、活动增多、坐立不安和癫痫发作（Erwin 等，1998）。1813 年，英国医生 Samuel Pearson 是最早描述震颤性谵妄这一系列症状的人之一，同年 Thomas Sutton 创造了"震颤性谵妄"这个词（Osborn，2006）。人们发现，震颤性谵妄与持续过度摄入酒精后的戒断有关。早期预防策略提倡完全戒酒（Wills，1930）；目前的策略包括在戒酒早期向戒酒者提供苯二氮 䓬类药物（DeBellis 等，2005）。

糙皮病

糙皮病（pellagra）是另一种与营养缺乏有关的疾病，该疾病于 20 世纪初在美国南方开始流行之前，已在欧洲流行了数个世纪（Rajakumar，2000）。这种疾病可引起皮炎、皮肤损害、虚弱、腹泻、情绪痛苦、痴呆，且少数病例可导致重性精神病（Cooper & Morgan，1973；Hegyi 等，2004）。根据对精神病院、孤儿院和劳改场中个体的观察，美国公共卫生服务官员 Joseph Goldberger 假设饮食与糙皮病有关（Goldberger，1914）。他在一系列精心设计的实验中证实了这一理论，这些实验证明，饮食控制可以预防或者诱发糙皮病（Cooper & Morgan，1973）。Goldberger 的进一步实验发现，烟酸（维生素 B_3）缺乏导致了这种疾病。归功于在谷物产品中添加烟酸这一长期性预防项目，糙皮病已在美国消除多年。

麻痹性痴呆

抗生素的引入可以消除梅毒螺旋体，防止麻痹性痴呆（general paresis）（重性精神病的一种）的发生，这是一项成功预防重性精神病的公共卫生范例。在 19 世纪，成千上万罹患这种精神病的人被送进精神病院。到了 20 世纪 50 年代，人们已能相当有效地预防这一障碍，以至于这一诊断类别几乎不再使用（Albert，1999）。

在减少神经障碍及其精神卫生后果影响方面，其他有效的公共卫生预防模式包括免疫计划、饮食增补和家长教育，上述项目均为儿童提供了身心支持的环境。此类干预具有强有力的预防作用，从而影响了社会层面的变革。表 18-1 提供了从营养、先天脆弱性和危险环境暴露的角度，成功预防精神卫生方面问题的范例。许多精神卫生相关预防项目都是基于已有的预防或者减少其他急慢性疾病的模式，这些模式利用了包括改造环境在内的公共卫生工具，来减少并最终消除疾病风险因素。当由于成本或者其他情况而无法完全消除环境风险因素时，应当努力减少这些风险因素。比如采取公共卫生建议以告知公众有关风险因素、识别和标记健康危害、大众媒体宣传，以及开展基于学校的项目等方法，来促进健康行为。

表 18-1 与心理健康相关的成功预防方法的范例

障碍	风险因素	预防方法
韦尼克 - 柯萨可夫综合征	与长期饮酒相关的维生素 B_1（维生素 B_1）严重缺乏 胃病包括胃癌、慢性胃炎和反复呕吐	公共卫生饮食建议 基于学校的强制性酒精滥用预防教育 给酗酒者补充维生素
智力残疾	先天性感染包括弓形虫病、风疹、单纯疱疹和巨细胞病毒感染	孕产妇教育 孕产妇疫苗
唐氏综合征 /21- 三体综合征	存在全部或部分额外的 21 号染色体	早期筛查唐氏综合征高危孕妇 产前筛查包括羊膜腔、绒毛取样和经皮脐带血取样

障碍	风险因素	预防方法
苯丙酮尿症（PKU）	以缺乏肝细胞中苯丙氨酸羟化酶活性为特征的常染色体隐性遗传障碍	新生儿强制筛查 苯丙酮尿症门诊通过饮食摄入管理以优化苯丙氨酸羟化酶水平
碘缺乏症（克汀病）	碘缺乏	强制采用加碘盐，需要对盐的生产者和销售者进行教育和监管
汞中毒	汞暴露	政府对汞和汞化合物职业暴露的规定 出版有关保护性健康措施的建议
认知缺陷（包括痴呆、学习障碍和注意缺陷障碍）	跌倒、交通事故、人际暴力和军事对抗造成的颅脑外伤	颁布法律以通过限速减少事故 禁止在酒精或者药物影响下驾驶 法院强制参加驾驶员安全的教育项目 强制使用技术以保护大脑的法规，包括安全带和窗户防护装置 强制性的、基于学校的教育，以防止酒驾 头盔和装有保护装置的车
脑膜炎	感染病毒、细菌或其他微生物	免疫接种 隔离感染者以防止传播
神经管缺陷	缺乏叶酸	规定要求在面包、麦片、面粉和其他谷类产品中添加叶酸 孕妇或者可能怀孕的女性补充叶酸

定义预防和设定目标

研究者、临床医生和公共卫生从业者长期以来一直在努力研究如何在精神卫生的情境下定义预防，以及如何制定一个连贯的框架和方法来预防精神障碍。Caplan（1964）为公共卫生预防科学提供了一个初步的概念框架，区分出一级、二级和三级预防：

● 一级预防（primary prevention）：减少或者消除某种障碍的发生率。

● 二级预防（secondary prevention）：某种障碍的早期发现和早期治疗。

● 三级预防（tertiary prevention）：减少与某种障碍相关的损害和残疾。

Caplan 的框架也受到了挑战。例如，

Cowen（1977，1980）认为一级预防类别过于宽泛；Gordon（1983）提出，有些人可能认为三级预防是治疗。然而，Caplan 的分类为当时的公共卫生预防工作提供了一种有用的概念化方法。

20 世纪 90 年代初，预防科学取得了蓬勃发展。1991 年是预防研究协会成立的一年，作为一个非营利的专业组织，该协会致力于创建一个"科学的，涉及多学科的预防科学论坛"（https：//www.preventionresearch.org/prevention-science journal/），通过会议及其王牌期刊《预防科学》继续推动和传播预防研究。与此同时，NIMH 预防研究指导委员会（1994）的报告《精神障碍的预防：美国研究议程》为整合流行病学和生命发展观点的预防科学奠定了基础（Kellam

等, 1999）。在美国国会的要求下, 医学研究院的精神障碍预防委员会在 NIMH 的工作基础上, 对精神卫生预防研究进行了为期两年的回顾, 最终于 1994 年出版了《减少精神障碍的风险：预防干预研究的前沿》（Mrazek & Haggerty, 1994）, 总结了精神障碍预防的理论和研究现状, 并对今后的工作方向提出了建议。

该报告提出, "预防"一词应保留用于在临床诊断障碍发生前的干预措施中。相反, 治疗是旨在改善现有症状或者治愈现有障碍的服务。最后, 维持能够增进康复, 并降低急性精神障碍发作后复发的风险（Muñoz 等, 1996）。医学研究院的报告建议采用 Gordon（1983）对精神障碍的三级预防框架的修订版本：

- 一般性预防性干预（universal preventive interventions）：以整个人群为目标（如在学校范围内开展应对技能的培训以预防抑郁症）。

- 选择性预防性干预（selective preventive interventions）：以高危人群为目标, 这些人群是由与障碍发作相关的生物学、心理学或者社会因素决定的（如对抑郁父母的子女进行应对技能培训）。

- 指征性预防性干预（indicated preventive interventions）：以罹患障碍风险最高的人群为目标, 这是基于尚未完全达到诊断标准的、但具有亚临床征兆的个体而进行的干预（如针对抑郁症状升高的高中生的心境管理）（Muñoz 等, 1996）。

医学研究院的报告推动了其他预防相关行为健康活动, 包括由 NIMH 和约翰·霍普金斯预防研究中心联合主办的 1994 年

"预防研究新兴领域的科学结构"讲习班。为了更加专注于预防, 2000 年, 美国卫生与公众服务部疾病控制与预防中心（CDC）确定了预防措施的六个行为靶点：

- 物质使用和滥用
- 危险的性行为
- 烟草使用
- 对他人造成故意或者意外伤害的行为
- 不健康的饮食选择
- 身体活动不足（CDC, 2002）

这些行为经常一起出现, 并与精神障碍共同发生；我们可以在个体、家庭或者社区预防工作中将其作为干预对象。

医学研究院在 2009 年的一份报告中重新审视了行为健康中的预防科学, 总结了自 1994 年报告发表以来取得的重大进展。2009 年的报告建议在行为健康领域进一步开展预防科学（O'Connell 等, 2009）。在保留 1994 年开始采用的三级分类体系的同时, 2009 年的报告还提出了一个论点, 即应更加重视促进心理健康, 并将其定义为"努力提高个人能力以达成与其发展相适应的任务（能力）, 以及具有良好的自尊、掌控力、康宁和社会包容, 并增强其应对逆境的能力"。

心理健康促进的目标通常是整个人群（如学校或者工作场所）；其评估结局与功能中适应的、积极的方面有关。2009 年的报告认为, 从概念上讲, 心理健康促进与精神障碍的预防非常吻合, 考虑到它与公共卫生视角的目标是一致的, 并且, 新出现的证据支持这种促进方法的可行性和有效性（O'Connell 等, 2009）。如图 18-1 所示, 心理健康的预防连续体（continuum）涵盖了

从促进一般人群积极的心理健康到维持那些精神障碍患者的治疗获益。由美国科学、工程与医学学院（IOM 现称为美国医学研究院）主持的委员会目前正在编写一份报告,有关促进儿童和年轻人健康的精神、情绪和行为发展,它将更新自 2009 年以来有关心理健康预防与促进的研究,并为未来提出建议。

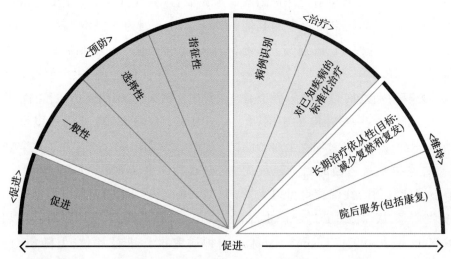

图 18-1　心理健康干预谱（经医学研究院许可转载,2009,第 67 页。经 Mrazek & Haggerty 许可改编,1994 ）

整合预防框架

为了将预防与流行病学和生命历程的发展联系起来,Kellam 等提出了一个整合的预防框架,为有效预防性干预的制定、评估和传播提供了有用的基础（Ialongo 等,2000；Kellam 等,1999；Kellam & Rebok,1992 ）。

流行病学

正如 Last（2001 ）所定义的,"流行病学是研究特定人群中与健康有关的状态或者事件的分布和决定因素,以及上述研究在控制健康问题方面的应用"。预防科学根植于对增加罹患行为或者精神障碍风险的因素与抵抗这些风险的保护因素的流行病学研究（Flay 等,2005 ）。从流行病学研究中获得的知识,为制定和实施特定领域的预防项目,并评估其有效性提供了指导和基础（Lilienfeld & Lilienfeld,1980 ）。

公共卫生的预防方法假定大多数精神障碍的病因学是多因素的,由相互作用的生物的、环境的、心理的和社会文化的部分组成。该方法还基于精神障碍并非在人群中随机分布的假设。流行病学的研究方法,比如疾病自然史研究,队列研究,病例对照研究和横断面研究,可以识别某一障碍的风险因素,这些风险因素会随时间、地点（环境）和人（年龄、种族和民族）的分布而有所变化（Lilienfeld & Lilienfeld,1980 ）。此外,在可比的人群中识别某一障碍在患病率或者发病率上的差异,可以帮助估计预防性干预的潜在结果。

生命历程发展

生命历程流行病学（Kuh & Ben-Schlomo, 1997）研究影响生命周期内健康与病理结局的不同因素。正如第 6 章所述的，精神障碍具有很长的发展轨迹。生命历程、发展的视角提供了一种方法来理解风险与保护因素（调节变量），以及患病因果路径中的其他因素（中介变量）。这种方法既强调了关键的发展时期，又强调了一些常见行为的恶化，这些行为有时会发展为精神障碍或者增加其患病风险。这一视角有助于阐明，调节变量和中介变量在多大程度上对预防性干预而言是可塑且适当的目标。反而言之，精心设计的预防性试验也可以为发展理论提供信息，从而促进其进展（Ialongo等，1999；Kellam 等，1999；Kellam & Rebok，1992）。

干预试验研究

精心设计的预防试验对于理解和评估预防性干预的长期影响具有重要作用。正如 Kellam 等（1999）所指出的，在评估预防性干预试验时，经常会提及两个关键问题："干预是否可以改变风险或者保护因素？如果可以，这种变化是否会引起发展轨迹朝着预计的方向发生变化？"这些问题已经得到了扩展和完善，最近的进展是在 Gottfredson 等（2015）撰写的《证据标准》中，进一步确认研究的阶段（即效力、效果和规模扩大），并敦促该领域寻求更深入的研究问题（如包括成本）和测量变量（如中介变量、可能影响实施的因素）。使用随机对照设计是对预防性干预作用进行因果推断的金标准；然而，该领域在准试验研究方法上也日臻成熟，比如断点回归

设计（Gottfredson 等，2015）和倾向指数法（Stuart，2010）。此外，序贯、多任务、随机试验（SMART）的设计（Almirall 等，2014；Lei 等，2012），将随机设计的使用扩展至开发和检验自适应干预[1]。纵向结局评估是干预研究中备受推荐的一项要素（Gottfredson等，2015），因为它提供了关于干预影响个体功能随时间变化的结局和长期结局的重要信息，并且有助于探索干预的中介变量的作用。例如，2008 年《药物和酒精依赖》期刊特刊（第 95 卷，增刊 1）所以聚焦的一系列严谨的纵向研究，都应用了这个整合预防框架。

预防研究的方法学

虽然预防性干预的作用可以通过各种研究设计进行评估，但随机对照试验（randomized controlled trials, RCT）仍然是评估预期结局的因果关系的金标准（Gottfredson等，2015）。当应用于风险因素识别和干预开发这一严谨的过程中时，随机试验可以为干预作用提供功效证据，也可以用来评估障碍的路径发展理论（Ialongo 等，1999）。正如 Kellam 等（1999）所指出的那样，随机试验是预防性干预研究周期中的关键部分，该周期还包括：可靠地认定所预防的障碍，基于理论和经验理解可塑的风险与保护因素，开发干预，以及对干预效力进行预试验，大规模现场试验，以及对后期结局和发现进行传播（Kellam 等，1999；Koretz & Mościcki，1997）。

人们对预防研究的一些领域越发感兴趣：

● 从多个研究中聚集数据，以评估预防性干预对患病率较低的障碍（如自杀和精

神分裂症）的影响

● 使用某些设计或者统计策略，从而在具有多个组成部分的预防项目中分析特定的干预部分

● 进行多阶段的队列研究，从而在单个试验中检验其有效性、可持续性和可推广性（O'Connell 等，2009）

● 使用序贯、多任务、随机试验（SMART）设计，来开发和检验自适应干预措施，以检验干预定制变量，并为实践者提供决策规则的循证指导（如当患者对治疗无反应，或者不依从治疗方案或者治疗进展停滞不前时）。

非随机化设计在预防研究领域中也很常见，尤其考虑到在社区环境中实施随机对照试验经常面临难以招架的后勤和资金困难。随机化的替代方案包括中断时间序列设计和断点回归设计，两者也可以作出因果推断（Shadish 等，2002；Wagner 等，2002）。研究表明，断点回归设计和比较时间序列设计，可用于产生对干预结局的无偏倚估计，与实验性设计的评估具有可比性（Cook 等，2008；Gottfredson 等，2015）。正如第 5 章所讨论的，当随机化不可行或者不成功时，也可使用其他统计方法比如匹配、加权和倾向指数等，来选择近似的干预组和对照组。

自美国医学研究院 1994 年的报告发表以来，统计方法的进展增强了评估预防项目结局以及项目作用的潜在中介变量和调节变量的能力（Fairchild & MacKinnon，2009）（参见第 5 章）。例如，多层次建模方法改进了多层次的聚类数据（如在不同的教室或者学校之间进行的干预措施）。多层次混合建模有助于分析纵向和聚类数据（Asparouhov & Muthen，2008；Muthen & Asparouhov，2006；Raudenbush & Bryk，2002）。增长模型技术使研究者能够在多个时间点上对结局的变化进行建模，从而阐明疾病症状的潜在发展轨迹（Muthen，2004；Muthen 等，2002；Muthen & Curran，1997；Nagin，2005）。对随时间变化模式相似的各组人，可根据其增长轨迹分别进行建模（如通过建立混合增长模型），这些增长轨迹可能与不同的风险特征或者对预防性干预不同程度的反应有关（Muthen，2004；Muthen 等，2002；C. Wang 等，2005）。在调整纵向试验中缺失数据（Dempster 等，1977）以及将干预剂量和依从性纳入结局分析方面的方法也取得了进展。

特定精神障碍的预防现状

近年来，对各种精神障碍采取了一些预防性干预，且普遍取得了良好的结果。其中一些干预已经在多项随机试验中进行了评估，且在真实世界中证明是有效的，并适用于各种人群和机构（O'Connell 等，2009）。一篇包含 13 项精神障碍预防随机试验的荟萃分析报告指出，这些预防性干预降低了新发精神障碍的风险（总体相对危险 $=0.73$，$95\%CI$：$0.56\sim0.95$）（Cuijpers 等，2006）。大多数预防研究主要关注年轻人的行为问题和物质滥用，以及年轻人和成年人的抑郁障碍。因此，这些预防领域具有最广泛的实证依据。而预防其他精神疾患——如焦虑障碍和精神分裂症——的研究基础也正在不断扩展中（Cuijpers，2009；McFarlane，2007；Schmidt 等，2015；van der Gaag 等，2013）。

预防的实践

预防科学以生态学理论为基础,强调环境对行为的持续影响(Bronfenbrenner & Morris, 1998;Kelly 等,2000)。Bronfenbrenner(1977, 1979)的生态学理论关注个体在整个生命历程中,与其直接相关的社会情境(如家庭)和较远端的情境(如邻里和社会)之间的动态交互作用。预防工作重点关注的风险因素与保护因素镶嵌在这些不同层次的社会情境中。因此,预防策略——无论是一般性、选择性还是指征性——都必须在设计时考虑到该干预最合适的环境层面,并且必须在该生态系统中经过谨慎选择的机构进行干预,如图 18-2 所示。

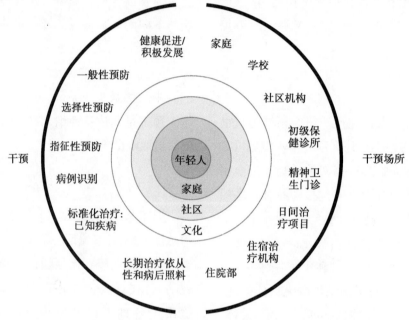

图 18-2 预防干预的生态发展模型(改编自 Weisz、Sandler、Durlak & Anton,2005,经美国心理学家许可)

行为的形成不仅取决于环境情境,而且取决于个体在整个生命周期中的不断发展。各种精神障碍出现前驱期或者首次发作的时间有很大差异。例如,焦虑症和冲动控制障碍的首次发病时间往往在儿童期(首次发病年龄中位数为 11 岁);物质使用障碍则更可能出现在青少年后期或者成年早期(首次发病年龄中位数为 20 岁);而心境障碍像抑郁症和双相障碍等往往在成年期发病(首次发病年龄中位数为 30 岁)(Kessler等, 2005)。

因此,在对精神障碍的发病和病程发展情况的研究指引下,我们必须在生命历程中严谨周密地安排预防性干预的时机,从而在预防目标精神障碍方面发挥出最大作用。的确,已知在生命历程中某一特定阶段有效的预防性干预,在另一个发展阶段实施时,可能不会有作用,甚至还会产生医源性作用(Zandi & Rebok, 2007)。

在生命历程中采取预防性干预的时机

颇为关键,还因为这些策略可能在多个功能领域产生下游效益。尤其是,生命历程早期的预防性干预可能具有独特的能力,可以改变许多不良精神卫生结局的风险因素,从而促进成年后的发展(Zandi & Rebok,2007)。例如,年仅5岁儿童所具有攻击性行为,众所周知可预测其成年后的物质滥用行为(Kellam等,1994);同样,与越轨的同龄人交往的经历,对其青少年期和成年早期的物质使用行为有很强的预测作用(Dishion,1990)。早期的预防性干预可以通过改变其风险因素来改变这些精神障碍的发展轨迹。

护士-家庭合作项目(Nurse-Family Partnership,NFP)旨在研究母亲角色在孩子人生的前两年中所起的作用,其研究证据表明,以家庭为中心的预防项目对母亲及孩子产生了不少意义重大的近期影响(如降低家庭暴力的发生率),对孩子往后20年的成长也产生了长期影响(如减少攻击行为和犯罪行为)(Eckenrode等,2017;Eckenrode等,2010;Olds,2006),且这些项目具有低成本高效益(Wu等,2017;Miller,2015)。生命历程视角为预防不同生命阶段的精神障碍提供了多种干预机会,从生命伊始促进母亲和胎儿健康的干预,到晚年预防痴呆的躯体和情绪继发问题的干预。因此,公共卫生预防框架的最终目标应该是将预防原则融入日常生活与社区组织的结构中,以促进整个生命周期的发展(Rapp-Paglisi & Dulmas,2005)。

本章以下各节将重点介绍在整个生命历程中,以及在社会生态学的不同层面上,所实施的预防项目实例,涵盖个体和家庭、学校、工作场所和公共卫生政策。三种类型的预防——一般性、选择性和指征性——都可以在任一生态理论层面上实现。然而,广义上讲,社会层面的预防性干预(如联邦或者州政策)往往带有一般性,而针对个体或者家庭的干预往往具有选择性或者指征性。本章无意对所有现有的精神障碍预防项目做系统综述;相反,我们在此提供了一个概述,强调有效的模式和领域,以供进一步研究。

目标个体或者小群体的预防

本节所概述的精神障碍预防性干预,主要针对从目标人群中抽取的个体或者小群体。在后续章节中,将描述其他生态层面——家庭、学校、工作、社区和社会——的预防性干预。如前所述的,在个体层面上的预防项目,通常使用选择性或者指征性的方法,干预那些具有某种障碍的已知风险因素或者早期症状的个体。尽管具有一般性的精神障碍预防方法在理论上是可以运用于个人的(如在初级保健中普及抑郁症的筛查),但它们尚未得到广泛的研究或者实践。

本节聚焦于抑郁症、精神分裂症以及阿尔茨海默病中认知缺陷的预防,这些领域的预防研究主要集中在个体层面。可以看出,预防项目是在从童年到晚年的、不同的发展阶段实施的。许多预防措施都是对基于个体和群体的社会心理治疗策略进行调整后得来的。尽管对其他精神障碍(如焦虑症和品行障碍)的预防,也包括针对个体的预防项目,但这些领域大多还是基于家庭和学校的方法。

抑郁症的预防

抑郁症预防方面的研究经常对儿童或

者青少年的干预进行评估,大多数项目是在学校中进行的,但一些抑郁症的预防试验也会在成年人群中开展。其中的一个领域是,研究如何预防具有亚临床抑郁症状或者抑郁史的孕妇的产后抑郁(postpartum depression)。在新妈妈中进行抑郁症预防干预,不仅有可能改善妇女的功能,而且有可能促进其后代在社会和情绪方面的积极发展。该领域的一篇荟萃分析报告了几种预防方法的干预成效(Dennis & Dowswell, 2013),而这一领域的其他研究则认为尚无定论(Morrell 等, 2016)或者成效不一(Werner 等, 2015)。在精心设计的试验中,一些以认知行为疗法(cognitive behavioral therapy, CBT)和人际关系疗法(interpersonal psychotherapy, IPT)为基础的干预,有一定前景(Zlotnick 等, 2006; Le 等, 2015)。

在包括老年人的其他成年人中(Krishna 等, 2013)也进行了抑郁症的预防研究,总体上其结局是有希望的。2008 年发表的一篇关于预防精神障碍发病的干预措施的荟萃分析报告显示,与对照组相比,预防性干预使抑郁障碍的发病率降低了22%(Cuijpers 等, 2008)。与这一发现相一致的是,最近一篇对 32 个 RCT(6 214 名成年参与者)的荟萃分析,评估了预防抑郁发生的一些心理学方法,结果表明抑郁症的发生率降低了 21%(van Zoonen 等, 2014)。

越来越多的证据表明,抑郁症的预防是可行、且有效的,其作用主要体现在减轻抑郁症状,以及预防疾病的发生(Bellón 等, 2014; Muñoz, 2012; van Zoonen 等, 2014)。在过去的 20 多年中,这一研究领域有了很大的扩展:最近一篇综述识别出 12 篇系统综述和荟萃分析,共计包括了 156 例抑郁预防试验(Bellón 等, 2014)。令人鼓舞的是,其中 90% 的试验采用了 RCT 设计;然而,许多研究仍然受到方法学的限制,如缺乏阳性对照条件和统计功效不足(Krishna 等, 2013),以及与分组隐匿、试验结局数据不完整和随机序列产生相关的潜在偏倚(Morrell 等, 2015)。此外,该领域始终存在的一个关键挑战是,在效力试验(efficacy trial)中被认为是有效的干预措施,在传播和推广之前,必须评估其在“真实世界”条件下传递效果试验(effectiveness trial)的成效。

精神分裂症的预防

精神分裂症是一种相对少见的障碍,终生患病率约为 1%,但其病程通常是慢性和持续恶化的,约有 1/3 的患者遭受着慢性精神病的折磨,1/3 的患者能得到偶尔的缓解,只有 1/4~1/3 的患者得以康复(Eaton 等, 2011)。该障碍对个人和社会造成了相当大的负担(Murray 等, 2001)。无论是一般性干预还是选择性干预精神分裂症的方法,都未曾得到广泛的使用或者检验。鉴于该精神障碍的低发病率,针对精神分裂症的一般性措施很可能成本 - 效果低下,不过针对多种障碍共同风险因素的一般性措施(如针对母孕期微量营养素缺乏的措施)可能对精神分裂症的发病率也有一定影响(Jacka & Berk, 2014)。选择性干预可能以具有精神分裂症已知风险因素的个体为目标,比如精神分裂症家族史、产科并发症,以及与精神分裂症相关的轻微的躯体异常(Ismail 等, 2000; Jablensky, 2006),但是与这一选择有关的病耻感可能会引发问题

（Appelbaum，2015）。

到目前为止，有指征地干预精神分裂症的方法似乎最有希望。近年来，根据早期征兆和症状预测精神分裂症首次发病的能力已显著提高，促进了预防精神分裂症的指征性方法的发展（Klosterkotter 等，2008；McGorry 等，2009；McGorry 等，2013；Yung 等，2007）。多种风险因素已被用以进行序贯筛查，来识别具有超高精神病风险的人群，这一筛查取得了令人鼓舞的结果（Yung 等，2003，2007）。风险计算包含年龄这一因素，因为精神分裂症的发病高峰出现在青少期后期和成年早期（Kaplan 等，1994）。以超高风险为标准，在识别为具有风险的人群中，35% 的人在随后的 12 个月中出现了可诊断的精神病性障碍，这一发病率是一般人群的 1 000 倍（Yung 等，2007）。其他基于症状来前瞻性识别精神病首次发病的方法也显示出了前景（Yung 等，2007）。

归功于上述及其他筛查方法的发展，人们越来越感兴趣通过实施前驱期干预，包括 CBT、心理教育和使用药物，来有指征地预防精神分裂症。不少荟萃分析对这些指征性干预的 RCT 进行了评估（van der Gaag 等，2013；Schmidt 等，2015；Stafford 等，2013；Hutton & Taylor，2014）；结果表明，药物干预和心理干预都能延缓精神分裂症的发病。例如，Van der Gaag 等（2013）报告，经过干预，精神分裂症的发病风险在 1 年内降低了 54%；在 2~4 年内降低了 37%，这表明干预可能会延缓但不能预防精神分裂症的发病。与年轻人相比，指征性干预似乎对成年人更有效（Schmidt 等，2015），而其他潜在的调节因素也有待探索。这些有前景的干预措施值得进一步研究。

认知能力下降和阿尔茨海默病的预防

有报告显示，超过 50% 居住在社区的老年人认知能力下降（Blazer 等，1997）。纵向研究发现，认知能力下降会导致功能性能力的丧失，比如减少日常生活活动（Gross 等，2011）和增加长期住院的风险（Bharucha 等，2004），以及最终导致死亡（Connors 等，2015）。流行病学研究发现，增加休闲时间以参与认知、社交和体育活动，始终与认知和功能性健康的改善相关（Studenski 等，2006）。然而，这类观察性研究，在增加身心活动与改善和年龄有关的认知能力下降、损害和残疾之间，进行因果推断的能力有限。最近一些项目通过让老年人在公立学校做志愿者来激励其增加活动，此类项目展示出了相当大的潜力。例如，在一个老年人健康促进项目体验服务队（experience corps）的随机预试验中，Fried 等证明，在小学参与高强度的志愿活动可以为老年志愿者带来认知和其他健康方面的益处（Carlson，2008，2015；Fried 等，2013；Parisi 等，2015），并且能给儿童带来教育和行为上的益处（Rebok 等，2004）。

越来越多的研究报告揭示了，认知训练对维持或者改善健康老年人认知功能的价值（有关综述，见 Edwards 等，2018；Gross 等，2012；Karbach & Verghaegen，2014）。大多数研究旨在修正认知的一些特定方面，比如记忆、推理、空间感知能力或者信息处理速度，这些功能都会受到年龄相关精神衰退的影响。研究结果表明，认知训练的作用可以持续数月甚至数年；而且，由训练带来的效益能够预防日常认知功能（Craik 等，

2007；Willis 等，2006；Rebok 等，2014）、日常行为（Cantarella 等，2017），以及生活质量（Wolinsky 等，2006）的长期不良结局。

迄今为止记载中最大的试验，即针对独立且有活力的老年人的高级认知训练（ACTIVE 项目）试验（Ball 等，2002；Willis 等，2006；Rebok 等，2014），是一个多点 RCT 研究，在美国有 6 个研究点，具有居住在社区的、65 岁及以上老年人所组成的多种族大样本（N=2 802）。它的首要目的是检验三种认知干预——以记忆、推理和信息处理速度为目标——如何影响日常生活活动中有较高心智要求的结局指标，比如药物管理、电话使用、驾驶和财务管理。早期结果表明，所有三种干预的参与者都在特定的培训领域得到改善；例如，接受过记忆训练的人只在记忆力方面有所提高，而在处理信息或者推理的速度方面则没有提高。训练的效果并不能跨领域转化（Ball 等，2002）。然而，最近的证据表明，记忆、推理和信息处理速度方面的训练成果可能转化为远端的认知功能结局，这些功能与较为精细的、工具性日常生活活动相关，比如更为安全的驾驶、增加行动能力、减少抑郁和改善健康相关生命质量（Roenker 等，2003；Willis 等，2006；Wolinsky 等，2006；Wolinsky 等，2009）。这些发现提示，认知训练的影响可能比以前认为的更大，而且这种训练对老年人的影响具有现实意义，最终可能预防年龄相关的功能丧失，而这些功能丧失经常会导致他们被送入护理之家和住院。

认知能力下降是阿尔茨海默病与相关痴呆疾病的临床特征，所有这些疾病都会对老年人产生不同程度的影响。虽然晚年认知能力下降是阿尔茨海默病的一个定义性特征，但有越来越多支持生命历程的研究，关注生命早期和中期与阿尔茨海默病相关的风险因素（Borenstein & Mortimer，2016；Exalto 等，2014；Whalley，2015）。阿尔茨海默病作为一项重大公共卫生问题，影响着美国乃至全世界越来越多的老年人及其家庭，在越来越多的关注下，当务之急是要找到更有效的预防和治疗方式。据估计，仅在美国已有多达 550 万 65 岁及以上的美国人罹患阿尔茨海默病（Prince 等，2013），到 2025 年这一数字将增加 40%，到 2050 年将增加 300%，影响将近 1 400 万美国人（阿尔茨海默病协会，2017）。未来 30 年里，除非我们能找到有效预防阿尔茨海默病的方法，否则受影响的美国人的数量将呈指数级增长。在这种背景下，美国国家科学、工程与医学学院（2017）召集了一个委员会，基于对循证研究文献的综述，针对预防或者减缓认知能力下降和痴呆的干预工作，对现有知识进行了考察和评论（Kane 等，2017）。尽管根据现有证据，该综述还不能推荐某一具体的干预，但确实有证据在一定程度上支持了三类干预的好处——进行认知训练和增加体育锻炼（以延迟或者减缓认知能力下降）和高血压病患者的血压管理（以预防、延迟或者减缓阿尔茨海默痴呆症）。该综述提议对这三种干预，以单独或者组合的形式，进行进一步研究，并呼吁对目前尚无充分证据确定其有效性的其他干预方法进行研究（如糖尿病治疗、抑郁症治疗、饮食干预、降脂治疗/他汀类药物、睡眠质量干预、社交活动干预，以及补充维生素）。即使干预仅能使痴呆发病推迟 2 年，到 2047 年痴呆患病率也将减少 22%（Brookmeyer 等，2007）。

家庭层面的预防

家庭在塑造儿童的发展轨迹中起着核心作用，包括建立其安全依恋能力、健康的认知和情绪调节能力、掌控感和社会情绪能力（Bowlby，1982；W. A. Collins 等，2000）。不足为奇的是，一个人后期心理健康的许多重要风险因素与保护因素，都来自早期发展和家庭，这使得家庭这个生态单元成为预防工作的一个重要对象。纵观各种文化，青少年有大量的时间与他们的照料者待在一起；家庭经常会持续影响后代的整个青少年期和成年早期（W. A. Collins 等，2000）。因此，在从怀孕前到青少年期的一系列的发展期，都可对家庭进行干预。

基于家庭的干预提供了一些优点。它们有可能在早期风险因素引起精神、情绪或者行为障碍之前，对其进行修正（Eckenrode 等，2010）。在儿童生命的早期进行干预可能是最有益的，因为此时这些干预，可以在行为与情绪问题变得根深蒂固之前，打破这个不利的发展过程（O'Connell 等，2009）。而且，父母或者照料者行为是环境影响主要和持续的来源，能改变这些行为的干预可能会对青少年产生长久的有利影响。相反，参加课外活动或者基于学校的预防性干预所带来的有利影响可能较短暂，尤其是如果这些技能和信息没有随着时间的推移而受到强化（O'Connell 等，2009）。

然而，实施基于家庭的干预也具有其特有的挑战。在实施选择性或者指征性的干预之前，必须先要识别出高危家庭。在极端情况下，这些家庭可能会因虐待或者疏于照管的报告而引起州政府的关注。在不太极端的情况下，由于缺乏标准化的、基于家庭的筛查程序，来识别行为健康风险的特定来源，这些高危家庭可能较难识别。而且，当在学校或者儿科机构中识别出儿童的早期情绪或者行为症状时，干预必须具有足够的吸引力且可行，从而使这些家庭愿意参与其中（Bradshaw 等，2009）。病耻感、缺乏时间和财力有限等问题可能成为家庭参与预防干预的阻碍。

已经开发了各种各样的预防性干预，并传递到了家庭情境之中。这些干预针对生命历程中不同时期的问题，采用各种策略，包括全面的家庭教育到育儿培训再到家访孕妇。大多数以家庭为导向的预防工作，都具有选择性（即针对有家庭成员具有较高特定情绪或者精神障碍风险的家庭）或者是指征性的（即针对有家庭成员表现出亚临床征兆或者症状的家庭）。

这些预防性干预聚焦于积极的结局，比如促进健康的怀孕与分娩；促进婴儿依恋；并减少对儿童的虐待，儿童情绪和行为问题，以及 HIV 传播（O'Connell 等，2009）。预防性干预的不同领域在以下方面差异很大：针对这些领域而开发的干预的数量，为评估这些干预而进行的研究的数量及其严谨程度，以及支持干预效力的证据力度。例如，育儿培训项目在开发和实施方面有着悠久的历史；此类项目减少或者预防年轻人情绪和行为问题的能力已得到充分证明（Eckenrode 等，2010；爱尔兰，Sanders & Markie-Dadds，2000；美国国家科学，工程与医学学院，2016；Webster-Stratton & Hammond，1997；Webster-Stratton &

Herman, 2008）。

以下重点讨论三个领域基于家庭的预防项目：①家访；②育儿培训；③减少父母离婚或者死亡后儿童的不良结局，这些项目的干预已通过随机临床试验和纵向随访研究受到评估。下文的目的并不是对这些领域基于家庭的项目进行详尽的总结，而是展示一些颇有前景的项目，并阐明其所采用的方式和途径。

家访

家访是一种基于家庭的干预，通常包括卫生专业者（如护士和社会工作者）对孕妇或者新妈妈的定期访问。这些项目可针对一系列公共卫生问题，比如早产、低出生体重、婴儿死亡率、按时进行儿童免疫接种、儿童虐待和忽略、儿童伤害、育儿技能、亲密伴侣暴力及儿童和父母的心理健康（Thorland & Currie, 2017；Thorland 等, 2017；Bair-Merritt 等, 2010；Barnet 等, 2007；Duggan 等, 1999）。虽然家访的模式和目标各不相同，但所有的服务都是传递到家的，且都有着一个共同的目标，即改善家庭功能和父母与孩子的健康结局。

NFP 是美国最广受研究和推广的家访模式，旨在通过改善母亲的健康和行为来减少母亲和孩子的负面结局（Olds, 2006）。对于人类生态学、自我效能感和依恋的研究和理论，为项目的发展提供了依据。对来自纽约、田纳西和科罗拉多的高危家庭，进行了三次 NFP 纵向随机对照干预试验（Eckenrode 等, 2010；Kitzman 等, 2000, 2010；Olds 等, 2002, 2007, 2010；Olds 等, 2004；Olds 等, 2004）。在每一项研究中，从妊娠中期开始至产后 24 个月，干预组的

妇女都接受了护士的家访。进行家访的目的是：

- 改善与怀孕和孩子结局相关的母亲行为
- 帮助女性建立相互支持的关系
- 向家庭提供其他卫生服务和资源。

研究发现，NFP 模式与 6 岁儿童行为问题的减少（Olds 等, 2004）、12 岁儿童的内化障碍（Kitzman 等, 2010）、孕产妇物质使用的减少和 15 岁儿童的早发型反社会行为（Olds 等, 1998, 1999）均有关联。最近的研究结果表明，受影响最大的是女孩，与没有参加 NFP 项目的同龄人相比，她们在 19 岁之前生育较少孩子，也不太可能被逮捕或者依赖医疗补助（medicaid）（Eckenrode 等, 2010）。在相同年龄的男孩中几乎没有发现明显的影响。一项为期 20 年的随访研究的最新结果表明，与对照组同龄人相比，从长远来看，参与 NFP 项目的母亲和儿童的死亡率更低（Olds 等, 2014）。

NFP 项目正在美国 28 个州和世界各地实施；一项大型联邦计划正在进行中，旨在将 NFP 模式推广到全美的儿童。VoorWorg 是尼德兰开展的 NFP 项目，一项最近的随机对照试验表明，与对照组相比，参与 VoorZork 的儿童在出生后 3 年中被儿童保护服务机构报告的情况明显较少，在出生后 24 个月中内化行为也得到明显改善。参与 VoorZorg 的家庭也表明，其家庭环境对 24 个月大的儿童更为积极向上（Mejdoubi 等, 2015）。

Marcenko 和 Spence（1994）检验了 NFP 的修正版，研究其新生儿有可能要被寄养的孕妇。经过大约 10 个月的家访后，与对照

组妇女不同,干预组中产后 6 个月的妇女上报其精神痛苦减轻了,且得到了更多的社会支持。遗憾的是,这些增强的社会支持感并未能维持至孩子一周岁生日,这可能是因为经过 6 个月的评估后,家访的次数有所减少(Marcenko 等,1996)。

其他家访形式的预防性干预,业已被用于改善高危家庭的心理健康结局。Koniak-Griffin 等使用了公共卫生护理模式来预防未成年母亲的不良健康和社会结局(Koniak-Griffin 等,2000;Koniak-Griffin 等,2002,2003)。据报道,在产后 12 个月,自母亲怀孕以来干预组与对照组的抑郁症状均有所减轻,自尊心也有所增强。尽管两组的物质使用均有所增加,但其使用率并没有重回孕前水平(Koniak-Griffin 等,2002)。组间相似的改善模式,可能反映了护理家访者与对照组参与者之间的频繁接触。在产后 2 年,干预组的年轻母亲使用大麻的可能性低于对照组(Koniak-Griffin 等,2003)。

Butz 等试图使用育儿培训、技能培养和情绪支持的项目,来预防部分儿童的情绪和行为问题,这些儿童出生前已在子宫内接触过毒品(Butz 等,1998;Butz 等,2001)。在怀孕期间嗑过药的妇女,在孩子从出生至产后 18 个月内,接受了常规治疗或是 16 次护士家访。出生 2~3 年后,与对照组儿童相比,接受护士家访的儿童较少出现焦虑和抑郁相关的问题,较少出现内化和外化问题,总体较少出现问题(Butz 等,2001)。虽然这些结果充满前景,但我们也应该谨慎解释上述研究发现,因为考虑到其严重的失访问题,以及缺乏重复性验证。

在芬兰,Aronen 和 Kurkela(1996)进行了为数不多的、干预超过 2 年的家访研究之一,调查了家访对儿童心理健康的长期影响。他们发现,在生命的前 5 年,由精神科护士进行的旨在改善家庭互动与儿童管理的家访,能够预防青少年期(Aronen & Kurkela, 1996)和成年早期(Aronen & Arajavi, 2000)的精神病性症状。

育儿培训

加强育儿行为与实践的项目很常见;许多干预项目对儿童(Barlow & Stewart-Brown, 2000)和青少年(Garcia-Huidobro 等,2018)产生了积极作用,且在短期内改善了母亲的心理社会功能(Barlow & Coren, 2004)。这些育儿培训项目大多以 Patterson、DeBaryshe 和 Ramsey(1989)关于严厉和不一致的育儿可带来负面后果的研究为理论基础。这些项目旨在增加积极的亲子活动和互动,并教导父母加强孩子的可取行为,并对不可取的行为施加一致但温和的行为后果(O'connell 等,2009;美国科学、工程与医学学院,2016)。

囿于篇幅,本章无意探索所有以预防为导向的育儿培训模式(有关育儿项目及其影响的深入报告,见美国科学、工程与医学学院的报告,2016)。下文的讨论集中在四个示范项目上,每个项目都有广泛的经验基础,其中两个以儿童为目标对象,另两个则以青少年早期为重点。"不可思议的岁月"(Webster-Stratton, 1990)作为一项选择性和指征性预防儿童攻击行为和其他行为问题的项目,已经显示出其效力(Gardner 等,2006;J. B. Reid 等,1999;M. J. Reid 等,2003;Webster-Stratton & Herman, 2008)。"不可思议的岁月"展示了其在(McGilloway

等,2012)多种机构中产生的积极结局,包括在欧洲的、受不利因素影响的社区,在 12 个月的随访过程中展示了作用(Azevedo 等,2013),并证明了其成本 - 效果(O'Neill 等,2011)。该项目通过录像案例向家长展示了积极的育儿行为,也包括教师和技能培训等内容。积极育儿项目(也称为三 P 项目)包括 5 个层次的育儿培训:从一开始的一般性措施,即依靠大众媒体来传播有效的育儿策略的信息;到选择性技能培训措施,即专门培训有行为问题的儿童的父母;再到有指征的措施,即为表现出严重行为问题的孩子的父母而设计的、多达 12 期的培训("标准"三 P)。第 3 个层次涉及比如婚姻问题和父母抑郁等问题。多项试验发现,整体而言,该项目在减少儿童行为问题方面是有效的(Ireland 等,2003;Prinz 等,2009;Sanders 等,2000;Sanders 等,2004)。

强化家庭项目是一项基于家庭、具有一般性的项目,旨在预防青少年物质使用。针对该项目进行的随机对照试验发现,干预减少了物质使用,并对不良行为和内化问题产生了积极的影响(Spoth 等,1999;Spoth 等,2000;Spoth 等,2006;Trudeau 等,2007)。青少年过渡项目是一个类似的、多层次的项目,具有一般性、选择性以及指征性几个组成部分(Dishion & Kavanagh,2003;Dishion 等,2003)。该项目的不同版本对青少年都展现出了益处,比如减少了攻击性行为、学校问题和物质使用(D. W. Andrews & Dishion,1995;Connell 等,2007;Dishion & Stormshak,2007;Dishion 等,2002;Irvine 等,1999)。强化家庭项目和青少年过渡项目也是具有成本 - 效果的预防性干预,对青

少年带来了积极的结局,且产生的益处或者节省的成本超过了计划的成本(Aos 等,2004)。

减少父母离婚或者父母离世带来的不良结局

父母离婚和父母一方离世都可能导致儿童严重的情绪混乱,增加随之而来的情绪与行为问题的风险(Amato & Keith,1991;Hetherington & Stanley-Hagan,1999;Tremblay & Israel,1998)。许多基于家庭的干预试图降低这些问题的可能性(O'Connell 等,2009)。一个颇有前途的项目名为通过改变来育儿(Forgatch,1994),这是一个专门针对离异母亲的、基于小组的项目。胁迫理论为该项目的发展提供了依据,该理论认为,孩子出现的不良结局可能是因离婚对父母教养方式的干扰造成的(Patterson 等,1992)。通过改变来育儿这个项目包括积极育儿方式和其他方面的培训,比如情感调节。一项针对小学学龄男孩母亲的随机试验发现,干预提高了育儿方式的有效性,减少了胁迫行为,并与由儿童、母亲和教师评分的儿童结果改善相关(Forgatch & DeGarmo,1999)。随访评估显示,干预在 30 个月时,在积极育儿和减少儿童不依从的方面取得了持续性的进展(Martinez & Forgatch,2001)。育儿行为的改善与母亲抑郁的缓解有关,后者还是良好结局得以维持至 30 个月的预测因素(Patterson 等,2004)。

另一个名为新开始的项目,评估了对父母离婚的孩子进行预防性干预的两种形式——一种是为离婚的母亲提供个人和小组干预,另一种是为离婚的母亲提供个人

干预并为母亲和孩子提供小组干预——与只有阅读材料的对照组对比（Wolchik 等，2000）。该干预由认知行为、社会认知和社会学习理论为指导。与对照组相比，参与该项目的母亲与她们上中学的孩子（9~12 岁），关系有所改善，干预组孩子的内化和外化问题也均有所减少。外化问题的减少在 6 个月后的随访中仍然存在（Wolchik 等，2000）。该项目在 6 年后的随访中，依然对儿童有明显的长期积极作用，包括较低的精神障碍患病率和较少的性伴侣（Wolchik 等，2002）。

很少有设计严谨的试验来评估针对经历父母一方去世的儿童的预防项目。其中之一是"家庭丧亲项目"（Sandler 等，2008），这一针对丧亲儿童的预防项目在 156 个家庭的随机试验中得到了令人鼓舞的结果。该项目中，看护人、青少年和儿童被分在不同的小组，每组分别进行 12 次小组疗法。该干预包含改变行为的方法，旨在干预不良结局的可变风险因素。干预后发现家庭和个体功能都有所改善（Sandler 等，2003）。在基线有精神卫生问题的女孩和儿童在干预后减少了内化和外化行为，这一变化在 11 个月后的随访中依然存在（Sandler 等，2003）。纵向增长曲线模型显示，干预组与对照组女孩的恢复率存在显著差异（Schmiege 等，2006）。在 6 年后的随访中，包括临床悲伤程度减轻等干预成效仍然明显（Sandler 等，2010）。在 6 和 15 年后的随访发现，干预可以减少参与者的自杀意念和 / 或自杀未遂（Sandler 等，2016）。

学校层面的预防

在几十年来的预防研究文献中，学校层面的干预受到了相当大的关注（Kellam 等，1975）。学校在预防方面起着重要的作用，考虑到美国大多数儿童在 12 年间每天上学大约 6h。而且，教育系统在儿童的学业、社交和情绪发展的多个方面扮演着重要的社会化角色，对他们的心理健康有着直接和间接的影响。学校员工经常是精神卫生问题的首批识别者，亦往往是唯一的服务提供者。此外，越来越多的人们意识到，学习问题、学业不合格和辍学问题经常与精神问题一起出现（Bradshaw 等，2008；Hjorth 等，2016；美国教育统计中心，2013）——既是因也是果——这一认知强调了在学校开展预防性心理健康干预的必要性（Zins 等，2004）。

过去的 30 年见证了基于学校的行为健康促进和精神障碍预防在发展和效力检验上取得了重大进步（Greenberg，2004）。近期的综述和荟萃分析发现，越来越多的项目可以有效促进年轻人积极地发展（Catalano 等，2002；Durlak 等，2011；Taylor 等，2017），以及预防物质滥用（Blitz 等，2002；Botvin 等，2015；Gottfredson & Wilson，2003；Lochman & van den Steenhoven，2002）和具有攻击性、破坏性的行为问题（Hahn 等，2007；Park-Higgerson 等，2008；Ringwalt 等，2002；Ringwalt 等，2002；S. J. Wilson & Lipsey，2007；S. J. Wilson 等，2003），还有精神问题（Greenberg 等，2001；Hoagwood 等，2007）。

在一般性、选择性和指征性层面，均存在基于学校的有效预防干预。虽然最早的和大多数的研究都聚焦于在小学早期实施一般性预防项目（Greenberg 等，2001），但新证据表明,在中学阶段也可以实施一般性干预。依据预防科学和公共卫生模式,许多这些循证项目以风险与保护因素为干预对象,来减少儿童和青少年的破坏性行为问题(Wilson & Lipsey,2007)。较少有干预侧重于减少内化问题。目前大多数有效干预既没有将预防与治疗整合起来,也没有贯穿 IOM 的三个预防级别(Greenberg,2004;Weize 等,2005)。

大多数基于学校的预防性干预项目具有标准化手册,以便教师或者其他学校员工实施。然而,为了让学生为标准化考试作好准备,对于教师优化教学时间的要求,比如 2002 年的《不让一个孩子掉队法案》(No Child Left Behind Act),却不鼓励占用课堂时间来实施社会情绪预防项目,不论是一般性项目,还是强度更大的选择性和指征性项目——后一类项目针对具有较高精神问题风险的儿童,但对于改善学习成绩和外化行为问题没有明显和积极的近期影响(Durlak 等,2011)。然而,借由 2018 年实施的《每个学生都成功法案》(Every Student Success Act),各州在制定问责计划方面获得了更大的自主权,但也被要求选出第五条非学术的学校质量指标,这一指标可以是校风评估。《每个学生都成功法案》还批准使用更多的第一、第二和第四条修正案资金,以专门资助循证干预措施(如积极的行为支持,与分级预防方法相一致的多层次支持系统,以及社会、情绪、心理和行为干预)。如果各州在问责方面采取学校风气指标,并借此获得额外资助,就可以在实施预防性干预方面调整优先次序。然而,《每个学生都成功法案》的实施仍在进展中,且到目前为止,大多数

州还没有要求采取校风问责指标,而是选择了考勤等指标。

考虑到各种结局的风险因素是相互重叠的,许多以预防为导向的校园项目的范围很广;于是,这些项目为学生和学校在学业、情感和行为上普遍带来了积极的结局。因此,本节所回顾的项目是根据预防层面而不是目标结局来排序的。这些项目涵盖了各个发展阶段,针对从学前班到大学的学生。

基于学校一般性预防项目

大多数有效的一般性项目,在很大程度上借鉴了对于精神问题的风险与保护因素的发展理论和研究。例如,不少项目是针对小学低龄儿童的,旨在帮助他们加强社会情绪学习,促进有效的冲突解决并增加其适应性应对技能。最近的荟萃分析显示,这种针对年轻人的项目既有短期效益,也有长期效益(Durlak 等,2011;Taylor 等,2017)。例如,"促进另类思维策略"(PATHS)(Greenberg 等,1998)就是这样一个一般性的、基于学校的社会情绪学习课程,它已经证明,对小学儿童有积极的作用。有项目使用与儿童发展阶段相符的课程和活动,教授自我控制和情绪调节技能,在干预 1 年后,该项目减少了内化和外化行为(Kam 等,2004;Riggs 等,2006)。针对高危社区儿童的一项大规模多点试验表明,干预改善了社会行为,并显著减少了攻击性行为、注意力不集中和不良学习行为的问题[品行问题预防研究组(CPPRG),2010]。

另一项基于学校的一般性预防干预措施是"好行为竞赛"(Barrish 等,1969),已经过了相当多的实证检验。这项基于社会学习理论的课堂行为管理策略,旨在通过减少

学生的攻击性、破坏性和非任务行为来改善教学。该项目采用全班管理策略，将孩子们分成不同团队；明确定义非任务、破坏性和攻击性行为，并制定相应标准；只有不超过该标准的团队才被视为"获胜"。基于团队的方法使教师能够利用积极的同伴压力来帮助管理班级和个别学生的行为。

无论是单独执行还是与学业干预相结合，"好行为竞赛"的长期作用都在一系列大规模随机对照试验中得到了验证。将这个项目传递给一年级学生时，"好行为竞赛"与攻击性和破坏性行为（Dolan 等，1993）的减少，以及与在四年级（Brown 等，2008）至中学期间的品行障碍诊断减少相关（Kellam 等，1998；Kellam 等，1994）。在 19~21 岁年龄段，长期获益也很明显，包括可降低反社会人格障碍、药物滥用和酒精滥用与依赖以及烟草使用的发生率（Kellam 等，2008）；较少使用基于学校的精神卫生服务（Poduska 等，2008）；以及暴力行为的减少（Petras 等，2008）。在大多数情况下，"好行为竞赛"对刚上一年级、表现出攻击性或者破坏性行为的男生影响最大。见 2008 年 6 月 1 日《药物和酒精依赖》期刊的特刊（第 95 卷，增刊 1），以进一步阅读有关"好行为竞赛"的研究结果。

当与教学工作结合并传递给一年级时，"好行为竞赛"在改善攻击性或者破坏性行为，以及学业成就方面具有短期作用（Ialongo 等，1999）。在六年级的随访中，与对照组相比，这些孩子被诊断为品行障碍的可能性更小，被老师发现的品行问题也更少。而且，参与"好行为竞赛"的儿童被学校要求停学、需要或者接受行为健康服

务的可能性更小（Ialongo 等，2001）。最后，接触"好行为竞赛"和提高教育水平，可以减少特殊教育服务需要，提高高中毕业率和大学入学率，并提高标准化考试的成绩（Bradshaw 等，2009）。

正念（mindfulness）项目也越来越多地用于基于学校的一般性干预，以提高学生的应激管理和情绪调节能力，并改善情绪和行为功能（Felver 等，2016）作为源于东方的沉思练习，正念所培养的是一种持续地、不加评判地觉察当下的能力。西方项目中使用的正念练习通常包括冥想和瑜伽。虽然对儿童和青少年进行正念干预的影响的研究仍处于早期阶段，但是越来越多的研究调查了学校正念项目，结果表明这些干预措施可能是可行的，且可能有希望提高对应激的复原力和认知表现（Zenner 等，2014）。

基于学校指征性预防项目

"应对能力项目"（Lochman & Wells，1996）是一项基于学校、有指征的预防干预，在有攻击性或者破坏性行为问题的四年级和五年级学生中，产生了显著的干预作用。这个多要素的项目应用了一个情境式的社会认知框架，来调整父母的教育过程和孩子的顺序认知过程。在 1~1 年半的学年内，该干预项目为家长和学生提供社会技能和解决问题的培训，并着手处理与攻击性和破坏性行为有关的社会认知因素和机制。该项目的随机试验表明，与对照组相比，参与者的物质使用和主动攻击行为的发生率较低，且社交能力有所提高，由老师所评估的行为也得到明显改善（Lochman & Wells，2002），且这一改善在干预 1 年后仍存在（Lochman & Wells，2004）。该项目已被用于

七年级学生,并正在中学进行效力试验。

"生活技能培训项目"(Botvin 等,2006;Botvin 等,1998),是一个具有互动性的、基于技能的一般性预防项目,旨在减少物质使用和提高适应能力,已证明该干预对多个年级中的物质使用行为有显著作用。特别是在中学,它对年轻人的物质使用和暴力行为有显著的影响(Botvin 等,2006;Griffin 等,2003)。该项目的高中版本,采用与发展情况相适应的、协作式的学习策略,来帮助学生提高能力,并显示出与小学版本(Botvin 等,2003)相类似的作用(Botvin 等,2015)。见 https://www.lifeskillstraining.com/ 以获取更多的干预信息。

基于学校预防的整合模式

整合性预防项目——越来越多地被采用——将分散的策略或者项目融合成单一的强化干预措施(Domitrovich 等,2009;Walker 等,1996),旨在以一种协调的、相互促进的方式干预多个风险因素与保护因素。这种融合既可以是横向的(如合并两个一般性项目),也可以是纵向的(如将一般性、选择性和指征性项目整合为一个单一的、多层次的方法)(Sugai & Horner,2006;Walker 等,1996)。"好行为竞赛"与"促进另类思维策略"(Promoting Alternative Thinking Strategy,PATHS)的整合即为横向整合的一个例子。近期一项三臂 RCT 比较了两个干预组——仅使用"PAX 好行为竞赛",以及整合"PAX 好行为竞赛"与 PATHS(PATHS 至 PAX)——和一个对照组,发现整合项目对学生结局的作用更强(Ialongo 等,2018)。此外,在试验结束时,接受 PATHS 至 PAX 整合培训的教师和实施项目的教师,自我效能也得到了提高(Domitrovich 等,2016),这表明此类项目所带来的潜在深远影响,所惠及的不仅是学生。

整合性模式成功的关键在于采用了一种通用的实施语言和过程,该语言和过程利用了项目原本的共性和联系。与整合性项目相比,实施多个未整合的项目,更有可能导致项目疲劳和重叠问题[2],不少针对学校项目的大规模研究证明了这一点(Fixsen 等,2005;G. D. Gottfredson & Gottfredson,2001)。整合项目也可能让更多学生获益;由于没有一种单一的预防项目能公平地惠及所有年轻人,因此,整合干预可能会对具有不同需要的、更大范围的学生群体产生积极影响。事实上,越来越多的证据表明,一般性干预的影响可能因儿童的症状模式(van Lier 等,2003)或者轨迹的不同(Kellam & Rebok,1992)而有很大差异,因为一些儿童可能需要比一般性项目更大强度的干预。

动态治疗设计,或者称为自适应模式,是一种日益流行的项目实施系统,旨在满足高风险个体的需要(Collins 等,2004)。这些模式源于物质滥用的治疗和预防(Breslin 等,1999;Prochaska 等,2001;Sobell & Sobell,2000),最近被更多地用于帮助预防儿童的破坏性行为(CPPRG,2002a,2002b;Dishion & Kavanagh,2003;Dishion & Stormshak,2007)。自适应方法识别出一组治疗前的、个体与家庭层面的"定制变量",并将其与干预的要素相匹配,以满足儿童的具体需要。识别这些定制变量通常需对干预试验数据进行二次分析,并回顾理论化的项目目标和关于风险与保护因素的实证研究文献,但也可以用前面提及的序贯、多任务、随机试验设计研究进行检验。自适应或者动态治疗会预先确定在某些场合下、最有可能使特定个体获益的干预,因而被认为可以提高项目的效果,进而产生更高质量的、动态的预防干预(Collins 等,2004;L. M. Collins 等,2005)。

处在开发阶段的“快速通道”项目,旨在预防儿童和青少年中严重的攻击行为,或许是迄今为止最全面的、基于学校的预防项目(CPPRG,2002a,2002b,2004,2007)。该项目通过多个教室、小组和以家庭为中心的活动,向高危的一年级儿童提供了一系列与发展阶段相适应的干预。该项目旨在干预风险与保护因素,比如儿童能力、育儿方式、学校环境,以及学校和家庭之间的沟通。为满足每个孩子的需要而精心整合和定制的项目要素,会在 10 年的时间里得到实施。经过多个研究点的检验,“快速通道”项目对小学时期的社会认知技能、攻击行为、学业成绩(CPPRG,2004,2007),以及接受精神卫生、儿科和急诊医疗服务(Jones 等,2010)展现了显著作用。然而,最近的研究结果表明,到中学时,不少最主要的干预作用已不再显著(Lochman 等,2010);尽管如此,随着时间的推移,仍有一些亚组对该项目保持响应。在许多方面,“快速通道”试验是一项具有突破性的预防研究。它极大地指导了行为问题的预防研究,并对理解与儿童期早期到青少年期攻击性行为相关的风险与保护因素,以及潜在中介和调节因素,做出了重要贡献(CPPRG,2002a,2002b)。

积极行为干预与支持(positive behavioral

interventions & supports, PBIS)项目是一个基于学校的、整合的、分层的预防框架,它将社会学习、行为和管理理论应用于学校环境的管理,以及预防项目和服务的实施(Sugai & Horner, 2006)。在 PBIS 框架下,学校建立了一般性干预和支持体系,来改变成年人的行为和学校环境,降低整体的行为问题。这需要通过建立全校范围内的系统,用以设定、教授和奖励预期行为,以及建立一个一致同意的体系来应对行为违规。PBIS 也提倡利用数据来支持、监测和评估这些一般性支持措施是否对大多数学生有效,并帮助选择其他所需的实践。与公共卫生模式相一致,理论上这种一般性措施能满足学校大约 80% 的学生的需要。10%~15% 的学生需要选择性干预,另外 5%~10% 则需要进行指征性干预(Walker 等,1996)。对具有支持积极行为的一般性项目没有充分反应的学生(Sugai & Horner, 2006),其特定需要会得到系统评估,并据此接受有针对性的或者量身订制的预防性干预(Sugai 等,2002)。改善对这些学生的支持系统是至关重要的,因为他们占了辍学儿童的大多数,又是学业失败和未来暴力的最高危人群(Mayer, 1995; Tobin 等, 1996)。

随机对照试验检验了实施 PBIS 一般性干预要素的效力,表明它改善了学校的组织管理环境(Bradshaw 等,2008;Bradshaw 等,2009),还减少了破坏性行为问题(Bradshaw 等,2010;Horner 等,2009)。一些证据也表明,由老师所评价的学生的攻击性行为、注意力不集中、情绪调节问题,以及亲社会行为(Bradshaw 等,2011)和被送至校长办公室的次数,一般性干预可产生相对较小但显著的影响。这些作用还可能进一步提升学业成绩（Bradshaw 等，2010；Horner 等，2009）、降低辍学率、改善心理健康功能。遍布美国各州的、超过 25 000 所学校（见www.PBIS.org）正在实施一般性 PBIS 项目。即使当时受到 PBIS 培训的学校只有现在实施 PBIS 的一半，PBIS 在 10 年前就已被广泛采用，且已成为所有服务部门中最常用的循证的预防项目（Fixsen 等，2009）。

学校体系和社区正在突破特定的预防项目和模式，以期能满足所有学生的需要，创建基于学校的预防项目和服务的综合系统（Adelman & Taylor，2003；Strein 等，2003；Weist，2001）。多层（三层）的 PBIS 提供了一个框架，将涵盖学生各类需要的多个干预、倡议和实践联系起来。然而，为了达到这一目的，学校需要建立相应的内部组织结构，以管理和促进系统性项目的实施（Devaney 等，2006；Sugai & Horner，2006）。应在地区和州两级建立并行的组织结构，以提供技术援助，并对总体项目进行协调与评估（Barrett 等，2008）。这反过来也有助于减少项目和人员的重复，对稀缺资源的竞争，以及项目倦怠或人员流失，或者两者兼而有之的情况（Fixsen 等，2005）。

工作场所的预防

精神障碍对企业生产力的负面作用给工人、雇主和社会本身带来了巨大的经济和社会负担。精神障碍与生产率下降和工作时间减少有关（Kessler & Frank，1997）。例如，Kessler 和 Frank（1997）测定，在美国，情感性精神障碍与美国每年 400 多万天的工作日损失有关。包括至少两种精神障碍的共病，与 1 500 多万工作日的损失有关。抑郁症筛查、外展服务和治疗等措施已被证明可以为雇主带来经济利益，雇员也可获益（P. S. Wang 等，2006，2007；P. S. Wang 等，2008）。因此，工作场所是向成年人传递预防性干预的合理场所。然而，与精神障碍相关的病耻感，给在工作场所实施精神障碍预防计划带来了特殊的挑战。因此，在工作场所管理精神卫生问题最常用的策略之一，就是将心理健康主题嵌入不那么受歧视的工作和项目中，如应激管理课程和健康干预（Cook & Schlenger，2002）。虽然基于工作场所的精神障碍预防项目还未普遍实施，但已经实施的项目取得了良好的结局。例如，一篇荟萃分析研究了包括 481 项研究的 20 项综述，聚焦于对常见精神障碍在工作场所的干预，发现有中等强度的证据表明，增加员工掌控力和加强体育活动可改善心理健康水平，还发现有较强证据表明，使用基于 CBT 的应激管理，可减少与应激相关的症状（Joyce 等，2016）。

由于基于网络的项目可以通过私人和匿名的方式访问，它们可能尤其有助于克服精神与物质滥用问题相关的病耻感（Billings 等，2008）。"检查你的饮酒"是一个以动机强化和社会规范化理论为依据的网络项目，是一个个性化、常态化的反馈项目，旨在预防和减少 18~24 岁成年员工的高危饮酒行为（Cunningham 等，2000）。据发现，该项目可有效预防和减少工作场所的饮酒行为。一项 RCT 表明，该项目显著降低了年轻成年员工的周末饮酒行为、醉酒频率和酒精消耗量的峰值，其中高危人群的获益尤为显著（Doumas & Hannah，2008）。然而，由于缺乏对工作相关结局的长期随访或者评估,从这项研究中得出的结论具有一定局限性。

另一个基于网络的预防项目,"应激与心境管理"(Billings 等,2008),旨在帮助有工作的成年人管理应激,预防抑郁症和焦虑症,并减少物质使用。干预始于一项应激管理模块,包括一种用于筛查潜在问题的评估量表,以及基于评估结果创建的个性化程序。将认知行为策略、放松疗法、解决问题和时间管理技巧等各式各样的技巧,与心理教育和其他资源相结合,以实现项目目标。为了评估应激与心境管理项目,RCT 将参与者分配到为期 3 个月的项目组或者项目候选名单中。在 3 个月后随访,与对照组参与者相比,项目组参与者报告说,他们增加了对应激、焦虑症和抑郁症的认识;对寻求帮助有更积极的态度;减少了应激和酗酒行为;其工作产出有了少量提高(Billings 等,2008)。虽然这些结果带来了希望,但进一步的随访仍是必要的,以确定干预是否能够预防抑郁症和焦虑症。

其他基于工作场所的、预防或者减少酒精使用或者精神卫生问题的干预包括:

● 团队导向的社会健康促进培训(Bennett 等,2000;Bennett 等,2004)

● 基于正念来减少应激的项目(Cohen-Katz 等,2005;Cohen-Katz 等,2004)

● 增加应对技巧和社会支持的项目(Heaney,1991;Heaney 等,1995)

2016 年 10 月在约翰·霍普金斯大学公共卫生学院举办了由 Luv u 项目资助的峰会,以确定针对工作场所精神卫生问题的解决方案。峰会与会者制定了一份清单,包括关于扩大工作场所心理健康工作范围和有效性的四项建议。他们建议发展:①一份有关"如何做"的指南,以帮助雇主创造保障健康和康宁的工作环境;②工作场所的心理健康记分卡,以便雇主评估他们是否成功促进精神卫生实践;③认可企业为促进工作场所心理健康所做的示范项目;④教育企业领导人如何实施职场健康实践的高管培训项目(Goetzel 等,2018)。这些建议为未来的研究与实践指明了方向。

"就业"计划是一项预防性干预,主要用于减少与失业相关的抑郁症。由 R. D. Caplan、Vinokur、Price 和 van Ryn(1989)开发并在工作场所之外实施的"就业"计划,旨在减少与失业相关的抑郁症的可能性,并增加再就业的可能性。该干预项目为期两周,共 8 次组会,每次 3h,旨在增强求职技能和动力,建立自信和自我效能感,改善心理健康状况。项目的第一次评估表明,干预组参与者在项目完成后 1 个月,比对照组参与者更有可能重新就业,且焦虑和抑郁症状的程度更低(R. D. Caplan 等,1989)。随后的评估发现,干预两年半后,接受干预的高危参与者的抑郁症状明显低于对照组(Price 等,1992)。第二次试验对治疗的次数和长度进行了修正,并对有较高抑郁症状风险的失业者进行了过抽样,也得到了类似的积极结果(Vinokur,1995;Vinokur 等,2000)。芬兰的一项"就业"测试的结果也表明,该计划可有效降低失业者的精神压力(Vuori 等,2002)。尼德兰的一项 RCT(Brenninkmeijer & Blonk,2012)对长期失业的样本开展了"就业"计划,发现 6 个月后,"就业"计划的参与者比其他研究条件下的参与者有更高的工作满意度和就业率。干预 12 个月后项目的影响力减弱了,但仍然有较明显的效果。

　　"就业"计划和探索其有效性的研究都具有多重优势。Vinokur、van Ryn、Gramlich和 Price(1991)基于可靠的理论方法建立了该项目:第一次试验的结果在国内外得到了重复;随访参与者较长时间的试验显示了较长期的积极结果;最后,成本 - 效益分析表明,"就业"预防干预具有低成本、高效益(Vinokur 等,1991)。基于上述及其他原因,就业计划已经在美国和其他国家的不同地方进行实施。

社区层面的预防

　　近年来,社区层面的因素对居民心理与躯体健康的影响日益受到重视。当地的社会应激源,比如环境混乱,加上资源可及性不足,可产生更大的心理健康风险,以及儿童和成年人的外化和内化问题(Caughy 等,2008;Dupere & Perkins,2007;Leventhal & Brooks-Gunn,2000;Sampson 等,1999;Sampson 等,1997)。这些社区相关因素对心理健康的作用不同于个体风险因素的作用。

　　由于社区是多种行为影响的来源,当地社区和邻里是实施预防的有利场所。根据Leventhal 和 Brooks-Gunn(2000)的研究,成功的邻里倡议可以通过提供所需的"资源、稳定性和安全性",来针对精神障碍的风险因素(如贫困和缺乏安全性)进行干预。人们可以通过基于社区的干预,采用各种方法来干预一系列广泛的影响因素,从而同时减少风险因素并促进保护因素(O'Connell

等,2009)。而且,社区通常可提供足够大的样本来检验潜在的人群范围的作用(O'Connell 等,2009)。

　　一些作者反驳道,尽管已明确实施大规模、以合作伙伴为中心、基于社区的倡议的理论框架,但对其有效性的认识还不足以支撑这些举措的广泛实施。例如,Spoth 和Greenberg(2005)指出,社区项目可能有以下五个方面的局限性:

- 狭隘地关注单一结局
- 缺乏积极的、发展的方法
- 社区机构和资源的利用和协调不足
- 未能联合各社区以共享资源
- 研究者与实践者之间的协作不足。

　　而且,研究者经常难以精确测量与社区相关的预防变量。尽管有证据支持一些基于社区的预防项目的效果,但实施的准确性和干预的可持续性经常较差,这凸显了开发更具有可持续性的方法的需要(Sandler 等,2005)。

　　虽然社区层面的项目通常采取一般性干预方法,但有时也会采取选择性和指征性的策略,如指导高危年轻人的项目或者提供社区咨询或者调解的项目。然而,经常需要更大规模的干预措施来影响不良行为的发生率(Spoth & Greenberg,2005)。一些基于社区的项目,比如青年导师倡议,强调改善特定年龄组的结局。其他项目,比如住房项目和暴力预防倡议,关注点则更为广泛。值得注意的是,基于社区的预防项目,有可能同时影响对处于不同发展阶段的社区成员的健康,同时产生作用。例如,成功的暴力预防策略可以通过减少创伤暴露和降低被害风险,来改善童年早期至晚年的、社区成员的精神卫生结局。接下来的几节描述了不同的、基于社区的预防方法。

基于广泛的社区方法

全美各地的社区已经建立起联盟,以应对比如青少年暴力、物质滥用和犯罪等问题,尤其是当现有资源似乎难以应对变革需要时(Feinberg 等,2004)。社区领导者与公民之间的合作通过基于公民的问题解决方式来推动变革(Watson-Thompson 等,2008)。由于这种解决问题的方式决定了干预的选择,故其效果对更大倡议的成功至关重要。遗憾的是,由于招募、随机分配和测量的困难,对于联盟过程或者随后制定的项目的效果,实证研究较为有限(Feinberg 等,2004;Watson-Thompson 等,2008)。联盟有着复杂的运作方式;许多因素都会影响他们的效果,包括社区是否准备就绪,联盟的运转,领导者的知识水平和态度,以及执行水平(Feinberg 等,2004)。

社区关怀(communities that care,CTC)(发展研究和项目,1997;Hawkins & Catalano,2004)是一种循证、综合的方法,它鼓励收集和系统地使用社区层面的数据,以识别优势和需要领域,并根据社区的具体情况来指导预防策略计划的制定(Hawkins 等,2002)。重点放在需要最大的区域,而不是人口最多的区域,由于通常涉及学校,CTC 项目经常明确针对学龄儿童和青少年。该项目建立在社会控制和社会学习理论的基础上,这些理论认为,个体的行为受其所属群体的影响。基于这些理论的干预,旨在通过提供机会并传授合群的技能,以及创建一个认可积极行为的系统(Hawkins 等,2002),来创造亲社会规范和社区纽带。

CTC 项目的方法是通过增加社区成员之间的交流、指导动员社区成员和提供培训来实现这些目标。实施这一项目的国家,包括美国、英国、尼德兰和澳大利亚,都具备一个中央机构提供具有标准化手册的干预和指导,以及培训和技术援助。最终目标是让参与的社区拥有过程的所有权,以确保健康结局。

CTC 项目在四个州的研究(Hawkins 等,2002;Manger 等,1992)一致表明,即使资金有限,社区也可以实现 CTC 的进程,这些进程包括在 5 个阶段的培训、数据驱动、分析解决问题的方法、制定行动计划、选择并实施循证干预。与非 CTC 社区相比,CTC 社区更有可能选择实施循证预防项目。而且,当美国司法部的青少年刑法和预防犯罪办公室采纳 CTC 并对其进行评估时发现,相较之前,CTC 项目更有效地促进了组织间协作,减少了服务重叠和冗余。社区干预所针对的行为包括:物质滥用、暴力和犯罪、育儿技巧和学校成绩。在一个跨越 7 个州和 24 个社区、为期 5 年的随机对照试验中,CTC 社区在第 1 年至少实施了 75% 的目标或者核心项目要素,偏离项目程度极小,并以要求的剂量(是指频率和持续时间)提供了合适的干预(Fagan 等,2008)。项目参与率和保持率都相当高;一般性项目几乎覆盖了所有的目标中学学生。然而,只有不到 10% 的家长参加了培训活动。与父母的知识、态度和行为相关的研究,没有发现一致的结果。虽然家长培训显示出最积极的作用,但选择偏倚可能对研究结果产生混杂效应;此外,只有一个基于学校的项目产生了积极的作用(Fagan 等,2008)。

其他社区层面的预防活动既针对特定的

结局，又使用特定的项目或者框架。以下部分将根据目标结局分组，探讨该研究的范例。

暴力预防

暴力预防一直是基于社区预防措施的首要目标之一。如前所述的，与安全及暴力相关的邻里应激源，会影响内化和外化障碍的患病率（Leventhal & Brooks-Gunn，2000）。虽然暴力预防项目能够影响个体生命周期的各个阶段，但最常见的是以年轻人和成年早期作为明确的目标人群。例如，伊利诺伊州的社区动员工作"停火项目"，旨在通过宣传暴力行为的社会和个人代价，改变社区规范并提供对暴力的替代方案来预防暴力（Skogan等，2008）。该计划使用了许多技巧来实现其目标，其中包括传播为广泛提高社区意识而设计的教育材料。此外，在社区发生任何凶杀案后，利益相关者会组织游行、集会和祈祷守夜活动，以表明社区对反对暴力行为的声援。选择性和指征性的项目要素，都会动员外展工作者为帮派成员、受枪支暴力影响的社区成员，以及可能诉诸枪支暴力的人（即被识别为高风险的人）提供咨询、指导和调解。

在伊利诺伊州芝加哥市进行了一项通过匹配比较评估"停火项目"（Skogan等，2008）的准实验，该实验发现对高风险干预对象的引导——曾被捕入狱至少一天或者没有小学以上学历的人——能使他们更成功地实现职业和教育目标。在7个有匹配的"停火项目"地区中，随时间的推移，有6个地区的暴力趋势有所下降。在这些地区，枪击事件和个体受到枪击的次数也较低。最后，帮派活动、报复性枪击及与帮派有关的枪击事件整体都有所减少。然而，在评估这些结论的有效性时，应该考虑选择的问题，因为

项目参与是社区和个体自我选择的结果。

在马里兰州巴尔的摩市实施了一项名为"安全街道"的项目，这是改进版的"停火项目"（Webster等，2009）。一项进行匹配比较评估的准实验研究发现，1年后，三个社区中有两个成功实施了该项目，扩大了外展工作者和客户的数量。研究显示，实施最彻底的街区对暴力的容忍度明显降低，凶杀趋势也有所下降。最新的研究表明，在实施"安全街道"的四个街区中有三个街区，枪支暴力有所减少。研究还强调了街道外展工作者在识别和调解帮派之间或者个体之间冲突方面的努力，对于减少凶杀案非常重要（Webster等，2013）。一项质性研究聚焦于两个内城"停火项目"中的"暴力中断者"，基于焦点小组的数据，该研究表明，外展工作者与社区之间的信任和尊重是成功调解冲突的关键因素（Whitehill等，2014）。

"停火行动"是20世纪90年代中期在马萨诸塞州波士顿开发并实施的一项解决问题的倡议，旨在遏制不断上升的年轻人凶杀率（Braga等，2001）。一项大规模的跨机构调查发现，60%的年轻人凶杀案是由该市的黑帮成员使用半自动武器犯下的。这些年轻人占波士顿地区年轻人人口的比例不到1%。"停火行动"采取了一种双管齐下的做法，既包括对武器贩运者的执法打击，也包括向黑帮成员发出明确的信息表示不容忍暴力。不像强调引导的芝加哥和巴尔的摩项目，这个项目传达出这样一个信息，即执法人员会对暴力行为者施以直接而严重的打击。研究结果显示，在该项目实施后的1年内，年轻人杀人率达到了20年以来的最低值。每月的新增凶杀事件减少了63%；据统

计，在对其他原因进行控制后，枪支袭击和因"鸣枪"而引起的报警电话，减少幅度较小。在匹兹堡也有类似的"停火行动"，虽然最近的评估报告没有显示出一致的结果（J. M. Wilson 等，2010），该项目与波士顿模式相比有重大偏离，这种偏离可能很好地解释了其较差的结果（J. M. Wilson 等，2010）。综上所述，现有的研究表明，对实施基于社区的年轻人暴力预防模式比如"停火项目"的过程和作用，需要进行更多的、更系统的评估。

社区暴力预防的另一种方法是改变环境因素，以减少犯罪发生的机会（Mair & Mair, 2003）。这些变化包括要求收取为整数的公交车费以减少抢劫，使用明亮的室外钠蒸气灯照明，重新规划比如地铁和夜总会等空间的格局以减少拥挤和适合隐藏的地方，并设置交通障碍以防止犯罪者从高犯罪率地区轻易逃离（Mair & Mair, 2003）。这种类型的预防有可能通过减少不良事件的发生，来帮助减少事件诱发的焦虑症、创伤和其他精神疾患。

为缺少资源者增加资源

住房与身心健康有着重要的联系，尤其因为居住地点在很大程度上决定了公共资源的可获得性。由于收入、税收和社区公共设施之间的联系，低收入社区经常缺乏支持儿童发展的资源。生活在贫富不同的社区的低收入家庭可以获益于他们原本可能没有的资源，比如进入学校和图书馆，这可以更好地促进他们孩子的发展（Keels, 2008）。

第一个获得重大评估的、基于住房的预防措施是 Gautreaux 项目，该项目是 1976 年法院判决的产物，该判决导致芝加哥住房管理局为住在公共住房或者在住房等候名单上的非裔美国人家庭提供住房代金券，

使他们能够在 1976—1998 年转移至贫困程度较低的地区（Fisher, 2005）。人们发现，代金券项目对被安置到贫困程度较低的社区的儿童，产生了积极的教育作用（Kaufman & Rosenbaum, 1992）。从长远来看，与住在城市的公共住房相比，住在郊区的母亲们感到孩子的安全、发展和教育有所改善（Keels, 2008）。虽然他们表示要适应搬迁有些困难，但大多数人认为，这个代价是值得的。

与 Gautreaux 项目相比，具有里程碑意义的"搬迁至机会"项目是由美国住房和城市发展部（HUD）赞助的，目的是在更大范围内评估低收入居民搬到高收入社区的影响。这一跨越 1994—1998 年的评估，将居住在巴尔的摩、波士顿、芝加哥、洛杉矶和纽约几个城市的人们随机分配到以下三个组中的一组：①一个实验组，这些家庭会得到一张代金券和住房补助，且需要搬到一个"贫困程度低"的社区（10% 或者更少的人处于贫困状态）至少一年；②一个比较组，该组向人们提供了代金券，可以搬至他们自己选择的地方；③一个对照组，该组继续获得公共住房和补助（Orr 等，2003）。

在各个项目点对美国住房和城市发展部项目进行了多次评估，但结果不一。针对美国住房和城市发展部项目的 10 年结局报告（Orr 等，2003）显示，一旦获得代金券，近 50% 的实验组和近 60% 的比较组选择了移居；然而，许多人搬到了其他贫困地区。当把两个接受代金券的组别在心理健康的测量指标上与对照组相比时，实验组成年人的精神应激和抑郁情况有所减轻，实验组女孩的应激有所减轻，对照组女孩的抑郁情况有所减轻，且两个接受代金券的组别中女孩的

广泛性焦虑障碍的发病率明显降低。然而，在接受代金券的组别中，家长报告和自我报告的问题行为并没有减轻。事实上，在实验组和比较组中，男孩在自我报告中显示了更多的问题行为和吸烟行为。由于犯罪活动的增加或者警力的改善，获得代金券组的男孩被逮捕的频率也高于对照组。与对照组同龄人相比，代金券组的女孩往往在行为上没有差异，但有两个例外：她们自我报告的大麻与烟草使用率较低，且得到代金券的比较组中的女孩，因暴力犯罪被逮捕的发生率显著减少（但不包括其他犯罪）。两个获得代金券的组别在教育成绩、就业和自给自足方面均未显示出显著变化（Orr 等，2003）。

对美国住房和城市发展部项目在巴尔的摩收集的数据进行分析发现，与得到代金券的比较组相比，实验组的参与者接受了住房补助和咨询，更成功地完成了移居，对他们的移居决定也更满意（Bembry & Norris，2005），这表明，仅仅提供住房券并不能保证住房的改善，或者后续心理健康或者教育质量的改善。在纽约市进行的一项随访研究中（Leventhal & Brooks-Gunn，2004），搬迁 3 年后，贫困程度较低学校的男生更有可能留级。实验组的学生在阅读和数学测试成绩分数上没有显示出性别差异，而对照组的女生在学校的表现优于男生。分析表明，搬到贫困程度较低的社区增加了男生在家庭作业上花费的时间，对学校安全产生了积极的影响，从而提高了他们的成绩。遗憾的是，两年后，搬迁在学生学业成绩方面的积极影响已不再明显（Leventhal 等，2005）。在整个国家住房和城市发展部项目中移居至贫困程度较低社区的0~8岁男生，抑郁症、创伤后应激障碍和青少年品行障碍问题有所增加，而女生的品行障碍的发生率则有所降低，这表明，该项目对性别的、长期的不同作用还有待深入研究（Kessler 等，2014）。

年轻人的保护因素

青年辅导，作为一种保护因素，是一种受欢迎的、为年轻人提供与成年人的积极关系的方式（DuBois 等，2002）。最近的一篇荟萃分析，纳入了 1999—2010 年 73 个年轻人辅导项目的独立评估，发现辅导同时对年轻人成长中的社会、行为、情绪和学业领域都有所改善（DuBois 等，2011）。而且，处于任何发展阶段的年轻人，通过与年长的同龄人或者成年人进行一对一或者小组形式的往来，都能从参与辅导项目中获益，这表明，辅导项目对于年轻人积极发展的多功能性和适用性。当具有高危背景的男性青年参与比例较高，当项目包括能起到倡导和教学作用的导师，以及当导师与年轻人的匹配是根据兴趣的相似性而不是种族/民族时，该项目最有效果（DuBois 等，2011）。一项独立的、针对"大哥哥/大姐姐"项目的随机试验发现，接受了一年或者以上辅导的年轻人进步最大；那些导师在短时间内终止参与的年轻人报告精神功能有所降低（Grossman & Rhodes，2002）。年轻人特征（如年龄较大或者曾受虐待）和导师特征（较年轻、未婚、收入较低）都是提前终止项目的先兆。综上所述，该领域的研究结果支持继续利用基于社区的青年辅导计划，以帮助减少或者预防行为问题。

物质使用与滥用的预防

物质使用与滥用是社会生态多个层面的预防工作——包括学校、家庭、社会和政策——所关注的焦点。虽然基于社区的倡议在成功预防物质使用与滥用方面少有报道，但如果将这些工作纳入更大范围的社区工作中，比如 CTC 项目，作用就会有所改善。研究发现，CTC 项目可以减少年轻人的物质使用，有证据表明，它对成年早期物质使用、反社会行为、犯罪和暴力等行为有多种长期益处（Hawkins 等，2012；Oesterle 等，2015；Oesterle 等，2018）。"促进学校与大学的合作以增强复原力"（promoting school-university partnerships to enhance resilience，PROSPER）模式是另一个循证体系，其目标是建设社区在以年轻人为中心的预防领域方面的能力。"PROSPER"项目中，预防研究者通过预防协调员，向与公立学校相关联的社区团队提供的技术援助。一项针对"PROSPER"项目的随机对照研究在宾夕法尼亚州和爱荷华州的 28 个公立学校校区进行，使用群组序列设计发现，与对照组年轻人相比，实验组年轻人的物质使用率更低，且与基线相比，接受干预的 4.5 年后使用率减少超过 51%，6.5 年后使用率减少高达 31.4%。

Hallfors、Cho、Livert 和 Kadushin（2002）设计了一个基于社区的项目来对抗物质滥用，该项目一开始让每个社区制定并实施各自的物质滥用减少策略。在 12 个社区（以及随机挑选的 1.2 万个体）实施的策略中，没有一项有效地减少了物质滥用。然而，另一个项目，"社区动员以改变饮酒行为"（Wagenaar 等，2000），则报告了鼓舞人心的结果。该项目侧重于改变有关饮酒的社区规范，并实施政策转变，以减少酒精对于年轻人的可获得性。一项 15 个社区的随机试验结果表明，干预减少了酒精场所向未成年

人出售酒精的行为，减少了 18~20 岁人群的酒精购买和消费；但据观察，年龄较小的年轻人的行为改变较少（Wagenaar 等，2000）。干预还与酒精相关的逮捕和交通事故的减少有关（Wagenaar 等，2000）。

Holder 等（2000）报告了一项包括多个成分的、基于社区的干预，旨在预防高危饮酒行为以及相关的伤害和攻击行为，该研究的结果令人鼓舞。这项干预在北加州、南加州和南卡罗来纳州的三个社区得以实施，所涉及的领域均与饮酒及酒精相关暴力和伤害有关，包括媒体宣传、社区联盟的组建、酒精供应的改变，对零售商进行培训，旨在减少对年轻人的酒类零售，加强对酒类和驾驶法规的执法，并减少酒类零售店的密度。将干预社区与匹配的对照社区进行比较，研究发现，干预与自我报告的酗酒、与酒精相关的车祸，以及与酒精相关的伤害和攻击行为的减少有关。这种有前景的社区干预方法值得深入研究。此外，其他研究已经将酒精销售点密度的降低与酒精消费减少，以及相关暴力和伤害行为的减少联系起来（C. A. Campbell 等，2009；Resko 等，2010；Yu 等，2008），表明这是未来基于社区的预防方法的重要元素。

基于社区的预防策略也会针对一些其他问题，比如预防青少年怀孕（Lesesne 等，2008）、烟草控制（Florin 等，2006；Merzel 等，2008）和提倡使用避孕套（Alstead 等，1999）。虽然对这些和其他社区预防措施的研究还处于相对早期的阶段，但其对心理健康富有启示意义的、具有前景的发现值得深入研究。在当前阿片类药物泛滥的情况下，在这一领域的深入发展和研究尤为重要。近年来，阿片类药物成瘾以及与阿片类药物

相关的用药过量和死亡人数惊人地增加,引起人们紧急呼吁采取包括治疗和预防策略的公共卫生应对措施。该建议包括减少获得药物辅助治疗(MAT)的阻碍(Volkow 等,2014)和赋权社区以建立关键利益相关者的联盟,他们可以定制物质滥用预防项目,以应对当地阿片类药物的使用(Koh, 2017)。

社会和政策层面的预防

在州和联邦层面上的倡议具有塑造个体行为方式的潜力,以降低精神障碍的发病风险。在社会层面上采取的预防策略通常采用具有一般性的方法,例如,对烟草与酒精等有害物质征收州政府消费税。指征性和选择性的方法包括:比如通过限制重罪犯和有限制令的个人获得枪支,来保护潜在的暴力受害者。一些社会层面的举措着眼于儿童和年轻人,比如管理学校出勤的条例和政策。另一些措施是针对成年人的,如通过征收酒精和烟草税、对血液酒精浓度进行法律限制,以及制定枪支购买法律等。正像基于社区的预防策略,州和联邦层面的干预举措可能对不同年龄群体的健康产生广泛的影响(如通过减少与犯罪、暴力或者有害物质的接触)。一些研究者认为,尽管联邦法律和政策具有创造更好变革的巨大潜力,但它们还没有被有效地用于这一方面(Lee 等,2010)。具有强大影响力来反对通过法律和政策的商业利益(Giesbrecht, 2000)经常限制联邦和州一级对综合性预防法规的制定。以下是一些可能对预防产生影响的政策的简要概述,其中包括教育政策和旨在阻止物质使用和枪支暴力的政策。

改善教育

教育政策不仅有可能对儿童的学业成绩产生重大影响,而且还可能对儿童的心理健康和社会情绪健康产生重大影响。于1965年颁布的《联邦中小学教育法》为公共教育提供了财政支持,并于2001年被重新授权为《不让一个孩子掉队法案》。后者加强了对学校系统的问责,以预防校园暴力,创造安全有序的学校环境,提高学生成绩,减少特殊教育服务使用方面的种族差异,同时重视使用循证的实践。该法案还包含了一项防止辍学的倡议。其他联邦教育法,比如《残疾人教育法》(IDEA)也影响了预防服务的提供(Wright, 2005)。例如,《残疾人教育法》允许学区使用高达15%的特殊教育基金来支持高危儿童的预防性干预。如前所述的,最近的法案《每个学生都成功法案》(即 ESSA, 2015),进一步强调了学校教育质量和氛围,并允许在预防性干预上投入资金,尤其注重证据的研究基础。如此持续强调循证的要求可能有助于促进本章所概述的、循证干预在学校的实践中得到更大的应用。近20年来,联邦资金一直致力于为学校实施的干预和实践建立一个证据库。具体地说,2002年的《教育科学改革法》将教育科学研究院(IES)立为"美国教育部的统计、研究与评估支柱",该研究院"通过收集、总结和发布关于教育和支持教育实践与干预证据的数据;提供科研基金;开展联邦教育计划和政策的评估;以及提供研究方法的培训资源,以此来提供科学证据,夯实教育实践和政策的基础"(见 https://ies.ed.gov/aboutus/)。在过去的几年里,美国管理和预算办公室(OMB)报告称,"自十多年前 IES 成立以来,该研究院已显著提高了教育研究的质量"(政府问责办公室,2013),但它也指出了需要改进的领域,以更好地促进传播。这一评估促使 IES 推进了工作的一些变化(如强调研究者与实践者之间的合作关系以获得研究基金),这可能会进一步推动上述工作。

各州有权设定义务教育的年龄,在全美范围内,义务教育的年龄从 16 到 18 岁不等。一些研究者建议,将全美义务教育年龄提高至 18 岁,对预防和健康促进有潜在好处,比如更大的经济收入潜力,减少越轨行为和问题行为的风险,以及增加接触基于学校的预防活动和服务的机会(Bradshaw,O'Brennan, & McNeely, 2008)。美国有近半数的州(即 24 个州)已经在 2015 年将义务教育年龄设为 18 岁(美国教育统计中心,2015)。最近,一些州也调整了他们的年龄要求。例如,在马里兰州,通过了一项将义务教育年龄从 16 岁提高至 18 岁的法律,该法律将在 2017 年全面生效(即到 2015 年,马里兰州的法定年龄从 16 岁提高至 17 岁,但现在是 18 岁)。虽然对这些和其他教育政策的系统评估很少,且评估结局经常不一(Bradshaw, O'Brennan, & McNeely, 2008),但是注重学校预防活动的教育政策,尤其是当注入了额外资金以支持预防时,这些政策似乎颇有前景,能将精神障碍的预防和健康促进的机会进一步融入教育背景之中。

改进基于循证实践的利用

联邦政策规定,学校只能采用有可靠科学证据支持的预防项目(Hallfors 等,2007;Ringwalt 等,2008)。一些联邦机构,比如教育部、SAMHSA 及司法部的青少年司法和犯罪预防办公室,已经发布了报告或者制定了

指南,以便推动识别和选择适当的循证预防项目。美国循证项目与实践网络注册系统,即 NREPP(SAMHSA, 2011),是 100 多个预防导向的最佳实践的汇编,可以说是最全面和最有影响力的指南;然而,考虑到 NREPP 系统的缺陷,2018 年 1 月,SAMHSA 宣布了一项决定,走向"利用当地和美国的专家来提供有针对性技术援助和培训……以辅助切实可行的服务项目(https://www.samhsa.gov/newsroom/press-announcements/201801110330)。在青少年司法和犯罪预防办公室(暴力研究与预防中心,2011)的支持下,《暴力预防蓝图》得以制定,该蓝图也列出了有效的预防方案。如前所述的,IES 还通过"有效干预的数据交换中心"(见 https://ies.e.gov/ncee/wwc/),总结了 12 个教育领域的干预和实践证据,并向从业者传播相关证据的信息。这些资源可能会促进有效预防项目的实施和传播。

预防物质滥用

在社会和政策层面上采取的针对物质滥用的预防措施,主要包括对酒精与烟草等相关物质的定价和税收政策。最近对文献的系统综述和荟萃分析总结出,增加酒精消费税有助于有效减少酒精消费,包括酗酒,以及如酒后驾驶和酒精相关车祸死亡等不利结局,上述影响甚至也见于未成年人群(Anderson 等,2009;Elder 等,2010;Wagenaar 等,2009)。例如,一篇荟萃分析包括了 112 个对酒精税或者价格的作用的研究(Wagenaar 等,2009),发现提高酒精税收和价格与酒精销售量的降低有关(总体层面 $r=-0.44$, $P<0.001$),其效应值超过许多其他预防政策。与饮酒总量相比,其对酗酒的影响程度要小一些。Elder 等(2010)发现,

酒税增加的幅度与其产生的影响呈正相关。其他政策和项目也被证实可有效减少酒精消费和酒精相关危害，这些措施包括旨在减少酒后驾驶的立法措施（如降低驾驶的非法血液酒精浓度限值）和控制酒精供应的法规（Anderson 等，2009；Fell & Voas，2006）。研究还发现，收取香烟消费税可有效减少香烟使用和吸烟相关死亡（CDC，2010）。限制酒类销售点的密度也很重要，因为有证据表明，较高的销售点密度与酒类消费增加和其他公共卫生问题有关；如何有效地确立密度限制是该领域的一个挑战（Treno 等，2014）。

另一个社会层面的预防策略是大众媒体宣传，以减少物质滥用。一些宣传活动，比如旨在减少烟草和药物使用的宣传，已设法通过流行的媒介来接触青少年和年轻人；然而，迄今为止，其作用不一（Randolph & Viswanath，2004）。大多数公共卫生行动无法将这种性质的多媒体策略编入预算，而是依靠印刷材料、平面媒体比如广告牌以及 T 恤衫和帽子等宣传物品。

减少枪支暴力

联邦枪支法对有高风险暴力行为的个体在购买枪支时有一定的限制。然而，枪支销售的许多方面并没有受到联邦政府的监管，包括非经销商的私人枪支销售，这是大多数武装犯罪分子购买此类武器的方式（Harlow，2001）。为了弥补联邦法规的漏洞，一些州通过了附加法律，如要求广泛背景调查的法律、许可证和登记法及禁止有犯罪记录的个人购买枪支的法律。一些州还颁布法令，加强对枪支经销商的监管，这一举措降低了州内枪支非法交易率（Webster 等，2009）。在亲密伴侣暴力的受害者中，枪支极大程度上导致了

死亡和非致命创伤，其中绝大多数受害者是女性（J. C. Campbell 等，2003；Saltzman 等，1992；Wiebe，2003）。在那些审查和禁止有限制令的个人购买枪支的州，女性被伴侣杀害的比率要低 10%（Vigdor & Mercy，2006）。超过 1/3 的州颁布了法律，要求枪支拥有者以可限制未成年人接触的方式储存枪支；这些预防儿童接触枪支的法规，减少了年轻人因枪击意外死亡的事故（Hepburn 等，2006）和青少年自杀事件的发生（Webster 等，2004）。在最近的几起校园枪击事件发生之后，枪支法律已经成为一个特别热门的辩论话题，2018 年 2 月在佛罗里达州帕克兰的玛乔里·斯通曼·道格拉斯高中（Marjory Stoneman Douglas High School）发生的枪击事件，激起了年轻人对修改政策的倡导，其中包括一场全美性的学校罢课运动。俄勒冈州、罗德岛州、华盛顿州和佛罗里达州都通过了对州枪支法的修改，以提高公共安全，但联邦层面的重大枪支法改革尚未出现。

当前的挑战与下一步计划

正如 2009 年 IOM 报告所强调的那样，我们需要注意预防方面的一些关键领域，以促进这一领域的持续发展。我们在本节中概括了其中的几个领域。

筛查

筛查风险因素对识别预防工作的目标人群至关重要。如图 18-3 所示，筛查通过识别具有风险因素或者干预靶点因素的社区、群体或个体，以补充一般性、选择性和指征性层面上的预防策略。然而，筛查经常带来资金

和后勤方面的挑战。关键是它所识别的风险因素,可能会导致个体的病耻感和标签化,从而引发伦理问题,尤其是如果筛查出的阳性个体无法获得合适的、有效的预防性干预。

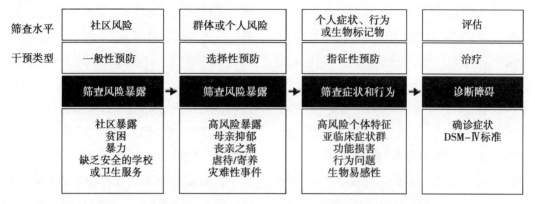

图 18-3　筛查和预防的机会模式(经医学研究院许可转载,2009,第 220 页)

针对在个体层面上合适的预防性筛查,IOM 2009 年的报告包含了 10 项建议标准,这些标准改编自 WHO 最初提出的原则(J. M. G. Wilson & Jungner,1968)。合适的预防筛查必须具备:

1. 会对个体或者他 / 她周围的人造成严重后果的、需要预防的障碍

2. 障碍与目标风险因素之间具有由实证研究支持的相关性

3. 可预防或者减少目标风险因素或者早期症状的有效性干预

4. 筛查和干预的适当环境

5. 可改变的风险或者保护因素或者某种障碍的早期症状

6. 识别风险因素或者早期症状的有效程序

7. 可接受的、非病耻化的筛查程序

8. 关于向谁转介以提供进一步评估和服务的一致意见

9. 具有成本 - 效果(cost-effective)的筛查方法

10. 可以进行反复筛查以识别随时间推移而出现的风险和症状(O'Connell 等,2009)。

对于大多数精神障碍来说,目前很难满足上述所有标准。然而,随着用于开展预防研究的资金和基础设施的增加,这些标准可以为发展有效的筛查程序提供坚实的基础。筛查和识别高危社区的策略,比如多重剥夺指数(indices of multiple deprivation)在英国已经被采用,但在美国还有待发展,因此值得进一步关注(O'Connell 等,2009)。

基于互联网的预防性干预

越来越多的证据表明,基于互联网的自助可能是一种新兴的、针对精神障碍的有效预防性干预方法(Donker 等,2009)。基于互联网的项目可以单独提供,也可以作为辅助干预,并且可以传递给不同年龄的个体。一篇系统综述和荟萃分析研究了基于互联网的、以预防成年人抑郁症、焦虑症或者进食障碍为目的的干预,分析表明,这些干预有积极的作用,对减轻抑郁症症状方面有轻微至中度的影响,且在中期和长期随访中,其持续作用虽然有所减弱,但仍显著(Sander 等,2016)。其他综述为基于互联网的、针对儿童和青少年干预的效益提供了初步支持,即使这些综述中的预防和治疗方法交织在一起,且研究质量各异(Calear & Christensen,2010;Ebert 等,2015)。有证据表明,相较于无人指导的情况,基于互联网的干预措施在有人指导的情况下(如当提供某种人工支持或者指导时)可能更为有效(Baumeister 等,2014)。然而,无指导的互联网干预项目也彰显出益处;例如,一项针对年轻人的、有指征性的预防试验发现,与对照组参与者相比,干预组中由有关抑郁信息的网站和自动 CBT 应用程序组成的网络环境可以减轻抑郁症状,并提高抑郁症素养(Lintvedt 等,2011)。数据还表明,基于互联网的干预在学校环境中可能是有效的。例如,一篇综述发现,通过互联网或者计算机传递的基于学校的物质滥用预防项目,在减少物质使用和使用意愿方面颇有前景(Champion 等,2012)。在澳大利亚的一项研究中,Newton、Teesson、Vogl 和 Andrews(2010)发现,一个基于互联网的、旨在减少酒精与大麻使用的学校预防措施,增加了学生对这些物质的认识,并在项目完成 12 个月后,减少了酒精的使用。可以预见的是,基于互联网的预防项目仍会是一个强劲增长和扩大的领域,因为基于互联网的方法能够接触到大量的人,有能力传递始终如一的干预材料,且可以节省成本。

重复研究和长期随访

至关重要的是,有前景的预防项目必须经过跨地区长时间的、严格的实证检验。大多数预防项目的作用并没有经过独立的调查小组来进行再现,也没有通过长时间的随访研究来确证这些效益是否能长期维持。尤其缺乏在干预结束后继续追踪参与者的障碍发展过程的研究。Greenberg 等(2001)指出,实际上,一些预防项目在随后的随访中呈现出的作用,比干预后立即呈现出的作用更强。因此,短期干预作用的大小可能被低估了,因而对长期结局的评估至关重要。然而,情况并不总是如此,正如最近对 NFP 的研究指出,NFP 仅对女孩产生了显著的长期作用,而在"快速通道"研究中,持续到青少年期的作用相对较少。这些发现强调了增进长期研究的必要性,像那些检验"好行为竞赛"30 年后结局的研究(Kellam 等,2008)。

与之相似的是,看似有效的项目不能在多个研究中,或者在多点试验的不同地点得以验证,这经常令研究者感到困惑(见,如社会与性格发展研究协会,2010)。最近,对于社会与性格发展以及防霸凌的预防项目,其有效性因为一些矛盾的发现而受到质疑(Farrington & Tofi;2009;社会与性格发展研究协会,2010)。因此,我们更应强调荟萃分析的应用,它总结和对比了一个研究问题在多个试验的结果(Durlak 等,2011)。

成本 - 效益分析

精神障碍对个体、家庭和社会的经济及社会成本非常之大;预防干预极有可能减少这些方面的花费。相对较少的成本 - 效益(cost-benefit)分析被用于探索预防精神障碍和物质滥用障碍所带来的经济效益(van Gils 等,2011;Zechmeister 等,2008),特别就其长期结局而言;然而,近年来经济学分

析的数量有所增加。经济学分析表明,预防
确实可以产生可观的经济效益,尤其是针对
高危人群亚组的干预(Aos 等,2004;Frick
等,2012;van Gils 等,2011),包括预防儿童
和成年人抑郁症以及儿童焦虑症的一些干
预(Mihalopoulos 等,2011;Mihalopoulos 等,
2011)。由于预防精神病发作可节省成本,
在具有超高风险的个体中,预防第一次精神
病发作的认知行为疗法,比常规治疗更具
成本 - 效果的概率为 64%(Ising 等,2014)。
对于预防项目的经济学分析,我们需要更好
的指导方针,以及更多的针对特定美国和
人群的经济学评估(Zechmeister 等,2008)。
事实上,代表预防研究协会的 Crowley 等
(2018),最近已经为预防项目的成本 - 效益
分析制定了标准。具体来说,他们列出了六
项证据的核心标准,包括以下制定经济学评
估的标准:估算成本,评估项目的作用,汇总
指标,解决评估的不确定性,以及报告经济
学评估结果的标准。可以预见的是,专门针
对预防项目的标准的表述和应用,将大大提
高预防项目的质量、执行及其成本 - 效益分
析,及相关成本研究的报告。评估成本 - 效
果(ACE)——预防研究,是一项澳大利亚
发起的项目,它利用标准化的框架对大量预
防项目进行评估,从而为决策者提供信息,
这是一种颇有前途的模式。在预防性试验
中推荐常规纳入经济学分析,这是预防科学
领域中关键的下一步,以便更好地制定政
策决策,并促进扩大项目的规模(Jacka 等,
2013;Mihalopoulos & Vos,2014)。

遗传学和神经科学的进展

遗传学和神经科学的最新进展为更清

晰、更精确地阐明精神障碍的风险机制提
供了可能(Musci & Schlomer,2018)。预防
科学家、行为遗传学家和神经科学家之间
的合作,可以促进这些知识应用在风险与
复原力发展理论以及预防策略之中(Caspi
等,2003;Cichetti & Blender,2006;Masten &
O'Dougherty Wright,2010)。最近的研究强
调,基于比如影响神经递质功能的基因模式
等遗传因素,可能更好地理解预防性干预结
果的不同。例如,Musci 等(2014)对之前
描述过的预防性干预"好行为竞赛"的研究
表明,具有脑源性神经营养因子(BDNF)基
因的单核苷酸多态性(SNP)特异类型的儿
童,在攻击性行为的长期结局上对"好行为
竞赛"干预更为敏感。重要的是,这些关联
既不简单也不直接,而是复杂且基于 SNP
的类型,需要通过复杂的建模方法来阐明。
这强调了对相关问题进行深入研究的必要
性,像表观遗传学和基因与干预交互(GXI)
效应(Musci & Schlomer,2018)。而且,研究
还需要新的统计方法,从而在包含了神经生
物学、心理学和环境情境领域的多层次框架
中,来分析遗传数据。这样的方法将加强预
防干预试验的潜能,以进一步了解可能的病
因学机制、神经可塑性可以增强的程度,以
及精神障碍和复原力发展中生物与环境之
间的交互作用(Cichetti & Blender,2006),
还可以检测预防干预影响的不同(Musci &
Schlomer,2018)。

实施与传播

如图 18-4 所示,预防研究的长期目标
是在社区和机构中广泛实施和传播有效
的预防性干预。然而,该领域目前制定和

评估预防性干预的能力，远远超过准确实施和传播这些干预的能力。例如，尽管联邦政府要求在使用预防性干预措施时采用循证课程，但大多数学校并没有这样做（Domitrovich 等，2008；Ringwalt 等，2002）。一项研究报告称，只有 19% 的学校使用

了循证预防项目，并准确落实（Hallfors & Godette，2002）。其他挑战包括确保预防计划能够适应不同人群和环境的变化。2009年 IOM 的报告强调，应加大对实施和传播工作的重视并提供资金，包括制定统计学方法来评估这些工作的绩效。

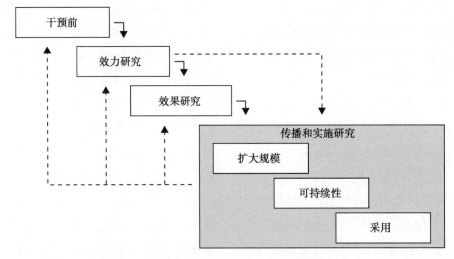

图 18-4　预防研究周期的研究阶段（经医学研究院许可转载，2009，第 324 页）

通过参考通常被称为转化研究的方法，研究的重点是循证干预措施在真实世界中的传播情况（SPR MAPS Ⅱ Task Force，2008）。Ⅰ型转化研究聚焦于通过临床试验得出的发现；Ⅱ型转化研究考察了在真实环境中如何有效地实施有效的实践、干预和治疗（Woolf，2007，2008）。实施科学这一新兴领域（Fixsen 等，2005），主要关注实施项目的过程，这一过程应具有保真度，且对组织、领导、和其他多层面的情境因素（Domitrovich 等，2008）具有敏感度。在过去的 10 年里，越来越多的人对这一新兴领域感兴趣，并为之耕耘。还有人呼吁将与传播和实施有关（如执行者的信念、组织能力）的测量和研究因素更好地纳入预防研究的常规操作中（Gottfredson 等，2015）。同

样，如前所述，政府问责办公室（2013）也对此提出了反馈，认为教育研究也需要更好地解决传播问题，这在当前教育科学研究院的一些研究资助机制和要求上也有所体现。

基础设施

1994 年，IOM 的第一份预防报告主张，既要扩大基础设施建设，以加强政府对预防研究的支持，也要增加对这类研究的资助（Muñoz 等，1996）。从那时起，预防科学已经取得了巨大进展，但政府对预防精神障碍的基础设施和资金仍然有限。2009 年 IOM 的报告呼吁进一步加强预防性基础设施建设，包括增加对预防研究的资助，发展协调有效的体系来实施预防性干预，以及增加在开发、开展和评估此类干预方面受过培训的

劳动力。然而,该报告指出,目前"在精神卫生领域尚无针对预防的资金流",并主张从 SAMHSA 精神卫生服务的拨款项目中拿出专款来资助此类活动。美国预防、健康促进和公共卫生委员会成立于 2010 年,是《患者保护与平价医疗法案》的组成部分。该委员会主席由美国医务总监担任,成员则来自各个联邦机构和部门,其任务是制定一项全美性的预防战略,以指导健康促进和疾病预防。正如 Beardslee、Chien 和 Bell(2011)所指出的那样,该委员会有潜能促进对预防工作的认可和资助:关键是要倡导将精神卫生问题体现在这一预防议程中。

国际倡议

近年来,国际上已经发起了一些鼓舞人心的倡议。例如,WHO 从许多国家中收集了关于预防精神障碍和促进心理健康干预的有效性证据(Herrman 等,2004;Hosman 等,2005)。包括澳大利亚、尼德兰和苏格兰在内的国家,均已在预防精神障碍方面取得了重大进展,且在大多数情况下,相较于美国,它们的预防性基础设施更为全面(Fudge & Robinson, 2009;Healthier Scotland, 2009)。代表 30 个欧洲国家的欧洲心理健康促进和精神障碍预防关系网,整合了循证预防策略的信息及其实施途径。欧洲委员会授权让该关系网负责收集每个参与国的心理健康及精神卫生政策、项目和基础设施的基线数据,以此作为未来行动的基础(Jane-Llopis & Anderson, 2006)。

对于以年轻人为重点的预防项目和策略而言,在美国创建的几个循证预防项目,已进行了一些调整,以适用于国际和资源稀缺的环境(Bradshaw 等,2014)。《预防科学》的一期特别刊聚焦于采用创新且可持续的方式来为中低收入国家的儿童和年轻人开展预防项目,Guerra 和 Duryea(2017)在为其撰写的引言中指出,许多在美国和其他高收入国家中发展起来的项目,在进行文化调整后,实际上在低收入国家也是行之有效的。然而,有些项目确实需要仔细考虑当地社会规范,并与地方政策及结构相一致,以确保项目实施的质量。"促进关系与消除暴力网络倡议"(https://www.prevnet.ca/)是在加拿大全国范围内推广年轻人预防措施的一个创新范例。这项覆盖加拿大全国的项目,旨在通过一项综合策略以纳入关怀和服务部门的多个系统(如学校、童子军、课后项目、医疗系统),来预防年轻人暴力和促进年轻人的积极发展。该项目通过资源分配和培训,以及全国性的社会推广活动(Craig 等,2017),成功地开发并启动了循证预防项目,以解决与青少年暴力相关的特定问题,包括霸凌、积极的年轻人发展和心理健康。这些国际倡议有可能为国家的预防工作提供信息。

对上述领域的关注可促使预防科学保持前进的动力,并在减少人群的精神障碍方面取得进展。自 2009 年 IOM 报告发布以来,与精神卫生相关的随机对照预防试验的数量大幅增加(Beardslee 等,2011)。不断增长的证据支持着各种项目的潜能,这些项目可能实施于各个生态层面(个体、家庭、学校、工作场所、社区和社会),也可能针对生命周期中不同阶段的各种精神障碍。这些发展表明,预防具有值得期待的光明前景。为此,预防科学应该得到政府资助和政策支持;这对于减少人类苦难,以及提高美国和全世界人民的康宁至关重要。

（陈希译，俞晓慧审校）

注释

[1]自适应干预（adaptive interventions）有以下四个重要组成部分。①患者干预决策的顺序——大多数自适应干预中，在不同时间节点，需要按顺序回答有关患者干预决策的一系列问题，如"如果患者对于初始的干预无反应，接下来应该提供什么干预？"②在各个决策点的治疗选择；③定制变量（tailoring variables）——会导致干预改变的因素，可以是无反应的早期征兆，副作用的表现，或者环境和社会特征等；④决策规则（decision rules）——将以上三点联系起来的规则，即在每个决策点，依据什么定制变量来选择什么治疗选择。

[2]washout一词在临床药物试验中有"清洗"的含义。举例说明，一位服用抗抑郁药治疗的患者拟接受一项临床药物试验，则需要停用已用药物数天（即清洗期），方可试验新药。此处可以理解为研究项目太多不利于"清洗"，即研究项目可能会有所重叠。

参考文献

Adelman, H. S., & Taylor, L. (2003). On sustainability of project innovations as systemic change. *Journal of Educational and Psychological Consultation, 14*, 1–25.

Albee, G. (1985). The argument for primary prevention. *Journal of Primary Prevention, 5*(4), 213–219.

Albert, M. R. (1999). Fever therapy for general paresis. *International Journal of Dermatology, 38*(8), 633–637.

Almirall, D., Nahum-Shani, I., Sherwood, N. E., & Murphy, S. A. (2014). Introduction to SMART designs for the development of adaptive interventions: With application to weight loss research. *Translational Behavioral Medicine, 4*, 260–274. http://doi.org/10.1007/s13142-014-0265-0

Alstead, M., Campsmith, M., Halley, C. S., Hartfield, K., Goldbaum, G., & Wood, R. W. (1999). Developing, implementing, and evaluating a condom promotion program targeting sexually active adolescents. *AIDS Education and Prevention, 11*(6), 497–512.

Alzheimer's Association. (2017). Alzheimer's disease facts and figures. *Alzheimer's and Dementia, 13*(4), 325–373.

Amato, P. R., & Keith, B. (1991). Parental divorce and the well-being of children: A meta-analysis. *Psychological Bulletin, 110*(1), 26–46.

Anderson, P., Chisholm, D., & Fuhr, D. C. (2009). Effectiveness and cost-effectiveness of policies and programmes to reduce the harm caused by alcohol. *Lancet, 373*(9682), 2234–2246.

Andrews, D. W., & Dishion, T. J. (1995). The Adolescent Transitions Program for high-risk teens and their parents: Toward a school-based intervention. *Education and Treatment of Children, 18*(4), 478–499.

Andrews, G., Issakidis, C., Sanderson, K., Corry, J., & Lapsley, H. (2004). Utilising survey data to inform public policy: Comparison of the cost-effectiveness of treatment of ten mental disorders. *British Journal of Psychiatry, 184*, 526–533.

Andrews, G., & Wilkinson, D. D. (2002). The prevention of mental disorders in young people. *Medical Journal of Australia, 177*(Suppl.), s97–s100.

Aos, S., Lieb, R., Mayfield, J., Miller, M., & Pennucci, A. (2004). *Benefits and costs of prevention and early intervention programs for youth, technical appendix.* Olympia: Washington State Institute for Public Policy. Retrieved from http://wsipp.wa.gov/rptfiles/04-07-3901a.pdf

Appelbaum, P. S. (2015). Ethical challenges in the primary prevention of schizophrenia. *Schizophrenia Bulletin, 41*(4), 773–775.

Aronen, E. T., & Arajarvi, T. (2000). Effects of early intervention on psychiatric symptoms of young adults in low-risk and high-risk families. *American Journal of Orthopsychiatry, 70*(2), 223–232.

Aronen, E. T., & Kurkela, S. A. (1996). Long-term effects of an early home-based intervention. *Journal of the American Academy of Child and Adolescent Psychiatry, 35*(12), 1665–1672.

Asparouhov, T., & Muthén, B. O. (2008). Multilevel mixture models. In G. R. Hancock & K. M. Samuelson (Eds.), *Advances in latent variable mixture models* (pp. 27–51). Charlotte, NC: Information Age.

Azevedo, A. F., Seabra-Santos, M. J., Gaspar, M. F., & Homem, T. C. (2013). A parent-based intervention programme involving preschoolers with AD/HD behaviours: Are children's and mothers' effects sustained over time? *European Child and Adolescent Psychiatry*, 23, 437–450.

Bair-Merritt, M. H., Jennings, J. M., Chen, R., Burrell, L., McFarlane, E., Fuddy, L., & Duggan, A. K. (2010). Reducing maternal intimate partner violence after the birth of a child: A randomized controlled trial of the Hawaii Healthy Start Home Visitation Program. *Archives of Pediatric and Adolescent Medicine*, 164(1), 16–23.

Ball, K., Berch, D. B., Helmers, K. F., Jobe, J. B., Leveck, M. D., Marsiske, M., . . . Willis, S. L. (2002). Effects of cognitive training interventions with older adults: A randomized controlled trial. *Journal of the American Medical Association*, 288(18), 2271–2281.

Barlow, J., & Coren, E. (2004). Parent-training programmes for improving maternal psychosocial health. *Cochrane Database of Systematic Reviews*, (1), CD002020.

Barlow, J., & Stewart-Brown, S. (2000). Behavior problems and group-based parent education programs. *Journal of Developmental and Behavioral Pediatrics*, 21(5), 356–370.

Barnet, B., Liu, J., DeVoe, M., Alperovitz-Bichell, K., & Duggan, A. K. (2007). Home visiting for adolescent mothers: Effects on parenting, maternal life course, and primary care linkage. *Annals of Family Medicine*, 5(3), 224–232.

Barrera, A. Z., Torres, L. D., & Muñoz, R. F. (2007). Prevention of depression: The state of the science at the beginning of the 21st century. *International Review of Psychiatry*, 19(6), 655–670.

Barrett, S., Bradshaw, C. P., & Lewis-Palmer, T. (2008). Maryland state-wide PBIS initiative: Systems, evaluation and next steps. *Journal of Positive Behavior Interventions*, 10, 105–114.

Barrish, H. H., Saunders, M., & Wolf, M. M. (1969). Good Behavior Game: Effects of individual contingencies for group consequences on disruptive behavior in a classroom. *Journal of Applied Behavior Analysis*, 2(2), 119–124.

Baumeister, H., Reichler, L., Munzinger, M., & Lin, J. (2014). The impact of guidance on Internet-based mental health interventions—A systematic review. *Internet Interventions*, 1, 205–215.

Beardslee, W. R., Chien, P. L., & Bell, C. C. (2011). Prevention of mental disorders, substance abuse, and problem behaviors: A developmental perspective. *Psychiatric Services*, 62(3), 247–254.

Bellón, J. A., Moreno-Peral, P., Motrico, E., Rodríguez-Morejón, A., Fernández, A., Serrano-Blanco, A., . . . Conejo-Cerón, S. (2014). Effectiveness of psychological and/or educational interventions to prevent the onset of episodes of depression: A systematic review of systematic review and meta-analyses. *Preventive Medicine*, 76(Suppl), S22–S32.

Bembry, J. X., & Norris, D. F. (2005). An exploratory study of neighborhood choices among Moving to Opportunity participants in Baltimore, Maryland: The influence of housing search assistance. *Journal of Sociology and Social Welfare*, 32, 93–107.

Bennett, J. B., Lehman, W. E., & Reynolds, G. (2000). Team awareness for workplace substance abuse prevention: The empirical and conceptual development of a training program. *Prevention Science*, 1(3), 157–172.

Bennett, J. B., Patterson, C. R., Reynolds, G. S., Wiitala, W. L., & Lehman, W. E. (2004). Team awareness, problem drinking, and drinking climate: Workplace social health promotion in a policy context. *American Journal of Health Promotion*, 19(2), 103–113.

Bharucha, A. J., Pandav, R., Shen, C. Y., Dodge, H. H., & Ganguli, M. (2004). Predictors of nursing facility admission: A 12-year epidemiological study in the United States. *Journal of the American Geriatrics Society*, 52(3), 434–439.

Billings, D. W., Cook, R. F., Hendrickson, A., & Dove, D. C. (2008). A web-based approach to managing stress and mood disorders in the workforce. *Journal of Occupational and Environmental Medicine*, 50(8), 960–968.

Blazer, D. G., Hays, J. C., Fillenbaum, G. G., & Gold, D. T. (1997). Memory complaint as a predictor of cognitive decline—a comparison of African American and White elders. *Journal of Aging and Health*, 9(2), 171–184.

Blitz, C. C., Arthur, M. W., & Hawkins, J. D. (2002). Preventing alcohol, tobacco, and other substance abuse. In L. A. Jason & D. S. Glenwick (Eds.), *Innovative strategies for promoting health and mental health across the life span* (pp. 176–201). New York, NY: Springer.

Borenstein, A., & Mortimer, J. (2016). *Alzheimer's disease: Life course perspectives on risk reduction*: New York, NY: Academic Press.

Botvin, G. J., Griffin, K. W., & Nichols, T. R. (2006). Preventing youth violence and delinquency through a universal school-based prevention approach. *Prevention Science*, 7(4), 403–408.

Botvin, G. J., Griffin, K. W., Paul, E., & Macaulay, A. P. (2003). Preventing tobacco and alcohol use among elementary school students through life skills training. *Journal of Child and Adolescent Substance Abuse, 12*(4), 1–17.

Botvin, G. J., Griffin, K. W., & Williams, C. (2015). Preventing daily substance use among high school students using a cognitive-behavioral competence enhancement approach. *World Journal of Preventive Medicine, 3*, 48–53.

Botvin, G. J., Mihalic, S. F., & Grotpeter, J. K. (1998). *Blueprints for violence prevention, Book 5: Life skills training.* Boulder, CO: Center for the Study and Prevention of Violence, Institute of Behavioral Science, University of Colorado.

Bowlby, J. (1982). Attachment and loss: Retrospect and prospect. *American Journal of Orthopsychiatry, 52*(4), 664–678.

Bradshaw, C. P., Buckley, J., & Ialongo, N. (2008). School-based service utilization among urban children with early-onset educational and mental health problems: The squeaky wheel phenomenon. *School Psychology Quarterly, 23*(2), 169–186.

Bradshaw, C. P., Koth, C. W., Bevans, K. B., Ialongo, N., & Leaf, P. J. (2008). The impact of school-wide positive behavioral interventions and supports (PBIS) on the organizational health of elementary schools. *School Psychology Quarterly, 23*(4), 462–473.

Bradshaw, C. P., Koth, C. W., Thornton, L. A., & Leaf, P. J. (2009). Altering school climate through school-wide positive behavioral interventions and supports: Findings from a group-randomized effectiveness trial. *Prevention Science, 10*(2), 100–115.

Bradshaw, C. P., Mitchell, M. M., & Leaf, P. J. (2010). Examining the effects of school-wide positive behavioral interventions and supports on student outcomes: Results from a randomized controlled effectiveness trial in elementary schools. *Journal of Positive Behavior Interventions, 12*, 133–148.

Bradshaw, C., Nguyen, A., Kane, J. C., & Bass, (2014). *Social inclusion of youth with mental health conditions.* A report prepared for the United Nations, Division for Social Policy and Development, New York, NY. http://www.un.org/esa/socdev/documents/youth/youth-mental-health.pdf

Bradshaw, C. P., O'Brennan, L. M., & McNeely, C. A. (2008). Core competencies and the prevention of school failure and early school leaving. *New Directions for Child and Adolescent Development, 122*, 19–32.

Bradshaw, C. P., Zmuda, J. H., Kellam, S. G., & Ialongo, N. S. (2009). Longitudinal impact of two universal preventive interventions in first grade on educational outcomes in high school. *Journal of Educational Psychology, 101*(4), 926–937.

Braga, A. A., Kennedy, D. M., Waring, D. J., & Piehl, A. M. (2001). Problem-oriented policing, deterrence, and youth violence: An evaluation of Boston's Operation Ceasefire. *Journal of Research in Crime and Delinquency, 38*, 195–225.

Brenninkmeijer, V., & Blonk, R. W. (2011). The effectiveness of the JOBS program among the long-term unemployed: A randomized experiment in the Netherlands. *Health Promotion International, 27*, 220–229.

Breslin, F. C., Sobell, M. B, Sobell, L. C., Cunningham, J. A., Sdao-Jarvie, K., & Borsoi, D. (1999). Problem drinkers: Evaluation of a stepped-care approach. *Journal of Substance Abuse, 10*(3), 217–232.

Bronfenbrenner, U. (1977). Towards an experimental ecology of human development. *American Psychologist, 32*, 513–531.

Bronfenbrenner, U. (1979). *The ecology of human development: Experiments by nature and design.* Cambridge, MA: Harvard University Press.

Bronfenbrenner, U., & Morris, P. A. (1998). The ecology of developmental processes. In W. Damon & R. M. Lerner (Eds.), *Handbook of child psychology: Theoretical models of human development* (5th ed., pp. 993–1028). New York, NY: Wiley.

Brookmeyer, R., Johnson, E., Ziegler-Graham, K., & Arrighi, H. M. (2007). Forecasting the global burden of Alzheimer's disease. *Alzheimer's and Dementia, 3*, 181–191.

Brown, C. H., Wang, W., Kellam, S. G., Muthén, B. O., Petras, H., Toyinbo, P., . . . Windham, A. (2008). Methods for testing theory and evaluating impact in randomized field trials: Intent-to-treat analyses for integrating perspectives of person, place, and time. *Drug Alcohol Dependence, 95*(Suppl. 1), s74–s104.

Butz, A. M., Lears, M. K., O'Neil, S., & Lukk, P. (1998). Home intervention for in utero drug-exposed infants. *Public Health Nursing, 15*(5), 307–318.

Butz, A. M., Pulsifer, M., Marano, N., Belcher, H., Lears, M. K., & Royall, R. (2001). Effectiveness of a home intervention for perceived child behavioral problems and parenting stress in children with in utero drug exposure. *Archives of Pediatrics and Adolescent Medicine, 155*(9), 1029–1037.

Calear, A. L., & Christensen, H. (2010). Internet-based prevention and treatment programs for anxiety and depression in children and adolescents. *Medical Journal of Australia, 192*, S12–S14.

Campbell, C. A., Hahn, R. A., Elder, R., Brewer, R., Chattopadhyay, S., Fielding, J., . . . Middleton, J.

C. (2009). The effectiveness of limiting alcohol outlet density as a means of reducing excessive alcohol consumption and alcohol-related harms. *American Journal of Preventive Medicine, 37*(6), 556–569.

Campbell, J. C., Webster, D., Koziol-McLain, J., Block, C., Campbell, D., Curry, M. A., . . . Laughon, K. (2003). Risk factors for femicide in abusive relationships: Results from a multisite case control study. *American Journal of Public Health, 93*(7), 1089–1097.

Cantarella, A., Borella, E., Carreti, B., Kliegel, M., & de Beni, R. (2017). Benefits in tasks related to everyday life competencies after a working memory training in older adults. *International Journal of Geriatric Psychiatry, 32*, 86–93.

Caplan, G. (1964). *Principles of preventive psychiatry.* New York, NY: Basic Books.

Caplan, R. D., Vinokur, A. D., Price, R. H., & van Ryn, M. (1989). Job seeking, reemployment, and mental health: A randomized field experiment in coping with job loss. *Journal of Applied Psychology, 74*(5), 759–769.

Carlson, M. C., Kuo, J. H., Chuang, Y.-F., Varma, V., Harris, G., Albert, M., . . . Fried, L. P. (2015). Impact of the Baltimore Experience Corps trial on cortical and hippocampal volumes. *Alzheimer's and Dementia, 11*, 1340–1348.

Carlson, M. C., Saczynski, J. S., Rebok, G. W., Seeman, T., Glass, T. A., McGill, S., . . . Fried, L. P. (2008). Exploring the effects of an "everyday" activity program on executive function and memory in older adults: Experience Corps. *Gerontologist, 48*, 793–801.

Carpenter, K. J. (1988). *The history of scurvy and vitamin C.* Cambridge, UK: Cambridge University Press.

Caspi, A., Sugden, K., Moffitt, T. E., Taylor, A., Craig, I. W., Harrington, H., . . . Poulton, R. (2003). Influence of life stress on depression: Moderation by a polymorphism in the *5-HTT* gene. *Science, 301*(5631), 386–389.

Catalano, R. F., Berglund, M. L., Ryan, J. A. M., Lonczak, H. S., & Hawkins, J. D. (2002). Positive youth development in the United States: Research findings on evaluations of positive youth development programs. *Prevention and Treatment, 5*, Article 15. Retrieved from http://journals.apa.org/prevention/volume5/pre0050015a.html

Caughy, M. O., Nettles, S. M., & O'Campo, P. J. (2008). The effect of residential neighborhood on child behavior problems in first grade. *American Journal of Community Psychology, 42*(1–2), 39–50.

Center for the Study and Prevention of Violence. (2011). *Blueprints for violence prevention.* Boulder, CO: Center for the Study and Prevention of Violence, Institute of Behavioral Science, University of Colorado. Retrieved from http://www.colorado.edu/cspv/blueprints/index.html

Centers for Disease Control and Prevention. (2002). *Adolescent and school health: Injury.* Atlanta, GA: Centers for Disease Control and Prevention, US Department of Health and Human Services. Retrieved from http://www.cdc.gov/nccdphp/dash/injury.htm

Centers for Disease Control and Prevention. (2010). State cigarette excise taxes: United States, 2009. *Morbidity and Mortality Weekly Report, 59*(13), 385–388.

Champion, K. E., Newton, N. C., Barrett, E., & Teesson, M. (2012). A systematic review of school-based alcohol and other drug prevention programs facilitated by computers or the Internet. *Drug and Alcohol Review, 32*, 115–123.

Cichetti, D., & Blender, J. A. (2006). A multiple-levels-of-analysis perspective on resilience: Implications for the developing brain, neural plasticity and preventive interventions. *Annals of the New York Academy of Sciences, 1094*, 248–258.

Cohen-Katz, J., Wiley, S. D., Capuano, T., Baker, D. M., Kimmel, S., & Shapiro, S. (2005). The effects of mindfulness-based stress reduction on nurse stress and burnout, part II: A quantitative and qualitative study. *Holistic Nursing Practice, 19*(1), 26–35.

Cohen-Katz, J., Wiley, S. D., Capuano, T., Baker, D. M., & Shapiro, S. (2004). The effects of mindfulness-based stress reduction on nurse stress and burnout: A quantitative and qualitative study. *Holistic Nursing Practice, 18*(6), 302–308.

Collins, L. M., Murphy, S. A., & Bierman, K. L. (2004). A conceptual framework for adaptive preventive interventions. *Prevention Science, 5*(3), 185–196.

Collins, L. M., Murphy, S. A., Nair, V., & Strecher, V. (2005). A strategy for optimizing and evaluating behavioral interventions. *Annals of Behavioral Medicine, 30*(1), 65–73.

Collins, W. A., Maccoby, E. E., Steinberg, L., Hetherington, E. M., & Bornstein, M. H. (2000). Contemporary research on parenting: The case for nature and nurture. *American Psychologist, 55*(2), 218–232.

Conduct Problems Prevention Research Group. (2002a). Evaluation of the first 3 years of the Fast Track prevention trial with children at high risk for adolescent conduct problems. *Journal of Abnormal Child Psychology, 30*(1), 19–36.

Conduct Problems Prevention Research Group. (2002b). Using the Fast Track randomized prevention trial to test the early-starter model of the development of serious conduct problems. *Development and Psychopathology*, 14(4), 925–943.

Conduct Problems Prevention Research Group. (2004). The effects of the Fast Track program on serious problem outcomes at the end of elementary school. *Journal of Clinical Child and Adolescent Psychology*, 33(4), 650–661.

Conduct Problems Prevention Research Group. (2007). Fast Track randomized controlled trial to prevent externalizing psychiatric disorders: Findings from grades three to nine. *Journal of the American Academy of Child and Adolescent Psychiatry*, 46(10), 1250–1262.

Conduct Problems Prevention Research Group. (2010). The effects of a multi-year universal social–emotional learning program: The role of student and school characteristics. *Journal of Consulting and Clinical Psychology*, 78(2),156–168.

Connell, A. M., Dishion, T. J., Yasui, M., & Kavanagh, K. (2007). An adaptive approach to family intervention: Linking engagement in family-centered intervention to reductions in adolescent problem behavior. *Journal of Consulting and Clinical Psychology*, 75(4), 568–579.

Connors, M. H., Sachdev, P. S., Kochan, N. A., Xu, J., Draper, B., & Brodaty, H. (2015). Cognition and mortality in older people: The Sydney Memory and Ageing Study. *Age and Ageing*, 44(6), 1049–1054.

Cook, R., & Schlenger, W. (2002). Prevention of substance abuse in the workplace: Review of research on the delivery of services. *Journal of Primary Prevention*, 23, 115–142.

Cook, T. D., Shadish, W. R., & Wong, V. C. (2008). Three conditions under which experiments and observational studies produce comparable causal estimates: New findings from within-study comparisons. *Journal of Policy Analysis and Management*, 27, 724–750.

Cooper, B., & Morgan, H. G. (1973). *Epidemiological psychiatry*. Springfield, MA: Charles C. Thomas.

Cowen, E. L. (1977). Baby-steps toward primary prevention. *American Journal of Community Psychology*, 5(1), 1–22.

Cowen, E. L. (1980). The wooing of primary prevention. *American Journal of Community Psychology*, 8(3), 258–284.

Craig, W., Pepler, D. J., & Petrunka, K. (2017). Promoting relationships to prevent bullying: A network approach. In C. Bradshaw (Ed.), *Handbook on bullying prevention: A lifecourse perspective* (pp. 251–260). New York, NY: National Association of Social Workers Press.

Craik, F. I. M., Winocur, G., Palmer, H., Binns, M. A., Edwards, M., Bridges, K., . . . Stuss, D. T. (2007). Cognitive rehabilitation in the elderly: Effects on memory. *Journal of the International Neuropsychological Society*, 13(1), 132–142.

Crowley, D. M., Dodge, K. A., Barnett, W. S., Corso, P., Duffy, S., Graham, P., . . . Plotnick, R. (2018). Standards of evidence for conducting and reporting economic evaluations in prevention science. *Prevention Science*, 19, 366–390.

Cuijpers, P. (2009). Prevention: An achievable goal in personalized medicine. *Dialogues in Clinical Neuroscience*, 11(4), 447–454.

Cuijpers, P., Muñoz, R. F., Clarke, G. N., & Lewinsohn, P. M. (2009). Psychoeducational treatment and prevention of depression: The Coping with Depression course 30 years later. *Clinical Psychology Review*, 29(5), 449–458.

Cuijpers, P., & Smit, F. (2008). Has time come for broad-scale dissemination for prevention of depressive disorders? *Acta Psychiatrica Scandinavica*, 118(6), 419–420.

Cuijpers, P., van Straten, A., & Smit, F. (2006). Psychological treatment of late-life depression: A meta-analysis of randomized controlled trials. *International Journal of Geriatric Psychiatry*, 21(12), 1139–1149.

Cuijpers, P., van Straten, A., Smit, F., Mihalopoulos, C., & Beekman, A. (2008). Preventing the onset of depressive disorders: A meta-analytic review of psychological interventions. *American Journal of Psychiatry*, 165(10), 1272–1280.

Cunningham, J. A., Humphreys, K., & Koski-Jannes, A. (2000). Providing personalized assessment feedback for problem drinking on the Internet: A pilot project. *Journal of Studies on Alcohol*, 61(6), 794–798.

Davies, S., Pearson, R., Stapinski, L., Bould, H., Christmas, D., Button, K., . . . Evans, J. (2016). Symptoms of generalized anxiety disorder but not panic disorder at age 15 years increase the risk of depression at 18 years in the Avon Longitudinal Study of Parents and Children (ALSPAC) cohort study. *Psychological Medicine*, 46(1), 73–85.

DeBellis, R., Smith, B. S., Choi, S., & Malloy, M. (2005). Management of delirium tremens. *Journal of Intensive Care Medicine*, 20(3), 164–173.

Dempster, A. P., Laird, N. M., & Rubin, D. B. (1977). Maximum likelihood from incomplete data via the *EM* algorithm. *Journal of the Royal Statistical Society*, 39, 1–38.

Dennis, C. L., & Dowswell, T. (2013). Psychosocial and psychological interventions for preventing postpartum depression. *Cochrane Database of Systematic Reviews, Issue 2*, Art.No.: CD001134.

Depression Guideline Panel. (1993a). *Depression in primary care: Detection, diagnosis and treatment. Quick reference guide for clinicians*. Rockville, MD: Agency for Health Care Policy and Research, US Department of Health and Human Services.

Depression Guideline Panel. (1993b). *Depression in primary care: Vol. 2. Treatment of major depression*. Rockville, MD: Agency for Health Care Policy and Research, US Department of Health and Human Services.

Devaney, E., O'Brien, M. U., Resnik, H., Keister, S., & Weissberg, R. P. (2006). *Sustainable school-wide social and emotional learning: Implementation guide and toolkit*. Collaborative for Academic, Social, and Emotional Learning. Retrieved from http://www.casel.org/pub/sel_toolkit.php

Developmental Research and Programs. (1997). *Communities That Care: A comprehensive prevention program*. Seattle, WA: Author.

Dishion, T. (1990). The peer context of troublesome child and adolescent behavior. In P. E. Leone (Ed.), *Understanding troubled and troubling youth: Multidisciplinary perspectives*. Newbury Park, CA: Sage.

Dishion, T. J., & Kavanagh, K. (2003). *Intervening in adolescent problem behavior: A family-centered approach*. New York, NY: Guilford.

Dishion, T. J., Kavanagh, K., Schneiger, A., Nelson, S., & Kaufman, N. (2002). Preventing early adolescent substance use: A family-centered strategy for public middle school. *Prevention Science, 3*(3), 191–201.

Dishion, T. J., Kavanagh, K., Veltman, M., McCartney, T., Soberman, L., & Stormshak, E. (2003). *Family management curriculum V. 2. 0: Leader's guide*. Eugene, OR: Child and Family Center.

Dishion, T. J., & Stormshak, E. (2007). *Intervening in children's lives: An ecological, family-centered approach to mental health care*. Washington, DC: APA Books.

Dolan, L. J., Kellam, S. G., Brown, C. H., Werthamer-Larsson, L., Rebok, G. W., Mayer, L. S., . . . Wheeler, L. (1993). The short-term impact of two classroom-based preventive interventions on aggressive and shy behaviors and poor achievement. *Journal of Applied Developmental Psychology, 14*, 317–345.

Domitrovich, C. E., Bradshaw, C. P., Greenberg, M. T., Embry, D., Poduska, J., & Ialongo, N. S. (2009). Integrated preventive interventions: The theory and logic. *Psychology in the Schools, 47*, 71–88.

Domitrovich, C. E., Bradshaw, C. P., Poduska, J., Hoagwood, K., Buckley, J., Olin, S., . . . Ialongo, N. S. (2008). Maximizing the implementation quality of evidence-based preventive interventions in schools: A conceptual framework. *Advances in School Mental Health Promotion: Training and Practice, Research and Policy, 1*, 6–28.

Donker, T., van Straten, A., Riper, H., Marks, I., Andersson, G., & Cuijpers, P. (2009). Implementation of Internet-based preventive interventions for depression and anxiety: Role of support? The design of a randomized controlled trial. *Trials, 10*, 59.

Domitrovich, C., Bradshaw, C. P., Berg, J., Pas, E. T., Becker, K., Musci, R., & Ialongo, N. (2016). How do school-based prevention programs impact teachers? Findings from a randomized trial of combined classroom management and social-emotional programs. *Prevention Science, 17*, 237–325. doi: 10.1007/s11121-015-0618-z

Doumas, D. M., & Hannah, E. (2008). Preventing high-risk drinking in youth in the workplace: A web-based normative feedback program. *Journal of Substance Abuse Treatment, 34*(3), 263–271.

Dubois, D. L., Holloway, B. E., Valentine, J. C., & Cooper, H. (2002). Effectiveness of mentoring programs for youth: A meta-analytic review. *American Journal of Community Psychology, 30*(2), 157–197.

DuBois, D. L., Portillo, N., Rhodes, J. E., Silverthorn, N., & Valentine, J. C. (2011). How effective are mentoring programs for youth? A systematic assessment of the evidence. *Psychological Science in the Public Interest, 12*(2), 57–91.

Duggan, A. K., McFarlane, E. C., Windham, A. M., Rohde, C. A., Salkever, D. S., Fuddy, L., . . . Sia, C. C. J. (1999). Evaluation of Hawaii's Healthy Start program. *Future Child, 9*, 66–90.

Dupere, V., & Perkins, D. D. (2007). Community types and mental health: A multilevel study of local environmental stress and coping. *American Journal of Community Psychology, 39*(1–2), 107–119.

Durlak, J. A., Weissberg, R. P., Dymnicki, A. B., Taylor, R. D., & Schellinger, K. B. (2011). The impact of enhancing students' social and emotional learning: A meta-analysis of school-based universal interventions. *Child Development, 82*(1), 405–432.

Eaton, W. W., Chen, C.-Y., & Bromet, E. J. (2011). Epidemiology of schizophrenia. In M. T. Tsuang, M. Tohen, & P. B. Jones (Eds.), *Textbook of psychiatric epidemiology*. (3rd ed., pp. 263–287). Chichester, West Sussex: John Wiley & Sons.

Eaton, W. W., Shao, H., Nestadt, G., Lee, B. H., Bienvenu, O. J., & Zandi, P. (2008).

Population-based study of first onset and chronicity in major depressive disorder. *Archives of General Psychiatry, 65*(5), 513–520.

Ebert, D. D., Zarski, A.-C., Christensen, H., Stikkelbroek, Y., Cuijpers, P., Berking, M., & Riper, H. (2015). Internet and computer-based cognitive-behavioral therapy for anxiety and depression in youth: A meta-analysis of randomized controlled trials. *PLoS ONE, 10*, e0119895.

Eckenrode, J., Campa, M., Luckey, D. W., Henderson, C. R., Cole, R., Kitzman, H., . . . Olds, D. (2010). Long-term effects of prenatal and infancy nurse home visitation on the life course of youths: 19-year follow-up of a randomized trial. *Archives of Pediatric and Adolescent Medicine, 164*(1), 9–15.

Eckenrode, J., Campa, M. I., Morris, P. A., Henderson, C. R., Jr., Bolger, K. E., Kitzman, H., & Olds, D. L. (2017). The prevention of child maltreatment through the Nurse Family Partnership program: Mediating effects in a long-term follow-up study. *Child Maltreatment, 22*(2), 92–99.

Education Sciences Reform Act, Pub. L. No. 107-279, H.R. 3801-5 (2002).

Edwards, J. D., Fausto, B. A., Tetlow, A. M., Cornona, R. T., & Valdes, E. G. (2018). Systematic review and meta-analyses of useful field of view cognitive training. *Neuroscience and Biobehavioral Reviews, 84*, 72–91.

Elder, R. W., Lawrence, B., Ferguson, A., Naimi, T. S., Brewer, R. D., Chattopadhyay, S. K., . . . Fielding, J. E. (2010). The effectiveness of tax policy interventions for reducing excessive alcohol consumption and related harms. *American Journal of Preventive Medicine, 38*(2), 217–229.

Elementary and Secondary Education Act, Pub. L. No. 89-10, 79 Stat. 27, 20 U.S.C. 70 (1965).

Erwin, W. E., Williams, D. B., & Speir, W. A. (1998). Delirium tremens. *Southern Medical Journal, 91*(5), 425–432.

Exalto, L. G., Quesenberry, C. P., Barnes, D., Kivipelto, M., Biessels, G. J., & Whitmer, R. A. (2014). Midlife risk score for the prediction of dementia four decades later. *Alzheimer's and Dementia, 10*, 462–470.

Fagan, A. A., Hanson, K., Hawkins, J. D., & Arthur, M. W. (2008). Bridging science to practice: Achieving prevention program implementation fidelity in the Community Youth Development Study. *Journal of Community Psychology, 41*(3–4), 235–249.

Fairchild, A. J., & MacKinnon, D. P. (2009). A general model for testing mediation and moderation effects. *Prevention Science, 10*(2), 87–99.

Farrington, D., & Tofi, M. (2009). School-based programs to reduce bullying and victimization. *Campbell Systematic Reviews*, (6). Retrieved from http://campbellcollaboration.org/reviews_crime_justice/index.php

Feinberg, M. E., Greenberg, M. T., & Osgood, D. W. (2004). Readiness, functioning and perceived effectiveness in community prevention coalitions: A study of Communities That Care. *Journal of Community Psychology, 33*(3–4), 163–176.

Fell, J. C., & Voas, R. B. (2006). The effectiveness of reducing illegal blood alcohol concentration (BAC) limits for driving: Evidence for lowering the limit to .05 BAC. *Journal of Safety Research, 37*(3), 233–243.

Felver, J. C., Celis-de Hoyo, C., Teanos, K., & Singh, N. N. (2016). A systematic review of mindfulness-based interventions for youth in school settings. *Mindfulness, 7*, 34–45.

Fisher, P. (2005). Gautreaux assisted housing program. In *Electronic encyclopedia of Chicago*. Chicago, IL: Chicago Historical Society. Retrieved from http://www.encyclopedia.chicagohistory.org/pages/507.html

Fixsen, D., Blasé, K., Horner, R., & Sugai, G. (2009, March). *Taking evidence-based practices to scale: Building capacity*. Paper presented at the annual meeting of the Association for Positive Behavior Support, Jacksonville, FL.

Fixsen, D. L., Naoom, S. F., Blasé, K. A., Friedman, R. M., & Wallace, F. (2005). *Implementation research: A synthesis of the literature*. Tampa: University of South Florida.

Flay, B. R., Biglan, A., Boruch, R. F., Castro, F. G., Gottfredson, D., Kellam, S., . . . Ji, P. (2005). Standards of evidence: Criteria for efficacy, effectiveness and dissemination. *Prevention Science, 6*(3), 151–175.

Florin, P., Celebucki, C., Stevenson, J., Mena, J., Salago, D., White, A., . . . Dougal, M. (2006). Cultivating systematic capacity: The Rhode Island Tobacco Control Enhancement Project. *Journal of Community Psychology, 38*(3–4), 213–220.

Forgatch, M. S. (1994). *Parenting Through Change: A training manual*. Eugene, OR: Oregon Social Learning Center.

Forgatch, M. S., & DeGarmo, D. S. (1999). Parenting Through Change: An effective prevention program for single mothers. *Journal of Consulting and Clinical Psychology, 67*(5), 711–724.

Frick, K., McGill, S., Tan, E. J., Rebok, G. W., Carlson, M. C., Tanner, E. K., & Fried, L. P. (2012). Cost of implementing Experience Corps® in public elementary schools in Baltimore. *Educational Gerontology, 38*, 552–562.

Fried, L. P., Carlson, M. C., McGill, S., Seeman, T., Xue, Q.-L., Frick, K., . . . Rebok, G. W. (2013). Experience Corps: A dual trial to promote the health of older adults and children's academic success. *Contemporary Clinical Trials, 36*, 1–13.

Fudge, E. A., & Robinson, P. (2009). A public health approach to promoting better mental health outcomes for children of parents with a psychiatric disability. *Psychiatric Rehabilitation Journal, 33*, 83–90.

Garcia-Huidobro, D., Doty, J. L., Davis, L., Borowsky, I. W., & Allen, M. L. (2018). For whom do parenting interventions to prevent adolescent substance use work? *Prevention Science, 19*, 570–578.

Gardner, F., Burton, J., & Klimes, I. (2006). Randomized controlled trial of a parenting intervention in the voluntary sector for reducing child conduct problems: Outcomes and mechanisms of change. *Journal of Child Psychology and Psychiatry, 47*(11), 1123–1132.

Giesbrecht, N. (2000). Roles of commercial interests in alcohol policies: Recent developments in North America. *Addiction, 95*(Suppl. 4), 581–595.

Goetzel, R. Z., Roemer, E. C., Holingue, C., Fallin, M. D., McCleary, K., Eaton, W., . . . Mattingly, C. R. (2018). Mental health in the workplace: A call to action proceedings from the Mental Health in the Workplace: Public Health Summit. *Journal of Occupational and Environmental Medicine, 60*, 322–330.

Goldberger, J. (1914). The etiology of pellagra. *Public Health Reports, 29*(26), 1683–1686.

Gordon, R. S. (1983). An operational classification of disease prevention. *Public Health Reports, 98*(2), 107–109.

Gottfredson, D. C., Cook, T. D., Gardner, F. E. M., Gorman-Smith, D., Howe, G. W., Sandler, I. M., & Zafft, K. M. (2015). Standards of evidence for efficacy, effectiveness, and scale-up research in prevention science: Next generation. *Prevention Science, 16*, 893–926. doi: 10.1007/s11121-015-0555-x

Gottfredson, G. D., & Gottfredson, D. C. (2001). What schools do to prevent problem behavior and promote safe environments. *Journal of Educational and Psychological Consultation, 12*, 313–344.

Gottfredson, D. C., & Wilson, D. B. (2003). Characteristics of effective school-based substance abuse prevention. *Prevention Science, 4*(1), 27–38.

Government Accountability Office. (2013). Education research: Further improvements needed to ensure relevance and assess dissemination efforts. In *Report to the Committee on Education and the Workforce, House of Representatives*. Washington, DC: Author. Retrieved from https://www.gao.gov/assets/660/659425.pdf.

Greenberg, M. T. (2004). Current and future challenges in school-based prevention: The researcher perspective. *Prevention Science, 5*(1), 5–13.

Greenberg, M. T., Domitrovich, C., & Bumbarger, B. (2001). The prevention of mental disorders in school-aged children: Current state of the field. *Prevention and Treatment, 4*, 1–62.

Greenberg, M. T., Kusché, C., & Mihalic, S. F. (1998). *Blueprints for Violence Prevention, Book 10: Promoting Alternative Thinking Strategies (PATHS)*. Boulder, CO: Center for the Study and Prevention of Violence, Institute of Behavioral Science, University of Colorado.

Griffin, K. W., Botvin, G. J., Nichols, T. R., & Doyle, M. M. (2003). Effectiveness of a universal drug abuse prevention approach for youth at high risk for substance use initiation. *Preventive Medicine, 36*(1), 1–7.

Gross, A. L., Parisi, J. M., Spira, A. P., Kueider, A. M., Ko, J. Y., Saczynski, J. S., . . . Rebok, G. W. (2012). Memory training interventions for older adults: A meta-analysis. *Aging and Mental Health, 16*, 722–734.

Gross, A. L., Rebok, G. W., Unverzagt, F. W., Willis, S. L., & Brandt, J. (2011). Cognitive predictors of everyday functioning in older adults: Results from the ACTIVE cognitive intervention trial. *Journal of Gerontology: Psychological Sciences, 66*, 557–566.

Grossman, J. B., & Rhodes, J. E. (2002). The test of time: Predictors and effects of duration in youth mentoring relationships. *Journal of Community Psychology, 30*(2), 199–219.

Guerra, N., & Duryea, S. (2017). Prevention of aggression, violence, and mental health problems in childhood and Adolescence: Innovative and sustainable approaches from around the world: Introduction and overview. *Prevention Science, 18*, 749–753.

Hahn, R., Fuqua-Whitley, D., Wethington, H., Lowy, J., Crosby, A., Fullilove, M., . . . Dahlberg, L. (2007). Effectiveness of universal school-based programs to prevent violent and aggressive behavior: A systematic review. *American Journal of Preventive Medicine, 33*(Suppl. 2), s114–s129.

Hallfors, D., Cho, H., Livert, D., & Kadushin, C. (2002). Fighting back against substance abuse: Are community coalitions winning? *American Journal of Preventive Medicine, 23*(4), 237–245.

Hallfors, D., & Godette, D. (2002). Will the "Principles of Effectiveness" improve prevention practice?

Early findings from a diffusion study. *Health Education Research, 17*(4), 461–470.

Hallfors, D. D., Pankratz, M., & Hartman, S. (2007). Does federal policy support the use of scientific evidence in school-based prevention programs? *Prevention Science, 8*(1), 75–81.

Harlow, C. W. (2001, November). *Firearm use by offenders: Survey of inmates in state and federal correctional facilities* (Special Report). Bureau of Justice Statistics, US Department of Justice. Retrieved from http://www.showmasters.us/Portals/0/pdf/Firearms%20Use%20by%20Offenders. pdf

Hawkins, J. D., & Catalano, R. F. (2004). *Communities That Care: Prevention strategies guide.* South Deerfield, MA: Channing Bete.

Hawkins, J. D., Catalano, R. F., & Arthur, M. W. (2002). Promoting science-based prevention in communities. *Addictive Behaviors, 27*(6), 951–976.

Hawkins, J. D., Oesterle, S., Brown, E. C., Monahan, K. C., Abbott, R. D., Arthur, M. W., & Catalano, R. F. (2012). Sustained decreases in risk exposure and youth problem behaviors after installation of the Communities That Care prevention system in a randomized trial. *Archives of Pediatric and Adolescent Medicine, 166,* 141–148.

Healthier Scotland. (2009). *Towards a mentally flourishing Scotland: Policy and action plan 2009–2011.* Edinburgh, UK: St. Andrew's House.

Heaney, C. A. (1991). Enhancing social support at the workplace: Assessing the effects of the Caregiver Support Program. *Health Education Quarterly, 18,* 477–494.

Heaney, C. A., Price, R. H., & Rafferty, J. (1995). Increasing coping resources at work: A field experiment to increase social support, improve work team functioning, and enhance employee mental health. *Journal of Organizational Behavior, 16,* 335–352.

Hegyi, J., Schwartz, R. A., & Hegyi, V. (2004). Pellagra: Dermatitis, dementia and diarrhea. *International Journal of Epidemiology, 43*(1), 1–5.

Hepburn, L., Azrael, D., Miller, M., & Hemenway, D. (2006). The effect of child access prevention laws on unintentional child firearm fatalities, 1979–2000. *Journal of Trauma, 61*(2), 423–428.

Herrman, H., Saxena, S., & Moodie, R. (2004). *Promoting mental health: Concepts, emerging evidence practice.* Geneva, Switzerland: World Health Organization.

Hetheringon, E. M., & Stanley-Hagan, M. (1999). The adjustment of children with divorced parents: A risk and resiliency perspective. *Journal of Child Psychology and Psychiatry, 40*(1), 129–140.

Hjorth, C. F., Bilgrav, L., Frandsen, L. S., Overgaard, C., Torp-Pedersen, C., Nielsen, B., & Bøggild, H. (2016). Mental health and school dropout across educational levels and genders: A 4.8-year follow-up study. *BMC Public Health, 16,* 976. http://doi.org/10.1186/s12889-016-3622-8

Hoagwood, K. E., Olin, S. S., Kerker, B. D., Kratochwill, T. R., Crowe, M., & Saka, N. (2007). Empirically based school interventions targeted at academic and mental health functioning. *Journal of Emotional and Behavioral Disorders, 15,* 66–92.

Holder, H. D., Gruenewald, P. J., Ponicki, W. R., Treno, A. J., Grube, J. W., Saltz, R. F., . . . Roeper, P. (2000). Effect of community-based interventions on high-risk drinking and alcohol-related injuries. *Journal of the American Medical Association, 284*(18), 2341–2347.

Horner, R. H., Sugai, G., Smolkowski, K., Eber, L., Nakasato, J., Todd, A. W., & Esperanza, J. (2009). A randomized, wait-list controlled effectiveness trial assessing school-wide positive behavior support in elementary schools. *Journal of Positive Behavior Interventions, 11,* 133–144.

Horowitz, J. L., & Garber, J. (2006). The prevention of depressive symptoms in childhood: A meta-analytic review. *Journal of Clinical and Community Psychology, 74*(3), 401–415.

Hosman, C., Jané-Llopis, E., & Saxena, S. (Eds.). (2005). *Prevention of mental disorders: Effective interventions and policy options.* Oxford, UK: Oxford University Press.

Hutton, P., & Taylor, P. J. (2014). Cognitive behavioural therapy for psychosis prevention: A systematic review and meta-analysis. *Psychological Medicine, 44,* 449–468.

Ialongo, N. S., Kellam, S. G., & Poduska, J. (2000). A developmental framework for clinical child and pediatric psychology research. In D. Drotar (Ed.), *Handbook of research in pediatric and clinical child psychiatry: Practical strategies and methods* (pp. 3–19). New York, NY: Kluwer Academic/Plenum.

Ialongo, N., Poduska, J., Werthamer, L., & Kellam, S. (2001). The distal impact of two first grade preventive interventions on conduct problems and disorder and mental health service need and utilization in early adolescence. *Journal of Emotional and Behavioral Disorders, 9,* 146–160.

Ialongo, N. S., Werthamer, L., Kellam, S. G., Brown, C. H., Wang, S., & Lin, Y. (1999). Proximal impact of two first-grade preventive interventions on the early risk behaviors for later substance abuse, depression, and antisocial behavior. *American Journal of Community Psychology, 2,* 599–641.

Individuals with Disabilities Education Act, Pub. L. No. 101-476 (1975).

Institute of Medicine. (2009). *Preventing mental, emotional, and behavioral disorders among young people: Progress and possibilities.* Washington, DC: National Academies Press.

Ireland, J. L., Sanders, M. R., & Markie-Dadds, C. (2003). The impact of parent training on marital functioning: A comparison of two group versions of the Triple P–Positive Parenting Program for parents of children with early-onset conduct problems. *Behavioural and Cognitive Psychotherapy, 31*, 127–142.

Irvine, A. B., Biglan, A., Smolkowski, K., Metzler, C. W., & Ary, D. V. (1999). The effectiveness of a parenting skills program for parents of middle school students in small communities. *Journal of Consulting and Clinical Psychology, 67*(6), 811–825.

Ising, H. K., Smit, F., Veling, W., Rietdijk, J., Dragt, S., Klaassen, R. M. C., . . . van der Gaag, M. (2015). Cost-effectiveness of preventing first-episode psychosis in ulta-high-risk subjects: Multicentre randomized controlled trial. *Psychological Medicine, 46*, 683–697.

Ismail, B., Cantor-Graae, E., & McNeil, T. F. (2000). Minor physical anomalies in schizophrenia: Cognitive, neurological and other clinical correlates. *Journal of Psychiatric Research, 34*(1), 45–56.

Jablensky, A. (2006). Subtyping schizophrenia: implications for genetic research. *Molecular Psychiatry, 11*(9), 815–836.

Jacka, F. N., & Berk, M. (2014). Prevention of schizophrenia: Will a broader prevention agenda support this aim? *Schizophrenia Bulletin, 40*(2), 237–239.

Jacka, F. N., Reavley, N. J., Form, A. F., Toumbourou, J. W., Lewis, A. J., & Berk, M. (2013). Prevention of common mental disorders: What can we learn from those who have gone before and where do we go next? *Australian and New Zealand Journal of Psychiatry, 47*, 920–929.

Jané-Llopis, E., & Anderson, P. (Eds). (2006). *Mental health promotion and mental disorder prevention across European member states: A collection of country stories.* Luxembourg: European Communities.

Jones, D. E., Godwin, J., Dodge, K. A., Bierman, K. L., Coie, J. D., Greenberg, M. T., . . . Pinderhughes, E. E. (2010). Impact of the Fast Track prevention program on health services use by conduct-problem youth. *Pediatrics, 125*(1), e130–e136.

Joyce, S., Modini, M., Christensen, H., Mykletun, A., Bryant, R, Mitchell, P. B., & Harvey, S. B. (2016).

Workplace interventions for common mental disorders: A systematic meta-review. *Psychological Medicine, 46*, 683–697.

Judd, L. L. (1997). The clinical course of unipolar major depressive disorders. *Archives of General Psychiatry, 54*(11), 989–991.

Jukes, T. H. (1989). The prevention and conquest of scurvy, beri-beri, and pellagra. *Preventive Medicine, 18*(6), 877–883.

Kam, C., Greenberg, M. T., & Kusché, C. A. (2004). Sustained effects of the PATHS curriculum on the social and psychological adjustment of children in special education. *Journal of Emotional and Behavioral Disorders, 12*, 66–78.

Kane, R. L., Butler, M., Fink, H. A., Brasure, M., Davila, H., Desai, P., . . . Barclay, T. (2017). *Interventions to prevent age-related cognitive decline, mild cognitive impairment, and clinical Alzheimer's-type dementia.* Comparative effectiveness review 188. Rockville, MD: Agency for Healthcare Research and Quality.

Kaplan, H. I., Sadock, X. X., & Grebb, J. A. (1994). *Kaplan and Sadock's synopsis of psychiatry.* Baltimore, MD: Williams & Wilkins.

Karbach, J., & Verhaeghen, P. (2014). Making working memory work: A meta-analysis of executive-control and working memory training in older adults. *Psychological Science, 25*, 2027–2037.

Kaufman, J. E., & Rosenbaum, J. (1992). The education and employment of low-income black youth in white suburbs. *Educational Evaluation and Policy Analysis, 14*, 229–240.

Keels, M. (2008). Neighborhood effects examined through the lens of residential mobility programs. *American Journal of Community Psychology, 42*(3–4), 235–250.

Kellam, S. G., Branch, J. D., Agrawal, K. C., & Ensminger, M. E. (1975). *Mental health and going to school: The Woodlawn program of assessment, early intervention and evaluation.* Chicago, IL: University of Chicago Press.

Kellam, S. G., Brown, C. H., Poduska, J. M., Ialongo, N. S., Wang, W., Toyinbo, P., . . . Wilcox, H. C. (2008). Effects of a universal classroom behavior management program in first and second grades on young adult behavioral, psychiatric, and social outcomes. *Drug and Alcohol Dependence, 95*(Suppl. 1), 1–28.

Kellam, S. G., Koretz, D., & Mościcki, E. K. (1999). Core elements of developmental epidemiologically based prevention research. *American Journal of Community Psychology, 27*(4), 463–482.

Kellam, S. G., Ling, X., Merisca, R., Brown, C. H., & Ialongo, N. (1998). The effect of the level of aggression in the first grade classroom on the course and malleability of aggressive behavior into middle school. *Development and Psychopathology, 10*(2), 165–185.

Kellam, S. G., & Rebok, G. W. (1992). Building etiological theory through developmental epidemiologically-based preventive intervention trials. In J. McCord & R. E. Tremblay (Eds.), *Preventing antisocial behavior: Interventions from birth through adolescence* (pp. 162–195). New York, NY: Guilford.

Kellam, S. G., Rebok, G. W., Ialongo, N., & Mayer, L. S. (1994). The course and malleability of aggressive behavior from early first grade into middle school: Results of a developmental epidemiologically-based preventive trial. *Journal of Child Psychology, Psychiatry and Allied Disciplines, 35*(2), 259–281.

Kelly, J. G., Ryan, A. M., Altman, B. E., & Stelzner, S. P. (2000). Understanding and changing social systems: An ecological view. In J. Rappaport & E. Seidman (Eds.), *Handbook of community psychology* (pp. 133–159). New York, NY: Kluwer Academic/Plenum.

Kessler, R. C., Anthony, J. C., Blazer, D. G., Bromet, E., Eaton, W. W., & Kendler, K. (1997). The U.S. National Comorbidity Survey: Overview and future directions. *Epidemiologia e Psichiatria Sociale, 6*(1), 4–16.

Kessler, R. C., Chiu, W. T., Demler, O., & Walters, E. E. (2005). Prevalence, severity and comorbidity of 12-month DSM-IV disorders in the National Comorbidity Survey replication. *Archives of General Psychiatry, 62*(6), 617–627.

Kessler, R. C., Duncan, G. J., Gennetian, L. A., Katz, L. F., Kling, J. R., Sampson, N. A., & Ludwig, J. (2014). Associations of housing mobility interventions for children in high-poverty neighborhoods with subsequent mental disorders during adolescence. *JAMA, 311*, 937–947.

Kessler, R. C., & Frank, R. G. (1997). The impact of psychiatric disorders on work loss days. *Psychological Medicine, 27*(4), 861–873.

Kitzman, H. J., Olds, D. L., Cole, R. E., Hanks, C. A., Anson, E. A., Arcoleo, K. J., . . . Holmberg, J. R. (2010). Enduring effects of prenatal and infancy home visiting by nurses on children: Follow-up of a randomized trial among children at age 12 years. *Archives of Pediatrics and Adolescent Medicine, 164*(5), 412–418.

Kitzman, H., Olds, D. L., Sidora, K., Henderson, C. R., Hanks, C., Cole, R., . . . Glazner, J. (2000). Enduring effects of nurse home visitation on maternal life course: A 3-year follow-up of a randomized trial. *Journal of the American Medical Association, 283*(15), 1983–1989.

Klosterkotter, J., Schultze-Lutter, F., & Ruhrmann, S. (2008). Kraepelin and psychotic prodromal conditions. *European Archives of Psychiatry and Clinical Neuroscience, 258*(Suppl. 2), 74–84.

Koh, H. K. (2017). Community-based prevention and strategies for the opioid crisis. *JAMA, 318*, 993–994.

Koniak-Griffin, D., Anderson, N. L., Brecht, M. L., Verzemnieks, I., Lesser, J., & Kim, S. (2002). Public health nursing care for adolescent mothers: Impact on infant health and selected maternal outcomes at 1 year post-birth. *Journal of Adolescent Health, 30*(1), 44–54.

Koniak-Griffin, D., Anderson, N. L., Verzemnieks, I., & Brecht, M. L. (2000). A public health nursing early intervention program for adolescent mothers: Outcomes from pregnancy through 6 weeks postpartum. *Nursing Research, 49*(3), 130–138.

Koniak-Griffin, D., Verzemnieks, I. L., Anderson, N. L., Brecht, M. L., Lesser, J., Kim, S., & Turner-Pluta, C. (2003). Nurse visitation for adolescent mothers: Two-year infant health and maternal outcomes. *Nursing Research, 52*(2), 127–136.

Koretz, D. S., & Mościcki, E. K. (1997). An ounce of prevention research: What is it worth? *American Journal of Community Psychology, 25*(2), 189–195.

Krishna, M., Honagodu, A., Rajendra, R., Sundarachar, R., Lane, S., & Lepping, P. (2013). A systematic review and meta-analysis of group psychotherapy for sub-clinical depression in older adults. *International Journal of Geriatric Psychiatry, 28*, 881–888.

Kuh, D., & Ben-Shlomo, Y. (1997). *A life course approach to chronic disease epidemiology.* New York, NY: Oxford University Press.

Last, J. M. (2001). *A dictionary of epidemiology.* New York, NY: Oxford University Press.

Le, H. N., Perry, D. F., Mendelson, T., Tandon, S. D., & Munoz, R. F. (2015). Preventing perinatal depression in high risk women: Moving the Mothers and Babies Course from clinical trials to community implementation. *Maternal and Child Health, 19*(10), 2102–2110.

Lee, P. R., Lee, D. R., Lee, P., & Arch, M. (2010). 2010: U.S. drug and alcohol policy, looking back and moving forward. *Journal of Psychoactive Drugs, 42*(2), 99–114.

Lei, H., Nahum-Shani, I., Lynch, K., Oslin, D., & Murphy, S. A. (2012). A "SMART" design for building individualized treatment sequences. *Annual Review of Clinical Psychology, 8*, 14.1–14.28. doi: 10.1146/annurev-clinpsy-032511-143152

Lesesne, C. A., Lewis, K. M., White, C. P., Green, D. C., Duffy, J. L., & Wandersman, A. (2008).

Promoting science-based approaches to teen pregnancy prevention: Proactively engaging the three systems of the interactive systems framework. *American Journal of Community Psychology*, 41(3–4), 379–392.

Leventhal, T., & Brooks-Gunn, J. (2000). The neighborhoods they live in: The effects of neighborhood residence on child and adolescent outcomes. *Psychological Bulletin*, 126(2), 309–337.

Leventhal, T., & Brooks-Gunn, J. (2004). A randomized study of neighborhood effects on low-income children's educational outcomes. *Developmental Psychology*, 40(4), 488–507.

Leventhal, T., Fauth, R. C., & Brooks-Gunn, J. (2005). Neighborhood poverty and public policy: A 5-year follow-up of children's educational outcomes in the New York City Moving to Opportunity demonstration. *Developmental Psychology*, 41(6), 933–952.

Lilienfeld, A. M., & Lilienfeld, D. E. (1980). *Foundations of epidemiology* (2nd ed.). New York, NY: Oxford University Press.

Lintvedt, O. K., Griffiths, K. M., Sørensen, K., Østvik, A. R., Wang, C. E. A., Eisemann, M., & Waterloo, K. (2011). Evaluating the effectiveness and efficacy of unguided internet-based self-help intervention for the prevention of depression: A randomized controlled trial. *Clinical Psychology and Psychotherapy*, 20, 10–27.

Lochman, J. E., Bierman, K. L., Coie, J. D., Dodge, K. A., Greenberg, M. T., McMahon, R. J., & Pinderhughes, E. E. (2010). The difficulty of maintaining positive intervention effects: A look at disruptive behavior, deviant peer relations, and social skills during the middle school years. *Journal of Early Adolescence*, 30, 593–624.

Lochman, J. E., & van den Steenhoven, A. (2002). Family-based approaches to substance abuse prevention. *Journal of Primary Prevention*, 23, 49–114.

Lochman, J. E., & Wells, K. C. (1996). A social-cognitive intervention with aggressive children: Prevention effects and contextual implementation issues. In R. D. Peters & R. J. McMahon (Eds.), *Prevention and early intervention: Childhood disorders, substance use, and delinquency* (pp. 111–143). Newbury Park, CA: Sage.

Lochman, J. E., & Wells, K. C. (2002). The Coping Power program at the middle school transition: Universal and indicated prevention effects. *Psychology of Addictive Behaviors*, 16(Suppl. 4), s40–s54.

Lochman, J. E., & Wells, K. C. (2004). The Coping Power program for preadolescent aggressive boys

and their parents: Outcome effects at the one-year follow-up. *Journal of Consulting and Clinical Psychology*, 72(4), 571–578.

Mair, J. S., & Mair, M. (2003). Violence prevention and control through environmental measures. *Annual Review of Public Health*, 24, 209–225.

Manger, T. H., Hawkins, J. D., Haggerty, K. P., & Catalano, R. F. (1992). Mobilizing communities to reduce risks for drug abuse: Lessons on using research to guide prevention practice. *Journal of Primary Prevention*, 13, 3–22.

Marcenko, M. O., & Spence, M. (1994). Home visitation services for at-risk pregnant and postpartum women: A randomized trial. *American Journal of Orthopsychiatry*, 64(3), 468–478.

Marcenko, M. O., Spence, M., & Samost, L. (1996). Outcomes of a home visitation trial for pregnant and postpartum women at-risk for child placement. *Children and Youth Services Review*, 18, 243–259.

Martinez, C. R., Jr., & Forgatch, M. S. (2001). Preventing problems with boy's noncompliance: Effects of a parent training intervention for divorcing mothers. *Journal of Consulting and Clinical Psychology*, 69(3), 416–428.

Masten, A. S., & O'Dougherty Wright, M. (2010). Resilience over the lifespan: Developmental perspectives on resistance, recovery, and transformation. In J. W. Reich, A. J. Zautra, & J. S. Hall (Eds.), *Handbook of adult resilience* (pp. 213–237). New York, NY: Guilford Press.

Mayer, G. R. (1995). Preventing antisocial behavior in the schools. *Journal of Applied Behavior Analysis*, 28(4), 467–478.

McFarlane, W. R. (2007). *Prevention of schizophrenia*. Washington, DC: National Academies Press.

McGilloway, S., Mhaille, H., Bywater, T., Furlong, M., Leckey, Y., Kelly, P., . . . Donnelly, M. (2012). A parenting intervention for childhood behavioral problems: A randomized controlled trial in disadvantaged community-based settings. *Journal of Consulting and Clinical Psychology*, 80, 116–127.

McGorry, P. D., Nelson, B., Amminger, G. P., Bechdolf, A., Francey, S. M., Berger, G., . . . Yung, A. R. (2009). Intervention in individuals at ultra-high risk for psychosis: a review and future directions. *Journal of Clinical Psychiatry*, 70(9), 1206–1212.

McGorry, P. D., Nelson, B., Phillips, L. J., Yuen, H. P., Francey, S. M., Thampi, A., . . . Yung, A. R. . (2013). Randomized controlled trial of interventions for young people at ultra-high risk of psychosis: Twelve-month outcome. *Journal of Clinical Psychiatry*, 74(4), 349–356.

Mejdoubi, J., van den Heijkant, S. C. C. M., van Leerdam, F. J. M., Heymans, M. W., Crijnen, A.,

& Hirasing, R. A. (2015). The effect of VoorZorg, the Dutch Nurse-Family Partnership, on child maltreatment and development: A randomized controlled trial. *PLoS ONE, 10*(4), e0120182.

Merzel, C., Moon-Howard, J., Dickerson, D., Ramjohn, D., & VanDevanter, N. (2008). Making the connections: Community capacity for tobacco control in an urban African American community. *American Journal of Community Psychology, 41*(1–2), 74–88.

Mrazek, P. J., & Haggerty, R. J. (1994). *Reducing risks for mental disorders: Frontiers for preventive intervention research*. Washington, DC: National Academies Press.

Mihalopoulos, C., & Vos, T. (2014). Cost-effectiveness of preventive interventions for depressive disorders: An overview. *Expert Review of Pharmacoeconomics and Outcomes Research, 13*, 237–242.

Mihalopoulos, C., Vos, T., Pirkis, J., & Carter, R. (2011). The economic analysis of prevention in mental health programs. *Annual Review of Clinical Psychology, 7*, 169–201.

Mihalopoulos, C., Vos, T., Pirkis, J., Smit, F., & Carter, R. (2011). Do indicated preventive interventions for depression represent good value for money? *Australian and New Zealand Journal of Psychiatry, 45*, 36–44.

Miller, T. R. (2015). Projected outcomes of Nurse-Family Partnership home visitation during 1996–2013, United States. *Prevention Science, 16*, 765–777.

Morrell, C. J., Sutcliffe, P., Booth, A., Stevens, J., Scope, A., Stevenson, M., . . . Stewart-Brown, S. (2016). A systematic review, evidence synthesis and meta-analysis of quantitative and qualitative studies evaluating the clinical effectiveness, the cost-effectiveness, safety and acceptability of interventions to prevent postnatal depression. *Health Technology Assessment, 20*(37), 1–414.

Muñoz, R. F. (2001). On the road to a world without depression. *Journal of Primary Prevention, 21*, 325–338.

Muñoz, R. F. (2012). Major depression can be prevented. *American Psychologist, 67*, 285–295.

Muñoz, R. F., Le, H., Clarke, G., & Jaycox, L. (2002). Preventing the onset of major depression. In I. H. Gotlib & C. L. Hammen (Eds.), *Handbook of depression* (pp. 343–359). New York, NY: Guilford.

Muñoz, R. F., Mrazek, P. J., & Haggerty, R. J. (1996). Institute of Medicine report on prevention of mental disorders: Summary and commentary. *American Psychologist, 51*(11), 1116–1122.

Murray, C. J., Lopez, A. D., Mathers, C. D., & Stein, C. (2001). *The Global Burden of Disease 2000 project: Aims, methods and data sources*. Cambridge, MA: Harvard Burden of Disease Unit, Harvard University Press.

Musci, R., Bradshaw, C. P., Maher, B., Uhl, G. R., Kellam, S. G., & Ialongo, N. (2014). Reducing aggression and impulsivity through school-based prevention programs: A gene by intervention interaction. *Prevention Science, 6*, 831–840.

Musci, R., & Schlomer, G. L. (2018). The implications of genetics for prevention and intervention programming. *Prevention Science, 19*, 1–6.

Muthén, B. (2004). Latent variable analysis: Growth mixture modeling and related techniques for longitudinal data. In D. Kaplan (Ed.), *The Sage handbook of quantitative methodology for the social sciences* (pp. 345–368). Thousand Oaks, CA: Sage.

Muthén, B., & Asparouhov, T. (2006). Growth mixture analysis: Models with non-Gaussian random effects. In G. Fitzmaurice, M. Davidian, G. Verbeke, & G. Molengerghs (Eds.), *Advances in longitudinal data analysis*. London, UK: Chapman and Hall/CRC.

Muthén, B., Brown, C. H., Masyn, K., Jo, B., Khoo, S. T., Yang, C. C., . . . Liao, J. (2002). General growth mixture modeling for randomized preventive interventions. *Biostatistics, 3*(4), 459–475.

Muthén, B. O., & Curran, P. J. (1997). General longitudinal modeling of individual differences in experimental designs: A latent variable framework for analysis and power estimation. *Psychological Methods, 2*, 371–402.

Nagin, D. S. (2005). *Group-based modeling of development over the life course*. Cambridge, MA: Harvard University Press.

National Academies of Sciences, Engineering, and Medicine. (2016). *Parenting matters: Supporting parents of children ages 0–8*. Washington, DC: The National Academies Press. Doi: 10.17226/21868.

National Center for Education Statistics. (2013). *Digest of Education Statistics: Table 219.90. Number and percentage distribution of 14- through 21-year-old students served under Individuals with Disabilities Education Act (IDEA), Part B, who exited school, by exit reason, age, and type of disability: 2009–10 and 2010–11*. Retrieved from https://nces.ed.gov/programs/digest/d13/tables/dt13_219.90.asp

National Center for Education Statistics. (2015). *State Education Reforms: Table 5.1. Compulsory school attendance laws, minimum and maximum age limits for required free education, by state: 2015*. Retrieved from https://nces.ed.gov/programs/statereform/tab5_1.asp

National Institute of Mental Health Prevention Research Steering Committee. (1994). *The prevention of mental disorders: A national research agenda*. Bethesda, MD: National Institute of Mental Health.

National Academies of Sciences, Engineering, and Medicine. (2017). *Preventing cognitive decline and dementia: A way forward*. Washington, DC: National Academies Press. doi: https://doi.org/10.17226/24782.

Newton, N. C., Teesson, M., Vogl, L. E., & Andrews, G. (2010). Internet-based prevention for alcohol and cannabis use: Final results of the Climate Schools course. *Addiction, 105*(4), 749–759.

No Child Left Behind Act of 2001, Pub. L. No. 107-110, 115 Stat. 1425 (2002).

Oesterle, S., Hawkins, J. D., Kuklinski, M. R., Fagan, A. A., Fleming, C., Rhew, C. I. . . . Catalano, R. F. (2015). Effects of Communities That Care on males' and females' drug use and delinquency 9 years after baseline in a community-randomized trial. *American Journal of Community Psychology, 56*, 217–228.

Oesterle, S., Kuklinski, M. R., Hawkins, J. D., Skinner, M. L., Guttmannova, K., & Rhew, I. C. (2018). Long-term effects of the Communities That Care trial on substance use, antisocial behavior, and violence through age 21 years. *American Journal of Public Health, 108*, 659–665.

Olds, D. L. (2006). The Nurse–Family Partnership: An evidence-based preventive intervention. *Infant Mental Health Journal, 27*, 5–25.

Olds, D., Henderson, C. R., Jr., Cole, R., Eckenrode, J., Kitzman, H., Luckey, D., . . . Powers, J. (1998). Long-term effects of nurse home visitation on children's criminal and antisocial behavior: 15-year follow-up of a randomized controlled trial. *Journal of the American Medical Association, 280*(14), 1238–1244.

Olds, D. L., Henderson, C. R., Jr., Kitzman, H. J., Eckenrode, J. J., Cole, R. E., & Tatelbaum, R. C. (1999). Prenatal and infancy home visitation by nurses: Recent findings. *Future Child, 9*(1), 44–65, 190–191.

Olds, D. L., Kitzman, H. J., Cole, R. E., Hanks, C. A., Arcoleo, K. J., Anson, E. A., . . . Stevenson, A. J. (2010). Enduring effects of prenatal and infancy home visiting by nurses on maternal life course and government spending: Follow-up of a randomized trial among children at age 12 years. *Archives of Pediatrics and Adolescent Medicine, 164*(5), 419–424.

Olds, D. L., Kitzman, H., Cole, R., Robinson, J., Sidora, K., Luckey, D. W., . . . Holmberg, J. (2004). Effects of nurse home-visiting on maternal life course and child development: Age 6 follow-up results of a randomized trial. *Pediatrics, 114*(6), 1550–1559.

Olds, D. L., Kitzman, H., Hanks, C., Cole, R., Anson, E., Sidora-Arcoleo, K., . . . Bondy, J. (2007). Effects of nurse home visiting on maternal and child functioning: Age-9 follow-up of a randomized trial. *Pediatrics, 120*(4), e832–e845.

Olds, D. L., Kitzman, H., Knudtson, M. D., Anson, E., Smith, J. A., & Cole, R. (2014). Effect of home visiting by nurses on maternal and child mortality: Results of a 2-decade follow-up of a randomized clinical trial. *JAMA Pediatrics, 168*(9), 800–806.

Olds, D. L., Robinson, J., O'Brien, R., Luckey, D. W., Pettitt, L. M., Henderson, C. R., Jr., . . . Talmi, A. (2002). Home visiting by paraprofessionals and by nurses: A randomized, controlled trial. *Pediatrics, 110*(3), 486–496.

Olds, D. L., Robinson, J., Pettitt, L., Luckey, D. W., Holmberg, J., Ng, R. K., . . . Henderson, C. R., Jr. (2004). Effects of home visits by paraprofessionals and by nurses: Age 4 follow-up results of a randomized trial. *Pediatrics, 114*(6), 1560–1568.

O'Neill, D., McGilloway, S., Donnelly, M., Bywater, T., & Kelly, P. (2011). A cost-effectiveness analysis of the Incredible Years Parenting Programme in reducing childhood health inequalities. *European Journal of Health Economics, 14*, 85–94.

Orr, L., Feins, J. D., Jacob, R., Beecroft, E., Sanbonmatsu, L., Katz, L. F., . . . Kling, J. (2003). *Moving to Opportunity for Fair Housing demonstration program*. Washington, DC: US Department of Housing and Urban Development.

Osborn, M. W. (2006). Diseased imaginations: Constructing delirium tremens in Philadelphia, 1813–1832. *Social History of Medicine, 19*, 191–208.

Parisi, J. M., Kuo, J., Rebok, G. W., Xue, Q.-L., Fried, L. P., Gruenewald, T. L., . . . Carlson, M. C. (2015). Increases in lifestyle activity as a result of Experience Corps participation. *Journal of Urban Health, 92*, 55–66.

Park-Higgerson, H. K., Perumean-Chaney, S. E., Bartolucci, A. A., Grimley, D. M., & Singh, K. P. (2008). The evaluation of school-based violence prevention programs: A meta-analysis. *Journal of School Health, 78*(9), 465–479.

Patient Protection and Affordable Care Act, Pub. L. No. 111-148 (2010).

Patterson, G. R., DeBaryshe, B. D., & Ramsey, E. (1989). A developmental perspective on antisocial behavior. *American Psychologist, 44*(2), 329–335.

Patterson, G. R., DeGarmo, D. S., & Forgatch, M. S. (2004). Systematic changes in families following prevention trials. *Journal of Abnormal Child Psychology, 32*(6), 621–633.

Patterson, G. R., Reid, J. B., & Dishion, T. J. (1992). *A social interactional approach: Antisocial boys* (Vol. 4). Eugene, OR: Castalia.

Petras, H., Kellam, S. G., Brown, C. H., Muthén, B. O., Ialongo, N. S., & Poduska, J. M. (2008). Developmental epidemiological courses leading to antisocial personality disorder and violent and criminal behavior: Effects by young adulthood of a universal preventive intervention in first- and second-grade classrooms. *Drug and Alcohol Dependence, 95*(Suppl. 1), 45–59.

Poduska, J. M., Kellam, S. G., Wang, W., Brown, C. H., Ialongo, N. S., & Toyinbo, P. (2008). Impact of the Good Behavior Game, a universal classroom-based behavior intervention, on young adult service use for problems with emotions, behavior, or drugs or alcohol. *Drug and Alcohol Dependence, 95*(Suppl. 1), 29–44.

Price, R. H., van Ryn, M., & Vinokur, A. D. (1992). Impact of a preventive job search intervention on the likelihood of depression among the unemployed. *Journal of Health and Social Behavior, 33*(2), 158–167.

Prince, M., Bryce, R., Albanese, E., Wimo, A., Ribeiro, W., & Ferri, C. P. (2013). The global prevalence of dementia: a systematic review and metaanalysis. *Alzheimer's and Dementia, 9*(1), 63–75.

Prinz, R. J., Sanders, M. R., Shapiro, C. J., Whitaker, D. J., & Lutzker, J. R. (2009). Population-based prevention of child maltreatment: The U.S. Triple P system population trial. *Prevention Science, 10*(1), 1–12.

Prochaska, J. O., Velicer, W. F., Fava, J. L., Rossi, J. S., & Tsoh, J. Y. (2001). Evaluating a population-based recruitment approach and a stage-based expert system intervention for smoking cessation. *Addictive Behaviors, 26*(4), 583–602.

Rajakumar, K. (2000). Pellagra in the United States: A historical perspective. *Southern Medical Journal, 93*(3), 272–277.

Randolph, W., & Viswanath, K. (2004). Lessons learned from public health mass media campaigns: Marketing health in a crowded media world. *Annual Review of Public Health, 25,* 419–438.

Rapp-Paglisi, L. A., & Dulmas, C. N. (2005). Prevention across the adult life span. In C. N. Dulmas & L. A. Rapp-Paglisi (Eds.), *Handbook of preventive interventions for adults* (pp. 3–13). New York, NY: Wiley.

Raudenbusch, S. W., & Byrk, A. S. (2002). *Hierarchical linear models: Applications and data analysis* (2nd ed). Newbury Park, CA: Sage.

Rebok, G. W., Ball, K., Guey, L. T., Jones, R. N., Kim, H.-Y., King, J. W., ... Willis, S. L. (2014). Ten-year effects of the ACTIVE cognitive training trial on cognition and everyday functioning in older adults. *Journal of the American Geriatrics Society, 62,* 16–24.

Rebok, G. W., Carlson, M. C., Glass, T. A., McGill, S., Hill, J., Wasik, B. A., ... Rasmussen, M. D. (2004). Short-term impact of Experience Corps participation on children and schools: Results from a pilot randomized trial. *Journal of Urban Health, 81*(1), 79–93.

Reid, J. B., Eddy, J. M., Fetrow, R. A., & Stoolmiller, M. (1999). Description and immediate impacts of a preventive intervention for conduct problems. *American Journal of Community Psychology, 27*(4), 483–517.

Reid, M. J., Webster-Stratton, C., & Hammond, M. (2003). Follow-up of children who received the Incredible Years intervention for oppositional-defiant disorder: Maintenance and prediction of 2-year outcome. *Behavior Therapy, 34,* 471–491.

Resko, S. M., Walton, M. A., Bingham, C. R., Shope, J. T., Zimmerman, M., Chermack, S. T., ... Cunningham, R. M. (2010). Alcohol availability and violence among inner-city adolescents: A multi-level analysis of the role of alcohol outlet density. *American Journal of Community Psychology, 46*(3–4), 253–262.

Riggs, N. R., Greenberg, M. T., Kusche, C. A., & Pentz, M. A. (2006). The mediational role of neurocognition in the behavioral outcomes of a social–emotional prevention program in elementary school students: Effects of the PATHS curriculum. *Prevention Science, 7*(1), 91–102.

Ringwalt, C. L., Ennett, S., Vincus, A., Thorne, J., Rohrbach, L. A., & Simons-Rudolph, A. (2002). The prevalence of effective substance use prevention curricula in U.S. middle schools. *Prevention Science, 3*(4), 257–265.

Ringwalt, C., Hanley, S., Vincus, A. A., Ennett, S. T., Rohrbach, L. A., & Bowling, J. M. (2008). The prevalence of effective substance use prevention curricula in the nation's high schools. *Journal of Primary Prevention, 29*(6), 479–488.

Roenker, D. L., Cissell, G. M., Ball, K. K., Wadley, V. G., & Edwards, J. D. (2003). Speed-of-processing and driving simulator training result in improved driving performance. *Human Factors, 45*(2), 218–233.

Rose, G. (1992). *The strategy of preventive medicine.* Oxford, UK: Oxford University Press.

Saltzman, L. F., Mercy, J. A., O'Carroll, P. W., Rosenberg, M. L., & Rhodes, P. H. (1992). Weapon involvement and injury outcomes in family and intimate assaults. *Journal of the American Medical Association, 267*(22), 3043–3047.

Sampson, R. J., Morenoff, J. D., & Earls, F. (1999). Beyond social capital: Spatial dynamics of collective efficacy for children. *American Sociological Review, 64*, 633–660.

Sampson, R. J., Raudenbush, S. W., & Earls, F. (1997). Neighborhoods and violent crime: A multilevel study of collective efficacy. *Science, 277*(5328), 918–924.

Sander, L., Rausch, L., & Baumeister, H. (2016). Effectiveness of Internet-based interventions for the prevention of mental disorders: A systematic review and meta-analysis. *JMIR Mental Health, 3*, e38.

Sanders, M. R., Markie-Dadds, C., Tully, L. A., & Bor, W. (2000). The Triple P–Positive Parenting Program: A comparison of enhanced, standard, and self-directed behavioral family intervention for parents of children with early onset conduct problems. *Journal of Consulting and Clinical Psychology, 68*, 624–640.

Sanders, M. R., Pidgeon, A. M., Gravestock, F., Connors, M. D., Brown, S., & Young, R. W. (2004). Does parental attributional retraining and anger management enhance the effects of the Triple P–Positive Parenting Program with parents at risk of child maltreatment? *Behavior Therapy, 35*, 513–535.

Sandler, I. N., Ayers, T. S., Wolchik, S. A., Tein, J.-Y., Kwok, O. M., Lin, K., . . . Griffin, W. A. (2003). Family Bereavement Program: Efficacy of a theory-based preventive intervention for parentally bereaved children and adolescents. *Journal of Consulting and Clinical Psychology, 71*(3), 587–600.

Sandler, I. N., Ma, Y., Tein, J., Ayers, T. S., Wolchik, S., Kennedy, C., & Millsap, R. (2010). Long-term effects of the Family Bereavement Program on multiple indicators of grief in parentally bereaved children and adolescents. *Journal of Consulting and Clinical Psychology, 78*(2), 131–143.

Sandler, I., Ostrom, A., Bitner, M. J., Ayers, T. S., Wolchik, S., & Daniels, V.-S. (2005). Developing effective prevention services for the real world: A prevention service development model. *American Journal of Community Psychology, 35*(3–4), 127–142.

Sandler, I., Tein, J.-Y., Wolchik, S., & Ayers, T. S. (2016). The effects of the Family Bereavement Program to reduce suicide ideation and/or attempts of parentally bereaved children six and fifteen years late. *Suicide and Life-Threatening Behavior, 46*, S32–S38.

Sandler, I. N., Wolchik, S. A., Ayers, T. S., Tein, J.-Y., Coxe, S., & Chow, W. (2008). Linking theory and intervention to promote resilience of children

following parental bereavement. In M. Stroebe, M. Hanson, W. Stroebe, & H. Schut (Eds.), *Handbook of bereavement research: Consequences, coping, and care* (pp. 531–550). Washington, DC: American Psychological Association.

Schmidt, S. J., Schultze-Lutter, J., Schimmelmann, B. G., Maric, N. P., Salokangas, R. K. R., Riecher-Rossler, A., . . . Ruhrmann, S. (2015). EPA guidance on the early intervention in clinical high risk states of psychoses. *European Psychiatry, 30*, 388–404.

Schmiege, S. J., Khoo, S. T., Sandler, I. N., Ayers, T. S., & Wolchik, S. A. (2006). Symptoms of internalizing and externalizing problems: Modeling recovery curves after the death of a parent. *American Journal of Preventive Medicine, 31*(6 Suppl. 1), 152–160.

Shadish, W. R., Cook, D. T., & Campbell, D. T. (2002). *Experimental and quasi-experimental designs for generalized causal inference.* Boston, MA: Houghton Mifflin.

Skogan, W. G., Hartnett, S. M., Bump, N., & Dubois, J. (2008). *Evaluation of CeaseFire-Chicago.* Evanston, IL: Institute of Policy Research, Northwestern University. Retrieved from http://www.northwestern.edu/ipr/publications/ceasefire.html

Sobell, M. B., & Sobell, L. C. (2000). Stepped care as a heuristic approach to the treatment of alcohol problems. *Journal of Consulting and Clinical Psychology, 68*(4), 573–579.

Social and Character Development Research Consortium. (2010). *Efficacy of school-wide programs to promote social and character development and reduce problem behavior in elementary school children* (NCER 2011-2001). Washington, DC: US Department of Education.

Spoth, R. L., & Greenberg, M. T. (2005). Toward a comprehensive strategy for effective practitioner-scientist partnerships and large-scale community health and well-being. *American Journal of Community Psychology, 35*(3–4), 107–126.

Spoth, R., Redmond, C., Clair, S., Shin, C., Greenberg, M., & Feinberg, M. (2011). Preventing substance misuse through community-university partnerships: Randomized controlled trial outcomes 4 ½ years past baseline. *American Journal of Preventive Medicine, 40*, 440–447.

Spoth, R., Redmond, C., & Lepper, H. (1999). Alcohol initiation outcomes of universal family-focused preventive interventions: One- and 2-year follow-ups of a controlled study. *Journal of Studies on Alcohol and Drugs, 13*(Suppl.), 103–111.

Spoth, R., Redmond, C., & Shin, C. (2000). Modeling factors influencing enrollment in family-focused preventive intervention research. *Prevention Science, 1*(4), 213–225.

Spoth, R., Redmond, C., Shin, C., Greenberg, M., Feinberg, M., & Schainker, L. (2013). PROSPER community-university partnership delivery system effects on substance misuse through 6 ½ years past baseline from a cluster randomized controlled intervention trial. *Preventive Medicine, 56*, 190–196.

Spoth, R., Shin, C., Guyll, M., Redmond, C., & Azevedo, K. (2006). Universality of effects: An examination of the comparability of long-term family intervention effects on substance use across risk-related subgroups. *Prevention Science, 7*(2), 209–224.

Spoth, R., Trudeau, L., Redmond, C., & Shin, C. (2014). Replication RCT of early universal prevention effects on young adult substance misuse. *Journal of Consulting and Clinical Psychology, 82*(6), 949–963.

SPR MAPS Task Force. (2008). *Type 2 translational research: Overview and definitions.* Retrieved from http://preventionscience.org/SPR_Type%20 2%20Translation%20Research_Overview%20 and%20Definition.pdf

Stafford, M. R., Jackson, H., Mayo-Wilson, E., Morrison, A. P., & Kendall, T. (2013). Early interventions to prevent psychosis: Systematic review and meta-analysis. *BMJ, 346*, f185.

Strein, W., Hoagwood, K., & Cohn, A. (2003). School psychology: A public health perspective. I. Prevention, populations, and systems change. *Journal of School Psychology, 41*, 23–38.

Stuart, E. A. (2010). Matching methods for causal inference: A review and a look forward. *Statistical Science: A Review Journal of the Institute of Mathematical Statistics, 25*, 1–21. doi: 10.1214/ 09-STS313

Studenski, S., Carlson, M. C., Fillit, H., Greenough, W. T., Kramer, A., & Rebok, G. W. (2006). From bedside to bench: Does mental and physical activity promote cognitive vitality in late life? *Science of Aging Knowledge Environment,* 2006(10):pe21.

Substance Abuse and Mental Health Services Administration (SAMHSA). (2017). *Key substance use and mental health indicators in the United States: Results from the 2016 National Survey on Drug Use and Health* (HHS Publication No. SMA 17-5044, NSDUH Series H-52). Rockville, MD: Center for Behavioral Health Statistics and Quality, Substance Abuse and Mental Health Services Administration. Retrieved from https://www. samhsa.gov/ data/

Substance Abuse and Mental Health Services Administration (SAMHSA). (2011). *National registry of evidence-based programs and practices.* Rockville, MD: Substance Abuse and Mental Health Services Administration, US Department of Health and Human Services. Retrieved from http://www.nrepp.samhsa.gov/

Sugai, G., & Horner, R. (2006). A promising approach for expanding and sustaining school-wide positive behavior support. *School Psychology Review, 35*, 245–259.

Sugai, G., Horner, R., & Gresham, F. (2002). Behaviorally effective school environments. In M. Shinn, M. Walker, H., & G. Stoner (Eds.), *Interventions for academic and behavior problems II* (pp. 315–350). Bethesda, MD: NASP Publications.

Taylor, R. D., Oberle, E., Durlak, J. A., & Weissberg, R. P. (2017). Promoting positive youth development through school-based social and emotional learning interventions: A meta-analysis of follow-up effects. *Child Development, 88*, 1156–1171. doi: 10.1111/cdev.12864

Thorland, W., & Currie, D. (2017). Status of birth outcomes in clients of the Nurse-Family Partnership. *Maternal and Child Health Journal, 21*, 995–1001.

Thorland, W., Currie, D., Wiegand, E. R., Walsh, J., & Madar, N. (2017). Status of breastfeeding and child immunization outcomes in clients of the Nurse-Family Partnership. *Maternal and Child Health Journal, 21*, 439–445.

Tobin, T., Sugai, G., & Colvin, G. (1996). Patterns in middle school discipline records. *Journal of Emotional and Behavioral Disorders, 4*, 82–94.

Tremblay, G. C., & Israel, A. C. (1998). Children's adjustment to parental death. *Clinical Psychology: Science and Practice, 5*, 424–438.

Treno, A. J., Marzell, M., Gruenwald, P. J., & Holder, H. (2014). A review of alcohol and other drug control policy research. *Journal of Studies on Alcohol and Drugs, 75*(Suppl), 98–107.

Trudeau, L., Spoth, R., Randall, G. K., & Azevedo, K. (2007). Longitudinal effects of a universal family-focused intervention on growth patterns of adolescent internalizing symptoms and polysubstance use: Gender comparisons. *Journal of Youth and Adolescence, 6*, 725–740.

van der Gaag, M., Smit, F., Bechdolf, A., French, P., Linszen, D. H., Yung, A. R., . . . Cuijpers, P. (2013). Preventing a first episode of psychosis: Meta-analysis of randomized controlled prevention trials of 12 month and longer-term follow-ups. *Schizophrenia Research, 149*, 56–62.

Van Gils, P. F., Tariq, L., Verschuuren, M., & van den Berg, M. (2011). Cost-effectiveness research on preventive interventions: A survey of the publications in 2008. *European Journal of Public Health, 21*(2), 260–264.

van Lier, P. A. C., Verhulst, F. C., & Crijnen, A. A. M. (2003). Screening for disruptive behavior syndromes in children: The application of latent class analyses and implications for prevention programs. *Journal of Consulting and Clinical Psychology, 71*(2), 353–363.

van Zoonen, K., Buntrock, C., Ebert, D. D., Smit, F., Reynolds, C. F., Beekman, A. T. F., & Cuijpers, P. (2014). Preventing the onset of major depressive disorder: A meta-analytic review of psychological interventions. *International Journal of Epidemiology, 43*, 318–329.

Vigdor, E. R, & Mercy, J. A. (2006). Do laws restricting access to firearms by domestic violence offenders prevent intimate partner homicide? *Evaluation Review, 30*(3), 313–346.

Vinokur, A. D., Price, R. H., & Schul, Y. (1995). Impact of the JOBS intervention on unemployed workers varying in risk for depression. *American Journal of Community Psychology, 23*(1), 39–74.

Vinokur, A. D., Schul, Y., Vuori, J., & Price, R. H. (2000). Two years after a job loss: Long-term impact of the JOBS program on reemployment and mental health. *Journal of Occupational Health Psychology, 5*(1), 32–47.

Vinokur, A. D., van Ryn, M., Gramlich, E. M., & Price, R. H. (1991). Long-term follow-up and benefit–cost analysis of the JOBS program: A preventive intervention for the unemployed. *Journal of Applied Psychology, 76*(2), 213–219.

Volkow, N. D., Frieden, T. R., Hyde, P. S., & Cha, S. S. (2014). Medication-assisted therapies: Tackling the opioid overdose epidemic. *New England Journal of Medicine, 370*, 2063–2066.

Vuori, J., Silvonen, J., Vinokur, A. D., & Price, R. H. (2002). The Tyohon job search program in Finland: Benefits for the unemployed with risk of depression or discouragement. *Journal of Occupational Health Psychology, 7*(1), 5–19.

Wagenaar, A. C., Murray, D. M., & Toomey, T. L. (2000). Communities Mobilizing for Change on Alcohol (CMCA), Effects of a randomized trial on arrests and traffic crashes. *Addiction, 95*(2), 209–217.

Wagenaar, A. C., Salois, M. J., & Komro, K. A. (2009). Effects of beverage alcohol price and tax levels on drinking: A meta-analysis of 1003 estimates from 112 studies. *Addiction, 104*(2), 179–190.

Wagner, A. K., Soumerai, S. B., Zhang, F., & Ross-Degnan, D. (2002). Segmented regression analysis of interrupted time series studies in medication use research. *Journal of Clinical Pharmacy and Therapeutics, 27*(4), 299–309.

Walker, H. M., Horner, R. H., Sugai, G., Bullis, M., Sprague, J. R., Bricker, D., & Kaufman, M. J. (1996). Integrated approaches to preventing antisocial behavior patterns among school-age children and youth. *Journal of Emotional and Behavioral Disorders, 4*, 194–209.

Wang, C., Brown, C. H., & Bandeen-Roche, K. (2005). Residual diagnostics for growth mixture models. *Journal of the American Statistical Association, 100*, 1054–1076.

Wang, P. S., Patrick, A., Avorn, J., Azocar, F., Ludman, E., McCulloch, J., . . . Kessler, R. (2006). The costs and benefits of enhanced depression care to employers. *Archives of General Psychiatry, 63*(12), 1345–1353.

Wang, P. S., Simon, G. E., Avorn, J., Azocar, F., Ludman, E. J., McCulloch, J., . . . Kessler, R. C. (2007). Telephone screening, outreach, and care management for depressed workers and impact on clinical and work productivity outcomes: A randomized controlled trial. *Journal of the American Medical Association, 298*(12), 1401–1411.

Wang, P. S., Simon, G. E., & Kessler, R. C. (2008). Making the business case for enhanced depression care: The National Institute of Mental Health–Harvard Work Outcomes Research and Cost-effectiveness Study. *Journal of Occupational and Environmental Medicine, 50*, 468–475.

Watson-Thompson, J., Fawcett, S. B., & Schultz, J. A. (2008). Differential effects of strategic planning on community change on two urban neighborhood coalitions. *American Journal of Community Psychology, 42*(1–2), 25–38.

Webster, D. W., Vernick, J. S., & Bulzacchelli, M. T. (2009). Effects of state-level firearm seller accountability policies on firearm trafficking. *Journal of Urban Health, 86*(4), 525–537.

Webster, D. W., Whitehill, J. M., Vernick, J. S., & Curriero, F. C. (2013). Effects of Baltimore's Safe Streets Program on gun violence: A replication of Chicago's CeaseFire Program. *Journal of Urban Health: Bulletin of the New York Academy of Medicine, 90*(1), 27–40.

Webster, D. W., Vernick, J. S., & Mendel, J. (2009). *Interim evaluation of Baltimore's Safe Streets program*. Retrieved from http:// www.baltimorehealth.org/info/2009_01_13.SafeStreetsEval.pdf

Webster, D. W., Vernick, J. S., Zeoli, A. M., & Manganello, J. A. (2004). Association between youth-focused firearm laws and youth suicides.

Journal of the American Medical Association, 292(5), 594–601.

Webster-Stratton, C. (1990). *The Incredible Years parent training program manual: Effective communication, anger management and problem-solving (ADVANCE).* Seattle, WA: Incredible Years.

Webster-Stratton, C., & Hammond, M. (1997). Treating children with early-onset conduct problems: A comparison of child and parent training interventions. *Journal of Consulting and Clinical Psychology, 65*(1), 93–109.

Webster-Stratton, C., & Herman, K. C. (2008). The impact of parent behavior-management training on child depressive symptoms. *Journal of Counseling Psychology, 55,* 473–484.

Weist, M. (2001). Toward a public mental health promotion and intervention system for youth. *Journal of School Health, 71*(3), 101–104.

Weisz, J. R., Sandler, I. N., Durlak, J. A., & Anton, B. S. (2005). Promoting and protecting youth mental health through evidence-based prevention and treatment. *American Psychologist, 60*(6), 628–648.

Werner, E., Miller, M., Osborne, L. M., Kuzava, S., & Monk, C. (2015). Preventing postpartum depression: Review and recommendations. *Archives of Women's Mental Health, 18*(1), 41–60.

Whalley, L. J. (2015). *Understanding brain aging and dementia: A life course approach.* New York, NY: Columbia University Press.

Whitehill, J. M., Webster, D. W., Frattaroli, S., & Parker, E. M. (2014). Interrupting violence: How the CeaseFire Program prevents imminent gun violence through conflict mediation. *Journal of Urban Health: Bulletin of the New York Academy of Medicine, 91*(1), 84–95.

Wiebe, D. J. (2003). Sex differences in the perpetrator–victim relationship among emergency department patients presenting with nonfatal firearm-related injuries. *Annals of Emergency Medicine, 42*(3), 405–412.

Willis, S. L., Tennstedt, S. L., Marsiske, M., Ball, K., Elias, J., Koepke, K. M., . . . Wright, E. (2006). Long-term effects of cognitive training on everyday functional outcomes in older adults. *Journal of the American Medical Association, 296*(23), 2852–2854.

Wills, E. F. (1930). Delirium tremens: Its causation, prevention, and treatment. *British Journal of Inebriety, 28,* 43–49.

Wilson, J. M., Chermack, S., & McGarrell, E. F. (2010). *Community-based violence prevention: An assessment of Pittsburgh's One Vision One Life program.* Santa Monica, CA: RAND Corporation.

Wilson, J. M. G., & Jungner, G. (1968). *Principles and practice of screening for disease.* Geneva, Switzerland: World Health Organization.

Wilson, S. J., & Lipsey, M. W. (2007). School-based interventions for aggressive and disruptive behavior: Update of a meta-analysis. *American Journal of Preventive Medicine, 33*(2 Suppl.), s130–s143.

Wilson, S. J., Lipsey, M. W., & Derzon, J. H. (2003). The effects of school-based intervention programs on aggressive behavior: A meta-analysis. *Journal of Counseling and Clinical Psychology, 71*(1), 136–149.

Wittchen, H. U., Beesdo, K., Bittner, A., & Goodwin, R. D. (2003). Depressive episodes—evidence for a causal role of primary anxiety disorders? *European Psychiatry, 18*(8), 384–393.

Wolchik, S. A., Sandler, I. N., Millsap, R. E., Plummer, B. A., Greene, S. M., Anderson, E. R., . . . Haine, R. A. (2002). Six-year follow-up of a randomized, controlled trial of preventive interventions for children of divorce. *Journal of the American Medical Association, 288*(15), 1874–1881.

Wolchik, S. A., West, S. G., Sandler, I., Tein, J., Coatsworth, D., Lengua, L., . . . Griffin, W. A. (2000). An experimental evaluation of theory-based mother and mother–child programs for children of divorce. *Journal of Consulting and Clinical Psychology, 68*(5), 843–856.

Wolinsky, F. D., Mahncke, H. W., Weg, M. W., Martin, R., Unverzagt, F. W., Ball, K. K., . . . Tennstedt, S. L. (2009). The ACTIVE cognitive training interventions and the onset of and recovery from suspected clinical depression. *Journal of Gerontology: Psychological and Social Sciences, 64*(5), 577–585.

Wolinsky, F., Unverzagt, F., Smith, D., Jones, R., Stoddard, A., & Tennstedt, S. (2006). The ACTIVE cognitive training trial and health-related quality of life: Protection that lasts for 5 years. *Journal of Gerontology: Medical Sciences, 61*(12), 1324–1329.

Woolf, S. H. (2007). Potential health and economic consequences of misplaced priorities. *Journal of the American Medical Association, 297*(5), 523–526.

Woolf, S. H. (2008). The meaning of translational research and why it matters. *Journal of the American Medical Association, 299*(2), 211–213.

Wright, P. W. (2005). *IDEA 2004: Proposed changes to the code of federal regulations.* Washington, DC: US Department of Education. Retrieved from http://www.wrightslaw.com/idea/law/idea.regs.propose.pdf

Wu, J., Dean, K. S., Rosen, Z., & Muennig, P. A. (2017). The cost-effectiveness analysis of Nurse-Family Partnership in the United States. *Journal of Health Care for the Poor and Underserved, 28*(4), 1578–1597.

Yu, Q., Scribner, R., Carlin, B., Theall, K., Simonsen, N., Ghosh-Dastidar, B., . . . Mason, K. (2008). Multilevel spatio-temporal dual changepoint models for relating alcohol outlet destruction and changes in neighborhood rates of assaultive violence. *Geospatial Health, 2*(2), 161–172.

Yung, A. R., Killackey, E., Hetrick, S. E., Parker, A. G., Schultze-Lutter, F., Klosterkoetter, J., . . . McGorry, P. D. (2007). The prevention of schizophrenia. *International Review of Psychiatry, 19*(6), 633–646.

Yung, A. R., Phillips, L. J., Yuen, H. P., Francey, S. M., McFarlane, C. A., Hallgren, M., & McGorry, P. D. (2003). Psychosis prediction: 12-month follow up of a high-risk ("prodromal") group. *Schizophrenia Research, 60*(1), 21–32.

Zandi, P. P., & Rebok, G. W. (2007). Introduction to the special issue on psychiatric prevention. *International Review of Psychiatry, 19*(6), 593–595.

Zechmeister, I., Kilian, R., & McDaid, D. (2008). Is it worth investing in mental health promotion and prevention of mental illness? A systematic review of the evidence from economic evaluations. *BMC Public Health, 8*, 20.

Zenner, C., Herrnleben-Kurz, S., & Walach, H. (2014). Mindfulness-based interventions in schools—A systematic review and meta-analysis. *Frontiers in Psychology, 5*, Article 603.

Zins, J. E., Weissberg, R. P., Wang, M. C., & Walberg, H. J. (Eds.). (2004). *Building academic success on social and emotional learning: What does the research say?* New York, NY: Teachers College Press.

Zlotnick, C., Miller, I. W., Pearlstein, T., Howard, M., & Sweeney, P. (2006). A preventive intervention for pregnant women on public assistance at risk for postpartum depression. *American Journal of Psychiatry, 163*(8), 1443–1445.

第19章

砥砺前行的希望与挑战

M. DANIELE FALLIN

CALLIOPE HOLINGUE

LAYSHA OSTROW

PHILIP J. LEAF

RONALD W. MANDERSCHEID

DAVID L. SHERN

JOHANNES THRUL

PETER P. ZANDI

WILLIAM W. EATON

本章要点

● 精神与行为健康是公共卫生的重要组成部分

● 对精神与行为障碍病因学,以及与其相关残疾、痛苦和成本的理解有所增加,虽然知识的产生十分重要,但仍需努力,把这种知识转化为有意义的公共卫生实践

● 我们必须利用新兴工具和策略,审视社会与环境风险因素、生物标记物、研究联盟的努力、移动和可穿戴技术,以及数据储存、获取和挖掘,从而拓宽我们的精神卫生知识,以及为预防、治疗和康宁促进提供解决方案

● 要成功利用公共卫生方法对待精神卫生,有赖于我们改变进行研究、培训,和与专业人士和消费者合作的方式,以及倡导公共卫生实践和健康促进政策的方式

● 现在正是时候:把精神卫生服务(如精神医学和心理治疗)与正规的支持性服务(如职业康复)和社区支持(如家属、朋友、同伴和社区)整合起来

● 现在正是时候:把心理与躯体健康服务,从预防到康复的服务,与人人享有的社区卫生服务整合起来

● 由消费者定义的康复概念,以及症状缓解业已成为一个重要原则

● 消费者参与个体照料与政策制定,有助于改善严重精神障碍患者的预后和康复潜力

引　言

一个多世纪以来,公共卫生通过促进和加强联邦、各州、当地政府,社区和基于社区组织的教育和组织工作,致力于预防疾病、延长生命和促进健康。这些努力主要针对急性疾病的患者或者高风险人群(Winslow,1926)。遗憾的是,精神与行为障碍——作为倾向于缓解与复发病程的慢性疾病——经常被排除在以上工作之外或是被边缘化,在更广泛的社区卫生工作中也显得无足轻重。

1926 年,Charles-Edward A.Winslow 在以美国公共卫生协会主席的身份发表题为"公共卫生处在十字路口"的就职演说中强调:需要格外注意到精神疾患的预防、治疗和康复。他预测未来,精神卫生在促进、维护和恢复健康中,以及减少因疾病带来的危害中,皆会起到至关重要的作用。正如他的观察:

即使采用最简练的语言概括,在未来,有关公共卫生运动的蓝图中如果没有精神卫生的一席之地,那是不可设想的。今天,城市卫生部门对此关注不够,甚至没有纳入对城市卫生工作的考评报告之列;但是在不远的未来,我认为,精神卫生服务将会占据我们一部分的精力,也许,与投入诊治身体其他器官所有疾病的精力一样大。

近一个世纪之后,在预防和治疗精神障碍以及减少与之有关的残疾方面初有成效。然而,精神卫生领域在公共卫生政策、项目和服务中的地位并未达到 Winslow 的预想。这不是因为精神障碍及其危害在个体和集体的健康与康宁中并不重要,而是恰恰相反。事实上,本书前面的章节充分表明了我

们在理解精神障碍病因学、病程、患病率、发病率、预防和治疗方面取得的进步。此外,在美国和国际层面的许多政策报告也强调了精神障碍对个体卫生、公共卫生的影响,以及精神障碍对国计民生的重大冲击(见下文)。

前面的章节概述了我们目前的知识以及可能会加深我们对精神障碍的理解的领域。最后一章会概述已有成效的领域,仍然需要广泛变革的领域,在研究和实践中可能涌现出的新领域,以及针对心理与行为健康的公共卫生政策、项目和服务的未来愿景。与其描绘一个我们对精神障碍发病率、病程和危害的影响一直微乎其微的旧世界,不如憧憬一个能够应用现有的新知识改变人群健康结局的新世界。

为了达到此目的,公共精神卫生领域必须跳出对临床干预的狭隘关注,去了解社区与人群动态对促进心理健康、预防精神疾患以及促进康复的影响。必须利用新兴工具和策略的优势更好地理解精神疾患的病因,最佳地实现个体和体系层面的改变,监测疾患的频率以及与之相关的个体与人群的结局。

因此,本章首先概述已经发生的事情,并审视其进展与不足,然后讨论新兴工具和策略,最后是砥砺前行的建议。

往日作为序幕:我们必须加快前进的步伐

我们增强了对疾病负担的认识,但成效甚微

第 1 章明确表达出精神障碍是最为常

见的致残、且易慢性化的障碍之一。WHO业已发现精神疾患中抑郁症、精神分裂症、双相障碍和酒精滥用在全球导致残疾的主要原因中位居前10位（Murray等，1996；WHO，2008）。重要的是，与其他慢性疾病如高血压病、心脏病和糖尿病相比，大多数精神与行为障碍发病年龄较早，多在儿童、青少年和成年早期（Kessler等，2005；Peter等，2007；Carter等，2010；Merikangas等，2011）。这个事实对服务与支持、教育和就业会有重大意义。

本书先前几章详细描述了过去半个多世纪以来，精神障碍描述性流行病学的进展。在1950年，我们仅在那些接受过治疗的患者中进行精神障碍负担的评估（Hollingshead & Redlich，1958；Kramer，1969）。当曼哈顿中城研究等第二代研究，报告超过50%的美国人口遭受过情绪问题时（Srole，1975），这个估计并未引起重视，因为它基于心理功能的测量模式并未指向特定的诊断。第三代研究正如Bruce Dohrenwend和Barbara Dohrenwend在1981年Rema Lapouse演讲中所讨论的（1982），始于流行病学责任区项目（ECA；Eaton等，1981；Robins & Regier，1991），是基于对特定精神障碍患病率的估计，令人印象深刻。继ECA之后，数个国家和国际研究也发现了精神障碍负担之重，如20世纪90年代的美国共病调查（NCS；Kessler等，1994），美国共病调查-复查（NCS-R），10年后（Kessler & Merikangas，2004）的NSDUH（SAMHSA，2010），以及NESARC（Grant等，1994，见第6章）。GBD的报告显示，在未来几十年，精神卫生问题很可能成为高、中低收入国家直接和间接疾病负担越来越重要的组成部分（Prince等，2007）。然而，对特定精神障碍的评估、描述性负担和病因学的理解还需做更深入的研究。同样，正如第7章描述的，虽然对特定精神障碍患病率的研究，已确立了其与社会和人口学变量之间的相关性，前瞻性研究则相对较少，因而难以确定这些社会和人口学变量可能如何与特定精神障碍的风险增加相关，而会同时考虑多个危险因素的研究甚至更少。

正如第14~16章的讨论，人们越来越多地意识到，精神障碍对健康、生活质量和医疗服务成本的重要影响。遗憾的是，这种知识尚未充分地转化为当前亟待与精神障碍导致的个体与集体残疾、痛苦和经济成本相匹配的公共卫生努力。因此，正如这几章所详细讨论的，虽然公众对于精神障碍病因的了解，以及在世界范围内服务可及性的提高都取得了显著进展，但是，绝大多数精神障碍患者依然没有获得治疗（SAMHSA，2010；Kessler等，2005；Merikangas等，2010）。病耻感仍然在阻碍着人们获得服务（Link & Phelan，2006；Pescosolido等，2010），并且，人们对于治疗能够改善这些慢性障碍病程的认识，因民族和种族背景，经济状况以及地理区域的不同又有很大差异（Anglin等，2008）。因此，即使可以获得专业化的精神卫生服务，许多人不愿或者无法克服现有的阻碍去利用那些服务。

在某种程度上，这就是为什么当人们寻求精神卫生服务时，他们经常会从精神卫生专业机构以外的提供者那里获得服务，如初级保健医生、学校、儿童福利机构和惩教机构（Atkins等，2010；Manderscheid，2010；

Redlich & Cusack, 2010）。对世界上的大多数人来讲,这些提供者和机构是医疗服务的第一扇门。然而,这些提供者可能不具备最佳的专业知识和技能,对严重精神障碍患者提供诊断和治疗。这种服务往往要通过精神卫生专业机构才能获得。

简而言之,对于美国和其他国家来说,精神障碍已经构成了明显的健康挑战,并且相关预防或者康复的政策和实践是存在的,但到目前为止,这些知识尚未转化为与精神障碍带来的残疾、痛苦以及有关的人力和经济成本相一致的公共卫生努力。

解决问题的新知识必须融入新的项目和政策之中

过去一个多世纪,流行病学研究主要涉及躯体健康与疾患,这些研究结果多已转化为临床实践,并随后在美国和国际层面转化为基于社区的公共卫生干预（McKinlay & McKinlay, 1977; Wynder & Hoffmann, 1994）。在过去 50 多年,基础科学包括遗传学呈现出指数级的增长,非常有助于我们理解人类行为中基因扮演的作用（参见第 9 章）,但若对照躯体健康研究的速度,对心理与行为健康的探索则显得步伐滞后。在大多数情况下,我们尚未从这些进展中获得实际成果。例如,对于苯丙酮尿症遗传与环境基础的发现,使我们可以通过筛查或者治疗阻止这种疾病的出现,但类似的进展在心理与行为健康领域十分罕见。在很大程度上,由于测量技术的进步,有关脑及其功能,以及脑功能失调的知识急剧增长。事实上,在 20 世纪 90 年代,脑发育、结构和功能领域的新发现进展飞速,以至于美国国

会和总统宣布 20 世纪 90 年代为“脑的十年”（www.loc.gov/Loc/brain/proclaim.html）。2013 年美国总统奥巴马的“脑计划”（www.braininitiative.nih.gov）重新强调了相关研究的重要性。正如第 10 章所描述的,许多该领域的研究结果揭示了脑生长和可塑性的发育序列。

有关脑的知识与我们在许多其他领域的知识同步进展,包括精神障碍的发展（参见第 6 和第 10 章）,以及在生命历程中对应激的反应与适应（参见第 11 章）,还有危机与创伤（参见第 12 章）。这些研究提示了我们该如何研发和实施有效的干预措施,从而使干预的设计和时机充分适宜个体的发育阶段,相关内容见第 11 和第 18 章。

对于精神障碍,重要的是要超越效力研究[1],侧重于知识的转化,要将我们对影响疾病发作,康复和复发因素的了解转换为干预项目,从而减少精神障碍的发病率、患病率及其对人群的影响（Insel, 2009）。

改进正在发生,但是步伐必须加快

本书内容显示,虽然精神卫生研究取得了进展,但为了公众的健康服务,精神卫生服务体系需有实质性的改变。在以下方面仍需变革,包括治疗和预防精神障碍,加大支持个体康复的努力,并扩大预防科学的规模以期促进人群的健康。

努力预防和治疗精神障碍这项工作滞后于对其他疾病的努力。例如,Ward 等（2004）发现美国从 1970—2006 年间,多种癌症的死亡率明显下降（Ward 等, 2004）。作者把癌症患者死亡率的下降归因于筛查的加强和一般人群癌症风险知识的提高,这

两者都有助于早期发现癌症和改善现有的治疗方法。本书其他地方的描述并没有提示，精神障碍患病率或其危害也有类似的降低。

由科学知识产生的新实践基本没有转化为基于社区的精神卫生服务之中，遑论转化到更广泛的公共卫生领域。对于大多数精神障碍患者来说，能获得与现有科学证据一致的治疗，已是凤毛麟角（P. S. Wang 等，2002；参见第 14~16 章）。虽然前面几章强调，有许多机会可以降低精神障碍的发病率、患病率及其危害，但无论是在国家层面或者是更广泛的国际层面，目前的预防和干预措施都没有体现出首尾一致的战略。相反，它们作为特殊的干预措施出现于特定的情境中，很少在大都市推广应用。因此，成功治疗的标准是患者持续获得服务和症状减少，并非基于更重要的康复或者预防基准。

在美国和其他地方，那些知晓精神障碍风险因素与保护因素的个体和集体与那些制定财务和其他公共政策的人少有联系，更别提合作了。少有证据表明，有美国将促进心理健康和治疗精神障碍的努力，与有关效果和传播的最新的研究进展结合起来，这种情形对于缺少资源的国家尤为如此（参见第 3 和第 17 章）。而如今所做的有限努力，即为了减少疾患风险，增加服务可及性，以及促进使用当前最佳的预防和治疗干预和康复支持的努力，也没有得到足够的资金，且经常局限于一家机构或者单一项目中。况且，目前的工作尚未在规划和监测精神障碍流行情况变化中，显示出丰硕成果。

针对心理健康的传播与实施科学领域的努力方兴未艾，这些努力是将会影响到精神障碍患者与其社区的知识进行转化和传播的关键。

砥砺前行的需要是什么

如果我们不从根本上改变对精神障碍的研究、服务组织和教育方式，那么，精神障碍的结局就不可能会有明显改变。正如 Winslow 说："在促进健康和康宁的未来之路上，不把更多的精力和资源放在预防精神障碍和减少可能产生的危害上面，那是难以想象的。"除非我们采用新的方法促使政策制定者、服务提供者、消费者、研究者和社区活跃分子产生、实施和持续解决这些问题，否则，当我们面临未来时，我们难以确保心理健康将成为整体公共卫生和康宁中的基本要素。为此，我们呼吁，对探讨心理健康和精神疾患的方法进行全面改革，这需要采取不同的视角和使用不同的工具来改变精神卫生文化的关注点：从隐秘到接纳，从病理学到康宁，从临床到社区，以及从个体照管到公共卫生；这不仅需要家属和卫生工作者，还囊括消费者和社区；这不仅需要关注患者的问题，也需要关注人；这需要把心理健康和精神疾患的生物学因素与社会决定因素整合起来，同时亦需要把基于循证的解决方法应用到现实生活之中。还必须利用新兴工具，使其能够最大限度地洞见新的因果关联，产生新的预防和干预措施，以及促成预防和干预服务的顺利开展。

持续的挑战

病耻感

对于有心理与行为健康问题的人来说，

病耻感依然是他们求医问药中的最大阻碍之一,并且对于他们及其家庭的生活,在许多方面都有负面的影响(Chong 等,2007;Corrigan 等,2006;Crisp 等,2000;Gaebel 等,2002;Kleinman & Hall-Clifford,2009;Link & Phelan,1999;Link 等,2004;Phelan & Link,1998;Saravanan 等,2008;Thara & Srinivasan,2000)。正如第 16 章所描述的,与精神疾患相关的病耻感是普遍的、多样的。对于带病生活的精神障碍患者来说,病耻感可能是预期的、觉察的,或是透过歧视行为直接体验或是内化的。这并非耸人听闻。大多数调查证实,在社区,公众对待精神障碍患者的态度带有耻感和歧视。与精神疾患有关的病耻感并不局限于严重精神障碍,它几乎波及所有的精神与行为障碍包括抑郁症和焦虑症(Alonso 等,2008,2009)。病耻感具有多样的形式,可能产生经济、社会和健康各方面的后果,包括对寻求治疗的影响,对寻求服务提供者类型的影响,以及对治疗计划依从性的影响。病耻感也会阻碍政策制定者、员工和教育者之间的坦率讨论。还会限制社会对疾病认识、接纳的转变,以及在人群层面对于有效项目和政策的资源承诺。

小结

病耻感是精神与行为障碍相关不良结局的主要风险因素。尽管在美国和国际层面做出了努力,病耻感依然是世界各地和美国的一个挑战。要提升公共精神卫生的影响力,这在今后仍是一个需要持续着力的关键点。

不平等

一个人经历的社区和社会情境对其健康会有很大影响,许多不平等由此存在。正如第 7 章讨论的,在某种程度上,与易感性相关的一系列社会条件会增加精神与行为障碍的负担。社会条件不同所带来的差异不仅仅是健康上的差异,它们所代表的不平等,是影响个体、家庭和社区日后成功的重要因素。

在精神疾病流行病学研究中,贫困与精神障碍之间关系尤为一致(Fryers 等,2003)。显然,获得社会和经济资源往往会带来更多的保护因素,也使得人们更容易获得服务(Costello 等,2003;Costello 等,2010)。这种“社会经济梯度”机制对心理健康的影响是多方面的,既包括物资匮乏,又包含心理社会机制和结构性因素(Berkman 等,2014)。WMH(Scott 等,2014)调查显示,即使控制了客观变量如教育成就和收入,精神障碍多见于自我觉察社会地位较低的群体。可以推测,主观的社会地位与内化的耻感相连,且增加了罹患精神障碍的风险,这可能是社会歧视的结果。而那些工作低下、薪水微薄的人们也不太可能报告他们驾驭得了工作和日常生活,这对健康中的不平等也起到推波助澜的作用(Bobak 等,2000;Lachman & Weaver,1998;Marmot 等,1991)。结构性因素比如有毒物质、噪声、拥挤、住房简陋,以及低质量、不安全的学校和工作环境亦会影响到健康和生活质量(Evans & Kantrowitz,2002;Evans 等,2002)。

不仅收入的绝对水平是健康的重要决定因素,而且,正如 Pickett 和 Wilkinson(2010)证实的,最贫与最富之间的差异程度也可以有效预测健康水平(Pickett &

Wilkinson，2010）。在美国健康和收入的不平等的关系尤其值得注意，收入不平等可以预测期望寿命的缩短，婴儿死亡的增加，肥胖症乃至杀人率和监禁率的上升，以及在个体和社区卫生方面其他指标的衰退。在州一级层面，各州在经济不平等的差异与抑郁症患病率的差异相关（Messias 等，2011）。

如同社会经济状况，在精神障碍中的种族/民族差异也与获得资源的限制、物资匮乏、结构性因素（如在住房、教育、刑事审判、就业领域中的不平等），以及负面的人际交往（如偏见和歧视）有关。在健康和心理健康状况方面，种族的差异反映出歧视的作用，随之而来的，还有歧视对于自我意象的社会心理效应，及其影响机会均等性的物质效应（Williams 等，2003）。在人际关系或者在"日常生活"中觉察到的歧视，已经成为一个应激源，使得非裔、拉丁/拉美裔和亚裔成年人更容易罹患精神障碍（Berg 等，2011；Chae 等，2012；Chou，2012；Hunte 等，2013；Noh & Kaspar，2003；Schulz 等，2006）。

现在越来越多的证据表明，性取向和性别少数群体[2]罹患精神卫生问题的风险更高（Cochran 等，2003；Gilman 等，2001；McCabe 等，2009），这可能是因为他们在人际交往和结构性层面，长期暴露于针对性别少数人群的歧视（Hatzenbuehler 等，2010；Meyer，2003）。美国的概率抽样研究一致表明，与异性恋人群相比，性少数人群罹患精神障碍的风险更高（Gilman 等，2001；Herman 等，2017；Kerridge 等，2017；Mays & Cochran，2001；McCabe 等，2009）。证据还提示，与顺性别者（cisgender）相比，性别少数人群承受

了更多心理烦恼的负担（Meyer 等，2017；Reisner 等，2015；Streed 等，2017）。

小结

社会经济和社会地位的不平等持续困扰着美国和全球的社区，并且，这种不平等与精神与行为卫生问题的发病率、患病率和治疗的差异有关。承认这些不平等，在预防和治疗中认识到这些情况，并认真解决造成这些不平等的主要原因，仍然非常必要。

可及性

正如第 14 至第 16 章的描述，对美国和其他国家而言，经费依然是公共精神卫生中的巨大挑战。尽管在美国精神卫生门诊服务的自费部分有所下降，但总体上患者承担的精神卫生费用是增加的（Frank 等，2009），尤其是精神科药物（Zuvekas & Meyerhoefer，2006）。这是获得服务的主要经济阻碍（Mojtable，2005）。例如，在美国，治疗未满足需要的重性抑郁症患者，不去寻求服务最为常见的理由就是价格昂贵（Mojtabai，2009）。其他发达国家也有类似的报告（Simon 等，2004）。那些没有保险的人群则是最脆弱的人群（Kataoka 等，2002；Landerman 等，1994；McAlpine & Mechanic，2000）。

在经费之外的其他因素也是获得精神卫生服务的重要预测因素。例如，在农村地区的人们不太可能获得精神卫生服务（Lutfiyya 等，2012）。归属于一个或者多个少数或者是边缘群体中的个体，如移民、非英语交流的人群、少数族裔，亦很难接近正规的精神卫生服务（Chen 等，2009；Gary，

2005；Mills，2010；Saechao 等，2012）。这些不平等现象是对特殊人群提供人力和机构资源不足所造成的结果；亦是病耻感的存在，认识或者理解上的差异，以及提供者文化胜任力的不足或者是退避的结果。

小结

砥砺前行的主要挑战是，如何创建一个兼顾成本和可及性的结构框架，以便提供有质量的、基于社区的心理与行为健康服务，此框架应包含预防、治疗和康复维持。

司法体系

与患有其他疾病的个体不同，患有严重精神疾患的人会不成比例地涉及刑事司法体系。事实上，看守所和监狱业已成为控制严重精神障碍患者的场所（BJS 统计学家[3]，2006；Butterfield 等，1998；州政府理事会，2002；Cox 等，2001）。根据 2005 年司法统计局的估计，半数或半数以上的犯人目前或者前 1 年曾有过精神卫生问题（56% 州监狱犯人，45% 联邦监狱犯人，64% 看守所犯人）。然而，具有精神卫生问题的犯人自从被监禁以来，仅有 1/3 的州监狱犯人（34%），24% 的联邦监狱犯人和只有 17% 的地方看守所犯人在监禁时期接受过精神卫生治疗（BJS 统计学家，2006）。

被关在看守所和监狱的精神障碍患者比住在精神病医院的还多。正如第 13 章的讨论，这种局面是由多个系统的失败所造成，包括去机构化的执行不力，在许多社区缺乏基本的、必要的服务，以及精神与行为问题的犯罪化，尤其是针对物质使用障碍。对少数族裔来说，监禁率经常与歧视相连。当今，一个重要挑战是，成瘾性疾病是否能

够为拥有或者使用受管制物质的罪犯提供充分的辩护。在阿片类过量流行的情境下，犯罪化成为寻求治疗的主要阻力，这在目前阿片类的危机中显得尤为重要。只要使用阿片的行为仍然是犯罪，那么，成瘾性疾病与监禁之间的联系仍旧会牢不可破。

小结

需要进行改革，以解决导致精神与行为障碍患者被监禁的不平等根源，并为那些关在看守所和监狱的患者提供服务。我们必须改进基于社区的服务；将反映精神疾患的行为非犯罪化；在刑事司法体系内消除与种族、民族、性和基于性别的歧视；以及改善在精神障碍患者监禁时期和重新返回社区后的服务。

新数字时代

虽然数字时代为促进健康（讨论见后）提供了工具和机会，但它也为社会的精神卫生带来了挑战。容易连上互联网可能引发成瘾问题的出现，这会带来与传统成瘾障碍相同的负面结果，如人际关系、工作和学校问题（Ng & Wiemer-Hastings，2005；Young 等，1999）。游戏，是一个尤其值得关注的领域，有问题地使用游戏与较低的生活满意度、较高的焦虑、抑郁水平、自我报告的睡眠问题、自杀观念、强迫 / 冲动和物质使用有关（Mentzoni 等，2011；Wenzel 等，2009）。正如其他的暴露和经历，互联网和数字技术也许对儿童和青少年的发展影响最强。长时间占用屏幕，会影响睡眠；促发年轻人吸烟；增加体重指数和代谢综合征的风险；以及降低语言和认知发展（Adachi-Mejia 等，2007；Duch 等，2013；Gidwani 等，2002；

Hale 等，2015；Kang 等，2010）。况且，因为年轻人自我调控的能力尚未得到充分发展，网络霸凌或者在线骚扰，"脸书抑郁症"和"色情短信"会增加他们精神病理学的风险（Blease，2015；Melville，2010；Mitchell 等，2011；O'Keeffe & Clarke-Pearson，2011；Slonje & Smith，2008；Smith 等，2008；Sturm，2010）。

此外，难以回避地置身于社会和新闻媒体能够导致个体出现情绪上的耗竭，心理上的紊乱，以及信息过载（Lee 等，2016；Maier 等，2012，2015）。尤其是长期置身于负面新闻，会增加心理紊乱、创伤化、应激反应和脱敏风险（Ben-Zur 等，2012；Funk 等，2004；Marin 等，2012）。当然，不可否认的是，互联网和技术亦能够促进心理健康。随后有较长篇幅的来讨论。互联网和技术应用对健康结局的影响，是一个需要更深入研究的领域（Pantic，2014）。

新兴工具有望塑造研究与实践的新领域

虽然改变公共精神卫生面貌的历史记录并不平顺，许多挑战依然存在，但我们有充分的理由保持乐观。描述性流行病学、经济和政策分析都证明了，精神卫生在社会卫生中的基本作用。一个面向未来的关键点是，需要从单一的强调对疾病的治疗转向重新关注初级预防，持续的康复目标以及个人与社区的康宁。并且，我们必须从描述精神障碍的风险因素转向理解相关病因和发病机制。为了达到这个目标，我们必须利用从精准医学中兴起的科学领域，来改进服务体系。我们必须将基础研究与导向型问题整合起来，并加以传播和实施。在这一节，我们将重点介绍许多有可能从理论到实践重塑公共精神卫生的新兴领域。

有许多新领域正在影响公共精神卫生，且可能在未来产生重大的影响。首先，在医学和公共卫生领域经历了基于生物标记物的预测和诊断工具的迅速扩张。其次，当下社会正在经历数字化革命，创新的体现包括我们如何通过互联网建立联系，如何使用和维系移动设备，以及在生活的各个方面所收集和储存的数据质量和数量。数字化革命，尤其在与社会化医疗或者大型医疗体系合作时，亦能够通过美国登记数据和学习型医疗体系，开创有关人群科学的新时代。对研究与实践所需大数据的使用及其可行性的认识，推动基于联盟的研究从新概念转向标准化的实践。这些新领域不仅会带来新发现，还会增强我们在个体和人群层面，将新发现转化为更好的实践的能力。

数字革命

现在，社会的各个方面都会提及"大数据"（Boyd & Crawford，2012；Cukier & Mayer-Schoenberger，2013；Kitchin，2014）。虽然有多个定义，但多数是指高维数据：包含数百万个变量、数百万个体、成千上万个时间点或者是它们之间的一些组合。我们在此维度上对数据进行收集、储存以及简便地操作、分析的能力，为理解健康并致力于在个体、社区和体系层面促进健康带来了前所未有的机遇。我们可以存储源自各个层面的生物标记物的数据，电子病例、付费记录和用药记录。这还仅仅是医疗部门内部的例子；医疗数据亦常于其他公共服务相联系，如教育、社会服务、住房、犯罪活动、商业实体，来自社交媒体和商业产品的私人数据，以及环境卫生数据。对大数据进行数据挖掘，允许使用不可知论和贝叶斯的方法，即在没有假设或者理论驱动的情况下，寻找数据所呈现出的模式。这些模式可以为病因学或者干预设计的假设检验提供进一步的思路，亦能够用于设计预测算法，以识别有风险的个体，以及那些最有可能从特殊治疗或者干预中获益的人们，预测疫情或者识别在体系层面可以改进的领域（Krystal 等，2017）。众多的统计和计算方法已经得到推广和比较，从而为数据挖掘服务，这些方法包括神经网络、判别分析、支持向量机、分类与回归数和随机森林法（Maroco 等，2011）。

小结

本节中大多数新兴的策略要依靠某些形式的大数据：通过互联网资源获得的数据，来自可穿戴技术的即时数据，来自登记中心和联盟、生物标记物和"生物组学"的广泛数据，不一而足。要利用这些数据，并将它们转化为可以指引预防、干预和监测的知识，所需要的统计和生物信息学工具是未来公共精神卫生领域至关重要的新兴领域。

生物标记物的出现

尽管在过去 10 年中，有关风险或者疾病生物学标记物的可获得性和应用是空前的，但其概念并不新鲜（Ashbrook 等，2018；Turck，2009）。依照 NIH 工作组对生物标记物的定义，它是指一种客观地测量正常生物学或者病理学过程的特征性指标（Atkinson

等，2001）。

在所有医疗领域生物标记物都是富有吸引力的，尤其是在精神卫生领域，它客观而非主观地反映出躯体状况。这尤适用于精神障碍的相关问题，因为诊断评估、甚至是判断尚不足以构成诊断的征兆和症状，都需要专业帮助，费时费力、且又经常不可靠。生物标记物包括分子水平的测量如蛋白含量、基因型、基因表达和代谢物，以及一些生物功能的测量比如心率、血压、神经影像、体动记录仪、眼动、无意识的反射反应，以及许多其他重要的指标。

生物标记物亦可反映出亚表型、临床终点及早于临床表现的风险水平，因此，能够应用于早期干预。例如，对于阿尔茨海默病来说，遗传、脑脊液蛋白和神经影像的生物标记物业已变得如此常见，以至于此领域正在讨论用患者身前的诊断标准，来取代长期以来确诊对于患者尸检的要求（Glymour 等，2018；Jack 等，2018）。功能蛋白组学方法可用于识别精神分裂症病因学亚群（Korth 等，2017），并且，这种方法业已用于许多其他精神障碍，来解析已经观察到的，但没有被充分了解的异质性。生物标记物因其客观测量和快速应答，已逐渐成为临床试验富有吸引力的研究终点。例如，影像生物标记物以及靶蛋白水平已用于针对重性精神病的谷氨酸盐类药物研发的终点（Javitt 等，2018；Takahashi 等，2015）。

小结

生物标记物亦能够为病因学提供新信息，从而转化为新的预防或者治疗性干预。例如，对孤独症谱系障碍（autism spectrum disorder，ASD）中的罕见变异基因研究发现，CHD8 在神经发育通路中起调控作用（Sugathan 等，2014）。也许将生物标记物用在服务和治疗的实施是最为直接的，尤其是通过精准医疗提供个性化定制的治疗策略（Schubert 等，2018）。

生物标记物，包括分子、行为、活动和基于影像的工具，正在迅速崛起，对健康与风险评估具有信息量大、价格低廉和测量客观的优势。未来，在预测、评估和对病因学认识方面应当利用这一新兴领域，以加快多条战线上的进程，最终促使公共精神卫生获益。

组学革命

许多人认为，过去 20 年发生了"组学"革命。随着人类基因组的测序，在其他生物功能水平上验证整个"组学"的概念也已经出现。现在不是测量单个基因或者几个基因，而是可以进行全基因测序——包括 24 对染色体（包括 X 和 Y，虽然每个人只有 23 对）上的 2 万多个基因和它们之间数十亿个碱基对。这项技术不再研究几个基因转录的 RNA 表达，而是研究整个转录组。人们不再研究相关单一通路上的几个蛋白，而是尝试研究成百上千个蛋白，于是蛋白质组学应运而生。现在，组学革命不仅包括基因组学、转录组学和蛋白质组学——传统遗传学的中心法则（Crick，1970）——还包括其他基因调控领域——表观基因组学——以及内生的、外生的代谢物——代谢组学。最近的工作也已经扩展到，有能力测量我们组织的微生物含量——微生物组——来用以描述存在于人体组织比如肠道内大量的细菌、真菌或者病毒，而它们能够影响健康

（Turnbaugh 等，2007）。该术语甚至还扩展到环境毒理学，暴露组学或者环境组学的概念是为了描述大量毒物或者个人的所有环境经历。如今许多组学生物标记物在病因学研究中十分常见，并且，它们亦可作为预测和诊断疾病的工具。

小结

第 9 和第 10 章强调对基因、表达和神经影像资料的使用，这是为了促进我们对精神疾患病因的认识，提供新的预防和治疗策略，以及预测存在的风险或者提供最为合适的干预。对生物标记物和组学数据的潜力远远不可小觑，在未来 10 年甚至更长时间，它们很可能触及公共精神卫生的各个领域。

互联网在社会和研究中的作用

现在，只要你连上互联网，就能获取任何你想要的信息。尤为重要的是，互联网允许人们和机构以前所未有的方法彼此联系。它亦能够使社交媒体应用程序变成人们交流的主要方式。这些数字化应用的流行趋势，例如，游戏、虚拟现实、置身于社交媒体以及增加的上网时间，可能对人们的健康起到好与坏的双重作用。

无论相隔多远，互联网亦允许研究者、实践者和公共卫生消费者彼此联系，大大提高了研究和服务的范围。在研究方面，现有不少例子显示，互联网在研究中的效用体现在可触及社区中的广泛成员，包括由于地理位置或者其他妨碍而难以联系的人群（Lal & Adair，2014）。社交媒体应用程序是当今研究招募常用的途径。互联网不仅提供了招募的机会，还能够收集资料甚至开展干预（Bent 等，2014）。为了研究和提供服

务,基金会和商业实体正在有效地利用互联网。例如,西蒙斯孤独症研究基金会通过互联网,为他们的 SPARK 项目研究,已经招募了 5 万个孤独症家庭(Feliciano 等,2018)。问卷资料、与电子医疗信息的链接,以及为生物标记物分析收集到的生物样本,所有的这些都能在网上进行,无须让家属跑到研究中心去。这种工作方式亦允许人们表明是否参与接下来的研究或者实践活动。"祖先服务 23 和我"最近与基金会和学术机构合作,通过互联网上商业客户的招募参与者进入研究项目,以评估环境对脑功能和行为的影　响(GenomeWeb,2017;Hyde 等,2016)。美国肠道项目亦利用互联网招募,以及远程收集生物样本,为研究和商业使用,创建一个可以公开获得的肠道微生物组参考值(Debelius 等,2016)。

通过对公共和私人数据的大规模分享,互联网与数据存取资源的结合极大地促进了研究。世界各地多个团体利用美国 NIH 基因型和表型数据库(dbGAP)门户分享的基因数据进行了大规模的分析(Tryka 等,2014)。获取那些 NIH 资助的遗传学资料需要参与者的知情同意,研究者使用的数据也要获批,其他一些资料比如来自英国生物样本库(UK Biobank)的结果和原始数据则更易获得(Sudlow 等,2015)。这并不局限于基因或者基因组学资料,还包括发展中的神经影像学资料、认知和行为评估资料。

小结

基于网络的技术,包括交互作用和储存选项正在改变着公共精神卫生领域。它们正在为资料分享、服务传递和新知识时代创造机会。该领域必须持续地充分利用这些机会,以达到难以触及的地方,迅速和深入分享信息,并以前所未有的规模收集信息。

移动和可穿戴技术

当今几乎人人都携带一部小型电脑和互联网连接设备:他们的移动手机。目前,这些手机不仅以声音、视频、电子邮件、社交媒体和短信的形式进行即刻交流,亦具有定位和记录活动的能力。除手机以外的可穿戴设备也很常见(Danova,2013;Kim & Shin,2015)。依据品牌、需要和费用的不同,分别能够测量位置、活动、脉搏、睡眠方式甚至是脑电图,血糖水平以及其他生物标记物。这为病因学和实施研究提供了前所未有的能力,同时亦为测量风险和反应,以及为人们实时实地的服务提供工具。智能手机应用现可用于筛查抑郁症或者其他精神卫生问题,包括 PHQ-9(Torous 等,2015)和 CESD-r(http://cesd-r.com;Eaton 等,2012)。

可穿戴设备和电话能够实时收集被动和主动的数据。这种动态的或者生态瞬时评估(EMA)详细地提供了在真实世界中,有关潜在的健康风险和结局的实时信息(Csikszentmihalyi,2011)。例如,"学生生活项目"利用智能手机来评估大学生的心理健康、学业表现和行为趋势,从而更好地了解有关心理健康的风险因素和潜在的预防策略(R. Wang 等,2014)。移动设备还能够用于实时监测和风险评估,甚至是干预:例如,用于探查抑郁和躁狂发作(Osmani,2015)。研究者可以跟踪移动设备地理位置,并了解该位置的相关特征,如药物和其他物质的可获得性,广告、应激源,等等,以及通过单向甚至双向信息联系到那个位置的人,这些能力为个体化和量身定制的干预开创了机会(Schueller 等,2017;Tomko & McClure,2018)。例如,一个处于烟草依赖康复中的人,当他走过烟草零售店,酒吧或者许多烟民聚集的地方,或者穿过一个巨大的烟草广告牌时,可能需要一个鼓励性的友情提示来预防复发(Naughton,2017)。

当前,美国和世界各地,正以非常乐观的态度研究移动健康(mHealth)的干预项目(Marzano 等,2015;Naslund 等,2015)。此外,这些移动健康技术具有服务传递的应用潜力。从安全性来讲,可穿戴设备亦是非常重要的新工具。例如,在阿尔茨海默病患者或者孤独症患者外出时可以通过可穿戴设备对其定位(Miskelly,2005)。移动技术另一个新兴的领域是"芯片实验室",能够远程和便捷地开展分子分析或者其他生物标记评估。例如,现在可以即刻对基于血液的生物标记物进行检测(Guest 等,2016),这为精神障碍的移动蛋白质组学研究或者其他分子检验打开了方便之门(Peter 等,2017)。

小结

可穿戴和移动技术正在兴起,它们为客观和实时测量健康行为、健康状况、治疗效果以及对突出的、未来的风险预测提供了可行和愈来愈实惠的机会。它们亦以前所未有的方式为服务传递带来了重要机会,这些方式能大大减少寻求服务的阻碍,并增加接受治疗的群体。

登记和联盟

过去 10 年的卫生研究认识到,需要非常大的样本才能精确地同时评估多重风险因素的微弱效应。基于这个理由,人群登记数据对心理与行为健康的流行病学调查结果来说,就起到了举足轻重的作用(参见第 1、第 6 和第 7 章)。尤其是北欧国家在人群层面为大规模的调查,提供了巨大的机会,因为他们有能力把健康登记与病案资料、出生记录、住房和包括就业、教育和军队服役在内的其他部门的数据联系起来(Atladottir 等,2015;Munk-Jørgensen & Dinesen Østergaard,2011;Schendel 等,2013)。北欧国家大多还有生物储存库,这使得相关研究还可以整合一些生物标记物的信息。

这种对大样本的需要亦推动了联盟科学的成长,即将多个研究整合起来进行联合分析,这极大地提升了统计功效。在遗传流行病学领域就做出了这种努力,当今已有超过 100 个全基因组关联研究(genome-wide association studies,GWAS)联盟,针对阿尔茨海默病、癌症、糖尿病等疾病进行研究(http://www.wikigenes.org/e/art/e/185.html?vs=11)。在精神医学领域,精神疾病基因组学联盟(Psychiatric Genomics Consortium,PGC)(http://www.med.unc.edu/pgc/)对精神分裂症、双相障碍、重性抑郁症、孤独症和注意缺陷多动障碍的遗传学发现做出了巨大的贡献(Cichon 等,2009;Sullivan,2010)。PGC 现已包括进食障碍、强迫冲动障碍、创伤后应激障碍和物质使用障碍工作组。该联盟纳入了超过 40 个国家 900 余名研究者,汇总了 50 多万名人类参与者的数据(Corvin & Sullivan,2016)。联合研究还对阿尔茨海默病(Lambert 等,2013)的探讨和绘制神经成像表型的遗传学结构图至关重要（Dopfer 等，2004）。

所有交叉登记和联合研究都需要数据高度一致（参见第 5 章）。一个简单的挑战，如生物性别编码的多样性（0/1 与 1/2）就能够破坏交叉研究的分析和解释。更为重要的是，不同的诊断标准、诊断分类、资料收集程序，以及生命历程的年龄窗口，都会极大地影响到研究数据的一致性和推断（Gatz 等，2015）。为了负责任地整合和协调数据，最佳的做法和工具正在出现，这是受大规模合作、针对特定结局的需要驱动所致（Gross 等，2017；Rolland 等，2015）。这包括对共同数据元素进行交叉分类的算法，这些算法基于对项目反应理论的应用和潜变量模型生成特定标准，从而成为联系同一概念的不同类型评估方法的桥梁。对于所有类型的资料来说，数据的协调一致都是至关重要的，基因组学联盟在这方面取得了特别的进展，包括将单核苷酸多态性（SNP）数据标准化，利用为 PychENCODE 项目研发的方法来将表观遗传和表达数据标准化（Akbarian 等，2015），以及利用为 ENIGMA 项目研发的方法将神经成像数据标准化（Thompson 等，2014）。

小结

集体参与并对全人群和多个研究进行分析是当代流行病学的一个标志。它揭示了以前难以实现的、对病因学和风险预测的认识。未来的研究必须设法开展交叉研究合作，消除数据共享的阻碍，并解决数据一致性方面存在的挑战。

学习型医疗体系

随着越来越多地采用电子病历（EMR），大型整合式医疗服务体系为研究大样本的群体提供了新的机会，进而更好地了解精神疾患的病因学和病程，并发展出更有效的服务策略。这一发展激发了人们对"学习型医疗体系"概念的兴趣。2015 年，关于这一新趋势的一份富有影响力的报告中，医学研究院（IOM，2015）将学习型医疗体系定义为，该种医疗体系，"利用科学、信息学、激励和文化之间的协调，不断改进和创新，将最佳临床实践无缝嵌入服务提供的过程中，并且，在服务传递过程中获取新知识。"这种体系的驱动原则是，将传统的独立研究与临床工作充分整合，为研究和改进创建一个良性且持续的循环，利用大数据和分析的效能直接向临床经验学习，并迅速将其成果转化为改进服务的工作中（Freidman 等，2014）。

学习型医疗体系的概念已经根植于斯堪的纳维亚国家成熟的美国医疗服务登记系统中，如上所述的，美国某些整合式医疗体系也践行了这种理念。例如，在丹麦，具有电子数据的综合登记系统记录了全丹麦超过 500 余万人，历次接触精神卫生服务的数据，这为研究精神疾患的原因和危害提供了重要资源，并被用于精神疾病流行病学调查中的众多开创性研究（Munk-Jørgensen & Dinesen Østergaard，2011）。在美国加州北部，凯撒健康计划医疗集团，是一个向 300 余万人提供了综合性服务的医疗体系，它最早在美国利用全企业电子病例进行人群研究，共发表了 600 余篇有关精神疾患者负担与服务的出版物（Davis 等，2018）。在美国其他一些医疗体系，如联盟医疗体系，这是一个设在波士顿的非营利医院和医生网络，以及美国退伍军人健康管理局（美国最大的整合医疗服务体系）都为学习型医疗体系早期模式提供了更多经验，为在真实世界背景下研究精神疾患做出了更大的贡献（McCarthy 等，2015；Perlis 等，2012）。

这些学习型医疗体系早期模式还不能完全实现 2015 年 IOM 提出的愿景：将临床与研究型单位进行无缝整合，从医疗体系中获取研究数据，并将其调查结果迅速转化以改善针对精神障碍患者的干预，但是这些医疗系统还在不断改进，且变得越来越复杂和精密。数个大型医疗体系正在支持新倡议，拟建立患者的生物数据库，以便将基因组和其他与疾患有关的生物数据及个体化干预联系起来，从而改善结局。包括由范德堡大学（Roden 等，2008）支持的 BioVU 项目，其项目组业已成为该领域的领导者，以及退伍军人健康管理局支持的百万退伍军人计划（Gaziano 等，2016）和凯撒健康计划医疗集团中有关基因、环境与健康的研究计划（Banda 等，2015），这些努力都可能为精神疾患带来巨大的希望。

在另一项倡议中，美国许多这样的医疗体系已经被纳入精神卫生研究网络的保护伞下，以创建更广泛的医疗体系网络（Penfold 等，2013）。该网络建立起数字基础设施，并为更大范围内跨机构共享数据制定了政策和程序（Ross 等，2014），从而进一步加速对精神疾患的研究。目前该网络正在从事开创性的工作，如一项基于在初级保健中心定期筛查抑郁症的自杀干预研究（Rossom 等，2017；Simon 等，2016）。

小结

对于公共精神卫生的未来，一个令人振奋的机会是对电子病历的采用，以及对医疗服务数据体系的价值的认识，这些数据体系既服务于临床，又适用于研究目的，而临床和研究又可以为彼此提供新的思路。该领域的工作正在开始揭示学习型医疗体系为当前体系带来转型的前景。

公共精神卫生未来在政策、计划和服务中的愿景

持续监测进度

对美国人群和全球的心理健康的日常监测至关重要。这需要为描述性流行病学提供新的资金，来记录精神与行为障碍在不同生命时期的发病率和患病率。即使这个领域开展了大量的数据收集工作（Dean 等，2016），在过去 30 多年获得的经费却并没有增加。

就像我们监测传染性和非传染性疾病的流行情况，以及系统的评估食品和水的安全性一样，我们应当评估我们的生命质量和心理学环境。就像我们要求儿童接种预防一系列传染性疾病的疫苗作为上学的条件一样，我们应当期待儿童的社会和情绪健康受到监测，并且，应当实施有效的技巧以提升他们应对负面应激和创伤的复原力。需要有系统的工作来衡量社区卫生状况，这反过来有助于我们将日益受限的资源，用于应对新出现的威胁，并评估有关干预的总体效果。这种新方法注重充分的整合与协调预防和促进技术，这对个体和社区的未来都很重要。

这对我们人群中易感的和边缘化的成

员尤为重要,正如第 7 章所讨论的,他们承受着不平等的精神障碍负担。这需要特殊的资源,因为这些社区成员最不可能寻求或者利用通常作为监测数据来源的服务体系。必须应用特殊的方法在如下人群获得有关心理与行为健康状况的准确信息,即儿童,没有稳定住房和没有保险的人,遭受歧视和有耻感的人包括少数族裔,性别和性少数取向者。然而,这些社区成员最有可能从服务中获益,因此,必须严格地把他们纳入监测工作之中。

小结

如果没有有关精神疾患发病和危害的可靠数据,就难以强调心理与行为健康在我们社会中的重要性,以及我们在多大程度上取得了进展。如果没有个体、社区、体系和人群层面有关负担和经验方面的描述性数据,就无法评估改善服务和预防策略所取得的进展。

持续推进知情解决方案

虽然在研究和服务传递方面依然存在着差距,本书仍描述了在心理与行为健康服务和知识方面的主要进展。该领域对精神疾患的生理、社会和心理原因已经有了新看法,可为特定人群在特定生命历程窗口提供量身定制的良好干预,并通过多个部门传递服务。也许现在和将来,最大的需要是扩展知识转化的工具和途径,以便利用知识影响人群。人们越来越多地意识到,在这个领域传播和实施科学是一个很受欢迎的关键所在,它关注于干预和服务体系的可行性、可接受性和可扩展性,这都离不开社区消费者自始至终的参与(Lammers & Happell,

2003;Lloyd & King,2003;Magnabosco,2006;Middleton 等,2004)。为影响公共精神卫生,在接下来的几节,我们将讨论一些知识持续转化的途径。

我们必须不断增强对社区环境的关注,这经常涉及全体人群和精神与行为障碍患者有关健康问题的社会决定因素。WHO 有关健康问题社会决定因素委员会认识到,居住的社区对儿童发育、自我概念形成、社会化、社交网络、结婚、幸福感、犯罪行为,甚至对躯体和情绪健康都产生了重要的影响(CSDH,2008)。虽然一些社区可以向居住者提供个人的、社交的、经济的和文化上的机会,并给他们传递幸福感和高品质的生活质量,但在财力和人力资源非常有限的社区中,人们更可能感到被他人所疏离,或者感觉生活没有希望。因此,社区情境的作用并不比健康的社会决定因素更有力地反映出来。

促进健康的大部分工作都用于提高社区的整体健康水平。虽然这个目标很重要,但它并未反映出这样一种认识,即在一个社区内,健康状况的分布并不一定平等而均一。最近在为《健康国民 2020》(http://www.healthypeople.gov/2020/default.aspx)计划目标所作的工作中认识到了这种联系的重要性,并实施了一个模式来解决健康和医疗服务差异,包括精神疾患及其服务存在的差异。这项工作强调,与健康相关的差异只能通过促进社会公平的方式克服,因为这些差异是基于社会劣势(Braveman 等,2011)。《患者保护与平价医疗法案》主要强调了通过改变保险覆盖范围,拨付用于预防和促进干预的经费,不区别化对待精神疾患与其他疾病或者治疗,以消除目前的健康和医疗服务差异。

虽然与社会决定因素相关的风险因素增加了产生疾患和残疾的可能性,但这些风险因素的作用也受到个体复原力的调节,这种调节包含个人的和环境的影响。复原力(resilience)是指人们在面临危险的情况下仍能保持健康的能力(Bonanno, 2004)。在应激之后,复原力动用个人技巧和其他能力,以及依靠社会的和其他外在的,环境的支持,它可带来迅速、有效的康复。复原力可以是个体的,也可以是集体的(F. H. Norris 等, 2008)。对于个体来讲,复原力与气质性的变量和特定的环境有关,这些环境可以促进问题解决和社交技巧的发展,以及有助于缓冲社会环境中的应激。同样,在家庭中,富有支持性、安全感和关爱般的父母,能够促进儿童和整个家庭的复原力。在社区和学校层面,与复原力的发展有所关联的是凝聚力和归属感,这是由亲社会的同伴关系和提供机会发展能力的环境而产生的。

许多有助于发展复原力的因素已经在干预中得以实施,旨在促进积极的心理健康,并减少精神疾患包括物质使用与滥用的发生。正如第 18 章讨论的,现已发现,许多基于循证的干预可以有效地实现这些目标。在个体、家庭、学校和社区层面,干预可以促进健康行为,并减少问题行为和精神疾患的发生。然而,正如 IOM(2009)指出,要使这些已知有效的预防性干预真正带来福祉,其挑战是,要在全球范围内准确扩大干预规模(美国研究委员会和 IOM, 2009)。由于这些预防性干预的试验和实施广泛地分散于各级政府部门,没有人在预防和促进领域中提

供足够的战略领导,来实现这些干预具有的非凡潜力。

小结

在这项工作中要建立政治决心,来准确履行基于循证的预防性干预,并发展下一代预防和促进工作,这需要各级政府部门和专业院校共享战略。衡量我们成功促进人群健康和康宁的问责制结构对这些工作的成功将是至关重要的。

关注康复

可以把康复解释为"一段疗愈或者转变的旅程,这段旅程能够让具有精神卫生问题的人在他或者她选择的社区中过上有意义的生活,同时,努力实现他或者她的全部潜能"(SAMHSA, 2004)。康复概念不是仅仅关注于症状缓解,康复作为一个目标,是精神卫生政策制定(SAMHSA, 2004)和研究的重要原则(美国卫生与公众服务部, 1999)。这个康复定义与公共卫生的相关性根植于一种个体的理念,其理念是个体有能力作为社会成员充分参与生活,并有权融入社区生活。它使得公共卫生的总体愿景更为圆满:疾病预防、健康促进、开展以患者为中心的治疗性干预,以及恢复患者的心理社会功能(Miles 等, 2009)。我们还需要更多地关注那些在康复过程中,努力参与预防、治疗和康复所有阶段的人(Ostrow & Hayes, 2015)。

促进我们的精神卫生服务体系

纵观 20 世纪的大部分时间,精神障碍,甚至更广泛地说,成瘾,都被看作是服务体系的独立领域,而能够有效加强整体公共卫

生的干预和预防性措施,也不被认为可以影响这个领域。随着人们越来越多地认识到,世界上最容易致残的疾病中超过半数以上是精神障碍,加上有效的预防、促进技术以及治疗的手段不断增多,现在是时候,来充分整合从预防到康复的精神卫生服务,进而使社区中的每个人享有健康。现在亦是时候,把精神卫生服务(精神医学和心理治疗)与正规的支持性服务(如职业康复)和天然支撑(家庭、朋友、同伴和社区)整合起来,这些相似的要素对于以患者为中心(不是以疾病为中心)的体系和使用公共卫生方法的体系都必不可少。

意料之中的是,在美国精神障碍患者其物质使用障碍的风险会增加,尤其是因为慢性精神障碍个体会频繁地自我用药,如伴有酒精或者药物滥用的抑郁症患者。此外,当今严重精神障碍患者共患慢性躯体疾病的风险很高,且业已发现,这使他们的预期寿命减少了 25 年(Colton & Manderscheid,2006,参见第 6 章)。最后,就像其他有慢性健康问题的人,如心脏病、糖尿病和哮喘病患者一样,精神障碍患者亦可患上需要治疗的急性疾病。

在每种情况下,都可能有多个服务提供者。为了达到最佳效果,他们不仅需要分享信息(如处方药,做诊断等),还需要一起为患者的整体健康努力。协调服务对公共卫生方法必不可少,它是从整体视角看待患者,即把患者看作在行为、社会和躯体健康中有服务需要的人,它也将患者作为人来对待,而不是作为疾病实体。ACA 强调协调躯体、精神和物质滥用服务提供者的重要性。然而,在培训、服务提供和倡导方面,对躯体

健康和心理健康的历史割裂,意味着这些需要一起工作的群体,几乎没有成功的先例可循。当前的政治分裂更加剧了这种困难,因为协调医疗服务与 ACA 的存在都受到了威胁。对于成功的整合模式和积极的结果,我们需要加以识别、传播、并通过指导和辅导进行支持。这提出了一个特别的挑战,因为不同的治疗学科对康复的概念持有不同的观念,甚至对精神与物质使用障碍康复的可能性也有不同的看法。服务提供者、购买者和消费者都需要更多的培训,以帮助服务体系的从业人员从"平行起作用"转变到协调性服务。

目前的服务体系在财务上是不可持续的。必须促进健康和康宁,并使用对人群产生积极结果的解决方法来治疗疾病。健康福利、医疗之家、负责任的服务组织、聚焦于患者和消费者的工具包、同伴和社区领导力等需要实施和维持的必要措施,都需要更多地关注财务上的可持续性,以及组织上的和结构上的问题。我们需要夯实基于人群的、促进心理健康的组织结构,同时,努力提供更有效的治疗,更加强调实施的规模和可持续性(D. L. Fixsen 等,2005)。我们也必须认识到,比如在刑事司法、教育等其他部门研究和实践的基础上,如何促进人群的心理健康(Fox & Berman, 2002;Domitrovich 等,2008;D. Fixsen 等,2009),还有很多东西需要学习。

把人放在公共精神卫生的首位

充分融入社区,并有机会公平地参与社区生活的各个方面,是所有人的目标。必须赋予精神障碍患者权利,使他们能够有意义

地参与到自己的服务中来。消费者对于个体服务和政策的参与,可以改善严重精神障碍患者的结局和康复潜力(Fisher & Spiro,2010;IOM,2006;总统心理健康新自由委员会,2003)。参与健康和社会服务提供体系也能促进公民意识(Chamberlin,1998)。在大量的政策文件中,消费者参与,以个人为中心的服务和康复已经成为精神卫生体系政策和规划中的优先事项,其中包括《精神卫生:医务总监报告》(美国卫生署,1999),IOM 的《促进精神与物质使用障碍的医疗质量》(2006),以及新自由委员会的报告(2003)。获得或者维护健康是一个复杂的过程,这需要倡导者包括消费者(他们习惯于被剥夺权利、经常受别人的教导、引导和训导),来扮演有效的改变者的角色(Fisher & Spiro,2010)。而参与的偏好可能取决于个人的洞察力和恢复状态。随着消费者在康复过程中的进步,他们可能会变得更有话语权。因为随着时间的推移,那些能够在决策制定和管理他们自己疾患方面,发挥出更加积极作用的人就越加健康,让消费者参与的激励技巧能够促进其健康(Drake等,2009;Torrey & Drake,2010)。把人放在首位的方法包括以患者为中心的服务、共享决策制定、自我管理和同伴支持。这些在医疗服务领域都得到了很好的发展,并极大地促进了心理健康。

以患者为中心的服务

在一系列广泛的医疗问题上,以患者为中心的服务正在受到越来越多的关注。IOM 把以患者为中心的服务定义为:"服务应充分尊重、响应个体患者的偏好、需要和价值诉求,并确保所有的临床决策基于患者价值诉求。"(IOM),并且,它采用患者为中心作为衡量高质量医疗服务体系的指标(IOM,2006)。还有专家提出了 3 句以患者为中心的格言(Berwick,2009):

● "把患者的需要放在首位"主张患者比医生更了解自己的利益

● "没有我,就无从谈起"这是一句来自残疾人权利的经典口号,提倡服务中的透明度和参与度

● "每个患者都是唯一的患者"强调在个体层面定制服务,并且,与其把提供者视为医疗服务体系中的"主人",不如看作是患者生命中的"客人"

过去十几年,在初级保健和其他专科中,以患者为中心的服务改善结局的证据,有了显著发展(Battersby 等,2010;Epstein & Street,2007;Venetis 等,2009)。

以患者为中心的服务要存在,患者就必须获得能够促成他们做出充分知情的医疗服务决策的信息。因此,健康素养[4]是一个关键因素。健康素养能够帮助消费者更好地独立了解其健康和康宁,因为消费者要与其提供者一起制定他们的医疗计划。健康素养也能让健康之人永葆健康。按照IOM(2006)指出的,一个人的决策能力取决于三个因素:①在某一时刻理解、欣赏、推理和交流的偏好;②了解在所做具体决策中的风险与获益;③个体做决策涉及个人能力时的知识和偏见(IOM,2006)。

研究证据表明,健康差异既与个人的卫生知识有关,也和为个人进行医疗决策时存在的感知和偏见有关。增加促进健康素养的机会可以带来以下益处:如帮助消费者为风险 - 收益决策以及合理地评估偏好作

好准备,以及帮助服务提供者对以患者为中心的决策感到更加舒服。此外,健康素养可以满足公众全面了解康宁与疾患的需要,这反过来可以促进社区的健康和赋权(Kindig等,2004)。作为医疗卫生改革的一部分,基于信息的干预和体系(如由消费者维护和保管的个人医疗记录)得以发展和实施,健康素养由此显得越来越重要。重要的是,精神卫生问题应当与更为广泛的医疗服务体系一起受到关注。

共享决策

共享决策是指:"为了在医疗服务决策中达成一致,患者与照料者之间的合作。"(Dartmouth-Hitchcock,2018)。在大多数情况下,它涉及决策辅助工具的引入和使用,以及对于患者的教育。从实践角度看,共享决策需要在客户与从业者之间建立一个合作过程,他们为了达成卫生医疗决策的一致性,彼此都把对方视为专家,一起工作,交换信息和明确价值观(Deegan等,2008)。共享决策能有效地帮助患者了解身体状况(如癌症和多发性硬化症,Frosch & Kaplan,1999;Heesen等,2007;Volk等,1999)。在某些情况下,基于循证的医学认为,消费者的偏好和选择比客观的科学依据更重要(Adams & Drake,2006)。基于这个理由,更应该注意到决策辅助工具的内容(Adams & Drake,2006)以及在改善精神障碍患者结局的同时,把这些工作与更广泛的医疗工作结合起来(Adams & Drake,2006;Joosten等,2008)。共享决策的重要性已经被写入平价医疗法案的条文,它指导美国卫生与公众服务部产生决策辅助工具,这对患者整个生命历程和疾病状况都有意义。一些利益相关者把共享决策视为一种控制成本的手段(Braddock,2010),但同时也可促进提供者与患者之间的合作关系,允许他们双方在个人需要和社区资源的背景下看待医疗服务。然而,在精神卫生机构落实真正的合作关系方面,仍有许多挑战(Ostrow & Adams,2012;Schoz等,2018)。

自我管理和自我导向式服务

无论健康还是生病,人们都希望掌控自己的生活。改善自我管理的努力应当从整体的角度看待健康促进、治疗和康复——这种整体观是把一个人生命中的心理、躯体和社会方面融为一体看待。自我管理具有许多维度,包括赋权、自我效能、个人责任,以及与别人的相互依赖;它是维护长期康复的重要部分。对于其他慢性躯体状况如肢体丧失和 2 型糖尿病,自我管理非常有效(S. L. Norris 等,2001;Wegener 等,2009)。"疾病管理和康复"(SAMHSA 的一个基于循证的实践)以及"健康康复行动计划"等干预,都已经显示出在精神卫生领域有助于促进康复和改善与症状有关的结局的效果(J. Cook,2009;Mueser 等,2002)。

自我导向式服务也是一种前进的方式。与保险公司支付给医疗提供者的费用不同,自我导向式服务让消费者能够选择并支付给医疗服务市场上,可以获得的、有助于他们个人康复的商品和服务。自我导向式服务也允许个人购买社区中的健康服务,例如,那些为了强身健体提供的机会或者为了社区参与提供的支持。在自我导向式服务中,消费者在"康复教练"的帮助下制定预算,购买适合他们个性化康复和康复需要的服务,这些服务包括传统的和非传统的服务

（Barczyk & Lincove，2010；Doty 等，2007）。从有限的资料看来，自我导向式服务项目似乎能够减少他们对危机服务的利用，并促进了消费者的满意度（Alakeson，2010；J. A. Cook 等，2008）。同时，还应当扩大那些有精神残疾且正在康复的人在就业包括自谋职业过程中的作用（Ostrow 等，2018）。

同伴支持

同伴支持计划，适用于有病患（如癌症、截肢和成瘾）体验或者康复期患者，该计划发现有相似疾病和服务的同伴，通过同样的经历和共同的情感和心理痛苦，能够比其他人更容易移情理解患者的处境（Mead & MacNeil，2006）。此外，自 1935 年匿名戒酒者协会（alcoholics anonymous，AA）创建以来，同伴支持已经成为物质使用障碍治疗中的重要组成部分。在精神卫生领域，同伴支持是精神卫生消费者运动的产物。行为健康同伴支持服务由自我认定患有精神疾患的人提供，这些正在或者曾经接受过精神卫生服务的人，他们反过来传递服务，来帮助其他精神障碍患者，为其带来期望的社会或者个人变革（天普大学精神残疾患者社区共融计划，2011）。同伴运营服务包括但不局限于由精神障碍患者计划、操作和管理的照管中心（drop-in centers），危机服务和就业服务。

传统精神卫生服务与消费者操作的或者自助的服务结合起来的时候，比起单独的传统精神卫生服务更能改善患者的结局（Campbell，2009；Segal 等，2010）。SAMHSA 及其精神卫生服务中心所指定的基于循证的实践，既包括在传统机构中同伴专家所提供的支持性服务，也包括由消费者经营的服务（Campbell 等，2006；消费者操作的自助服务项目：一份技术报告，2000；Mann，2010）。

为了精神障碍康复患者的健康促进，自助中心已经提供了同伴支持（Swarbrick 等，2009），并且，正在培训同伴健康教练加入精神卫生队伍，来帮助其他需要康复的精神障碍患者识别与健康有关的目标，并保持健康的生活方式（Swarbrick 等，2011）。在新奥尔良的 ACMHA 分会上（系行为健康领域的一次领袖年会），勾勒出了一个由同伴领导负责的社区健康组织框架雏形。这些组织将是"由同伴领导的健康社区，能够促进健康，并为社区成员的全面健康负责"（Manderscheid，2011）。他们的作用和结构类似于负责任的服务组织。然而，如果同伴要向不断发展的医疗服务体系提供最大利益，至关重要的是，要在努力扩大和 / 或监测服务及其结局时，包括来自消费者及其同伴的视角（Ostrow & Leaf，2014）。

尽管以消费者为基础的服务方式充满希望，但病耻感仍然在阻碍着消费者参与到服务的过程中（IOM，2006）。还必须做更多的工作，来巩固和传播由消费者参与的精神卫生服务的有效性和可行性。

与其他部门展开协作

本书绝大部分是透过人群、社区和个体层面的医疗服务角度，聚焦于公共精神卫生。正如前面几章提及的，心理与行为健康的挑战不只在孤立的医疗服务体系内产生，相反，它们影响到个体生活及其家庭和社区的各个方面。为了取得真正的进展，该领域必须在医疗服务部门以外，主动寻求互利的合作关系，并着眼于对人群层面的影响。例如，几乎所有的美国儿童都会上学。因此，教育系统是一个促进儿童健康和发展的理想伙伴,能够对整个人生历程产生积极影响。例如,大量的证据显示出普遍性预防的效能,"好行为竞赛"(good behavior game,GBG; Barrish 等,1969),可以在低年级的小学生中间建立起自律和亲社会行为。有证据表示,参与过 GBG 的儿童,其心理与行为健康问题(如物质使用与滥用以及品行障碍)的出现率较低(Kellam 等,2014),并且,直到其成年,他们的学业成绩也较好(Bradshaw 等,2009)。

接下来,类似的观念是,与雇主的合作关系也会对公共卫生产生难以置信的影响。大多数美国成年人(63%)都参与工作。因此,与工作场所的合作关系可以促进心理健康,降低与精神疾患有关的病耻感,增加对服务的利用,从而塑造美国的心理健康。重要的是,雇主为促进心理与行为健康问题所做出的努力也会让公司获益,这是通过促进生产力,降低缺勤率,降低超时工作(在岗却无实际工作产出),减少人员流动以及降低医疗服务费用等方面来实现(Goetzel 等,2018)。

正如第 13 章提及的,司法体系在心理与行为健康中,起到越来越重要的角色。与立法者、执法者、刑事律师、看守所、监狱和重返社会项目有意建立富有创造性的、基于循证的对话与合作关系,能够产生巨大的影响。我们必须与这些系统一起工作,使精神与物质使用障碍非犯罪化,在治疗和康复中为他们提供创造性的解决方案,减少在逮捕、定罪和判决中的不平等,并增加其在监禁期和在释放时的服务获得性。在马里兰州巴尔的摩的一个当地例子是,巴尔的摩卫生领导研究所提供的移动医疗车,停靠在巴尔的摩市拘留中心,给最近释放的、有需要的人带来赛宝松[5]治疗。具体说来,医生在医疗车里给人们做体检、开处方,而不是让他们按部就班地到实体诊所看病。这些模式,辅以改良逮捕和判决实践的政策,能够极大地促进这个国家的精神卫生面貌。

小结

为了对心理与行为健康产生必要的影响,需要在传统与非传统部门,政府与行业之间进行合作。社会项目经常是孤立地运作,关注于人群健康中独立却又相互关联的因素。为了最大限度地发挥出累积效果,必须整合和策略性地引导这些项目。这对影响公众的心理健康尤为如此。

总　结

公共卫生试图通过发现新的解决方法保护健康和挽救生命,并激励和加强联邦、州和当地政府、社区和社区组织的教育和组织工作。这种公共卫生方法同样可以使心理与行为健康获益,只不过其发展的速度明显滞后于其他卫生领域。本书的作者敦促重新践行美国公共卫生协会 Winslow 医生1926 年所做的演讲,呼吁人们增加对精神疾患预防、治疗和康复的重视,并预测精神卫生在促进、维护和恢复健康中,以及减少因疾病问题带来的危害中,将会起到非常重要的作用:"我认为,精神卫生服务将会占据我们一部分的精力,也许,与投入诊治身体其他器官所有疾病的精力一样大。"再过几年,这个愿景就诞生百年了。当然,前进的步伐正在加快,当今我们拥有的知识和对技术的使用正在呈现出指数级的增长,在百年到来之前,仍存在发挥更大的作用的潜力。我们必须以此为基础,推动目前的循证研究进入实施过程,支持社区和美国多部门的合作关系,以及持续解决反复妨碍我们前进的不平等、病耻感和歧视。现在是时候了,这是我们的责任——既是作者的责任,又是读者的责任。

(李洁译,梁笛审校)

注释

［1］效力(efficacy)研究与效果(effectiveness)研究,见本书第12章注释。

［2］性别少数(gender minority,GM)群体,包括跨性别(transgender)、非二元(nonbinary)性别以及其他人。见本书第7章正文。

［3］BJS, 全 称 为 Bureau of Justice Statistics,司法统计局。

［4］健康素养(health literacy)是指个人获取和理解健康信息,并运用这些信息维护和促进自身健康的能力。

［5］赛宝松(suboxone),化学名为纳洛酮,系一种阿片类受体拮抗剂。

参 考 文 献

Adachi-Mejia, A. M., Longacre, M. R., Gibson, J. J., Beach, M. L., Titus-Ernstoff, L. T., & Dalton, M. A. (2007). Children with a TV in their bedroom at higher risk for being overweight. *International Journal of Obesity, 31*(4), 644.

Adams, J. R., & Drake, R. E. (2006). Shared decision-making and evidence-based practice. *Community Mental Health Journal, 42*(1), 87–105.

Akbarian, S., Liu, C., Knowles, J. A., Vaccarino, F. M., Farnham, P. J., Crawford, G. E., . . . Geschwind, D. H. (2015). The psychencode project. *Nature Neuroscience, 18*(12), 1707.

Alakeson, V. (2010). *International development in self-directed care.* Issue Brief (Commonwealth Fund).

Alonso, J., Buron, A., Bruffaerts, R., He, Y., Posada-Villa, J., Lepine, J., . . . Tachimori, H. (2008). Association of perceived stigma and mood and anxiety disorders: Results from the World Mental Health Surveys. *Acta Psychiatrica Scandinavica, 118*(4), 305–314.

Alonso, J., Buron, A., Rojas-Farreras, S., De Graaf, R., Haro, J. M., De Girolamo, G., . . . Vilagut, G. (2009). Perceived stigma among individuals with common mental disorders. *Journal of Affective Disorders, 118*(1–3), 180–186.

Anglin, D. M., Alberti, P. M., Link, B. G., & Phelan, J. C. (2008). Racial differences in beliefs about the effectiveness and necessity of mental health treatment. *American Journal of Community Psychology, 42*(1–2), 17.

Ashbrook, D. G., Mulligan, M. K., & Williams, R. W. (2018). Post-genomic behavioral genetics: From revolution to routine. *Genes, Brain and Behavior, 17*(3), e12441.

Atkins, M. S., Hoagwood, K. E., Kutash, K., & Seidman, E. (2010). Toward the integration of education and mental health in schools. *Administration and Policy in Mental Health and Mental Health Services Research, 37*(1–2), 40–47.

Atkinson, A. J., Colburn, W. A., DeGruttola, V. G., DeMets, D. L., Downing, G. J., Hoth, D. F., . . . Zeger, S. L. (2001). Biomarkers and surrogate endpoints: Preferred definitions and conceptual framework. *Clinical Pharmacology and Therapeutics, 69*(3), 89–95.

Atladottir, H. O., Gyllenberg, D., Langridge, A., Sandin, S., Hansen, S. N., Leonard, H., . . . Bourke, J. (2015). The increasing prevalence of reported diagnoses of childhood psychiatric disorders: A descriptive multinational comparison. *European Child & Adolescent Psychiatry, 24*(2), 173–183.

Banda, Y., Kvale, M. N., Hoffmann, T. J., Hesselson, S. E., Ranatunga, D., Tang, H., . . . Henderson, M. (2015). Characterizing race/ethnicity and genetic ancestry for 100,000 subjects in the Genetic Epidemiology Research on Adult Health and Aging (GERA) cohort. *Genetics, 200*(4), 1285–1295.

Barczyk, A. N., & Lincove, J. A. (2010). Cash and counseling: A model for self-directed care programs to empower individuals with serious mental illnesses. *Social Work in Mental Health, 8*(3), 209–224.

Barrish, H. H., Saunders, M., & Wolf, M. M. (1969). Good behavior game: Effects of individual contingencies for group consequences on disruptive behavior in a classroom1. *Journal of Applied Behavior Analysis, 2*(2), 119–124.

Battersby, M., Von Korff, M., Schaefer, J., Davis, C., Ludman, E., Greene, S. M., . . . Wagner, E.

H. (2010). Twelve evidence-based principles for implementing self-management support in primary care. *Joint Commission Journal on Quality and Patient Safety, 36*(12), 561–570.

Ben–Zur, H., Gil, S., & Shamshins, Y. (2012). The relationship between exposure to terror through the media, coping strategies and resources, and distress and secondary traumatization. *International Journal of Stress Management, 19*(2), 132.

Bent, S., Hendren, R. L., Zandi, T., Law, K., Choi, J. E., Widjaja, F., . . . Law, P. (2014). Internet-based, randomized, controlled trial of omega-3 fatty acids for hyperactivity in autism. *Journal of the American Academy of Child and Adolescent Psychiatry, 53*(6), 658–666.

Berg, A. O., Melle, I., Rossberg, J. I., Romm, K. L., Larsson, S., Lagerberg, T. V., . . . Hauff, E. (2011). Perceived discrimination is associated with severity of positive and depression/anxiety symptoms in immigrants with psychosis: A cross-sectional study. *BMC Psychiatry, 11*:77.

Berkman, L. F., Kawachi, I., & Glymour, M. M. (2014). *Social epidemiology*. New York: Oxford University Press.

Berwick, D. M. (2009). What "patient-centered" should mean: Confessions of an extremist. *Health Affairs, 28*(4).

BJS Statisticians. (2006). Mental health problems of prison and jail inmates. *Mental Health, 101*, 1.

Blease, C. R. (2015). Too many "friends," too few "likes"? Evolutionary psychology and "Facebook depression." *Review of General Psychology, 19*(1), 1.

Bobak, M., Pikhart, H., Rose, R., Hertzman, C., & Marmot, M. (2000). Socioeconomic factors, material inequalities, and perceived control in self-rated health: Cross-sectional data from seven post-communist countries. *Social Science and Medicine, 51*(9), 1343–1350.

Bonanno, G. A. (2004). Loss, trauma, and human resilience: Have we underestimated the human capacity to thrive after extremely aversive events? *American Psychologist, 59*(1), 20–28.

Boyd, D., & Crawford, K. (2012). Critical questions for big data: Provocations for a cultural, technological, and scholarly phenomenon. *Information Communication and Society, 15*(5), 662–679.

Braddock, C. H. (2010). The emerging importance and relevance of shared decision making to clinical practice. *Medical Decision Making: An International Journal of the Society for Medical Decision Making, 30*(5 suppl.), 5–7.

Bradshaw, C. P., Zmuda, J. H., Kellam, S. G., & Ialongo, N. S. (2009). Longitudinal impact of two universal preventive interventions in first grade on educational outcomes in high school. *Journal of Educational Psychology, 101*(4), 926–937.

Braveman, P. A., Egerter, S. A., Woolf, S. H., & Marks, J. S. (2011). When do we know enough to recommend action on the social determinants of health? *American Journal of Preventive Medicine, 40*(1, Supplement 1), S58–S66.

Butterfield, M. I., McIntyre, L. M., Stechuchak, K. M., Nanda, K., & Bastian, L. A. (1998). Mental disorder symptoms in veteran women: Impact of physical and sexual assault. *Journal-American Medical Womens Association, 53*, 198–200.

Campbell, J. (2009). *Federal multi-site study finds consumer-operated service programs are evidence-based practices*. St Louis: Missouri Institute of Mental Health.

Campbell, J., Lichtenstein, C., Teague, G., Johnsen, M., Yates, B., & Sonnefeld, J. (2006). *The Consumer Operated Service Programs (COSP) multi-site research initiative: Final report*. St Louis, MO: Coordinating Center at the Missouri Institute of Mental Health.

Carter, A. S., Wagmiller, R. J., Gray, S. A. O., McCarthy, K. J., Horwitz, S. M., & Briggs-Gowan, M. J. (2010). Prevalence of DSM-IV disorder in a representative, healthy birth cohort at school entry: Sociodemographic risks and social adaptation. *Journal of the American Academy of Child and Adolescent Psychiatry, 49*(7), 686–698.

Chae, D. H., Lee, S., Lincoln, K. D., & Ihara, E. S. (2012). Discrimination, family relationships, and major depression among Asian Americans. *Journal of Immigrant and Minority Health, 14*(3), 361–370.

Chamberlin, J. (1998). Citizenship rights and psychiatric disability. *Psychiatric Rehabilitation Journal, 21*(4), 405–408.

Chen, A. W., Kazanjian, A., & Wong, H. (2009). Why do Chinese Canadians not consult mental health services: health status, language or culture? *Transcultural Psychiatry, 46*(4), 623–641.

Chong, S. A., Verma, S., Vaingankar, J. A., Chan, Y. H., Wong, L. Y., & Heng, B. H. (2007). Perception of the public towards the mentally ill in developed Asian country. *Social Psychiatry and Psychiatric Epidemiology, 42*(9), 734–739.

Chou, K. L. (2012). Perceived discrimination and depression among new migrants to Hong Kong: The moderating role of social support and neighborhood collective efficacy. *Journal of Affective Disorders, 138*(1-2), 63–70.

Cichon, S., Craddock, N., Daly, M., Faraone, S. V., Gejman, P. V., Kelsoe, J., . . . Sullivan, P. F. (2009). A framework for interpreting genome-wide association studies of psychiatric disorders. *Molecular Psychiatry, 14*(1), 10–17.

Cochran, S. D., Sullivan, J. G., & Mays, V. M. (2003). Prevalence of mental disorders, psychological distress, and mental health services use among lesbian, gay, and bisexual adults in the United States. *Journal of Consulting and Clinical Psychology, 71*(1), 53.

Colton, C. W., & Manderscheid, R. W. (2006). Congruencies in increased mortality rates, years of potential life lost, and causes of death among public mental health clients in eight states. *Preventing Chronic Disease, 3*(2), A42.

Commission on Social Determinants of Health (CSDH). (2008). Closing the gap in a generation: health equity through action on the social determinants of health. *Final Report of the Commission on Social Determinants of Health.* Geneva: World Health Organization. https://doi.org/10.1080/17441692.2010.514617

Cook, J. (2009). *Mental illness self-management through wellness recovery action planning: WRAP evidence base.* West Dummerston, VT: Copeland Center.

Cook, J. A., Russell, C., Grey, D. D., & Jonikas, J. A. (2008). Economic grand rounds: A self-directed care model for mental health recovery. *Psychiatric Services, 59*(6) 600–602.

Corrigan, P. W., Watson, A. C., & Miller, F. E. (2006). Blame, shame, and contamination: The impact of mental illness and drug dependence stigma on family members. *Journal of Family Psychology, 20*(2), 239.

Corvin, A., & Sullivan, P. F. (2016). What next in schizophrenia genetics for the psychiatric genomics consortium? *Schizophrenia Bulletin, 42*(3), 538–541.

Costello, E. J., Compton, S. N., Keeler, G., & Angold, A. (2003). Relationships between poverty and psychopathology: A natural experiment. *JAMA: The Journal of the American Medical Association, 290*(15), 2023–2029.

Costello, E. J., Erkanli, A., Copeland, W., & Angold, A. (2010). Association of family income supplements in adolescence with development of psychiatric and substance use disorders in adulthood among an American Indian population. *JAMA: The Journal of the American Medical Association, 303*(19), 1954–1960. https://doi.org/10.1001/jama.2010.621

Council of State Governments. (2002). *Criminal Justice/Mental Health Consensus Project.* New York, NY: Author.

Cox, J. F., Morschauser, P. C., Banks, S., & Stone, J. L. (2001). A five-year population study of persons involved in the mental health and local correctional systems: Implications for service planning. *Journal of Behavioral Health Services and Research, 28*(2), 177–187.

Crick, F. (1970). Central dogma of molecular biology. *Nature, 227*(5258), 561.

Crisp, A. H., Gelder, M. G., Rix, S., Meltzer, H. I., & Rowlands, O. J. (2000). Stigmatisation of people with mental illnesses. *British Journal of Psychiatry, 177*(1), 4–7.

Cukier, K., & Mayer-Schoenberger, V. (2013). Rise of big data: How it's changing the way we think about the world. *Foreign Affairs, 92*(3), 28–40.

Danova, T. (2013). Why the smart watch market is poised to explode as it draws millions of consumers into wearable computing. *Business Insider*, 1–18.

Dartmouth-Hitchcock. (2018). *Center for Shared Decision Making.* Retrieved from https://med.dartmouth-hitchcock.org/csdm_toolkits.html

Davis, A., Emptage, N., & McGlynn, E. (2018). *Kaiser Permanente Research Brief—Mental Health.*

Dean, C., Eaton, W., Goettsche, E., Hays, C., Kuramoto-Crawford, J., & Margaret, M. (2016). *Sources for behavioral health and health services research data sinalysis*, https://www.samhsa.gov/sites/default/files/topics/data_outcomes_quality/data-compendium.pdf.

Debelius, J. W., Vázquez-Baeza, Y., McDonald, D., Xu, Z., Wolfe, E., & Knight, R. (2016). Turning participatory microbiome research into usable data: Lessons from the American Gut Project. *Journal of Microbiology and Biology Education, 17*(1), 46.

Deegan, P. E., Rapp, C., Holter, M., & Riefer, M. (2008). Best practices: A program to support shared decision making in an outpatient psychiatric medication clinic. *Psychiatric Services, 59*(6), 603–605.

Dohrenwend, B. P., & Dohrenwend, B. S. (1982). Perspectives on the past and future of psychiatric epidemiology. The 1981 Rema Lapouse Lecture. *American Journal of Public Health, 72*(11), 1271–1279.

Domitrovich, C. E., Bradshaw, C. P., Poduska, J. M., Hoagwood, K., Buckley, J. A., Olin, S., . . . Ialongo, N. S. (2008). Maximizing the implementation quality of evidence-based preventive interventions in schools: A conceptual framework. *Advances in School Mental Health Promotion, 1*(3), 6–28.

Dopfer, K., Foster, J., & Potts, J. (2004). Micro-meso-macro. *Journal of Evolutionary Economics, 14*(3), 263–279.

Doty, P., Mahoney, K. J., & Simon-Rusinowitz, L. (2007). Designing the cash and counseling demonstration and evaluation. *Health Services Research, 42*(1), 378–396.

Drake, R. E., Cimpean, D., & Torrey, W. C. (2009). Shared decision making in mental health: Prospects for personalized medicine. *Dialogues in Clinical Neuroscience, 11*(4), 455.

Duch, H., Fisher, E. M., Ensari, I., & Harrington, A. (2013). Screen time use in children under 3 years old: A systematic review of correlates. *International Journal of Behavioral Nutrition and Physical Activity, 10*(1), 102.

Eaton, W. W., Regier, D. A., Locke, B. Z., & Taube, C. A. (1981). The Epidemiologic Catchment Area program of the National Institute of Mental Health. *Public Health Reports, 96*(4), 319.

Eaton, W. W., Ybarra, M., & Schwab, J. (2012). The CESD-R is available on the web. *Psychiatry Research, 196*(1), 161.

Epstein, R. M., & Street, R. L., Jr. (2007). Patient-centered communication in cancer care: Promoting healing and reducing suffering. NIH Publication No. 07-6225. Bethesda, MD: National Cancer Institute.

Evans, G. W., & Kantrowitz, E. (2002). Socioeconomic status and health: The potential role of environmental risk exposure. *Annual Review of Public Health, 23*(1), 303–331.

Evans, G. W., Kantrowitz, E., & Eshelman, P. (2002). Housing quality and psychological well-being among the elderly population. *Journals of Gerontology Series B: Psychological Sciences and Social Sciences, 57*(4), P381–P383.

Feliciano, P., Daniels, A. M., Green-Snyder, L. A., Beaumont, A., Camba, A., Esler, A., . . . Chung, W. K. (2018). SPARK: A US cohort of 50,000 families to accelerate autism research. *Neuron, 97*(3), 488–493.

Fisher, D., & Spiro, L. (2010). Finding and using our voice: How consumer/survivor advocacy is transforming mental health care. In L. D. Brown & S. Wituk (Eds.), *Mental Health Self-Help: Consumer and Family Initiatives* (pp. 213–234). New York: Springer.

Fixsen, D., Blase, K., Horner, R., & Sugai, G. (2009). Scaling-up evidence-based practices in education. Scaling-up Brief #1. Chapel Hill: The University of North Carolina.

Fixsen, D. L., Naoom, S. F., Blase, K. A., Friedman, R. M., & Wallace, F. (2005). Implementation research: A synthesis of the literature. *The National Implementation Research Network, publication # 231*, Tampa: University of South Florida.

Fox, A., & Berman, G. (2002). Going to scale: A conversation about the future of drug courts. *Court Review, 39*(3), 4–13.

Frank, R. G., Goldman, H. H., & McGuire, T. G. (2009). Trends in mental health cost growth: An expanded role for management? *Health Affairs (Project Hope), 28*(3).

Friedman, C., Rubin, J., Brown, J., Buntin, M., Corn, M., Etheredge, L., . . . Stead, W. (2014). Toward a science of learning systems: A research agenda for the high-functioning Learning Health System. *Journal of the American Medical Informatics Association, 22*(1), 43–50.

Frosch, D. L., & Kaplan, R. M. (1999). Shared decision making in clinical medicine: Past research and future directions. *American Journal of Preventive Medicine, 17*(4), 285–294.

Fryers, T., Melzer, D., & Jenkins, R. (2003). Social inequalities and the common mental disorders. *Social Psychiatry and Psychiatric Epidemiology, 38*(5), 229–237.

Funk, J. B., Baldacci, H. B., Pasold, T., & Baumgardner, J. (2004). Violence exposure in real-life, video games, television, movies, and the Internet: Is there desensitization? *Journal of Adolescence, 27*(1), 23–29.

Gaebel, W., Baumann, A., Witte, A. M., & Zaeske, H. (2002). Public attitudes towards people with mental illness in six German cities. *European Archives of Psychiatry and Clinical Neuroscience, 252*(6), 278–287.

Gary, F. A. (2005). Stigma: Barrier to mental health care among ethnic minorities. *Issues in Mental Health Nursing, 26*(10), 979–999.

Gatz, M., Reynolds, C. A., Finkel, D., Hahn, C. J., Zhou, Y., & Zavala, C. (2015). Data harmonization in aging research: Not so fast. *Experimental Aging Research, 41*(5) 475–495.

Gaziano, J. M., Concato, J., Brophy, M., Fiore, L., Pyarajan, S., Breeling, J., . . . Humphries, D. (2016). Million Veteran Program: A mega-biobank to study genetic influences on health and disease. *Journal of Clinical Epidemiology, 70*, 214–223.

GenomeWeb. (2017). *23andMe, Lundbeck, Milken Institute partner on depressive, bipolar disorders study.* https://www.genomeweb.com/microarrays-multiplexing/23andme-lundbeck-milken-institute-partner-depressive-bipolar-disorders#.W8ob3S_MxTY

Gidwani, P. P., Sobol, A., DeJong, W., Perrin, J. M., & Gortmaker, S. L. (2002). Television viewing and initiation of smoking among youth. *Pediatrics, 110*(3), 505–508.

Gilman, S. E., Cochran, S. D., Mays, V. M., Hughes, M., Ostrow, D., & Kessler, R. C. (2001). Risk of psychiatric disorders among individuals reporting same-sex sexual partners in the National Comorbidity Survey. *American Journal of Public Health, 91*(6), 933.

Glymour, M. M., Brickman, A. M., Kivimaki, M., Mayeda, E. R., Chêne, G., Dufouil, C., & Manly, J. J. (2018). Will biomarker-based diagnosis of Alzheimer's disease maximize scientific progress? Evaluating proposed diagnostic criteria. *European Journal of Epidemiology*, 33(7), 607–612.

Goetzel, R. Z., Roemer, E. C., Holingue, C., Fallin, M. D., McCleary, K., Eaton, W., . . . Bartlett, J. (2018). Mental health in the workplace: A call to action; Proceedings from the Mental Health in the Workplace: Public Health Summit. *Journal of Occupational and Environmental Medicine*, 60(4), 322.

Grant, B. F., Harford, T. C., Dawson, D. A., Chou, P., Dufour, M., & Pickering, R. (1994). NIAAA's Epidemiologic Bulletin No. 35 Prevalence of DSM-IV alcohol abuse and dependence: United States, 1992. *Alcohol Research and Health*, 18(3), 243.

Gross, A. L., Hassenstab, J. J., Johnson, S. C., Clark, L. R., Resnick, S. M., Kitner-Triolo, M., . . . Albert, M. S. (2017). A classification algorithm for predicting progression from normal cognition to mild cognitive impairment across five cohorts: The preclinical AD consortium. *Alzheimer's and Dementia: Diagnosis, Assessment and Disease Monitoring*. 8, 147–155.

Guest, F. L., Guest, P. C., & Martins-de-Souza, D. (2016). The emergence of point-of-care blood-based biomarker testing for psychiatric disorders: Enabling personalized medicine. *Biomarkers in Medicine*, 10(4), 431–443.

Hale, L., & Guan, S. (2015). Screen time and sleep among school-aged children and adolescents: A systematic literature review. *Sleep Medicine Reviews*, 21, 50–58.

Hatzenbuehler, M. L., McLaughlin, K. A., Keyes, K. M., & Hasin, D. S. (2010). The impact of institutional discrimination on psychiatric disorders in lesbian, gay, and bisexual populations: A prospective study. *American Journal of Public Health*, 100(3), 452–459.

Heesen, C., Kasper, J., Köpke, S., Richter, T., Segal, J., & Mühlhauser, I. (2007). Informed shared decision making in multiple sclerosis-inevitable or impossible? *Journal of the Neurological Sciences*, 259(1-2), 109–117.

Herman, J. L., Wilson, B. D., & Becker, T. (2017). Demographic and health characteristics of transgender adults in California: Findings from the 2015–2016 California Health Interview Survey. *Policy Brief (UCLA Center for Health Policy Research)*, (8), 1–10.

Hollingshead, A. B., & Redlich, F. C. (1958). *Social class and mental illness: A community study*. New York: John Wiley.

Hunte, H. E. R., King, K., Hicken, M., Lee, H., & Lewis, T. T. (2013). Interpersonal discrimination and depressive symptomatology: Examination of several personality-related characteristics as potential confounders in a racial/ethnic heterogeneous adult sample. *BMC Public Health*, 13(1), 1084.

Hyde, C. L., Nagle, M. W., Tian, C., Chen, X., Paciga, S. A., Wendland, J. R., . . . Winslow, A. R. (2016). Identification of 15 genetic loci associated with risk of major depression in individuals of European descent. *Nature Genetics*, 48(9), 1031–1036. https://doi.org/10.1038/ng.3623

Insel, T. R. (2009). Translating scientific opportunity into public health impact: A strategic plan for research on mental illness. *Archives of General Psychiatry*, 66(2), 128–133.

Institute of Medicine (IOM). (2006). *Improving the quality of health care for mental and substance-use conditions: Health care*. https://doi.org/10.17226/11470

Institute of Medicine (IOM). (2015). The Learning Health System Series. https://nam.edu/programs/value-science-driven-health-care/learning-health-system-series/.

Jack, C. R., Bennett, D. A., Blennow, K., Carrillo, M. C., Dunn, B., Haeberlein, S. B., . . . Silverberg, N. (2018). NIA-AA Research Framework: Toward a biological definition of Alzheimer's disease. *Alzheimer's and Dementia*, 14(4), 535–562.

Javitt, D. C., Carter, C. S., Krystal, J. H., Kantrowitz, J. T., Girgis, R. R., Kegeles, L. S., . . . Tanase, C. (2018). Utility of imaging-based biomarkers for glutamate-targeted drug development in psychotic disorders: A randomized clinical trial. *JAMA Psychiatry*, 75(1), 11–19.

Joosten, E. A. G., DeFuentes-Merillas, L., De Weert, G. H., Sensky, T., Van Der Staak, C. P. F., & De Jong, C. A. J. (2008). Systematic review of the effects of shared decision-making on patient satisfaction, treatment adherence and health status. *Psychotherapy and Psychosomatics*, 77(4), 219–226.

Kang, H.-T., Lee, H.-R., Shim, J.-Y., Shin, Y.-H., Park, B.-J., & Lee, Y.-J. (2010). Association between screen time and metabolic syndrome in children and adolescents in Korea: The 2005 Korean National Health and Nutrition Examination Survey. *Diabetes Research and Clinical Practice*, 89(1), 72–78.

Kataoka, S. H., Zhang, L., & Wells, K. B. (2002). Unmet need for mental health care among US children: Variation by ethnicity and insurance status. *American Journal of Psychiatry*, 159(9), 1548–1555.

Kellam, S. G., Wang, W., Mackenzie, A. C. L., Brown, C. H., Ompad, D. C., Or, F., . . . Windham, A. (2014). The impact of the good behavior game, a universal classroom-based preventive intervention in first and second grades, on high-risk sexual behaviors and drug abuse and dependence disorders into young adulthood. *Prevention Science, 15*(Suppl. 1), 6–18. https://doi.org/10.1007/s11121-012-0296-z

Kerridge, B. T., Pickering, R. P., Saha, T. D., Ruan, W. J., Chou, S. P., Zhang, H., . . . Hasin, D. S. (2017). Prevalence, sociodemographic correlates and DSM-5 substance use disorders and other psychiatric disorders among sexual minorities in the United States. *Drug and Alcohol Dependence, 170,* 82–92.

Kessler, R. C., Berglund, P., Demler, O., Jin, R., Merikangas, K. R., & Walters, E. E. (2005). Lifetime prevalence and age-of-onset distributions of DSM-IV disorders in the National Comorbidity Survey Replication. *Archives of General Psychiatry, 62*(6), 593–602. https://doi.org/10.1001/archpsyc. 62.6.593

Kessler, R. C., Demler, O., Frank, R. G., Olfson, M., Pincus, H. A., Walters, E. E., . . . Zaslavsky, A. M. (2005). Prevalence and treatment of mental disorders, 1990 to 2003. *New England Journal of Medicine, 352*(24), 2515–2523.

Kessler, R. C., McGonagle, K. A., Zhao, S., Nelson, C. B., Hughes, M., Eshleman, S., . . . Kendler, K. S. (1994). Lifetime and 12-month prevalence of DSM-III-R psychiatric disorders in the United States. Results from the National Comorbidity Survey. *Archives of General Psychiatry, 51*(1), 8–19.

Kessler, R. C., & Merikangas, K. R. (2004). The national comorbidity survey replication (NCS-R): Background and aims. *International Journal of Methods in Psychiatric Research, 13*(2), 60–68.

Kim, K. J., & Shin, D. H. (2015). An acceptance model for smart watches: Implications for the adoption of future wearable technology. *Internet Research, 25*(4), 527–541.

Kindig, D. A., Panzer, A. M., & Nielsen-Bohlman, L. (2004). *Health literacy: A prescription to end confusion.* Washington, D.C.: National Academies Press.

Kitchin, R. (2014). Big Data, new epistemologies and paradigm shifts. *Big Data and Society*, April–June 2014, 1–12.

Kleinman, A., & Hall-Clifford, R. (2009). Stigma: A social, cultural and moral process. *Journal of Epidemiology & Community Health, 63,* 418–419.

Korth, C., Bader, V., Trossbach, S., Hamburg, H., Marreiros, R., Ottis, P., . . . Hennah, W. (2017). Functional proteomics backed by genetics and reverse genetic engineering: A novel successful approach to identify schizophrenia subsets. *European Neuropsychopharmacology, 27,* S510.

Kramer, M. (1969). Cross-national study of diagnosis of the mental disorders: Origin of the problem. *American Journal of Psychiatry, 125*(10S), 1–11.

Krystal, J. H., Murray, J. D., Chekroud, A. M., Corlett, P. R., Yang, G., Wang, X.-J., & Anticevic, A. (2017). Computational psychiatry and the challenge of schizophrenia. *Schizophrenia Bulletin, 43*(3), 473–475.

Lachman, M. E., & Weaver, S. L. (1998). The sense of control as a moderator of social class differences in health and well-being. *Journal of Personality and Social Psychology, 74*(3), 763.

Lal, S., & Adair, C. E. (2014). E-mental health: A rapid review of the literature. *Psychiatric Services, 65*(1), 24–32.

Lambert, J. C., Ibrahim-Verbaas, C. A., Harold, D., Naj, A. C., Sims, R., Bellenguez, C., . . . Seshadri, S. (2013). Meta-analysis of 74,046 individuals identifies 11 new susceptibility loci for Alzheimer's disease. *Nature Genetics, 45,* 1452–1458.

Lammers, J., & Happell, B. (2003). Consumer participation in mental health services: looking from a consumer perspective. *Journal of Psychiatric and Mental Health Nursing, 10*(4), 385–392.

Landerman, L. R., Burns, B. J., Swartz, M. S., Wagner, H. R., & George, L. K. (1994). The relationship between insurance coverage and psychiatric disorder in predicting use of mental health services. *American Journal of Psychiatry, 151*(12), 1785.

Lee, A. R., Son, S.-M., & Kim, K. K. (2016). Information and communication technology overload and social networking service fatigue: A stress perspective. *Computers in Human Behavior, 55,* 51–61.

Link, B. G., & Phelan, J. C. (1999). The labeling theory of mental disorder (II): The consequences of labeling. In W. V. Horwitz & T. L. Scheid (Eds.), *A handbook for the study of mental health: Social contexts, theories, and systems* (pp. 361–376). New York. Cambridge University Press.

Link, B. G., & Phelan, J. C. (2006). Stigma and its public health implications. *Lancet, 367*(9509), 528–529.

Link, B. G., Yang, L. H., Phelan, J. C., & Collins, P. Y. (2004). Measuring mental illness stigma. *Schizophrenia Bulletin, 30*(3), 511–541.

Lloyd, C., & King, R. (2003). Consumer and carer participation in mental health services. *Australasian Psychiatry, 11*(2), 180–184.

Lutfiyya, M. N., Bianco, J. A., Quinlan, S. K., Hall, C., & Waring, S. C. (2012). Mental health and mental health care in rural America: The hope of redesigned primary care. *Disease-a-Month: DM*, *58*(11), 629–638.

Magnabosco, J. L. (2006). Innovations in mental health services implementation: A report on state-level data from the US evidence-based practices project. *Implementation Science*, *1*(1), 13.

Maier, C., Laumer, S., Eckhardt, A., & Weitzel, T. (2012). When social networking turns to social overload: Explaining the stress, emotional exhaustion, and quitting behavior from social network sites' users. In *ECIS* (p. 71). https://aisel.aisnet.org/cgi/viewcontent.cgi?referer=https://www.google.com/&httpsredir=1&article=1070&context=ecis2012

Maier, C., Laumer, S., Eckhardt, A., & Weitzel, T. (2015). Giving too much social support: Social overload on social networking sites. *European Journal of Information Systems*, *24*(5), 447–464.

Manderscheid, R. (2010). Moving our agenda forward: Coalition unites 110 mental health and substance use care groups to support health reform principles. *Behavioral Healthcare*, *30*(7), 9–10.

Manderscheid, R. (2011). Are peer-led wellness communities in our future? *Behavioral Healthcare*, https://www.behavioral.net/article/are-peer-led-wellness-communities-our-future#comment-0.

Mann, C. (2010). *Communication to state Medicaid directors on Community Living Initiative*. Baltimore, MD. https://www.medicaid.gov/medicaid/ltss/downloads/community-living/smd-10-008.pdf.

Marin, M.-F., Morin-Major, J.-K., Schramek, T. E., Beaupré, A., Perna, A., Juster, R.-P., & Lupien, S. J. (2012). There is no news like bad news: Women are more remembering and stress reactive after reading real negative news than men. *PloS One*, *7*(10), e47189.

Marmot, M. G., Stansfeld, S., Patel, C., North, F., Head, J., White, I., . . . Smith, G. D. (1991). Health inequalities among British civil servants: The Whitehall II study. *Lancet*, *337*(8754), 1387–1393.

Maroco, J., Silva, D., Rodrigues, A., Guerreiro, M., Santana, I., & de Mendonça, A. (2011). Data mining methods in the prediction of Dementia: A real-data comparison of the accuracy, sensitivity and specificity of linear discriminant analysis, logistic regression, neural networks, support vector machines, classification trees and random forests. *BMC Research Notes*, *4*(1), 299.

Marzano, L., Bardill, A., Fields, B., Herd, K., Veale, D., Grey, N., & Moran, P. (2015). The application of mHealth to mental health: Opportunities and challenges. *Lancet Psychiatry*, *2*(10), 942–948.

Mays, V. M., & Cochran, S. D. (2001). Mental health correlates of perceived discrimination among lesbian, gay, and bisexual adults in the United States. *American Journal of Public Health*, *91*(11), 1869–1876.

McAlpine, D. D., & Mechanic, D. (2000). Utilization of specialty mental health care among persons with severe mental illness: The roles of demographics, need, insurance, and risk. *Health Services Research*, *35*(1 Pt 2), 277.

McCabe, S. E., Hughes, T. L., Bostwick, W. B., West, B. T., & Boyd, C. J. (2009). Sexual orientation, substance use behaviors and substance dependence in the United States. *Addiction*, *104*(8), 1333–1345.

McCarthy, J. F., Bossarte, R. M., Katz, I. R., Thompson, C., Kemp, J., Hannemann, C. M., . . . Schoenbaum, M. (2015). Predictive modeling and concentration of the risk of suicide: implications for preventive interventions in the US Department of Veterans Affairs. *American Journal of Public Health*, *105*(9), 1935–1942.

McKinlay, J. B., & McKinlay, S. M. (1977). The questionable contribution of medical measures to the decline of mortality in the United States in the twentieth century. *Milbank Memorial Fund Quarterly: Health and Society*, 405–428.

Mead, S., & MacNeil, C. (2006). Peer support: What makes it unique? *International Journal of Psychosocial Rehabilitation*, *10*(2), 29–37.

Mehl, M. R., Tamlin, S. C., & Csikszentmihalyi, M. (2011). *Handbook of research methods for studying daily life*. New York: Guilford Press.

Melville, K. (2010). Facebook use associated with depression. *Science A Go Go*, 3.

Mentzoni, R. A., Brunborg, G. S., Molde, H., Myrseth, H., Skouverøe, K. J. M., Hetland, J., & Pallesen, S. (2011). Problematic video game use: Estimated prevalence and associations with mental and physical health. *Cyberpsychology, Behavior, and Social Networking*, *14*(10), 591–596.

Merikangas, K. R., He, J., Burstein, M., Swanson, S. A., Avenevoli, S., Cui, L., . . . Swendsen, J. (2010). Lifetime prevalence of mental disorders in US adolescents: Results from the National Comorbidity Survey Replication–Adolescent Supplement (NCS-A). *Journal of the American Academy of Child and Adolescent Psychiatry*, *49*(10), 980–989.

Merikangas, K. R., He, J., Burstein, M., Swendsen, J., Avenevoli, S., Case, B., . . . Olfson, M. (2011). Service utilization for lifetime mental disorders in U.S. adolescents: Results of the National Comorbidity Survey-Adolescent Supplement (NCS-A). *Journal of the American*

Academy of Child and Adolescent Psychiatry, *50*(1), 32–45.

Messias, E., Eaton, W. W., & Grooms, A. N. (2011). Economic grand rounds: Income inequality and depression prevalence across the United States; an ecological study. *Psychiatric Services, 62*(7), 710–712.

Meyer, I. H. (2003). Prejudice, social stress, and mental health in lesbian, gay, and bisexual populations: Conceptual issues and research evidence. *Psychological Bulletin, 129*(5), 674–697.

Meyer, I. H., Brown, T. N. T., Herman, J. L., Reisner, S. L., & Bockting, W. O. (2017). Demographic characteristics and health status of transgender adults in select US regions: Behavioral risk factor surveillance system, 2014. *American Journal of Public Health, 107*(4), 582–589.

Middleton, P., Stanton, P., & Renouf, N. (2004). Consumer consultants in mental health services: Addressing the challenges. *Journal of Mental Health, 13*(5), 507–518.

Miles, J., Espiritu, R. C., Horen, N. M., Sebian, J., & Waetzig, E. (2009). *A public health approach to children's mental health: A conceptual framework. Expanded Executive Summary.* Washington, D.C.: Georgetown University Center for Child and Human Development.

Mills, M. L. (2012). Unconventional mental health treatment: Reexamining the racial disparity in treatment seeking behavior. *Psychiatric Services, 63*(2), 142–146.

Miskelly, F. (2005). Electronic tracking of patients with dementia and wandering using mobile phone technology. *Age and Ageing, 34*(5), 497–499.

Mitchell, K. J., Finkelhor, D., Jones, L. M., & Wolak, J. (2011). Prevalence and characteristics of youth sexting: A national study. *Pediatrics, 129*(1), 13–20.

Mojtabai, R. (2005). Trends in contacts with mental health professionals and cost barriers to mental health care among adults with significant psychological distress in the United States: 1997–2002. *American Journal of Public Health, 95*(11), 2009–2014.

Mojtabai, R. (2009). Unmet need for treatment of major depression in the United States. *Psychiatric Services, 60*(3), 297–305.

Mueser, K. T., Corrigan, P. W., Hilton, D. W., Tanzman, B., Schaub, A., Gingerich, S., . . . Herz, M. I. (2014). Illness management and recovery: A review of the research. *Psychiatric Services, 65*(2), 171–179.

Munk-Jørgensen, P., & Dinesen Østergaard, S. (2011). Register-based studies of mental disorders. *Scandinavian Journal of Public Health, 9*(7 Suppl), 170–174. https://doi.org/10.1177/1403494810390728

Murray, C. J. L., Lopez, A. D., & World Health Organization (WHO). (1996). The global burden of disease: A comprehensive assessment of mortality and disability from diseases, injuries, and risk factors in 1990 and projected to 2020: Summary. Edited by Christopher J. L. Murray and Alan D. Lopez. Geneva: World Health Organization.

Naslund, J. A., Marsch, L. A., McHugo, G. J., & Bartels, S. J. (2015). Emerging mHealth and eHealth interventions for serious mental illness: A review of the literature. *Journal of Mental Health, 24*(5), 321–332.

National Research Council and Institute of Medicine. (2009). Preventing mental, emotional, and behavioral disorders among young people: Progress and possibilities. *Committee on the prevention of mental disorders and substance abuse among children, youth, and young adults: Research advances and promising interventions.* https://doi.org/10.17226/12480

Naughton, F. (2017). Delivering "Just-In-Time" smoking cessation support via mobile phones: Current knowledge and future directions. *Nicotine and Tobacco Research, 19*(3), 379–383.

Ng, B. D., & Wiemer-Hastings, P. (2005). Addiction to the Internet and online gaming. *Cyberpsychology and Behavior, 8*(2), 110–113.

Noh, S., & Kaspar, V. (2003). Perceived discrimination and depression: Moderating effects of coping, acculturation, and ethnic support. *American Journal of Public Health, 93*(2), 232–238.

Norris, F. H., Stevens, S. P., Pfefferbaum, B., Wyche, K. F., & Pfefferbaum, R. L. (2008). Community resilience as a metaphor, theory, set of capacities, and strategy for disaster readiness. *American Journal of Community Psychology, 41*(2).

Norris, S. L., Engelgau, M. M., & Narayan, K. M. (2001). Effectiveness of self-management training in type 2 diabetes: A systematic review of randomized controlled trials. *Diabetes Care, 24*(3), 561–587.

O'Keeffe, G. S., & Clarke-Pearson, K. (2011). Clinical report: The impact of social media on children, adolescents, and families. *Pediatrics, 127*(4), 800–804.

Osmani, V. (2015). Smartphones in mental health: Detecting depressive and manic episodes. *IEEE Pervasive Computing, 14*(3), 10–13.

Ostrow, L., & Adams, N. (2012). Recovery in the USA: From politics to peer support. *International Review of Psychiatry, 24*(1), 70–78.

Ostrow, L., & Hayes, S. L. (2015). Leadership and characteristics of nonprofit mental health peer-run organizations nationwide. *Psychiatric Services, 66*(4), 421–425.

Ostrow, L., & Leaf, P. J. (2014). Improving capacity to monitor and support sustainability of mental health peer-run organizations. *Psychiatric Services, 65*(2), 239–241.

Ostrow, L., Nemec, P. B., & Smith, C. (2018). Self-employment for people with psychiatric disabilities: Advantages and strategies. *Journal of Behavioral Health Services and Research*, 1–11.

Pantic, I. (2014). Online social networking and mental health. *Cyberpsychology, Behavior, and Social Networking, 17*(10), 652–657.

Patel, V., Flisher, A. J., Hetrick, S., & McGorry, P. (2007). Mental health of young people: A global public-health challenge. *Lancet, 369*(9569), 1302–1313.

Penfold, R. B., Stewart, C., Hunkeler, E. M., Madden, J. M., Cummings, J. R., Owen-Smith, A. A., ... Waitzfelder, B. E. (2013). Use of antipsychotic medications in pediatric populations: What do the data say? *Current Psychiatry Reports, 15*(12), 426.

Perlis, R. H., Iosifescu, D. V, Castro, V. M., Murphy, S. N., Gainer, V. S., Minnier, J., ... Gallagher, P. J. (2012). Using electronic medical records to enable large-scale studies in psychiatry: Treatment resistant depression as a model. *Psychological Medicine, 42*(1), 41–50.

Pescosolido, B. A., Martin, J. K., Long, J. S., Medina, T. R., Phelan, J. C., & Link, B. G. (2010). "A disease like any other"? A decade of change in public reactions to schizophrenia, depression, and alcohol dependence. *American Journal of Psychiatry, 167*(11), 1321–1330.

Peter, H., Wienke, J., Guest, P. C., Bistolas, N., & Bier, F. F. (2017). Lab-on-a-chip proteomic assays for psychiatric disorders. In P. Guest (Ed.), *Proteomic Methods in Neuropsychiatric Research* (pp. 339–349). New York: Springer.

Phelan, J. C., & Link, B. G. (1998). The growing belief that people with mental illnesses are violent: The role of the dangerousness criterion for civil commitment. *Social Psychiatry and Psychiatric Epidemiology, 33*(1), S7–S12.

Pickett, K. E., & Wilkinson, R. G. (2010). Inequality: An underacknowledged source of mental illness and distress. *British Journal of Psychiatry, 197*(6), 426–428.

President's New Freedom Commission on Mental Health. (2003). *Achieving the Promise: Transforming Mental Health Care in America. Mental Health Care.* https://doi.org/ www.mentalhealthcommission.gov

Prince, M., Patel, V., Saxena, S., Maj, M., Maselko, J., Phillips, M. R., & Rahman, A. (2007). No

health without mental health. *Lancet, 370*(9590), 859–877.

Redlich, A. D., & Cusack, K. J. (2010). Mental health treatment in criminal justice settings. *Mental Health Services: A Public Health Perspective, 3*, 421–440.

Reisner, S. L., Conron, K. J., Baker, K., Herman, J. L., Lombardi, E., Greytak, E. A., ... Group, G. (2015). "Counting" transgender and gender-nonconforming adults in health research: Recommendations from the Gender Identity in US Surveillance Group. *Transgender Studies Quarterly, 2*(1), 34–57.

Robins, L. N., & Regier, D. A. (1991). *Psychiatric disorders in America: The epidemiologic catchment area study.* New York: Free Press.

Roden, D. M., Pulley, J. M., Basford, M. A., Bernard, G. R., Clayton, E. W., Balser, J. R., & Masys, D. R. (2008). Development of a large-scale de-identified DNA biobank to enable personalized medicine. *Clinical Pharmacology and Therapeutics, 84*(3), 362–369.

Rolland, B., Reid, S., Stelling, D., Warnick, G., Thornquist, M., Feng, Z., & Potter, J. D. (2015). Toward rigorous data harmonization in cancer epidemiology research: One approach. *American Journal of Epidemiology, 182*(12), 1033–1038.

Ross, T. R., Ng, D., Brown, J. S., Pardee, R., Hornbrook, M. C., Hart, G., & Steiner, J. F. (2014). The HMO research network virtual data warehouse: A public data model to support collaboration. *Egems, 2*(1).

Rossom, R. C., Coleman, K. J., Ahmedani, B. K., Beck, A., Johnson, E., Oliver, M., & Simon, G. E. (2017). Suicidal ideation reported on the PHQ9 and risk of suicidal behavior across age groups. *Journal of Affective Disorders, 215*, 77–84. https:// doi.org/10.1016/j.jad.2017.03.037

Saechao, F., Sharrock, S., Reicherter, D., Livingston, J. D., Aylward, A., Whisnant, J., ... Kohli, S. (2012). Stressors and barriers to using mental health services among diverse groups of first-generation immigrants to the United States. *Community Mental Health Journal, 48*(1), 98–106.

Saravanan, B., Jacob, K. S., Deepak, M. G., Prince, M., David, A. S., & Bhugra, D. (2008). Perceptions about psychosis and psychiatric services: A qualitative study from Vellore, India. *Social Psychiatry and Psychiatric Epidemiology, 43*(3), 231–238.

Schendel, D. E., Bresnahan, M., Carter, K. W., Francis, R. W., Gissler, M., Grønborg, T. K., ... Susser, E. (2013). The international collaboration for autism registry epidemiology (iCARE): Multinational registry-based investigations of autism risk factors and trends. *Journal of Autism and Developmental Disorders, 43*(11), 2650–2663.

Scholz, B., Bocking, J., Platania-Phung, C., Banfield, M., & Happell, B. (2018). "Not an afterthought": Power imbalances in systemic partnerships between health service providers and consumers in a hospital setting. *Health Policy, 122*(8), 922–928.

Schubert, K. O., Stacey, D., Arentz, G., Clark, S. R., Air, T., Hoffmann, P., & Baune, B. T. (2018). Targeted proteomic analysis of cognitive dysfunction in remitted major depressive disorder: Opportunities of multi-omics approaches towards predictive, preventive, and personalized psychiatry. *Journal of Proteomics, 188*, 63–70.

Schueller, S. M., Aguilera, A., & Mohr, D. C. (2017). Ecological momentary interventions for depression and anxiety. *Depression and Anxiety, 34*(6), 540–545.

Schulz, A. J., Gravlee, C. C., Williams, D. R., Israel, B. A., Mentz, G., & Rowe, Z. (2006). Discrimination, symptoms of depression, and self-rated health among African American women in Detroit: Results from a longitudinal analysis. *American Journal of Public Health, 96*(7), 1265–1270.

Scott, K. M., Al-Hamzawi, A. O., Andrade, L. H., Borges, G., Caldas-de-Almeida, J. M., Fiestas, F., . . . Kessler, R. C. (2014). Associations between subjective social status and DSM-IV mental disorders: Results from the World Mental Health surveys. *JAMA Psychiatry, 71*(12), 1400–1408.

Segal, S. P., Silverman, C. J., & Temkin, T. L. (2010). Self-help and community mental health agency outcomes: A recovery-focused randomized controlled trial. *Psychiatric Services, 61*(9):905–910. https://doi.org/10.1176/appi.ps.61.9.905

Simon, G. E., Beck, A., Rossom, R., Richards, J., Kirlin, B., King, D., . . . Shortreed, S. M. (2016). Population-based outreach versus care as usual to prevent suicide attempt: study protocol for a randomized controlled trial. *Trials, 17*(1), 452.

Simon, G. E., Fleck, M., Lucas, R., Bushnell, D. M., & LIDO Group. (2004). Prevalence and predictors of depression treatment in an international primary care study. *American Journal of Psychiatry, 161*(9), 1626–1634.

Slonje, R., & Smith, P. K. (2008). Cyberbullying: Another main type of bullying? *Scandinavian Journal of Psychology, 49*(2), 147–154.

Smith, P. K., Mahdavi, J., Carvalho, M., Fisher, S., Russell, S., & Tippett, N. (2008). Cyberbullying: Its nature and impact in secondary school pupils. *Journal of Child Psychology and Psychiatry, 49*(4), 376–385.

Srole, L. (1975). Measurement and classification in socio-psychiatric epidemiology: Midtown Manhattan Study (1954) and Midtown Manhattan Restudy (1974). *Journal of Health and Social Behavior, 16*(4), 347–364.

Streed, C. G., McCarthy, E. P., & Haas, J. S. (2017). Association between gender minority status and self-reported physical and mental health in the United States. *JAMA Internal Medicine, 177*(8), 1210–1212.

Sturm, S. (2010). Social networking psych studies: Research shows teen Facebook users prone to depression. *TrendHunter*. https://www.trendhunter.com/trends/depression-from-facebook

Substance Abuse and Mental Health Services Administration (SAMHSA). (2004). *Overview of findings from the 2003 National Survey on Drug Use and Health.*

Substance Abuse and Mental Health Services Administration. (2018). *Key substance use and mental health indicators in the United States: Results from the 2017 National Survey on Drug Use and Health* (HHS Publication No. SMA 18-5068, NSDUH Series H-53). Rockville, MD: Center for Behavioral Health Statistics and Quality, Substance Abuse and Mental Health Services Administration. https://www.samhsa.gov/data/

Sudlow, C., Gallacher, J., Allen, N., Beral, V., Burton, P., Danesh, J., & Collins, R. (2015). UK Biobank: An open access resource for identifying the causes of a wide range of complex diseases of middle and old age. *PLoS Med, 12*(3), e1001779. https://journals.plos.org/plosmedicine/article?id=10.1371/journal.pmed.1001779

Sugathan, A., Biagioli, M., Golzio, C., Erdin, S., Blumenthal, I., Manavalan, P., . . . Miles, J. (2014). CHD8 regulates neurodevelopmental pathways associated with autism spectrum disorder in neural progenitors. *Proceedings of the National Academy of Sciences, 111*(42), E4468–E4477.

Sullivan, P. F. (2010). The psychiatric GWAS consortium: Big science comes to psychiatry. *Neuron, 68*(2), 182–186.

Surgeon General of the United States. (2000). *Professional psychology: Research and practice. 31*(1), 5–13.

Swarbrick, M., Murphy, A. A., Zechner, M., Spagnolo, A. B., & Gill, K. J. (2011). Wellness coaching: A new role for peers. *Psychiatric Rehabilitation Journal, 34*(4), 328–331.

Swarbrick, M., Schmidt, L. T., & Pratt, C. W. (2009). Consumer-operated self-help centers. *Journal of*

Psychosocial Nursing and Mental Health Services, 47(7), 40–47.

Takahashi, K., Foster, J. B., & Lin, C.-L. G. (2015). Glutamate transporter EAAT2: Regulation, function, and potential as a therapeutic target for neurological and psychiatric disease. *Cellular and Molecular Life Sciences*, 72(18), 3489–3506.

Temple University Collaborative on Community Inclusion of Individuals with Psychiatric Disabilities. (2011). *Temple University Collaborative on Community Inclusion of Individuals with Psychiatric Disabilities*. Retrieved from http://www.tucollaborative.org/

Thara, R., & Srinivasan, T. N. (2000). How stigmatising is schizophrenia in India? *International Journal of Social Psychiatry*, 46(2), 135–141.

Thompson, P. M., Stein, J. L., Medland, S. E., Hibar, D. P., Vasquez, A. A., Renteria, M. E., . . . Franke, B. (2014). The ENIGMA Consortium: Large-scale collaborative analyses of neuroimaging and genetic data. *Brain Imaging and Behavior*, 8(2), 153–182.

Tomko, R. L., & McClure, E. A. (2018). Introduction to the special issue: Utilizing ambulatory assessment to better understand the etiology, maintenance, treatment, and remission of addictive disorders. *Addictive Behaviors*, 83, 1–4.

Torous, J., Staples, P., Shanahan, M., Lin, C., Peck, P., Keshavan, M., & Onnela, J.-P. (2015). Utilizing a personal smartphone custom app to assess the patient health questionnaire-9 (PHQ-9) depressive symptoms in patients with major depressive disorder. *JMIR Mental Health*, 2(1).

Torrey, W. C., & Drake, R. E. (2010). Practicing shared decision making in the outpatient psychiatric care of adults with severe mental illnesses: Redesigning care for the future. *Community Mental Health Journal*, 46(5), 433–440.

Tryka, K. A., Hao, L., Sturcke, A., Jin, Y., Wang, Z. Y., Ziyabari, L., . . . Feolo, M. (2014). NCBI's database of genotypes and phenotypes: DbGaP. *Nucleic Acids Research*, 42(Database issue), D975-9.

Turck, C. W. (2009). *Biomarkers for psychiatric disorders*. New York: Springer.

Turnbaugh, P. J., Ley, R. E., Hamady, M., Fraser-Liggett, C. M., Knight, R., & Gordon, J. I. (2007). The human microbiome project. *Nature*, 449(7164), 804.

US Department of Health and Human Services. (1999). Mental health: A report of the Surgeon General. Rockville, MD: US Department of Health and Human Services, Substance Abuse and Mental Health Services Administration, Center for Mental Health Services, National Institutes of Health, National Institute of Mental Health.

Van Tosh, L., & del Vecchio, P. (2000). Consumer operated self-help programs: A technical report. Rockville, MD: U.S. Center for Mental Health Services.

Venetis, M. K., Robinson, J. D., Turkiewicz, K. L. P., & Allen, M. (2009). An evidence base for patient-centered cancer care: A meta-analysis of studies of observed communication between cancer specialists and their patients. *Patient Education and Counseling*, 77(3), 379–83.

Volk, R. J., Cass, a R., & Spann, S. J. (1999). A randomized controlled trial of shared decision making for prostate cancer screening. *Archives of Family Medicine*, 8(4), 333–340.

Wang, P. S., Demler, O., & Kessler, R. C. (2002). Adequacy of treatment for serious mental illness in the United States. *American Journal of Public Health*, 92(1), 92–98.

Wang, R., Chen, F., Chen, Z., Li, T., Harari, G., Tignor, S., . . . Campbell, A. T. (2014). StudentLife: Assessing mental health, academic performance and behavioral trends of college students using smartphones. In *Proceedings of the 2014 ACM International Joint Conference on Pervasive and Ubiquitous Computing* (pp. 3–14). New York: ACM.

Ward, E., Jemal, A., Cokkinides, V., Singh, G. K., Cardinez, C., Ghafoor, A., & Thun, M. (2004). Cancer disparities by race/ethnicity and socioeconomic status. *CA: A Cancer Journal for Clinicians*, 54(2), 78–93.

Wegener, S. T., Mackenzie, E. J., Ephraim, P., Ehde, D., & Williams, R. (2009). Self-management improves outcomes in persons with limb loss. *Archives of Physical Medicine and Rehabilitation*, 90(3), 373–380.

Wenzel, H. G., Bakken, I. J., Johansson, A., Götestam, K. G., & Øren, A. (2009). Excessive computer game playing among Norwegian adults: Self-reported consequences of playing and association with mental health problems. *Psychological Reports*, 105(3 Suppl.), 1237–1247.

Williams, D. R., Neighbors, H. W., & Jackson, J. S. (2003). Racial/ethnic discrimination and health: Findings from community studies. *American Journal of Public Health*, 93(2), 200–208.

Winslow, C.-E. (1926). Public health at the crossroads. *American Journal of Public Health*, 16(11), 1075–1085.

World Health Organization (WHO). (2008). *Global tuberculosis control: Surveillance,* planning, financing: WHO report 2008 (Vol. 393). Geneva: World Health Organization.

Wynder, E. L., & Hoffmann, D. (1994). Smoking and lung cancer: Scientific challenges and opportunities. *Cancer Research*, 54(20), 5284–5294.

Young, K., Pistner, M., O'MARA, J., & Buchanan, J. (1999). Cyber disorders: The mental health concern for the new millennium. *CyberPsychology and Behavior*, 2(5), 475–479.

Zuvekas, S. H., & Meyerhoefer, C. D. (2006). Coverage for mental health treatment: Do the gaps still persist? *Journal of Mental Health Policy and Economics*, 9(3), 155–163.

索　引

C

D

E

F

G

M

Q

T

W

X

Y

Z

译 后 记

2020 年一场突如其来的新冠肺炎席卷全球,凸显了公共卫生的无比重要。恰此之际,在精神卫生领域秉持"医学整体观和生命历程视角"的《公共精神卫生》中文版横空出世。这意味着中国公共 / 社区精神卫生服务有了更新、更全和更深入的理论指导与服务参考。

《公共精神卫生》是由美国约翰·霍普金斯大学卫生与公共卫生学院精神卫生系前任和现任主任威廉·W·伊顿教授与 M·丹尼尔·法林教授领衔主编的一部学术著作。它是 2012 年由英国牛津大学出版社付梓问世以来的第 2 版。作者在书中始终倡导了公共卫生的愿景:"疾病预防、健康促进、开展以患者为中心的治疗性干预,以及恢复患者的心理社会功能。"并将公共卫生的理念、方法与精神卫生领域的最新研究成果与实践结合起来,从而不断夯实公共 / 社区精神医学亚专业的学术基础,不断改善公共精神卫生服务的能力与水平。

这是一部社区精神卫生专业者、全科医生、公共卫生医生、社会工作者、卫生行政管理者和公共卫生学院师生的重要参考书,又是一部从事公共 / 社区精神医学研究的必备参考书,还是一部国内各大公共卫生学院的馆藏书。当然,我们可以相信,随着这类质量上乘的学术著作的不断引进,将会对塑造国民精神面貌、疗愈群体精神障碍以及促进个体心理健康,都起到非常重要的借鉴与帮助。

全书共 19 章,译者分别为李洁(序言、导言和第 19 章)、梁笛(第 1 和第 14 章)、李娟(第 2 章)、马骁骁(第 3 章)、孙燕(第 4 章)、刘冬梅(第 5 章)、李木子(第 6 章)、俞晓慧(第 7 章)、袁漪(第 8 章)、徐凌子(第 9 章)、吕子韵(第 10 章)、张月寒(第 11 章)、张睿(第 12 章)、黄洁莹(第 13 章)、吕菁喆(第 15 章)、谈晓轶(第 16 章)、邓斐(第 17 章)、陈希(第 18 章)。大家互为审校,对照原文逐句扣。第 13 章还特邀了从事法律专业的陈博博士(现在中国澳门特别行政区科技大学工作)审校。此外,李洁和梁笛还为每章做了必要的注释,帮助阅读。与以往传统的翻译队伍不同,这次翻译的特点是绝大多数译者从未谋面。这是一支从互联网上招募的队伍,充分反映出时代的特征,亦印证了本书中的一些观点。不过,他们不少是从事公共卫生相关工作的硕士、博士,不少有过海外留学或者访问学者的背景。在翻译之初我们便定下了"翻译十大准则":①忠实原文;②通顺畅达;③周全细致;④少用被动式;⑤适当增减词;⑥避免硬译;⑦尽量贴译;⑧按时交稿;⑨认真审校;⑩团结协作。最后,由我们两位主译整整用了 3

个月的时间终审全书,并由此深深地感到,要统摄这部跨界、前沿的学术著作,唯有主译拥有"博学、严谨与认真"的前提条件方可胜任,我们只能咬紧牙关尽心尽力。

当然,对于本书中文版的问世,我们要衷心感谢各位译者、审校者在 2020 年初全球公共卫生的特殊时期,为按期且高质量地出版此书所付出的辛勤劳动和特殊贡献,更要感谢本书责任编辑汪仁学先生的鼎力相助,才能使本书如期出版。我们若能为中国的公共 / 社区精神卫生事业尽一份绵薄之力当亦甘心。

最后,由于专业水平和英文翻译水平有限,不妥和疏漏之处在所难免,尚祈各位专家和广大读者不吝赐教,是为译后记。

李 洁　梁 笛

2020 年 8 月